协和医考

2024

全国中医执业医师资格考试

核心考点精讲

主　编　李　戈

编　者　（按姓氏笔画排序）

王　辉　王佛有　毕晓艳　刘　悦　齐丽娜
严　春　李　戈　李　俊　李　瑾　张　彤
张黎黎　罗瑞霞　赵　岩　侯燕妮　袁　野
郭志娟　崔　悦　董　慧

扫码赠送历年考题

中国协和医科大学出版社

北　京

图书在版编目（CIP）数据

2024全国中医执业医师资格考试核心考点精讲／李戈主编．—北京：中国协和医科大学出版社，2023.10

（协和医考）

ISBN 978-7-5679-2271-6

Ⅰ．①2…　Ⅱ．①李…　Ⅲ．①中医师-资格考试-自学参考资料　Ⅳ．①R2

中国国家版本馆CIP数据核字（2023）第189571号

协和医考

2024全国中医执业医师资格考试核心考点精讲

主　　编：李　戈
策划编辑：张秋艳
责任编辑：张秋艳
封面设计：邱晓俐
责任校对：张　麓
责任印制：张　岱

出版发行：中国协和医科大学出版社
（北京市东城区东单三条9号　邮编100730　电话010-65260431）
网　　址：www.pumcp.com
经　　销：新华书店总店北京发行所
印　　刷：三河市龙大印装有限公司

开　　本：850mm×1168mm　1/16
印　　张：60.5
字　　数：2090千字
版　　次：2023年10月第1版
印　　次：2023年10月第1次印刷
定　　价：158.00元

ISBN 978-7-5679-2271-6

出版说明

我国执业医师资格考试已经进入第25个年头，这项政策对于加强我国医师队伍建设，提高执业医师的综合素质，保护医师合法权益，规范医师管理制度，完善医师培养制度，发挥了积极的作用。

根据《医师资格考试大纲（中医、中西医结合）2020年版》相关规定，中医类考试大纲进行了修订。新大纲坚持以中医思维为导向，突出中医药特色，将穿插在各科目的中医经典内容整合成单独的章节；结合中医师岗位胜任力，逐步淡化科目概念，体现知识整合；以解决临床实际问题为原则，根据当前中医临床需求适当调整其结构与测试范围；体现医师职业素养，强调“大医精诚”，注重医患沟通、人文关怀；依据最新修订的法律法规和部门规章，增加和修订相关章节内容。

新大纲规定中医（具有规定学历）执业医师考试的科目包含五大部分。①中医学基础科目：中医基础理论、中医诊断学、中药学和方剂学。②中医经典（执业助理医师不考）。③中医临床科目：中医内科学、中医外科学、中医妇科学、中医儿科学和针灸学。④西医综合科目：诊断学基础、内科学和传染病学。⑤医学人文科目：医学伦理学和卫生法规。

为帮助考生在繁忙的临床实践期间更有效地复习，更方便地了解与掌握执业医师资格考试的要求，提高考生分析问题、解决问题的能力，从而顺利通过考试，中国协和医科大学出版社推出了“协和医考”系列丛书。25年来，中国协和医科大学出版社在本套丛书的出版过程中，以及每年与广大考生读者反馈交流的工作中，摸索出了我国执业医师资格考试的基本规律，积累了丰富的出版应试丛书的经验，为考生提供了不同层次、不同阶段和不同需求的应试参考书。

本套丛书由中国协和医科大学出版社组织相关专业专家编写，并邀请了专职从事执业医师资格考试研究的培训专家进行审定。内容紧扣最新版《医师资格考试大纲》，以规划教材为基础，以临床能力为重点，侧重于理论与实践的综合运用。本套丛书品类齐全，从应试指导、核心考点精讲，到各类习题集和模拟试卷等，能够满足广大考生复习考试的需要。

“当医生就当好医生，当好医生就读协和医书”，拥有25年执业医师资格考试用书出版经验的中国协和医科大学出版社为全国争当好医生的读者，提供这套全面、准确、实用的应试丛书，我们期望能够对广大考生顺利通过执业医师资格考试有所助益，为我国医学教育及医学事业的发展作出积极的贡献。丛书内容如有不当之处，欢迎各位考生和同仁批评指正。如有关于丛书内容及考试的相关问题，请扫描下方二维码，有专属微信客服为你解答。

前　言

执业医师资格考试包括实践技能考试和医学综合笔试，是现阶段每一位医师的必经之路，是评价申请医师资格者是否具备从事医师工作所必需的技能与专业知识的考试，是为了加强中医医师队伍建设，提高其职业道德和业务素质的考试。实践技能考试安排在每年 6 月份进行，医学综合笔试于 8 月下旬进行。考试题型包括 A_1 型题、A_2 型题、A_3/A_4 型题及 B_1 型题，中医执业医师考试总题量为 600 道题，中医执业助理医师考试总题量为 300 道题。

考生在复习过程中，要牢固记忆考点，不能错误地认为以前考过的内容，今年不会再考了。恰恰相反，有些考点不但每年都考，而且有的就是以原题的形式出现。记忆的方法有很多种，这里列举几种常见而且有效的医学知识记忆法。

1. 谐音记忆法　根据相同或者类似的发音来记忆抽象或者少见的医学知识。
2. 形象或者场景记忆法　设想一种特定的场景来加强记忆。
3. 口诀记忆法　编成口诀，朗朗上口，帮助记忆。
4. 对比记忆法　对类似或者容易混淆的知识点列表对比记忆。
5. 顺序记忆法　对于一些疾病的发生过程，按照发生→发展→消退的顺序记忆。
6. 横向联系记忆法　对于同一系统的疾病，可以通过由此及彼的联系来加深巩固。

此外，考生还要注意归纳总结及鉴别比较。虽然这样做会耗费一点时间，但是总结归纳的过程，实际上就是记忆和提升的过程。有些过程看似浪费时间，实际上是在大大地节省时间。

本书将考试大纲和复习指导用书融为一体，以新版大纲为主线，以历年考题或常考习题为重点，划出“必考热点”，非常便于复习。在编写过程中力求紧扣“核心考点”这一宗旨，分析历年考试中的必考点和常考点，总结分析历年考题，精练内容，以帮助考生在最短的时间内掌握命题重点和命题规律，通过认真复习，一举通过执业医师资格考试。

本书涉及内容广泛，尽管力臻完善，但难免有疏漏与不足之处，恳请各位读者批评指正。

编　者

2023 年 7 月

目　录

第一部分　中医基础理论

第二部分　中医诊断学

第三部分 中 药 学

第四部分　方　剂　学

第五部分 中医经典

第六部分　中医内科学

第七部分 中医外科学

第八部分　中医妇科学

第九部分　中医儿科学

第十部分　针　灸　学

第十一部分 诊断学基础

第十二部分　内科学（师承或确有专长人员不测试）

第十三部分　传染病学

第十四部分 医学伦理学

第十五部分 卫 生 法 规

第一部分

中医基础理论

第一单元　中医学理论体系

第一节　中医学概念与学科属性

考点：中医学概念与学科属性

1. 中医学概念　中医学是以研究人体生理、病理，以及疾病的诊断、预防和治疗为主的一门学科，它具有自己完整的理论体系。

2. 中医学的学科属性　中医学的学科属性见表 1-1-1。

表 1-1-1　中医学的学科属性

医学科学的任务	从人的整体性及其同外界环境的辩证关系出发，用实验研究、现场调查、临床观察等方法，不断总结经验，研究人类生命活动和外界环境的相互关系；研究人类疾病的发生、发展及其防治的规律，以及增进健康、延长寿命和提高劳动能力的有效措施
医学科学的研究对象	人类自身生命的生存、繁衍和运动变化
中医学的特点	中医学在研究人类生命现象和疾病变化时，一个明显的特征是在关注有形之脏腑气血变化的同时，又重视人的社会属性，结合我国的人文社会科学的某些学术思想和人自身的思维、意识、精神情绪，阐述关于生命、健康、疾病等一系列的医学问题，形成了中医学独特的医学理论和医学理论体系
中医学的分类	按照研究内容、研究对象和研究方法，分为基础医学、临床医学和养生康复预防医学

必考热点

1. 医学科学主要的研究对象是人类自身生命的生存、繁衍和运动变化。
2. 中医学按照研究内容、研究对象和研究方法，分为基础医学、临床医学、养生康复预防医学。

第二节　中医学理论体系的形成与发展

考点：中医学理论体系的形成与发展

中医学理论体系的形成与发展见表 1-1-2。

表 1-1-2 中医学理论体系的形成与发展

中医学理论体系的形成	形成时间的界定	中医学的理论体系最迟在战国至秦汉时期已初步形成
	形成的基础和条件	长期医疗经验的丰富积累和总结是中医理论体系形成的实践基础
		古代社会科学和自然科学的相互渗透
		古代哲学思想的深刻影响
	形成的标志	中医学理论体系的形成，以中医学经典医学文献《黄帝内经》一书的问世为标志
	体系的确立	《黄帝内经》问世之后，《难经》的成书，与《伤寒杂病论》和《神农本草经》一起，被历代医家奉为经典之作，并由此而确立了中医学独特的理论体系。《伤寒杂病论》是由东汉末年著名医家张仲景写成的我国第一部临床医学专著。《神农本草经》成书于汉代，托名神农所著，为我国第一部药物学专著
中医学理论体系的发展	中医学理论体系在其自身的发展过程中，不断地进行着分化和综合。新的理论学派和新的学科分支的产生，促进着中医学理论体系在理论与实践、传统与创新等方面的不断深化和发展。在中医学理论发展的过程中，历代医家在《黄帝内经》《伤寒杂病论》等经典著作基础上，通过各自临床实践经验的归纳总结和理论观点的系统研究，则又从不同的方面发展了中医学理论体系	

必考热点

1. 中医学的理论体系最迟在战国至秦汉时期已初步形成。
2. 长期医疗经验的丰富积累和总结是中医理论体系形成的实践基础。
3. 中医学理论体系的形成，以中医学经典医学文献《黄帝内经》一书的问世为标志。
4. 《伤寒杂病论》是由东汉末年著名医家张仲景写成的我国第一部临床医学专著。
5. 《神农本草经》成书于汉代，托名神农所著，为我国第一部药物学专著。

第三节 中医学理论体系的主要特点

中医学理论体系的主要特点包括整体观念和辨证论治。

考点：整体观念

整体观念的概念和内容见表 1-1-3。

表 1-1-3 整体观念的概念和内容

整体观念的概念	整体观念，是中医学关于人体自身的完整性及人与自然环境、社会环境的统一性的认识。整体观念认为，人体是一个由多层次结构构成的有机整体。构成人体的各个部分之间，各个脏腑形体官窍之间，结构上不可分割，机能上相互协调、相互为用，病理上相互影响
整体观念的内容	人体是一个有机整体
	人与自然环境的统一性。人与自然环境息息相关的认识，即“天人一体”的整体观
	人与社会环境的统一性

必考热点

1. 整体观念是中医学关于人体自身的完整性及人与自然、社会环境的统一性的认识。
2. 中医学理论体系的主要特点包括整体观念和辨证论治。
3. 人与自然环境息息相关的认识，即“天人一体”的整体观。

考点：辨证论治

证候是病机的外在反映，病机是证候的内在本质。

辨证论治及同病异治的概念见表 1-1-4。

表 1-1-4　辨证论治及同病异治的概念

病、证、症的概念和关系	病，即疾病
	证，是疾病过程中某一阶段或某一类型的病理概括
	症，即症状和体征的总称，是疾病过程中表现出的个别、孤立的现象
辨证论治的概念	辨证，是在认识疾病的过程中确立证的思维和实践过程，即将四诊（望、闻、问、切）所收集的有关疾病的所有资料，包括症状和体征，运用中医学理论进行分析、综合，辨清疾病的原因、性质、部位及发展趋向，然后概括、判断为某种性质的证的过程
	论治，是在通过辨证思维得出证的诊断的基础上，确立相应的治疗原则和方法，选择适当的治疗手段和措施来处理疾病的思维和实践过程。论治过程一般分为因证立法、随法选方、据方施治三个步骤
同病异治	指同一种病，由于发病的时间、地域不同，或所处的疾病的阶段或类型不同，或患者的体质有异，故反映出的证不同，因而治疗也就有异
异病同治	指几种不同的疾病，在其发展变化过程中出现了大致相同的病机，大致相同的证，故可用大致相同的治法和方药来治疗

必考热点

1. 证候是病机的外在反映，病机是证候的内在本质。
2. 症，即症状和体征的总称，是疾病过程中表现的个别、孤立的现象。
3. 论治过程一般分为因证分法、随法选方、据方施治三个步骤。

第二单元　精气学说

第一节　精气学说的概念

考点：精气学说的概念

精气学说的概念见表 1-2-1。

表 1-2-1　精气学说的概念

精的概念	精，又称精气，在中国古代哲学中，一般泛指气，是一种充塞宇宙之中的无形（指肉眼看不见形质）而运动不息的极细微物质。精的概念源于“水地说”
气的概念	气，在古代哲学中，指存在于宇宙之中的无形而不断运动的极细微物质，是宇宙万物的共同构成本原。气的概念源于“云气说”
精气的概念	精气不但是生成天地万物及人类的原始精微物质，亦是万物运动、变化和发展的共同物质基础和客观存在。其运动变化亦推动和促进着宇宙万物的发生、发展和变化

必考热点

在中国古代哲学中，精气是构成宇宙万物的本原。

第二节 精气学说的基本内容

考点：精气学说的基本内容

在古代哲学中，气是指存在于宇宙之中的无形而不断运动的极细微物质。精气在某些情况下专指气中的精粹部分，是构成人类的本原。

精气学说的基本内容见表1-2-2。

表1-2-2 精气学说的基本内容

精气是构成宇宙的本原	精气学说认为，宇宙中的一切事物都是由精或气构成的。精气有“无形”与“有形”两种不同的存在形式
精气的运动与变化	精气是活动力很强，运行不息的精微物质。自然界一切事物的纷繁变化，都是精气运动的结果。气的运动，称为气机。气运动的形式多种多样，主要表现为升、降、出、入
天地精气化生为人	人为宇宙万物之一，宇宙万物皆由精气构成，是由天地阴阳精气交感聚合而化生，人的生死过程，也就是气的聚散过程
精气是天地万物的中介	精气可为天地万物相互联系、相互作用的中介物质。这种中介物质维系着天地万物之间的相互联系，使它们成为一个整体，同时，使万物得以相互感应、相互影响、相互作用

必考热点

1. 在古代哲学中，气是指存在于宇宙之中的无形而不断运动的极细微物质。
2. 精气在某些情况下专指气中的精粹部分，是构成人类的本原。
3. 气运动的形式多种多样，主要表现为升、降、出、入。

第三单元 阴阳学说

第一节 阴阳的概念

考点：阴阳的概念

阴阳的概念见表1-3-1。

表1-3-1 阴阳的概念

阴阳的含义	是对自然界相互关联的某些事物或现象对立双方属性的概括。阴阳，既可以表示相互对立的事物或现象，又可以表示同一事物或现象内部对立着的两个方面
	运动的、外向的、上升的、弥散的、温热的、明亮的、兴奋的都属于阳
	相对静止的、内守的、下降的、凝聚的、寒冷的、晦暗的、抑制的都属于阴
事物阴阳属性的绝对性和相对性	事物阴阳属性的绝对性，主要表现在其属阴或属阳的不可变性
	事物阴阳属性的相对性主要体现在三个方面：一是阴阳属性可互相转化；二是阴阳之中复有阴阳；三是因比较的对象的改变而发生改变

必考热点

1. 阴阳，是中国古代哲学的一对范畴，是对自然界相互关联的某些事物或现象对立双方属性的概括。
2. 阴阳既可以表示相互对立的事物或现象，又可以表示同一事物或现象内部对立着的两个方面。
3. 事物阴阳属性的绝对性，主要表现在其属阴或属阳的不可变性。

第二节　阴阳学说的基本内容

考点：阴阳学说的基本内容

阴阳学说的基本内容见表 1-3-2。

表 1-3-2　阴阳学说的基本内容

阴阳对立制约	指属性相反的阴阳双方在一个统一体中的相互斗争、相互制约和相互排斥的关系。阴与阳之间的对立制约维持了阴阳之间的动态平衡，促进了事物的发生发展和变化
阴阳互根互用	指一切事物或现象中相互对立着的阴阳两个方面，具有相互依存，互为根本的关系。“孤阴不生，独阳不长”或“阴阳离决，精气乃绝”说明了阴阳学说中阴阳互根的关系
阴阳交感互藏	阴阳交感，指阴阳二气在运动中相互感应而交合，亦即相互发生作用的过程。阴阳交感是宇宙万物赖以生成和变化的根源
	阴阳互藏，指相互对立的阴阳双方中的任何一方都包含着另一方，即阴中有阳，阳中有阴
阴阳的消长	阴阳消长是阴阳运动变化的一种形式，而导致阴阳出现消长变化的根本原因在于阴阳之间存在着的对立制约与互根互用的关系。由阴阳对立制约关系导致的阴阳消长主要表现为阴阳的互为消长，有阴长阳消、阳长阴消、阴消阳长、阳消阴长四种形式；由阴阳互根互用关系导致的阴阳消长主要表现为阴阳的皆消皆长，有阴随阳消、阳随阴消、阴随阳长、阳随阴长四种形式
阴阳的转化	指事物的总体属性，在一定条件下可以向其相反的方向转化。阴阳转化一般有两种形式：一是渐变，如一年四季的温热寒凉变化；二是突变，如气候出现剧烈的寒热变化
阴阳的自和与平衡	阴阳自和，指阴阳双方自动维持和自动恢复其协调平衡状态的能力和趋势
	阴阳平衡，指阴阳双方在相互斗争、相互作用中处于大体均势的状态，即阴阳协调和相对稳定状态

必考热点

1. 阴与阳之间的对立制约维持了阴阳之间的动态平衡，促进了事物的发生发展和变化。
2. “孤阴不生，独阳不长”或“阴阳离决，精气乃绝”说明了阴阳学说中阴阳互根的关系。
3. 阴阳交感是宇宙万物赖以生成和变化的根源。
4. 由阴阳对立制约关系导致的阴阳消长主要表现为阴阳的互为消长，有阴长阳消、阳长阴消、阴消阳长、阳消阴长四种形式。

第三节　阴阳学说在中医学中的应用

考点：阴阳学说在中医学中的应用

人体是一个有机的整体，中医学根据阴阳对立统一的观点，把人体组织结构划分为相互对立又相互依存的若干部分，由于结构层次的不同，脏腑组织的阴阳属性也有区别。就腹背而言，背为阳、腹为阴。脏腑及形体组织的阴阳属性中，体表属阳，皮肉为阳中之阳，筋骨为阳中之阴。病邪可以分为阴、阳两大类。一般而言，六淫属阳邪，饮食居处、情志失调等属阴邪。阴阳学说在中医学中的应用见表1-3-3。

表1-3-3 阴阳学说在中医学中的应用

在组织结构和生理机能方面的应用	阳中之阳——心；阳中之阴——肺；阴中之阴——肾；阴中之阳——肝；阴中之至阴——脾
在病理方面的应用	疾病的发生发展过程就是邪正斗争的过程，阴阳失调是疾病的基本病机之一。阴阳失调的主要表现形式是阴阳的偏盛偏衰和互损
在疾病诊断方面的应用	望、闻、问、切四诊所收集的各种资料，包括即时的症状和体征，以阴阳理论辨析其阴阳属性。在临床辨证中，阴阳学说用来概括分析错综复杂的各种证候。在八纲辨证中，表证、热证、实证属阳；里证、寒证、虚证属阴。阴阳是八纲辨证的总纲
在疾病预防和治疗方面的应用	指导养生；确定治疗原则

必考热点

1. 人体是一个有机的整体，中医学根据阴阳对立统一的观点，把人体组织结构划分为相互对立又相互依存的若干部分，由于结构层次的不同，脏腑组织的阴阳属性也有区别。就腹背而言，背为阳、腹为阴。

2. 脏腑及形体组织的阴阳属性中，体表属阳，皮肉为阳中之阳，筋骨为阳中之阴。

3. 病邪可以分为阴、阳两大类。一般而言，六淫属阳邪，饮食居处、情志失调等属阴邪。

第四单元 五行学说

第一节 五行学说的概念

考点：五行学说的概念

五行，即木、火、土、金、水五种物质及其运动变化，是归纳宇宙万物并阐释其相互关系的五种基本属性。五行学说的概念见表1-4-1。

表1-4-1 五行学说的概念

	含义	引申含义
木	木曰曲直	具有生长、升发、条达、舒畅等性质或作用的事物和现象
火	火曰炎上	具有温热、上升、光明等性质或作用的事物和现象
土	土爰稼穑	具有生化、承载、受纳等性质或作用的事物和现象
金	金曰从革	具有沉降、肃杀、收敛等性质或作用的事物和现象
水	水曰润下	具有滋润、下行、寒凉、闭藏等性质或作用的事物和现象

事物属性的五行归类见表1-4-2。

表 1-4-2　事物属性的五行归类

自然界							人体							
五音	五味	五色	五化	五气	方位	季节	五行	五脏	五腑	五官	形体	情志	五声	变动
角	酸	青	生	风	东	春	木	肝	胆	目	筋	怒	呼	握
徵	苦	赤	长	暑	南	夏	火	心	小肠	舌	脉	喜	笑	忧
宫	甘	黄	化	湿	中	长夏	土	脾	胃	口	肉	思	歌	啰
商	辛	白	收	燥	西	秋	金	肺	大肠	鼻	皮	悲	哭	咳
羽	咸	黑	藏	寒	北	冬	水	肾	膀胱	耳	骨	恐	呻	栗

必考热点

1. 凡具有生长、升发、条达、舒畅等性质或作用的事物和现象，归属于五行中的木。
2. 凡具有生化、承载、受纳等性质或作用的事物和现象，归属于土。
3. 人体五腑中，胆、小肠、胃、大肠、膀胱分别归属于五行中的木、火、土、金、水。

第二节　五行学说的基本内容

考点：五行学说的基本内容

五行学说的基本内容见表 1-4-3。

表 1-4-3　五行学说的基本内容

五行相生	指木、火、土、金、水之间存在着有序的递相资生、助长和促进的关系	木生火，火生土，土生金，金生水，水生木
五行相克	指木、火、土、金、水之间存在着有序的递相克制、制约的关系	木克土、土克水、水克火、火克金、金克木
五行制化	是指五行之间既相互资生，又相互制约，维持平衡协调，推动事物间稳定有序的变化与发展	五行中一行亢盛时，必然随之有制约，以防止亢而为害。即在相生中有克制，在克制中求发展
五行相乘	指五行中一行对其所胜的过度制约或克制	木乘土，土乘水，水乘火，火乘金，金乘木
五行相侮	指五行中一行对其所不胜的反向制约和克制	木侮金，金侮火，火侮水，水侮土，土侮木
母病及子	指五行中的某一行异常，累及其子行，导致母子两行皆异常	母行虚弱，引起子行亦不足，终致母子两行皆不足
子病及母	指五行中的某一行异常，影响到其母行，终致子母两行皆异常	一是子行亢盛，引起母行亦亢盛，结果是子母两行皆亢盛，一般称为“子病犯母”；二是子行虚弱，上累母行，引起母行亦不足，终致子母俱不足；三是子行亢盛，损伤母行，以致子盛母衰，一般称为“子盗母气”

必考热点

1. 五行相生，指木、火、土、金、水之间存在着有序的递相资生、助长和促进的关系。相生次序是木生火，火生土，土生金，金生水，水生木。

2. 五行相克，指木、火、土、金、水之间存在着有序的递相克制、制约的关系。相克次序是木克土，土克水，水克火，火克金，金克木。

3. 五行制化是维持五行平衡协调，推动事物间稳定有序的变化与发展的机制。

4. 五行相乘，指五行中一行对其所胜的过度制约或克制。相乘的次序与相克相同，即木乘土，土乘水，水乘火，火乘金，金乘木。

第三节 五行学说在中医学中的应用

考点：五行学说在中医学中的应用

五行学说在中医学中的应用见表 1-4-4。

表 1-4-4 五行学说在中医学中的应用

在生理方面的应用	说明五脏的生理特点；构建天人一体的五脏系统；说明五脏之间的生理联系
在病理方面的应用	五行学说可以说明在病理情况下脏腑间的相互影响。相生关系的传变，包括“母病及子”和“子病及母”两个方面。相克关系的传变，包括“相乘”和“相侮”两个方面
在疾病诊断方面的应用	“视其外应，以知其内脏”
在疾病治疗方面的应用	指导脏腑用药；控制疾病的传变；确定治则治法；指导针灸取穴；指导情志疾病的治疗

必考热点

1. 肝有病，影响心，为母病及子；影响肾，为子病及母；影响脾，称为乘；影响肺，称为侮。

2. 药物的五色、五味与五脏的关系是以天然色味为基础，以其不同药性与归经为依据，按照五行归属来确定的。

3. 药物的五色、五味与五脏的关系中，青色、酸味入肝，赤色、苦味入心，黄色、甘味入脾，白色、辛味入肺，黑色、咸味入肾。

第五单元 藏象学说

考点：五脏、六腑、奇恒之腑的分类

中医学以生理机能特点的不同作为区分脏与腑的主要依据。

五脏共同的生理特点是化生和贮藏精气，六腑共同的生理特点是受盛和传化水谷。五脏六腑的生理特点，对临床辨证论治有重要指导意义。一般来说，病理上“脏病多虚”“腑病多实”；治疗上“五脏宜补”“六腑宜泻”。

五脏、六腑、奇恒之腑的分类见表 1-5-1。

表 1-5-1 五脏、六腑、奇恒之腑的分类

脏腑	五脏	心、肺、脾、肝、肾
	六腑	胆、胃、小肠、大肠、膀胱、三焦
	奇恒之腑	脑、髓、骨、脉、胆、女子胞

必考热点

1. 脏腑分为五脏、六腑和奇恒之腑三类。

2. 五脏共同的生理特点是化生和贮藏精气，六腑共同的生理特点是受盛和传化水谷。

3. 五脏六腑的生理特点，对临床辨证论治有重要指导意义。一般来说，病理上“脏病多虚”“腑病多实”；治疗上“五脏宜补”“六腑宜泻”。

第六单元 五 脏

第一节 五脏的生理功能与特性

考点：五脏的生理功能与特性

五脏的生理功能与特性见表 1-6-1。

表 1-6-1 五脏的生理功能与特性

五脏	特性	生理功能及意义
心	心为养脏；心气下降	主血脉：心气充沛，推动血液运行；心有生血作用
		主神志（藏神）：心有统帅全身脏腑、经络、形体、官窍的生理活动和主司意识、思维、情志等精神活动的作用
肺	肺为华盖；肺为娇脏；肺气宣降	主气，司呼吸：主呼吸之气和主一身之气
		主行水：肺为水之上源
		主治节：治理调节肺之呼吸及全身之气、血、水的作用
脾	脾气上升；喜燥恶湿；脾为孤脏	主运化：脾为气血生化之源，运化水谷和水液
		主统血：脾气具有统摄、控制血液在脉中正常运行而不逸出脉外
		主升清：脾气散精，上归于肺
肝	肝为刚脏；肝气升发	主疏泄：①促进血液与津液的运行输布。②促进脾胃运化和胆汁的分泌排泄。③调畅情志。④促进男子排精与女子排卵行经
		主藏血：①涵养肝气。②调节血量。③濡养肝及筋目
肾	主蛰守位；肾气上升	藏精：主生长发育生殖与脏腑气化
		主水：指肾气具有主司和调节全身水液代谢的功能
		主纳气：指肾气有摄纳肺所吸入的自然界清气、保持吸气的深度、防止呼吸表浅的作用

必考热点

1. 心的生理功能包括主血脉、藏神。
2. 肺主呼吸的功能，实际上是肺气的宣发与肃降运动在气体交换过程中的具体表现。
3. 食物经胃的受纳腐热，被初步消化后，变为食糜，下送于小肠作进一步消化和吸收，经脾气的转输作用，分为清浊两部分。
4. 男子精液的贮藏与施泄，是肝肾二脏之气的闭藏与疏泄作用相互协调的结果。

第二节 五脏之间的关系

考点：五脏之间的关系

五脏之间的关系见表 1-6-2。

表 1-6-2　五脏之间的关系

心与肺的关系	主要反映为气血互助与心肺协调两个方面
心与脾的关系	主要体现在血液生成与血液运行两个方面
心与肝的关系	主要体现在主血藏血与神志调畅两个方面
心与肾的关系	主要体现在水火既济、精神互用、君相安位等方面
肺与脾的关系	主要体现在宗气生成与水液代谢两个方面
肺与肝的关系	主要体现在调节人体气机升降方面
肺与肾的关系	主要表现在水液代谢、呼吸运动及阴阳互资等方面
肝与脾的关系	主要体现在疏泄运化和血液生成与贮藏两个方面
肝与肾的关系	主要表现在精血同源、藏泄互用和肾水涵木等方面
脾与肾的关系	主要体现在先后天互助和水液运行方面

必考热点

1. 心与肺的关系，主要体现在气血互助与心肺协调两个方面。
2. 血液的正常运行，必须依赖于心气的推动，亦有赖于肺气的辅助。
3. 心与肾在生理上的联系，主要表现为“心肾相交”。“心肾相交”的机理，主要从水火既济、精神互用、君相安位来阐发。
4. 肺与脾的关系，主要体现在宗气生成与水液代谢两个方面。

第三节　五脏与五体、五官九窍、五志、五神、五液和五华的关系

考点：五脏与五体、五官九窍、五志、五神、五液和五华的关系

五脏与五体、五官九窍、五志、五神、五液和五华的关系见表 1-6-3。

表 1-6-3　五脏与五体、五官九窍、五志、五神、五液和五华的关系

五脏	五体	五官	五志	五神	五液	五华
肝	筋	目	怒	魂	泪	爪
心	脉	舌	喜	神	汗	面
脾	肉	口	思	意	涎	唇
肺	皮	鼻	悲	魄	涕	毛
肾	骨	耳、二阴	惊恐	志	唾	发

必考热点

1. 五体是指脉、筋、肉、皮、骨五种形体组织。
2. 五脏的外华表现：心之华在面，肺之华在毛，脾之华在唇，肝之华在爪，肾之华在发。

第七单元　六　　腑

第一节　六腑的生理功能

考点：六腑的生理功能

六腑的共同生理特点是传化物而不藏，实而不能满。

六腑的生理功能见表 1-7-1。

表 1-7-1　六腑的生理功能

胆	贮藏和排泄胆汁；主决断
胃	主受纳水谷；主腐熟水谷
小肠	主受盛化物；主泌别清浊；小肠主液
大肠	主传化糟粕；大肠主津
膀胱	汇聚水液；贮存和排泄尿液
三焦	通行诸气；运行津液

必考热点

1. 六腑，即胆、胃、小肠、大肠、膀胱、三焦六个器官的总称。
2. 六腑的共同生理特点是传化物而不藏，实而不能满。
3. 胆位于右胁腹腔内，与肝紧密相连，附于肝之短叶间。

第二节　五脏与六腑之间的关系

考点：五脏与六腑之间的关系

五脏与六腑之间的关系见表 1-7-2。

表 1-7-2　五脏与六腑之间的关系

心与小肠的关系	心：有助于小肠的化物；小肠：泌清，保证心血充足
肺与大肠的关系	肺：主气司呼吸，有赖于大肠通畅；大肠：主传导主津，有赖于肺气肃降
脾与胃的关系	纳运相成；升降相因；燥湿相济
肝与胆的关系	同司疏泄；共主勇怯
肾与膀胱的关系	肾：主水，司开阖，控制膀胱开阖；膀胱：开阖有度则贮尿排尿正常

必考热点

1. 脾与胃在生理上密切配合，共同完成饮食物的消化吸收。
2. 患者，女，52 岁。出现恶心呕吐、脘腹胀满、不思饮食等症，该患者可诊断为脾胃不和。
3. 患者，女，25 岁。口舌生疮，心烦失眠，小便黄赤，尿道灼热涩痛，口渴。舌红无苔，脉数。其病位在心、小肠。

第八单元　奇恒之腑

第一节　脑

考点：脑

脑的生理功能及其与脏腑精气的关系见表1-8-1。

表1-8-1　脑的生理功能及其与脏腑精气的关系

脑的生理功能	主宰生命活动；主司感觉运动；主司精神活动
脑与脏腑精气的关系	心主神志；肝主疏泄；肾藏精，生髓充脑

必考热点

1. 奇恒之腑包括脑、髓、骨、脉、胆、女子胞六个组织器官。
2.《灵枢·海论》说："脑为髓之海。"

第二节　女　子　胞

考点：女子胞

女子胞位于小腹部，膀胱之后，直肠之前，通过阴道与外界相通，是女性的生殖器官。

女子胞的生理功能及其与脏腑经脉的关系见表1-8-2。

表1-8-2　女子胞的生理功能及其与脏腑经脉的关系

女子胞的生理功能	主持月经；孕育胎儿。月经的产生，是脏腑经脉气血及天癸作用于胞宫的结果
女子胞与脏腑经脉的关系	①肾气肾精充盈发生天癸，促进生殖器官发育，形成并维持生殖功能。②肾藏精，关乎天癸，精能化血。③心主血，肝藏血，脾统血，促进月经排泄，胎儿孕育。④冲为血海，调节十二经气血。⑤任主胞胎

必考热点

1. 女子胞位于小腹部，膀胱之后，直肠之前，通过阴道与外界相通，是女性的生殖器官。
2. 女子胞的主要功能有主持月经、孕育胎儿。
3. 月经的产生，是脏腑经脉气血及天癸作用于胞宫的结果。

第九单元　精、气、血、津液、神

第一节　精

考点：精

人体之精的概念、生成、功能及分类见表 1-9-1。

表 1-9-1　人体之精的概念、生成、功能及分类

人体之精的概念	由禀受于父母的生命物质与后天水谷精微相融合而形成的一种精华物质，是人体生命的本原，是构成人体和维持人体生命活动的最基本物质 广义之精，指一切构成人体和维持人体生命活动的液态精华物质。狭义之精，特指具有繁衍后代作用的生殖之精，是精的本始含义。生殖之精源于肾精，在天癸的促发下由肾藏的先天之精在水谷之精的资助充养下合化而成，起着繁衍后代的作用
人体之精的生成	先天之精来源于父母，是禀受于父母的生殖之精。它与生俱来，是构成胚胎发育的原始物质。后天之精来源于脾胃，是胎儿出生以后，通过脾胃的运化功能从饮食物摄取来的精微物质，是维持人体脏腑组织器官功能的物质基础，具有滋养脏腑的功能。先天之精的存在以及所产生的激发、推动作用，为后天之精的摄取提供了物质基础和前提条件，而后天之精又不断地充养“先天之精”，使之经常保持充盛而不枯竭，保持长久的活力
人体之精的功能	繁衍生命；濡养作用；化血作用；化气作用；化神作用
人体之精的分类	先天之精与后天之精；生殖之精；脏腑之精

必考热点

1. 精是由禀受于父母的生命物质与后天水谷精微相融合而形成的一种精华物质，是人体生命的本原，是构成人体和维持人体生命活动的最基本物质。

2. 一般意义的精，即通常所说的先天之精、水谷之精、生殖之精、脏腑之精，不包含血、津液。

3. 由先天之精与后天之精合化而生成的生殖之精，具有繁衍生命的作用。

4. 生殖之精源于肾精，在天癸的促发下由肾藏的先天之精在水谷之精的资助充养下合化而成，起着繁衍后代的作用。

第二节　气

考点：气

人体之气的概念、气化、功能及分类见表 1-9-2。

表 1-9-2　人体之气的概念、气化、功能及分类

人体之气的概念	气是人体内活力很强运行不息的极精微物质，是构成人体和维持人体生命活动的基本物质之一。人体之精化为人体之气，人体之气含有阴气、阳气两部分，对立互根，协调共济，共同推动和调控机体的生命进程
人体之气的气化	气的运动称作气机，升、降、出、入是气运动的基本形式，通过气的运动而产生的各种变化称为气化。体内精气血津液各自的代谢及其相互转化，是气化的基本形式。气化过程的有序进行，是脏腑生理活动相互协调的结果

续 表

脏腑之气的运动规律	升已而降、降已而升，升中有降，降中有升
人体之气的功能	推动与调控作用；温煦与凉润作用；防御作用；固摄作用；中介作用
人体之气的分类	人身之气：是活力很强、运行于全身的极细微物质
	元气：是人体最根本、最重要的气，是人体生命活动的原动力
	宗气：是由谷气与自然界清气相结合而积聚于胸中的气
	营气：是行于脉中而具有营养作用的气
	卫气：是行于脉外而具有保卫作用的气
	脏腑之气、经络之气：一身之气分布到某一脏腑或某一经络，即成为脏腑之气或经络之气

必考热点

1. 人体之气的运动形式，可以简单地归纳为升、降、出、入四种基本形式。
2. 宗气是由水谷之精所化生的水谷之气和自然界的清气相结合而成。

3. 气的调控作用主要体现在：①抑制和减缓人体的生长发育及生殖功能。②抑制和宁静各脏腑经络的生理功能。③抑制和减缓精血津液的生成及运行输布。④抑制和宁静精神活动。

第三节 血

考点：血

血的概念、生成、运行及功能见表1-9-3。

表1-9-3 血的概念、生成、运行及功能

血的概念	又称血液，是循行于脉中而富有营养的红色液态物质。它是构成人体和维持人体生命活动的基本物质之一，具有很高的营养和滋润作用	
血的生成	血液生化之源：水谷之精化血；肾精化血	
与血生成相关的脏腑	①脾胃是血液生化之源。②心肺对血液的生成起重要作用。③肾藏精，精生髓，精髓是化生血液的基本物质之一	
血的运行	影响血液运行的因素	气的推动与宁静作用的协调、温煦与凉润作用的平衡
		气的固摄作用
	影响血液运行的相关脏腑	脉道的完好无损与通畅无阻
		血液的清浊及黏稠状态
		血液的或寒或热，直接影响着血运的或迟或速
		阳邪侵入则阳盛，易致血液妄行；阴邪侵袭则阴盛，可致血行缓慢，甚至出现瘀血
		心阳的推动和温煦、肺气的宣发与肃降、肝气的疏泄是推动和促进血液运行的重要因素；心阴的宁静与凉润、脾气的统摄、肝气的藏血是控制和固摄血液运行的重要因素
血的功能	濡养作用	血液由水谷精微所化生，含有人体所需的丰富的营养物质，对全身各脏腑组织器官起着濡养和滋润作用
	化神作用	血是机体精神活动的主要物质基础。人体的精神活动必须得到血液的营养，只有物质基础充盛，才能产生充沛而舒畅的精神活动

必考热点

1. 与血液生成关系最密切的脏腑是脾。
2. 心阳的推动和温煦、肺气的宣发与肃降、肝气的疏泄是推动和促进血液运行的重要因素。
3. 血液由水谷精微所化生，含有人体所需的丰富的营养物质，对全身各脏腑组织器官起着濡养和滋润作用。

第四节　津　液

考点：津液

津液来源于饮食水谷，通过脾胃的运化及有关脏腑的生理功能而生成。

津液的概念、生成、输布、排泄及功能见表 1-9-4。

表 1-9-4　津液的概念、生成、输布、排泄及功能

津液的基本概念	质地较清稀，流动性较大，布散于体表皮肤、肌肉和孔窍，并能渗入血脉之内，起滋润作用的，称为津
	质地较浓稠，流动性较小，灌注于骨节、脏腑、脑、髓等，起濡养作用的，称为液
津液的生成	①脾主运化。②小肠主液。③大肠主津
津液的输布	①脾气转输布散津液。②肺气宣降以行水。③肾气蒸腾气化水液。④肝气疏泄促水行。⑤三焦决渎利水道
津液的排泄	通过排出尿液和汗液来完成
津液的功能	滋润濡养；充养血脉

必考热点

1. 津液来源于饮食水谷，通过脾胃的运化及有关脏腑的生理功能而生成。
2. 津液的输布主要是依靠脾、肺、肾、肝、三焦等脏腑生理功能的协调配合来完成的。
3. 津液含有丰富的营养物质，且本身又是液态物质，所以津液具有滋润和濡养的作用。

第五节　神

考点：神

人体之神的概念、生成、分布及作用见表 1-9-5。

表 1-9-5　人体之神的概念、生成、分布及作用

人体之神的基本概念	人体之神，指人体生命活动的主宰及其外在总体表现的统称
	广义之神指人体生命活动的主宰或其总体现，包括形色、眼神、言谈、表情、应答、举止、精神、情志、声息、脉象等方面
	狭义之神指人的意识、思维、情感等精神活动
	人体之神，是有关人体生命的认识，其产生有着物质依赖性，由精化生，由气培养；古代哲学中的神，指宇宙的主宰及规律，是有关宇宙万物发生发展变化的认识

续 表

人体之神的生成	人体内的精气血津液是神产生的物质基础	
	脏腑精气对自然环境与社会环境的各种刺激作出应答，便产生了意识、思维、情感等精神活动	
人体之神的分类	五神	即神、魂、魄、意、志，是对人的感觉、意识等精神活动的概括。五神分属于五脏。心神统帅魂、魄、意、志诸神，是精神活动的主宰
	情志	包括七情、五志，亦是精神活动的表现，属于神的范畴。七情是喜、怒、忧、思、悲、恐、惊七种情志活动的概括。根据五行学说，情志分属于五脏：心在志为喜，肝在志为怒，肺在志为忧，脾在志为思，肾在志为恐，合称五志。情志是脏腑功能活动的表现形式，脏腑精气是情志活动产生的物质基础。五志虽分属五脏，但受心神统摄调节
	思维	思维活动，《内经》概括为意、志、思、虑、智，是对客观事物的整个认识过程，是以心神为主导的各脏腑的功能活动协调的结果
人体之神的作用	调节精气血津液的代谢	神既由精、气、血、津液等作为物质基础而产生，又能反作用于这些物质。神具有统领、调控这些物质在体内进行正常代谢的作用
	调节脏腑的生理功能	脏腑精气产生神，神通过对脏腑精气的主宰来调节其生理功能
	主宰人体的生命活动	神是人体生理活动和心理活动的主宰。神是机体生命存在的根本标志，形离开神则形亡，形与神俱，神为主宰

必考热点

1. 人体内的精气血津液是神产生的物质基础。
2. 在五神中，心神统率魂、魄、意、志诸神，是精神活动的主宰。
3. 七情是喜、怒、忧、思、悲、恐、惊七种情志活动的概括。
4. 情志是脏腑功能活动的表现形式，脏腑精气是情志活动产生的物质基础。

第六节　精、气、血、津液、神之间的关系

考点：精、气、血、津液、神之间的关系

精、气、血、津液、神之间的关系见表 1-9-6。

表 1-9-6　精、气、血、津液、神之间的关系

气与血的关系	气为血之帅	气能生血	气能参与、促进血液的化生。血液的化生以营气、津液和肾精作为物质基础，在这些物质本身的生成以及转化为血液的过程中，每一个环节都离不开相应脏腑之气的推动和激发作用，这是血液生成的动力
		气能行血	气能推动与调控血液在脉中稳定运行。血液的运行主要依赖于心气、肺气的推动和调控，以及肝气的疏泄调畅
		气能摄血	气能控制血液在脉中正常循行而不逸出脉外。气的摄血主要体现在脾气统血的生理作用中
	血为气之母	血能养气	指血液对气的濡养作用，血足则气旺
		血能载气	指气存于血中，依附于血而不致散失，赖血之运载而运行全身。大失血的患者，气亦随之发生大量丧失，导致气的涣散不收，漂浮无根的气脱病变，称为“气随血脱”

续 表

气与津液的关系	气能生津	津液的生成依赖于气的推动作用，脾胃之气起到至关重要的作用
	气能行津	津液由脾胃化生之后，经过脾、肺、肾及三焦之气的升降出入运动，推动津液输布到全身各处，以发挥其生理作用
	气能摄津	气的固摄作用可以防止体内津液无故大量流失，气通过对津液排泄的有节控制，维持着体内津液量的相对恒定
	津能生气	由饮食水谷化生的津液，津液在输布过程中受到各脏腑阳气的蒸腾温化，可以化生为气
	津能载气	津液是气运行的载体之一
精、血、津液之间的关系	精血同源	精与血的化源相同而又相互资生的关系称为精血同源
	津血同源	血和津液都由饮食水谷精微所化生，都具有滋润濡养作用，二者之间可以相互资生，相互转化，这种关系称为津血同源
精、气、神之间的关系	气能化精、摄精	气的运行不息能促进精的化生；气又能固摄精，防止其无故耗损外泄
	精能化气	人体之精在气的推动激发作用下可化生为气
	精与气化神	精与气都是神得以化生的物质基础，神必须得到精和气的滋养才能正常发挥作用
	神驭精气	神以精气为物质基础，但神又能驭气统精

必考热点

1. 气与血的关系为气为血之帅，血为气之母。

2. 津液由脾胃化生之后，经过脾、肺、肾及三焦之气的升降出入运动，推动津液输布到全身各处，以发挥其生理作用。

3. 血液的化生以营气、津液、肾精作为物质基础。

4. 治疗血行瘀滞，多配用补气、行气药，是由于气能行血。

第十单元 经 络

第一节 经络学说概述

考点：经络学说概述

经络的概念及经络系统的组成见表 1-10-1。

表 1-10-1 经络的概念及经络系统的组成

经络的基本概念	经络，是经脉和络脉的总称，是运行全身气血，联络脏腑形体官窍，沟通上下内外，感应传导信息的通路系统，是人体结构的重要组成部分
	经脉，是经络系统中的主干，是气血运行和信息传导的主要通道；络脉是经脉的分支，网络全身
	经气，在经络中运行的气称为经络之气
经络系统的组成	经脉：是经络系统的主干，主要有正经、经别和奇经三大类
	络脉：包括别络、浮络和孙络三部分
	连属部分：十二经脉对内连属脏腑，对外连于筋肉、皮肤。经筋，是十二经脉之气濡养和支持筋肉骨节的体系，为十二经脉的附属部分，具有约束骨骼，屈伸关节的功能

必考热点

1. 经脉是经络系统中的主干，是气血运行和信息传导的主要通道；络脉是经脉的分支，网络全身。
2. 经脉主要有正经、经别、奇经三大类。

第二节 十二经脉

考点：十二经脉

在经络系统中，正经有十二，故又称“十二正经”或“十二经脉”，包括手三阴经、足三阴经、手三阳经、足三阳经。在经络系统中，十二正经是气血运行的主要通道，与脏腑有直接的属络关系。

十二经脉的走向规律、交接规律、分布规律、表里关系及流注次序见表1-10-2。

表1-10-2 十二经脉的走向规律、交接规律、分布规律、表里关系及流注次序

十二经脉的走向规律	手三阴经，起于胸中走向手指端，与手三阳经交会
	手三阳经，起于手指端走向头面部，与足三阳经交会
	足三阳经，起于头面部走向足趾端，与足三阴经交会
	足三阴经，起于足趾端走向腹部和胸部，在胸中与手三阴经交会
十二经脉的交接规律	相为表里的阴经与阳经在四肢末端交接
	同名手足阳经在头面部交接
	异名手足阴经在胸部交接
十二经脉的分布规律	头面部的分布：①阳明经主要行于面部。②足阳明经行于额部。③少阳经主要行于侧头部。④手太阳经主要行于面颊部。⑤足太阳经行于头顶和头后部
	四肢部的分布：阴经行于内侧面，阳经行于外侧面
	躯干部的分布：手三阴经均从胸部行于腋下，手三阳经行于肩部和肩胛部。足三阳经则阳明经行于前（胸腹面），太阳经行于后（背面），少阳经行于侧面。足三阴经均行于腹胸面
十二经脉的表里关系	手太阳与手少阴为表里
	手少阳与心主为表里
	手阳明与手太阴为表里
	足太阳与足少阴为表里
	足少阳与足厥阴为表里
	足阳明与足太阴为表里
十二经脉的流注次序	肺大胃脾心小肠，胖肾包焦胆肝肺

必考热点

1. 在经络系统中，正经有十二，故又称“十二正经”或“十二经脉”，包括手三阴经、足三阴经、手三阳经、足三阳经。
2. 在经络系统中，十二正经是气血运行的主要通道，与脏腑有直接的属络关系。

第三节　奇经八脉

考点：奇经八脉

在经络系统中，奇经八脉是十二经脉以外的重要经脉，包括督脉、任脉、冲脉、带脉、阴维脉、阳维脉、阴跷脉、阳跷脉，有统率、联络和调节十二经脉的作用。

奇经八脉见表 1-10-3。

表 1-10-3　奇经八脉

督脉	调节阳经气血，为“阳脉之海”；与脑、髓和肾的功能有关
任脉	调节阴经气血，为“阴脉之海”；任主胞胎
冲脉	调节十二经气血；与女子月经及孕育功能有关
带脉	约束纵行诸经；固护胞胎；主司带下
跷脉	主司下肢运动；司眼睑开合
维脉	阴维有维系联络全身阴经的作用；阳维有维系联络全身阳经的作用

必考热点

在经络系统中，奇经八脉是十二经脉以外的重要经脉，包括督脉、任脉、冲脉、带脉、阴维脉、阳维脉、阴跷脉、阳跷脉，有统率、联络和调节十二经脉的作用。

第四节　经别、别络、经筋、皮部

考点：经别、别络、经筋、皮部

1. 经别的概念、特点和生理功能　见表 1-10-4。

表 1-10-4　经别的概念、特点和生理功能

经别的概念	经别，即别行的正经。十二经别，是从十二经别行分出，深入躯体深部，循行于胸腹及头部的重要支脉
经别的分布特点	其循行分布特点，可用“离、合、出、入”来加以概括
经别的生理功能	①加强十二经脉表里两经在体内的联系。②加强体表与体内、四肢与躯干的向心性联系。③加强十二经脉和头面部的联系。④扩大十二经脉的主治范围。⑤加强足三阴、足三阳经脉与心脏的联系

2. 别络的概念、特点和生理功能　见表 1-10-5。

表 1-10-5　别络的概念、特点和生理功能

别络的概念	别络，也是从经脉分出的支脉，大多分布于体表。别络有十五条，即十二经脉各有一条，加之任脉、督脉的别络和脾之大络。另外，若再加胃之大络，也可称为十六别络
别络的特点	别络多为斜行的支脉，其分布亦均有一定的规律
别络的生理功能	①加强十二经脉表里两经在体表的联系。②加强人体前、后、侧面统一联系，统率其他络脉。③渗灌气血以濡养全身

3. 经筋的概念、特点和生理功能　见表1-10-6。

表1-10-6　经筋的概念、特点和生理功能

经筋的概念	经筋，是十二经脉之气濡养和支持筋肉骨节的体系，为十二经脉的附属部分，具有约束骨骼，屈伸关节的功能
经筋的特点	经筋均起于四肢末端，走向头身。经筋一般分布在周身的浅部，多结聚于关节和骨骼附近
经筋的生理功能	经筋多附于骨和关节，具有约束骨骼，主司关节运动的功能

4. 皮部的概念和应用　见表1-10-7。

表1-10-7　皮部的概念和应用

皮部的基本概念	皮部，是十二经脉及其所属络脉在体表的分区，经气布散之所在，具有保卫机体，抗御外邪的功能，并能反映十二经脉的病证
皮部的应用	用于疾病的诊断与治疗

必考热点

1. 足三阴经，起于足趾端走向腹部和胸部，在胸中与手三阴经交会。
2. 经筋均起于四肢末端，走向头身。
3. 别络的生理机能：①加强十二经脉表里两经在体表的联系。②加强人体前、后、侧面统一联系，统率其他络脉。③渗灌气血以濡养全身。
4. 十二经脉的功能反映于体表的是十二皮部。

第五节　经络的生理功能和经络学说的应用

考点：经络的生理功能和经络学说的应用

经络的生理功能和经络学说的应用见表1-10-8。

表1-10-8　经络的生理功能和经络学说的应用

经络的生理功能	沟通联系作用；运输渗灌作用；感应传导作用；调节作用
经络学说的应用	阐释病理变化及其传变；指导疾病的诊断与治疗

必考热点

经络的生理功能包括：①沟通联系作用。②运输渗灌作用。③感应传导作用。④调节作用。

第十一单元　体　　质

第一节　体质的概念和构成

考点：体质的概念和构成

体质的概念和构成见表 1-11-1。

表 1-11-1　体质的概念和构成

体质的概念	体质是指人体生命过程中，在先天禀赋和后天获得的基础上所形成的形态结构、生理功能和心理状态方面综合的相对稳定的固有特质	
体质的构成	体质由形态结构、生理功能和心理状态三个方面的差异性构成	
	形态结构的差异性	根据中医学"司外揣内"的认识方法，内部形态结构与外观形象之间是有机的整体，外部形态结构是体质的外在表现，内部形态结构是体质的内在基础
	生理功能的差异性	形态结构是产生生理功能的基础，个体不同的形态结构特点决定着机体生理功能及对刺激反应的差异，而机体生理功能的个性特征，又会影响其形态结构，引起一系列相应的改变
	心理状态的差异性	心理是指客观事物在大脑中的反映，是感觉、知觉、情感、记忆、思维、性格、能力等的总称，属于中医学神的范畴。形与神是统一的整体，体质是特定的形态结构、生理机能与相关心理状况的综合体，形态、功能、心理之间具有内在的相关性
体质的特点	先天遗传性、差异多样性、形神一体性、群类趋同性、相对稳定性、动态可变性、连续可测性、后天可调性	

必考热点

1. 体质是指人体生命过程中，在先天禀赋和后天获得的基础上所形成的形态结构、生理功能、心理状态方面综合的相对稳定的固有特质。

2. 根据中医学"司外揣内"的认识方法，内部形态结构与外观形象之间是有机的整体，外部形态结构是体质的外在表现，内部形态结构是体质的内在基础。

3. 体质的特点包括：①先天遗传性。②差异多样性。③形神一体性。④群类趋同性。⑤相对稳定性。⑥动态可变性。⑦连续可测性。⑧后天可调性。

第二节　体质的生理学基础

考点：体质的生理学基础

体质的生理学基础见表 1-11-2。

表 1-11-2　体质的生理学基础

体质与脏腑经络的关系	脏腑经络的盛衰偏倾决定体质的差异。个体体质的差异以脏腑为中心，反映出构成身体诸要素的某些或全部的素质特征
体质与精气血津液的关系	精气血津液是决定体质特征的重要物质基础，其中精的多少及优劣是体质差异的根本
影响体质的因素	先天禀赋、年龄因素、性别差异、饮食因素、劳逸所伤、情志因素、地理因素、疾病针药及其他因素

必考热点

1. 个体体质的差异以脏腑为中心，反映出构成身体诸要素的某些或全部的素质特征。
2. 精气血津液是决定体质特征的重要物质基础，其中精的多少及优劣是体质差异的根本。
3. 影响体质的因素包括先天禀赋、年龄因素、性别差异、饮食因素、劳逸所伤、情志因素、地理因素、疾病针药及其他因素。

第三节　体质学说的应用

考点：体质学说的应用

体质学说的应用见表 1-11-3。

表 1-11-3　体质学说的应用

体质与发病	人体的体质是正气盛衰偏倾的反映，体质强弱决定着发病与否及发病情况。疾病传变与否，虽与邪之盛衰，治疗得当与否有关，但主要还是取决于体质因素	
体质与病因病机	决定个体对某些病因的易感性；决定病变的从化和传变	
体质与诊治	指导辨证：体质是辨证的基础，体质决定疾病的证的类型	
	指导治疗	区别体质特征而治
		根据体质特征注意针药宜忌
		兼顾体质特征重视善后调理
体质与养生	要根据各自不同的体质特征，选择相应的措施和方法	

必考热点

1. 人体的体质是正气盛衰偏倾的反映。
2. 疾病传变与否，虽与邪之盛衰，治疗得当与否有关，但主要还是取决于体质因素。
3. 体质因素决定着个体对某些病邪的易感性、耐受性。
4. 体质有阴阳之别、强弱之分、偏寒偏热之异，所以在治疗中，常以患者的体质状态作为立法处方用药的重要依据。

第十二单元　病　因

第一节　六　淫

考点：六淫

六淫的概念和致病特点见表 1-12-1。

表 1-12-1　六淫的概念和致病特点

六淫的概念	是指风、寒、暑、湿、燥、火（热）六种外感病邪

续　表

六淫的共同致病特点	外感性；季节性；地域性；相兼性
六淫各自的性质及致病特点	风邪：①风性轻扬开泄，易袭阳位。②风性善行而数变。③风性主动。④风为百病之长
	寒邪：①寒为阴邪，易伤阳气。②寒性凝滞。③寒性收引
	暑邪：①暑为阳邪，其性炎热。②暑性升散，易扰心神，易伤津耗气。③暑多夹湿
	湿邪：①湿为阴邪，易伤阳气。②湿性重浊。③湿性黏滞，易阻气机。④湿性趋下，易袭阴位
	燥邪：①燥性干涩。②燥易伤肺
	火（热）邪：①火热为阳邪，其性燔灼趋上。②火热易扰心神。③火热易伤津耗气。④火热易生风动血。⑤火邪易致疮痈

必考热点

1. 六淫，是指风、寒、暑、湿、燥、火（热）六种外感病邪。
2. 六淫的共同致病特点：外感性、季节性、地域性、相兼性。
3. 六淫致病常具有明显的季节性。如春季多风病，夏季多暑病，长夏多湿病，秋季多燥病，冬季多寒病等。

第二节　疠　　气

考点：疠气

疠气的概念和致病特点见表 1-12-2。

表 1-12-2　疠气的概念和致病特点

疠气的概念	疠气，是一类具有强烈致病性和传染性病邪的统称
疠气的致病特点	①发病急骤，病情危笃。②传染性强，易于流行。③一气一病，症状相似

必考热点

1. 疠气是一类具有强烈致病性和传染性病邪的统称。
2. 疠气与六淫邪气的主要区别是具有强烈传染性。

第三节　七情内伤

考点：七情内伤

七情内伤的概念和致病特点见表 1-12-3。

表 1-12-3　七情内伤的概念和致病特点

七情内伤的基本概念	七情内伤，指喜、怒、忧、思、悲、恐、惊七种引发和诱发疾病的情志活动
七情与脏腑精气的关系	①情志活动与脏腑精气有着密切的关系。五脏精气是情志活动产生和保持正常的物质基础。外界的各种刺激只有作用于相应的内脏，才能表现出不同的情志反应。②外在环境的变化过于强烈，情志过激或持续不解，又可导致五脏精气的失常，气血运行失调
情志内伤的致病特点	直接伤及内脏：七情过激致病，大都直接损伤内脏而导致内伤疾病的发生。①损伤相应之脏。②影响心神。③数情交织，易伤心肝脾。④易损伤潜病之脏腑
	影响脏腑气机：百病生于气也，怒则气上，喜则气缓，悲则气消，恐则气下，惊则气乱，思则气结
	多发为情志病：①因情志刺激而发的病证。②因情志刺激而诱发的病证。③其他原因所致但具有情志异常表现的病证，如消渴、恶性肿瘤、慢性肝胆疾病等
	影响病情变化：七情变化对病情具有两方面的影响。一是有利于疾病康复。良性的或积极乐观的情绪，有利于病情的好转乃至痊愈。二是诱发疾病发作或加重病情。消极悲观的情绪，或七情强烈波动，可诱发疾病发作或使病情加重、恶化

必考热点

1. 怒则气上，是指大怒致使肝气上逆，甚则血随气逆的病机变化。
2. 思则气结，是指过度思虑，导致心脾气机郁滞，运化失职的病机变化。
3. 患者，男，30岁。因受精神刺激而气逆喘息，面红目赤，呕血，昏厥猝倒。其病机是怒则气上。

第四节　饮食失宜

考点：饮食失宜

饮食失宜的种类和概念见表 1-12-4。

表 1-12-4　饮食失宜的种类和概念

饮食不节	即饮食失于节制。如过饥过饱或饥饱无常，均可影响健康，导致疾病发生
饮食不洁	指因食用不清洁、不卫生或陈腐变质或有毒的食物而成为致病因素。饮食不洁所致病变以胃肠病为主
饮食偏嗜	指过于喜食某种性味的食物或专食某些食物。包括饮食偏寒偏热，偏嗜五味，或食类偏嗜等

必考热点

饮食不洁所致病变以胃肠病为主。

第五节　劳逸失度

考点：劳逸失度

劳逸失度包括过度劳累与过度安逸，见表 1-12-5。

表 1-12-5　过度劳累与过度安逸

过度劳累	劳力过度：①过度劳力而耗气，导致脏气虚少，功能减退。②劳伤筋骨
	劳神过度：长期思虑劳神而积劳成疾。易损伤心脾
	房劳过度：房事太过，或手淫恶习，或妇女早孕多育等，以致耗伤肾精肾气而致病
过度安逸	包括体力过逸和脑力过逸。其致病特点主要表现在3个方面：①安逸少动，气机不畅。②阳气不振，正气虚弱。③长期用脑过少，加之阳气不振，可致神气衰弱

必考热点

1. 过度劳累包括劳力过度、劳神过度和房劳过度。
2. 劳神过度易损伤的脏腑是心脾。
3. 患者，男，40 岁。腰酸膝软、眩晕耳鸣、精神萎靡、性功能减退，并有遗精、早泄。其病因是房劳过度。

第六节　痰　　饮

考点：痰饮

痰饮的概念、形成及致病特点见表 1-12-6。

表 1-12-6　痰饮的概念、形成及致病特点

痰饮的概念	痰饮是人体水液代谢障碍所形成的病理产物，一般以较稠浊者称为痰，清稀者称为饮。痰分为有形之痰和无形之痰
痰饮的形成	多因外感六淫、七情内伤、饮食不节等，以致脏腑功能失调，气化失职，水液代谢障碍，津液停聚
痰饮的致病特点	痰饮一旦产生，可随气流行，外而经络、肌肤、筋骨，内而脏腑，无处不到，易导致各种不同的病变：①阻滞气血运行。②影响水液代谢。③易于蒙蔽心神。④致病广泛，变幻多端

必考热点

1. 痰饮的形成，多因外感六淫、七情内伤、饮食不节等，以致脏腑功能失调、气化失职、水液代谢障碍、津液停聚。
2. 痰饮的形成，多与肺、脾、肾、肝及三焦的功能失常密切相关。
3. 痰饮致病，随气上逆，易于蒙蔽清窍、扰乱心神，出现头晕目眩、精神不振等。

第七节　瘀　　血

考点：瘀血

瘀血的概念、形成和致病特点见表 1-12-7。

表 1-12-7　瘀血的概念、形成和致病特点

瘀血的概念	瘀血是指体内因血行滞缓或血液停积而形成的病理产物，属于病因学概念 血瘀是指血液运行不畅或血液瘀滞不通的病理状态，属于病机学概念

续 表

瘀血的形成	凡是影响血液正常运行，引起血液运行不畅，或致血离经脉而瘀积的内外因素，均可导致瘀血：①血出致瘀。②血行不畅致瘀
瘀血的致病特点	①易于阻滞气机。②影响血脉运行。③影响新血生成。④病位固定，病证繁多
瘀血致病的症状特点	疼痛，肿块，出血，色紫暗，可出现肌肤甲错，脉涩或脉结代等

瘀血致病，症状错综繁多，其主要病症特点大致如下：多为刺痛，痛处固定不移，拒按，夜间痛甚。瘀血积于皮下或体内则可见肿块，肿块部位固定。因瘀血阻滞，损伤血络，血逸脉外而见出血色紫暗，或夹有瘀血块。一是面色紫暗，口唇、爪甲青紫等；二是舌质紫暗，或舌有瘀斑、瘀点等。

必考热点

1. 凡是影响血液正常运行，引起血液运行不畅，或致血离经脉而瘀积的内外因素，均可导致瘀血。
2. 瘀血一旦停滞于某脏腑组织，多难以及时消散，故其致病又具有病位相对固定的特征。
3. 瘀血病症可表现为舌质紫暗，或舌有瘀斑、瘀点等。

第十三单元　发　病

第一节　发病的基本原理

考点：发病的基本原理

发病的基本原理见表 1-13-1。

表 1-13-1　发病的基本原理

正气的基本概念	指人体内具有抗病、驱邪、调节、修复等作用的一类细微物质
	防御作用的主要表现：①抵御外邪。②祛除病邪。③修复调节。④维持脏腑经络功能的功调，防止痰饮、瘀血、结石等病理产物以及内风、内寒、内湿、内燥、内火等内生“五邪”的产生
邪气的基本概念	泛指各种致病因素，简称为“邪”。包括由外而入或由体内产生的各种具有致病作用的因素
	损害作用的主要体现：①导致生理机能失常。②造成脏腑组织的形质损害。③改变体质类型
正气不足是疾病发生的基础	①正虚感邪而发病。②正虚生邪而发病。③正气强弱可决定发病的证候性质
邪气是发病的重要条件	①邪气是疾病发生的原因。②影响发病的性质、类型和特点。③影响病情和病位。④主导疾病的发生
邪正相搏的胜负与发病	在邪气的毒力和致病力特别强，超越人体正气抗御能力和调节范围时，邪气对疾病的发生起着决定性的作用。邪气伤人，若正胜邪却则不发病。邪胜正负则发病。而且发病后，邪正相争的状态还决定其证候类型、病变性质、病情轻重

必考热点

1. 正气是指人体内具有抗病、驱邪、调节、修复等作用的一类细微物质。
2. 正气不足是疾病发生的基础。
3. 在邪气的毒力和致病力特别强，超越人体正气抗御能力和调节范围时，邪气对疾病的发生起着决定性的作用。

第二节 影响发病的主要因素

考点：影响发病的主要因素

影响发病的主要因素见表 1-13-2。

表 1-13-2 影响发病的主要因素

环境与发病	环境主要包括气候变化、地域因素、生活工作环境、社会环境等。这些因素均可形成病邪或导致正气不足而影响发病
体质与发病	不同的体质，在发病中可：①决定发病倾向。②决定对某种病邪的易感性。③决定某些疾病发生的证候类型
精神状态与发病	精神状态与正气强弱有关，能影响内环境的协调平衡，故能影响发病

必考热点

1. 主要与正气强弱有关的是精神状态。

2. 不同的邪气作用于人体，表现出不同的发病特点、证候类型。如六淫邪气致病，发病急，病程较短，初起多有卫表证候，证属风、寒、暑、湿、燥、火。七情内伤，发病多缓慢，病程较长，多直接伤及内脏，或致气机紊乱、气血失调产生病变。

第三节 发病类型

考点：发病类型

发病类型见表 1-13-3。

表 1-13-3 发病类型

感邪即发	感邪后立即发病。多见于新感外邪较盛，情志剧变，毒物所伤，外伤，感受疠气
徐发	指感邪后缓慢发病。徐发与致病因素的种类、性质，以及体质因素等密切相关
伏而后发	指感受邪气后，并不立即发病，病邪在机体内潜伏一段时间，或在诱因的作用下，过时而发病。这种发病形式多见于外感性疾病和某些外伤
继发	指在原发疾病的基础上，继发新的疾病。其特点是新的疾病与原发疾病在病理上有密切联系
合病	指外感病初起时两经同时受邪而发病
并病	指一经病证未罢又出现另一经病证，也可指具体疾病的病后增病
复发	机理：余邪未尽，正气未复，或慢性病变宿根未除，均可在诱因的作用下而引起复发
	基本特点：①原发疾病基本病症特点再度出现，但又不是原有病理过程的完全重现，大多比原发疾病更复杂，病情更重。②复发的次数越多，其宿根越难除，大多反复发作，且容易留下后遗症。③大多有诱因
	诱因如下。①外感致复：疾病初愈，邪气未尽，正气未复，或宿根未除，抗病力低下，易外感邪气而复发。②食复：因饮食失宜而致疾病复发。③劳复：因形神过劳，或早犯房事而致疾病复发。④药复：因病后滥用补剂，或药物调理失当而致疾病复发。⑤情志致复：因情志失调引起疾病复发。⑥某些气候因素、地域因素也可成为复发的诱因

必考热点

1. 徐发与致病因素的种类、性质、体质因素等密切相关。
2. 伏而后发多见于外感性疾病和某些外伤。
3. 继发，是指在原发疾病的基础上，继发新的疾病。其特点是新的疾病与原发疾病在病理上有密切联系。

第十四单元 病 机

第一节 邪正盛衰

考点：邪正盛衰

1. 邪正盛衰与虚实变化 见表1-14-1。

表1-14-1 邪正盛衰与虚实变化

虚实病机	邪气盛则实，精气夺则虚
虚实变化	虚实错杂：虚中夹实；实中夹虚
	虚实真假：真实假虚；真虚假实

2. 邪正盛衰与疾病转归 见表1-14-2。

表1-14-2 邪正盛衰与疾病转归

正胜邪退	多因机体的正气较盛，抗邪能力较强，或邪气较弱，或治疗及时、正确，疾病可以较快地趋于好转、痊愈
邪去正虚	多因邪气亢盛，正气耗伤较重；或正气素虚，感邪后重伤正气；或攻邪猛烈，正气大伤所致
邪胜正衰	多因机体的正气大虚，或邪气过盛，或失于治疗，或治疗不当，以致机体正气不能制止邪气的致病性，病情因而趋向恶化和加剧
邪正相持	一般说来，邪气留结之处，即是邪正相搏病理表现明显之所。疾病则随邪留部位的不同而有不同的临床表现
正虚邪恋	一般多见于疾病后期，且是多种疾病由急性转为慢性，或慢性病久治不愈，或遗留某些后遗症的主要原因之一

必考热点

1. “实”的病机根本在于邪气盛而正气未虚。
2. “大实有羸状”是由于邪气过盛，结聚体内，阻滞经络，气血不能外达所致。
3. 一般说来，邪气留结之处，即是邪正相搏病理表现明显之所。

第二节 阴阳失调

考点：阴阳失调

阴阳失调的概念及特点见表1-14-3。

表 1-14-3　阴阳失调的概念及特点

阴阳偏盛	指人体在邪正斗争及其盛衰变化中，阴或阳一方病理性亢盛的病变，属于“邪气盛则实”的实性病机
	阳偏盛：病机特点多表现为阳盛而阴未虚的实热病变，阳胜则阴病 阴偏盛：病机特点多表现为阴盛而阳未虚的实寒病变，阴胜则阳病
阴阳偏衰	指人体在疾病过程中，阴或阳一方虚衰不足的病理状态，属于“精气夺则虚”的虚性病机
	阳偏衰：病机特点多表现为机体阳气不足，阳不制阴，阴气相对偏亢的虚寒证 阴偏衰：病机特点多表现为机体阴气不足，阴不制阳，阳气相对偏盛的虚热证
阴阳互损	指在阴或阳任何一方虚损的前提下，病变发展损及另一方，形成阴阳两虚的病机
	阴损及阳：指由于阴液亏损日久，以致阳气生化不足，形成以阴虚为主的阴阳两虚病理 阳损及阴：指由于阳气虚损日久，以致阴气生化不足，形成以阳虚为主的阴阳两虚病理
阴阳格拒	指在阴阳偏盛至极的基础上，阴阳双方相互排斥而出现寒热真假病变的一类病机
	阴盛格阳：是指阴气偏盛至极，壅闭于里，寒盛于内，逼迫阳气浮越于外的一种病理变化 阳盛格阴：是指阳气偏盛至极，深伏于里，热盛于内，格阴于外的一种病理状态
阴阳亡失	指机体的阴气或阳气突然大量地脱失，导致生命垂危的一种病理变化
	亡阳：指机体的阳气突然大量脱失，以致全身功能严重衰竭的一种病理变化 亡阴：指机体阴气突然大量消耗或丢失，以致全身功能严重衰竭的一种病理变化
阴阳转化	在一定的条件下，当阴阳两方面的消长运动发展到一定的阶段，其消长变化达到一定的阈值，就可能导致阴阳属性的转化

必考热点

1. 阴阳偏衰是指人体在疾病过程中，阴或阳一方虚衰不足的病理状态，属于“精气夺则虚”的虚性病机。

2. 阳盛格阴是指阳气偏盛至极，深伏于里，热盛于内，格阴于外的一种病理状态。热盛于内是疾病的本质。

3. 阴阳亡失是指机体的阴气或阳气突然大量地脱失，导致生命垂危的一种病理变化。

第三节　精、气、血失常

考点：精、气、血失常

精、气、血失常的概念及其关系的失调见表 1-14-4。

表 1-14-4　精、气、血失常的概念及其关系的失调

精的失常	精虚：指肾精（主要为先天之精）和水谷之精不足，及其功能低下所产生的病理变化
	精的施泄失常：主要包括失精或精瘀
气的失常	气虚：指一身之气不足及其功能低下的病理状态
	气机失调：即气的升降出入运动失常，包括气滞、气逆、气陷、气闭、气脱等病理变化
血的失常	血虚：指血液亏少，濡养功能减退的病理变化
	血运失常：主要有血瘀和出血两种病理变化
	出血：指血液溢出血脉的病理变化

续　表

精与气血关系的失调	精气两虚：精可化气，气聚为精，故精伤及气、气伤及精都可见精气两虚
	精血不足：肾藏精，肝藏血，两者精血同源
	气滞精瘀和血瘀精阻：气机阻滞，疏泄失司或瘀血内阻，血瘀气滞，皆可致精道瘀阻而形成气滞精瘀或血瘀精阻的病机变化
气与血关系的失调	气滞血瘀，是指气机阻滞，导致血液运行障碍，出现血瘀的病理状态。多见于肝肺气滞而致心血、肝血瘀滞的病变，出现疼痛、癥瘕积聚、咳喘、心悸、胸痹等
	气虚血瘀，是指因气虚推动无力而致血行不畅，甚至瘀阻不通的病理变化。多见于心气不足，运血无力而致的惊悸怔忡、喘促、胸闷、水肿等症
	气不摄血，是指因气虚统摄无力，以致血溢脉外，而导致出血的病理状态。由于脾主统血，所以气不摄血的病变，多与脾气亏虚有关
	气随血脱，是指在大量出血的同时，气随血液的流失而脱失，形成气血两脱的危重病理。常见于外伤失血，呕血，或妇女产后大出血的过程中
	气血两虚，即气虚和血虚同时存在的病理变化。多因久病气血耗伤；或先有失血，气随血耗；或先因气虚，血液生化障碍而日渐衰少所致

必考热点

1. 精虚指肾精（主要为先天之精）和水谷之精不足，及其功能低下所产生的病理变化。

2. 气虚指一身之气不足及其功能低下的病理状态。多因先天禀赋不足，或后天失养，或肺脾肾的功能失调而致气的生成不足。

3. 患者大出血时会导致全身无力的基本病机是气随血脱。

第四节　津液代谢失常

考点：津液代谢失常

津液代谢失常见表1-14-5。

表1-14-5　津液代谢失常

津液不足	导致津液不足的原因：热邪伤津；耗失过多；生成不足
津液输布、排泄障碍	津液输布障碍，指津液转输、运行失调，导致津液停滞体内某些部位的病变 津液排泄障碍，指津液化为汗、尿的功能失调，导致水液潴留体内为患
津液与气血关系失调	水停气阻：津液代谢障碍，水湿痰饮停留导致气机阻滞的病理变化
	气随津脱：津液大量耗失，气失其依附而出现暴脱亡失的病理变化
	津枯血燥：津液亏损，导致血燥虚热内生或血燥生风的病理变化
	津亏血瘀：津液耗损，导致血行瘀滞不畅的病理变化
	血瘀水停：血脉瘀阻，血行不畅，导致津液输布障碍而水液停聚的病理变化

必考热点

1. 津液的输布障碍和排泄障碍，均导致痰饮水湿形成，且两者常相互影响，导致湿浊困阻、痰饮凝聚、水液潴留等多种病变。

2. 津枯血燥是指津液亏损，导致血燥虚热内生或血燥生风的病理变化。
3. 津亏血瘀是指津液耗损，导致血行瘀滞不畅的病理变化。

第五节　内生“五邪”

考点：内生“五邪”

内生“五邪”的概念及类别见表 1-14-6。

表 1-14-6　内生“五邪”的概念及类别

内生“五邪”的概念	在疾病过程中，机体自身由于脏腑功能异常而导致化风、化火、化寒、化燥、化湿的病理变化。因病起于内，又与风、寒、湿、燥、火外邪所致病证的临床征象类似，故分别称为“内风”“内寒”“内湿”“内燥”和“内火”，统称为内生“五邪”
风气内动	即“内风”，是与外风相对，指脏腑气血失调，体内阳气亢逆而致风动之征的病理变化，包括肝阳化风、热极生风、阴虚风动、血虚生风
寒从中生	是指机体阳气虚衰，温煦气化功能减退，阳不制阴而虚寒内生的病理状态
	多因先天禀赋不足，阳气素虚；或久病伤阳；或外感寒邪，过食生冷，损伤阳气，以致阳气虚衰所致
湿浊内生	指因脾气运化水液功能障碍而引起湿浊停滞的病理状态
	多因过食肥甘，嗜烟好酒，恣食生冷，以致脾失健运；或喜静少动，素体肥胖，情志抑郁，以致气机不利，津液输布障碍，聚而成湿所致
津伤化燥	是指津液不足，各组织器官失其濡润而出现干燥枯涩的病理状态
	多因久病伤津耗液；或大汗、大吐、大下；或亡血失精导致津亏；也可因热性病过程中热盛伤津所致；或因阳气闭郁于里，津液不得输布，导致干燥
火热内生	实火：①阳气过盛化火的“壮火”，又称为“气有余便是火”。②外感六淫病邪，郁而从阳化火。③病理性代谢产物（如痰、瘀血、结石等）和食积、虫积等邪郁化火。④因情志刺激，气机郁结，气郁日久化火等
	虚火：阴气亏虚，不能制阳，阳气相对亢盛而阳亢化热化火，虚热虚火内生。一般说来，阴虚内热多见全身性的虚热征象

必考热点

1. 内生“五邪”，指在疾病过程中，机体自身由于脏腑功能异常而导致化风、化火、化寒、化燥、化湿的病理变化。

2. 凡是在疾病发展过程中，因为阳盛，或阴虚不能制阳，阳升无制，出现动摇、眩晕、抽搐、震颤等类似风动的病理状态，都是风气内动的具体表现。

第六节　疾病传变

考点：疾病传变

疾病传变的形式及病性转化见表 1-14-7。

表 1-14-7　疾病传变的形式及病性转化

疾病传变的形式	病位传变：包括表里之间与内脏之间的传变
	外感病传变：外感病的发展变化，可表现为自表入里、由浅而深的层次传变，包括六经传变、三焦传变和卫气营血传变
	内伤病传变：内伤病的病位在脏腑，内伤病的基本传变形式是脏腑传变，包括脏与脏传变、脏与腑传变、腑与腑传变和形脏内外传变
病性转化	寒热转化：指疾病过程中，病机性质由寒转化为热，或由热转化为寒的病理过程。由寒化热主要有两种形式：一是实寒转化为实热病变，以寒邪化热入里为常见；二是虚寒转化为虚热病变。由热转寒，主要有三种形式：一是实热转化为虚寒病变，一般多是“壮火食气”所致；二是实热转化为实寒病变；三是虚热转化为虚寒病变，即“阴损及阳”
	虚实转化：包括由实转虚，因虚致实。由实转虚，指疾病本来是以邪气盛为矛盾主要方面的实性病变，继而转化为以正气虚损为矛盾主要方面的虚性病变的过程。因虚致实，指疾病本来是以正气虚损为矛盾主要方面的虚性病变，转变为邪气盛为矛盾主要方面的实性病变的过程

必考热点

1. 六经由表入里传变的基本形式是由阳入阴，即太阳、阳明、少阳、太阴、少阴、厥阴的六个层次，以说明疾病由轻到重的发展过程。
2. 三焦传变指外感病循上、中、下三焦发生转移。
3. 脏与脏之间的传变是内伤病最主要的病位传变形式。

第十五单元　防治原则

第一节　预　　防

考点：预防

未病先防和既病防变的概念见表 1-15-1。

表 1-15-1　未病先防和既病防变的概念

治未病	预防，就是采取一定的措施，防止疾病的发生与发展，传统称为“治未病”。治未病包括未病先防和既病防变两个方面
未病先防	指在未病之前，采取各种措施，以防止疾病的发生。包括养生以增强正气和防止病邪侵害
既病防变	①早期诊治。②防止疾病的传变

必考热点

1. 养生以增强正气的主要措施：①顺应自然。②养性调神。③护肾保精。④形体锻炼。⑤调理饮食。⑥针灸、推拿、药物调养等。
2. “见肝之病，知肝传脾，当先实脾”强调的是先安未受邪之地。

第二节　治则与治法

考点：治则、治法

治则与治法见表 1-15-2。

表 1-15-2　治则与治法

治则、治法的概念	治则是治疗疾病时所必须遵循的基本原则，是在整体观念和辨证论治精神指导下而确立的治疗疾病的准绳
	治法是在一定治则指导下确立的针对疾病与证的具体治疗大法、治疗方法和治疗措施
正治与反治	正治：指采用与疾病的证候性质相反的方药以治疗的一种原则。适用于疾病的征象与其本质相一致的病证
	反治：指顺从病证的外在假象而治的一种治疗原则。适用于疾病的征象与其本质不相符的病证，即病有假象者
治标与治本	在复杂多变的疾病过程中，根据标本主次的不同，治疗上就有先后缓急之分
	缓则治本：多用在病情缓和、病势迁延、暂无急重病状的情况下。 急则治标：适用于病情严重，在疾病过程中又出现某些急重症状的情况。 标本兼治：病变过程中标本均不太急时，当标本兼治
扶正与祛邪	扶正，即扶助正气以提高机体的抗病能力。适用于各种虚性病变，即"虚则补之"
	祛邪，即祛除邪气以安正气。适用于各种实性病变，即所谓"实则泻之"
调整阴阳	指针对疾病过程中机体阴阳的偏盛偏衰，损其有余、补其不足，以恢复人体阴阳的相对平衡的治则
三因制宜	因时制宜：根据时令气候特点，考虑用药的治则。 因地制宜：根据不同地域环境特点，考虑用药的治则。 因人制宜：根据患者的年龄、性别、体质等不同特点，考虑用药的治则
调理精气血津液	调理气与血的关系；调理气与津液的关系；调理气与精的关系；调理精气血津液的关系

必考热点

1. 治则是治疗疾病时所必须遵循的基本原则，是在整体观念和辨证论治精神指导下而确立的治疗疾病的准绳。

2. 治法是在一定治则指导下确立的针对疾病与证的具体治疗大法、治疗方法和治疗措施。

3. 寒者热之、热者寒之、虚者补之、实者泻之属于治则中的正治。

第十六单元　养生与寿夭

第一节　养　　生

考点：养生

养生的概念、原则及方法见表 1-16-1。

表 1-16-1　养生的概念、原则及方法

养生的基本概念	养生，又称道生、摄生、保生，即采取各种方法以保养身体，增强体质，预防疾病，延缓衰老
养生的原则	顺应自然；形神兼养；调养脾肾；因人而异
养生的方法	适应自然，避其邪气；调摄精神，内养真气；饮食有节，谨和五味劳逸结合，不可过劳；和于术数，适当调补

必考热点

养生的原则有顺应自然、形神兼养、调养脾肾、因人而异。

第二节 生命的寿夭

考点：生命的寿夭

生命的寿夭见表 1-16-2。

表 1-16-2 生命的寿夭

生命的寿夭规律	关于人体生命的产生，《内经》有两种说法：一是人体生命由父母媾精而产生；二是人类如同宇宙万物，由天地精气相合而生成
	《内经》对人体生命的产生及其发展变化的论述，主要强调三点：一是脏腑精气的充盛及其功能的协调是生命进程的基础；二是形神合一是生命的保证；三是肾精、肾气是构成生命、维持生命活动的根本
决定寿夭的基本因素	依据《内经》的有关论述，决定人之生命长短的基本因素：①脏腑功能协调者寿。②肾精肾气充盛者寿。③与天地融为一体者寿

必考热点

《内经》对人体生命的产生及其发展变化的论述，主要强调三点：①脏腑精气的充盛及其功能的协调是生命进程的基础。②形神合一是生命的保证。③肾精、肾气是构成生命、维持生命活动的根本。

第二部分

中医诊断学

第一单元　绪　　论

考点：中医诊断的基本原理

中医诊断的基本原理是建立在整体观念、相互联系的认识基础之上的。

中医诊断的基本原理见表 2-1-1。

表 2-1-1　中医诊断的基本原理

司外揣内	外，指疾病表现于外的症状、体征；内，指脏腑等内在的病理本质。即通过诊察其反映于外部的现象，便有可能测知内在的变动情况
见微知著	微，指微小、局部的变化；著，指明显的、整体的情况。见微知著，是指机体的某些局部，常包含着整体的生理、病理信息，通过微小的变化，可以测知整体的情况
以常衡变	又称以常达变。常，指健康的、生理的状态；变，指异常的、病理的状态。以常衡变，是指在认识正常的基础上，发现太过、不及的异常变化

必考热点

1. 中医诊断的基本原理是建立在整体观念、相互联系的认识基础之上的。
2. 中医诊断的基本原理有司外揣内、见微知著、以常衡变。
3. 在认识正常的基础上，发现太过、不及的异常变化指的是以常衡变。

考点：中医诊断的基本原则

中医诊断的基本原则见表 2-1-2。

表 2-1-2　中医诊断的基本原则

整体审察	指诊断疾病时，重视患者整体的病理联系，同时，还要将患者与其所处环境结合起来综合地判断病情。因此，整体审察可视为整体观念在中医诊断学中的集中体现
四诊合参	疾病是一个复杂的过程，其临床表现可体现于多个方面，必须四诊合参，才能全面、详尽地获取诊断所需的临床资料
	望、闻、问、切四诊是从不同的角度检查病情和收集临床资料，各有其独特的方法与意义，不能互相取代
病证结合	病是对疾病全过程的特点与规律所做的概括
	证是对疾病当前阶段的病位、病性等所做的结论
	病注重从贯穿疾病始终的根本矛盾上认识病情，证主要是从机体反应状况上认识病情。辨病有利于从疾病全过程、特征上认识疾病的本质，重视疾病的基本矛盾；辨证则重在从疾病当前的表现中判断病变的位置与性质，抓住当前的主要矛盾

必考热点

1. 中医诊断的三大原则有整体审察、四诊合参、病证结合。

2. 整体审察可视为整体观念在中医诊断学中的集中体现。

3. 疾病是一个复杂的过程，其临床表现可体现于多个方面，必须四诊合参，才能全面、详尽地获取诊断所需要的资料。

4. 人是一个有机的整体，内在的脏腑与体表的形体官窍之间是密切相关的，整个人体又受到社会环境和自然环境的影响。这是整体审察的理论依据。

第二单元　望　　诊

第一节　望　　神

考点：得神、失神、少神、假神的常见临床表现及其意义

得神、失神、少神、假神的常见临床表现及其意义见表 2-2-1。

表 2-2-1　得神、失神、少神、假神的常见临床表现及其意义

得神		临床表现：神志清楚，语言清晰；目光明亮，精彩内含；面色荣润含蓄，表情丰富自然；反应灵敏，动作灵活，体态自如；呼吸平稳，肌肉不削
		临床意义：提示精气充盛，体健神旺，为健康的表现，或虽病而精气未衰，病轻易治，预后良好
少神		临床表现：精神不振，两目乏神，面色少华，肌肉松软，倦怠乏力，少气懒言，动作迟缓等
		临床意义：提示正气不足，精气轻度损伤，脏腑功能减弱。常见于虚证患者，或病后恢复期患者
失神	精亏神衰	临床表现：精神萎靡，意识模糊，反应迟钝，面色无华，晦暗暴露，目无光彩，眼球呆滞，呼吸微弱，或喘促无力，肉削著骨，动作艰难等
		临床意义：提示脏腑精气亏虚已极，正气大伤，功能活动衰竭。多见于慢性久病重病之人，预后不良
	邪盛神乱	临床表现：神昏谵语，躁扰不宁，循衣摸床，撮空理线；或猝然昏倒，双手握固，牙关紧闭等
		临床意义：提示邪气亢盛，热扰神明，邪陷心包；或肝风夹痰，蒙蔽清窍，阻闭经络。多见于急性重病之人
假神		临床表现：如久病、重病患者，本已神昏或精神极度萎靡，突然神识清楚，想见亲人，言语不休，但精神烦躁不安；或原本目无光彩，突然目光转亮，但却浮光外露，目睛直视；或久病面色晦暗无华，突然两颧泛红如妆等；或原本身体沉重难移，忽思起床活动，但并不能自己转动；或久病脾胃功能衰竭，本无食欲，而突然欲进饮食等
		临床意义：提示脏腑精气耗竭殆尽，正气将绝，阴不敛阳，虚阳外越，阴阳即将离决，属病危。常见于临终之前，为死亡的预兆。故古人比喻为回光返照、残灯复明

必考热点

1. 少神介于得神与失神之间，又称为神气不足，是指精气不足，神气不旺的表现。

2. 患者，男，40 岁。本来病久病重，久不能食，突然索食，且食量大增，为假神的表现。

3. 患者，女，50 岁。表现为精神不振，两目乏神，面色少华，肌肉松软，倦怠乏力，少气懒言，动作迟缓，此为少神。

考点：神乱的常见临床表现及其意义

神乱是指神志错乱失常。临床常表现为焦虑恐惧、狂躁不安、淡漠痴呆和猝然昏倒等，多见于癫、狂、痴、痫、脏躁等患者。神乱的常见临床表现及其意义见表 2-2-2。

表 2-2-2　神乱的常见临床表现及其意义

焦虑恐惧	指患者时时恐惧，焦虑不安，心悸气促，不敢独处的症状。多由心胆气虚，心神失养所致，常见于卑惵、脏躁等
狂躁不安	指患者毫无理智，狂妄躁动，胡言乱语，少寐多梦，甚者打人毁物，不避亲疏的症状。多由痰火扰乱心神所致，常见于狂证等
淡漠痴呆	指患者表情淡漠，神识痴呆，喃喃自语，哭笑无常，悲观失望的症状。多由痰浊蒙蔽心神，或先天禀赋不足所致，常见于癫证、痴呆等
猝然昏倒	指患者突然昏倒，口吐白沫，目睛上视，四肢抽搐，移时苏醒，醒后如常的症状。多由脏气失调，肝风夹痰上逆，蒙蔽清窍所致，属痫病

必考热点

1. 狂躁不安是指患者毫无理智，狂妄躁动，胡言乱语，少寐多梦，甚者打人毁物，不避亲疏的症状。多由痰火扰乱心神所致，常见于狂证等。

2. 淡漠痴呆是指患者表情淡漠，神识痴呆，喃喃自语，哭笑无常，悲观失望的症状。多由痰浊蒙蔽心神，或先天禀赋不足所致，常见于癫证、痴呆等。

3. 猝然昏倒是指患者突然昏倒，口吐白沫，目睛上视，四肢抽搐，移时苏醒，醒后如常的症状。多由脏气失调，肝风夹痰上逆，蒙闭清窍所致，属于痫病。

第二节　望　面　色

考点：常色与病色的分类、临床表现及其意义

常色与病色的分类、临床表现及其意义见表 2-2-3。

表 2-2-3　常色与病色的分类、临床表现及其意义

常色的分类、临床表现及意义	主色：人生来就有的基本面色，属于个体特征，终生基本不变。但由于种族、禀赋的原因，主色也有偏白、偏黑、偏红、偏黄、偏青的差异
	客色：因外界因素（如季节、昼夜、阴晴气候等）的不同，或生活条件的差异，而微有相应变化的面色。如春应稍青，夏应稍红，长夏应稍黄，秋应稍白，冬应稍黑等
病色的分类、临床表现及意义	善色：患者面色虽有异常，但仍光明润泽。说明病变尚轻，脏腑精气未衰，胃气尚能上荣于面。其病易治，预后较好
	恶色：患者面色异常，且枯槁晦暗。说明病变深重，脏腑精气已衰，胃气不能上荣于面。其病难治，预后较差

必考热点

1. 主色为人生来就有的基本面色，属于个体特征，终身基本不变。

2. 由于种族、禀赋的原因，主色也有偏白、偏黑、偏红、偏黄、偏青的差异。

3. 客色是指因季节、昼夜、阴晴气候等外界因素的不同，或生活条件的差异，而微有相应变化的面色。如春应稍青，夏应稍红，长夏应稍黄，秋应稍白，冬应稍黑等。

考点：五色主病的临床表现及其意义

五色五病的临床表现及其意义见表2-2-4。

表2-2-4　五色五病的临床表现及其意义

赤色	主热证或戴阳证	①满面通红者，多属外感发热，或脏腑火热炽盛的实热证。②两颧潮红者，多属阴虚阳亢的虚热证。③久病重病面色苍白，却颧颊部嫩红如妆，游移不定者，属戴阳证，属病重
白色	主虚证（包括血虚、气虚、阳虚）、寒证、失血证	①面色淡白无华，舌、唇色淡者，多属血虚证或失血证。②面色㿠白者，多属阳虚证；面色㿠白而虚浮者，多属阳虚水泛。③面色苍白（白中透青）者，多属阳气暴脱之亡阳证；或阴寒凝滞，血行不畅之实寒证；或大失血之人
黄色	主虚证、湿证	①面色淡黄，枯槁无华，称"萎黄"。常见于脾胃气虚，气血不足者。②面黄虚浮，称为"黄胖"。多是脾气虚衰，湿邪内阻所致。③若面目一身俱黄，称为"黄疸"。黄而鲜明如橘子色者，属"阳黄"，为湿热熏蒸之故；黄而晦暗如烟熏者，属"阴黄"，为寒湿郁阻之故
青色	主寒证、气滞、血瘀、疼痛、惊风	①面色淡青或青黑者，属寒盛、痛剧。②突然面色青灰，口唇青紫，肢凉脉微，多为心阳暴脱，心血瘀阻之象。③久病面色与口唇青紫，多属心气、心阳虚衰，血行瘀阻，或肺气闭塞，呼吸不利。④面色青黄（苍黄），多见于肝郁脾虚。⑤小儿眉间、鼻柱、唇周色青者，多属惊风或惊风先兆
黑色	主肾虚、寒证、水饮、瘀血、剧痛	①面黑暗淡者，多属肾阳虚。②面黑干焦者，多属肾阴虚。③眼眶周围色黑者，多属肾虚水饮或寒湿带下。④面色黧黑、肌肤甲错者，多由瘀血日久所致

必考热点

1. 病色大致可分为赤、白、黄、青、黑五种，分别见于不同脏腑和不同性质的疾病。
2. 两颧潮红者，多属阴虚阳亢的虚热证。
3. 面色淡黄，枯槁无华，称"萎黄"，常见于脾胃气虚、气血不足者。

第三节　望　形　态

考点：形体强弱胖瘦的临床表现及其意义

形体强弱胖瘦的临床表现及其意义见表2-2-5。

表2-2-5　形体强弱胖瘦的临床表现及其意义

形体强弱	体强表现为胸廓宽厚，筋强骨健，肌肉充实有力，皮肤光滑润泽，同时精力充沛，食欲旺盛。说明内脏坚实，气血旺盛，抗病力强，这种人不易患病，即使有病，也容易治愈，预后较好
	体弱表现为胸廓狭窄，筋细骨弱，肌肉瘦软无力，皮肤干枯不泽。同时精神不振，食少乏力。说明内脏脆弱，气血不足，抗病力弱，这种人容易患病，且病后多迁延难愈，预后较差
形体胖瘦	肥胖：①若形体肥胖，肌肉坚实，食欲旺盛，为形气有余。②若形体肥胖，肉松皮缓，食少懒动，动则乏力气短，属形盛气虚。多因嗜食肥甘，喜静少动，脾失健运，痰湿脂膏积聚等所致
	消瘦：①形瘦食多，为中焦有火。②形瘦食少，为中气虚弱。由于消瘦者，形瘦皮皱，多属阴血不足，内有虚火的表现，易患肺痨等病

必考热点

1. 消瘦是指体重明显下降，较标准体重减少10%以上者。
2. 患者，男，40岁。形体较瘦但精力充沛，最近食多，此患者为中焦有火。

考点：姿态异常（动静姿态、异常动作）的临床表现及其意义

姿态异常（动静姿态、异常动作）的临床表现及其意义见表2-2-6。

表2-2-6　姿态异常（动静姿态、异常动作）的临床表现及其意义

动静姿态	坐形：①坐而喜仰，但坐不得卧，卧则气逆，多为咳喘肺胀；或水饮停于胸腹等所致肺实气逆。②坐而喜俯，少气懒言，多属体弱气虚。③但卧不得坐，坐则神疲或昏眩，多为气血俱虚，或夺气脱血，或肝阳化风。④坐时常以手抱头，头倾不能昂，凝神熟视，为精神衰败
	卧式：①卧时常向外，躁动不安，身轻能自转侧，多为阳证、热证、实证。②卧时喜向里，喜静懒动，身重不能转侧，多为阴证、寒证、虚证。③蜷卧缩足，喜加衣被者，多为虚寒证。④仰卧伸足，掀去衣被，多属实热证。⑤咳逆倚息不得卧，卧则气逆，多为肺气壅滞，或心阳不足，水气凌心，或肺有伏饮
	立姿：①站立不稳，伴见眩晕者，多属肝风内动，或脑有病变。②不耐久站，站立时常欲倚靠他物支撑，多属气虚血衰。③若以两手护腹，俯身前倾者，多为腹痛之征
	行态：①行走之际，突然止步不前，以手护心，多为脘腹痛或心痛。②以手护腰，弯腰曲背，行动艰难，多为腰腿痛。③行走时身体震动不定，为肝风内动
异常动作	患者睑、面、唇、指（趾）不时颤动者，在外感热病中，多是动风预兆；在内伤杂病中，多是气血不足，筋脉失养，虚风内动
	四肢抽搐或拘挛，项背强直，角弓反张者，常见于小儿惊风、痫病、破伤风、子痫、马钱子中毒等
	猝然昏倒，不省人事，口眼歪斜，半身不遂者，属中风病。猝倒神昏，口吐涎沫，四肢抽搐，醒后如常者，属痫病
	恶寒战栗（寒战），见于疟疾发作，或伤寒、温病邪正剧争欲作战汗之时
	肢体软弱无力，行动不灵而无痛，是痿证。关节拘挛，屈伸不利，多属痹证
	儿童手足伸曲扭转，挤眉眨眼，努嘴伸舌，状似舞蹈，不能自制，多由气血不足，风湿内侵所致

必考热点

1. 坐而喜仰，但坐不得卧，卧则气逆，多为咳喘肺胀，或水饮停于胸腹等所致肺实气逆。
2. 坐而喜俯，少气懒言，多属体弱气虚。
3. 四肢抽搐或拘挛，项背强直，角弓反张者，常见于小儿惊风、痫病、破伤风、子痫、马钱子中毒等。

第四节　望头面五官

考点：望头发的主要内容及其临床意义

望头发的主要内容及其临床意义见表2-2-7。

表2-2-7　望头发的主要内容及其临床意义

发黄	多属精血不足，可见于慢性虚损患者或大病之后精血未复。①小儿头发稀疏黄软，生长迟缓，甚至久不生发，或枕后发稀，或头发稀疏不匀者，多因先天不足，肾精亏损而致。②小儿发结如穗，枯黄无泽，伴见面黄肌瘦，多为疳积

续 表

发白	指青少年白发。发白伴有耳鸣、腰酸者属肾虚；伴有失眠健忘症状者为劳神伤血所致；但亦有因先天禀赋所致者
脱发	①突然片状脱发，脱落处显露圆形或椭圆形光亮头皮而无自觉症状，称为斑秃，多为血虚受风所致。②青壮年头发稀疏易落，有眩晕、健忘、腰膝酸软等表现者，多为肾虚。③头发已脱，头皮瘙痒、多屑多脂者，多为血热化燥所致

必考热点

1. 小儿头发稀疏黄软，生长迟缓，甚至久不生发，或枕后发稀，或头发稀疏不匀者，多因先天不足，肾精亏损而致。
2. 突然片状脱发，脱落处显露圆形或椭圆形光亮头皮而无自觉症状，称为斑秃，多为血虚受风所致。
3. 头发已脱，头皮瘙痒、多屑多脂者，多为血热化燥所致。

考点：面肿、腮肿及口眼歪斜的临床表现及其意义

面肿、腮肿及口眼歪斜的临床表现及其意义见表 2-2-8。

表 2-2-8 面肿、腮肿及口眼歪斜的临床表现及其意义

面肿	阳水：颜面浮肿，发病迅速，多为外感风邪，肺失宣降所致
	阴水：颜面浮肿，兼见面色㿠白，发病缓慢，多由脾肾阳虚，水湿泛滥所致；颜面浮肿，兼见面唇青紫，心悸气喘，不能平卧，多由心肾阳虚，血行瘀滞，水气凌心所致
腮肿	痄腮：一侧或两侧腮部以耳垂为中心肿起，边缘不清，局部灼热疼痛的症状。为外感温毒之邪所致，多见于儿童，属传染病
	发颐：颧下颌上耳前发红肿起，伴有寒热、疼痛的症状。为阳明热毒上攻所致
口眼歪斜	口僻，单见口眼歪斜，肌肤不仁，面部肌肉患侧偏缓、健侧紧急，患侧目不能合，口不能闭，不能皱眉鼓腮，饮食言语皆不利者，为风邪中络所致
	若口眼歪斜兼半身不遂者，则为中风病

必考热点

1. 颜面浮肿，发病迅速者，为阳水，多为外感风邪、肺失宣降所致。
2. 颜面浮肿，兼见面唇青紫，心悸气喘，不能平卧者，多由心肾阳虚，血行瘀滞，水气凌心所致。
3. 发颐为阳明热毒上攻所致。

考点：目的脏腑分属，望目色、目形、目态的主要内容及其临床意义

目的脏腑分属，望目色、目形、目态的主要内容及其临床意义见表 2-2-9。

表 2-2-9 目的脏腑分属，望目色、目形、目态的主要内容及其临床意义

目的脏腑分属	目内眦及外眦的血络属心——血轮；黑珠属肝——风轮；白睛属肺——气轮；瞳仁属肾——水轮；眼胞属脾——肉轮
望目色	目赤肿痛多属实热证；白睛发黄为黄疸的主要标志；目眦淡白属血虚、失血；目胞色黑晦暗多属肾虚；黑睛灰白混浊称为目生翳，多因邪毒侵袭，或肝胆实火上攻，或湿热熏蒸，或阴虚火炎等，使黑睛受伤而成

续 表

望目形	目胞浮肿为水肿的常见表现；眼窠凹陷多为伤津耗液或气血不足；眼球突出兼喘满上气者，属肺胀，为痰浊阻肺、肺气不宣、呼吸不利所致；若眼球突出兼颈前微肿，急躁易怒者，称为瘿病，因肝郁化火、痰气壅结所致；睑缘肿起结节如麦粒，红肿较轻者，称为针眼；胞睑漫肿，红肿较重者，称为眼丹。针眼及眼丹皆为风热邪毒或脾胃蕴热上攻于目所致
望目态	瞳孔缩小可见于药物中毒；瞳孔散大可见于颅脑损伤（如头部外伤）、胎出血等，提示病情危重；若两侧瞳孔完全散大，对光反射消失则是临床死亡的指征之一；也可见于青风内障或颠茄类药物中毒等；目睛凝视多属肝风内动所致；睡眠露睛多属脾气虚弱，气血不足，上睑失养所致；上睑下垂多为先天不足、脾肾亏虚；单侧上睑下垂者，多见于外伤

必考热点

1. 白睛发黄为黄疸的主要标志，多由湿热或寒湿内蕴，肝胆疏泄失常，胆汁外溢所致。
2. 眼球突出兼颈前微肿，急躁易怒者，称为瘿病，因肝郁化火、痰气壅结所致。
3. 瞳孔缩小可见于川乌、草乌、毒蕈、有机磷类农药及吗啡、氯丙嗪等药物中毒。

考点：望口、唇、齿、龈的主要内容及其临床意义

望口、唇、齿、龈的主要内容及其临床意义见表 2-2-10。

表 2-2-10 望口、唇、齿、龈的主要内容及其临床意义

望口	形色	口角流涎：小儿见之多属脾虚湿盛；成人见之多为中风口歪不能收摄 口疮：唇内和口腔肌膜出现灰白色小溃疡，周围红晕，局部疼痛。多由心脾二经积热上熏所致 口糜：口腔肌膜糜烂成片，口气臭秽，多由湿热内郁，上蒸口腔而成 鹅口疮：小儿口腔、舌上出现片状白屑，状如鹅口者，多因感受邪毒，心脾积热，上熏口舌所致
	动态	口张：口开而不闭，属虚证。若状如鱼口，但出不入，则为肺气将绝 口噤：口闭而难开，牙关紧急，属实证，多因筋脉拘急所致，可见于中风、痫病、惊风、破伤风等 口撮：上下口唇紧聚，不能吸吮，可见于小儿脐风 口歪：口角向一侧歪斜，见于风邪中络，或中风病的中经络 口振：战栗鼓颌，口唇振摇，多为阳虚寒盛或邪正剧争所致，可见于温病、伤寒欲作汗时，或疟疾发作时 口动：口频繁开合，不能自禁，是胃气虚弱的表现；若口角掣动不止，是热极生风或脾虚生风之象
望唇	色泽	唇色红润：正常人的表现，说明胃气充足，气血调匀 唇色淡白：血虚或失血 唇色深红：热盛 口唇赤肿而干：热极 口唇樱桃红色：多见于煤气中毒 口唇青紫：瘀血证 口唇青黑：寒盛、痛极
	形态	口唇干裂：为津液损伤，多属燥热伤津或阴虚液亏 口唇糜烂：多为脾胃积热上蒸 唇内溃烂，其色淡红：虚火上炎 唇边生疮，红肿疼痛：心脾积热 唇角生疔，麻木痒痛，多为锁口疔；人中部生疔，多为人中疔 人中满唇反：久病而人中沟变平，口唇翻卷不能覆齿，称“人中满唇反”，为脾气将绝，属病危

续 表

望齿	色泽	洁白润泽：津液内充、肾气充足 干燥：胃阴已伤 光燥如石：阳明热盛，津液大伤 燥如枯骨：肾阴枯涸，精不上荣，见于温热病的晚期 枯黄脱落：见于久病者，多为骨绝 齿焦有垢：胃肾热盛，但气液未竭 齿焦无垢：胃肾热甚，气液已竭
	动态	牙关紧急：多属风痰阻络或热极生风 咬牙齘齿：热盛动风 睡中齘齿：多因胃热或虫积所致，也可见于正常人
望牙龈	色泽	牙龈淡红而润泽：胃气充足，气血调匀 牙龈淡白：血虚或失血 牙龈红肿疼痛：胃火亢盛
	形态	齿衄：齿缝出血，痛而红肿，多为胃热伤络；若不痛不红微肿者，多为气虚，或肾火伤络 牙宣：龈肉萎缩，牙根暴露，牙齿松动，多属肾虚或胃阴不足 牙疳：牙龈溃烂，流腐臭血水，多因外感疫疠之邪，积毒上攻所致

必考热点

1. 小儿口角流涎多为脾虚湿盛所致。
2. 唇角生疔，麻木痒痛，多为锁口疔。
3. 牙齿燥如枯骨是肾阴枯涸，精不上荣，见于温热病的晚期。

考点：望咽喉的主要内容及其临床意义

望咽喉的主要内容及其临床意义见表2-2-11。

表2-2-11　望咽喉的主要内容及其临床意义

望咽喉色泽	咽部深红，肿痛明显：实热证，多因肺胃热毒壅盛所致	
	咽部嫩红，肿痛不显：阴虚证，多由肾水亏少、阴虚火旺所致	
	咽喉淡红漫肿：多因痰湿凝聚所致	
望咽喉形态	乳蛾	一侧或两侧喉核红肿肥大，形如乳头或乳蛾，表面或有脓点，咽痛不适。因肺胃热盛，邪客喉核，或虚火上炎，气血瘀滞所致
	喉痈	咽喉部红肿高突，疼痛剧烈，吞咽困难。多因脏腑蕴热，复感外邪，热毒客于咽喉所致
	咽喉腐烂	溃烂成片或凹陷者，为肺胃热毒壅盛；若腐烂分散浅表者，为肺胃之热尚轻；若溃腐日久，周围淡红或苍白者，多属虚证
	假膜	咽部溃烂处上覆白腐，形如白膜者。因肺胃热毒伤阴而成，属烈性传染病
	成脓	咽喉局部红肿高突，有波动感，压之柔软凹陷者，多已成脓；压之坚硬则尚未成脓

必考热点

1. 乳蛾是指一侧或两侧喉核红肿肥大，形如乳头或乳蛾，表面或有脓点，咽痛不适。因肺胃热盛，邪客喉核，或虚火上炎，气血瘀滞所致。

2. 假膜是指咽部溃烂处上覆白腐，形如白膜者。因肺胃热毒伤阴而成，属烈性传染病。

3. 咽部深红，肿痛明显多因肺胃热毒壅盛所致；咽部嫩红，肿痛不显多由肾水亏少、阴虚火旺所致；咽喉淡红漫肿，多因痰湿凝聚所致。

第五节　望躯体四肢

考点：望颈项的主要内容及其临床意义

望颈项的主要内容及其临床意义见表 2-2-12。

表 2-2-12　望颈项的主要内容及其临床意义

瘿瘤	指颈部结喉处有肿块突起，或大或小，或单侧或双侧，可随吞咽而上下移动。多因肝郁气结痰凝，或水土失调，痰气搏结所致
瘰疬	指颈侧颌下有肿块如豆，累累如串珠。多因肺肾阴虚，虚火内灼，炼液为痰，结于颈部，或外感风火时毒，夹痰结于颈部所致
颈瘘	病名曰“鼠瘘”，是指颈部痈肿、瘰疬溃破后，久不收口，形成管道。因痰火久结，气血凝滞，疮孔不收所致
项痈、颈痈	指项部或颈部两侧焮红漫肿，疼痛灼热，甚至溃烂流脓。多因风热邪毒蕴蒸，气血壅滞，痰毒互结于颈项所致
气管偏移	指气管不居中，向一侧偏移。多为胸膈有水饮或气体，或因单侧瘿瘤、肿物等，挤压、牵拉气管所致，可见于悬饮、气胸、石瘿、肉瘿、肺部肿瘤等病
项强	指项部拘紧或强硬
	项部拘急牵引不舒，兼有恶寒、发热，是风寒侵袭太阳经脉，经气不利所致
	项部强硬不能前俯，兼壮热、神昏、抽搐者，多因温病火邪上攻，或脑髓有病所致
	项强不适，兼头晕者，多因阴虚阳亢，或经气不利所致
	睡眠之后项强而痛，并无他苦者，为落枕，多因睡姿不当，项部经络气滞所致
项软	指颈项软弱，抬头无力。小儿项软，多因先天不足，肾精亏损，后天失养，发育不良，可见于佝偻病患儿；久病、重病颈项软弱，头垂不抬，眼窝深陷，多为脏腑精气衰竭之象，属病危
颈脉搏动	指在安静状态时出现颈侧人迎脉搏动明显。可见于肝阳上亢或血虚重证等患者
颈脉怒张	指颈部脉管明显胀大，平卧时更甚。多见于心血瘀阻，肺气壅滞及心肾阳衰、水气凌心的患者

必考热点

1. 瘿瘤是指颈部结喉处有肿块突起，或大或小，或单侧或双侧，可随吞咽而上下移动。多因肝郁气结痰凝，或水土失调，痰气搏结所致。

2. 项部拘急牵引不舒，兼有恶寒、发热，是风寒侵袭太阳经脉，经气不利所致。

3. 项强不适，兼头晕者，多因阴虚阳亢，或经气不利所致。

4. 颈瘘是指颈部痈肿、瘰疬溃破后，久不收口，形成管道。多因痰火久结，气血凝滞，疮孔不收所致。

考点：望四肢的主要内容及其临床意义

望四肢的主要内容及其临床意义见表2-2-13。

表2-2-13 望四肢的主要内容及其临床意义

外形	四肢萎缩	四肢或某一肢体肌肉消瘦、萎缩、松软无力。多因气血亏虚或经络闭阻，肢体失养所致
	肢体肿胀	四肢红肿疼痛者，多为热壅血瘀所致
		足部或下肢肿胀，甚至兼全身浮肿者，多见于水肿
		下肢肿胀，皮肤粗厚如象皮者，多见于丝虫病
	膝部肿大	膝部红肿热痛，屈伸不利，多见于热痹，为风湿郁久化热所致
		膝部肿大而股胫消瘦，称为“鹤膝风”。多因寒湿久留，气血亏虚所致
	小腿青筋	指小腿青筋暴露，形似蚯蚓。多因寒湿内侵，络脉血瘀所致
	下肢畸形	指膝内翻、膝外翻、足内翻、足外翻等，均属先天不足，肾气不充，或后天失养，发育不良
动态	肢体痿废	指肢体肌肉萎缩，筋脉弛缓，痿废不用，多见于痿病。常因精津亏虚或湿热浸淫，筋脉失养所致。双下肢痿废不用多见于截瘫患者
	四肢抽搐	指四肢筋脉挛急与弛张间作，舒缩交替，动作有力。多因肝风内动，筋脉拘急所致
	手足拘急	指手足筋肉挛急不舒，屈伸不利，多因寒邪凝滞，或气血亏虚，筋脉失养所致
	手足颤动	指双手或下肢颤抖，或振摇不定，不能自主。多因血虚筋脉失养，或饮酒过度所致
	手足蠕动	指手足时时掣动，动作弛缓无力，如虫之蠕行。多为阴虚动风所致
	扬手掷足	指热病中，昏迷，手足躁动不宁，是热扰心神所致
	循衣摸床，撮空理线	指重病神识不清，患者不自主地伸手抚摸衣被、床沿，或伸手向空，手指时分时合，为病重失神之象

必考热点

1. 四肢红肿疼痛者，多为热壅血瘀所致。
2. 下肢肿胀，皮肤粗厚如象皮者，多见于丝虫病。
3. 膝部红肿热痛，屈伸不利，多见于热痹，为风湿郁久化热所致。
4. 膝部肿大而股胫消瘦，称为“鹤膝风”，多因寒湿久留，气血亏虚所致。

第六节 望 皮 肤

考点：望皮肤色泽的内容及其临床意义

望皮肤色泽的内容及其临床意义见表2-2-14。

表2-2-14 望皮肤色泽的内容及其临床意义

皮肤发赤	皮肤突然鲜红成片，色如涂丹，边缘清楚，灼热肿胀者，为“丹毒”。发于头面者，名“抱头火丹”；发于小腿足部者名“流火”；发于全身、游走不定者，名“赤游丹”；发于上部者多由风热化火所致，发于下部者多因湿热化火而成，亦有因外伤染毒而引起者

续 表

皮肤发黄	面目、皮肤、爪甲俱黄者，为黄疸，多因外感湿热、疫毒，内伤酒食，或脾虚湿困，血瘀气滞等所致。黄色鲜明如橘皮色者，属阳黄，因湿热蕴蒸，胆汁外溢肌肤而成；黄色晦暗如烟熏色者，属阴黄，因寒湿阻遏，胆汁外溢肌肤所致
皮肤紫黑	面、手、乳晕、腋窝、外生殖器、口腔黏膜等处呈弥漫性棕黑色改变者，多为黑疸，由劳损伤肾所致；周身皮肤发黑亦可见于肾阳虚衰的患者
皮肤白斑	四肢、面部等处出现白斑，大小不等，界限清楚，病程缓慢者，为白驳风。多因风湿侵袭，气血失和，血不荣肤所致

必考热点

1. 皮肤突然鲜红成片，色如涂丹，边缘清楚，灼热肿胀者，为“丹毒”。
2. 皮肤黄色鲜明如橘皮色者，属阳黄，因湿热蕴蒸，胆汁外溢肌肤而成。

考点：望斑疹的内容及其临床意义

斑和疹都是全身性疾病表现于皮肤的症状。望斑疹的内容及其临床意义见表 2-2-15。

表 2-2-15 望斑疹的内容及其临床意义

斑	斑指皮肤黏膜出现深红色或青紫色片状斑块，平摊于皮肤，摸之不碍手，压之不褪色的症状	
	可由外感温热邪毒，热毒窜络，内迫营血；或脾虚血失统摄；或阳衰寒凝血瘀；或外伤血溢肌肤所致	
疹	麻疹	疹色桃红，形似麻粒，先见于耳后发际，渐延及颜面、躯干和四肢，疹发透彻后按出疹顺序依次消退。因外感时邪所致，属儿科常见传染病
	风疹	疹色淡红，细小稀疏，瘙痒不已，时发时止。为外感风热时邪所致
	瘾疹	皮肤上出现淡红色或苍白色风团，大小形态各异，瘙痒，搔之融合成片，高出皮肤，发无定处，出没迅速，时隐时现。为外感风邪或过敏所致

必考热点

1. 斑是指皮肤黏膜出现深红色或青紫色片状斑块，平摊于皮肤，摸之不碍手，压之不褪色的症状。
2. 疹常见于麻疹、风疹、瘾疹等病，也可见于温热病中。多因外感风热时邪，或过敏，或热入营血所致。
3. 患者，女，35 岁。皮肤上出现淡红色或苍白色风团，大小形态各异，瘙痒，搔之整合成片，高出皮肤，发无定处，出没迅速，时隐时现。此患者为瘾疹。

第七节 望排出物

考点：望痰、涕的内容及其临床意义

望痰、涕的内容及其临床意义见表 2-2-16。

表 2-2-16　望痰、涕的内容及其临床意义

望痰	痰黄黏稠，坚而成块者，属热痰。因热邪煎灼津液所致
	痰白而清稀，或有灰黑点者，属寒痰。因寒伤阳气，气不化津，湿聚为痰所致
	痰白滑而量多，易咳出者，属湿痰。因脾虚不运，水湿不化，聚而成痰所致
	痰少而黏，难于咳出者，属燥痰。因燥邪伤肺，或肺阴虚津亏所致
	痰中带血，色鲜红者，为热伤肺络。多因肺阴亏虚，或肝火犯肺，或痰热壅肺所致
	咳吐脓血腥臭痰，属肺痈。是热毒蕴肺，化腐成脓所致
望涕	新病鼻塞流清涕，是外感风寒；鼻流浊涕，是外感风热
	阵发性清涕，量多如注，伴喷嚏频作，多属鼻鼽，是风寒束于肺卫所致
	久流浊涕，质稠、量多、气腥臭者，为鼻渊，是湿热蕴阻所致

必考热点

1. 痰黄黏稠，坚而成块者，属热痰，因热邪煎灼津液所致。
2. 痰白滑而量多，易咳出者，属湿痰。因脾虚不运、水湿不化、聚而成痰所致。
3. 新病鼻塞流清涕，是外感风寒；鼻流浊涕，是外感风热。

考点：望呕吐物的内容及其临床意义

望呕吐物的内容及其临床意义见表 2-2-17。

表 2-2-17　望呕吐物的内容及其临床意义

呕吐物清稀无臭	多因胃阳不足，难以腐熟水谷，或寒邪犯胃，损伤胃阳，导致水饮内停，胃失和降所致
呕吐物秽浊酸臭	多因邪热犯胃，胃失和降所致
呕吐清水痰涎，伴胃脘振水声	多因饮停胃脘，胃失和降所致
吐物酸腐夹杂不化食物	多属伤食，因暴饮暴食，损伤脾胃，宿食不化，胃气上逆所致
呕吐黄绿苦水	多因肝胆湿热或郁热所致
吐血色暗红或紫暗有块，夹杂食物残渣	多因胃有积热，或肝火犯胃，或胃腑素有瘀血所致

必考热点

1. 呕吐物秽浊酸臭多因邪热犯胃，胃失和降所致。
2. 呕吐黄绿苦水多因肝胆湿热或郁热所致。

第八节　望小儿食指络脉

考点：小儿食指络脉病理变化的临床表现及其意义

对小儿病理食指络脉的观察，应注意其纹位、纹态、纹色、纹形四方面的变化，其可概括为：三关测轻重，浮沉分表里，红紫辨寒热，淡滞定虚实（表 2-2-18）。

表 2-2-18　小儿食指络脉病理变化的临床表现及其意义

三关测轻重	食指络脉显于风关：是邪气入络，邪浅病轻，可见于外感初起
	食指络脉达于气关：是邪气入经，邪深病重
	食指络脉达于命关：是邪入脏腑，病情严重
	食指络脉直达指端（称透关射甲）：提示病情凶险，预后不良
浮沉分表里	食指络脉浮而显露：为病邪在表，见于外感表证。因外邪袭表，正气抗争，鼓舞气血趋向于表，故食指络脉浮显
	食指络脉沉隐不显：为病邪在里，见于内伤里证。因邪气内困，阻滞气血难于外达，故食指络脉沉隐
红紫辨寒热	食指络脉鲜红：属外感表证、寒证。因邪正相争，气血趋向于表，食指络脉浮显，故纹色偏红
	食指络脉紫红：属里热证。因里热炽盛，脉络扩张，气血壅滞，故见紫红
	食指络脉色青：主疼痛、惊风。因痛则不通，或肝风内动，使脉络郁滞，气血不通，故纹色变青紫
	食指络脉淡白：属脾虚、疳积。因脾胃气虚，生化不足，气血不能充养脉络，故纹色淡白
	食指络脉紫黑：为血络郁闭，病属重危。因邪气亢盛，心肺气衰，脉络瘀阻，故见紫黑
淡滞定虚实	食指络脉浅淡而纤细者，多属虚证。因气血不足，脉络不充所致
	食指络脉浓滞而增粗者，多属实证。因邪正相争，气血壅滞所致

必考热点

1. 观察小儿食指络脉时，令家长抱小儿面向光亮，医师用左手拇指和食指握住小儿食指末端，再以右手拇指的侧缘在小儿食指掌侧前缘从指尖向指根部推擦几次，用力要适中，使食指络脉显露，便于观察。

2. 小儿食指络脉正常表现为食指络脉在食指掌侧前缘，隐隐显露于掌指横纹附近，纹色浅红略紫，呈单支且粗细适中。

3. 小儿食指络脉受多种因素的影响。年幼儿络脉显露而较长；年长儿络脉不显而略短。

第三单元　望　　舌

第一节　舌诊原理与方法

考点：舌诊原理与方法

舌诊原理与方法见表 2-3-1。

表 2-3-1　舌诊原理与方法

原理	舌可反映心、神的病变，可反映脾胃的功能状态，可反映其他脏腑的病变，可反映气血津液的盛衰
诊舌的方法	顺序：先看舌尖，再看舌中、舌边，最后看舌根部。先看舌质，再看舌苔。再根据舌质、舌苔的基本特征，分项察看。望舌质，主要观察舌质的颜色、光泽、形状及动态等；察舌苔，重点观察舌苔的有无、色泽、质地及分布状态等
刮舌与揩舌的方法	刮舌可用消毒压舌板的边缘，以适中的力量，在舌面上由舌根向舌尖刮三五次。若刮之不去或刮而留有污质，多为里有实邪；刮之即去，舌体明净光滑者，多为虚证
	揩舌可用消毒纱布卷在食指上，蘸少许清洁水在舌面上揩抹数次。可用于鉴别舌苔有根无根，以及是否属于染苔
	此外，还可询问舌上味觉的情况，舌体是否有疼痛、麻木、灼辣等异常感觉，舌体运动是否灵活等，以协助诊断

必考热点

1. 舌诊是观察患者舌质和舌苔的变化以诊察疾病的方法，是望诊的重要内容，是中医诊法的特色之一。
2. 舌可反映心、神的病变。
3. 刮舌时，若刮之不去或刮而留有污质，多为里有实邪；刮之即去，舌体明净光滑者，多为虚证。

第二节 正常舌象

考点：正常舌象的特点及临床意义

正常舌象的特点及临床意义见表2-3-2。

表2-3-2 正常舌象的特点及临床意义

正常舌象的主要特征	舌色淡红鲜明，舌质滋润，舌体大小适中、柔软灵活；舌苔均匀薄白而润。简称“淡红舌，薄白苔”。日光灯下，舌色多偏紫；白炽灯下，舌苔偏于黄色；用普通灯泡或手电筒照明，易使舌苔黄、白二色难以分辨
影响因素	年龄：儿童的舌质多淡嫩，舌苔偏少易剥，老年人的舌色多暗红
	性别：受女性生理特点的影响，在月经期可以出现蕈状乳头充血而舌质偏红，或舌尖边部有明显的红刺。月经过后可以恢复正常
	体质、禀赋：受禀赋体质因素的影响，舌象可以出现一些差异。如裂纹舌、齿痕舌、地图舌等，均有属于先天性者
	气候、环境：夏天舌苔多厚，秋天舌苔偏干燥，冬季舌常湿润等
正常舌象的临床意义	正常舌象说明胃气旺盛，气血津液充盈，脏腑功能正常

必考热点

日光灯下，舌色多偏紫；白炽灯下，舌苔偏于黄色；用普通灯泡或手电筒照明，易使舌苔黄、白二色难以分辨。

第三节 望舌质

考点：舌色变化（淡白、淡红、红、绛、青紫）的特征与临床意义

舌色变化（淡白、淡红、红、绛、青紫）的特征与临床意义见表2-3-3。

表2-3-3 舌色变化（淡白、淡红、红、绛、青紫）的特征与临床意义

淡白舌	表现特征：舌色较正常人的淡红色浅淡，白色偏多，红色偏少，甚至全无血色者（枯白舌）
	临床意义：淡白舌主气血两虚、阳虚。枯白舌主脱血夺气
淡红舌	表现特征：舌体颜色淡红润泽、白中透红
	临床意义：为气血调和的征象，多见于正常人，或病之轻者
红舌	表现特征：舌色较淡红色为深，甚至呈鲜红色
	临床意义：主实热、阴虚

续　表

绛舌	表现特征：舌色较红色更深，或略带暗红色
	临床意义：主里热亢盛、阴虚火旺。①舌绛有苔，或伴有红点、芒刺：多属温病热入营血，或脏腑内热炽盛。②舌绛少苔或无苔，或有裂纹：多属久病阴虚火旺，或热病后期阴液耗损
青紫舌	表现特征：全舌呈现青紫色，或局部出现青紫斑点
	临床意义：主血行不畅

必考热点

1. 淡红舌为心血充足、胃气旺盛的生理状态。
2. 绛舌主里热亢盛、阴虚火旺。
3. 绛舌有苔，或伴有红点、芒刺，多属温病热入营血，或脏腑内热炽盛。

考点：舌形变化（老嫩、胖瘦、点刺、裂纹、齿痕）的特征与临床意义

舌形变化（老嫩、胖瘦、点刺、裂纹、齿痕）的特征与临床意义见表 2-3-4。

表 2-3-4　舌形变化（老嫩、胖瘦、点刺、裂纹、齿痕）的特征与临床意义

老舌	表现特征：舌质纹理粗糙或皱缩，坚敛而不柔软，舌色较暗
	临床意义：多见于实证。实邪亢盛，充斥体内，而正气未衰，邪正交争，邪气壅滞于上，故舌质苍老
嫩舌	表现特征：舌质纹理细腻，浮胖娇嫩，舌色浅淡
	临床意义：多见于虚证。气血不足，舌体脉络不充，或阳气亏虚，运血无力，寒湿内生，故舌嫩色淡白
胖舌	表现特征：舌体较正常舌大而厚，伸舌满口者，称为胖大舌；舌体肿大，盈口满嘴，甚者不能闭口，不能缩回者，称为肿胀舌
	临床意义：胖大舌多主水湿内停、痰湿热毒上泛。肿胀舌多因心脾热盛，或酒毒上攻
瘦舌	表现特征：舌体比正常舌瘦小而薄
	临床意义：多主气血阴液不足
点、刺舌	表现特征：鼓起于舌面的红色或紫红色星点
	临床意义：点、刺舌提示脏腑热极，或血分热盛。根据点刺出现的部位，可区分热在何脏
裂纹舌	表现特征：舌面出现各种多少不等、深浅不一、各种形态明显的裂沟
	临床意义：裂纹舌统属阴血亏损，不能荣润舌面所致
齿痕舌	表现特征：舌体边缘见牙齿压迫的痕迹
	临床意义：多主脾虚、水湿内停证。齿痕舌多因舌体胖大而受齿缘压迫所致，故常与胖大舌同见

必考热点

1. 裂纹舌淡白胖嫩，边有齿痕而又有裂纹，属脾虚湿浸。
2. 舌红胖大，多属脾胃湿热或痰热内蕴。
3. 舌红而点刺色绛紫，多为热入营血而气血壅滞。

考点：舌态变化（强硬、痿软、颤动、歪斜、吐弄、短缩）的特征与临床意义

舌态变化（强硬、痿软、颤动、歪斜、吐弄、短缩）的特征与临床意义见表2-3-5。

表2-3-5　舌态变化（强硬、痿软、颤动、歪斜、吐弄、短缩）的特征与临床意义

强硬舌	表现特征：舌体板硬强直，运动不灵活
	临床意义：多见于热入心包，或高热伤津，或风痰阻络
痿软舌	表现特征：舌体软弱，无力屈伸，痿废不灵
	临床意义：痿软舌多见于伤阴，或气血俱虚
颤动舌	表现特征：舌体震颤抖动，不能自主
	临床意义：为肝风内动的表现，可因热盛、阳亢、阴亏、血虚等所致
歪斜舌	表现特征：指伸舌时舌体偏向一侧，或左或右
	临床意义：多见于中风、喑痱，或中风先兆
吐弄舌	表现特征：舌伸于口外，不即回缩者，为吐舌；舌微露出口，立即收回，或舐口唇上下左右，摇动不停者，为弄舌
	临床意义：吐弄舌两者皆因心、脾二经有热所致
短缩舌	表现特征：舌体卷短、紧缩，不能伸长
	临床意义：多属危重证候的表现

必考热点

1. 强硬舌多见于热入心包，或高热伤津，或风痰阻络。
2. 颤动舌为肝风内动的表现，可因热盛、阳亢、阴亏、血虚等所致。
3. 歪斜舌多见于中风、喑痱，或中风先兆。

第四节　望　舌　苔

考点：苔质变化（厚薄、润燥、腐腻、剥落、真假）的特征与临床意义

苔质变化（厚薄、润燥、腐腻、剥落、真假）的特征与临床意义见表2-3-6。

表2-3-6　苔质变化（厚薄、润燥、腐腻、剥落、真假）的特征与临床意义

薄、厚苔	薄苔主外感表证，或内伤轻病；厚苔主邪盛入里，或内有痰湿、食积等
	舌苔由薄转厚：提示邪气渐盛，或表邪入里，为病进的征象；舌苔由厚转薄：提示正气胜邪，内邪消散外达，为病退的征象
润、燥苔	①润苔是正常的舌苔表现。疾病过程中见润苔，提示体内津液未伤。②滑苔多因水湿之邪内聚，主寒证、湿证、痰饮。③燥苔提示体内津液已伤。④糙苔可由燥苔进一步发展而成，多见于热盛伤津之重症
	舌苔由润变燥表示热重津伤，或津失输布；舌苔由燥变润表示热退津复，或饮邪始化
腻苔	多由湿浊内蕴，阳气被遏，湿浊痰饮停聚于舌面所致
腐苔	腐苔，主痰浊、食积；脓腐苔主内痈。腐苔的形成，多因阳热有余，蒸腾胃中腐浊邪气上泛，聚集于舌面而成

续　表

剥落苔	可分为光剥苔、花剥苔、地图舌、类剥苔、前剥苔、中剥苔、根剥苔、鸡心苔
	①舌红苔剥多为阴虚。②舌淡苔剥或类剥多为血虚或气血两虚。③镜面舌而舌色红绛：胃阴枯竭，胃乏生气。④舌色白如镜，甚至毫无血色：主营血大虚，阳气虚衰。⑤舌苔部分脱落，未剥处仍有腻苔者为正气亏虚，痰浊未化。⑥舌苔从全到剥是胃的气阴不足，正气衰败的表现；舌苔剥脱后，复生薄白之苔为邪去正胜，胃气渐复之佳兆
真、假苔	真苔指舌苔紧贴舌面，似从舌里生出，乃胃气所生，又称为有根苔；假苔指舌苔浮涂舌上，不像从舌上长出来者，又称为无根苔
	真苔为胃气壅实，病邪深重；久病见真苔，说明胃气尚存；新病出现假苔，乃邪浊渐聚，病情较轻；久病出现假苔，是胃气匮乏，不能上潮，病情危重

必考热点

1. 厚苔是胃气夹湿浊邪气熏蒸所致，故厚苔主邪盛入里，或内有痰湿、食积等。
2. 舌苔由厚转薄提示正气胜邪，内邪消散外达，为病退的征象。
3. 根据舌苔剥脱的部位和范围大小，剥落苔可分为光剥苔、花剥苔、地图舌、类剥苔、前剥苔、中剥苔、根剥苔、鸡心苔等几种。

考点：苔色变化（白、黄、灰黑）的特征与临床意义

苔色变化（白、黄、灰黑）的特征与临床意义见表 2-3-7。

表 2-3-7　苔色变化（白、黄、灰黑）的特征与临床意义

白苔	表现特征：舌面上所附着的苔垢呈现白色
	临床意义：常见于表证、寒证、湿证。特殊情况下，白苔也主热证
黄苔	表现特征：舌苔呈现黄色。根据苔黄的程度，有淡黄、深黄和焦黄之分
	临床意义：主里证、热证
灰黑苔	表现特征：苔色浅黑，为灰苔；苔色深黑，为黑苔
	临床意义：主阴寒内盛，或里热炽盛

必考热点

1. 黄苔指舌苔呈现黄色。根据苔黄的程度，有淡黄、深黄、焦黄之分。
2. 外感病苔由白转黄，或黄白相兼，为外感表证处于入里化热的阶段。
3. 苔黑而滑润，舌质色淡多属阳虚寒盛。

第五节　舌下络脉

考点：舌下络脉变化的特征与临床意义

舌下络脉变化的特征与临床意义见表 2-3-8。

表 2-3-8　舌下络脉变化的特征与临床意义

特征	舌下络脉是指位于舌下舌系带两侧的大络脉。正常的舌下络脉，其管径小于 2.7mm，长度不超过舌下肉阜至舌尖的3/5，颜色呈淡紫色，少有怒张、纡曲的表现。舌下络脉的变化可反映气血的运行情况

续　表

临床意义	望舌下络脉，主要观察其长度、形态、色泽、粗细、舌下小血络等情况
	舌下络脉粗胀，或呈青紫、绛、绛紫、紫黑色，或舌下细小络脉呈暗红色或紫色网络，或舌下络脉曲张如紫色珠子大小不等的结节改变，均为血瘀的征象。可因气滞、寒凝、热郁、痰湿、气虚、阳虚等所致，需结合其他症状进行分析
	舌下络脉短而细，周围小络脉不明显，舌色偏淡者，多属气血不足

必考热点

1. 舌下络脉的变化可反映气血的运行情况。
2. 望舌下络脉，主要观察其长度、形态、色泽、粗细、舌下小血络等情况。

第六节　舌象综合分析

考点：舌质和舌苔的综合诊察

舌体颜色、形质主要反映脏腑气血津液的情况。不同的舌象提示病位浅深不同。邪在卫分，则舌苔薄白；邪入气分，舌苔白厚而干或见黄苔，舌色红；舌绛则为邪入营分；舌色深红、紫绛或紫暗，舌枯少苔或无苔为邪入血分。舌苔的变化主要与感受病邪和病证的性质有关，所以，观察舌体可以了解脏腑虚实，气血津液的盛衰；察舌苔重在辨病邪的寒热、邪正消长及胃气的存亡。舌质和舌苔的综合诊察见表 2-3-9。

表 2-3-9　舌质和舌苔的综合诊察

舌苔或舌质单方面异常	一般无论病之久暂，舌苔或舌质单方面异常意味着病情尚属单纯
舌质和舌苔均出现异常	舌苔和舌体变化一致：提示病机相同，所主病证一致，说明病变比较单纯
	舌苔和舌体变化不一致：多提示病因病机复杂，应对二者的病因病机以及相互关系进行综合分析
舌象的动态分析	外感病中舌苔由薄变厚表明邪由表入里；舌苔由白转黄，为病邪化热的征象
	舌色转红，舌苔干燥为邪热充斥，气营两燔
	舌苔剥落，舌质红绛为热入营血，气阴俱伤
	在内伤杂病的发展过程中，舌象亦会产生一定的变化规律，如中风患者舌色淡红，舌苔薄白，表示病情较轻，预后良好

必考热点

1. 观察舌体可以了解脏腑虚实，气血津液的盛衰。
2. 不同的舌象提示病位浅深不同。邪在卫分，则舌苔薄白；邪入气分，舌苔白厚而干或见黄苔，舌色红；舌绛则为邪入营分；舌色深红、紫绛或紫暗，舌枯少苔或无苔为邪入血分。

考点：舌诊的临床意义

舌诊的临床意义见表 2-3-10。

表 2-3-10　舌诊的临床意义

判断邪正盛衰	邪正的盛衰能明显地在舌上反映出来，如气血充盛则舌色淡红而润；气血不足则舌色淡白

续　表

区别病邪性质	不同的病邪致病，舌象特征亦各异。如外感风寒，苔多薄白；外感风热，苔多薄黄
辨别病位浅深	病邪轻、浅多见舌苔变化，而病情深、重可见舌苔舌体同时变化。以外感温热病而言，其病位可划分为卫、气、营、血四个层次
推断病势进退	病情发展的进退趋势，可从舌象上反映出来。从舌苔上看，舌苔由薄转厚，由白转黄，由黄转焦黑色，苔质由润转燥，提示热邪由轻变重、由表及里、津液耗损；反之，苔由厚变薄，由黄转白，由燥变润，为邪热渐退，津液复生，病情向好的趋势转变
估计病情预后	舌荣有神，舌面薄苔，舌态正常者为邪气未盛，正气未伤之象，预后较好。舌质枯晦，舌苔无根，舌态异常者为正气亏损，胃气衰败，病情多凶险

必考热点

1. 察舌苔重在辨病邪的寒热、邪正消长。

2. 舌象变化能较客观地反映病情，故对临床辨证、立法、处方、用药以及判断疾病转归，分析病情预后，都有十分重要的意义。

3. 以外感温热病而言，其病位可划分为卫、气、营、血四个层次。

第四单元　闻　诊

第一节　听　声　音

考点：音哑与失音的临床表现及其意义

语声嘶哑者为音哑，语而无声者为失音，或称为“喑”。前者病轻，后者病重。音哑与失音的临床表现及其意义见表 2-4-1。

表 2-4-1　音哑与失音的临床表现及其意义

音哑与失音	新病音哑或失音者，多属实证，多因外感风寒或风热袭肺，或痰湿壅肺，肺失清肃，邪闭清窍所致，即所谓“金实不鸣”
	久病音哑或失音者，多属虚证，多因各种原因导致阴虚火旺，肺肾精气内伤所致，即所谓“金破不鸣”
	暴怒喊叫或持续高声宣讲，伤及喉咙所致音哑或失音者，亦属气阴耗伤
	久病重病，突见语声嘶哑，多是脏气将绝之危象
	妇女妊娠末期出现音哑或失音者，称为子喑，系因胎儿渐长，压迫肾之络脉，使肾精不能上荣于舌咽所致

必考热点

1. 新病音哑或失音者，多属实证。久病音哑或失音者，多属虚证。

2. 久病音哑或失音者，多因各种原因导致阴虚火旺，肺肾精气内伤所致，即所谓“金破不鸣”。

3. 妇女妊娠末期出现音哑或失音者，称为子喑，系因胎儿渐长，压迫肾之络脉，使肾精不能上荣于舌咽所致。

考点：谵语、郑声、独语、错语、狂言、言謇的临床表现及其意义

谵语、郑声、独语、错语、狂言、言謇的临床表现及其意义见表 2-4-2。

表2-4-2　谵语、郑声、独语、错语、狂言、言謇的临床表现及其意义

谵语	谵语指神识不清，语无伦次，声高有力的症状。多因邪热内扰神明所致，属实证，《伤寒论》谓“实则谵语”。见于外感热病，温邪内入心包或阳明实热证、痰热扰乱心神等
郑声	郑声指神识不清，语言重复，时断时续，语声低弱模糊的症状。多因久病脏气衰竭，心神散乱所致，属虚证，《伤寒论》谓“虚则郑声”。见于多种疾病的晚期、危重阶段
独语	独语指自言自语，喃喃不休，见人语止，首尾不续的症状。多因心气虚弱，神气不足，或气郁痰阻，蒙蔽心神所致，属阴证。常见于癫证、郁证
错语	错语指患者神识清楚而语言时有错乱，语后自知言错的症状。证有虚实之分，虚证多因心气虚弱，神气不足所致，多见于久病体虚或老年脏气衰微之人；实证多为痰湿、瘀血、气滞阻碍心窍所致
狂言	狂言指精神错乱，语无伦次，狂叫骂詈的症状。狂言多属阳证、实证，常见于狂证、伤寒蓄血证
言謇	言謇指神志清楚、思维正常而吐字困难，或吐字不清。因习惯而成者，不属病态。病中言语謇涩，每与舌强并见者，多因风痰阻络所致，为中风之先兆或后遗症

必考热点

1. 谵语是指神识不清，语无伦次，声高有力的症状。
2. 郑声是指神识不清，语言重复，时断时续，语声低弱模糊的症状。
3. 狂言多属阳证、实证，常见于狂证、伤寒蓄血证。

考点：咳嗽、喘、哮的临床表现及其意义

咳嗽、喘、哮的临床表现及其意义见表2-4-3。

表2-4-3　咳嗽、喘、哮的临床表现及其意义

咳嗽	多因六淫外邪袭肺、有害气体刺激、痰饮停肺、气阴亏虚等而致肺失清肃宣降，肺气上逆所致
	咳声重浊沉闷，多属实证，是寒痰湿浊停聚于肺，肺失肃降所致
	咳声轻清低微，多属虚证，多因久病肺气虚损，失于宣降所致
	咳声不扬，痰稠色黄，不易咳出，多属热证，多因热邪犯肺，肺津被灼所致
	咳有痰声，痰多易咳，多因痰湿阻肺所致
	干咳无痰或少痰，多因燥邪犯肺或阴虚肺燥所致
	咳声短促，呈阵发性、痉挛性，连续不断，咳后有鸡鸣样回声，并反复发作者，称为顿咳（百日咳），多因风邪与痰热搏结所致，常见于小儿
	咳声如犬吠，伴有声音嘶哑，吸气困难，是肺肾阴虚，疫毒攻喉所致，多见于白喉
喘	常由肺、心病变及白喉、急喉风等导致，而辨证还与脾、肾有关。喘有虚实之分
	实喘：发作急骤，呼吸深长，息粗声高，唯以呼出为快者，为实喘。多为风寒袭肺或痰热壅肺、痰饮停肺，肺失宣肃，或水气凌心所致
	虚喘：病势缓慢，呼吸短浅，急促难续，息微声低，唯以深吸为快，动则喘甚者，为虚喘。是肺肾亏虚，气失摄纳，或心阳气虚所致
哮	哮指呼吸急促似喘，喉间有哮鸣音的症状。多因痰饮内伏，复感外邪所诱发，或因久居寒湿之地，或过食酸咸生冷所诱发
	喘不兼哮，但哮必兼喘。喘以气息急迫、呼吸困难为主，哮以喉间哮鸣声为特征。临床上哮与喘常同时出现，所以常并称为哮喘

必考热点

1. 咳嗽多因六淫外邪袭肺、有害气体刺激、痰饮停肺、气阴亏虚等致肺失清肃宣降，肺气上逆所致。
2. 咳声重浊沉闷，多属实证，是寒痰湿浊停聚于肺，肺失肃降所致。
3. 喘有虚实之分。虚喘是肺肾亏虚，气失摄纳，或心阳气虚所致。

考点：短气、少气的临床表现及其意义

短气、少气的临床表现及其意义见表 2-4-4。

表 2-4-4　短气、少气的临床表现及其意义

短气	指自觉呼吸短促而不相接续，气短不足以息的轻度呼吸困难。其表现似喘而不抬肩，气急而无痰声，即只自觉短促，他觉征象不明显
	短气有虚实之别。虚证短气，兼有形瘦神疲，声低息微等，多因体质衰弱或元气虚损所致；实证短气，常兼有呼吸声粗，或胸部窒闷，或胸腹胀满等，多因痰饮、胃肠积滞或气滞或瘀阻所致
少气	又称气微，指呼吸微弱而声低，气少不足以息，言语无力的症状
	属诸虚劳损，多因久病体虚或肺肾气虚所致

考点：呕吐、呃逆、嗳气、太息的临床表现及其意义

呕吐、呃逆、嗳气、太息的临床表现及其意义见表 2-4-5。

表 2-4-5　呕吐、呃逆、嗳气、太息的临床表现及其意义

呕吐	根据呕吐声音的强弱和吐势的缓急，可判断证候的寒热虚实等。吐势徐缓，声音微弱，呕吐物清稀者，多属虚寒证。常因脾胃阳虚，脾失健运，胃失和降，胃气上逆所致。吐势较猛，声音壮厉，呕吐出黏稠黄水，或酸或苦者，多属实热证。常因热伤胃津，胃失濡养所致
	呕吐呈喷射状者，多为热扰神明，或因头颅外伤，颅内有瘀血、肿瘤等，使颅内压力增高所致
	呕吐酸腐味的食糜，多因暴饮暴食，或过食肥甘厚味，以致食滞胃脘，胃失和降，胃气上逆所致
	共同进餐者皆发吐泻，多为食物中毒。朝食暮吐、暮食朝吐者，为胃反，多属脾胃阳虚证
	口干欲饮，饮后则吐者，为水逆，因饮邪停胃，胃气上逆所致
呃逆	呃声频作，高亢而短，其声有力者，多属实证。呃声低沉，声弱无力，多属虚证
	新病呃逆，其声有力，多属寒邪或热邪客于胃；久病、重病呃逆不止，声低气怯无力者，属胃气衰败之危候
	突发呃逆，呃声不高不低，无其他病史及兼症者，多属饮食刺激，或偶感风寒，一时胃气上逆动膈所致，一般为时短暂，不治自愈
嗳气	嗳气酸腐，兼脘腹胀满者，多因宿食内停，属于实证
	嗳气频作而响亮，嗳气后脘腹胀减，嗳气发作因情志变化而增减者，多为肝气犯胃，属于实证
	嗳气频作，兼脘腹冷痛，得温症减者，多为寒邪犯胃，或为胃阳亏虚
	嗳声低沉断续，无酸腐气味，兼见纳呆食少者，为胃虚气逆，属虚证。多见于老年人或体虚之人
太息	指情志抑郁，胸闷不畅时发出的长吁或短叹声。不自觉地发出太息声，太息之后自觉宽舒者，是情志不遂，肝气郁结之象

必考热点

1. 根据呕吐声音的强弱和吐势的缓急，可判断证候的寒热虚实等。
2. 吐势较猛，声音壮厉，呕吐出黏稠黄水，或酸或苦者，多属实热证。
3. 新病呃逆，其声有力，多属寒邪或热邪客于胃。

第二节 嗅 气 味

考点：口气、排泄物、病室气味异常的临床意义

口气、排泄物、病室气味异常的临床意义见表 2-4-6。

表 2-4-6 口气、排泄物、病室气味异常的临床意义

口气	口臭多与口腔不洁、龋齿、便秘或消化不良有关
	口气酸臭，并伴厌食，脘腹胀满者，多属食积胃肠
	口气臭秽者，多属胃热
	口气腐臭，或兼咯吐脓血者，多是内有溃腐脓疡
	口气臭秽难闻，牙龈腐烂者，为牙疳
排泄物	大便酸臭难闻者，多属肠有郁热
	大便溏泄而腥者，多属脾胃虚寒
	大便泄泻臭如败卵，或夹有未消化食物，矢气酸臭者，为伤食，是食积化腐而下趋的表现
	小便黄赤混浊，有臊臭味者，多属膀胱湿热
	尿甜并散发烂苹果样气味者，为消渴病
	经血臭秽者，多为热证；经血气腥者，多为寒证
	带下臭秽而黄稠者，多属湿热；带下腥而清稀者，多属寒湿
	带下奇臭而色杂者，多见于癌症
病室	病室臭气触人，多为瘟疫类疾病
	病室有血腥味，病者多患失血
	病室散有腐臭气，病者多患溃腐疮疡
	病室尸臭，多为脏腑衰败，病情重笃
	病室尿臊气（氨气味），见于肾衰竭
	病室有烂苹果样气味（酮体气味），多为消渴并发症患者，属危重病证
	病室有蒜臭气味，多见于有机磷中毒

必考热点

1. 口臭多与口腔不洁、龋齿、便秘或消化不良有关。
2. 口气腐臭，或兼咯吐脓血者，多是内有溃腐脓疡。
3. 大便溏泄而腥者，多属脾胃虚寒。

第五单元 问 诊

第一节 问诊内容

考点：主诉的概念与意义

主诉的概念与意义见表 2-5-1。

表 2-5-1 主诉的概念与意义

概念	是指患者就诊时最感痛苦的症状、体征及持续时间
意义	主诉通常是患者就诊的主要原因，也是疾病的主要矛盾所在，是调查、认识、分析及处理疾病的重要线索。确切的主诉常可作为某系统疾病的诊断向导，可初步估计疾病的范畴和类别、病势的轻重缓急等情况

必考热点

1. 主诉是患者就诊时最感痛苦的症状、体征及持续时间。

2. 主诉通常是患者就诊的主要原因，也是疾病的主要矛盾所在，是调查、认识、分析及处理疾病的重要线索。

3. 确切的主诉常可作用某系统疾病的诊断向导，可初步估计疾病的范畴和类别、病势的轻重缓急等情况。

考点：十问歌

明代医家张介宾在《景岳全书·十问篇》中，将问诊归纳为十问，便于临床应用。“一问寒热二问汗，三问头身四问便，五问饮食六胸腹，七聋八渴俱当辨，九问旧病十问因，再兼服药参机变，妇女尤必问经期，迟速闭崩皆可见，再添片语告儿科，天花麻疹全占验。”

必考热点

明代医家张介宾在《景岳全书·十问篇》中，将问诊归纳为十问，便于临床应用。

第二节 问 寒 热

考点：恶寒发热的临床表现及其意义

恶寒发热的临床表现及其意义见表 2-5-2。

表 2-5-2 恶寒发热的临床表现及其意义

概念	恶寒发热，是指患者恶寒的同时，伴有体温升高，是表证的特征性症状。恶寒发热产生的原因是外邪袭表，影响卫阳“温分肉”的功能。肌表失煦则恶寒；正气奋起抗邪，则阳气趋向于表，又因寒邪外束，玄府闭塞，阳气不得宣发，则郁而发热

续　表

根据轻重不同和有关兼症分类	恶寒重发热轻——风寒表证。因寒为阴邪，束表伤阳，故恶寒明显
	发热轻而恶风——伤风表证。因风性开泄，使玄府开张，故自汗恶风
	发热重恶寒轻——风热表证。因热为阳邪，易致阳盛，故发热明显

必考热点

1. 恶寒发热产生的原因是外邪袭表，影响卫阳"温分肉"的功能。

2. 恶寒发热是指患者在恶寒的同时，伴有体温升高，是表证的特征性症状。

3. 根据恶寒发热的轻重不同和有关兼症，恶寒发热可分为恶寒重发热轻、发热轻而恶风、发热重恶寒轻三种类型。

4. 恶寒重发热轻是风寒表证的特征；发热轻而恶风是伤风表证的特征；发热重恶寒轻是风热表证的特征。

考点：但寒不热的临床表现及其意义

但寒不热的临床表现及其意义见表2-5-3。

表2-5-3　但寒不热的临床表现及其意义

概念	但寒不热是指患者只感寒冷而不发热的症状，见于里寒证	
分类	新病恶寒	新病恶寒指患者突然感觉怕冷，且体温不高的症状。常伴有四肢不温，或脘腹、肢体冷痛，或呕吐泄泻，或咳喘痰鸣，脉沉紧等症
		主要见于里实寒证。多因感受寒邪较重，寒邪直中脏腑、经络，郁遏阳气，机体失于温煦所致
	久病畏寒	久病畏寒指患者经常怕冷，四肢凉，得温可缓的症状。常兼有面色㿠白，舌淡胖嫩，脉弱等症。
		主要见于里虚寒证。因阳气虚衰，形体失于温煦所致

必考热点

1. 但寒不热临床常有新病恶寒、久病畏寒之分。

2. 新病恶寒是指患者突然感觉怕冷，且体温不高的症状，主要见于里实寒证。

3. 患者，女，30岁。近期常伴有四肢不温，或脘腹、肢体冷痛，或呕吐泄泻，或咳喘痰鸣，脉沉紧等症。此患者属于新病恶寒。

考点：但热不寒的临床表现及其意义

但热不寒的临床表现及其意义见表2-5-4。

表2-5-4　但热不寒的临床表现及其意义

概念	但热不寒是指患者只发热而无怕冷感觉的症状，见于里热证

续　表

分类	壮热	属里实热证，是风寒之邪入里化热，或风热内传，正盛邪实，邪正剧争，里热亢盛，蒸达于外的表现。多见于伤寒阳明经证和温病气分阶段	
	潮热	日晡潮热	热势较高，日晡热甚，兼见腹胀便秘等。属阳明腑实证
		骨蒸潮热	午后和夜间有低热。多因阴虚火旺所致
		湿温潮热	午后发热明显，身热不扬，肌肤初扪之不觉很热，扪之稍久即觉灼手，此属湿温，为湿郁热蒸之象
		瘀血潮热	午后和夜间有低热，可兼见肌肤甲错，舌有瘀点瘀斑者，属瘀血积久，郁而化热
	微热	气虚发热	长期微热，烦劳则甚，兼见有少气自汗、倦怠乏力等症
		血虚发热	时有低热，兼面白、头晕、舌淡脉细等症
		阴虚发热	长期低热，兼颧红、五心烦热等症
		气郁发热	每因情志不舒而时有微热，兼胸闷、急躁易怒等症
		小儿夏季热	小儿在夏季气候炎热时长期发热不已，兼见烦躁、口渴、无汗、多尿等症，至秋凉时不治自愈。是由于小儿气阴不足，不能适应夏令炎热气候所致

必考热点

1. 但热不寒根据发热的不同临床表现可有壮热、潮热、微热的区别。
2. 骨蒸潮热的特点是午后和夜间有低热，多因阴虚火旺所致。
3. 午后和夜间有低热，可兼见肌肤甲错，舌有瘀点瘀斑者，属瘀血积久，郁而化热。
4. 时有低热，兼面白、头晕、舌淡脉细等症的发热属于血虚发热。

考点：寒热往来的临床表现及其意义

寒热往来的临床表现及其意义见表 2-5-5。

表 2-5-5　寒热往来的临床表现及其意义

概念	指患者自觉恶寒与发热交替发作的症状，是正邪相争，互为进退的病理反映，见于半表半里证	
分类	寒热往来无定时	患者自觉时冷时热，一日多次发作而无时间规律的症状，多见于少阳病。兼见口苦、咽干、目眩、胸胁苦满、不欲饮食、脉弦等症
	寒热往来有定时	患者恶寒战栗与高热交替发作，发有定时，每日发作一次，或两三日发作一次的症状，兼见头痛剧烈、口渴、多汗等症，常见于疟疾

必考热点

1. 寒热往来是指患者自觉恶寒与发热交替发作的症状，是正邪相争，互为进退的病理反映，为半表半里证寒热的特征。

2. 寒热往来无定时多见于少阳病，寒热往来有定时常见于疟疾。

3. 寒热往来无定时兼见口苦、咽干、目眩、胸胁苦满、不欲饮食、脉弦等症，是外感病邪由表入里而尚未达于里，邪气停于半表半里之间的阶段。

第三节　问　汗

考点：特殊汗出（自汗、盗汗、绝汗、战汗）的临床表现及其意义

特殊汗出（自汗、盗汗、绝汗、战汗）的临床表现及其意义见表2-5-6。

表2-5-6　特殊汗出（自汗、盗汗、绝汗、战汗）的临床表现及其意义

自汗	指醒时经常汗出，活动后尤甚的症状。兼见畏寒、神疲、乏力等症，多见于气虚证和阳虚证
	因阳虚（卫阳不足）不能固密肌表，玄府不密，津液外泄，故自汗出。动则耗伤阳气，故汗出更为明显
盗汗	指睡时汗出，醒则汗止的症状。兼见潮热、颧红等症，多见于阴虚证
	因阴虚阳亢而生内热，入睡时卫阳入里，不能固密肌表，虚热蒸津外泄，故睡眠时汗出较多；醒时卫气复出于表，肌表固密，故醒则汗止
绝汗	指在病情危重的情况下，出现大汗不止的症状。常是亡阳或亡阴的表现
	亡阳之汗：冷汗淋漓，兼见面色苍白、四肢厥冷、脉微欲绝者，属亡阳证。是阳气暴脱于外，不能固密津液，津无所依而随阳气外泄之象
	亡阴之汗：汗热而黏腻如油，兼见躁扰烦渴、脉细数疾者，属亡阴证。为内热逼涸竭之阴外泄之象
战汗	指先恶寒战栗，表情痛苦，几经挣扎，而后汗出的症状
	战汗者多属邪盛正馁，邪伏不去。一旦正气来复，邪正剧争，则发战汗。见于温病或伤寒病邪正相争剧烈之时，是疾病发展的转折点

必考热点

1. 自汗是指醒时经常汗出，活动后尤甚的症状。
2. 自汗兼见畏寒、神疲、乏力等症，多见于气虚证和阳虚证。

考点：黄汗、头汗、半身汗、手足心汗、阴汗的临床表现及其意义

黄汗、头汗、半身汗、手足心汗、阴汗的临床表现及其意义见表2-5-7。

表2-5-7　黄汗、头汗、半身汗、手足心汗、阴汗的临床表现及其意义

黄汗	指汗出沾衣，色如黄柏汁的症状。多因风湿热邪交蒸所致
头汗	指仅头部或头颈部出汗较多，又称为“但头汗出”
	多因上焦热盛，或中焦湿热蕴结，或病危虚阳上越，或进食辛辣、热汤，饮酒，使阳气旺盛，热蒸于头所致
半身汗	是指仅半侧身体汗出的症状，或左侧，或右侧，或上半身，或下半身。经常无汗出的半侧是病变的部位，可见于中风、痿证、截瘫等
	多因风痰、痰瘀、风湿等阻滞经络，营卫不能周流，气血失和所致
手足心汗	指手足心汗出较多的症状
	可因阴经郁热熏蒸，或阳明燥热内结，或脾虚运化失常所致
阴汗	指外生殖器及其周围汗出的症状
	多因下焦湿热郁蒸所致

必考热点

黄汗指汗出沾衣，色如黄柏汁的症状。多因风湿热邪交蒸所致。

第四节　问　疼　痛

考点：疼痛的性质及其临床意义

不同病因、病机所致疼痛，其性质特点表现各异，故询问疼痛的性质特点，有助于辨析疼痛的病因与病机。常见疼痛的性质及其临床意义见表2-5-8。

表2-5-8　疼痛的性质及其临床意义

胀痛	指疼痛带有胀满的症状，见于气滞作痛。如胸胁脘腹等处胀痛，时发时止，多属肺、肝、胃肠气滞之证；但头目胀痛，多见于肝阳上亢或肝火上炎的病证
刺痛	指疼痛如针刺之状，见于瘀血致痛。以头部及胸胁、脘腹等处较为常见
冷痛	指疼痛伴有冷感而喜暖的症状，属寒证疼痛。常见于腰脊、脘腹及四肢关节等处
灼痛	指疼痛伴有灼热感而喜凉的症状，属热证疼痛。常见于咽喉、口舌、胁肋、脘腹、关节等处
重痛	指疼痛伴有沉重感的症状，多因湿邪困阻气机所致。常见于头部、四肢及腰部
酸痛	指疼痛伴有酸软不适感的症状，多因风湿侵袭，气血运行不畅，或肾虚、气血不足，组织失养所致。常见于四肢、腰背的关节、肌肉处
绞痛	指疼痛剧烈如刀绞一般而难于忍受的症状，多因瘀血、气滞、结石、虫积等有形实邪阻闭气机，或寒邪凝滞气机所致
空痛	指疼痛带有空虚感的症状，属虚证疼痛。常见于头部、腹部，多因阴精不足，或气血亏虚，组织器官失养所致
隐痛	指痛势较缓，尚可忍耐，但绵绵不休的症状，属虚证疼痛。常见于头部、脘腹、胁肋、腰背等处，多因精血亏虚，或阳气不足，机体失养所致
走窜痛	指疼痛的部位游走不定，或走窜攻冲作痛的症状，或为气滞所致，或见于行痹
固定痛	指疼痛部位固定不移的症状。若胸胁脘腹等处固定作痛，多是瘀血为患；若四肢关节固定作痛，多因寒湿、湿热阻滞，或热壅血瘀所致
掣痛	抽掣牵引作痛，由一处连及他处的症状。也称引痛、彻痛。多因筋脉失养，或筋脉阻滞不通所致

一般而言，新病疼痛，痛势剧烈，持续不解，或痛而拒按，多属实证；久病疼痛，痛势较轻，时痛时止，或痛而喜按，多属虚证。

必考热点

1. 胀痛是指疼痛带有胀满的症状，是气滞作痛的特点。
2. 刺痛以头部及胸胁、脘腹等处较为常见。
3. 灼痛指疼痛伴有灼热感而喜凉的症状，是热证疼痛的特点，常见于咽喉、口舌、胁肋、脘腹、关节等处。

考点：问头痛、胸痛、胁痛、胃脘痛、腹痛、腰痛的临床表现及其意义

问头痛、胸痛、胁痛、胃脘痛、腹痛、腰痛的临床表现及其意义见表2-5-9。

表 2-5-9　问头痛、胸痛、胁痛、胃脘痛、腹痛、腰痛的临床表现及其意义

头痛	指头的某一部位或整个头部疼痛的症状。头痛有虚实的不同。凡外感风、寒、暑、湿、燥、火以及瘀血、痰浊、郁火等阻滞或上扰脑窍所致者，多属实证；凡气血阴精亏虚，不能上荣于头，脑窍空虚所致者，多属虚证
胸痛	指胸的某一部位疼痛的症状。胸痛多与心肺病变有关
胁痛	指胁的一侧或两侧疼痛的症状。胁痛多与肝胆病变有关
胃脘痛	指上腹部、剑突下，胃之所在部位疼痛的症状。胃失和降，气机不畅，则会导致胃脘痛
腹痛	大腹疼痛多属脾胃之病变；小腹疼痛多属膀胱、大小肠及胞宫的病变；少腹疼痛多属肝经的病变
腰痛	指腰部两侧，或腰脊正中疼痛的症状

必考热点

1. 胸痛，颧赤盗汗，午后潮热，咳痰带血者，多因肺阴亏虚，虚火灼络所致，可见于肺痨等病。
2. 肝郁气滞、肝胆湿热、肝胆火盛、肝阴亏虚及饮停胸胁等，均可导致胁痛。
3. 胃脘痛实证多在进食后疼痛加剧，虚证多在进食后疼痛缓解。

第五节　问头身胸腹

考点：问头晕、胸闷、心悸、脘痞、腹胀、麻木、疲乏的要点及临床意义

问头晕、胸闷、心悸、脘痞、腹胀、麻木、疲乏的要点及临床意义见表 2-5-10。

表 2-5-10　问头晕、胸闷、心悸、脘痞、腹胀、麻木、疲乏的要点及临床意义

头晕	头晕而胀，烦躁易怒，舌红苔黄，脉弦数者，多因肝火上炎
	头晕胀痛，头重脚轻，舌红少津，脉弦细者，多因肝阳上亢
	头晕面白，神疲乏力，舌淡，脉细弱者，多因气血亏虚
	头晕且重，如物裹缠，痰多苔腻者，多因痰湿内阻
	头晕耳鸣，腰酸遗精者，多因肾虚精亏
	外伤后头晕刺痛者，多属瘀血阻络
胸闷	胸闷，心悸气短者，多属心气不足，或心阳不足
	胸闷，咳喘痰多者，多属痰饮停肺
	胸闷，壮热，鼻翼扇动者，多因热邪或痰热壅肺
	胸闷气喘，畏寒肢冷者，多因寒邪客肺
	胸闷气喘，少气不足以息者，多因肺气虚或肾气虚
心悸	惊悸：因惊恐而心悸，或心悸易惊，恐惧不安者
	怔忡：无明显外界诱因，心跳剧烈，上至心胸，下至脐腹，悸动不安者
脘痞	脘痞，嗳腐吞酸者，多为食积胃脘
	脘痞，食少，便溏者，多属脾胃气虚
	脘痞，饥不欲食，干呕者，多为胃阴亏虚
	脘痞，纳呆呕恶，苔腻者，多为湿邪困脾
	脘痞，胃脘有振水声者，为饮邪停胃

续　表

腹胀	腹部时胀时减而喜按者，多属虚证，因脾胃虚弱、健运失司所致
	持续胀满不减而拒按者，多属实证，因食积胃肠，或实热内结、气机阻塞所致
	腹部胀大如鼓，皮色苍黄，腹壁青筋暴露者，称为鼓胀。多因酒食不节、情志内伤或房劳太过，致使肝脾肾功能失常，气血水等邪结聚于腹内而成
麻木	麻木可因气血亏虚、风寒入络、肝风内动、风痰阻络、痰湿或瘀血阻络，肌肤、经脉失养所致
	肌肤麻木，神疲乏力，舌淡白者，多为气血亏虚
	肢体麻木，眩晕欲仆者属肝风内动
	半身麻木，兼有口眼歪斜者，多属痰瘀阻结
	四肢麻木，伴关节疼痛者，多为寒湿阻滞，见于痹证
疲乏	疲乏指患者自觉肢体倦怠，运动无力，是多种内科疾病的常见症状，常因气血亏虚，或阳气虚衰，或脾虚湿困等所致，与肝、脾、肾关系最为密切。临床常见于虚劳、肝病、消渴、肾病、痿病

必考热点

1. 头晕而胀，烦躁易怒，舌红苔黄，脉弦数者，多因肝火上炎。
2. 头晕耳鸣，腰酸遗精者，多因肾虚精亏。
3. 胸闷，心悸气短者，多属心气不足或心阳不足。
4. 形成心悸的原因主要有心胆气虚，突受惊吓；胆郁痰扰，心神不安；心阳气不足，鼓动乏力；心阴血亏虚，心神失养；心脉痹阻，血行不畅；脾肾阳虚，水气凌心等。

考点：身重、身痒的临床表现及其意义

身重、身痒的临床表现及其意义见表 2-5-11。

表 2-5-11　身重、身痒的临床表现及其意义

身重	是指患者自觉身体沉重的症状。主要与水湿泛溢及气虚不运有关
	身重，脘闷苔腻者，多因湿困脾阳，阻滞经络所致。身重，浮肿，系水湿泛溢肌肤所致。身重，嗜卧，疲乏者，多因脾气虚，不能运化精微布达四肢、肌肉所致。热病后期见身重乏力，多系邪热耗伤气阴，形体失养所致
身痒	是指患者自觉全身皮肤瘙痒不适的表现。多由风邪袭表、血虚风燥、湿热浸淫等所致。多见于风疹、瘾疹、疮疥、黄疸等疾病

必考热点

身重是指患者自觉身体沉重的症状。主要与水湿泛溢及气虚不运有关。

第六节　问　耳　目

考点：耳鸣、耳聋、目眩的临床表现及其意义

耳鸣、耳聋、目眩的临床表现及其意义见表 2-5-12。

表 2-5-12　耳鸣、耳聋、目眩的临床表现及其意义

实证耳鸣、耳聋	突发耳鸣，声大如雷，按之鸣声不减，或新病暴聋者，多属实证。可因肝胆火盛、肝阳上亢、痰火壅结、气血瘀阻、风邪上袭，或药毒损伤耳窍等所致
虚证耳鸣、耳聋	渐起耳鸣，声细如蝉，按之可减，或耳渐失聪而听力减退者，多属虚证。可因肾精亏虚、脾气亏虚、肝阴血不足等所致
目眩	自觉视物旋转动荡，如在舟车之上，或眼前如有蚊蝇飞动的症状。实者，多因肝阳上亢、肝火上炎、肝阳化风及痰湿上蒙清窍所致；虚者，多因气虚、血亏、阴精不足，目失充养所致

必考热点

渐起耳鸣，声细如蝉，按之可减，或耳渐失聪而听力减退者，多属虚证。可因肾精亏虚、脾气亏虚、肝阴血不足等所致。

第七节　问　睡　眠

考点：失眠、嗜睡的临床表现及其意义

失眠、嗜睡的临床表现及其意义见表 2-5-13。

表 2-5-13　失眠、嗜睡的临床表现及其意义

失眠	是阳不入阴，神不守舍的病理表现，多由阴虚或阳盛所致
	不易入睡，甚至彻夜不眠，兼心烦不寐者，多见于心肾不交
	睡后易醒，不易再睡者，兼心悸、便溏，多见于心脾两虚
	睡眠时时惊醒，不易安卧者，多见于胆郁痰扰
	夜卧不安，腹胀嗳气酸腐者，多为食滞内停
嗜睡	常因痰湿内盛，或阳虚阴盛导致
	困倦嗜睡，伴头目昏沉，胸闷脘痞，肢体困重者，乃痰湿困脾，清阳不升所致
	若饭后嗜睡，兼神疲倦怠，食少纳呆者，多由脾失健运，清阳不升所致
	大病之后，精神疲乏而嗜睡，是正气未复的表现
	精神极度疲惫，神识蒙胧，困倦欲睡，肢冷脉微者，系心肾阳衰，神失温养所致

必考热点

1. 失眠是阳不入阴、神不守舍的病理表现，多由阴虚或阳盛所致。
2. 失眠病机中，虚者多因阴血亏虚、心神失养，或心胆气虚，心神不安所致，常见于心脾两虚、心肾不交、心胆气虚等症。
3. 困倦嗜睡，伴头目昏沉，胸闷脘痞，肢体困重者，乃痰湿困脾，清阳不升所致。

第八节　问饮食与口味

考点：口渴与饮水：口渴多饮、渴不多饮的临床表现及其意义

询问患者口渴与饮水的情况，可以了解患者津液的盛衰和输布是否障碍，以及病性的寒热虚实。口渴饮水

的多少直接反映体内津伤的程度。口渴多饮、渴不多饮的临床表现及其意义见表 2-5-14。

表 2-5-14　口渴多饮、渴不多饮的临床表现及其意义

口渴多饮	口渴咽干，鼻干唇燥，发于秋季者，多因燥邪伤津
	口干微渴，兼发热者，多见于外感温热病初期，伤津较轻
	大渴喜冷饮，兼壮热面赤，汗出，脉洪数者，属里热炽盛，津液大伤，多见于里实热证
	口渴多饮，伴小便量多，多食易饥，体渐消瘦者，为消渴病
	口渴咽干，夜间尤甚，兼颧红盗汗，舌红少津者，属阴虚证
渴不多饮	渴不多饮，兼身热不扬，头身困重，苔黄腻者，属湿热证
	口渴饮水不多，兼身热夜甚，心烦不寐，舌红绛者，属温病营分证
	渴喜热饮，饮水不多，或饮后即吐者，多为痰饮内停
	口干但欲漱水而不欲咽，兼面色黧黑，或肌肤甲错者，为瘀血内停

必考热点

1. 口渴饮水的多少直接反映体内津伤的程度。
2. 大渴喜冷饮，兼壮热面赤，汗出，脉洪数者，属里热炽盛，津液大伤，多见于里实热证。
3. 渴不多饮，兼身热不扬，头身困重，苔黄腻者，属湿热证。

考点：食欲与食量：食欲减退、厌食、消谷善饥、饥不欲食、除中的临床表现及其意义

询问患者的食欲和食量情况，可以了解脾胃功能的强弱、判断疾病的轻重和估计预后的好坏。食欲减退、厌食、消谷善饥、饥不欲食、除中的临床表现及其意义见表 2-5-15。

表 2-5-15　食欲减退、厌食、消谷善饥、饥不欲食、除中的临床表现及其意义

食欲减退	食欲减退，兼见面色萎黄，食后腹胀，疲乏无力者，多属脾胃虚弱
	纳呆食少，兼见脘闷腹胀，头身困重，便溏苔腻者，多属湿邪困脾
	纳呆食少，脘腹胀闷，嗳腐食臭者，多属食滞胃脘
厌食	厌食，兼脘腹胀满，嗳气酸腐，舌苔厚腻者，多属食滞胃脘
	厌食油腻之物，兼脘腹痞闷，呕恶便溏，肢体困重者，多属湿热蕴脾
	厌食油腻厚味，伴胁肋胀痛灼热，口苦泛呕，身目发黄者，为肝胆湿热
	妇女在妊娠早期，若有择食或厌食反应，多为妊娠后冲脉之气上逆，影响胃之和降所致，属生理现象。严重者，反复出现恶心呕吐，厌食，甚至食入即吐，则属病态，称为妊娠恶阻
消谷善饥	兼多饮多尿，形体消瘦者，多见于消渴病
	兼大便溏泄者，多属胃强脾弱
饥不欲食	指患者虽然有饥饿感，但不想进食或进食不多
	兼脘痞，胃中有嘈杂、灼热感，舌红少苔，脉细数者，是因胃阴不足，虚火内扰所致
除中	重患者，本来毫无食欲，突然索食，食量大增，是假神的表现之一，因胃气败绝所致

必考热点

1. 询问患者的食欲和食量情况，可以了解脾胃功能的强弱、判断疾病的轻重和估计预后的好坏。
2. 纳呆食少，兼见脘闷腹胀，头身困重，便溏苔腻者，多属湿邪困脾。
3. 消谷善饥，兼多饮多尿，形体消瘦者，多见于消渴病。

考点：口味：口淡、口甜、口黏腻、口酸、口涩、口苦、口咸的临床表现及其意义

口味异常是指患者口中的异常味觉。询问患者口味的异常变化，可诊察内在脏腑的疾病。口味异常的临床表现及其意义见表 2-5-16。

表 2-5-16　口味异常的临床表现及其意义

口淡	患者味觉减退，口中乏味，甚至无味。多见于脾胃虚弱证
口甜	患者自觉口中有甜味。多见于脾胃湿热或脾虚之证
口黏腻	患者自觉口中黏腻不爽。常见于痰热内盛、湿热蕴脾及寒湿困脾之证
口酸	患者自觉口中有酸味，或泛酸。多因肝胃郁热或饮食停滞所致
口涩	患者自觉口有涩味，如食生柿子。为燥热伤津，或脏腑热盛所致
口苦	患者自觉口中有苦味。多见于心火上炎或肝胆火热之证
口咸	患者自觉口中有咸味。多见于肾病或寒水上泛的病证

必考热点

1. 口淡是指患者味觉减退，口中乏味，甚至无味的症状，多见于脾胃虚弱证。
2. 口黏腻是指患者自觉口中黏腻不爽的症状，常见于痰热内盛、湿热蕴脾、寒湿困脾之证。
3. 口苦是指患者自觉口中有苦味的症状，多见于心火上炎或肝胆火热之证。

第九节　问　二　便

考点：大便（便次、便质、排便感觉）异常的临床表现及其意义

大便（便次、便质、排便感觉）异常的临床表现及其意义见表 2-5-17。

表 2-5-17　大便（便次、便质、排便感觉）异常的临床表现及其意义

便次异常	便秘	因胃肠积热，或阳虚寒凝，或气血阴津亏损，或腹内癥块阻结等，导致肠道燥化太过，肠失濡润，或推运无力，传导迟缓，气机阻滞所致
	泄泻	因外感风寒湿热疫毒之邪，或饮食所伤，食物中毒，痨虫或寄生虫寄生于肠道，或情志失调，肝气郁滞，或脾肾阳气亏虚等，导致脾失健运所致
便质异常	完谷不化	即大便中含有较多未消化食物，多见于脾虚、肾虚或食滞胃肠的泄泻
	溏结不调	大便时干时稀，多属肝郁脾虚；大便先干后稀，多属脾胃虚弱
	脓血便	即大便中含有脓血黏液。多见于痢疾或肠癌，常因湿热疫毒等邪，阻滞肠道，肠络受损所致
	便血	多因脾胃虚弱，气不摄血，或胃肠积热、湿热蕴脾、气血瘀滞等所致

续 表

排便感异常	肛门灼热	指排便时肛门有灼热感。多因大肠湿热下注，或大肠郁热下迫直肠所致，见于湿热泄泻或湿热痢疾
	里急后重	指腹痛窘迫，时时欲便，肛门重坠，便出不爽。多因湿热内阻，肠道气滞所致，常见于湿热痢疾
	排便不爽	指排便不通畅，有滞涩难尽之感。多因湿热蕴结，肠道气机不畅；或肝气犯脾，肠道气滞；或因食滞胃肠等所致
	大便失禁	指大便不能控制，滑出不禁，甚则便出而不自知。多因脾肾虚衰、肛门失约所致。见于久病年老体衰，或久泻不愈的患者
	肛门重坠	指肛门有下坠之感。常于劳累或排便后加重。多属脾虚中气下陷，常见于久泻或久利不愈的患者

必考热点

1. 完谷不化指大便中含有较多未消化食物的症状，多见于脾虚、肾虚或食滞胃肠的泄泻。
2. 溏结不调指大便时干时稀的症状，多因肝郁脾虚所致；若大便先干后溏，多属脾胃虚弱。
3. 排便不爽指排便不通畅，有滞涩难尽之感的症状，多因湿热蕴结，肠道气机不畅；或肝气犯脾，肠道气滞；或因食滞胃肠等所致。

考点：小便（尿次、尿量、排尿感觉）异常的临床表现及其意义

小便（尿次、尿量、排尿感觉）异常的临床表现及其意义见表 2-5-18。

表 2-5-18 小便（尿次、尿量、排尿感觉）异常的临床表现及其意义

便次异常	小便短赤，频数急迫者，为淋证，是湿热蕴结下焦，膀胱气化不利所致	
	小便澄清，频数量多，夜间明显者，是肾阳虚或肾气不固，膀胱失约所致	
	癃闭有虚实的不同。因湿热蕴结、瘀血内阻、结石阻塞、败精阻滞、阴部手术者，多属实证；因年老气虚，肾阳不足，膀胱气化不利者多属虚证	
尿量异常	小便清长量多，属虚寒证	
	多饮多尿而形体消瘦者，属消渴病，因肾阴亏虚，开多合少所致	
	小便短赤量少，多因实热证，或汗、吐、下后伤津所致	
	尿少浮肿，是肺、脾、肾三脏功能失常，气化不利，水湿内停所致	
排尿感异常	尿道涩痛	排尿不畅，且伴有急迫、疼痛、灼热感，见于淋证。可因湿热蕴结、热灼津伤、结石或瘀血阻塞等所致
	余沥不尽	排尿后小便点滴不尽，多因老年人肾阳亏虚，肾气不固所致
	小便失禁	患者神志清醒时，小便不能随意控制而自遗。多因肾气不固，膀胱失约所致
	遗尿	睡时不自主排尿，多因肾气不足，膀胱虚衰所致

必考热点

1. 小便短赤，频数急迫者，为淋证，是湿热蕴结下焦，膀胱气化不利所致。
2. 小便清长量多，属虚寒证。
3. 遗尿即睡时不自主排尿，多因肾气不足，膀胱虚衰所致。

第十节　问经带

考点：经期、经量异常的临床表现及其意义

经期、经量异常的临床表现及其意义见表 2-5-19。

表 2-5-19　经期、经量异常的临床表现及其意义

经期异常	月经先期	多因脾气亏虚、肾气不足，冲任不固；或因阳盛血热、肝郁化热、阴虚火旺，热扰冲任，血海不宁所致
	月经后期	因营血亏损、肾精不足，或因阳气虚衰，生血不足，使血海空虚所致者，属虚证；因气滞或寒凝血瘀，痰湿阻滞，冲任受阻所致者，属实证
	月经先后不定期	多因肝气郁滞，或脾肾虚损，使冲任气血失调，血海蓄溢失常所致
经量异常	月经过多	多因热伤冲任，迫血妄行；或气虚，冲任不固；或瘀阻胞络，络伤血溢等所致
	月经过少	属虚者，多因精血亏少，血海失充所致；属实者，常因寒凝瘀阻，痰湿阻滞，冲任气血不畅所致

必考热点

1. 月经先期多因脾气亏虚、肾气不足，冲任不固；或因阳盛血热、肝郁化热、阴虚火旺，热扰冲任，血海不宁所致。

2. 月经先后不定期是指经期不定，月经或提前或延后 7 天以上，并连续两个月经周期以上的症状。多因肝气郁滞，或脾肾虚损，使冲任气血失调，血海蓄溢失常所致。

考点：闭经、痛经、崩漏、带下异常（白带、黄带）的临床表现及其意义

闭经、痛经、崩漏、带下异常（白带、黄带）的临床表现及其意义见表 2-5-20。

表 2-5-20　闭经、痛经、崩漏、带下异常（白带、黄带）的临床表现及其意义

闭经	指女子年逾 18 周岁，月经尚未来潮，或已行经，未受孕、不在哺乳期，而停经达 3 个月以上	
	多因肝肾不足，气血亏虚，阴虚血燥，血海空虚；或因痨虫侵及胞宫，或气滞血瘀、阳虚寒凝、痰湿阻滞胞脉，冲任不通所致	
痛经	指正值经期或行经前后，出现周期性小腹疼痛，或痛引腰骶，甚至剧痛难忍	
	①经前或经期小腹胀痛或刺痛，多属气滞或血瘀。②小腹冷痛，得温痛减者，多属寒凝或阳虚。③经期或经后小腹隐痛，多因气血两虚或肾精不足，胞脉失养所致	
崩漏	非行经期间，阴道内大量出血，或持续下血，淋沥不止者。一般来势急，出血量多者，称为崩，或称崩中；来势缓，出血量少者，称为漏，或称漏下	
	崩与漏在病势上虽有缓急之分，但发病机理基本相同，在疾病演变过程中，又常互相转化，交替出现，故统称为崩漏。其形成多因热伤冲任，迫血妄行；或脾肾气虚，冲任不固；或瘀阻冲任，血不归经	
带下异常	白带	带下色白量多，质稀如涕，淋沥不绝。多因脾肾阳虚，寒湿下注所致
	黄带	带下色黄，质黏，气味臭秽。多因湿热下注或湿毒蕴结所致

必考热点

1. 闭经多因肝肾不足，气血亏虚，阴虚血燥，血海空虚；或因痨虫侵及胞宫，或气滞血瘀、阳虚寒凝、痰湿阻滞胞脉，冲任不通所致。
2. 崩漏的形成多因热伤冲任，迫血妄行；或脾肾气虚，冲任不固；或瘀阻冲任，血不归经。
3. 黄带是指带下色黄、质黏、气味臭秽的症状，多因湿热下注或湿毒蕴结所致。

第六单元 脉 诊

第一节 脉诊概说

考点：脉象形成原理

脉象的产生，与心脏的搏动、心气的盛衰、脉管的通利和气血的盈亏及各脏腑的协调作用直接有关。脉象能够反映全身脏腑功能、气血、阴阳的综合信息。

脉象形成原理见表 2-6-1。

表 2-6-1 脉象形成原理

心、脉是形成脉象的主要脏器	心脏的搏动：脉搏的跳动与心脏搏动的频率、节律基本一致。脉动源出于心，脉搏是心功能的具体表现
	脉管的舒缩：脉管的舒缩功能正常与否，能直接影响脉搏，产生相应的变化
	心阴与心阳的协调：心血和心阴是心脏生理功能活动的物质基础，心气和心阳主导心脏的功能活动。心阴心阳的协调，是维持脉搏正常的基本条件
气血是形成脉象的物质基础	脉道必赖血液以充盈，因而血液的盈亏，直接关系到脉象的大小；气属阳主动，血液的运行全赖于气的推动，脉的壅遏营气有赖于气的固摄，心搏的强弱和节律亦赖于气的调节
其他脏腑与脉象形成的关系	肺主气，司呼吸。肺对脉的影响，首先体现在肺与心，以及气与血的功能联系上
	脾胃能运化水谷精微，为气血生化之源，气血的盛衰和水谷精微的多寡，表现为脉之“胃气”的多少。脉有胃气为平脉（健康人的脉象），胃气少为病脉，无胃气为死脉，所以临床上根据胃气的盛衰，可以判断疾病预后的善恶
	肝藏血，具有贮藏血液、调节血量的作用
	肾藏精，为元气之根，是脏腑功能的动力源泉，亦是全身阴阳的根本

必考热点

1. 脉象的产生，与心脏的搏动、心气的盛衰、脉管的通利和气血的盈亏及各脏腑的协调作用直接有关。
2. 脉象能够反映全身脏腑功能、气血、阴阳的综合信息。
3. 脉动源出于心，脉搏是心功能的具体表现。

考点：诊脉部位

诊脉部位见表 2-6-2。

表 2-6-2 诊脉部位

寸口	又称气口或脉口。是指单独切按桡骨茎突内侧一段桡动脉的搏动，根据其脉动形象，以推测人体生理、病理状况的一种诊察方法
	寸口脉分为寸、关、尺三部。通常以腕后高骨（桡骨茎突）为标记，其内侧的部位关前（腕侧）为寸，关后（肘侧）为尺。两手各有寸、关、尺三部，共六部脉。寸关尺三部又可施行浮、中、沉三候
寸口诊法的原理	①寸口部为“脉之大会”。②寸口部脉气最明显。③可反映宗气的盛衰。④便于诊察
其他诊脉部位	三部九候诊法：又称为遍诊法，是遍诊上、中、下三部有关的动脉，以判断病情的一种诊脉方法
	人迎寸口诊法：是对人迎和寸口脉象互相参照，进行分析的一种方法，寸口主要反映内脏的情况，人迎（颈总动脉）主要反映体表情况，这二处脉象是相应的，来去大小亦相一致
	仲景三部诊法：常用寸口、趺阳、太溪三部诊法。三部诊法是以诊寸口脉候脏腑病变，诊趺阳脉候胃气，诊太溪脉候肾气。现在这种方法多在寸口无脉搏或者观察危重患者时运用

必考热点

1. 寸口又称气口或脉口，是指单独切按桡骨茎突内侧一段桡动脉的搏动，根据其脉动形象，以推测人体生理、病理状况的一种诊察方法。

2. 寸关尺三部可施行浮、中、沉三候。

3. 人迎寸口诊法是对人迎和寸口脉象互相参照，进行分析的一种方法。寸口主要反映内脏的情况，人迎（颈总动脉）主要反映体表情况，这二处脉象是相应的，来去大小亦相一致。

考点：诊脉方法及注意事项

诊脉方法及注意事项见表 2-6-3。

表 2-6-3 诊脉方法及注意事项

医师指法	选指：医师用左手或右手的食指、中指和环指三个手指指目诊察，指目是指尖和指腹交界棱起之处，是手指触觉较灵敏的部位。诊脉者的手指指端要平齐，即三指平齐，手指略呈弓形，与受诊者体表约成 45° 为宜
	布指：中指定关，医师先以中指按在掌后高骨内侧动脉处，然后食指按在关前（腕侧）定寸，环指按在关后（肘侧）定尺
	运指：医师运用指力的轻重、挪移及布指变化以体察脉象。常用的指法有举、按、寻、循、总按和单诊等，注意诊察患者的脉位（浮沉、长短）、脉次（至数与均匀度）、脉形（大小、软硬、紧张度等）、脉势（强弱与流利度等）及左右手寸关尺各部表现
切脉时间	一般每次诊脉每手应不少于 1 分钟，双手以 3 分钟左右为宜。诊脉时需注意每次诊脉的时间至少应在五十动
注意事项	保持环境安静；注意静心凝神；选择正确体位

必考热点

1. 诊脉指法主要有选指、布指、运指三部分。

2. 医师布指时，应先以中指按在掌后高骨内侧动脉处，然后食指按在关前（腕侧）定寸，环指按在关后（肘侧）定尺。

3. 运指是指医师运用指力的轻重、挪移及布指变化以体察脉象。常用的指法有举、按、寻、循、总按、单诊等，注意诊察患者的脉位、脉次、脉形、脉势及左右手寸关尺各部表现。

考点：脉象要素

脉象要素见表2-6-4。

表2-6-4　脉象要素

四要素	脉位：指脉搏跳动显现的部位和长度。每次诊脉均应诊察脉搏显现部位的浅深、长短。正常脉搏的脉位不浮不沉，中取可得，寸、关、尺三部有脉
	脉数：指脉搏跳动的至数和节律。每次诊脉均应诊察脉搏的频率快慢和节律是否均匀。正常成人，脉搏的频率为每分钟72~90次，且节律均匀，没有歇止
	脉形：指脉搏跳动的宽度等形态。每次诊脉均应诊察脉搏的大小、软硬等形态。脉形主要与脉管的充盈度、脉搏搏动的幅度等因素有关
	脉势：指脉搏应指的强弱、流畅等趋势
八要素	脉位：指脉动显现部位的浅深。脉位表浅为浮脉；脉位深沉为沉脉
	脉率（至数）：指脉搏的频率。中医以一个呼吸周期为脉搏的计量单位
	脉长：指脉动应指的轴向范围长短
	脉宽：指脉动应指的径向范围大小，即手指感觉到脉道的粗细（不等于血管的粗细）
	流利度：指脉搏来势的流利通畅程度。流利圆滑者为滑脉；来势艰难，不流利者为涩脉
	紧张度：指脉管的紧急或弛缓程度。脉管绷紧为弦脉；弛缓为缓脉
	均匀度：均匀度包括两个方面。一是脉动节律是否均匀，脉律不均匀，脉搏搏动无规律可见于散脉、微脉等，出现歇止者，有促、结、代等脉的不同；二是脉搏力度、大小是否一致，一致为均匀，不一致为参差不齐

必考热点

1. 脉位是指脉搏跳动显现的部位和长度。
2. 脉形主要与脉管的充盈度、脉搏搏动的幅度及紧张度等因素有关。
3. 脉率是指脉搏的频率。中医以一个呼吸周期为脉搏的计量单位。

第二节　正常脉象

考点：正常脉象的表现和特点

正常脉象的表现和特点见表2-6-5。

表2-6-5　正常脉象的表现和特点

表现	寸关尺三部有脉，一息四五至，不浮不沉，不大不小，从容和缓，节律一致，尺部沉取有一定力量，并随生理活动、气候、季节和环境不同而有相应变化。这些特征在脉学中称为有胃、有神、有根	
正常脉象的特点	胃	脉之胃气主要反映脾胃运化功能的盛衰和营养状况的优劣。脉有胃气的特点是从容、和缓、流利的感觉
	神	脉搏有力是有神的标志，故有胃即有神。脉之有神是指有力柔和、节律整齐
	根	脉之有根关系到肾。脉之有根主要表现在尺脉有力、沉取不绝两个方面

必考热点

1. 正常脉象的特征在脉学中称为有胃、有神、有根。
2. 脉之胃气主要反映脾胃运化功能的盛衰和营养状况的优劣。
3. 脉有胃气的特点是具有从容、和缓、流利的感觉。
4. 脉搏有力是有神的标志，故有胃即有神。

第三节 常见脉象的特征与临床意义

考点：脉象鉴别与主病比较

1. 浮脉类、沉脉类 见表2-6-6。

表2-6-6 浮脉类、沉脉类脉象的鉴别与主病比较

脉纲	共同特点	脉名	特征	主证
浮脉类	轻取即得	浮	轻取即得，重按稍减而不空，举之有余	表证，亦见于虚阳浮越证
		洪	脉体宽大，充实有力，来盛去衰	多见于阳明气分热盛
		濡	浮细无力而软	虚证或湿困
		散	浮取散漫，中候似无，沉取不应，伴节律不齐或脉力不匀	元气离散，脏腑精气衰败
		芤	浮大中空，如按葱管	大量失血、伤阴之际
		革	浮而搏指，中空外坚，如按鼓皮	亡血、失精、半产、漏下
沉脉类	重按始得	沉	轻取不应，重按始得，举之不足，按之有余	里证
		伏	重按推筋着骨始得，甚则暂伏而不显	邪闭、厥证和痛极
		牢	沉取实大弦长，坚牢不移	阴寒内盛，疝气癥积之实证
		弱	沉细无力而软	阳气虚衰、气血俱虚

2. 迟脉类、数脉类 见表2-6-7。

表2-6-7 迟脉类、数脉类脉象的鉴别与主病比较

脉纲	共同特点	脉名	特征	主证
迟脉类	一息不足四至	迟	脉来迟慢，一息不足四至	寒证，亦见于邪热结聚之实热证
		缓	一息四至，脉来怠缓无力	湿病，脾胃虚弱，可见于正常人
		涩	形细而行迟，往来艰涩不畅，脉势不匀	气滞、血瘀和精伤、血少
		结	脉来缓慢，时有中止，止无定数	阴盛气结、寒痰血瘀，亦可见于气血虚衰
数脉类	一息五至以上	数	脉来急促，一息五至以上而不满七至	热证，亦见于里虚证
		疾	脉来急疾，一息七八至	阳极阴竭，元气欲脱之证
		促	脉来数而时有一止，止无定数	阳盛实热、气血痰食停滞；亦见于脏气衰败
		动	脉短如平，滑数有力	惊恐、疼痛

3. 虚脉类、实脉类　见表 2-6-8。

表 2-6-8　虚脉类、实脉类脉象的鉴别与主病比较

脉纲	共同特点	脉名	特征	主证
虚脉类	应指无力	虚	举之无力，应指松软	气血两虚
		细	脉细如线，应指明显	气血俱虚，湿证
		微	极细极软，似有似无	气血大虚，阳气暴脱
		代	迟而中止，止有定数	脏气衰微；疼痛、惊恐、跌仆损伤
		短	首尾俱短，不及本部	有力主气郁，无力主气损
实脉类	应指有力	实	举按充实有力	实证；常人
		滑	往来流利，应指圆滑	痰湿、食积、实热；青壮年；孕妇
		弦	端直以长，如按琴弦	肝胆病、疼痛、痰饮、老年健康者
		紧	绷急弹指，状如转索	实寒证、疼痛、宿食
		长	首尾端直，超过本位	阳气有余，阳证、热证、实证；常人
		大	脉体宽大，无汹涌之势	健康人；病进

必考热点

1. 弦脉的脉象特征是脉形端直而似长，脉势较强、脉道较硬，切脉时有挺然指下、直起直落的感觉。
2. 洪脉的脉象特征主要表现在脉搏显现的部位、形态和气势三个方面。
3. 细脉的脉象特征是脉道狭小，指下寻之往来如线，但按之不绝，应指起落明显。
4. 结脉的脉象特征是脉来迟缓、脉律不齐、有不规则的歇止。
5. 濡脉浮细无力而软，其脉象特征是位浮、形细、势软。
6. 浮脉一般见于表证，亦见于虚阳浮越证。
7. 迟脉多见于寒证，亦见于邪热结聚之实热证。
8. 妇女的妊娠脉为滑脉。

第四节　相兼脉与真脏脉

考点：相兼脉的概念与主病

相兼脉的概念与主病见表 2-6-9。

表 2-6-9　相兼脉的概念与主病

概念	两种或两种以上的单因素脉相兼出现，复合构成的脉象	
主病	浮紧脉	多见于外感寒邪之表寒证，或风寒痹病疼痛
	浮缓脉	多见于风邪伤卫，营卫不和的太阳中风证
	浮数脉	多见于风热袭表的表热证
	浮滑脉	多见于表证夹痰。常见于素体多痰湿而又感受外邪者
	沉迟脉	多见于里寒证
	沉弦脉	多见于肝郁气滞，或水饮内停

续 表

主病	沉涩脉	多见于血瘀。尤常见于阳虚而寒凝血瘀者
	沉缓脉	多见于脾虚，水湿停留
	沉细数脉	多见于阴虚内热或血虚
	弦紧脉	多见于寒证、痛证。常见于寒滞肝脉，或肝郁气滞等所致疼痛
	弦数脉	多见于肝郁化火或肝胆湿热、肝阳上亢
	弦滑数脉	多见于肝火夹痰，肝胆湿热或肝阳上扰，痰火内蕴等病证
	弦细脉	多见于肝肾阴虚或血虚肝郁，或肝郁脾虚等证
	滑数脉	多见于痰热（火）、湿热或食积内热
	洪数脉	多见于阳明经证、气分热盛、外感热病

必考热点

1. 相兼脉是两种或两种以上的单因素脉相兼出现，复合构成的脉象。
2. 浮紧脉多见于外感寒邪之表寒证，或风寒痹病疼痛。
3. 沉迟脉多见于里寒证；沉缓脉多见于脾虚，水湿停留。
4. 洪数脉多见于阳明经证、气分热盛、外感热病。

考点：真脏脉的概念与临床意义

真脏脉的概念与临床意义见表 2-6-10。

表 2-6-10　真脏脉的概念与临床意义

概念	又称“败脉”“绝脉”“死脉”“怪脉”，是在疾病危重期出现的无胃、无神、无根的脉象，表示病邪深重，元气衰竭，胃气已败	
临床意义	无胃之脉	无胃的脉象以无冲和之意，应指坚搏为主要特征。临床提示邪盛正衰，胃气不能相从，心、肝、肾等脏气独现，是病情危重的征兆之一
		脉来弦急，如循刀刃者，称偃刀脉
		脉动短小而坚搏，如循薏苡子者为转豆脉；或急促而坚硬如弹石者为弹石脉
	无神之脉	无神之脉象以脉律无序，脉形散乱为主要特征。主要由脾（胃）、肾阳气衰败所致，提示神气涣散，生命即将告终
		如脉在筋肉间连连数急，三五不调，止而复作，如雀啄食状，称雀啄脉
		如屋漏残滴，良久一滴者，称屋漏脉
		脉来乍疏乍密，如解乱绳状，称解索脉
	无根之脉	无根脉象以虚大无根或微弱不应指为主要特征。为三阴寒极，亡阳于外，虚阳浮越的征象
		若浮数之极，至数不清，如釜中沸水，浮泛无根，称釜沸脉。为三阳热极，阴液枯竭之候
		脉在皮肤，头定而尾摇，似有似无，如鱼在水中游动者，称鱼翔脉
		脉在皮肤，如虾游水，时而跃然而去，须臾又来，伴有急促躁动之象者，称虾游脉

必考热点

1. 真脏脉又称“败脉”“绝脉”“死脉”“怪脉”，是在疾病危重期出现的无胃、无神、无根的脉象，表示病邪深重，元气衰竭，胃气已败。
2. 无胃的脉象以无冲和之意，应指坚搏为主要特征。
3. 无神之脉象以脉律无序，脉形散乱为主要特征。
4. 无根脉象以虚大无根或微弱不应指为主要特征。

第五节　诊小儿脉

考点：小儿正常脉象的特点和常见小儿病脉的临床意义

小儿正常脉象的特点和常见小儿病脉的临床意义见表 2-6-11。

表 2-6-11　小儿正常脉象的特点和常见小儿病脉的临床意义

小儿正常脉象的特点	正常小儿的脉象平和，较成人脉软而速，年龄越小，脉搏越快。若按成人正常呼吸定息，2~3 岁的小儿，脉动 6~7 至为常脉，为每分钟脉跳 100~120 次；5~10 岁的小儿，脉动 6 至为常脉，约每分钟搏动 100 次；4~5 至为迟脉	
常见小儿病脉的临床意义	小儿病脉主要以脉的浮、沉、迟、数辨病证的表、里、寒、热；以脉的有力、无力定病证的虚、实	
	浮脉	多见于表证，浮而有力为表实，浮而无力为表虚
	沉脉	多见于里证，沉而有力为里实，沉而无力为里虚
	迟脉	多见于寒证，迟而有力为实寒，迟而无力为虚寒
	数脉	多见于热证，浮数为表热，沉数为里热，数而有力为实热，数而无力为虚热

必考热点

1. 小儿病脉主要以脉的浮、沉、迟、数辨病证的表、里、寒、热；以脉的有力、无力定病证的虚、实。
2. 数脉多见于热证，浮数为表热，沉数为里热，数而有力为实热，数而无力为虚热。

第六节　诊妇人脉

考点：月经脉与妊娠脉的脉象及临床意义

月经脉与妊娠脉的脉象及临床意义见表 2-6-12。

表 2-6-12　月经脉与妊娠脉的脉象及临床意义

诊月经脉	妇人左关、尺脉忽洪大于右手，口不苦，身不热，腹不胀，是月经将至
	寸、关脉调和而尺脉弱或细涩者，月经多不利
	妇人闭经，尺脉虚细而涩者，多为精血亏少的虚闭；尺脉弦或涩者，多为气滞血瘀的实闭；脉象弦滑者，多为痰湿阻于胞宫
诊妊娠脉	已婚妇女，平时月经正常，突然停经，脉来滑数冲和，兼饮食偏嗜者，多为妊娠之征
	妇人两尺脉搏动强于寸脉或左寸脉滑数动甚，均为妊娠之征

第七单元 按 诊

考点：按诊的方法与注意事项

1. 按诊的方法见表2-7-1。

表2-7-1 按诊的方法

触法	医师将自然并拢的第2、3、4、5手指掌面或全手掌轻轻接触或轻柔地进行滑动触摸患者局部皮肤，以了解肌肤的凉热、润燥等情况
摸法	医师用指掌稍用力寻抚局部，如胸腹、腧穴、肿胀部位等，探明局部的感觉情况
按法	医师重手按压或推寻局部，以辨脏腑虚实和邪气的痼结情况
叩法	医师用手叩击患者身体某部，使之震动产生叩击音、波动感或震动感，以此确定病变的性质和程度的一种检查方法。叩击法有直接叩击法和间接叩击法两种

2. 按诊的注意事项见表2-7-2。

表2-7-2 按诊的注意事项

体位与手法的选择	按诊的体位及触、摸、按、叩四种手法的选择应具有针对性。临诊时，必须根据不同疾病要求的诊察目的和部位，选择适当的体位和方法
医师举止	医师举止要稳重大方，态度要严肃认真，手法要轻巧柔和，避免突然暴力或冷手按诊，以免引起患者精神和肌肉紧张，以致不能配合，影响诊察的准确性
争取患者配合	注意争取患者的主动配合，使患者能准确地反映病位的感觉
边检查边观察边询问	要边检查边注意观察患者的反应及表情变化，注意对侧部位以及健康部位与疾病部位的比较，以了解病痛所在的准确部位及程度。要边询问是否有压痛及疼痛程度，边通过谈话了解病情，以转移患者的注意力，减少患者因精神紧张而出现的假象反应，保证按诊检查结果的准确性

必考热点

1. 按诊是医师用手直接触摸或按压患者某些部位，以了解局部冷热、润燥、软硬、压痛、肿块或其他异常变化，从而推断疾病部位、性质和病情轻重等情况的一种诊断方法。

2. 按诊主要有触、摸、按、叩四法。

3. 医师要边检查边注意观察患者的反应及表情变化，注意对侧部位以及健康部位与疾病部位的比较，以了解病痛所在的准确部位及程度。

考点：按肌肤手足的内容及其临床意义

按肌肤手足的内容及其临床意义见表2-7-3。

表2-7-3 按肌肤手足的内容及其临床意义

按肌肤	诊寒热：按肌肤的寒热可了解人体阴阳的盛衰、表里虚实和邪气的性质
	诊润燥滑涩：通过触摸患者皮肤的滑润和燥涩，可以了解汗出与否及气血津液的盈亏情况

续　表

按肌肤	诊疼痛：通过触摸肌肤疼痛的程度，可以分辨疾病的虚实
	诊肿胀：按之凹陷，举手不能即起者，为水肿；按之凹陷，举手即起者，为气肿
	诊疮疡：触按疮疡局部的凉热、软硬，来判断证之阴阳寒热
	诊尺肤：即触摸从肘部内侧至掌后横纹处之间的皮肤。根据其缓急、滑涩、寒热的情况，来判断疾病的性质
按手足	诊手足寒温，对判断阳气存亡，推测疾病预后，具有重要意义

必考热点

1. 按肌肤的内容有诊寒热、诊润燥滑涩、诊疼痛、诊肿胀、诊疮疡、诊尺肤。

2. 用重手按压肌肤肿胀程度，可以辨别水肿和气肿。按之凹陷，举手不能即起者，为水肿；按之凹陷，举手即起者，为气肿。

3. 患者，女，40 岁。身体灼热而四肢厥冷，该患者属于真热假寒证。

考点：按腹部辨疼痛、痞满、积聚的要点

1. 按腹部辨疼痛的要点见表 2-7-4。

表 2-7-4　按腹部辨疼痛的要点

腹痛	腹痛喜按，按之痛减，腹壁柔软者，多为虚证，常见的有脾胃气虚等
	腹痛拒按，按之痛甚，并伴有腹部硬满者，多为实证，如饮食积滞、胃肠积热之阳明腑实、瘀血肿块等
	局部肿胀拒按者，多为内痈
	按之疼痛，固定不移，多为内有瘀血
	按之胀痛，病处按此连彼者，为病在气分，多为气滞气闭
腹部压痛	右季肋部压痛，见于肝、胆、右肾和降结肠的病变
	上腹部压痛，见于肝、胆、胃、胰和横结肠病变
	左季肋部压痛，见于脾、左肾、降结肠等病变
	脐部压痛，见于小肠、横结肠、输尿管病变
	下腹部压痛，常见于膀胱疾病、肠痈或女性生殖器官病变
	左少腹作痛，按之累累有硬块者，多为肠中有宿粪
	右少腹作痛而拒按，或出现"反跳痛"（按之局部有压痛，若突然移去手指，腹部疼痛加剧），或按之有包块应手者，常见于肠痈等病

2. 按腹部辨痞满的要点见表 2-7-5。

表 2-7-5　按腹部辨痞满的要点

脘腹痞满	心下部按之较硬而疼痛者，多属实证，多因邪实积聚胃脘部
	按之濡软而无疼痛者，则属于虚证，多因胃腑虚弱所致
脘腹胀满	若腹部虽膨满，但按之手下虚软而缺乏弹性，无压痛者，多为虚满
	腹部高度胀大，如鼓之状者，称为鼓胀
	凡腹部按之手下饱满充实而有弹性、有压痛者，多为实满

续　表

脘腹胀满	肥胖之人腹如鼓，按之柔软，无脐突、无病证表现者，不属病态
	鼓胀中气鼓和水鼓的鉴别，可以通过以下方法：两手分置于腹部两侧对称位置，一手轻轻叩拍腹壁，另一手若有波动感，按之如囊裹水者为水鼓；一手轻轻叩拍腹壁，另一手无波动感，以手叩击如击鼓之膨膨然者为气鼓

3. 按腹部辨积聚的要点见表2-7-6。

表2-7-6　按腹部辨积聚的要点

癥瘕积聚的鉴别	凡肿块推之不移，痛有定处者，为癥积，病属血分
	肿块推之可移，或痛无定处，聚散不定者，为瘕聚，病属气分
	肿块大者为病深；形状不规则，表面不光滑者为病重
	坚硬如石者为恶候
	腹中结块，按之起伏聚散，往来不定，或按之形如条索状，久按转移不定，或按之手下如蚯蚓蠕动者，多为虫积
	小腹部触及肿物，若触之有弹性，不能被推移，呈横置的椭圆形或球形，按压时有压痛，有尿意，排空尿后肿物消失者，多因积尿所致
	排空尿后小腹肿物不消，若系妇女停经后者，多为怀孕而胀大的胞宫；否则可能是石瘕等胞宫或膀胱的肿瘤
辨妇女妊娠	妊娠后腹形明显大于正常，皮肤光亮，按之胀满者，多为胎水肿满
	腹形明显小于正常，而胎儿尚存活者，多为胎萎不张

必考热点

1. 上腹部压痛，见于肝、胆、胃、胰和横结肠病变。
2. 左小腹作痛，按之累累有硬块者，多为肠中有宿粪。
3. 腹部有肿块，推之不移，痛有定处者，为癥积，病属血分。

第八单元　八纲辨证

第一节　概　述

考点：八纲辨证的概念

八纲辨证的概念见表2-8-1。

表2-8-1　八纲辨证的概念

八纲	指表、里、寒、热、虚、实、阴、阳八个纲领
八纲辨证	指根据病情资料，运用八纲进行分析综合，从而辨别疾病现阶段病变部位的浅深、病情性质的寒热、邪正斗争的盛衰和病证类别的阴阳，以作为辨证纲领的方法

必考热点

1. 八纲指表、里、寒、热、虚、实、阴、阳八个纲领。

2. 八纲辨证是指根据病情资料，运用八纲进行分析综合，从而辨别疾病现阶段病变部位的浅深、病情性质的寒热、邪正斗争的盛衰和病证类别的阴阳，以作为辨证纲领的方法。

第二节 表 里

考点：表证与里证的概念、临床表现、辨证要点及鉴别要点

表证与里证的概念、临床表现、辨证要点及鉴别要点见表 2-8-2。

表 2-8-2 表证与里证的概念、临床表现、辨证要点及鉴别要点

概念	表证	指六淫、疫疠等邪气，经皮毛、口鼻侵入机体的初期阶段，正（卫）气抗邪于肌表浅层，以新起恶寒发热为主要表现的轻浅证候
	里证	指病变部位在内，脏腑、气血、骨髓等受病所反映的证候
临床表现	表证	常见临床表现有新起恶风寒，或恶寒发热，头身疼痛，喷嚏，鼻塞，流涕，咽喉痒痛，微有咳嗽、气喘，舌淡红，苔薄，脉浮
	里证	凡非表证（及半表半里证）的特定证候，一般都属里证的范畴，即所谓“非表即里”。其证候特征是无新起恶寒发热并见，以脏腑症状为主要表现
辨证要点	表证	表证是正气抗邪于外的表现，一般以新起恶寒，或恶寒发热并见，脉浮，内部脏腑的症状不明显为共同特征。多见于外感病初期，具有起病急、病位浅、病程短的特点
	里证	里证可见于外感疾病的中、后期阶段，或内伤疾病。不同的里证，可表现为不同的证候，故很难用几个症状全面概括，但其基本特征是病情较重、病位较深、病程较长
鉴别要点	表证和里证的辨别主要审察寒热症状，内脏证候是否突出，舌象、脉象等变化	
	外感病中，发热恶寒同时并见者属表证；但热不寒或但寒不热者属里证；寒热往来者属半表半里证	
	表证以头身疼痛，鼻塞或喷嚏等为常见症状，内脏证候不明显；里证以内脏证候如咳喘、心悸、腹痛、呕泻之类表现为主症，鼻塞、头身痛等非其常见症状；半表半里证则有胸胁苦满等特有表现	
	表证及半表半里证舌苔变化不明显，里证舌苔多有变化；表证多见浮脉，里证多见沉脉或其他多种脉象	
	此外，辨表里证尚应参考起病的缓急、病情的轻重、病程的长短等	

必考热点

1. 表证是正气抗邪于外的表现，一般以新起恶寒，或恶寒发热并见，脉浮，内部脏腑的症状不明显为共同特征。

2. 里证的证候特征是无新起恶寒发热并见，以脏腑症状为主要表现。

3. 表证见于外感病初期，具有起病急、病位浅、病程短的特点。

4. 表证及半表半里证舌苔变化不明显，里证舌苔多有变化；表证多见浮脉，里证多见沉脉或其他多种脉象。

第三节 寒 热

考点：寒证与热证的概念、临床表现及鉴别要点

寒证与热证的概念、临床表现见表 2-8-3。

表 2-8-3　寒证与热证的概念、临床表现及鉴别要点

概念	寒证	指感受寒邪，或阳虚阴盛，导致机体功能活动衰退所表现的具有冷、凉特点的证候
	热证	指感受热邪，或脏腑阳气亢盛，或阴虚阳亢，导致机体机能活动亢进所表现的具有温、热特点的证候
临床表现	寒证	常见的临床表现有恶寒，畏寒，冷痛，喜暖，口淡不渴，肢冷蜷卧，痰、涎、涕清稀，小便清长，大便稀溏，面色㿠白，舌淡，苔白而润，脉紧或迟等
	热证	常见的临床表现有发热，恶热喜冷，口渴欲饮，面赤，烦躁不宁，痰、涕黄稠，小便短黄，大便干结，舌红，苔黄燥少津，脉数等
鉴别要点	寒证与热证的鉴别，应对疾病的全部表现进行综合观察，尤其是恶寒发热、对寒热的喜恶、口渴与否、面色的赤白、四肢的温凉、二便、舌象、脉象等，是辨别寒证与热证的重要依据	

寒证与热证的鉴别要点见表 2-8-4。

表 2-8-4　寒证与热证的鉴别要点

	寒证	热证
寒热喜恶	恶寒喜温	恶热喜凉
口渴	不渴	渴喜冷饮
面色	白	红
四肢	冷	热
大便	稀溏	秘结
小便	清长	短赤
舌象	舌淡苔白润	舌红苔黄
脉象	迟或紧	数

必考热点

1. 寒证指感受寒邪，或阳虚阴盛，导致机体机能活动衰退所表现的具有冷、凉特点的证候。

2. 寒证常见的临床表现有恶寒，畏寒，冷痛，喜暖，口淡不渴，肢冷倦卧，痰、涎、涕清稀，小便清长，大便稀溏，面色㿠白，舌淡苔白而润，脉紧或迟等。

3. 热证常见的临床表现有发热，恶热喜冷，口渴欲饮，面赤，烦躁不宁，痰、涕黄稠，小便短黄，大便干结，舌红苔黄，脉数等。

4. 恶寒发热及对寒热的喜恶、口渴与否、面色的赤白、四肢的温凉、二便、舌象、脉象等是辨别寒证与热证的重要依据。

第四节　虚　　实

考点：虚证与实证的概念、临床表现和鉴别要点

虚证与实证的概念、临床表现见表 2-8-5。

表 2-8-5　虚证与实证的概念、临床表现和鉴别要点

概念	虚证	指人体阴阳、气血、津液、精髓等正气亏虚，而邪气不著，表现为不足、松弛、衰退特征的各种证候
	实证	指人体感受外邪，或疾病过程中阴阳气血失调，体内病理产物蓄积，以邪气盛、正气不虚为基本病理，表现为有余、亢盛、停聚特征的各种证候

续　表

临床表现	虚证	一般久病、势缓者多为虚证，耗损过多者多虚证，体质素弱者多虚证
	实证	一般新起、暴病者多为实证，病情急剧者多实证，体质壮实者多实证
鉴别要点	虚证与实证主要从病程、病势、体质及症状、舌脉等方面加以鉴别	

虚证与实证的鉴别要点见表2-8-6。

表2-8-6　虚证与实证的鉴别要点

	虚证	实证
病程	长（久病）	短（新病）
体质	多虚弱	多壮实
精神	萎靡	兴奋
声息	声低息微	声高气粗
疼痛	喜按	拒按
胸腹胀满	按之不痛，胀满时减	按之疼痛，胀满不减
发热	五心烦热，午后微热	蒸蒸壮热
恶寒	畏寒，得衣近火则减	恶寒，添衣加被不减
舌象	质嫩，苔少或无苔	质老，苔厚腻
脉象	无力	有力

必考热点

1. 虚证是指人体阴阳、气血、津液、精髓等正气亏虚，而邪气不著，表现为不足、松弛、衰退为特征的各种证候。

2. 实证是指人体感受外邪，或疾病过程中阴阳气血失调，体内病理产物蓄积，以邪气盛、正气不虚为基本病理，表现为有余、亢盛、停聚特征的各种证候。

3. 虚证和实证主要从病程、病势、体质及症状、舌脉等方面加以鉴别。

4. 患者，男，50岁。舌质嫩、苔少、畏寒、得衣近火则减。此患者为虚证。

第五节　阴　　阳

考点：阴证与阳证的概念和鉴别要点

阴证与阳证的概念见表2-8-7。

表2-8-7　阴证与阳证的概念

概念	阴证	凡见抑制、沉静、衰退、晦暗等表现的里证、寒证、虚证，以及症状表现于内的、向下的、不易发现的，或病邪性质为阴邪致病、病情变化较慢的，均属阴证范畴
	阳证	凡见兴奋、躁动、亢进、明亮等表现的表证、热证、实证，以及症状表现于外的、向上的、容易发现的，或病邪性质为阳邪致病、病情变化较快的，均属阳证范畴

阴证与阳证的鉴别，其要点可见于表里、寒热、虚实证候的鉴别之中，亦可从四诊角度进行对照鉴别。鉴别要点见表2-8-8。

表 2-8-8　阴证与阳证的鉴别要点

四诊	阴证	阳证
问	恶寒畏冷，喜温，食少乏味，不渴或喜热饮，小便清长或短少，大便溏泄气腥	身热，恶热，喜凉，恶食，心烦，口渴引饮，小便短赤涩痛，大便干硬，或秘结不通，或有奇臭
望	面色苍白或暗淡，身重蜷卧，倦怠无力，精神萎靡，舌淡胖嫩，舌苔润滑	面色潮红或通红，狂躁不安，口唇燥裂，舌红绛，苔黄燥或黑而生芒刺
闻	语声低微，静而少言，呼吸怯弱，气短	语声壮厉，烦而多言，呼吸气粗，喘促痰鸣
切	腹痛喜按，肢凉，脉沉、强、迟、无力等	腹痛拒按，肌肤灼热，脉浮、洪、数、大、滑、有力等

必考热点

1. 阴证和阳证的鉴别，其要点可见于表里、寒热、虚实证候的鉴别之中，亦可从四诊角度进行对照鉴别。

2. 临床上凡见抑制、沉静、衰退、晦暗等表现的里证、寒证、虚证以及症状表现于内的、向下的、不易发现的，或病邪性质为阴邪致病、病情变化较慢的，都属于阴证范畴。

考点：阳虚证、阴虚证的临床表现

阳虚证和阴虚证的临床表现见表 2-8-9。

表 2-8-9　阳虚证和阴虚证的临床表现

阳虚证	特征性表现：畏冷，肢凉，口淡不渴，或喜热饮，或自汗，小便清长或尿少不利，大便稀薄，面色皖白，舌淡胖，苔白滑，脉沉迟（或为细数）无力。可兼有神疲，乏力，气短等气虚的表现
	本证多因久病损伤，阳气亏虚，或气虚进一步发展；久居寒凉之处，或过服寒凉清苦之品，阳气逐渐耗伤；年高而命门之火渐衰所致
	阳虚证可见于多个脏器组织的病变，临床常见者有心阳虚证、脾阳虚证、胃阳虚证、肾阳虚证、胞宫（精室）虚寒证，以及虚阳浮越证等，并表现有各自脏器的证候特征
	阳虚证易与气虚同存，即阳气亏虚证；阳虚则寒，必有寒象并易感寒邪；阳虚可发展演变成阴虚（即阴阳两虚）和亡阳；阳虚可导致气滞、血瘀、水泛，产生痰饮等病理变化
阴虚证	特征性表现：形体消瘦，口燥咽干，两颧潮红，五心烦热，潮热，盗汗，小便短黄，大便干结，舌红少津或少苔，脉细数等
	本证多因热病之后，或杂病日久，伤耗阴液；情志过极，火邪内生，久而伤及阴精；房事不节，耗伤阴精；过服温燥之品，使阴液暗耗所致
	阴虚证可见于多个脏器组织的病变，常见肺阴虚证、心阴虚证、胃阴虚证、肝阴虚证、肾阴虚证等，并表现出各自脏器的证候特征
	阴虚可与气虚、血虚、阳虚、阳亢、精亏、津液亏虚以及燥邪等证候同时存在，或互为因果，而表现为气阴亏虚证、阴血亏虚证、阴阳两虚证、阴虚阳亢证、阴精亏虚证、阴津（液）亏虚证、阴虚燥热证等。阴虚进而可发展成阳虚、亡阴，阴虚可导致动风、气滞、血瘀、水停等病理变化

必考热点

1. 阳虚证的主要临床表现为形寒肢冷。

2. 患者，男，45 岁。形体消瘦，口燥咽干，两颧潮红，五心烦热，潮热，盗汗，小便短黄，大便干结，舌红少津或少苔，脉细数，则此患者为阴虚证。

3. 阳虚可导致气滞、血瘀、水泛，产生痰饮等病理变化。

4. 阳虚可见于多个脏器组织的病变，临床常见者有心阳虚证、脾阳虚证、胃阳虚证、肾阳虚证、胞宫（精室）虚寒证，以及虚阳浮越证等，并表现有各自脏器的证候特征。

考点：亡阳证、亡阴证的临床表现与鉴别要点

亡阳证和亡阴证的临床表现见表 2-8-10。

表 2-8-10　亡阳证和亡阴证的临床表现

临床表现	亡阳证	冷汗淋漓、汗质稀淡，神情淡漠，肌肤不温，手足厥冷，呼吸气弱，面色苍白，舌淡而润，脉微欲绝等
	亡阴证	汗热味咸而黏、如珠如油，身灼肢温，虚烦躁扰，恶热，口渴饮冷，皮肤皱瘪，小便极少，面赤颧红，呼吸急促，唇舌干燥，脉细数疾等

亡阳证与亡阴证均在疾病的危重阶段，突然大汗淋漓，必须及时、准确地辨识。根据汗质的稀冷如水或黏热如油，结合病情，身凉或身灼、四肢厥逆或温和、面白或面赤、脉微或数疾等，一般不难辨别。亡阳证与亡阴证的鉴别要点见表 2-8-11。

表 2-8-11　亡阳证与亡阴证的鉴别要点

证名	汗出	寒热	四肢	面色	气息	口渴	舌象	脉象
亡阳	汗冷清稀	身冷畏寒	厥冷	苍白	微弱	不渴或渴喜热饮	苔白润	脉微欲绝
亡阴	汗热黏稠	身热恶热	温暖	面赤颧红	息粗	渴喜冷饮	舌红干	脉细数疾而无力

必考热点

1. 亡阳汗出的特点是汗冷清稀，亡阴汗出的特点是汗热黏稠。

2. 亡阳证的临床表现为冷汗淋漓、汗质稀淡，神情淡漠，肌肤不温，手足厥冷，呼吸气弱，面色苍白，舌淡而润，脉微欲绝等。

3. 某患者，汗热味咸而黏、如珠如油，身灼肢温，虚烦躁扰，恶热，口渴饮冷，皮肤皱瘪，小便极少，面赤颧红，呼吸急促，唇舌干燥，脉细数疾等，则此患者可诊断为亡阴证。

第六节　八纲证候间的关系

考点：证候相兼、证候错杂与证候转化的概念

证候相兼、证候错杂及证候转化的概念见表 2-8-12。

表 2-8-12 证候相兼、证候错杂及证候转化的概念

证候相兼的概念	广义的证候相兼，指各种证候的相兼存在。本处所指为狭义的证候相兼，即在疾病某一阶段，其病位无论是在表、在里，但病情性质上没有寒与热、虚与实等相反的证候存在
	临床常见的八纲相兼证候有表实寒证、表实热证、里实寒证、里实热证、里虚寒证、里虚热证等，其临床表现一般是有关纲领证候的相加
证候错杂的概念	证候错杂指疾病某一阶段，不仅表现为病位的表里同时受病，而且呈现寒、热、虚、实性质相反的证候
	八纲中表里寒热虚实的错杂关系，可以表现为表里同病、寒热错杂、虚实夹杂，临床辨证应对其进行综合分析
	证候间的错杂关系有四种情况：第一类是表里同病而寒热虚实性质并无矛盾，如表里实寒证；第二类是表里同病，寒热性质相同，但虚实性质相反的证候，如表实寒里虚寒证；第三类是表里同病，虚实性质相同，但寒热性质相反的证候，如表实寒里实热证；第四类是表里同病，而寒与热、虚与实的性质均相反的证候，临床上除可有表实寒里虚热证外，其余组合则极少见到
证候转化的概念	证候转化指疾病在其发展变化过程中，其病位、病性，或邪正盛衰的状态发生变化，由一种证候转化为对立的另一种证候。证候的转化包括表里出入、寒热转化、虚实转化
	表里出入：指病情表与里的相互转化，或病情由表入里而转化为里证，或病邪由里出表而有出路
	寒热转化：指疾病的寒热性质发生相反的转变。寒证化热示阳气旺盛，热证转寒示阳气衰惫
	虚实转化：指疾病的虚实性质发生相反的转变。提示邪与正之间的盛衰关系出现了本质性变化。实证转虚为疾病的一般规律；虚证转实常常是证候的虚实夹杂。所谓实证转虚，指原先表现为实证，后来表现为虚证。提示病情发展

必考热点

1. 狭义的证候相兼，是指在疾病某一阶段，其病位无论是在表、在里，但病情性质上没有寒与热、虚与实相反的证候存在。

2. 证候错杂是指疾病某一阶段，不仅表现为病位的表里同时受病，而且呈现寒、热、虚、实性质相反的证候。

3. 证候转化指疾病在其发展变化过程中，其病位、病性或邪正盛衰的状态发生变化，由一种证候转化为对立的另一种证候。

4. 证候的转化包括表里出入、寒热转化、虚实转化。

考点：证候真假（寒热真假、虚实真假）的鉴别要点

1. 寒热真假的概念和鉴别要点　当病情发展到寒极或热极的时候，有时会出现一些与其寒、热本质相反的“假象”症状或体征，即所谓真热假寒、真寒假热（表 2-8-13）。

表 2-8-13 寒热真假的概念和鉴别要点

真热假寒	指内有真热而外见某些假寒的“热极似寒”证候。其临床表现有四肢凉甚至厥冷，神识昏沉，面色紫暗，脉沉迟。身热，胸腹灼热，口鼻气灼，口臭息粗，口渴引饮，小便短黄，舌红苔黄而干，脉有力
	真热假寒证常有热深厥亦深的特点，故可称作热极肢厥证，古代亦有称“阳盛格阴”者
真寒假热	指内有真寒而外见某些假热的“寒极似热”证候。其临床表现有自觉发热，欲脱衣揭被，触之胸腹无灼热、下肢厥冷；面色浮红如妆，非满面通红；神志躁扰不宁，疲乏无力；口渴但不欲饮；咽痛而不红肿；脉浮大或数，按之无力；便秘而便质不燥，或下利清谷；小便清长（或尿少浮肿），舌淡，苔白
	真寒假热实际是阳虚阴盛而阳气浮越，故又称虚阳浮越证，古代亦有称“阴盛格阳”“戴阳证”者
寒热真假的鉴别要点	辨别寒热证候的真假，应以表现于内部、中心的症状为准、为真，肢末、外部的症状是现象，可能为假象，故胸腹的冷热是辨别寒热真假的关键，胸腹灼热者为热证，胸腹部冷而不灼热者为寒证

2. 虚实真假的概念和鉴别要点　见表 2-8-14。

表 2-8-14　虚实真假的概念和鉴别要点

真实假虚	指本质为实证，反见某些虚羸现象的证候。其临床表现可有神情默默，倦怠懒言，身体羸瘦，脉象沉细等表现。但虽默默不语却语时声高气粗；虽倦怠乏力却动之觉舒；肢体羸瘦而腹部硬满拒按；脉沉细而按之有力
真虚假实	指本质为虚证，反见某些盛实现象的证候。其临床表现可有腹部胀满，呼吸喘促，或二便闭涩，脉数等表现。但腹虽胀满而有时缓解，或触之腹内无肿块而喜按；虽喘促但气短息弱；虽大便闭塞而腹部不甚硬满；虽小便不利但无舌红口渴等症。并有神疲乏力，面色萎黄或淡白，脉虚弱，舌淡胖嫩等症
虚实真假的鉴别要点	虚实真假的辨别，关键在于脉象的有力无力、有神无神，其中尤以沉取之象为真谛；其次是舌质的胖嫩与苍老，言语呼吸的高亢粗壮与低怯微弱；患者体质状况、病之新久、治疗经过等，也是辨析的依据

必考热点

1. 证候真假的内容主要包括寒热真假、虚实真假。
2. 真热假寒证常有热深厥亦深的特点，故可称作热极肢厥证，古代亦有称阳盛格阴证。
3. 辨别寒热证候的真假，应以表现于内部、中心的症状为准、为真，肢末、外部的症状是现象，可能是假象。
4. 胸腹的冷热是辨别寒热真假的关键。

第九单元　病因辨证

第一节　六淫辨证

考点：风淫证的临床表现和证候分析

风淫证的临床表现和证候分析见表 2-9-1。

表 2-9-1　风淫证的临床表现和证候分析

概念	指风邪侵袭人体肌表、经络，卫外机能失常，表现出符合“风”性特征的证候
临床表现	恶风寒，微发热，汗出，脉浮缓，苔薄白，或有鼻塞、流清涕、喷嚏，或伴咽喉痒痛、咳嗽。或为突发皮肤瘙痒、丘疹；或为突发肌肤麻木、口眼歪斜；或肢体关节游走作痛；或新起面睑肢体浮肿等
证候分析	风淫证具有发病迅速，变化快，游走不定的特点。由于风邪侵袭的部位及兼夹的邪气不同，风淫证常见风邪袭表、风邪犯肺、风客肌肤、风中经络、风毒窜络、风胜行痹、风水相搏证等

必考热点

1. 风淫证指风邪侵袭人体肌表、经络，卫外机能失常，表现出符合“风”性特征的证候。
2. 患者，男，28 岁。临床表现为恶风寒，微发热，汗出，脉浮缓，苔薄白，或有鼻塞、流清涕、喷嚏，或伴有咽喉痒痛、咳嗽。则该患者为风淫证。
3. 风淫证具有发病迅速，变化快，游走不定的特点。
4. 由于风邪侵袭的部位及兼夹的邪气不同，风淫证常见风邪袭表、风邪犯肺、风客肌肤、风中经络、风毒窜络、风胜行痹、风水相搏证等。

考点：寒淫证的临床表现和证候分析

寒淫证的临床表现和证候分析见表 2-9-2。

表 2-9-2 寒淫证的临床表现和证候分析

概念	指寒邪侵袭机体，阳气被遏，以恶寒甚、无汗、头身或胸腹疼痛、苔白、脉弦紧等为主要表现的实寒证候	
临床表现	恶寒重，或伴发热，无汗，头身疼痛，鼻塞或流清涕，脉浮紧；或见咳嗽、哮喘、咯稀白痰；或为脘腹疼痛、肠鸣腹泻、呕吐；或为肢体厥冷、局部拘急冷痛等。口不渴，小便清长，面色㿠白甚或青，舌苔白，脉弦紧或脉伏	
证候分析	伤寒证	指寒邪外袭于肌表，阻遏卫阳，阳气抗邪于外所表现的表实寒证，又称外寒证、表寒证、寒邪束表证、太阳表实证、太阳伤寒证等。寒邪袭表，郁闭肌肤，阳气失却温煦，故见恶寒、头身疼痛、无汗、苔白、脉浮紧等症
	中寒证	指寒邪直接内侵脏腑、气血，遏制及损伤阳气，阻滞脏腑气机和血液运行所表现的里实寒证，又称内寒证、里寒证等。寒邪客于不同脏腑，可有不同的证候特点，寒邪客肺，肺失宣降，故见咳嗽、哮喘、咳稀白痰等症；寒滞胃肠，使胃肠气机失常，运化不利，则见脘腹疼痛、肠鸣腹泻、呕吐等症

必考热点

1. 寒淫证指寒邪侵袭机体，阳气被遏，以恶寒甚、无汗、头身或胸腹疼痛、苔白、脉弦紧等为主要表现的实寒证候。

2. 寒淫证有伤寒证和中寒证之分，两者在病因、病位、证候表现、病机等方面有异有同。

3. 中寒证是指寒邪直接内侵脏腑、气血，遏制及损伤阳气，阻滞脏腑气机和血液运行所表现的里实寒证，又称内寒证、里寒证等。

考点：暑淫证的临床表现和证候分析

暑淫证的临床表现和证候分析见表 2-9-3。

表 2-9-3 暑淫证的临床表现和证候分析

概念	指感受暑热之邪，耗气伤津，以发热口渴、神疲气短、心烦头晕、汗出、小便短黄、舌红苔黄干等为主要表现的证候
临床表现	发热恶热，汗出，口渴喜饮，气短，神疲，肢体困倦，小便短黄，舌红，苔白或黄，脉虚数；或发热，猝然昏倒，汗出不止，气喘，甚至昏迷、惊厥、抽搐等；或见高热，神昏，胸闷，腹痛，呕恶，无汗等
证候分析	本证因感受暑热之邪所致。暑为阳邪，具有暑性炎热升散，耗气伤津，易夹湿邪等致病特点

必考热点

1. 暑淫证因感受暑热之邪所致。

2. 暑为阳邪，具有暑性炎热升散，耗气伤津，易夹湿邪等致病特点。

3. 暑淫证是以发热口渴、神疲气短、心烦头晕、汗出、小便短黄、舌红苔黄等为主要表现的证候。

考点：湿淫证的临床表现和证候分析

湿淫证的临床表现和证候分析见表 2-9-4。

表 2-9-4 湿淫证的临床表现和证候分析

概念	指感受外界湿邪，或体内水液运化失常而形成湿浊，阻遏气机与清阳，以身体困重、肢体酸痛、腹胀腹泻、纳呆、苔滑脉濡等为主要表现的证候
临床表现	头昏沉如裹，嗜睡，身体困重，胸闷脘痞，口腻不渴，纳呆，恶心，肢体关节、肌肉酸痛，大便稀，小便混浊；或为局部渗漏湿液，或皮肤出现湿疹、瘙痒，妇女可见带下量多。面色晦垢，舌苔滑腻，脉濡缓或细等
证候分析	本证既可因外湿侵袭，如淋雨下水、居处潮湿、冒受雾露等而形成，又可因脾失健运，水液不能正常输布而化为湿浊，或多食油腻、嗜酒饮冷等而湿浊内生所致。湿为阴邪，具有阻遏气机、损伤阳气、黏滞缠绵、重浊趋下等致病特点

必考热点

1. 湿淫证指感受外界湿邪，或体内水液运化失常而形成湿浊，阻遏气机与清阳，以身体困重、肢体酸痛、腹胀腹泻、纳呆、苔滑脉濡等为主要表现的证候。
2. 湿为阴邪，具有阻遏气机、损伤阳气、黏滞缠绵、重浊趋下等致病特点。

考点：燥淫证的临床表现和证候分析

燥淫证的临床表现和证候分析见表 2-9-5。

表 2-9-5 燥淫证的临床表现和证候分析

概念	指外界气候干燥，耗伤津液，以皮肤、口鼻、咽喉干燥等为主要表现的证候
临床表现	皮肤干燥甚至皲裂、脱屑，口唇、鼻孔、咽喉干燥，口渴饮水，舌苔干燥，大便干燥，或见干咳少痰，痰黏难咳，小便短黄，脉象偏浮等。燥邪具有干燥，伤津耗液，损伤肺脏等致病特点。有凉燥与温燥之分。发于初秋气温者为温燥，发于深秋气凉者为凉燥。除以上临床表现外，凉燥常有恶寒发热，无汗，头痛，脉浮缓或浮紧等表寒症状；温燥常见发热有汗，咽喉疼痛，心烦，舌红，脉浮数等表热症状
证候分析	燥淫证的证候主要表现为皮肤、口唇、鼻孔、咽喉、舌苔干燥，干咳少痰等症；大便干燥，小便短黄，口渴饮水，系津伤自救的表现。由于燥淫证主要是感受外界燥邪所致，所以除了“干燥”的证候以外，还有“表证”的一般表现，如轻度恶寒或发热、脉浮等。燥邪具有干燥，伤津耗液，损伤肺脏等致病特点

必考热点

1. 燥淫证指外界气候干燥，耗伤津液，以皮肤、口鼻、咽喉干燥等为主要表现的证候。
2. 燥淫证是秋天的常见证候，有明显的季节性。
3. 燥邪具有干燥，伤津耗液，损伤肺脏等致病特点。

考点：火淫证的临床表现、证候分析

火淫证的临床表现、证候分析见表 2-9-6。

表 2-9-6 火淫证的临床表现、证候分析

概念	又称火热证。指外感火热邪毒，阳热内盛，以发热、口渴、胸腹灼热、面红、便秘尿黄、舌红苔黄而干、脉数或洪等为主要表现的证候
临床表现	发热恶热，烦躁，口渴喜饮，汗多，大便秘结，小便短黄，面色赤，舌红或绛，苔黄干燥或灰黑，脉数有力（洪数、滑数、弦数等）；甚者或见神昏、谵语，惊厥、抽搐，吐血、衄血，痈肿疮疡等

续 表

证候分析	本证多因外界阳热之邪侵袭，或过食辛辣燥热之品，或寒湿等邪气郁久化热，或情志过极而化火，脏腑气机过旺等所致。火为阳邪，具有炎上，耗气伤津，生风动血，易致肿疡等特性。由火热所导致的病理变化，最常见者为伤津耗液，甚至亡阴；火热迫血妄行可见各种出血；火热使局部气血壅聚，血肉腐败而形成痈肿脓疡；火热炽盛可致肝风内动，则见抽搐、惊厥；火热闭扰心神，则见神昏谵语等，其中不少为危重证候

必考热点

1. 火淫证指外感火热邪毒，阳热内盛，以发热、口渴、胸腹灼热、面红、便秘尿黄、舌红苔黄而干、脉数或洪等为主要表现的证候。

2. 火为阳邪，具有炎上，耗气伤津，生风动血，易致肿疡等特性。

3. 由火热所导致的病理变化，最常见者为伤津耗液，甚至亡阴。

第二节 情志辨证

考点：情志辨证

情志辨证见表2-9-7。

表2-9-7 情志辨证

喜证	概念	是指由于过度喜乐，导致神气失常，以喜笑不休、精神涣散等为主要表现的情志证候
	临床表现	喜笑不休，心神不安，精神涣散，思想不集中，甚则语无伦次，举止失常，肢体疲软，脉缓
怒证	概念	是指由于暴怒或过于愤怒，导致肝气横逆、阳气上亢，以烦躁多怒、胸胁胀闷、面赤头痛等为主要表现的情志证候
	临床表现	烦躁多怒，胸胁胀闷，头胀头痛，面红目赤，眩晕，或腹胀、泄泻，甚至呕血、发狂、昏厥，舌红苔黄，脉弦劲有力
悲证	概念	是指由于悲伤过度，导致神气涣散，以善悲喜哭、精神沮丧、意志消沉等为主要表现的情志证候
	临床表现	善悲喜哭，精神沮丧，面色惨淡，神疲乏力；甚者心悸怔忡，健忘失眠，意志消沉
忧证	概念	是指由于忧伤过度，导致气机沉郁，以情绪抑郁、闷闷不乐、善叹息为主要表现的情志证候
	临床表现	情绪抑郁，闷闷不乐，善叹息，胸闷脘痞，干咳少痰，甚则咯血或痰中带血，面白无华，消瘦，神疲乏力
恐证	概念	是指由于恐惧过度，导致肾虚气陷、恐惧不安，以怵惕不安、遗精遗尿、二便失禁为主要表现的情志证候
	临床表现	怵惕不安，常欲闭户独处；暴病则二便失禁，身体不支；久病则骨瘦痿厥，遗精遗尿
思证	概念	是指由于思虑过度，导致心脾功能紊乱，以神思恍惚、纳呆、胸闷、腹胀为主要表现的情志证候
	临床表现	表情淡漠，神思恍惚，食少纳呆，胸闷脘痞，腹胀便溏，甚者心悸健忘，失眠消瘦，面色萎黄

必考热点

1. 喜证指由于过度喜乐，导致神气失常，以喜笑不休、精神涣散等为主要表现的情志证候。

2. 怒证指由于暴怒或过于愤怒，导致肝气横逆、阳气上亢，以烦躁多怒、胸胁胀闷、面赤头痛等为主要表现的情志证候。

3. 思证是指由于思虑过度，导致心脾功能紊乱，以神情恍惚、纳呆、胸闷、腹胀为主要表现的情志证候。

第十单元　气血津液辨证

第一节　气病辨证

考点：气虚证的临床表现和辨证要点

气虚证的临床表现和辨证要点见表 2-10-1。

表 2-10-1　气虚证的临床表现和辨证要点

概念	指元气不足，气的推动、固摄、防御、气化等功能减退，或脏器组织的机能减退，以气短、乏力、神疲、脉虚等为主要表现的虚弱证候
临床表现	气短声低，少气懒言，精神疲惫，体倦乏力，脉虚，舌质淡嫩，或有头晕目眩，自汗，动则诸症加重
证候分析	气虚证所反映的是机体气生成不足，消耗太过的状态。其原因主要有久病、重病、劳累过度等，使元气耗伤太过；先天不足，后天失养，致元气生成匮乏；年老体弱，脏腑机能减退而元气自衰
辨证要点	病体虚弱，以神疲、乏力、气短、脉虚为主要表现

必考热点

1. 气虚证指元气不足，气的推动、固摄、防御、气化等功能减退，或脏腑组织的机能减退，以气短、乏力、神疲、脉虚等为主要表现的虚弱证候。

2. 气虚证的临床表现为气短声低，少气懒言，精神疲惫、体倦乏力，脉虚，舌质淡嫩，或有头晕目眩，自汗，活动后诸症加重。

3. 气虚证临床常见于心、肺、脾、肾、胃等脏腑疾病，此时除见气虚证一般表现外，还有各脏腑气虚的特定表现。

考点：气陷证的临床表现和辨证要点

气陷证的临床表现和辨证要点见表 2-10-2。

表 2-10-2　气陷证的临床表现和辨证要点

概念	指气虚无力升举，清阳之气下陷，以自觉气坠，或脏器下垂为主要表现的虚弱证候
临床表现	头晕眼花，气短疲乏，脘腹坠胀感，大便稀溏，形体消瘦，或见内脏下垂、脱肛、阴挺等
证候分析	气陷多是气虚的发展，或为气虚的一种特殊表现形式，一般指脾（中）气的下陷。清阳之气不升，则自觉气短、气坠，头晕眼花；气陷而机体失却营精的充养，则见神疲乏力，形体消瘦；脾失健运，水谷精微下趋，则见大便稀溏；气陷无力升举，不能维持脏器正常位置，故觉脘腹坠胀，甚至出现内脏下垂
辨证要点	体弱而瘦，以气短、气坠、脏器下垂为主要表现

必考热点

1. 气陷证指气虚无力升举，清阳之气下陷，以自觉气坠，或脏器下垂为主要表现的虚弱证候。

2. 气陷证临床表现为头晕眼花，气短疲乏，脘腹坠胀感，大便稀溏，形体消瘦，或见内脏下垂、脱肛、阴挺等。

3. 气陷多是气虚的发展，或为气虚的一种特殊表现形式，一般指脾（中）气的下陷。

考点：气不固证的临床表现和辨证要点

气不固证的临床表现和辨证要点见表 2-10-3。

表 2-10-3　气不固证的临床表现和辨证要点

概念	指气虚失其固摄之能，以自汗，或大便、小便、血液、精液、胎元等不固为主要表现的虚弱证候
临床表现	气短，疲乏，面白，舌淡，脉虚无力；或见自汗不止；或为流涎不止；或见遗尿，余溺不尽，小便失禁；或为大便滑脱失禁；或各种慢性出血，妇女出现崩漏，或为滑胎、小产；或见男子遗精、滑精、早泄等
证候分析	因气虚固摄失职所致。气不固包括不能固摄津液、血液、小便、大便、精液、胎元等。其辨证是有气虚证的一般证候表现，并有各自“不固”的证候特点
辨证要点	病体虚弱，以疲乏、气短、脉虚及自汗，或出血，或二便、经、精等的不固为主要表现

必考热点

1. 气不固证是以自汗，或大便、小便、月经等不固为主要表现的虚弱证候。

2. 气不固包括不能固摄津液、血液、小便、大便、精液、胎元等。

3. 气不固证辨证是有气虚证的一般证候表现，并有各自“不固”的证候特点。

4. 患者，男，45 岁。临床表现为气短，疲乏，面白，舌淡，脉虚无力；有时可见自汗不止；或见遗尿，余溺不尽，小便失禁。此患者可诊断为气不固证。

考点：气脱证的临床表现和辨证要点

气脱证的临床表现和辨证要点见表 2-10-4。

表 2-10-4　气脱证的临床表现和辨证要点

概念	指元气亏虚已极，急骤外泄，以气息微弱、汗出不止等为主要表现的危重证候
临床表现	呼吸微弱而不规则，汗出不止，口开目合，全身瘫软，神识蒙胧，二便失禁，面色苍白，口唇青紫，脉微，舌淡，舌苔白润
证候分析	本证可由气虚证、气不固证发展而来；也可以在大失血、大汗、大吐、大泻、出血中风等情况下，出现“气随血脱”“气随津脱”；或于长期饥饿、极度疲劳、暴邪骤袭等状态下发生
	真气欲脱，则心、肺、脾、肾等脏腑之气皆衰。气息微弱欲绝、汗出不止，为肺气外脱之征；面白、脉微、神识蒙胧，为心气外越之象；二便失禁为肾气欲脱的表现；全身瘫软、口开、手撒，为脾气外泄之征
辨证要点	病势危重，以气息微弱、汗出不止、脉微等为主要表现

必考热点

1. 气脱证指元气亏虚已极，急骤外泄，以气息微弱、汗出不止等为主要表现的危重证候。

2. 气脱证可由气虚证、气不固证发展而来。

考点：气滞证的临床表现和辨证要点

气滞证的临床表现和辨证要点见表 2-10-5。

表 2-10-5 气滞证的临床表现和辨证要点

概念	指人体某一部分或某一脏腑、经络的气机阻滞，运行不畅，以胀闷疼痛为主要表现的证候
临床表现	胸胁、脘腹等处或损伤部位的胀闷或疼痛，疼痛性质可为胀痛、窜通、攻痛，症状时轻时重，部位不固定，按之一般无形，通常随嗳气、肠鸣、矢气等而减轻，或症状随情绪变化而增减，脉象多弦，舌象可无明显变化
证候分析	引起气滞证的原因，主要有三方面：①情志不舒，忧郁悲伤，思虑过度，而致气机郁滞。②痰饮、瘀血、宿食、蛔虫、砂石等病理物质的阻塞，或阴寒凝滞，湿邪阻碍，外伤络阻等，都能导致气机郁滞。③脏气虚弱，运行乏力而气机阻滞
	气机阻滞的主要机理是气的运行发生障碍，气机不畅则痞胀，障碍不通则疼痛，气得运行则症减，故气滞以胀闷疼痛为主要临床表现
辨证要点	以胸胁脘腹或损伤部位的胀闷、胀痛、窜痛为主要表现

必考热点

1. 气滞证指人体某一部分或某一脏腑、经络的气机阻滞，运行不畅，以胀闷疼痛为主要表现的证候。
2. 气滞证以胸胁脘腹或损伤部位的胀闷、胀痛、窜痛为主要表现。
3. 气机阻滞的主要机理是气的运行发生障碍。

考点：气逆证的临床表现和辨证要点

气逆证的临床表现和辨证要点见表 2-10-6。

表 2-10-6 气逆证的临床表现和辨证要点

概念	指气机失调，气上冲逆，以咳嗽喘促、呃逆、呕吐等为主要表现的证候
临床表现	咳嗽频作，呼吸喘促；呃逆、嗳气不止，或恶心、呕吐、呕血；头痛、眩晕，甚至昏厥、咯血等
证候分析	气逆一般是在气滞基础上的一种表现形式。表现为气机的当降不降而反上升，或升发太过。主要是指肺胃之气不降而上逆，或肝气升发太过而上逆。导致气逆的原因可有外邪侵袭、痰饮瘀血内停、寒热刺激、情志过激等
辨证要点	以咳喘或呕吐、呃逆等为突出表现

必考热点

1. 气逆证指气机失调，气上冲逆，以咳嗽喘促、呃逆、呕吐等为主要表现的证候。
2. 气逆一般是在气滞基础上的一种表现形式。
3. 导致气逆的原因可有外邪侵袭、痰饮瘀血内停、寒热刺激、情志过激等。

考点：气闭证的临床表现和辨证要点

气闭证的临床表现和辨证要点见表 2-10-7。

表 2-10-7 气闭证的临床表现和辨证要点

概念	指邪气阻闭神机或脏器、官窍，以突发昏厥或绞痛为主要表现的实性急重证候

续 表

临床表现	突然发生势急、症重之昏厥，或内脏绞痛，或二便闭塞，呼吸气粗，声高，脉沉弦有力等
证候分析	形成气闭证的主要原因：强烈精神刺激，使神机闭塞；砂石、虫、痰等阻塞脉络、管腔，导致气机闭塞；溺水、电击等意外事故，致使心、肺气闭
辨证要点	以突发昏厥或绞痛、二便闭塞、息粗、脉实为主要表现

必考热点

1. 气闭证指邪气阻闭神机或脏器、官窍，以突发昏厥或绞痛为主要表现的实性急重证候。

2. 形成气闭证的主要原因有强烈精神刺激，使神机闭塞；砂石、虫、痰等阻塞脉络、管腔，导致气机闭塞；溺水、电击等意外事故，致使心、肺气闭。

第二节 血病辨证

考点：血虚证的临床表现和辨证要点

血虚证的临床表现和辨证要点见表2-10-8。

表2-10-8 血虚证的临床表现和辨证要点

概念	指血液亏虚，不能濡养脏腑、经络、组织，以面、睑、唇、舌色白，脉细为主要表现的虚弱证候
临床表现	面色淡白或萎黄，眼睑、口唇、舌质、爪甲的颜色淡白，头晕，或见眼花、两目干涩，心悸，多梦，健忘，神疲，手足发麻，或妇女月经量少、色淡、延期甚或经闭，脉细无力等
证候分析	多因血液耗损过多或生化不足所致。可因先天禀赋不足，或因脾胃、肾脏病变，生化乏源；或因各种急慢性出血，或因思虑劳神过度，暗耗阴血；或因虫积肠道，耗吸营养等导致
辨证要点	病体虚弱，以面、睑、唇、舌、爪甲的颜色淡白、脉细为主要表现

必考热点

1. 血虚证指血液亏虚，不能濡养脏腑、经络、组织，以面、睑、唇、舌色白，脉细为主要表现的虚弱证候。

2. 血瘀证出血的特征是出血反复不止，色紫暗或夹血块，或大便色黑如柏油状，或妇女血崩、漏血。

3. 血虚证多因血液损耗过多或生化不足所致。

考点：血脱证的临床表现和辨证要点

血脱证的临床表现和辨证要点见表2-10-9。

表2-10-9 血脱证的临床表现和辨证要点

概念	指突然大量出血或长期反复出血，血液亡脱，以面色苍白、心悸、脉微或芤为主要表现的危重证候
临床表现	面色苍白，头晕目眩，心悸，气短，四肢逆冷，舌色枯白，脉微或芤

续 表

证候分析	导致血脱证的主要原因是突然大量出血，诸如呕血、便血、崩漏、外伤失血等，也可以是因长期失血、血虚进一步发展而成。所以大失血、严重血虚等病史可以作为血脱证的主要诊断依据
	血液大量耗失，血脉空虚，不得荣润，则见面色苍白，舌色枯白，脉微或芤；血液亡失，心脏、清窍失养，则见心悸，头晕目眩等症
辨证要点	有血液严重损失的病史，以面色苍白、脉微或芤为主要临床表现

必考热点

1. 导致血脱证的主要原因是突然大量出血。
2. 大失血、严重血虚等病史可以作为血脱证的主要诊断依据。
3. 血脱证有血液严重损失的病史，以面色苍白、脉微或芤为主要临床表现。

考点：血瘀证的临床表现和辨证要点

血瘀证的临床表现和辨证要点见表 2-10-10。

表 2-10-10 血瘀证的临床表现和辨证要点

概念	指瘀血内阻，血行不畅，以固定刺痛、肿块、出血、瘀血色脉征为主要表现的证候
临床表现	疼痛特点为刺痛、痛处拒按、固定不移、常在夜间痛甚；肿块的性状是在体表者包块色青紫，腹内者触及质硬而推之不移；出血的特征是出血反复不止；瘀血色脉征主要有面色黧黑，或唇甲青紫，或皮下紫斑，或肌肤甲错，或腹露青筋，或皮肤出现丝状红缕，或舌有紫色斑点、舌下络脉曲张，脉多细涩或结、代、无脉等
证候分析	本证多因气滞而血行不畅，或阳气亏虚，运血无力，或血寒、血热，或外伤出血等引起；也可因湿热、痰浊、砂石阻遏，使血行不畅，脉络阻滞不通所致
	机理主要为瘀血内积，气血运行受阻，不通则痛，故有刺痛、固定、拒按等特点；夜间阳气内藏，阴气壅盛，血行较缓，瘀滞益甚，故夜间痛增；血液瘀积不散而凝结成块，则见肿块紫暗、出血紫暗成块；血不循经而溢出脉外，则见各种出血；血行障碍，气血不能濡养肌肤，则见皮肤干涩、肌肤甲错；血行瘀滞，则血色变紫变黑，故见面色黧黑、唇甲青紫；脉络瘀阻，则见络脉显露、丝状红缕，舌现斑点，脉涩等症
	瘀血可阻滞于各种脏器、组织，而有不同的血瘀证名，如心脉瘀阻证、瘀阻脑络证、胃肠血瘀证、肝经血瘀证、瘀阻胞宫证、瘀滞胸膈证、下焦瘀血证、瘀滞肌肤证、瘀滞脉络证等，并表现出各自脏器、组织的证候特点
辨证要点	以固定刺痛、肿块、出血、瘀血色脉征为主要表现

必考热点

1. 血瘀证是指瘀血内阻，血行不畅，以固定刺痛、肿块、出血、瘀血色脉征为主要表现的证候。
2. 血瘀证的疼痛特点为刺痛、痛处拒按、固定不移、常在夜间痛甚。
3. 血瘀证肿块的性状是在体表者包块色青紫，腹内者触及质硬而推之不移。
4. 血瘀证出血的特征是出血反复不止，色紫暗或夹血块，或大便色黑如柏油状，或妇女血崩、漏血。

考点：血热证的临床表现和辨证要点

血热证的临床表现和辨证要点见表 2-10-11。

表 2-10-11 血热证的临床表现和辨证要点

概念	指火热内炽，侵迫血分，以身热口渴、斑疹吐衄、烦躁谵语、舌绛、脉数等为主要表现的实热证候。即血分的热证
临床表现	身热夜甚，或潮热，口渴，面赤，心烦，失眠，躁扰不宁，甚或狂乱、神昏谵语，或见各种出血色深红，或斑疹显露，或为疮痈，舌绛，脉数疾等
证候分析	本证多因外感温热之邪，或情志过极、气郁化火，或过食辛辣燥热之品，导致火热内炽所致
	血热证常见于外感温热病中，即卫气营血辨证中的血分证；又可见于外科疮疡病、妇科月经病、其他杂病之中
辨证要点	以身热口渴、斑疹吐衄、烦躁谵语、舌绛、脉数等为主要表现

必考热点

1. 血热证指火热内炽，侵迫血分，以身热口渴、斑疹吐衄、烦躁谵语、舌绛、脉数等为主要表现的实热证候。即血分的热证。

2. 血热证常见于外感温热病中，即卫气营血辨证中的血分证。

3. 患者，女，36岁。月经先期10余天，量多质稠，经色深红，口渴心烦，舌绛，脉滑数。此患者可辨证为血热证。

考点：血寒证的临床表现和辨证要点

血寒证的临床表现和辨证要点见表 2-10-12。

表 2-10-12 血寒证的临床表现和辨证要点

概念	指寒邪客于血脉，凝滞气机，血行不畅，以患处冷痛拘急、畏寒、唇舌青紫，妇女月经后期、经色紫暗夹块等为主要表现的实寒证候。即血分的寒证
临床表现	畏寒，手足或少腹等患处冷痛拘急、得温痛减，肤色紫暗发凉，或为痛经、月经后期、经色紫暗、夹有血块，唇舌青紫，苔白滑，脉沉迟弦涩等
证候分析	血寒证主要因寒邪侵犯血脉，或阴寒内盛，凝滞脉络而成。属实寒证的范畴，寒滞肝脉证、寒凝胞宫证、寒凝脉络证等，均属于血寒证
辨证要点	以患处冷痛拘急、畏寒、唇舌青紫，妇女月经愆期、经色紫暗夹块等为主要表现

必考热点

1. 血寒证指寒邪客于血脉，凝滞气机，血行不畅，以患处冷痛拘急、恶寒、唇舌青紫，妇女月经后期、经色紫暗夹块等为主要表现的实寒证候。即血分的寒证。

2. 血寒证的疼痛具有拘急冷痛、得温痛减的特点。

第三节 气血同病辨证

考点：气滞血瘀证的临床表现和辨证要点

气滞血瘀证的临床表现和辨证要点见表 2-10-13。

表 2-10-13 气滞血瘀证的临床表现和辨证要点

概念	指气机郁滞，导致血行瘀阻所产生的证候

续　表

临床表现	胸胁胀满疼痛，乳房胀痛，情志抑郁或易怒，兼见痞块刺痛、拒按，妇女痛经，经血紫暗有块，或闭经，舌紫暗或有瘀点瘀斑，脉弦涩
证候分析	气机郁滞日久，血行瘀阻不畅，故见气滞及血瘀证表现。本证以情志不舒，同时伴有胸胁胀满疼痛、刺痛，女子月经不调为诊断要点
辨证要点	临床以身体局部胀闷走窜疼痛，甚或刺痛，疼痛固定、拒按；或有坚硬肿块，局部青紫肿胀；或有情志抑郁，性急易怒；或有面色紫暗，皮肤青筋暴露；妇女可见经闭或痛经，经色紫暗或夹血块，或乳房胀痛；舌质紫暗或有斑点，脉弦涩等为辨证依据

必考热点

气滞血瘀证以情志不舒，同时伴有胸胁胀满疼痛、刺痛，女子月经不调为诊断要点。

考点：气虚血瘀证的临床表现和辨证要点

气虚血瘀证的临床表现和辨证要点见表 2-10-14。

表 2-10-14　气虚血瘀证的临床表现和辨证要点

概念	指气虚运血无力，导致血液瘀滞于体内所产生的证候。属于本虚标实证
临床表现	面色淡白，神疲乏力，气短懒言，食少纳呆；面色晦滞，局部青紫、肿胀、刺痛不移而拒按，或肢体瘫痪、麻木，或可触及肿块，舌淡紫或有瘀点瘀斑，脉细涩
证候分析	气为血之帅，气虚则推动血行无力，导致血液瘀滞难行，形成气虚血瘀证，故见气虚和血瘀表现。气虚血瘀证虚中夹实，以气虚和血瘀的证候表现为诊断要点。气虚舌淡，血瘀舌紫暗，气虚血少则脉细，涩脉主瘀，故舌淡紫或有瘀点瘀斑，脉细涩，气虚舌淡，血瘀舌紫暗，气虚血少则脉细，涩脉主瘀是气虚血瘀证的常见舌脉
辨证要点	临床以面色淡白无华或面色紫暗，倦怠乏力，少气懒言，局部疼痛如刺，痛处固定不移、拒按，舌淡紫，或有斑点，脉涩等为辨证依据

必考热点

1. 气虚血瘀证指气虚运血无力，导致血液瘀滞于体内所产生的证候，属于本虚标实证。
2. 气虚血瘀证虚中夹实，以气虚和血瘀的证候表现为诊断要点。
3. 气虚血瘀证的常见舌脉为气虚舌淡，血瘀舌紫暗，气虚血少则脉细，涩脉主瘀。

考点：气血两虚证的临床表现和辨证要点

气血两虚证的临床表现和辨证要点见表 2-10-15。

表 2-10-15　气血两虚证的临床表现和辨证要点

概念	指气虚证和血虚证同时存在所表现的证候
临床表现	头晕目眩，少气懒言，神疲乏力，自汗，面色淡白或萎黄，唇甲淡白，心悸失眠，形体消瘦，舌淡而嫩，脉细弱
证候分析	本证多由久病不愈，气虚不能生血，或血虚无以化气所致。气血互根、互化，血虚则脏腑组织失养，气虚则机能活动减退，故见气血亏虚表现。气血两虚证以气虚与血虚的证候共见为诊断要点
辨证要点	以少气懒言，神疲乏力，自汗；面色淡白无华或萎黄，口唇、爪甲颜色淡白，或见心悸失眠，头晕目眩，形体消瘦，手足发麻；舌质淡白，脉细无力等为辨证依据

必考热点

1. 气血两虚证以少气懒言，神疲乏力，自汗；面色淡白无华或萎黄，口唇、爪甲颜色淡白，或见心悸失眠，头晕目眩，形体消瘦，手足发麻；舌质淡白，脉细无力等为辨证依据。

2. 气血两虚证以气虚与血虚的证候共见为诊断要点。

考点：气不摄血证的临床表现和辨证要点

气不摄血证的临床表现和辨证要点见表 2-10-16。

表 2-10-16 气不摄血证的临床表现和辨证要点

概念	指气虚摄血无力，导致血溢脉外所产生的证候
临床表现	吐血、便血、崩漏、皮下瘀斑、鼻衄，神疲乏力，气短懒言，面色淡白，舌淡，脉弱
证候分析	气为血之帅，统摄血液运行。气虚则统血无权，血不归经而外溢，故见气虚及各种出血表现。气不摄血证以出血和气虚证共见为诊断要点
辨证要点	临床以衄血、便血、尿血、崩漏、皮下青紫色斑块等各种慢性出血，并见面色淡白无华，神疲乏力，少气懒言，心悸，食少，舌淡白，脉弱等为辨证依据

必考热点

1. 患者，女，40 岁。表现为吐血、便血、皮下瘀斑、鼻衄，兼神疲乏力，气短懒言，面色淡白，舌淡，脉弱。此患者可辨证为气不摄血证。

2. 气不摄血证以出血和气虚的证候共见为诊断要点。

考点：气随血脱证的临床表现和辨证要点

气随血脱证的临床表现和辨证要点见表 2-10-17。

表 2-10-17 气随血脱证的临床表现和辨证要点

概念	指由于大失血，导致元气外脱所产生的危重证候
临床表现	大出血时，突然面色苍白，大汗淋漓，四肢厥冷，呼吸微弱，甚至晕厥，舌淡，脉微欲绝或见芤脉
证候分析	血为气之母，血脱则气无所依附，元气随血外脱，导致温运、推动、固摄等功能失职。本证以大出血时突然出现气脱之证为诊断要点
辨证要点	临床以大量出血的同时，出现面色苍白，气少息微，冷汗淋漓，舌淡，脉微欲绝或散大无根等为辨证依据

必考热点

1. 患者，女，30 岁。大出血时，突然面色苍白，大汗淋漓，四肢厥冷，呼吸微弱，甚至晕厥，舌淡，脉微欲绝，此患者可辨证为气随血脱证。

2. 气随血脱证以大出血时突然出现气脱之证为诊断要点。

第四节　津液病辨证

考点：痰证的临床表现和辨证要点

痰证的临床表现和辨证要点见表 2-10-18。

表 2-10-18　痰证的临床表现和辨证要点

概念	指痰浊内阻或流窜，以咳吐痰多、胸闷、呕恶、眩晕、体胖，或局部有圆滑包块，苔腻，脉滑等为主要表现的证候
临床表现	痰浊最易内停于肺，而影响肺气的宣发肃降，故痰证以咳吐痰多、胸闷等为基本表现。常见咳嗽痰多，痰质黏稠，胸脘痞闷，呕恶，纳呆，或头晕目眩，或形体肥胖，或神昏而喉中痰鸣，或神志错乱而为癫、狂、痴、痫，或某些部位出现圆滑柔韧的包块等，舌苔腻，脉滑
证候分析	本证多因外感六淫、饮食不当、情志刺激、过逸少动等，影响肺、脾、肾等脏的气化功能，以致水液未能正常输布而停聚凝结成痰所致
辨证要点	以咳吐痰多、胸闷、呕恶、眩晕、体胖，或局部有圆滑包块，苔腻，脉滑为辨证依据

必考热点

1. 痰证指痰浊内阻或流窜，以咳吐痰多、胸闷、呕恶、眩晕、体胖，或局部有圆滑包块，苔腻、脉滑等为主要表现的证候。

2. 痰证多因外感六淫、饮食不当、情志刺激、过逸少动等，影响肺、脾、肾等脏的气化功能，以致水液未能正常输布而停聚凝结成痰所致。

3. 痰浊最易内停于肺，而影响肺气的宣发肃降，故痰证以咳吐痰多、胸闷等为基本表现。

考点：饮证的临床表现和辨证要点

饮证的临床表现和辨证要点见表 2-10-19。

表 2-10-19　饮证的临床表现和辨证要点

概念	指水饮停聚于腔隙或胃肠，以胸闷脘痞、呕吐清水、咳吐清稀痰涎、肋间饱满、苔滑等为主要表现的证候
临床表现	脘腹痞胀，泛吐清水，脘腹部水声辘辘；肋间饱满，咳唾引痛；胸闷，心悸，息促不得卧；身体、肢节疼重；咳吐清稀痰涎，或喉间哮鸣有声；头目眩晕，舌苔白滑，脉弦或滑等
证候分析	本证可因外邪侵袭，或为中阳素虚，使水液输布障碍而停聚成饮所致。饮邪主要停积于胃肠、胸胁、心包、肺等身体的管腔部位。饮邪停留于胃肠，阻滞气机，胃失和降，可见泛吐清水，脘腹痞胀，腹部水声辘辘，是为狭义的“痰饮”；饮邪停于胸胁，阻碍气机，压迫肺脏，则有肋间饱满，咳唾引痛，胸闷息促等症，为悬饮；饮邪停于心肺，阻遏心阳，阻滞气血运行，则见胸闷心悸，气短不得卧等症，为支饮；饮邪犯肺，肺失宣降，气道滞塞，则见胸部紧闷，咳吐清稀痰涎，或喉间哮鸣有声；饮邪内阻，清阳不能上升，则见头目眩晕；舌苔白滑，脉弦或滑等，亦为饮证的表现
	根据饮停主要部位的不同，临床有饮停胃肠证、饮停胸胁证、饮停心包证、饮邪客肺证等，并表现出各自的证候特点
辨证要点	以胸闷脘痞、呕吐清水、咳吐清稀痰涎、肋间饱满、苔滑等为辨证依据

必考热点

1. 饮证是指水饮停聚于腔隙或胃肠，以胸闷脘痞、呕吐清水、咳吐清稀痰涎、肋间饱满、苔滑等为主要表现的证候。

2. 饮邪主要停积于胃肠、胸胁、心包、肺等身体的管腔部位。

考点：水停证的临床表现和辨证要点

水停证的临床表现和辨证要点见表 2-10-20。

表 2-10-20 水停证的临床表现和辨证要点

概念	指体内水液因气化失常而停聚，以肢体浮肿、小便不利，或腹大痞胀，舌淡胖等为主要表现的证候
临床表现	头面、肢体甚或全身水肿，按之凹陷不易起，或为腹水而见腹部膨隆、叩之音浊，小便短少不利，身体困重，舌淡胖，苔白滑，脉濡缓等
证候分析	本证多因风邪外袭，或湿邪内阻，亦可因房劳伤肾，或久病肾虚等，影响肺、脾、肾的气化功能，使水液运化、输布失常而停聚为患。此外，瘀血内阻，经脉不利，亦可影响水液的运行，使水蓄腹腔等部位，而成血瘀水停
	根据形成水停的机理、脏器的不同，临床常见的水停证有风水相搏（风袭水停）证、脾虚水泛证、肾虚水泛证、水气凌心证等
辨证要点	以肢体浮肿、小便不利，或腹大痞胀，舌淡胖等为辨证依据

必考热点

1. 水停证是体内水液因气化失常而停聚所致。
2. 水停证以肢体浮肿、小便不利，或腹大痞胀，舌淡胖等为主要表现。
3. 根据形成水停的机理、脏器的不同，临床常见的水停证有风水相搏（风袭水停）证、脾虚水泛证、肾虚水泛证、水气凌心证等。

考点：津液亏虚证的临床表现和辨证要点

津液亏虚证的临床表现和辨证要点见表 2-10-21。

表 2-10-21 津液亏虚证的临床表现和辨证要点

概念	指体内津液亏少，脏腑、组织、官窍失却滋润、濡养、充盈，以口渴尿少，口、鼻、唇、舌、皮肤、大便干燥等为主要表现的证候
临床表现	口、鼻、唇、舌、咽喉、皮肤、大便等干燥，皮肤枯瘪而缺乏弹性，眼球深陷，口渴欲饮水，小便短少而黄，舌红，脉细数无力等
证候分析	本证多因大汗、大吐、大泻、高热、烧伤等，使津液耗损过多；或外界气候干燥，或体内阳气偏亢，使津液耗损；饮水过少，或脏气虚衰，使津液生成不足所致
	津液亏虚的常见证有肺燥津伤证、胃燥津亏证、肠燥津亏证等，均有干燥见症，并表现出各自脏器的证候重点
辨证要点	以口渴尿少，口、鼻、唇、舌、皮肤、大便干燥等为辨证依据

必考热点

1. 津液亏虚证指体内津液亏少，脏腑、组织、官窍失却滋润、濡养、充盈，以口渴尿少，口、鼻、唇、舌、皮肤、大便干燥等为主要表现的证候。
2. 津液亏虚的常见病证有肺燥津伤证、胃燥津亏证、肠燥津亏证等。

第十一单元 脏腑辨证

第一节 心与小肠病辨证

考点：心气虚证、心阳虚证、心阳虚脱证的临床表现和鉴别要点

心气虚证、心阳虚证、心阳虚脱证的临床表现和鉴别要点见表 2-11-1。

表 2-11-1 心气虚、心阳虚、心阳虚脱证的临床表现和鉴别要点

心气虚证	指心气不足，鼓动无力，以心悸、神疲及气虚症状为主要表现的虚弱证候	
	临床表现	心悸，胸闷，气短，精神疲倦，或有自汗，活动后诸症加重，面色淡白，舌质淡，脉虚
	辨证依据	心悸、神疲与气虚症状共见
心阳虚证	指心阳虚衰，温运失司，鼓动无力，虚寒内生，以心悸怔忡、心胸憋闷及阳虚症状为主要表现的虚寒证候	
	临床表现	心悸怔忡，心胸憋闷或痛，气短，自汗，畏冷肢凉，神疲乏力，面色㿠白，或面唇青紫，舌质淡胖或紫暗，苔白滑，脉弱或结或代
	辨证依据	心悸怔忡、心胸憋闷与阳虚症状共见
心阳虚脱证	指心阳衰极，阳气欲脱，以心悸胸痛、冷汗、肢厥、脉微为主要表现的危重证候	
	临床表现	在心阳虚证的基础上，突然冷汗淋漓，四肢厥冷，面色苍白，呼吸微弱，或心悸，心胸剧痛，神志模糊或昏迷，唇舌青紫，脉微欲绝
	辨证依据	心悸胸痛、冷汗、肢厥、脉微等表现
心气虚证与心阳虚证的鉴别要点	二者均可见心悸、胸闷、气短等症，但心阳虚证有畏冷肢凉、面色晦暗等表现，心气虚证无寒象，疲乏等症表现明显	
心气虚证、心阳虚证、心阳虚脱证的鉴别要点	三者是心的功能损伤由轻到重的三个阶段，三者之间相互联系。心气虚证以心悸、胸闷兼气虚证为特征；心阳虚证是在心气虚的基础上，出现心胸闷痛、畏寒肢冷等虚寒证候为特征；心阳虚脱证是在心阳虚的基础上，突然出现冷汗、肢厥、脉微等亡阳证候为特征	

必考热点

1. 心气虚证指心气不足，鼓动无力，以心悸、神疲及气虚症状为主要表现的虚弱证候。

2. 心阳虚证指心阳虚衰，温运失司，鼓动无力，虚寒内生，以心悸怔忡、心胸憋闷及阳虚症状为主要表现的虚寒证候。

3. 患者，女，35 岁。表现为心悸怔忡，心胸憋闷或痛，气短，自汗，畏冷肢凉，神疲乏力，面色㿠白，面唇青紫，舌质淡胖或紫暗，苔白滑，脉弱或结或代。此患者可辨证为心阳虚证。

考点：心血虚证、心阴虚证的临床表现和鉴别要点

心血虚证、心阴虚证的临床表现、鉴别要点见表 2-11-2。

表 2-11-2　心血虚、心阴虚证的临床表现和鉴别要点

心血虚证	指血液亏虚，心与心神失于濡养，以心悸、失眠、多梦及血虚症状为主要表现的虚弱证候	
	临床表现	心悸，头晕眼花，失眠，多梦，健忘，面色淡白或萎黄，舌色淡，脉细无力
	辨证依据	心悸、失眠、多梦与血虚症状共见
心阴虚证	指阴液亏损，心与心神失养，虚热内扰，以心烦、心悸、失眠及阴虚症状为主要表现的虚热证候	
	临床表现	心烦，心悸，失眠，多梦，口燥咽干，形体消瘦，或见手足心热，潮热盗汗，两颧潮红，舌红少苔乏津，脉细数
	辨证依据	心烦、心悸、失眠与阴虚症状共见
心血虚证与心阴虚证的鉴别要点	二者虽均可见心悸、失眠、多梦等症，但血虚以“色白”为特征而无热象，阴虚以“色赤”为特征而有明显热象	
	相同症状	心失所养，心神不安、心悸、失眠多梦
	不同症状	心血虚证：面色淡白或萎黄，唇舌色淡，脉细无力
		心阴虚证：口燥咽干，形体消瘦，五心烦热，潮热盗汗，两颧潮红，舌红少苔乏津，脉细数

必考热点

1. 心血虚证指血液亏虚，心与心神失于濡养，以心悸、失眠、多梦及血虚症状为主要表现的虚弱证候。
2. 心阴虚证以心烦、心悸、失眠与阴虚症状共见为辨证的主要依据。
3. 心血虚证以“色白”为特征而无热象，心阴虚证以“色赤”为特征而有明显热象。

考点：心脉痹阻证的临床表现及瘀阻心脉证、痰阻心脉证、寒凝心脉证、气滞心脉四证的鉴别

心脉痹阻证的临床表现及瘀阻心脉、痰阻心脉、寒凝心脉、气滞心脉四证的鉴别见表 2-11-3。

表 2-11-3　心脉痹阻证的临床表现及瘀阻心脉、痰阻心脉、寒凝心脉、气滞心脉四证的鉴别

心脉痹阻证	指瘀血、痰浊、阴寒、气滞等因素阻痹心脉，以心悸怔忡、胸闷、心痛为主要表现的证候。又名心血（脉）瘀阻证。由于诱因的不同，临床又有瘀阻心脉证、痰阻心脉证、寒凝心脉证、气滞心脉证等之分	
	临床表现	心悸怔忡，心胸憋闷疼痛，痛引肩背内臂，时作时止。或以刺痛为主，舌质晦暗或有青紫斑点，脉细、涩、结、代；或以心胸憋闷为主，体胖痰多，身重困倦，舌苔白腻，脉沉滑或沉涩；或以遇寒痛剧为主，得温痛减，畏寒肢冷，舌淡苔白，脉沉迟或沉紧；或以胀痛为主，与情志变化有关，喜太息，舌淡红，脉弦
	辨证依据	心悸怔忡，心胸憋闷疼痛与瘀血症状共见
瘀阻心脉证、痰阻心脉证、寒凝心脉证、气滞心脉证的鉴别要点	心脉痹阻只是病理结果，导致心脉不通的原因主要有瘀血、痰浊、阴寒、气滞几个方面。临床必须辨证求因	
	瘀阻心脉证	心胸刺痛，舌暗或有青紫斑点，脉细涩或结代
	痰阻心脉证	心胸闷痛，体胖痰多，身重困倦，苔白腻，脉沉滑或沉涩
	寒凝心脉证	心胸剧痛，遇寒加重，得温痛减，形寒肢冷，舌淡苔白，脉沉迟或沉紧
	气滞心脉证	心胸胀痛，胁胀善太息，舌淡红，脉弦

必考热点

1. 心脉痹阻证指瘀血、痰浊、阴寒、气滞等因素阻痹心脉，以心悸怔忡、胸闷、心痛为主要表现的证候。

2. 痰阻心脉证的疼痛以闷痛为特点，多伴有体胖痰多，身重困倦，苔白腻，脉沉滑或沉涩等痰浊内盛的症状。

3. 患者，男，60 岁。主诉心胸憋闷疼痛，并放射至肩背，心悸怔忡，有恐惧感，舌紫有瘀点，苔白，脉沉细涩。此患者可辨证为心脉痹阻证。

考点：痰蒙心神证、痰火扰神证的临床表现和鉴别要点

痰蒙心神证、痰火扰神证的临床表现和鉴别要点见表 2-11-4。

表 2-11-4　痰蒙心神证、痰火扰神证的临床表现和鉴别要点

痰蒙心神证	指痰浊蒙蔽心神，以神志抑郁、错乱、痴呆、昏迷为主要表现的证候。又名痰迷心窍证	
	临床表现	神情痴呆，意识模糊，甚则昏不知人，或神情抑郁，表情淡漠，喃喃独语，举止失常。或突然昏仆，不省人事，口吐涎沫，喉有痰声。并见面色晦暗，胸闷，呕恶，舌苔白腻，脉滑等症
	辨证依据	神志抑郁、错乱、痴呆、昏迷与痰浊症状共见
痰火扰神证	指火热痰浊交结，扰闭心神，以狂躁、神昏及痰热症状为主要表现的证候。又名痰火扰心（闭窍）证	
	临床表现	发热，口渴，胸闷，气粗，咳吐黄痰，喉间痰鸣，心烦，失眠，甚则神昏谵语，或狂躁妄动，打人毁物，不避亲疏，胡言乱语，哭笑无常，面赤，舌质红，苔黄腻，脉滑数
	辨证依据	神志狂躁、神昏谵语与痰热症状共见
痰蒙心神证与痰火扰神证鉴别要点	二者均有神志异常的表现，均可或见神昏，但痰蒙心神证为痰浊，其症以抑郁、痴呆、错乱为主，有痰无火，无热证表现；痰火扰神证则为痰热，其症以神志狂躁、神昏谵语为主，既有痰，又有火	

必考热点

1. 痰蒙心神证指痰浊蒙蔽心神，以神志抑郁、错乱、痴呆、昏迷为主要表现的证候。
2. 痰火扰神证指火热痰浊交结，扰闭心神，以狂躁、神昏及痰热症状为主要表现的证候。
3. 痰蒙心神证与痰火扰神证均有神志异常的表现，均可或见神昏。

考点：心火亢盛证、瘀阻脑络证、小肠实热证的临床表现

心火亢盛证、瘀阻脑络证、小肠实热证的临床表现见表 2-11-5。

表 2-11-5　心火亢盛证、瘀阻脑络证、小肠实热证的临床表现

心火亢盛证	指火热内炽，扰乱心神，迫血妄行，上炎口舌，热邪下移，以发热、心烦、吐衄、舌赤生疮、尿赤涩灼痛等为主要表现的实热证候	
	临床表现	发热，口渴，心烦，失眠，便秘，尿黄，面红，舌尖红绛，苔黄，脉数有力。甚或口舌生疮、溃烂疼痛；或见小便短赤、灼热涩痛；或见吐血、衄血；或见狂躁谵语、神识不清
	辨证依据	发热、心烦、吐衄、舌赤生疮及尿赤涩灼痛
瘀阻脑络证	指瘀血犯头，阻滞脑络，以头痛、头晕及瘀血症状为主要表现的证候	
	临床表现	头晕、头痛经久不愈，痛如锥刺、痛处固定，或健忘，失眠，心悸，或头部外伤后昏不知人，面色晦暗，舌质紫暗或有斑点，脉细涩
	辨证依据	头痛、头晕与瘀血症状共见

续 表

小肠实热证	是指心火下移小肠，以小肠里热炽盛为主要表现的证候	
	临床表现	心烦失眠，面赤口渴，口舌生疮，溃烂灼痛，小便赤涩，尿道灼痛，尿血，舌红苔黄，脉数
	辨证依据	小便赤涩灼痛与心火炽盛

必考热点

1. 心火亢盛证指火热内炽，扰乱心神，迫血妄行，上炎口舌，热邪下移，以发热、心烦、吐衄、舌赤生疮、尿赤涩灼痛等为主要表现的实热证候。

2. 瘀阻脑络证指瘀血犯头，阻滞脑络，以头痛、头晕及瘀血症状为主要表现的证候。

3. 小肠实热证以小便赤涩灼痛与心火炽盛为辨证的主要依据。

第二节　肺与大肠病辨证

考点：肺气虚证、肺阴虚证的临床表现和鉴别要点

肺气虚证、肺阴虚证的临床表现和鉴别要点见表2-11-6。

表2-11-6　肺气虚证、肺阴虚证的临床表现和鉴别要点

肺气虚证	指肺气虚弱，呼吸无力，卫外不固，以咳嗽无力、气短而喘、自汗等为主要表现的虚弱证候	
	临床表现	咳嗽无力，气短而喘，动则尤甚，咳痰清稀，声低懒言，或有自汗、畏风，易于感冒，神疲体倦，面色淡白，舌淡苔白，脉弱
	辨证依据	咳嗽无力、气短而喘、自汗与气虚症状共见
肺阴虚证	指肺阴亏虚，虚热内扰，以干咳少痰、潮热、盗汗等为主要表现的虚热证候。又名肺虚热证	
	临床表现	干咳无痰，或痰少而黏、不易咳出，或痰中带血，声音嘶哑，口燥咽干，形体消瘦，五心烦热，潮热盗汗，两颧潮红，舌红少苔乏津，脉细数
	辨证依据	干咳、痰少难咳、潮热及盗汗
肺气虚证与肺阴虚证的鉴别	相同症状	咳嗽
	不同症状	肺气虚证：咳嗽无力，气短而喘，伴有气虚症状
		肺阴虚证：干咳少痰，伴有虚热内扰、潮热盗汗等阴虚症状

必考热点

1. 肺气虚证指肺气虚弱，呼吸无力，卫外不固，以咳嗽无力、气短而喘、自汗等为主要表现的虚弱证候。

2. 肺阴虚证指肺阴亏虚，虚热内扰，以干咳少痰、潮热、盗汗等为主要表现的虚热证候。

3. 肺阴虚证临床表现为干咳无痰，或痰少而黏、不易咳出，或痰中带血，声音嘶哑，口燥咽干，形体消瘦，五心烦热，潮热盗汗，两颧潮红，舌红少苔乏津，脉细数。

考点：风寒犯肺证、寒痰阻肺证、饮停胸胁证的临床表现和鉴别要点

风寒犯肺、寒痰阻肺、饮停胸胁证的临床表现、鉴别要点见表2-11-7。

表 2-11-7　风寒犯肺证、寒痰阻肺证、饮停胸胁证的临床表现、鉴别要点

风寒犯肺证	指风寒侵袭，肺卫失宣，以咳嗽、咳稀白痰、恶风寒等为主要表现的证候	
	临床表现	咳嗽，咳少量稀白痰，气喘，微有恶寒发热，鼻塞，流清涕，喉痒，或见身痛无汗，舌苔薄白，脉浮紧
	辨证依据	外感风寒的病史，以咳嗽、咳稀白痰与风寒表证共见
寒痰阻肺证	指寒饮或痰浊停聚于肺，肺失宣降，以咳喘、痰白量多易咳等为主要表现的证候。又名寒饮停肺证、痰浊阻肺证	
	临床表现	咳嗽，痰多、色白、质稠或清稀、易咳，胸闷，气喘，或喉间有哮鸣声，恶寒，肢冷，舌质淡，苔白腻或白滑，脉弦或滑
	辨证依据	咳喘，痰白量多易咳。痰稀者为寒饮停肺证，痰稠者为寒痰阻肺证
饮停胸胁证	指水饮停于胸腔，阻碍气机，以胸廓饱满、胸胁胀闷或痛等为主要表现的证候	
	临床表现	胸廓饱满，胸胁部胀闷或痛，咳嗽，气喘，呼吸、咳嗽或身体转侧时牵引胁痛，或有头目晕眩，舌苔白滑，脉沉弦
	辨证依据	胸廓饱满、胸胁胀闷或痛
三者的鉴别要点	相同症状	咳嗽、咳痰、痰色白
	不同症状	风寒犯肺证：多为风寒侵袭，伴有风寒表证，舌苔薄白，脉浮紧
		寒痰阻肺证：寒饮或痰浊停聚于肺，伴有寒象，舌质淡，苔白腻或白滑，脉弦或滑
		饮停胸胁证：水饮停于胸胁，伴有胸廓饱满、胸胁胀闷或痛，舌苔白滑，脉沉弦

必考热点

1. 风寒犯肺证指风寒侵袭，肺卫失宣，以咳嗽、咳稀白痰、恶风寒等为主要表现的证候。
2. 寒痰阻肺证指寒饮或痰浊停聚于肺，肺失宣降，以咳喘、痰白量多易咳等为主要表现的证候。
3. 饮停胸胁证指水饮停于胸腔，阻碍气机，以胸廓饱满、胸胁胀闷或痛等为主要表现的证候。

考点：风热犯肺证、肺热炽盛证、痰热壅肺证、燥邪犯肺证的临床表现和鉴别要点

1. 风热犯肺证、肺热炽盛证、痰热壅肺证、燥邪犯肺证的临床表现　见表 2-11-8。

表 2-11-8　风热犯肺证、肺热炽盛证、痰热壅肺证、燥邪犯肺证的临床表现

风热犯肺证	指风热侵袭，肺卫失宣，以咳嗽、发热恶风等为主要表现的证候。本证在三焦辨证中属上焦病证，在卫气营血辨证中属卫分证	
	临床表现	咳嗽，痰少而黄，气喘，鼻塞，流浊涕，咽喉肿痛，发热，微恶风寒，口微渴，舌尖红，苔薄黄，脉浮数
	辨证依据	有感受风热的病史，咳嗽、痰少色黄与风热表证共见
肺热炽盛证	指火热炽盛，壅积于肺，肺失清肃，以咳喘气粗、鼻翼扇动等为主要表现的实热证候。简称肺热证或肺火证。本证在卫气营血辨证中属气分证，在三焦辨证中属上焦病证	
	临床表现	发热，口渴，咳嗽，气粗而喘，甚则鼻翼扇动，鼻息灼热，胸痛，或有咽喉红肿疼痛，小便短黄，大便秘结，舌红苔黄，脉洪数
	辨证依据	新病势急，咳喘气粗、鼻翼扇动与火热症状共见

续　表

痰热壅肺证	指痰热交结，壅滞于肺，肺失清肃，以发热、咳喘、痰多黄稠等为主要表现的证候	
	临床表现	咳嗽，咳痰黄稠而量多，胸闷，气喘息粗，甚则鼻翼扇动，喉中痰鸣，或咳吐脓血腥臭痰，胸痛，发热口渴，烦躁不安，小便短黄，大便秘结，舌红苔黄腻，脉滑数
	辨证依据	发热、咳喘与痰多黄稠
燥邪犯肺证	指外感燥邪，肺失宣降，以干咳痰少、鼻咽口舌干燥等为主要表现的证候，简称肺燥证。燥邪有偏寒、偏热的不同，而有温燥袭肺证和凉燥袭肺证之分	
	临床表现	干咳无痰，或痰少而黏、不易咳出，甚则胸痛，痰中带血，或见鼻衄，口、唇、鼻、咽、皮肤干燥，尿少，大便干结，舌苔薄而干燥少津。或微有发热恶风寒，无汗或少汗，脉浮数或浮紧
	辨证依据	与气候干燥有关。干咳痰少、鼻咽口舌干燥

2. 风热犯肺证、肺热炽盛证、痰热壅肺证、燥邪犯肺证的鉴别要点　见表2-11-9。

表2-11-9　风热犯肺证、肺热炽盛证、痰热壅肺证、燥邪犯肺证的鉴别要点

证型	病机	辨证要点	临床表现
风热犯肺证	风热犯肺、肺卫失宣	咳嗽，痰黄稠及风热表证	咳嗽痰稠色黄，恶寒轻发热重，鼻塞流黄浊涕，身热恶风，口干咽痛，舌尖红苔薄黄，脉浮数
肺热炽盛证	火热炽盛，壅积于肺	咳喘气粗，鼻翼扇动与实热症状	发热，口渴，咳嗽，气粗而喘，甚则鼻翼扇动，鼻息灼热，咽喉红肿，小便短黄，舌红苔黄，脉洪数
痰热壅肺证	痰热交积，壅滞于肺	发热、咳嗽、痰多黄稠	咳嗽，咳痰黄稠而量多，胸闷，气喘息粗，发热口渴，烦躁不安，舌红苔黄腻，脉滑数
燥邪犯肺证	燥邪犯肺，肺卫失宣	干咳、痰少、质黏及燥邪犯表证	干咳痰少质黏，口舌咽喉干燥，恶寒发热，无汗或少汗，舌苔薄白而干燥，脉浮偏数或浮紧

必考热点

1. 风热犯肺证在三焦辨证中属上焦病证，在卫气营血辨证中属卫分证。

2. 肺热炽盛证指火热炽盛，壅积于肺，肺失清肃，以咳喘气粗、鼻翼扇动等为主要表现的实热证候。简称肺热证或肺火证。

3. 燥邪犯肺证指外感燥邪，肺失宣降，以干咳痰少、鼻咽口舌干燥等为主要表现的证候。简称肺燥证。

考点：肠道湿热证、肠热腑实证、肠燥津亏证的临床表现和鉴别要点

1. 肠道湿热证、肠热腑实证、肠燥津亏证的临床表现　见表2-11-10。

表2-11-10　肠道湿热证、肠热腑实证、肠燥津亏证的临床表现

肠道湿热证	指湿热内蕴，阻滞肠道，以腹痛、暴泻如水、下痢脓血、大便黄稠秽臭及湿热症状为主要表现的证候。又名大肠湿热证	
	临床表现	身热口渴，腹痛腹胀，下痢脓血，里急后重，或暴泻如水，或腹泻不爽、粪质黄稠秽臭，肛门灼热，小便短黄，舌质红，苔黄腻，脉滑数
	辨证依据	腹痛、暴泻如水、下痢脓血、大便黄稠秽臭等与湿热症状共见

续　表

肠热腑实证	指里热炽盛，腑气不通，以发热、大便秘结、腹满硬痛为主要表现的实热证候。又名大肠热结证、大肠实热证。六经辨证中称为阳明腑证，卫气营血辨证中属气分证，三焦辨证中属中焦证	
	临床表现	高热，或日晡潮热，汗多，口渴，脐腹胀满硬痛、拒按，大便秘结，或热结旁流，大便恶臭，小便短黄，甚则神昏谵语、狂乱，舌质红，苔黄厚而燥，或焦黑起刺，脉沉数（或迟）有力
	辨证依据	发热、大便秘结及腹满硬痛
肠燥津亏证	指津液亏损，肠失濡润，传导失职，以大便燥结、排便困难及津亏症状为主要表现的证候	
	临床表现	大便干燥如羊屎，艰涩难下，数日一行，腹胀作痛，或可于左少腹触及包块，口干，或口臭，或头晕，舌红少津，苔黄燥，脉细涩
	辨证依据	大便燥结、排便困难与津亏症状共见

2. 肠道湿热证、肠热腑实证、肠燥津亏证的鉴别要点　见表 2-11-11。

表 2-11-11　肠道湿热证、肠热腑实证、肠燥津亏证的鉴别要点

证型	病机	辨证要点	临床表现
肠道湿热证	湿热内蕴，阻滞肠道	腹痛，暴泻如水，下痢脓血，大便黄稠秽臭	身热口渴，下痢脓血，里急后重，或暴泻如水，或腹泻不爽、粪质黄稠秽臭，肛门灼热，小便短黄，舌质红，苔黄腻，脉滑数
肠热腑实证	里热炽盛，腑气不通	发热，大便秘结，腹满硬痛	高热，或日晡潮热，汗多，口渴，脐腹胀满硬痛、拒按，大便秘结，或热结旁流，大便恶臭，小便短黄，甚则神昏谵语、狂乱，舌质红，苔黄厚而燥，或焦黑起刺，脉沉数或迟有力
肠燥津亏证	津液亏损，肠失濡润	大便燥结、排便困难与津亏症状共见	大便干燥如羊屎，艰涩难下，数日一行，腹胀作痛，或可于左少腹触及包块，口干，或口臭，或头晕，舌红少津，苔黄燥，脉细涩

必考热点

1. 肠道湿热证指湿热内蕴，阻滞肠道，以腹痛、暴泻如水、下痢脓血、大便黄稠秽臭及湿热症状为主要表现的证候。又名大肠湿热证。

2. 肠热腑实证指里热炽盛，腑气不通，以发热、大便秘结、腹满硬痛为主要表现的实热证候。又名大肠热结证、大肠实热证。

3. 肠燥津亏证患者可于左少腹触及包块，表现为口干，或口臭，或头晕，舌红少津，苔黄燥，脉细涩。

第三节　脾与胃病辨证

考点：脾气虚证、脾阳虚证、脾虚气陷证、脾不统血证的临床表现、鉴别要点

1. 脾气虚证、脾阳虚证、脾虚气陷证、脾不统血证的临床表现　见表 2-11-12。

表 2-11-12 脾气虚证、脾阳虚证、脾虚气陷证、脾不统血证的临床表现

脾气虚证	指脾气不足，运化失职，以食少、腹胀、便溏及气虚症状为主要表现的虚弱证候	
	临床表现	不欲食，纳少，脘腹胀满，食后胀甚，或饥时饱胀，大便溏稀，肢体倦怠，神疲乏力，少气懒言，形体消瘦，或肥胖、浮肿，面色淡黄或萎黄，舌淡苔白，脉缓或弱
	辨证依据	食少，腹胀，便溏与气虚症状共见
脾阳虚证	指脾阳虚衰，失于温运，阴寒内重，以食少、腹胀腹痛、便溏等为主要表现的虚寒证候。又名脾虚寒证	
	临床表现	食少，腹胀，腹痛绵绵，喜温喜按，畏寒怕冷，四肢不温，面白少华或虚浮，口淡不渴，大便稀溏，甚至完谷不化，或肢体浮肿，小便短少，或白带清稀量多，舌质淡胖或有齿痕，舌苔白滑，脉沉迟无力
	辨证依据	食少、腹胀腹痛、便溏与虚寒症状共见
脾虚气陷证	指脾气虚弱，中气下陷，以脘腹重坠、内脏下垂及气虚症状为主要表现的虚弱证候。又名中气下陷证	
	临床表现	脘腹重坠作胀，食后益甚，或便意频数，肛门重坠，或久泻不止，甚或脱肛，或小便混浊如米泔，或内脏、子宫下垂，气短懒言，神疲乏力，头晕目眩，面白无华，食少，便溏，舌淡苔白，脉缓或弱
	辨证依据	脘腹重坠、内脏下垂与气虚症状共见
脾不统血证	指脾气虚弱，不能统摄血行，以各种慢性出血为主要表现的虚弱证候。又名脾（气）不摄血证	
	临床表现	各种慢性出血，如便血、尿血、吐血、鼻衄、紫斑，妇女月经过多、崩漏，食少便溏，神疲乏力，气短懒言，面色萎黄，舌淡，脉细无力
	辨证依据	各种慢性出血与气血两虚证共见

2. 脾气虚证、脾阳虚证、脾虚气陷证、脾不统血证的鉴别　见表 2-11-13。

表 2-11-13 脾气虚证、脾阳虚证、脾虚气陷证、脾不统血证的鉴别

证型	病机	相同症状	不同症状	舌象	脉象
脾气虚证	脾气亏虚，运化失职	纳呆腹胀，食后尤甚，便溏肢倦，食少懒言，神疲乏力，面色萎黄	或浮肿，或消瘦	舌质淡或胖嫩有齿痕，苔白润	脉缓弱或沉细弱或虚大
脾阳虚证	脾阳虚衰，失于温运，阴寒内生		腹痛喜温喜按，形寒肢冷等	舌质淡胖或边有齿痕，苔白滑	脉沉迟无力
脾虚气陷证	脾气亏虚，升举无力而反下陷		脘腹坠胀，或便意频数，肛门坠重，甚则脱肛，或子宫下垂等脏器脱垂表现	舌质淡，苔薄白	脉缓弱
脾不统血证	脾气虚弱，不能统摄血液		便血，尿血，鼻衄，或妇女月经过多、崩漏等各种出血证	舌淡苔白	脉细弱

必考热点

1. 脾气虚证指脾气不足，运化失职，以食少、腹胀、便溏及气虚症状为主要表现的虚弱证候。

2. 脾虚气陷证指脾气虚弱，中气下陷，以脘腹重坠、内脏下垂及气虚症状为主要表现的虚弱证候。又名中气下陷证。

3. 患者，男，60 岁。不欲食，纳少，脘腹胀满，食后胀甚，有时饥时饱胀，大便溏稀，肢体倦怠，神疲乏力，少气懒言，形体消瘦，舌淡苔白，脉缓或弱。此患者可辨证为脾气虚证。

考点：湿热蕴脾证、寒湿困脾证的临床表现和鉴别要点

1. 湿热蕴脾证与寒湿困脾证的临床表现　见表 2-11-14。

表 2-11-14　湿热蕴脾证与寒湿困脾证的临床表现

湿热蕴脾证	指湿热内蕴，脾失健运，以腹胀、纳呆、发热、身重、便溏不爽等为主要表现的湿热证候。又名中焦湿热证、脾经湿热证	
	临床表现	脘腹胀闷，纳呆，恶心欲呕，口中黏腻，渴不多饮，便溏不爽，小便短黄，肢体困重，或身热不扬，汗出热不解，或见面目发黄鲜明，或皮肤发痒，舌质红，苔黄腻，脉濡数或滑数
	辨证依据	腹胀、纳呆、发热、身重、便溏不爽、苔黄腻
寒湿困脾证	指寒湿内盛，困阻脾阳，脾失温运，以纳呆、腹胀、便溏、身重等为主要表现的寒湿证候。又名湿困脾阳证、寒湿中阻证、太阴寒湿证	
	临床表现	脘腹胀闷，口腻纳呆，泛恶欲呕，口淡不渴，腹痛便溏，头身困重，或小便短少，肢体肿胀，或身目发黄，面色晦暗不泽，或妇女白带量多，舌体淡胖，舌苔白滑或白腻，脉濡缓或沉细
	辨证依据	纳呆、腹胀、便溏、身重、苔白腻

2. 湿热蕴脾证与寒湿困脾证的鉴别要点　见表 2-11-15。

表 2-11-15　湿热蕴脾证与寒湿困脾证的鉴别要点

证型	相同症状	不同症状	舌象	脉象
湿热蕴脾证	脘腹痞闷，纳呆，恶心呕吐，便溏，肢体困重	身热起伏，汗出热不解，肌肤发黄色泽鲜明，皮肤发痒，小便短赤	舌红苔黄腻	濡数
寒湿困脾证		口淡不渴，肢体浮肿，小便不利	舌淡苔白腻	濡缓

必考热点

1. 湿热蕴脾证指湿热内蕴，脾失健运，以腹胀、纳呆、发热、身重、便溏不爽等为主要表现的湿热证候。又名中焦湿热证、脾经湿热证。

2. 寒湿困脾证指寒湿内盛，困阻脾阳，脾失温运，以纳呆、腹胀、便溏、身重等为主要表现的寒湿证候。又名湿困脾阳证、寒湿中阻证、太阴寒湿证。

3. 湿热蕴脾证和寒湿困脾证均因湿邪困脾、脾胃纳运失职所致，可见脘腹痞闷，纳呆呕恶，便溏，肢体困重，面目发黄，苔腻，脉濡等。

考点：胃气虚证、胃阳虚证、胃阴虚证的临床表现和鉴别要点

1. 胃气虚证、胃阳虚证、胃阴虚证的临床表现　见表 2-11-16。

表 2-11-16　胃气虚证、胃阳虚证、胃阴虚证的临床表现

胃气虚证	指胃气虚弱，胃失和降，以胃脘隐痛或痞胀、喜按，食少等为主要表现的虚弱证候	
	临床表现	胃脘隐痛或痞胀、按之觉舒，厌食，或得食痛缓，食后胀甚，嗳气，口淡不渴，面色萎黄，气短懒言，神疲倦怠，舌质淡，苔薄白，脉弱
	辨证依据	胃脘痞满、隐痛喜按，食少与气虚症状共见

续 表

胃阳虚证	指阳气不足，胃失温煦，以胃脘冷痛、喜温喜按，畏冷，肢凉等为主要表现的虚寒证候。又名胃虚寒证	
	临床表现	胃脘冷痛，绵绵不已，时发时止，喜温喜按，食后缓解，泛吐清水或夹有不消化食物，食少脘痞，口淡不渴，倦怠乏力，畏寒肢冷，舌淡胖嫩，脉沉迟无力
	辨证依据	胃脘冷痛、喜温喜按，畏冷肢凉
胃阴虚证	指阴液亏虚，胃失濡润、和降，以胃脘嘈杂，饥不欲食，脘腹痞胀、灼痛等为主要表现的虚热证候。又名胃虚热证。虚热证不明显者，则称胃燥津亏证	
	临床表现	胃脘嘈杂，饥不欲食，或痞胀不舒，隐隐灼痛，干呕，呃逆，口燥咽干，大便干结，小便短少，舌红少苔乏津，脉细数
	辨证依据	胃脘嘈杂、灼痛，饥不欲食与虚热症状共见

2. 胃气虚证、胃阳虚证、胃阴虚证的鉴别要点　见表2-11-17。

表2-11-17　胃气虚证、胃阳虚证、胃阴虚证的鉴别要点

证型	病机	相同症状	不同症状	舌象	脉象
胃气虚证	胃气亏虚，胃失和降	胃痛痞胀	胃部按之觉舒，气短懒言，神疲乏力	舌质淡，苔薄白	脉弱
胃阳虚证	胃阳不足，胃失温煦		胃脘冷痛，喜温喜按，畏寒肢冷	舌淡胖嫩	脉沉迟无力
胃阴虚证	胃阴亏虚，胃失濡润		胃脘嘈杂，饥不欲食，或痞胀不舒，隐隐灼痛，干呕，呃逆，口燥咽干	舌红少苔乏津	脉细数

必考热点

1. 胃气虚证是指以胃脘隐痛或痞胀、喜按，食少等为主要表现的虚弱证候。

2. 胃阳虚证临床表现为胃脘冷痛，绵绵不已，时发时止，喜温喜按，食后缓解，泛吐清水或夹有不消化食物，食少脘痞，口淡不渴，倦怠乏力，畏寒肢冷，舌淡胖嫩，脉沉迟无力。

3. 胃阴虚证是指阴液亏虚，胃失濡润、和降，以胃脘嘈杂，饥不欲食，脘腹痞胀、灼痛等为主要表现的虚热证候。

考点：胃热炽盛证、寒饮停胃证的临床表现和鉴别要点

1. 胃热炽盛证与寒饮停胃证的临床表现　胃热炽盛证与寒饮停胃证的临床表现见表2-11-18。

表2-11-18　胃热炽盛证与寒饮停胃证的临床表现

胃热炽盛证	指火热壅滞于胃，胃失和降，以胃脘灼痛、消谷善饥等为主要表现的实热证候。又名胃（实）热（火）证	
	临床表现	胃脘灼痛、拒按，渴喜冷饮，或消谷善饥，或口臭，牙龈肿痛溃烂，齿衄，小便短黄，大便秘结，舌红苔黄，脉滑数
	辨证依据	胃脘灼痛、消谷善饥等与实火症状共见
寒饮停胃证	指寒饮停积于胃，胃失和降，以脘腹痞胀、胃中有振水声、呕吐清水等为主要表现的证候	
	临床表现	脘腹痞胀，胃中有振水声，呕吐清水痰涎，口淡不渴，眩晕，舌苔白滑，脉沉弦
	辨证依据	脘腹痞胀、胃中有振水声、呕吐清水

2. 胃热炽盛证与寒饮停胃证的鉴别 胃热炽盛证与寒饮停胃证的鉴别见表 2-11-19。

表 2-11-19 胃热炽盛证与寒饮停胃证的鉴别

证型	病机	相同症状	不同症状	舌象	脉象
胃热炽盛证	火热壅滞于胃，胃失和降	胃痛痞胀	胃部灼痛，渴喜冷饮，口臭，牙龈肿痛溃烂	舌红苔黄	脉滑数
寒饮停胃证	寒饮停积于胃，胃失和降		胃脘痞胀，呕吐清水痰涎，口淡不渴	舌苔白滑	脉沉弦

必考热点

1. 胃热炽盛证指火热壅滞于胃，胃失和降，以胃脘灼痛、消谷善饥等为主要表现的实热证候。又名胃（实）热（火）证。

2. 寒饮停胃证指寒饮停积于胃，胃失和降，以脘腹痞胀、胃中有振水声、呕吐清水等为主要表现的证候。

3. 胃热炽盛证患者的舌象和脉象特点为舌红苔黄，脉滑数。

考点：寒滞胃肠证、食滞胃肠证、胃肠气滞证的临床表现和鉴别要点

1. 寒滞胃肠证、食滞胃肠证与胃肠气滞证的临床表现 见表 2-11-20。

表 2-11-20 寒滞胃肠证、食滞胃肠证与胃肠气滞证的临床表现

寒滞胃肠证	指寒邪犯胃，阻滞气机，以胃脘冷痛，痛势急剧等为主要表现的实寒证候。又名中焦实寒证、寒滞胃脘证	
	临床表现	胃脘冷痛，痛势暴急，遇寒加剧，得温则减，恶心呕吐，吐后痛缓，口淡不渴，或口泛清水，腹泻清稀，或腹胀便秘，面白或青，恶寒肢冷，舌苔白润，脉弦紧或沉紧
	辨证依据	多有寒冷刺激的诱因。胃脘冷痛及痛势急剧
食滞胃肠证	指饮食停积胃肠，以脘腹痞胀疼痛、呕泻酸馊腐臭食物等为主要表现的证候	
	临床表现	脘腹胀满疼痛、拒按，厌食，嗳腐吞酸，呕吐酸馊食物，吐后胀痛得减，或腹痛，肠鸣，矢气臭如败卵，泻下不爽，大便酸腐臭秽，舌苔厚腻，脉滑或沉实
	辨证依据	多有伤食病史。脘腹痞胀疼痛、呕泻酸馊腐臭
胃肠气滞证	指胃肠气机阻滞，以脘腹胀痛走窜、嗳气、肠鸣、矢气等为主要表现的证候	
	临床表现	胃脘、腹部胀满疼痛，走窜不定，痛而欲吐或欲泻，泻而不爽，嗳气，肠鸣，矢气，得嗳气、矢气后痛胀可缓解，或无肠鸣、矢气则胀痛加剧，或大便秘结，苔厚，脉弦
	辨证依据	脘腹胀痛走窜、嗳气、肠鸣、矢气

2. 寒滞胃肠证、食滞胃肠证与胃肠气滞证的鉴别 见表 2-11-21。

表 2-11-21　寒滞胃肠证、食滞胃肠证与胃肠气滞证的鉴别

证型	病机	相同症状	不同症状	舌象	脉象
寒滞胃肠证	寒邪犯胃，阻滞气机	胃脘疼痛、痞胀	胃脘部冷痛，痛势剧烈，得温则减	舌苔白润	脉弦紧或沉紧
食滞胃肠证	饮食阻滞肠胃，气机受阻		脘腹痞胀疼痛、呕泻酸馊腐臭	舌苔厚腻	脉滑或沉实
胃肠气滞证	肠胃气机阻滞		脘腹胀痛走窜，肠鸣嗳气	苔厚	脉弦

必考热点

1. 寒滞胃肠证又名中焦实寒证。

2. 寒滞胃肠证患者的舌象和脉象特点为舌苔白润，脉弦紧或沉紧。

3. 患者，男，40岁。临床表现为胃脘冷痛，痛势暴急，遇寒加剧，得温则减，恶心呕吐，吐后痛缓，口淡不渴，腹泻清稀，或腹胀便秘，面白或青，恶寒肢冷，舌苔白润，脉弦紧或沉紧。此患者可辨证为寒滞胃肠证。

第四节　肝与胆病辨证

考点：肝血虚证、肝阴虚证的临床表现和鉴别要点

肝血虚证和肝阴虚证的临床表现、鉴别要点见表 2-11-22。

表 2-11-22　肝血虚证和肝阴虚证的临床表现和鉴别要点

肝血虚证	指血液亏损，肝失濡养，以眩晕、视力减退、经少、肢麻手颤等及血虚症状为主要表现的虚弱证候	
	临床表现	头晕目眩，视力减退或夜盲，或肢体麻木，关节拘急，手足震颤，肌肉瞤动，或为妇女月经量少、色淡，甚则闭经，爪甲不荣，面白无华，舌淡，脉细
	辨证依据	眩晕、视力减退、经少、肢麻手颤等与血虚症状共见
肝阴虚证	指阴液亏损，肝失濡润，阴不制阳，虚热内扰，以头晕、目涩、胁痛、烦热等为主要表现的虚热证候。又名肝虚热证	
	临床表现	头晕目眩，两目干涩，视力减退，或胁肋隐隐灼痛，面部烘热或两颧潮红，或手足蠕动，口咽干燥，五心烦热，潮热盗汗，舌红少苔乏津，脉弦细数
	辨证依据	头晕、目涩、胁痛等与虚热症状共见
肝血虚证、肝阴虚证的鉴别要点	二者均属肝的虚证，均有头晕等表现，但前者为血虚，无热象，常见眩晕、视物模糊、经少、肢麻手颤等症；后者为阴虚，虚热表现明显，常见眼干涩、潮热、颧红、手足蠕动等症	

必考热点

1. 肝血虚证指血液亏损，肝失濡养，以眩晕、视力减退、经少、肢麻手颤等及血虚症状为主要表现的虚弱证候。

2. 肝阴虚证指阴液亏损，肝失濡润，阴不制阳，虚热内扰，以头晕、目涩、胁痛、烦热等为主要表现的虚热证候。又名肝虚热证。

3. 肝血虚证和肝阴虚证均属肝的虚证，均有头晕等表现。

考点：肝郁气滞证、肝火炽盛证、肝阳上亢证的临床表现和鉴别要点

肝郁气滞证、肝火炽盛证、肝阳上亢证的临床表现、鉴别要点见表 2-11-23。

表 2-11-23　肝郁气滞证、肝火炽盛证、肝阳上亢证的临床表现和鉴别要点

<table>
<tr><td rowspan="3">肝郁气滞证</td><td colspan="2">指肝失疏泄，气机郁滞，以情志抑郁、胸胁或少腹胀痛等为主要表现的证候。又名肝气郁结证，简称肝郁证</td></tr>
<tr><td>临床表现</td><td>情志抑郁，善太息，胸胁、少腹胀满疼痛，走窜不定。或咽部异物感，或颈部瘿瘤、瘰疬，或胁下肿块。妇女可见乳房作胀疼痛，月经不调，痛经。舌苔薄白，脉弦</td></tr>
<tr><td>辨证依据</td><td>多与情志因素有关。情志抑郁、胸胁或少腹胀痛</td></tr>
<tr><td rowspan="3">肝火炽盛证</td><td colspan="2">指火热炽盛，内扰于肝，气火上逆，以头痛、烦躁、耳鸣、胁痛等及火热症状为主要表现的实热证候。又名肝火上炎证、肝经实火证，简称肝火热证</td></tr>
<tr><td>临床表现</td><td>头晕胀痛，痛如刀劈，面红目赤，口苦口干，急躁易怒，耳鸣如潮，甚或突发耳聋，失眠，噩梦纷纭，或胁肋灼痛，吐血、衄血，小便短黄，大便秘结，舌红苔黄，脉弦数</td></tr>
<tr><td>辨证依据</td><td>头痛，烦躁，耳鸣，胁痛等与火热症状共见</td></tr>
<tr><td rowspan="3">肝阳上亢证</td><td colspan="2">指肝阳亢扰于上，肝肾阴亏于下，以眩晕耳鸣、头目胀痛、面红、烦躁、腰膝酸软等为主要表现的证候</td></tr>
<tr><td>临床表现</td><td>眩晕耳鸣，头目胀痛，面红目赤，急躁易怒，失眠多梦，头重脚轻，腰膝酸软，舌红少津，脉弦有力或弦细数</td></tr>
<tr><td>辨证依据</td><td>眩晕耳鸣、头目胀痛、面红、烦躁、腰膝酸软</td></tr>
<tr><td>肝火炽盛证、肝阳上亢证的鉴别要点</td><td colspan="2">二者的共同表现：头晕胀痛，面红目赤，口苦口干，急躁易怒，耳鸣，失眠。但前者属火热过盛的实证，以目赤头痛、胁肋灼痛、口苦口渴、便秘尿黄等火热症为主，阴虚证候不突出，病程较短，病势较急。后者属上实下虚，虚实夹杂，系肝肾阴虚阳亢所致，以眩晕、头目胀痛、头重脚轻等上亢症状为主，且见腰膝酸软、耳鸣等下虚症状，阴虚证候明显，病程较长</td></tr>
</table>

必考热点

1. 肝郁气滞证指肝失疏泄，气机郁滞，以情志抑郁、胸胁或少腹胀痛等为主要表现的证候。又名肝气郁结证，简称肝郁证。

2. 肝火炽盛证指火热炽盛，内扰于肝，气火上逆，以头痛、烦躁、耳鸣、胁痛等及火热症状为主要表现的实热证候。又名肝火上炎证、肝经实火证，简称肝火热证。

3. 肝阳上亢证指肝阳亢扰于上，肝肾阴亏于下，以眩晕耳鸣、头目胀痛、面红、烦躁、腰膝酸软等为主要表现的证候。

考点：肝风内动四证的临床表现和鉴别要点

1. 肝风内动四证的临床表现　见表 2-11-24。

表 2-11-24　肝风内动四证的临床表现

<table>
<tr><td rowspan="3">肝阳化风证</td><td colspan="2">指肝阳上亢，亢则化风，肝风内动，以眩晕、肢麻震颤、头胀痛、面赤，甚至突然昏仆、口眼歪斜、半身不遂等为主要表现的证候</td></tr>
<tr><td>临床表现</td><td>眩晕欲仆，步履不稳，头胀头痛，急躁易怒，耳鸣，项强，头摇，肢体震颤，手足麻木，语言謇涩，面赤，舌红，或有苔腻，脉弦细有力。甚至突然昏仆，口眼歪斜，半身不遂，舌强语謇</td></tr>
<tr><td>辨证依据</td><td>眩晕、肢麻震颤、头胀痛、面赤，甚至突然昏仆、口眼歪斜、半身不遂</td></tr>
</table>

续 表

热极生风证	指邪热炽盛，热极动风，以高热、神昏、抽搐为主要表现的证候。本证在卫气营血辨证中归属血分证	
	临床表现	高热口渴，烦躁谵语或神昏，颈项强直，两目上视，手足抽搐，角弓反张，牙关紧闭，舌质红绛，苔黄燥，脉弦数
	辨证依据	高热、神昏、抽搐
阴虚动风证	指肝阴亏虚，虚风内动，以眩晕，手足震颤、蠕动，或肢体抽搐等及阴虚症状为主要表现的证候	
	临床表现	手足震颤、蠕动，或肢体抽搐，眩晕耳鸣，口燥咽干，形体消瘦，五心烦热，潮热颧红，舌红少津，脉弦细数
	辨证依据	眩晕，手足震颤、蠕动与阴虚内热症状共见
血虚生风证	指肝血亏虚，虚风内动，以眩晕，肢体震颤、麻木、拘急、瞤动、瘙痒等及血虚症状为主要表现的证候	
	临床表现	眩晕，肢体震颤、麻木，手足拘急，肌肉瞤动，皮肤瘙痒，爪甲不荣，面白无华，舌质淡白，脉细或弱
	辨证依据	眩晕、肢麻、震颤、瘙痒、拘急、瞤动等与血虚症状共见

2. 肝风内动四证的鉴别要点　见表2-11-25。

表2-11-25　肝风内动四证的鉴别要点

证型	性质	主症	兼症	舌象	脉象
肝阳化风证	上实下虚证	眩晕欲仆，头摇肢颤，言语謇涩或舌强不语	手足麻木，步履不正	舌红，苔白或腻	弦而有力
热极生风证	实热证	手足抽搐，颈项强直，两目上视，牙关紧闭，角弓反张	高热神昏，燥热如狂	舌质红绛	弦数
阴虚动风证	虚证	手足蠕动	午后潮热，五心烦热，口咽干燥，形体消瘦	舌红少津	弦细数
血虚生风证	虚证	手足震颤，肌肉瞤动，关节拘急不利，肢体麻木	眩晕耳鸣，面白无华	舌淡，苔白	细

必考热点

1. 肝阳化风证指肝阳上亢，肝风内动，以眩晕、肢麻震颤、头胀痛、面赤，甚至突然昏仆、口眼歪斜、半身不遂等为主要表现的证候。

2. 热极生风证临床表现为高热口渴，烦躁谵语或神昏，颈项强直，两目上视，手足抽搐，角弓反张，牙关紧闭，舌质红绛，苔黄燥，脉弦数。

3. 患者，男，50岁。眩晕欲仆，步履不稳，头胀头痛，急躁易怒，耳鸣，项强，头摇，肢体震颤，手足麻木，语言謇涩，面赤，舌红，或有苔腻，脉弦细有力。其病机是肝阳化风。

考点：寒滞肝脉证、肝胆湿热证及胆郁痰扰证的临床表现

寒滞肝脉证、肝胆湿热证及胆郁痰扰证的临床表现见表2-11-26。

表 2-11-26　寒滞肝脉证、肝胆湿热证及胆郁痰扰证的临床表现

寒滞肝脉证	指寒邪侵袭，凝滞肝经，以少腹、前阴、巅顶等肝经经脉循行部位冷痛为主要表现的实寒证候。又名寒凝肝经证、肝寒证、肝经实寒证	
	临床表现	少腹冷痛，阴部坠胀作痛，或阴器收缩引痛，或巅顶冷痛，得温痛减，遇寒痛增，恶寒肢冷，舌淡，苔白润，脉沉紧或弦紧
	辨证依据	少腹、前阴、巅顶冷痛与实寒症状共见
肝胆湿热证	指湿热内蕴，肝胆疏泄失常，以身目发黄、胁肋胀痛等及湿热症状为主要表现的证候。以阴痒、带下黄臭等为主要表现者，称肝经湿热（下注）证	
	临床表现	身目发黄，胁肋胀痛，或胁下有痞块，纳呆，厌油腻，泛恶欲呕，腹胀，大便不调，小便短赤，发热或寒热往来，口苦口干，舌红，苔黄腻，脉弦滑数。或为阴部潮湿、瘙痒、湿疹，阴器肿痛，带下黄稠臭秽等
	辨证依据	胁肋胀痛、身目发黄，或阴部瘙痒、带下黄臭等与湿热症状共见
胆郁痰扰证	指痰浊或痰热内扰，胆郁失宣，以胆怯、惊悸、烦躁、失眠、眩晕、呕恶等为主要表现的证候	
	临床表现	胆怯易惊，惊悸不宁，失眠多梦，烦躁不安，胸胁胀闷，善太息，头晕目眩，口苦呕恶，舌淡红或红，苔白腻或黄滑，脉弦缓或弦数
	辨证依据	胆怯、惊悸、烦躁、失眠、眩晕、呕恶

必考热点

1. 寒滞肝脉证指寒邪侵袭，凝滞肝经，以少腹、前阴、巅顶等肝经经脉循行部位冷痛为主要表现的实寒证候。又名寒凝肝经证、肝寒证、肝经实寒证。

2. 肝胆湿热证指湿热内蕴，肝胆疏泄失常，以身目发黄、胁肋胀痛等及湿热症状为主要表现的证候。

3. 患者，男，40 岁。少腹冷痛，阴器收缩引痛，得温痛减，遇寒痛增，恶寒肢冷，舌淡，苔白润，脉沉紧。其病机为寒滞肝脉。

第五节　肾与膀胱病辨证

考点：肾阳虚证、肾阴虚证、肾精不足证、肾气不固证、肾虚水泛证的临床表现和鉴别要点

肾阳虚证、肾阴虚证、肾精不足证、肾气不固证、肾虚水泛证的临床表现和鉴别要点见表 2-11-27。

表 2-11-27　肾阳虚证、肾阴虚证、肾精不足证、肾气不固证、肾虚水泛证的临床表现和鉴别要点

肾阳虚证	指肾阳亏虚，机体失却温煦，以腰膝酸冷、性欲减退、夜尿多为主要表现的虚寒证候。又名元阳亏虚证、命门火衰证	
	临床表现	头目眩晕，面色㿠白或黧黑，腰膝酸冷疼痛，畏冷肢凉，下肢尤甚，精神萎靡，性欲减退，男子阳痿早泄、滑精精冷，女子宫寒不孕，或久泻不止，完谷不化，五更泄泻，或小便频数清长，夜尿频多，舌淡，苔白，脉沉细无力，尺脉尤甚
	辨证依据	腰膝酸冷、性欲减退、夜尿多与虚寒症状共见
肾阴虚证	指肾阴亏损，失于滋养，虚热内扰，以腰酸而痛、遗精、经少、头晕耳鸣等为主要表现的虚热证候。又名真阴（肾水）亏虚证	
	临床表现	腰膝酸软而痛，头晕，耳鸣，齿松，发脱，男子阳强易举、遗精、早泄，女子经少或经闭、崩漏，失眠，健忘，口咽干燥，形体消瘦，五心烦热，潮热盗汗，骨蒸发热，午后颧红，小便短黄，舌红少津、少苔或无苔，脉细数
	辨证依据	腰酸而痛、遗精、经少、头晕耳鸣等与虚热症状共见

续 表

肾精不足证	指肾精亏损，脑与骨、髓失充，以生长发育迟缓、早衰、生育机能低下等为主要表现的虚弱证候	
	临床表现	小儿生长发育迟缓，身体矮小，囟门迟闭，智力低下，骨骼痿软；男子精少不育，女子经闭不孕，性欲减退；成人早衰，腰膝酸软，耳鸣耳聋，发脱齿松，健忘恍惚，神情呆钝，两足痿软，动作迟缓，舌淡，脉弱
	辨证依据	多与先天不足有关。生长发育迟缓、早衰、生育功能低下
肾气不固证	指肾气亏虚，失于封藏、固摄，以腰膝酸软，小便、精液、经带、胎气不固等为主要表现的虚弱证候	
	临床表现	腰膝酸软，神疲乏力，耳鸣失聪；小便频数而清，或尿后余沥不尽，或遗尿，或夜尿频多，或小便失禁；男子滑精、早泄；女子月经淋沥不尽，或带下清稀量多，或胎动易滑。舌淡，苔白，脉弱
	辨证依据	腰膝酸软，小便、精液，经带、胎气不固与气虚症状共见
肾虚水泛证	指肾的阳气亏虚，气化无权，水液泛溢，以水肿下肢为甚、尿少、畏冷肢凉等为主要表现的证候	
	临床表现	腰膝酸软，耳鸣，身体浮肿，腰以下尤甚，按之没指，小便短少，畏冷肢凉，腹部胀满，或见心悸，气短，咳喘痰鸣，舌质淡胖，苔白滑，脉沉迟无力
	辨证依据	水肿下肢为甚，尿少、畏冷肢凉
肾阳虚证与肾虚水泛证的鉴别要点	二者均以肾阳亏虚为病理基础，都有畏寒肢冷，腰膝酸冷，面白神疲等虚寒之象。但前者以温煦失职，生殖机能减退为主，后者以气化无权，水湿泛滥之水肿尿少为主要表现	
肾阴虚证与肾精不足证的鉴别要点	二者皆属肾的虚证，均可见腰膝酸软、头晕耳鸣、齿松发脱等症。但前者有阴虚内热的表现，性欲偏亢，梦遗、经少；后者主要为生长发育迟缓，早衰，生育机能低下，无虚热表现	
	相同症状	腰膝酸软
	不同症状	肾阴虚证：失眠多梦，阳强易举，遗精早泄，潮热盗汗，咽干颧红，溲黄便干，舌红少津，脉细数
		肾精不足证：成人精少，经闭，发脱齿摇，健忘耳聋，动作迟缓，足痿无力，精神呆钝，舌淡红苔白，脉沉细

必考热点

1. 肾阳虚证指肾阳亏虚，机体失却温煦，以腰膝酸冷、性欲减退、夜尿多为主要表现的虚寒证候。又名元阳亏虚证、命门火衰证。

2. 患者，男，40岁。腰膝酸软，耳鸣，腰以下浮肿尤甚，按之没指，小便短少，畏冷肢凉，腹部胀满，有时可见心悸。气短，咳喘痰鸣，舌质淡胖，苔白滑，脉沉迟无力。该患者可辨证为肾虚水泛证。

3. 患者，女，31岁。3年来怀孕3次，均不足3个月而流产，听力减退，带下清稀，腰部酸痛，舌淡苔白，脉弱。其病机是肾气不固。

考点：膀胱湿热证的临床表现

膀胱湿热证的临床表现见表2-11-28。

表2-11-28 膀胱湿热证的临床表现

概念	指湿热侵袭，蕴结膀胱，以小便频急、灼涩疼痛及湿热症状为主要表现的证候
临床表现	小便频数，排尿灼热涩痛，小便短赤，尿血或有砂石，小腹胀痛，腰痛，发热口渴，舌红苔黄腻，脉濡数
辨证要点	本证属新病势急，以小便频急、灼涩疼痛等与湿热症状共见为辨证的主要依据

必考热点

1. 膀胱湿热证临床表现为小便频数、排尿灼热涩痛，小便短赤，尿血或有砂石，小腹胀痛，腰痛，发热口渴，舌红苔黄腻，脉濡数。

2. 膀胱湿热证指湿热侵袭，蕴结膀胱，以小便频急、灼涩疼痛及湿热症状为主要表现的证候。

第六节　脏腑兼病辨证

考点：心肾不交证、心脾气血虚证的临床表现和鉴别要点

心肾不交证、心脾气血虚证的临床表现、鉴别要点见表 2-11-29。

表 2-11-29　心肾不交证、心脾气血虚证的临床表现和鉴别要点

心肾不交证	指心与肾的阴液亏虚，阳气偏亢，以心烦、失眠、梦遗、耳鸣、腰酸等为主要表现的虚热证候。又名心肾阴虚阳亢（火旺）证	
	临床表现	心烦失眠，惊悸健忘，头晕，耳鸣，腰膝酸软，梦遗，口咽干燥，五心烦热，潮热盗汗，便结尿黄，舌红少苔，脉细数
	辨证依据	心烦、失眠、腰酸、耳鸣、梦遗与虚热症状共见
心脾气血虚证	指脾气亏虚，心血不足，以心悸、神疲、头晕、食少、腹胀、便溏等为主要表现的虚弱证候。简称心脾两虚证	
	临床表现	心悸怔忡，头晕，多梦，健忘，厌食，腹胀，便溏，神疲乏力，或见皮下紫斑，女子月经量少色淡、淋沥不尽，面色萎黄，舌淡嫩，脉弱
	辨证依据	心悸、神疲、头晕、食少、腹胀、便溏
心肾不交证、心脾气血虚证的鉴别要点	二者都有心悸、失眠的症状，但前者多由心肾阴液亏虚所致，可兼有腰酸、腰痛、耳鸣及虚热症状；后者多由脾气亏虚，心血不足所致，多伴有食少、腹胀、便溏等症状	

必考热点

1. 心肾不交证以心烦、失眠、腰酸、耳鸣、梦遗与虚热症状共见为辨证的主要依据。

2. 心脾气血虚证指脾气亏虚，心血不足，以心悸、神疲、头晕、食少、腹胀、便溏等为主要表现的虚弱证候。简称心脾两虚证。

3. 心肾不交证和心脾气血虚证都有心悸、失眠的症状，但前者多由心肾阴液亏虚所致，可兼有腰酸、腰痛、耳鸣及虚热症状；后者多由脾气亏虚，心血不足所致，多伴有食少、腹胀、便溏等症状。

考点：肝火犯肺证、肝胃不和证、肝脾不调证的临床表现和鉴别要点

肝火犯肺证、肝胃不和证、肝脾不调证的临床表现和鉴别要点见表 2-11-30。

表 2-11-30 肝火犯肺证、肝胃不和证、肝脾不调证的临床表现、鉴别要点

肝火犯肺证	指肝火炽盛，上逆犯肺，肺失肃降，以胸胁灼痛、急躁、咳嗽痰黄或咯血等为主要表现的实热证候	
	临床表现	胸胁灼痛，急躁易怒，头胀头晕，面红目赤，口苦口干，咳嗽阵作，痰黄黏稠，甚则咯血，舌红，苔薄黄，脉弦数
	辨证依据	胸胁灼痛、急躁、咳嗽痰黄或咯血等与实热症状共见
肝胃不和证	指肝气郁结，胃失和降，以脘胁胀痛、嗳气、吞酸、情绪抑郁等为主要表现的证候。又名肝气犯胃证、肝胃气滞证	
	临床表现	胃脘、胁肋胀满疼痛，走窜不定，嗳气，吞酸嘈杂，呃逆，不思饮食，情绪抑郁，善太息，或烦躁易怒，舌淡红，苔薄黄，脉弦
	辨证依据	脘胁胀痛、嗳气、吞酸、情绪抑郁
肝脾不调证	指肝失疏泄，脾失健运，以胁胀作痛、情志抑郁、腹胀、便溏等为主要表现的证候。又称肝郁脾虚证	
	临床表现	胸胁胀满窜痛，善太息，情志抑郁，或急躁易怒，食少，腹胀，肠鸣矢气，便溏不爽，或腹痛欲便、泻后痛减，或大便溏结不调，舌苔白，脉弦或缓
	辨证依据	胁胀作痛、情志抑郁、腹胀、便溏
肝火犯肺证、肝胃不和证、肝脾不调证的鉴别要点	三者均有胸胁胀痛、急躁易怒的表现，但肝火犯肺证由肝火炽盛，上逆犯肺所致，临床多见胸胁灼痛，面红目赤，口苦口干，伴有咳嗽阵作，痰黄黏稠。而肝胃不和证、肝郁脾虚证多由肝郁气滞引起，导致胃失和降、脾失健运，临床可见嗳气、吞酸等胃失和降的表现，或便溏、腹胀等脾失健运的表现	

必考热点

1. 肝火犯肺证指肝火炽盛，上逆犯肺，肺失肃降，以胸胁灼痛、急躁、咳嗽痰黄或咯血等为主要表现的实热证候。

2. 肝胃不和证指肝气郁结，胃失和降，以脘胁胀痛、嗳气、吞酸、情绪抑郁等为主要表现的证候。又名肝气犯胃证、肝胃气滞证。

3. 肝脾不调证指肝失疏泄，脾失健运，以胁胀作痛、情志抑郁、腹胀、便溏等为主要表现的证候。又称肝郁脾虚证。

考点：心肺气虚证、脾肺气虚证、肺肾气虚证的临床表现和鉴别要点

心肺气虚证、脾肺气虚证、肺肾气虚证的临床表现、鉴别要点见表 2-11-31。

表 2-11-31 心肺气虚证、脾肺气虚证、肺肾气虚证的临床表现和鉴别要点

心肺气虚证	指心肺两脏气虚，以咳喘、心悸、胸闷等为主要表现的虚弱证候	
	临床表现	胸闷，咳嗽，气短而喘，心悸，动而尤甚，咳痰清稀，神疲乏力，声低懒言，自汗，面色淡白，舌淡苔白，或唇舌淡紫，脉弱或结或代
	辨证依据	咳嗽、心悸、胸闷与气虚症状共见
脾肺气虚证	指脾肺两脏气虚，以咳嗽、气喘、咳痰、食少、腹胀、便溏等为主要表现的虚弱证候。又名脾肺两虚证	
	临床表现	厌食，腹胀，便溏，久咳不止，气短而喘，咳痰清稀，面部虚浮，下肢微肿，声低懒言，神疲乏力，面白无华，舌淡，苔白滑，脉弱
	辨证依据	咳嗽、气喘、咳痰，食少、腹胀、便溏与气虚症状共见

续 表

肺肾气虚证	指肺肾气虚，摄纳无权，以久病咳喘、呼多吸少、动则尤甚等为主要表现的虚弱证候。又名肾不纳气证	
	临床表现	咳嗽无力，呼多吸少，气短而喘，动则尤甚，吐痰清稀，声低，乏力，自汗，耳鸣，腰膝酸软，或尿随咳出，舌淡紫，脉弱
	辨证依据	久病咳喘、呼多吸少、动则尤甚与气虚症状共见
三者的鉴别要点	均有肺气虚，呼吸功能减退，而见咳喘无力、气短、咳痰清稀等症。心肺气虚证则兼有心悸怔忡、胸闷等心气不足的证候；肺脾气虚证则兼有食少、腹胀、便溏等脾失健运的证候；肺肾气虚证则兼有呼多吸少、腰酸耳鸣、尿随咳出等肾失摄纳的证候	

必考热点

1. 心肺气虚证指心肺两脏气虚，以咳喘、心悸、胸闷等为主要表现的虚弱证候。

2. 心肺气虚证临床表现为胸闷，咳嗽，气短而喘，心悸，动则尤甚，吐痰清稀，神疲乏力，声低懒言，自汗，面色淡白，舌淡苔白，或唇舌淡紫，脉弱或结或代。

3. 心肺气虚证、脾肺气虚证和肺肾气虚证均有肺气虚，呼吸功能减退，而见咳喘无力、气短、咳痰清稀等症。

考点：心肾阳虚证、脾肾阳虚证的临床表现和鉴别要点

心肾阳虚证、脾肾阳虚证的临床表现、鉴别要点见表 2-11-32。

表 2-11-32 心肾阳虚证、脾肾阳虚证的临床表现和鉴别要点

心肾阳虚证	指心与肾的阳气虚衰，失于温煦，以心悸、浮肿等为主要表现的虚寒证候。又名心肾虚寒证。浮肿明显，可称水气凌心证	
	临床表现	胃寒肢冷，心悸怔忡，胸闷气喘，肢体浮肿，小便不利，神疲乏力，腰膝酸冷，唇甲青紫，舌淡紫，苔白滑，脉弱
	辨证依据	心悸、浮肿与虚寒症状共见
脾肾阳虚证	指脾肾阳气亏虚，虚寒内生，以久泻久利、水肿、腰腹冷痛等为主要表现的虚寒证候	
	临床表现	腰膝、下腹冷痛，畏冷肢凉，久泄久利，或五更泄泻，完谷不化，便质清冷，或全身浮肿，面色㿠白，舌淡胖，苔白滑，脉沉迟无力
	辨证依据	久泻久利、浮肿、腰腹冷痛等与虚寒症状共见
心肾阳虚证、脾肾阳虚证的鉴别要点	有畏冷肢凉、舌淡胖、苔白滑等虚寒证候，且有腰膝酸冷、小便不利、浮肿等肾阳虚水湿内停的表现。但前者心悸怔忡、胸闷气喘、面唇紫暗等心阳不振、血行不畅的症状突出；后者则有久泄久利、完谷不化等脾阳虚，运化无权表现	

必考热点

1. 心肾阳虚证临床表现为畏寒肢冷，心悸怔忡，胸闷气喘，肢体浮肿，小便不利，神疲乏力，腰膝酸冷，唇甲青紫，舌淡紫，苔白滑，脉弱。

2. 脾肾阳虚证指脾肾阳气亏虚，虚寒内生，以久泻久利、水肿、腰腹冷痛等为主要表现的虚寒证候。

3. 心肾阳虚证与脾肾阳虚证均有畏冷肢凉、舌淡胖、苔白滑等虚寒证候，且有腰膝酸冷、小便不利、浮肿等肾阳虚水湿内停的表现。

考点：心肝血虚证、肝肾阴虚证、肺肾阴虚证的临床表现、鉴别要点

心肝血虚证、肝肾阴虚证、肺肾阴虚证的临床表现、鉴别要点见表2-11-33。

表2-11-33　心肝血虚证、肝肾阴虚证、肺肾阴虚证的临床表现、鉴别要点

心肝血虚证	指血液亏少，心肝失养，以心悸、多梦、眩晕、肢麻、经少与血虚症状为主要表现的证候	
	临床表现	心悸，多梦健忘，头晕目眩，视物模糊，肢体麻木、震颤，女子月经量少色淡，甚则经闭，面白无华，爪甲不荣，舌质淡白，脉细
	辨证依据	心悸、多梦、眩晕、肢麻等与血虚症状共见
肝肾阴虚证	指肝肾阴液亏虚，虚热内扰，以腰酸胁痛、眩晕、耳鸣、遗精等为主要表现的虚热证候。又名肝肾虚火证	
	临床表现	头晕，目眩，耳鸣，健忘，胁痛，腰膝酸软，口燥咽干，失眠多梦，低热或五心烦热，颧红，男子遗精，女子月经量少，舌红，少苔，脉细数
	辨证依据	腰酸胁痛、眩晕、耳鸣、遗精等与虚热症状共见
肺肾阴虚证	指肺肾阴液亏虚，虚热内扰，以干咳、少痰、腰酸、遗精等为主要表现的虚热证候	
	临床表现	咳嗽痰少，或痰中带血，或声音嘶哑，腰膝酸软，形体消瘦，口燥咽干，骨蒸潮热，盗汗，颧红，男子遗精，女子经少，舌红，少苔，脉细数
	辨证依据	干咳、少痰、腰酸、遗精等与虚热症状共见
三者的鉴别要点	心肝血虚证以心肝阴血不足为主要病机，临床症见心悸、失眠多梦、眩晕肢麻、视力减退等。而肝肾阴虚证和肺肾阴虚证都有肾阴虚的证候，均见腰膝酸软、耳鸣、遗精及阴虚内热的表现。但肝肾阴虚证兼肝阴虚损，失于滋养，常见胁痛、目涩、眩晕等症；肺肾阴虚证兼肺阴亏损，肺失清肃，故有干咳、痰少难咳等表现	

必考热点

1. 心肝血虚证指血液亏少，心肝失养，以心悸、多梦、眩晕、肢麻、经少及血虚症状为主要表现的证候。

2. 肝肾阴虚证指肝肾阴液亏虚，虚热内扰，以腰酸胁痛、眩晕、耳鸣、遗精等为主要表现的虚热证候。又名肝肾虚火证。

3. 患者，女，40岁。临床表现为心悸，多梦健忘，头晕目眩，视物模糊，肢体麻木、震颤，月经量少色淡，甚则闭经，面白无华，爪甲不荣，舌质淡白，脉细。其病机为心肝血虚。

第七节　脏腑辨证各相关证候的鉴别

考点：各脏腑间相关证候的鉴别

1. 心脾气血虚证与心肝血虚证的鉴别　均有心血不足，心及心神失养，而见心悸、失眠多梦等症，但前者兼有脾虚失运，血不归经的表现，常见食少、腹胀、便溏、慢性失血等症；后者兼有肝血不足，失于充养的表现，常见眩晕、肢麻、视力减退、经少等症。

2. 肝胃不和、肝脾不调、胃肠气滞证的鉴别　前二者均有肝气郁结，而见胸胁胀满疼痛、情志抑郁或烦躁等表现，但肝胃不和证兼胃失和降，常有胃脘胀痛、嗳气、呃逆等症；肝脾不调证兼脾失健运，常有食少、腹胀、便溏等症。胃肠气滞证则肝气郁结的证候不明显，只见胃肠气机阻滞的症状，以脘腹胀痛走窜、嗳气、肠鸣、矢气等为主要表现（表2-11-34）。

表 2-11-34　肝胃不和、肝脾不调、胃肠气滞证的鉴别

证型	病机	相同症状	不同症状	舌象	脉象
肝胃不和证	肝失疏泄，横逆犯胃，胃失和降	抑郁易怒，胸胁胀痛及纳少	脘胀、呕恶、呃逆、嗳气、嘈杂等	舌苔薄白或薄黄	脉弦或弦数
肝脾不调证	肝失疏泄、横逆犯脾，脾失健运		腹痛肠鸣，腹泻不爽	舌苔白	脉弦或缓弱
胃肠气滞证	多因情志不遂，外邪内侵，病理产物或病邪停滞，导致胃肠气机阻滞而成	脘腹胀痛走窜、嗳气、肠鸣、矢气	肝气郁结的表现不明显；脘腹胀痛走窜、嗳气、肠鸣、矢气等	苔厚	脉弦

3. 肝胆湿热证与湿热蕴脾证的鉴别　两证均因湿热内蕴所致，见湿热证候及脾胃纳运升降失职表现，均可出现脘腹胀满、纳呆呕恶、身目发黄色鲜明、大便不调、小便短黄、舌质红苔黄腻、脉滑数等症。肝胆与脾胃之间在病理上相互影响，由于二者主要病位病机不同，故症状有别。

肝胆湿热证病位主要在肝胆（疏泄功能失职），故以胁肋胀痛、胁下痞块、黄疸、口苦等肝胆疏泄失常症状为主，尚可出现寒热往来及阴部瘙痒，妇女带下黄臭等症。湿热蕴脾证病位主要在脾胃（纳运升降失职），故以脘腹胀闷、纳呆呕恶、大便溏泄等受纳运化功能失常症状为主，还可出现肢体困重、身热不扬等症状。

4. 肝火犯肺证与燥邪犯肺证、热邪壅肺证、肺阴虚证的鉴别　四证均可能有咳嗽、咯血的表现，但肝火犯肺证系肝经气火上逆犯肺，肺失清肃，有急躁易怒、胁肋灼痛等肝火内炽的症状；燥邪犯肺证只发于秋季，必兼发热恶寒之表证；热邪壅肺证系邪热内盛，痰热互结，壅闭于肺，有典型的实热表现；肺阴虚证系内伤久病，肺津受损，虚热内生，有潮热盗汗等阴虚内热症状，四证的舌脉表现也各有不同（表 2-11-35）。

表 2-11-35　肝火犯肺证与燥邪犯肺证、热邪壅肺证、肺阴虚证的鉴别

证型	病机	相同症状	不同症状	舌象	脉象
肝火犯肺证	肝经气火上逆犯肺，肺失清肃	咳嗽、咯血	急躁易怒，胁肋灼痛等肝火内炽的症状	舌红，苔薄黄	脉弦数
燥邪犯肺证	外界燥邪侵犯肺卫，肺系津液耗伤		只发于秋季，必兼发热恶寒之表证	苔薄而干燥少津	脉浮数或浮紧
热邪壅肺证	邪热内盛，痰热互结，壅闭于肺		新病势急，咳喘气粗，鼻翼扇动与火热症状共见	舌红苔黄或黄腻	脉数或滑数
肺阴虚证	内伤久病，肺津受损，虚热内生		潮热盗汗等阴虚内热症状	舌红少苔乏津	脉细数

5. 肝肾阴虚证与肝阳上亢证的鉴别　两证均有肝肾阴亏，阴不制阳的病机，均有头晕目眩、耳鸣、腰膝酸软等症，但肝肾阴虚证为虚证，以颧红盗汗、五心烦热等虚火内扰的表现为主，肝阳上亢证为本虚标实证，急躁易怒、头目胀痛、头重脚轻等肝阳亢逆、气血上冲的症状比较突出。肝肾阴虚证与肝阳上亢证的鉴别见表 2-11-36。

表 2-11-36 肝肾阴虚证与肝阳上亢证的鉴别

证型	病机	相同症状	不同症状	舌象	脉象
肝肾阴虚证	肝肾阴液亏虚，阴不制阳，虚热内扰	头晕目眩，耳鸣，腰膝酸软	颧红盗汗、五心烦热，男子遗精，女子月经量少等肾阴虚表现	舌红少苔	脉细数
肝阳上亢证	肝肾阴亏，阴不制阳，亢阳上扰		面红目赤、急躁易怒、头目胀痛、头重脚轻等肝阳亢逆、气血上冲的症状	舌红	脉弦或弦细数

必考热点

1. 肝胆湿热证与湿热蕴脾证均因湿热内蕴所致，见湿热证候及脾胃纳运升降失职表现，均可出现脘腹胀满、纳呆呕恶、身目发黄色鲜明、大便不调、小便短黄、舌质红苔黄腻、脉滑数等症。
2. 热邪壅肺证系邪热内盛，痰热互结，壅闭于肺，有典型的实热表现。
3. 肝肾阴虚证与肝阳上亢证均有肝肾阴亏、阴不制阳的病机，均有头晕目眩、耳鸣、腰膝酸软等症。

第十二单元 六经辨证

第一节 太阳病证

考点：太阳经证（太阳中风证、太阳伤寒证）的临床表现与辨证要点

太阳经证指风寒之邪侵犯人体肌表，正邪抗争，营卫失和所表现的证候，包括太阳中风证及太阳伤寒证，临床表现与辨证要点见表 2-12-1。

表 2-12-1 太阳经证（太阳中风证、太阳伤寒证）的临床表现与辨证要点

	太阳中风证	太阳伤寒证
概念	指以风邪为主的风寒之邪侵袭太阳经脉，卫强营弱所表现的证候	指以寒邪为主的风寒之邪侵袭太阳经脉，卫阳被遏，营阴郁滞所表现的证候
临床表现	发热，恶风，头痛，汗出，脉浮缓，或见鼻鸣，干呕	恶寒，发热，头项强痛，肢体疼痛，无汗而喘，脉浮紧
辨证要点	恶风、发热、汗出、脉浮缓	恶寒、无汗、头身疼痛、脉浮紧

必考热点

1. 太阳经证指风寒之邪侵犯人体肌表，正邪抗争，营卫失和所表现的证候。
2. 太阳中风证以恶风、发热、汗出、脉浮缓为辨证要点。

考点：太阳腑证（太阳蓄水证、太阳蓄血证）临床表现与辨证要点

太阳腑证（太阳蓄水证、太阳蓄血证）临床表现与辨证要点见表 2-12-2。

表 2-12-2　太阳腑证（太阳蓄水证、太阳蓄血证）临床表现与辨证要点

	太阳蓄水证	太阳蓄血证
概念	指太阳经证不解，邪气内传足太阳膀胱腑，邪与水结，膀胱气化失司，水液停蓄所表现的证候	指太阳经证未解，邪热内传，邪热与瘀血互结于少腹所表现的证候
临床表现	发热，恶寒，小腹满，小便不利，口渴，或水入则吐，脉浮或浮数	少腹急结或硬满，小便自利，如狂或发狂，善忘，大便色黑如漆，脉沉涩或沉结
辨证要点	小腹满、小便不利与太阳经证症状共见	少腹急硬、小便自利、便黑

必考热点

1. 太阳蓄水证以小腹满、小便不利与太阳经证症状共见为辨证要点。
2. 太阳蓄血证以少腹急硬、小便白利、便黑为辨证要点。

第二节　阳明病证

考点：阳明病证的临床表现与辨证要点

阳明病证指外感病发展过程中，病邪内传阳明，阳热亢盛，胃肠燥热所表现的证候，包括阳明经证和阳明腑证，临床表现与辨证要点见表 2-12-3。

表 2-12-3　阳明病证（阳明经证、阳明腑证）的临床表现与辨证要点

	阳明经证	阳明腑证
概念	指邪热亢盛，充斥阳明之经，弥漫全身，而肠中糟粕尚未结成燥屎所表现的证候	指邪热内炽阳明之腑，并与肠中糟粕相搏，燥屎内结，阻滞肠道所表现的证候
临床表现	身大热，汗出，口渴引饮，或心烦躁扰，气粗似喘，面赤，苔黄燥，脉洪大	日晡潮热，手足濈然汗出，脐腹胀满硬痛而拒按，大便秘结不通，甚则谵语，狂乱、不得眠，舌苔黄厚干燥，或起芒刺，甚至苔焦黑燥裂，脉沉迟而实或滑数
辨证要点	壮热、汗出、口渴、脉洪大	潮热汗出、腹满硬痛、大便秘结、苔黄燥、脉沉实

必考热点

1. 阳明病证指外感病发展过程中，病邪内传阳明，阳热亢盛，胃肠燥热所表现的证候。
2. 阳明病证可分为阳明经证和阳明腑证。

第三节　少阳病证

考点：少阳病证的临床表现与辨证要点

少阳病证的临床表现与辨证要点见表 2-12-4。

表 2-12-4　少阳病证的临床表现与辨证要点

概念	指邪犯少阳，正邪分争，枢机不利，胆火内郁，经气不畅所表现的证候
临床表现	口苦，咽干，目眩，寒热往来，胸胁苦满，默默不欲饮食，心烦喜呕，脉弦

续 表

辨证要点	寒热往来、胸胁苦满、口苦、咽干、目眩、脉弦

必考热点

少阳病证以寒热往来、胸胁苦满、口苦、咽干、目眩、脉弦为辨证要点。

第四节 太阴病证

考点：太阴病证的临床表现与辨证要点

太阴病证的临床表现与辨证要点见表2-12-5。

表2-12-5 太阴病证的临床表现与辨证要点

概念	指脾阳虚弱，邪从寒化，寒湿内生所表现的证候
临床表现	腹满而吐，食不下，口不渴，自利，时腹自痛，四肢欠温，脉沉缓或弱
辨证要点	腹满时痛、自利、口不渴与虚寒症状共见

必考热点

太阴病证以腹满时痛、自利、口不渴与虚寒症状共见为辨证要点。

第五节 少阴病证

考点：少阴病证（少阴寒化证、少阴热化证）的临床表现与辨证要点

少阴病证（少阴寒化证、少阴热化证）的临床表现与辨证要点见表2-12-6。

表2-12-6 少阴病证（少阴寒化证、少阴热化证）的临床表现与辨证要点

	少阴寒化证	少阴热化证
概念	指病邪深入少阴，心肾阳气虚衰，从阴化寒，阴寒独盛所表现的虚寒证候	指病邪深入少阴，心肾阴虚，从阳化热所表现的虚热证候
临床表现	无热恶寒，但欲寐，四肢厥冷，下利清谷，呕不能食，或食入即吐，脉微细甚或欲绝，或见身热反不恶寒，甚则面赤	心烦不得眠，口燥咽干，或咽痛，舌尖红少苔，脉细数
辨证要点	无热恶寒、四肢厥冷、下利清谷、脉微细	心烦失眠、口燥咽干、舌尖红、脉细数

必考热点

1. 少阴寒化证以无热恶寒、四肢厥冷、下利清谷、脉微细为辨证要点。
2. 少阴热化证以心烦失眠、口燥咽干、舌尖红、脉细数为辨证要点。

第六节　厥阴病证

考点：厥阴病证的临床表现和辨证要点

厥阴病证的临床表现和辨证要点见表 2-12-7。

表 2-12-7　厥阴病证的临床表现和辨证要点

概念	指伤寒病发展传变的较后阶段，出现阴阳对峙、寒热交错、厥热胜复所表现的证候
临床表现	消渴，气上撞心，心中疼热，饥而不欲食，食则吐蛔
辨证要点	消渴、心中疼热、饥而不欲食

必考热点

1. 厥阴病证是指伤寒病发展传变的较后阶段，出现阴阳对峙、寒热交错、厥热胜复所表现的证候。
2. 厥阴病证以消渴、心中疼热、饥而不欲食为辨证要点。

第七节　六经病证的传变

考点：传经、直中、合病、并病的概念

传经、直中、合病、并病的概念见表 2-12-8。

表 2-12-8　传经、直中、合病、并病的概念

传经	指病邪自外侵入，逐渐向里发展，由某一经病证转变为另一经病证。其中若按伤寒六经的顺序相传者，即太阳病证→阳明病证→少阳病证→太阴病证→少阴病证→厥阴病证，称为“循经传”；若是隔一经或两经以上相传者，称为“越经传”；若相互表里的两经相传者，称为“表里传”，如太阳病传少阴病等
直中	指伤寒病初起不从阳经传入，而病邪直入三阴者
合病	指伤寒病不经过传变，两经或三经同时出现的病证。如太阳阳明合病、太阳太阴合病等
并病	是指伤寒病凡一经病证未罢，又见他经病证者。如太阳少阴并病，太阴少阴并病等

必考热点

1. 病邪自外侵入，逐渐向里发展，由某一经病证转变为另一经病证，称为“传经”。
2. “循经传”是指病邪按伤寒六经的顺序相传者，即太阳病证→阳明病证→少阳病证→太阴病证→少阴病证→厥阴病证。
3. 伤寒病初起不从阳经传入，而病邪直入三阴者，称为“直中”。
4. 伤寒病不经过传变，两经或三经同时出现的病证，称为“合病”。

第十三单元　卫气营血辨证

第一节　卫　分　证

考点：卫分证的临床表现与辨证要点

卫分证的临床表现与辨证要点见表 2-13-1。

表 2-13-1　卫分证的临床表现与辨证要点

概念	指温热病邪侵袭肌表，卫气功能失常所表现的证候
临床表现	发热，微恶风寒，头痛，口干微渴，舌边尖红，苔薄黄，脉浮数；或伴有咳嗽，咽喉肿痛
辨证要点	发热，微恶风寒，舌边尖红，脉浮数

必考热点

卫分证以发热，微恶风寒，舌边尖红，脉浮数为辨证要点。

第二节　气　分　证

考点：气分证的临床表现及辨证要点

气分证的临床表现及辨证要点见表 2-13-2。

表 2-13-2　气分证的临床表现及辨证要点

概念	指温热病邪内传脏腑，正盛邪炽，阳热亢盛所表现的证候
临床表现	发热，不恶寒，反恶热，汗出，口渴，尿黄，舌红苔黄，脉数有力；或见咳喘，胸痛，咳痰黄稠；或见心烦懊侬，坐卧不安；或见日晡潮热，便秘腹胀，痛而拒按，甚或谵语、狂乱，苔黄干燥甚则焦黑起刺，脉沉实；或见口苦咽干，胸胁满痛，心烦，干呕，脉弦数
辨证要点	发热、汗出、口渴、舌红苔黄、脉数有力

必考热点

气分证以发热、汗出、口渴、舌红苔黄、脉数有力为辨证要点。

第三节　营　分　证

考点：营分证的临床表现及辨证要点

营分证的临床表现及辨证要点见表 2-13-3。

表 2-13-3　营分证的临床表现及辨证要点

概念	指温病邪热内陷，营阴受损，心神被扰所表现的证候
临床表现	身热夜甚，口不甚渴或不渴，心烦不寐，甚或神昏谵语，斑疹隐隐，舌质红绛无苔，脉细数
辨证要点	身热夜甚、心烦、舌红绛、脉细数

必考热点

营分证是指温病邪热内陷，营阴受损，心神被扰所表现的证候。

第四节　血　分　证

考点：血分证的临床表现与辨证要点

血分证的临床表现及辨证要点见表 2-13-4。

表 2-13-4　血分证的临床表现及辨证要点

概念	指温病邪热深入阴血，导致动血、动风、耗阴所表现的证候
临床表现	身热夜甚，躁扰不宁，甚或神昏谵语，斑疹显露、色紫黑，吐血、衄血、便血、尿血，舌质深绛，脉细数；或见四肢抽搐，颈项强直，角弓反张，目睛上视，牙关紧闭，脉弦数；或见手足蠕动、瘛疭等；或见持续低热，暮热早凉，五心烦热，或见口干咽燥，形体干瘦，神疲耳聋，舌干少苔，脉虚细
辨证要点	发热、神昏谵语、斑疹紫暗、出血动风、舌质深绛

必考热点

血分证是指温病邪热深入阴血，导致动血、动风、耗阴所表现的证候。

第五节　卫气营血证的传变

考点：顺传与逆传的概念

顺传与逆传的概念，见表 2-13-5。

表 2-13-5　顺传与逆传的概念

顺传	指病变多从卫分开始，依次传入气分、营分、血分，反映温病由浅入深的演变规律
逆传	指邪入卫分后，不经过气分阶段而直接深入营分、血分

必考热点

1. 顺传指病变多从卫分开始，依次传入气分、营分、血分，反映了温病由浅入深的演变规律。
2. 逆传指邪入卫分后，不经过气分阶段而直接深入营分、血分。

第十四单元　三焦辨证

第一节　上焦病证

考点：上焦病证的临床表现和辨证要点

上焦病证的临床表现和辨证要点见表2-14-1。

表2-14-1　上焦病证的临床表现和辨证要点

概念	指温热之邪侵袭手太阴肺经和手厥阴心包经所表现的证候
临床表现	发热，微恶风寒，微汗出，头痛，咳嗽，鼻塞，口渴，舌边尖红，脉浮数；或但热不寒，多汗，烦躁口渴，咳嗽，气喘，苔黄，脉数；甚则高热，神昏，谵语，舌謇，肢厥，舌质红绛
辨证要点	邪犯肺卫，以发热、微恶风寒、舌边尖红，脉浮数为主要表现；邪热壅肺，以但热不寒，咳喘痰黄，脉数为主要表现；邪陷心包，以高热神昏，肢厥，舌质红绛为主要表现

必考热点

1. 上焦病证指温热之邪侵袭手太阴肺经和手厥阴心包经所表现的证候。
2. 邪犯肺卫，以发热、微恶风寒、舌边尖红，脉浮数为主要表现。

第二节　中焦病证

考点：中焦病证的临床表现和辨证要点

中焦病症的临床表现、辨证要点见表2-14-2。

表2-14-2　中焦病症的临床表现和辨证要点

概念	指温热之邪侵犯中焦脾胃，从燥化或从湿化所表现的证候
临床表现	身热气粗，面红目赤，腹满便秘，渴欲饮冷，口燥咽干，唇裂舌焦，小便短赤，大便干结，苔黄燥或焦黑，甚则神昏谵语，脉沉实有力；或身热不扬，头身困重，胸脘痞闷，泛恶欲呕，小便不利，大便不爽或溏泄，舌苔黄腻，脉细而濡数
辨证要点	阳明燥热以发热口渴、腹满便秘、苔黄燥、脉沉实为主要表现。太阴湿热以身热不扬，脘痞呕恶、便溏、苔黄腻、脉濡数为辨证要点

第三节　下焦病证

考点：下焦病证的临床表现和辨证要点

下焦病症的临床表现和辨证要点见表2-14-3。

表 2-14-3　下焦病症的临床表现和辨证要点

概念	指温热之邪犯及下焦，劫夺肝肾之阴所表现的证候
临床表现	身热，手足心热甚于手足背，颧红，口舌干燥，神倦，耳聋，舌红少苔，脉虚大；或见手足蠕动，或瘛疭，心中憺憺大动，神倦，脉虚，舌绛苔少，甚或时时欲脱
辨证要点	身热颧红、手足蠕动或瘛疭、舌绛苔少

必考热点

1. 下焦病证指温热之邪犯及下焦，劫夺肝肾之阴所表现的证候。
2. 下焦病证以身热颧红、手足蠕动或瘛疭、舌绛苔少为辨证要点。

第四节　三焦病证的传变

考点：顺传与逆传的概念

顺传与逆传的概念见表 2-14-4。

表 2-14-4　顺传与逆传的概念

顺传	三焦病证多由上焦手太阴肺经开始，传入中焦，进而传入下焦，为顺传，标志着病情由浅入深，由轻到重的病理进程
逆传	病邪从肺卫而传入心包者，称为逆传，说明邪热炽盛，病情重笃

必考热点

1. 三焦病证多由上焦手太阴肺经开始，传入中焦，进而传入下焦，为顺传，标志着病情由浅入深，由轻到重的病理进程。
2. 病邪从肺卫而传入心包者，称为逆传，说明邪热炽盛，病情重笃。

第十五单元　中医诊断思维与应用

第一节　中医诊断思维方法

考点：基本思维方法与过程

中医诊断的基本思维方法与过程见表 2-15-1。

表 2-15-1　中医诊断的基本思维方法与过程

中医诊断基本思维方法	比较法、类比法、分类法、归纳法、演绎法、反证法、模糊判断法	
中医诊断的思维过程	四诊信息的采集与分析	医师运用各种诊法收集的病情资料，包括病史、症状和体征、患者生活的自然与社会环境等，是诊病、辨证的依据。医师在收集临床资料时，必须对患者进行全面而系统的诊查，并注重四诊合参。四诊资料的属性一般可划分为必要性资料、特征性资料、偶见性资料、一般性资料和否定性资料

续 表

中医诊断的思维过程	辨证方法的综合应用	临床辨证方法有八纲辨证、脏腑辨证、六经辨证、卫气营血辨证、三焦辨证、经络辨证以及病性（六淫、阴阳虚损、气血、津液）辨证等
	疾病诊断思路与方法	疾病诊断就是在中医理论指导下综合分析四诊收集的临床资料，确定疾病的病种，并对该病种的特点和规律进行整体判断的思维过程，也称为“辨病”或“诊病”
		疾病诊断应结合病因或发病特点、病史、主症或特征性症状、特发人群、流行情况等方面进行分析思考

必考热点

1. 中医诊断的基本思维方法包括比较、类比、分类、归纳、演绎、反证、模糊判断法等。
2. 四诊资料的属性一般可划分为必要性资料、特征性资料、偶见性资料、一般性资料、否定性资料。

第二节　中医诊断思维的应用

考点：辨病、辨证、辨症

辨病、辨证、辨症　见表 2-15-2。

表 2-15-2　辨病、辨证、辨症

辨病	病有中西、病有因果、病有善恶、病有新久
辨证	证的有无、证的轻重、证的缓急、证的兼杂、证的演变、证的真假
辨症	症的有无、症的轻重、症的真假、症的偏全

必考热点

1. 辨证是中医临床的核心环节，中医的辨证是以整体思维作为基础的。
2. 四诊合参是保证四诊信息可靠性的前提。

第三部分

中　药　学

第一单元　中药的性能

第一节　四　　气

考点：四气

四气的概念、作用及适应证见表3-1-1。

表3-1-1　四气的概念、作用及适应证

概念	四气指药物的寒、热、温、凉四种不同药性，又称四性。它反映了药物对人体阴阳盛衰、寒热变化的作用倾向，是对药物治疗寒热病证作用的概括。药物的寒热温凉是由药物作用于人体所产生的不同反应和所获得的不同疗效而总结出来的，它于所治疗疾病的性质是相对而言的。在药物作用的程度上，寒重于凉，热重于温。从四性的本质而言，只有寒热两性的区分	
作用及适应证	寒凉药分别具有清热泻火、凉血解毒、滋阴除蒸、泻热通便、清热利尿、清化痰热、清心开窍、凉肝息风等作用	
	温热药分别具有温里散寒、暖肝散结、补火助阳、温阳利水、温经通络、引火归原、回阳救逆等作用	

必考热点

1. 四气指药物的寒、热、温、凉四种不同药性，又称四性。

2. 药物的寒热温凉是由药物作用于人体所产生的不同反应和所获得的不同疗效而总结出来的，它于所治疗疾病的性质是相对而言的。

3. 寒凉药分别具有清热泻火、凉血解毒、滋阴除蒸、泻热通便、清热利尿、清化热痰、清心开窍、凉肝息风等作用。

第二节　五　　味

考点：五味

五味的概念、作用及适应证见表3-1-2。

表3-1-2　五味的概念、作用及适应证

概念	指药物有辛、甘、酸、苦、咸五种不同的味道，因而具有不同的治疗作用	
作用及适应证	辛	有发散、行气、行血的作用。一般来讲，解表药、行气药、活血药多具有辛味。多用治表证及气血阻滞之证
	甘	有补益、和中、调和药性和缓急止痛的作用。一般来讲，滋养补虚、调和药性及缓急止痛的药物多具有甘味。多用治正气虚弱、脘腹挛急疼痛，以及调和药性、中毒解救等
	酸	有收敛、固涩的作用。一般固表止汗、敛肺止咳、涩肠止泻、固精缩尿、固崩止带的药物多具有酸味。多用治体虚多汗、肺虚久咳、久泻滑肠、遗精滑精、遗尿尿频、崩带不止等证

续 表

作用及适应证	苦	有泄（清泄、降泄、通泄）、燥湿、坚阴的作用。即具有清泄火热、泄降气逆、通泻大便、燥湿、坚阴（泻火存阴）等作用。多用治热证、火证、喘证、呕恶、便秘、湿证、阴虚火旺等证
	咸	有软坚散结、泻下通便的作用。一般来讲，泻下或润下通便及软化坚硬、消散结块的药物多具有咸味，多用治大便燥结、痰核、瘰疬、瘿瘤、癥瘕痞块等证
	淡	有渗湿、利小便的作用。故有些利水渗湿的药物具有淡味。多用治水肿、脚气、小便不利之证
	涩	与酸味药的作用相似，有收敛固涩的作用。多用治虚汗、泄泻、尿频、遗精、滑精、出血等证

必考热点

1. 一般来讲，解表药、行气药、活血药多具有辛味。
2. 辛味药临床一般用于治疗表证及气血阻滞证。
3. 药物五味中，辛味具有发散、行气、行血等作用；甘味具有补益、和中、调和药性和缓急止痛的作用；酸味具有收敛、固涩的作用；咸味具有软坚散结、泻下通便的作用。
4. 涩味药与酸味药的作用相似，具有收敛固涩的作用。

第三节　升降浮沉

考点：升降浮沉

升降浮沉的概念及影响药物升降浮沉的主要因素见表3-1-3。

表3-1-3　升降浮沉的概念及影响药物升降浮沉的主要因素

概念	升降浮沉是指药物对人体作用的不同趋向性。升，即上升提举，趋向于上；降，即下达降逆，趋向于下；浮，即向外发散，趋向于外；沉，即向内收敛，趋向于内	
	一般而言，发表、透疹、升阳、涌吐、开窍的药物具有升浮作用，收敛固涩、泻下、利水、潜阳、镇惊安神、止咳平喘、止呕的药物具有沉降作用	
影响药物升降浮沉的主要因素	与四气五味有关	一般来讲，味属辛、甘，气属温、热的药物，大都是升浮药，如麻黄、升麻、黄芪等；味属苦、酸、咸，性属寒、凉的药物，大都是沉降药，如大黄、芒硝、山楂等
	与药物的质地轻重有关	一般来讲，花、叶、枝、皮等质轻的药物大多为升浮药，如苏叶、菊花、蝉衣等；而种子、果实、矿物、贝壳及质重者大多都是沉降药，如紫苏子、乌梅、赭石、牡蛎等
	与炮制、配伍的影响有关	药物的炮制可以影响转变其升降浮沉的药性。如有些药物酒制则升，姜炒则散，醋炒收敛，盐炒下行。一般来讲，升浮药在大队沉降药中能随之下降；反之，沉降药在大队升浮药中能随之上升

必考热点

1. 一般而言，发表、透疹、升阳、涌吐、开窍的药物具有升浮作用。
2. 一般来讲，花、叶、皮、枝等质轻的药物大多为升浮药。
3. 药物的炮制可以影响转变其升降浮沉的药性。如有些药物酒制则升，姜炒则散，醋炒收敛，盐炒下行。

第四节　归　　经

考点：归经的临床意义

掌握归经理论便于临床辨证用药，即根据疾病的具体表现，通过辨证审因，诊断出病变所在的脏腑经络，按照归经理论来选择针对性强的药物进行治病，提高用药准确性。运用归经理论，必须考虑到脏腑经络间的关系。脏腑经络在生理上相互联系，在病理上相互影响。因此，在临床用药时往往并不单独使用某一经的药物。若拘泥于见肺治肺、见肝治肝，单纯分经用药，其效果必受影响。此外，临床上还常用归经性强的药物引他药入经。

考点：结合有代表性的药物认识归经的确定

归经指药物对于机体某部分的选择性作用，即某药对某些脏腑经络有特殊的亲和作用，因而对这些部位的病变起着主要的或特殊的治疗作用，药物归经不同，其治疗作用也不同。归经指明了药物治病的适应范围，也就是说明了药效的所在，包含了药物定性定位的概念。

归经理论的形成是在中医基本理论指导下以脏腑经络为基础，以药物所治疗的具体病证为依据，经过长期临床实践总结出来的用药理论。由于经络能沟通人体内外表里，所以一旦机体发生病变可以通过经络影响内在的脏腑；反之，内在脏腑病变也可以在体表反映出来。由于发病所在脏腑及经络循行部位不同，临床上所表现的症状也各不相同。如心经的病变多见心悸失眠；肺经病变常见胸闷喘咳；肝经病变每见胁痛抽搐等。如朱砂、远志能治疗心悸失眠，说明它们归心经；桔梗、杏仁能治疗胸闷、咳喘，说明它们归肺经；而选用白芍、钩藤能治疗胁痛抽搐则说明它们归肝经。

必考热点

1. 归经是指药物对于机体某部分的选择性作用，因而药物对这些部位的病变起着主要的或特殊的治疗作用。

2. 归经理论的形成是在中医基本理论指导下以脏腑经络理论为基础，以药物所治疗的具体病证为依据，经过长期临床实践总结出来的用药理论。

3. 桔梗、杏仁能治疗胸闷、咳喘，说明它们归肺经；白芍、钩藤能治疗胁痛抽搐，说明它们归肝经。

第五节　毒　　性

考点：毒性

引起毒性反应的原因及使用注意事项见表 3-1-4。

表 3-1-4　引起毒性反应的原因及使用注意事项

引起毒性反应的原因	毒性指药物对机体所产生的不良影响及损害性，包括急性毒性、亚急性毒性、亚慢性毒性、慢性毒性和特殊毒性
使用注意事项	毒性反应的产生与药物贮存、加工炮制、配伍、剂型、给药途径、用量、使用时间的长短以及患者的体质、年龄、证候性质等都有密切关系

必考热点

毒性指药物对机体所产生的不良影响及损害性，包括急性毒性、亚急性毒性、亚慢性毒性、慢性毒性和特殊毒性。

第二单元 中药的作用

第一节 中药的作用与副作用

考点：中药的作用与副作用

中药的作用与副作用见表 3-2-1。

表 3-2-1 中药的作用与副作用

中药的作用	是指中药对机体的影响，或机体对药物的反应。包括治疗作用和不良作用（不良反应）。中药的治疗作用又称为中药的功效，中药的不良作用包括副作用和毒性反应
中药的副作用	副作用是指在常用剂量即治疗剂量时出现与治疗需要无关的不适反应，一般都较轻微，对机体危害不大，停药后能消失。副作用的产生固然与药物的偏性有关，更重要的是因为一味中药往往有多种作用，治疗时利用其一种或一部分作用，其他作用便成为副作用。因而中药的治疗作用和副作用是相对的，在一定条件下是可以相互转化的
	正确利用中药的治疗作用，尽量避免不良反应发生，确保用药安全、有效，这是临床用药的一条基本原则

必考热点

1. 中药的作用包括治疗作用和不良作用。
2. 中药的副作用是指在常用剂量时出现与治疗需要无关的不适反应，一般比较轻微，对机体危害不大，停药后可自行消失。
3. 正确利用中药的治疗作用，尽量避免不良反应发生，确保用药安全、有效是临床用药的一条基本原则。

第二节 中药的功效

考点：中药功效与主治的关系及功效的分类

中药功效与主治的关系及功效的分类见表 3-2-2。

表 3-2-2 中药功效与主治的关系及功效的分类

功效与主治的关系	中药的主治是指其所主治的病证，又称为“应用”或“适应证”。从认识方法而言，主治是确定功效的依据；从临床运用的角度来看，功效提示中药的适应范围	
功效的分类	对因治疗功效	包含祛邪、扶正、调理脏腑功能、消除病理产物等方面的内容
	对症治疗功效	是指能缓解或消除疾病过程中出现的某些症状，具有减轻痛苦、防止病势恶化的意义

必考热点

1. 中药的对因治疗功效包含祛邪、扶正、调理脏腑功能、消除病理产物等方面的内容。

2. 中药的对症治疗功效是指能缓解或消除疾病过程中出现的某些症状，具有减轻痛苦、防止病势恶化的意义。

第三单元　中药的配伍

第一节　中药配伍的意义

考点：中药配伍的意义

医药萌芽时代，治疗疾病一般都是采用单味药物的形式，后来由于药物品种日趋增多，对药性特点不断明确，对疾病的认识逐渐深化，由于疾病可表现为数病相兼，或表里同病，或虚实互见，或寒热错杂的复杂病情，因而用药也就由简到繁，出现了多种药物配合应用的方法，并逐渐形成了配伍用药的规律，从而既照顾到复杂病情，又增进了疗效，减少了毒副作用。因此，掌握中药配伍规律对指导临床用药意义重大。

第二节　中药配伍的内容

考点：各种配伍关系的意义

各种配伍关系的意义见表 3-3-1。

表 3-3-1　各种配伍关系的意义

单行	单用一味药物治疗某种病情单一的疾病。如独参汤
相须	两种功效相似的药物配合应用，可以增强原有药物的疗效。如麻黄配桂枝、石膏配知母
相使	以一种药物为主，另一种药物为辅，两种药物合用，辅药可以提高主药的功效。如黄芪与茯苓、大黄与芒硝
相畏	一种药物的毒副作用能被另一种药物所抑制。如生半夏和生南星畏生姜
相杀	一种药物能够减轻或消除另一种药物的毒副作用。如生姜能减轻或消除生半夏和生南星的毒性或副作用。如生姜杀生半夏和生南星的毒
相恶	两药合用，一种药物能使另一种药物原有的功效降低，甚至丧失。如人参恶莱菔子
相反	两种药物同用能产生或增强毒性或副作用。如甘草反甘遂、贝母反乌头

必考热点

1. 药性功效相类似的药物配合应用，可增强原有药物疗效的配伍关系是相须。
2. 黄芪与茯苓配伍，茯苓能增强黄芪补气补水的功效，这种配伍关系属于相使。
3. 一种药物的毒副作用能被另一种药物所抑制，这种配伍关系属于相畏。
4. 两药合用，一种药物能使另一种药物原有的功效降低，甚至丧失，这种配伍关系属于相恶。

考点：各种配伍关系的临床对待原则

临床用药时，若病情单纯，病势轻浅，则针对性强的药物单用，以体现简、便、廉的特色。对于产生协同作用，提高疗效的相须和相使配伍，临床用药时要充分利用。对于能减轻或消除毒性反应的相畏和相杀配伍，在应用毒性药时必须考虑选用。对于有可能因拮抗而减弱或抵消原有功效的相恶配伍，用药时应加以注意，严格区分其不宜合用或可以利用的具体情况。对于产生或增强毒性的相反药物，原则上要避免配合使用。

必考热点

1. 对于产生协同作用，提高疗效的相须和相使配伍，临床用药时要充分利用。
2. 对于能减轻或消除毒性反应的相畏和相杀配伍，在应用毒性药时必须考虑选用。

第四单元　中药的用药禁忌

第一节　配伍禁忌

中药的配伍禁忌见表3-4-1。

表3-4-1　中药的配伍禁忌

十八反	甘草反甘遂、大戟、海藻、芫花；乌头反贝母、瓜蒌、半夏、白蔹、白及；藜芦反人参、沙参、丹参、玄参、细辛、芍药
十九畏	硫黄畏朴硝，水银畏砒霜，狼毒畏密陀僧，巴豆畏牵牛，丁香畏郁金，川乌、草乌畏犀角，牙硝畏三棱，官桂畏赤石脂，人参畏五灵脂

第二节　证候禁忌

中药的证候禁忌见表3-4-2。

表3-4-2　中药的证候禁忌

概念	由于药物的药性不同，其作用各有专长和一定的适应范围，因此，临床用药也就有所禁忌，称“证候禁忌”
内容	如麻黄性味辛温，功能发汗解表，散风寒，又能宣肺平喘利尿，故适用于外感风寒表实无汗或肺气不宣的喘咳，对表虚自汗及阴虚盗汗、肺肾虚喘则禁止使用

第三节　妊娠禁忌

中药的妊娠禁忌见表3-4-3。

表3-4-3　中药的妊娠禁忌

概念	妊娠用药禁忌是指妇女妊娠期治疗用药的禁忌。某些药物具有损害胎元以致堕胎的副作用，所以应作为妊娠禁忌的药物。根据药物对胎元损害的程度不同，一般可分为慎用与禁用两类
禁用药物	毒性较强或药性猛烈的药物，如巴豆、牵牛子、大戟、商陆、麝香、三棱、莪术、水蛭、斑蝥、雄黄、砒霜等

续 表

慎用药物	通经去瘀、行气破滞及辛热滑利之品，如桃仁、红花、牛膝、大黄、枳实、附子、肉桂、干姜、木通、冬葵子、瞿麦等

第四节 服药饮食禁忌

中药的服药饮食禁忌见表 3-4-4。

表 3-4-4 中药的服药饮食禁忌

一般的饮食禁忌	服药时一般忌食生冷、油腻、腥膻、有刺激性的食物
	热性病，应忌食辛辣、油腻、煎炸性食物；寒性病，应忌食生冷食物、清凉饮料等；胸痹患者应忌食肥肉、脂肪、动物内脏及烟、酒等；肝阳上亢头晕目眩、烦躁易怒者等应忌食胡椒、辣椒、大蒜、白酒等辛热助阳之品；黄疸胁痛者应忌食动物脂肪及辛辣烟酒刺激物品；脾胃虚弱者应忌食油炸黏腻、寒冷固硬、不易消化的食物；肾病水肿者应忌食盐、碱过多和酸辣太过的刺激食品；疮疡、皮肤病患者应忌食鱼、虾、蟹等腥膻发物及辛辣刺激性食品
特殊疾病的饮食禁忌	甘草、黄连、桔梗、乌梅忌猪肉，鳖甲忌苋菜，常山忌葱，地黄、何首乌忌葱、蒜、萝卜，丹参、茯苓、茯神忌醋，土茯苓、使君子忌茶，薄荷忌蟹肉，以及蜜反生葱、柿反蟹

必考热点

1. 在“十八反”中，乌头与贝母、瓜蒌、半夏、白蔹、白及相反。
2. 在“十八反”中，藜芦与人参、沙参、丹参、玄参、细辛、芍药相反。
3. 在“十九畏”中，官桂畏赤石脂，人参畏五灵脂。
4. 妊娠禁用的药物有巴豆、牵牛子、大戟、商陆、麝香、三棱、莪术、水蛭、斑蝥、雄黄、砒霜等。

第五单元 中药的剂量与用法

第一节 剂 量

考点：影响中药剂量的因素

影响中药剂量的因素见表 3-5-1。

表 3-5-1 影响中药剂量的因素

药物性质与剂量的关系	剧毒药或作用峻烈的药物，应严格控制剂量，开始时用量宜轻，逐渐加量，一旦病情好转后，应当立即减量或停服，中病即止，防止过量或蓄积中毒
	花叶枝皮等量轻质松及性味浓厚、作用较强的药物用量宜小
	矿物介壳等质重沉坠及性味淡薄、作用温和的药物用量宜大
	鲜品药材含水分较多用量宜大（一般为干品的 2~4 倍）；干品药材用量当小
	过于苦寒的药物也不要久服过量，免伤脾胃
	麝香、牛黄、猴枣、鹿茸、珍珠等贵重药材，在保证药效的前提下应尽量减少用量

续 表

剂型、配伍与剂量的关系	同样的药物入汤剂比入丸散剂的用量要大些
	单味药使用比复方中应用剂量要大些
	在复方配伍使用时，主要药物比辅助药物用量要大些
年龄、体质、病情与剂量的关系	老年、小儿、妇女产后及体质虚弱的患者，都要减少用量，成人及平素体质壮实的患者用量宜重
	一般5岁以下的小儿用成人药量的1/4，5岁以上的儿童按成人用量减半服用
	一般病情轻、病势缓、病程长者用量宜小；病情重、病势急、病程短者用量宜大
季节变化与剂量的关系	夏季发汗解表药及辛温大热药不宜多用；冬季发汗解表药及辛热大热药可以多用；夏季苦寒降火药用量宜重；冬季苦寒降火药则用量宜轻
	除了剧毒药、峻烈药、精制药及某些贵重药外，一般中药常用内服剂量为5~10g；部分常用量较大，剂量为15~30g；新鲜药物常用量为30~60g

必考热点

1. 一般5岁以下的小儿用成人药量的1/4，5岁以上的儿童按成人用量减半服用。
2. 除了剧毒药、峻烈药、精制药及某些贵重药外，一般中药常用内服剂量为5~10g。
3. 确定用药剂量时，对于花叶枝皮等量轻质松及性味浓厚、作用较强的药物用量宜小。

第二节 中药的用法

考点：煎煮方法

中药的煎煮方法见表3-5-2。

表3-5-2 中药的煎煮方法

先煎	主要指有效成分难溶于水的一些金石、矿物、介壳类药物，应打碎先煎，煮沸20~30分钟，再下其他药物同煎，以使有效成分充分析出
	附子、乌头等毒副作用较强的药物，宜先煎45~60分钟后再下他药，久煎可以降低毒性，安全用药
后下	主要指某些气味芳香的药物，久煎可因其有效成分易于挥发而降低药效，须在其他药物煎沸5~10分钟后放入
	有些药物虽不属芳香药，但久煎也能破坏其有效成分，如钩藤、大黄、番泻叶等，亦属后下之列
包煎	主要指黏性强、粉末状及带有绒毛的药物，宜先用纱布袋装好，再与其他药物同煎，如蛤粉、滑石、青黛、旋覆花、车前子等
另煎	又称另炖，主要指某些贵重药材，为了更好地煎出有效成分，还应单独另煎，即另炖2~3小时。煎液可以另服，也可与其他煎液混合服用。如人参、西洋参、羚羊角、麝香、鹿茸等
溶化	又称烊化，主要指某些胶类药物及黏性大而易溶的药物，如阿胶、鹿角胶等
泡服	又叫焗服，主要指某些有效成分易溶于水或久煎容易破坏药效的药物，如藏红花、番泻叶、胖大海等
冲服	主要指某些贵重药，常需要研成细末制成散剂，用温开水或复方其他药物煎液冲服，如麝香、牛黄等
	某些药物，根据病情需要，为提高药效，也常研成散剂冲服，如用于止血的三七、花蕊石等
	某些药物高温容易破坏药效或有效成分难溶于水，也只能做散剂冲服。如雷丸、鹤草芽等
	一些液体药物如竹沥汁、姜汁、藕汁、荸荠汁、鲜地黄汁等也需冲服
煎汤代水	主要指为了防止某些药物与其他药物同煎使煎液混浊，难以服用，宜先煎后取其上清液代水再煎煮其他药物，如灶心土
	某些药物质轻用量多，体积大，吸水量大，如玉米须、丝瓜络、金钱草等，也需煎汤代水用

必考热点

1. 有效成分难溶于水的一些金石、矿物、介壳类药物，应打碎先煎，煮沸 20~30 分钟，再下其他药物同煎，以使有效成分充分析出。
2. 在中药的用法中，阿胶、鹿角胶、龟甲胶、虎骨胶、蜂蜜等药物入煎剂时宜烊化。
3. 在中药的用法中，藏红花、番泻叶、胖大海宜泡服。
4. 在中药的用法中，气味芳香，成分易挥发的药物宜后下。

考点：服药时间

汤剂一般每日 1 剂，煎 2 次分服，两次间隔时间为 4~6 小时。临床用药时可根据病情增减，如急性病、热性病可 1 日 2 剂。至于饭前还是饭后服则主要取决于病变部位和性质。一般来讲，病在胸膈以上者如眩晕、头痛、目疾、咽痛等宜饭后服；如病在胸膈以下，如胃、肝、肾等脏疾病，则宜饭前服。某些对胃肠有刺激性的药物宜饭后服；补益药多滋腻碍胃，宜空腹服；驱虫药、泻下药也宜空腹服；治疟药宜在疟疾发作前的 2 小时服用；安神药宜睡前服；慢性病者定时服；急性病、呕吐、惊厥及石淋、咽喉病需煎汤代茶饮者，均可不定时服。

必考热点

1. 汤剂一般每日 1 剂，煎 2 次分服，两次间隔时间为 4~6 小时。
2. 病在胸膈以上者如眩晕、头痛、目疾、咽痛等宜饭后服；如病在胸膈以下，如胃、肝、肾等脏疾病，则宜饭前服。

第六单元　解　表　药

第一节　概　　述

考点：解表药的性能特点、功效、主治病证

解表药的性能特点、功效、主治病证见表 3-6-1。

表 3-6-1　解表药的性能特点、功效、主治病证

性能特点	解表药大多辛散味辛，轻扬升浮，主入肺与膀胱经，偏行肌表，能促进机体发汗，使表邪由汗而解，从而达到治愈表证、防止传变的目的
功效	部分解表药兼能利水消肿、止咳平喘、透疹、止痛、消疮等
主治病证	解表药主要用于治疗恶寒发热、头身疼痛、无汗或有汗不畅、脉浮之外感表证。部分解表药可用于水肿、咳喘、麻疹、风疹、风湿痹痛、疮疡初起等兼有表证者。辛温解表药主治风寒表证。辛凉解表药主治风热表证

必考热点

1. 解表药大多辛散味辛，轻扬升浮，主入肺与膀胱经，偏行肌表，能促进机体发汗，使表邪由汗而解，从而达到治愈表证、防止传变的目的。
2. 解表药主要用于治疗恶寒发热、头身疼痛、无汗或有汗不畅、脉浮之外感表证。

考点：解表药的配伍方法和使用注意事项

解表药的配伍方法和使用注意事项见表3-6-2。

表3-6-2 解表药的配伍方法和使用注意事项

配伍方法	应根据四时气候变化的不同而恰当地配伍祛暑、化湿、润燥药；若虚人外感，应随证配伍补气、补血、补阴、补阳药以扶正祛邪；辛凉解表药在用于温病初起时，应适当同时配伍清热解毒药
使用注意事项	使用发汗作用较强的解表药时，用量不宜过大，以免发汗太过，耗阳伤阴，导致"亡阳""伤阴"
	表虚自汗、阴虚盗汗以及疮疡日久、淋证、失血患者，也应慎用解表药
	使用解表药还应注意因时因地而异，春夏腠理疏松，容易出汗，解表药用量宜轻；冬季腠理致密，不易出汗，解表药用量宜重
	本类药物辛散轻扬，入汤剂不宜久煎，以免有效成分挥发而降低药效

必考热点

1. 辛凉解表药在用于温病初起时，应适当同时配伍清热解毒药。
2. 解表药入汤剂不宜久煎，以免有效成分挥发而降低药效。

第二节 发散风寒药

考点：发散风寒药

发散风寒药的性能、功效、应用见表3-6-3。

表3-6-3 发散风寒药的性能、功效、应用

麻黄	性能	辛、微苦，温。归肺、膀胱经
	功效	发汗解表，宣肺平喘，利水消肿
	应用	风寒感冒；喘咳胸闷；风水水肿
桂枝	性能	辛、甘，温。归心、肺、膀胱经
	功效	发汗解肌，温经通脉，助阳化气
	应用	风寒感冒；寒凝血滞诸痛证；痰饮、水肿；心悸、奔豚
紫苏叶	性能	辛，温。归肺、脾经
	功效	解表散寒，行气宽中，解鱼蟹毒
	应用	风寒感冒；脾胃气滞，胸闷呕吐；进食鱼蟹中毒引起的腹痛吐泻
生姜	功效	解表散寒，温中止呕，温肺止咳，解鱼蟹毒
	应用	风寒感冒；脾胃寒证；胃寒呕吐；肺寒咳嗽。此外，能解生半夏、生南星和鱼蟹之毒
香薷	功效	发汗解表，化湿和中，利水消肿
	应用	暑湿感冒；水肿脚气；小便不利
荆芥	性能	辛，微温。归肺、肝经
	功效	解表散风，透疹消疮，止血
	应用	外感表证；麻疹不透，风疹瘙痒；疮疡初起兼有表证；吐衄下血

续　表

防风	性能	辛、甘，微温。归膀胱、肝、脾经
	功效	祛风解表，胜湿止痛，止痉
	应用	外感表证；风疹瘙痒；风湿痹痛；破伤风证
羌活	性能	辛、苦，温。归膀胱、肾经
	功效	解表散寒，祛风胜湿，止痛
	应用	风寒感冒；风寒湿痹
白芷	性能	辛，温。归胃、大肠、肺经
	功效	解表散寒，祛风止痛，宣通鼻窍，燥湿止带，消肿排脓
	应用	风寒感冒；头痛，牙痛，风湿痹痛；鼻渊；带下证；疮痈肿毒
细辛	功效	解表散寒，祛风止痛，通窍，温肺化饮
	应用	风寒感冒；头痛，牙痛，风湿痹痛；鼻渊鼻鼽；肺寒痰饮咳喘
藁本	功效	祛风散寒，除湿止痛
	应用	风寒感冒，巅顶头痛；风寒湿痹
苍耳子	功效	发散风寒，通鼻窍，祛风湿
	应用	风寒感冒；鼻渊头痛；风湿痹痛；风疹瘙痒
辛夷	功效	散风寒，通鼻窍
	应用	风寒感冒；头痛鼻塞，鼻鼽鼻渊

必考热点

1. 麻黄具有发汗解表，宣肺平喘，利水消肿的功效。
2. 桂枝具有发汗解肌，温经通脉，助阳化气的功效。
3. 荆芥具有解表散风，透疹消疮，止血的功效。
4. 防风的性能为辛、甘，微温，归膀胱、肝、脾经。
5. 羌活具有解表散寒，祛风胜湿，止痛的功效。
6. 白芷的性能为辛，温，归胃、大肠、肺经。

第三节　发散风热药

考点：发散风热药

发散风热药的性能、功效、应用见表 3-6-4。

表 3-6-4　发散风热药的性能、功效、应用

薄荷	性能	辛，凉。归肺、肝经
	功效	疏散风热，清利头目，利咽透疹，疏肝行气
	应用	风热感冒，温病初起；风热头痛，目赤多泪，咽喉肿痛；麻疹不透，风疹瘙痒；肝郁气滞，胸闷胁痛；夏令感受暑湿秽浊之气，脘腹胀痛，呕吐泄泻
牛蒡子	性能	辛、苦，寒。归肺、胃经
	功效	疏散风热，宣肺祛痰，利咽透疹，解毒消肿
	应用	风热感冒，温病初起；麻疹不透，风热疹痒；痈肿疮毒，丹毒，痄腮喉痹

续 表

蝉蜕	性能	甘，寒。归肺、肝经
	功效	疏散风热，利咽开音，透疹，明目退翳，息风止痉
	应用	风热感冒，温病初起，咽痛音哑；麻疹不透，风疹瘙痒；目赤翳障；急慢惊风，破伤风证；小儿夜啼不安
桑叶	性能	甘、苦，寒。归肺、肝经
	功效	疏散风热，清肺润燥，平抑肝阳，清肝明目
	应用	风热感冒，温病初起；肺热咳嗽、燥热咳嗽；肝阳上亢、头晕头痛；目赤昏花；血热妄行之咯血、吐血、衄血
菊花	性能	辛、甘、苦，微寒。归肺、肝经
	功效	疏散风热，平抑肝阳，清肝明目，清热解毒
	应用	风热感冒，温病初起；肝阳眩晕，肝风实证；目赤昏花；疮痈肿毒
蔓荆子	功效	疏散风热，清利头目
	应用	风热感冒，头昏头痛；目赤肿痛，耳鸣耳聋。还可用治风湿痹痛
柴胡	性能	苦、辛，微寒。归肝、胆经
	功效	解表退热，疏肝解郁，升举阳气
	应用	表证发热，少阳证；肝郁气滞证；气虚下陷，脏器脱垂。柴胡解表退热宜生用，且用量宜稍重，疏肝解郁宜醋炙，升阳可生用或酒炙，其用量均宜稍轻
升麻	功效	解表透疹，清热解毒，升举阳气
	应用	风热头痛；麻疹不透；齿痛口疮，咽喉肿痛，温毒发斑；气虚下陷，脏器脱垂，崩漏下血等
葛根	性能	甘、辛，凉。归脾、胃经
	功效	解肌退热，透疹，生津止渴，升阳止泻；通经活络，解酒毒
	应用	表证发热，项背强痛；麻疹不透；热病口渴，阴虚消渴；热泻热痢，脾虚泄泻
淡豆豉	功效	解表，除烦，宣发郁热

必考热点

1. 薄荷的性能为辛、凉，归肺、肝经。
2. 牛蒡子具有疏散风热，宣肺祛痰，利咽透疹，解毒消肿的功效。
3. 蝉蜕具有疏散风热，利咽开音，透疹，明目退翳，息风止痉的功效。
4. 桑叶的性能为甘、苦，寒，归肺、肝经。
5. 菊花具有疏散风热，平抑肝阳，清肝明目，清热解毒的功效。
6. 柴胡解表退热宜生用，且用量宜稍重，疏肝解郁宜醋炙，升阳可生用或酒炙，其用量均宜稍轻。

第七单元　清　热　药

第一节　概　　述

考点：清热药的分类、功效与主治病证

清热药的分类、功效与主治病证见表 3-7-1。

表 3-7-1　清热药的分类、功效与主治病证

分类	根据其性能及主治证，主要分为清热泻火、清热燥湿药、清热凉血药、清热解毒药、清虚热药五类
功效	根据分类分别具有清热泻火、清热燥湿、清热凉血、清热解毒及清虚热的作用
主治病证	清热泻火药主治气分实热证及脏腑火热证；清热燥湿药主治湿热证；清热凉血药主治热入营血及血热证；清热解毒药主治火热毒证；清虚热药主治虚热证及温病后期，余邪未尽

必考热点

1. 清热药根据其性能及主治证，主要分为清热泻火药、清热燥湿药、清热凉血药、清热解毒药、清虚热药五类。
2. 清热泻火药主治气分实热证及脏腑火热证。

考点：清热药的配伍方法和使用注意事项

清热药的配伍方法和使用注意事项见表 3-7-2。

表 3-7-2　清热药的配伍方法和使用注意事项

配伍方法	使用清热药，首先要辨别热证的虚实。若里热有表证者，当先解表或表里同治；气血两燔者，宜气血两清；里热兼阴虚者，应兼以滋阴；里热积滞者，当配以泻下；兼脾胃虚弱者，应辅以补脾
使用注意事项	本类药物多寒凉，易伤脾胃，故脾胃气虚，食少便溏者慎用
	苦寒药物易化燥伤阴，热证伤阴或阴虚患者慎用
	阴盛格阳、真寒假热之证，禁用清热药
	使用本类药物，中病即止，以免克伐太过损伤正气

必考热点

1. 使用清热药，首先要辨别热证的虚实。
2. 清热药多寒凉，易伤脾胃，故脾胃气虚，食少便溏者慎用。
3. 苦寒药易化燥伤阴，热证伤阴或阴虚患者慎用。

第二节　清热泻火药

考点：清热泻火药

清热泻火药的性能、功效、应用见表 3-7-3。

表 3-7-3　清热泻火药的性能、功效、应用

石膏	性能	甘、辛，大寒。归肺、胃经
	功效	生用：清热泻火，除烦止渴；煅用：敛疮生肌，收湿，止血
	应用	温热病气分实热证；肺热喘咳证；胃火牙痛、头痛，实热消渴；溃疡不敛，湿疹瘙痒，水火烫伤，外伤出血等
知母	性能	苦、甘，寒。归肺、胃、肾经
	功效	清热泻火，滋阴润燥
	应用	气分实热，烦渴；肺热燥咳；骨蒸潮热；内热消渴；肠燥便秘

续 表

芦根	功效	清热泻火，生津止渴，除烦，止呕，利尿
	应用	热病烦渴；胃热呕哕；肺热咳嗽，肺痈吐脓；热淋涩痛
天花粉	功效	清热泻火，生津止渴，消肿排脓
	应用	热病烦渴；肺热燥咳；内热消渴；疮疡肿毒
淡竹叶	功效	清热泻火，除烦止渴，利尿通淋
	应用	热病烦渴；口疮尿赤，热淋涩痛
栀子	性能	苦，寒。归心、肺、三焦经
	功效	泻火除烦，清热利湿，凉血解毒；外用消肿止痛。焦栀子：凉血止血
	应用	热病心烦；湿热黄疸；热淋涩痛；血热吐衄；目赤肿痛；火毒疮疡
夏枯草	性能	辛、苦，寒。归肝、胆经
	功效	清热泻火，明目，散结消肿
	应用	目赤肿痛，头痛眩晕，目珠夜痛；瘰疬，瘿瘤；乳痈肿痛
决明子	功效	清热明目，润肠通便
	应用	目赤肿痛，羞明多泪，目暗不明；头痛，眩晕；肠燥便秘

必考热点

1. 石膏生用具有清热泻火，除烦止渴的功效；煅用具有敛疮生肌，收湿，止血的功效。
2. 石膏、知母的共同功效是清热泻火，除烦止渴。
3. 芦根与天花粉均为清热泻火药，均具有清热泻火，生津止渴的功效。
4. 淡竹叶具有清热泻火，除烦止渴，利尿通淋的功效。
5. 栀子的性能为苦，寒。归心、肺、三焦经。

第三节　清热燥湿药

考点：清热燥湿药

清热燥湿药的性能、功效、应用见表 3-7-4。

表 3-7-4　清热燥湿药的性能、功效、应用

黄芩	性能	苦，寒。归肺、胆、脾、胃、大肠、小肠经
	功效	清热燥湿，泻火解毒，止血，安胎
	应用	湿温、暑湿、胸闷呕恶、湿热痞满、黄疸泻痢；肺热咳嗽、高热烦渴；血热吐衄；痈肿疮毒；胎动不安
黄连	性能	苦，寒。归心、脾、胃、胆、大肠经
	功效	清热燥湿，泻火解毒
	应用	湿热痞满，呕吐吞酸；湿热泻痢；高热神昏，心烦不寐，血热吐衄；痈肿疖疮，目赤牙痛；消渴；外治湿疹、湿疮、耳道流脓
黄柏	性能	苦，寒。归肾、膀胱经
	功效	清热燥湿，泻火除蒸，解毒疗疮
	应用	湿热带下，热淋涩痛；湿热泻痢，黄疸；湿热脚气，痿躄；骨蒸劳热，盗汗，遗精；疮疡肿毒、湿疹瘙痒

续　表

龙胆	功效	清热燥湿，泻肝胆火
	应用	湿热黄疸，阴肿阴痒，带下，湿疹瘙痒；肝火头痛，目赤耳聋，胁痛口苦；惊风抽搐
秦皮	功效	清热燥湿，收涩止痢，止带，明目
苦参	功效	清热燥湿，杀虫，利尿
	应用	湿热泻痢，便血，黄疸；湿热带下，阴肿阴痒，湿疹湿疮，皮肤瘙痒，疥癣；湿热小便不利
白鲜皮	功效	清热燥湿，祛风解毒

必考热点

1. 黄芩的性能为苦，寒。归肺、胆、脾、胃、大肠、小肠经。
2. 黄连具有清热燥湿，泻火解毒的功效。
3. 黄柏的性能为苦，寒，归肾、膀胱经。
4. 治疗湿热黄疸，阴肿阴痒，宜选用龙胆。
5. 苦参具有清热燥湿，杀虫，利尿的功效。

第四节　清热解毒药

考点：清热解毒药

清热解毒药的性能、功效、应用见表3-7-5。

表3-7-5　清热解毒药的性能、功效、应用

金银花	性能	甘，寒。归肺、心、胃经
	功效	清热解毒，疏散风热
	应用	痈肿疔疮；外感风热，温病初起；热毒血痢
连翘	性能	苦，微寒。归肺、心、小肠经
	功效	清热解毒，消肿散结，疏散风热
	应用	痈肿疮毒，瘰疬痰核；风热外感，温病初起
穿心莲	功效	清热解毒，清热燥湿，凉血，消肿
大青叶	功效	清热解毒，凉血消斑
	应用	热入营血，温毒发斑；喉痹口疮，痄腮丹毒
板蓝根	功效	清热解毒，凉血，利咽
	应用	外感发热，温病初起，咽喉肿痛；温毒发斑，大头瘟疫，痄腮，丹毒，痈肿疮毒
青黛	功效	清热解毒，凉血消斑，泻火定惊
	应用	温毒发斑，血热吐衄；咽痛口疮，火毒疮疡；咳嗽胸痛，痰中带血；暑热惊痫，惊风抽搐
贯众	功效	清热解毒，止血，杀虫
	应用	风热感冒，温毒发斑；血热出血，虫疾
蒲公英	性能	苦、甘，寒。归肝、胃经
	功效	清热解毒，消肿散结，利湿通淋
	应用	痈肿疔毒，乳痈内痈；热淋涩痛，湿热黄疸；肝火上炎，目赤肿痛

续 表

紫花地丁	功效	清热解毒，凉血消肿
土茯苓	功效	解毒，除湿，通利关节
	应用	杨梅毒疮，肢体拘挛；淋浊带下；痈肿疮毒
鱼腥草	性能	辛，微寒。归肺经
	功效	清热解毒，消痈排脓，利尿通淋
	应用	肺痈吐脓，肺热咳嗽；热毒疮毒；湿热淋证；湿热泻痢
射干	性能	苦，寒。归肺经
	功效	清热解毒，消痰，利咽
	应用	咽喉肿痛；痰盛咳喘
山豆根	功效	清热解毒，利咽消肿
	应用	咽喉肿痛；牙龈肿痛
马勃	功效	清热解毒，利咽，止血
白头翁	功效	清热解毒，凉血止痢
	应用	热毒血痢；疮痈肿毒
马齿苋	功效	清热解毒，凉血止血，止痢
鸦胆子	功效	清热解毒，止痢，截疟；外用腐蚀赘疣
白花蛇舌草	功效	清热解毒消痈，利湿通淋
	应用	痈肿疮毒，咽喉肿痛，毒蛇咬伤；热淋涩痛
熊胆粉	功效	清热解毒，清肝明目，息风止痉
大血藤	功效	清热解毒，活血，祛风，止痛
败酱草	功效	清热解毒，消痈排脓，祛瘀止痛
山慈菇	功效	清热解毒，消痈散结
漏芦	功效	清热解毒，消痈下乳，舒筋通脉
野菊花	功效	清热解毒，泻火平肝

必考热点

1. 金银花与连翘的共同功效为清热解毒，疏散风热。
2. 穿心莲具有清热解毒，清热燥湿，凉血，消肿的功效。
3. 大青叶具有清热解毒，凉血消斑的功效。
4. 青黛入汤剂时应作散剂冲服。
5. 蒲公英具有清热解毒，消肿散结，利湿通淋的功效。
6. 山豆根与射干的共同功效是清热解毒，利咽。
7. 鸦胆子具有清热解毒，止痢，截疟；外用腐蚀赘疣的功效。

第五节 清热凉血药

考点：清热凉血药

清热凉血药的性能、功效、应用见表 3-7-6。

表 3-7-6 清热凉血药的性能、功效、应用

生地黄	性能	甘、寒。归心、肝、肾经
	功效	清热凉血，养阴生津
	应用	热入营血，温毒发斑，吐血衄血；阴虚内热，骨蒸劳热；津伤口渴，内热消渴，肠燥便秘
玄参	性能	甘、苦、咸，微寒。归肺、胃、肾经
	功效	清热凉血，泻火解毒，滋阴
	应用	温邪入营，内陷心包，温毒发斑；热病伤阴，津伤便秘，骨蒸劳嗽；目赤咽痛，瘰疬，白喉，痈肿疮毒
牡丹皮	性能	苦、辛，微寒。归心、肝、肾经
	功效	清热凉血，活血祛瘀
	应用	温毒发斑，血热吐衄；温病伤阴，余邪未尽，夜热早凉、无汗骨蒸；血滞经闭、痛经、跌打伤痛；痈肿疮毒
赤芍	性能	苦，微寒。归肝经
	功效	清热凉血，散瘀止痛
	应用	温毒发斑，血热吐衄；目赤肿痛，痈肿疮疡；经闭痛经，癥瘕腹痛，跌打损伤
紫草	功效	清热凉血，活血消斑，解毒透疹
	应用	温病血热毒盛，斑疹紫黑，麻疹不透；疮疡，湿疹，水火烫伤
水牛角	功效	清热凉血，解毒，定惊
	应用	温病高热，神昏谵语，惊风，癫狂；血热妄行斑疹、吐衄；痈肿疮疡，咽喉肿痛

必考热点

1. 生地黄与玄参的共同功效是清热凉血，养阴生津。
2. 牡丹皮治血滞经闭、痛经，可配桃仁、川芎、桂枝等同用。
3. 赤芍具有清热凉血，散瘀止痛的功效。
4. 赤芍入肝经血分，有活血散瘀止痛之功，治肝郁血滞之胁痛，可配柴胡、牡丹皮等同用。
5. 紫草具有清热凉血，活血消斑，解毒透疹的功效。

第六节 清虚热药

考点：清虚热药

清虚热药的性能、功效、应用见表 3-7-7。

表 3-7-7 清虚热药的性能、功效、应用

青蒿	性能	苦、辛，寒。归肝、胆经
	功效	清透虚热，凉血除蒸，解暑，截疟
	应用	温邪伤阴，夜热早凉；阴虚发热，劳热骨蒸；暑热外感，发热口渴；疟疾寒热
白薇	功效	清虚热，凉血，利尿通淋，解毒疗疮
地骨皮	性能	甘，寒。归肺、肝、肾经
	功效	凉血除蒸，清肺降火
	应用	阴虚发热，盗汗骨蒸；肺热咳嗽；血热出血证

续 表

银柴胡	功效	退虚热，除疳热
胡黄连	功效	退虚热，除疳热，清湿热

必考热点

1. 青蒿苦、辛，寒。归肝、胆经。
2. 白薇具有清虚热，凉血，利尿通淋，解毒疗疮的功效。
3. 地骨皮与牡丹皮的共同功效是清热凉血，退虚热。
4. 胡黄连长于退虚热，除疳热，可用于阴虚发热与小儿疳积证等。

第八单元 泻 下 药

第一节 概 述

考点：泻下药的分类、性能特点及主治病证

泻下药的分类、性能特点及主治病证见表3-8-1。

表3-8-1 泻下药的分类、性能特点及主治病证

分类	分为攻下药、润下药、峻下逐水药三类
性能特点及主治病证	泻下药多为沉降之品，主归大肠经。主要有泻下通便作用，以排除胃肠积滞和燥屎等，主要适用于大便秘结，胃肠积滞，实热内结及水肿停饮等里实证
	攻下药多苦寒沉降，主入胃肠经；既有较强的攻下通便作用，又有清热泻火之效；主要适用于大便秘结，燥屎坚结及实热积滞之证
	润下药多为种子和种仁，富含油脂，味甘质润，多入脾、大肠经，能润滑大肠，促使排便而不峻泻，泻下通便作用和缓；主要适用于年老津枯、产后血虚、热病伤津及失血等所致的肠燥津枯便秘
	峻下逐水药大多苦寒有毒，药力峻猛，服药后引起剧烈腹泻，有的兼能使体内潴留的水饮通过二便排出体外，消除肿胀；主要适用于全身水肿，大腹胀满，以及停饮等正气未衰之证

必考热点

1. 泻下药多为沉降之品，主归大肠经。

2. 攻下药主要适用于大便秘结，燥屎坚结及实热积滞之证；润下药主要适用于年老津枯、产后血虚、热病伤津及失血等所致的肠燥津枯便秘；峻下逐水药主要适用于全身水肿，大腹胀满，以及停饮等正气未衰之证。

考点：泻下药的配伍方法及使用注意事项

泻下药的配伍方法及使用注意事项见表3-8-2。

表 3-8-2　泻下药的配伍方法及使用注意事项

配伍方法	应根据里实证的兼证及患者的体质，进行适当的配伍。兼有表邪者，当先解表后攻里，必要时可与解表药同用，表里双解，以免表邪内陷；兼有正虚者，应与补益药同用，攻补兼施，使攻邪而不伤正；本类药亦常配伍行气药，以加强泻下导滞作用；若属热积还应配伍清热药；属寒积者应与温里药同用
使用注意事项	年老体虚、脾胃虚弱者当慎用
	妇女胎前产后及月经期应忌用
	应用作用较强的泻下药时，当奏效即止，慎勿过剂，以免损伤胃气
	应用作用峻猛而有毒性的泻下药时，一定要严格炮制法度，控制用量，避免中毒现象发生，确保用药安全

必考热点

1. 使用泻下药中的攻下药、峻下逐水药时，因其作用峻猛，或有毒性，易伤正气及脾胃，故年老体虚、脾胃虚弱者应当慎用。
2. 应用作用较强的泻下药时，当奏效即止，慎勿过剂，以免损伤胃气。

第二节　攻　下　药

考点：攻下药

攻下药的性能、功效、应用见表 3-8-3。

表 3-8-3　攻下药的性能、功效、应用

大黄	性能	苦，寒。归脾、胃、大肠、肝、心包经
	功效	泻下攻积，清热泻火，凉血解毒，逐瘀通经，除湿退黄
	应用	积滞便秘；血热吐衄，目赤咽肿，牙龈肿痛；热毒疮疡，肠痈，烧烫伤；瘀血诸证；湿热痢疾，黄疸，淋证
芒硝	性能	咸、苦，寒。归胃、大肠经
	功效	泻下通便，润燥软坚，清火消肿；需冲入药汁内或开火溶化后服用
	应用	积滞便秘；咽痛、口疮、目赤肿痛，疮痈疮肿
番泻叶	功效	泻热行滞，通便，利水
芦荟	功效	泻下通便，清肝杀虫

必考热点

1. 大黄的性能为苦，寒。归脾、胃、大肠、肝、心包经。
2. 大黄具有泻下攻积，清热泻火，凉血解毒，逐瘀通经、除湿退黄的功效。
3. 芒硝的服用方法是冲入药汁内或开水溶化后服。
4. 番泻叶具有泻热行滞，通便，利水的功效。

第三节　润　下　药

考点：润下药

润下药的功效、应用见表 3-8-4。

表 3-8-4 润下药的功效、应用

火麻仁	功效	润肠通便
	应用	肠燥便秘
郁李仁	功效	润肠通便，下气利水
	应用	肠燥便秘；水肿胀满，脚气浮肿
松子仁	功效	润肠通便，润肺止咳
	应用	肠燥便秘；肺燥干咳

必考热点

1. 火麻仁、郁李仁和松子仁共有的功效是润肠通便。
2. 松子仁具有润肠通便，润肺止咳的功效。
3. 郁李仁具有润肠通便，下气利水的功效。

第四节 峻下逐水药

考点：峻下逐水药

峻下逐水药的功效、应用见表 3-8-5。

表 3-8-5 峻下逐水药的功效、应用

甘遂	功效	泻水逐饮，消肿散结
	应用	水肿，鼓胀，胸胁停饮；风痰癫痫；疮痈肿毒。为减低毒性，应进行醋制
京大戟	功效	泻水逐饮，消肿散结
芫花	功效	泻水逐饮；外用杀虫疗疮
牵牛子	功效	泻水通便，消痰涤饮，杀虫攻积
	应用	水肿，鼓胀；痰饮喘咳；虫积腹痛
巴豆	功效	峻下冷积，逐水退肿，豁痰利咽，外用蚀疮
	应用	寒积便秘；腹水鼓胀；喉痹痰阻；痈肿脓成未溃、疥癣恶疮。为降低毒性，应去油取霜

必考热点

1. 甘遂和大戟均具有泻水逐饮，消肿散结的功效。
2. 甘遂为减低毒性，应进行醋制。
3. 芫花具有泻水逐饮；外用杀虫疗疮的功效。
4. 牵牛子具有泻水通便，消痰涤饮，杀虫攻积的功效。
5. 巴豆去油取霜的目的是降低毒性。

第九单元 祛风湿药

第一节 概 述

考点：祛风湿药的性能特点及主治病证

祛风湿药的性能特点及主治病证见表 3-9-1。

表 3-9-1 祛风湿药的性能特点及主治病证

性能特点	祛风湿药味多辛苦，性或温或凉，能祛除留着于肌肉、经络、筋骨的风湿之邪，有的还兼有散寒、舒筋、通络、止痛、活血或补肝肾、强筋骨等作用
主治病证	主要用于风湿痹证之肢体疼痛，关节不利、肿大，筋脉拘挛等症。部分药物还适用于腰膝酸软、下肢痿弱等

必考热点

1. 祛风湿药具有祛除肌表、经络等风湿的作用，有的还兼有散寒、舒筋、通络、止痛、活血或补肝肾、强筋骨等作用。
2. 祛风湿药主要用于风湿痹证之肢体疼痛，关节不利、肿大，筋脉拘挛等症。

考点：祛风湿药的配伍方法及使用注意事项

祛风湿药的配伍方法及使用注意事项见表 3-9-2。

表 3-9-2 祛风湿药的配伍方法及使用注意事项

配伍方法	根据痹证的类型、邪犯的部位、病程的新久等，选择药物，并作适当配伍
使用注意事项	痹证多属慢性病，为了服用方便，可制成酒或丸散剂，也可制成外敷剂型，直接用于患处。部分祛风湿药辛温性燥，易耗伤阴血，阴亏血虚者应慎用

必考热点

1. 痹证多属慢性病，为了服用方便，可制成酒或丸散剂。
2. 部分祛风湿药辛温性燥，易耗伤阴血，阴亏血虚者应慎用。

第二节 祛风寒湿药

考点：祛风寒湿药

祛风寒湿药的性能、功效、应用见表 3-9-3。

表 3-9-3　祛风寒湿药的性能、功效、应用

独活	性能	辛、苦，微温。归肾、膀胱经
	功效	祛风除湿，通痹止痛
	应用	风寒湿痹；风寒夹湿表证；少阴头痛；皮肤瘙痒
威灵仙	性能	辛、咸，温。归膀胱经
	功效	祛风湿，通络止痛，消骨鲠
	应用	风湿痹痛，骨鲠咽喉。此外，本品宜通经络止痛，可治跌打伤痛、头痛、牙痛、胃脘痛等；并能消痰逐饮，可用于痰饮、噎膈、痞积
川乌	性能	辛、苦、热；有大毒。归心、肝、肾、脾经
	功效	祛风除湿，温经止痛
	应用	痹证、寒凝诸痛。此外，本品止痛，还用于跌打损伤，瘀肿疼痛，麻醉止痛
蕲蛇	功效	祛风，通络，止痉
	应用	风湿顽痹，中风半身不遂；小儿惊风，破伤风；麻风、疥癣
木瓜	性能	酸，温。归肝、脾经
	功效	舒筋活络，和胃化湿
	应用	风湿痹证；脚气水肿；吐泻转筋
乌梢蛇	功效	祛风，通络，止痉
	应用	风湿顽痹，中风半身不遂；小儿惊风，破伤风；麻风，疥癣；瘰疬、恶疮
青风藤	功效	祛风湿，通经络，利小便
	应用	风湿痹痛；关节肿胀；水肿，脚气

必考热点

1. 独活与羌活具有的共同功效为祛风胜湿，止痛，解表。
2. 威灵仙具有祛风湿，通络止痛，消骨鲠的功效。
3. 川乌具有祛风除湿，温经止痛的功效。
4. 患者，男，50 岁。2 周前突发小腿肌肉抽筋，近来发作频繁，尤以夜间为重，每因天气寒冷或衣被包裹不严而发作。用药宜首选木瓜。
5. 青风藤具有祛风湿，通经络，利小便的功效。

第三节　祛风湿热药

考点：祛风湿热药

祛风湿热药的性能、功效、应用见表 3-9-4。

表 3-9-4　祛风湿热药的性能、功效、应用

秦艽	性能	辛、苦，平。归胃、肝、胆经
	功效	祛风湿，通络止痛，退虚热，清湿热
	应用	风湿痹证；中风不遂；骨蒸潮热，疳积发热；湿热黄疸
防己	性能	苦、寒。归膀胱、肺经
	功效	祛风湿，止痛，利水消肿
	应用	风湿痹证；水肿，小便不利，脚气；湿疹疮毒

续　表

豨莶草	功效	祛风湿，利关节，解毒
络石藤	功效	祛风通络，凉血消肿
桑枝	功效	祛风湿，利关节

必考热点

1. 秦艽具有祛风湿，通络止痛，退虚热，清湿热的功效。
2. 防己具有祛风湿，止痛，利水消肿的功效。
3. 豨莶草具有祛风湿，利关节，解毒的功效。
4. 络石藤具有祛风通络，凉血消肿的功效。

第四节　祛风湿强筋骨药

考点：祛风湿强筋骨药

祛风湿强筋骨药的性能、功效、应用见表 3-9-5。

表 3-9-5　祛风湿强筋骨药的性能、功效、应用

五加皮	功效	祛风湿，补肝肾，强筋骨，利水
	应用	风湿痹证；筋骨痿软，小儿行迟，体虚乏力；水肿，脚气
桑寄生	性能	苦、甘，平。归肝、肾经
	功效	祛风湿，补肝肾，强筋骨，安胎元
	应用	风湿痹证；崩漏经多，妊娠漏血，胎动不安
狗脊	功效	祛风湿，补肝肾，强腰膝

必考热点

1. 五加皮的主治病证：①风湿痹证。②筋骨痿软，小儿行迟，体虚乏力。③水肿、脚气。
2. 桑寄生具有祛风湿，补肝肾，强筋骨，安胎元的功效。
3. 肝肾不足所致之胎动不安，应首选桑寄生治疗。
4. 治疗风湿痹痛，兼有肝肾不足的最佳药物是桑寄生。

第十单元　化　湿　药

第一节　概　　述

考点：化湿药的性能、特点、功效及主治病证

化湿药的性能特点、功效及主治病证见表 3-10-1。

表 3-10-1 化湿药的性能特点、功效及主治病证

性能特点	本类药辛香温燥，主入脾、胃经
功效及主治病证	能消除湿浊，解除因湿浊引起的脾胃气滞，促进脾胃运化，主治湿浊内阻，脾为湿困，运化失常所致的脘腹痞满、呕吐泛酸、大便溏薄、食少体倦、舌苔白腻等症，此外，有芳香解暑之功，也可用于湿温、暑湿等证

必考热点

1. 化湿药辛香温燥，主入脾、胃经。
2. 化湿药主治湿浊内阻，脾为湿困，运化失常所致的脘腹痞满、呕吐泛酸、大便溏薄、食少体倦、舌苔白腻等症。

考点：化湿药的配伍方法及使用注意事项

化湿药的配伍方法及使用注意事项见表 3-10-2。

表 3-10-2 化湿药的配伍方法及使用注意事项

配伍方法	应根据湿困的不同情况及兼证进行适当的配伍应用。湿阻气滞，脘腹胀满痞闷者，常与行气药配伍；湿阻而偏于寒湿，脘腹冷痛者，可配温中祛寒药；脾虚湿阻，脘痞纳呆，神疲乏力者，常配伍补气健脾药；如用于湿温、湿热、暑热者，常与解表、清热燥湿、解暑、利湿之品同用。
使用注意事项	化湿药气味芳香，多含挥发油，一般作为散剂服用疗效较好，如入汤剂宜后下，不宜久煎，以免降低疗效。本类药多辛温香燥，易于耗气伤阴，故阴虚血燥及气虚者宜慎用

必考热点

1. 湿阻气滞，脘腹胀满痞闷者使用化湿药物，常与行气药配伍。
2. 化湿药物如入汤剂宜后下，且不应久煎，以免其挥发性有效成分逸失而降低疗效。
3. 化湿药物多辛温香燥，易于耗气伤阴，故阴虚血燥及气虚者宜慎用。

第二节 具体药物

考点：具体药物

化湿药具体药物的性能、功效、应用见表 3-10-3。

表 3-10-3 化湿具体药物的性能、功效、应用

藿香	性能	辛，微温。归脾、胃、肺经
	功效	芳香化浊，和中止呕，发表解暑
	应用	湿滞中焦；呕吐；暑湿或湿温初起
佩兰	功效	芳香化湿，醒脾开胃，发表解暑
苍术	性能	辛、苦，温。归脾、胃、肝经
	功效	燥湿健脾，祛风散寒，明目
	应用	湿阻中焦证；风湿痹证；风寒夹湿表证；本品尚能明目，用于夜盲症及眼目昏涩

续　表

厚朴	性能	苦、辛，温。归脾、胃、肺、大肠经
	功效	燥湿消痰，下气除满
	应用	湿阻中焦，脘腹胀满；食积气滞，腹胀便秘；痰饮喘咳；梅核气
砂仁	功效	化湿开胃，温脾止泻，理气安胎
	应用	湿阻中焦及脾胃气滞证；脾胃虚寒吐泻；气滞妊娠恶阻及胎动不安。入汤剂宜后下
白豆蔻	功效	化湿行气，温中止呕，开胃消食
	应用	湿阻中焦及脾胃气滞证；呕吐（尤适用于胃寒呕吐）
草果	功效	燥湿温中，除痰截疟

必考热点

1. 藿香的性能为辛、微温。归脾、胃、肺经。
2. 苍术具有燥湿健脾，祛风散寒，明目的功效。
3. 厚朴具有燥湿消痰，下气除满的功效。
4. 妊娠呕恶、不思饮食、脘腹胀闷、胎动不安者，宜选用砂仁。
5. 砂仁入汤剂宜后下。
6. 白豆蔻具有止呕的作用，善于治疗胃寒呕吐。

第十一单元　利水渗湿药

第一节　概　述

考点：利水渗湿药的性能特点、功效及主治病证

利水渗湿药的性能特点、功效及主治病证见表 3-11-1。

表 3-11-1　利水渗湿药的性能特点、功效及主治病证

性能特点	本类药味多甘淡，主归膀胱、小肠经
功效	利水消肿、利尿通淋、利湿退黄
主治病证	主要用于小便不利、水肿、泄泻、痰饮、淋证、黄疸、湿疮、带下、湿温等水湿所致的各种病证

必考热点

1. 利水渗湿药味多甘淡，主归膀胱、小肠经。
2. 利水渗湿药具有利水消肿、利尿通淋、利湿退黄的功效。

考点：利水渗湿药的配伍方法及使用注意事项

利水渗湿药的配伍方法及使用注意事项见表 3-11-2。

表 3-11-2　利水渗湿药的配伍方法及使用注意事项

配伍方法	须视不同病证配伍有关药物。如水肿骤起有表证者，配宣肺解表药；水肿日久，脾肾阳虚者，配温补脾肾药；湿热合邪者，配清热药；寒湿相并者，配温里祛寒药；热伤血络而尿血者，配凉血止血药等；至于泄泻、痰饮、湿温、黄疸等，则常与健脾、芳香化湿或清热燥湿等药物配伍。此外，气行则水行，气滞则水停，故利水渗湿药常与行气药配伍，可提高疗效
使用注意事项	本类药物渗利，易耗伤津液，对阴虚津少、肾虚遗精遗尿者，宜慎用或忌用。有些药物有较强的通利作用，孕妇应慎用

必考热点

1. 利水渗湿药的配伍方法中，水肿骤起有表证者，宜配宣肺解表药。
2. 利水渗湿药的配伍方法中，水肿日久，脾肾阳虚者，宜配温补脾肾药。
3. 利水渗湿药对阴虚津少、肾虚遗精遗尿者，宜慎用或忌用。

第二节　利水消肿药

考点：利水消肿药

利水消肿药的性能、功效、应用见表 3-11-3。

表 3-11-3　利水消肿药的性能、功效、应用

茯苓	性能	甘、淡，平。归心、肺、脾、肾经
	功效	利水渗湿，健脾，宁心
	应用	水肿，小便不利；痰饮；脾虚泄泻；心悸，失眠
薏苡仁	性能	甘、淡，凉。归脾、胃、肺经
	功效	利水渗湿，健脾止泻，除痹，排脓
	应用	水肿，小便不利，脚气浮肿；脾虚泄泻；湿痹拘挛；肺痈、肠痈
猪苓	功效	利水渗湿
	应用	水肿，小便不利，泄泻
泽泻	性能	甘、寒。归肾、膀胱经
	功效	利水渗湿，泄热
	应用	水肿，小便不利，泄泻；淋证，遗精
香加皮	功效	利水消肿，祛风湿，强筋骨
冬瓜皮	功效	利水消肿，清热解暑

必考热点

1. 茯苓的性能为甘、淡，平。归心、肺、脾、肾经。
2. 茯苓与薏苡仁的共同功效是利水渗湿，健脾。
3. 猪苓的主治病证是水肿，小便不利，泄泻。
4. 香加皮具有利水消肿，祛风湿，强筋骨的功效。

第三节 利尿通淋药

考点：利尿通淋药

利尿通淋药的性能、功效、应用见表 3-11-4。

表 3-11-4 利尿通淋药的性能、功效、应用

车前子	性能	甘，微寒。归肝、肾、肺、小肠经
	功效	清热利尿通淋，渗湿止泻，明目，祛痰
	应用	淋证，水肿；泄泻；目赤肿痛，目暗昏花；痰热咳嗽
滑石	功效	利尿通淋，清热解暑；外用收湿敛疮
	应用	热淋，石淋，尿热涩痛；暑湿，湿温；湿疮，湿疹，痱子。入煎剂须包煎
通草	功效	清热利尿通淋，通气下乳
瞿麦	功效	利尿通淋，活血通经
地肤子	功效	清热利湿，祛风止痒
海金沙	功效	清热利湿，通淋止痛
石韦	功效	利尿通淋，清肺止咳，凉血止血
	应用	淋证，肺热咳嗽，血热出血
萆薢	功效	利湿去浊，祛风除痹
萹蓄	功效	利尿通淋，杀虫止痒
木通	功效	利尿通淋，清心除烦，通经下乳
	应用	热淋涩痛，水肿；口舌生疮，心烦尿赤；经闭乳少；湿热痹证

必考热点

1. 车前子的性能为甘，微寒。归肝、肾、肺、小肠经。
2. 车前子善清肝热而明目，故治目赤涩痛，多与菊花、决明子等同用。
3. 滑石入煎剂须包煎。
4. 车前子与滑石均具有利尿通淋的功效，用于治疗湿热下注膀胱之小便淋沥涩痛。
5. 通草和木通均具有利尿通淋，通气下乳的功效。

第四节 利湿退黄药

考点：利湿退黄药

利湿退黄药的性能、功效、应用见表 3-11-5。

表 3-11-5 利湿退黄药的性能、功效、应用

茵陈	性能	苦、辛，微寒。归脾、胃、肝、胆经
	功效	清利湿热，利胆退黄
	应用	黄疸；暑湿、湿温；湿疮瘙痒

续 表

金钱草	性能	甘、咸，微寒。归肝、胆、肾、膀胱经
	功效	利湿退黄，利尿通淋，解毒消肿
	应用	湿热黄疸；石淋、热淋；痈肿疔疮、毒蛇咬伤
虎杖	功效	利湿退黄，清热解毒，散瘀止痛，化痰止咳
	应用	湿热黄疸，淋浊，带下；水火烫伤，痈肿疮毒，毒蛇咬伤；经闭，癥瘕，跌打损伤；肺热咳嗽。此外，还有泻热通便的作用，可用于热结便秘

必考热点

1. 茵陈具有清利湿热，利胆退黄的功效。
2. 金钱草具有利湿退黄，利尿通淋，解毒消肿的功效。
3. 金钱草具有利尿通淋的功效，善消结石，尤宜于治疗石淋。

第十二单元　温　里　药

第一节　概　述

考点：温里药的性能特点、功效及主治病证

温里药的性能特点、功效及主治病证见表3-12-1。

表3-12-1　温里药的性能特点、功效及主治病证

性能特点	本类药味辛，性温热
功效	具有温里祛寒、温经止痛的作用
主治病证	可治疗里寒证，尤以里寒实证为主。个别药还能助阳、回阳，用治虚寒证、亡阳证

必考热点

1. 温里药性味均是味辛，性温热。
2. 温里药具有温里祛寒、温经止痛的作用，故可治疗里寒证，尤以里寒实证为主。

考点：温里药的配伍方法和使用注意事项

温里药的配伍方法和使用注意事项见表3-12-2。

表3-12-2　温里药的配伍方法和使用注意事项

配伍方法	应根据不同的证候作适当的配伍。外寒已入里，表寒未解者，宜与辛温解表药同用；寒凝经脉，气滞血瘀者，宜配行气活血药；寒湿内阻者，宜配芳香化湿或温燥祛湿药；脾肾阳虚者，宜配温补脾肾药；亡阳气脱者，宜与大补元气药同用
使用注意事项	本类药物性多辛热燥烈，易耗阴助火，故天气炎热时当减少用量；实热证、阴虚火旺、津血亏虚者宜忌用；孕妇慎用

必考热点

1. 温里药的配伍方法中，外寒已入里，表寒未解者，宜与辛温解表药同用。
2. 温里药的配伍方法中，寒凝经脉，气滞血瘀者，宜配行气活血药。
3. 实热证、阴虚火旺、津血亏虚者宜忌用温里药。

第二节　具体药物

考点：具体药物

温里药具体药物的性能、功效、应用见表 3-12-3。

表 3-12-3　温里药具体药物的性能、功效、应用

附子	性能	辛、甘，大热。有毒。归心、肾、脾经
	功效	回阳救逆，补火助阳，散寒止痛
	应用	亡阳证；阳虚内寒证；寒湿痹证
干姜	性能	辛，热。归脾、胃、肾、心、肺经
	功效	温中散寒，回阳通脉，温肺化饮
	应用	脾胃寒证，腹痛，呕吐，泄泻；亡阳证；寒饮喘咳
肉桂	性能	辛、甘，大热。归肾、脾、心、肝经
	功效	补火助阳，散寒止痛，温通经脉，引火归原
	应用	肾阳虚证；脘腹冷痛，寒疝腹痛（多与吴茱萸、小茴香等同用）；寒痹腰痛，胸痹，阴疽，闭经，痛经；虚阳上浮。入煎剂宜后下或焗服
吴茱萸	性能	辛、苦，热。有小毒。归肝、脾、胃、肾经
	功效	散寒止痛，降逆止呕，助阳止泻
	应用	寒凝肝脉疼痛；呕吐吞酸；虚寒泄泻
小茴香	功效	散寒止痛，理气和胃
	应用	寒疝腹痛，睾丸偏坠疼痛，少腹冷痛，痛经；中焦虚寒气滞证
丁香	功效	温中降逆，散寒止痛，温肾助阳
	应用	胃寒呕吐、呃逆；脘腹冷痛；阳痿，宫冷
高良姜	功效	温中止呕，散寒止痛
花椒	功效	温中止痛，杀虫止痒
	应用	中寒腹痛，寒湿吐泻；虫积腹痛，湿疹，阴痒

必考热点

1. 附子的性能为辛、甘，大热，有毒。归心、肾、脾经。
2. 干姜具有温中散寒，回阳通脉，温肺化饮的功效。
3. 肉桂治寒疝腹痛，多与吴茱萸、小茴香等同用。

4. 肉桂入煎剂宜后下或焗服。
5. 吴茱萸具有散寒止痛，降逆止呕，助阳止泻的功效。
6. 花椒的功效是温中止痛，杀虫止痒。

第十三单元　理　气　药

第一节　概　　述

考点：理气药的性能特点、功效及主治病证

理气药的性能特点、功效及主治病证见表3-13-1。

表3-13-1　理气药的性能特点、功效及主治病证

性能特点	本类药性味多辛苦温而芳香，主归脾、胃、肝、肺经
功效	具有理气健脾、疏肝解郁、理气宽胸、行气止痛、破气散结等作用
主治病证	临床主治脾胃气滞所致的脘腹胀痛、嗳气吞酸、恶心呕吐、大便失常，或肝气郁结所致的胁肋胀痛、疝气疼痛、乳房胀痛、月经不调，以及肺气壅滞之胸闷胸痛、咳嗽气喘等

必考热点

1. 理气药性味多辛苦温而芳香，主归脾、胃、肝、肺经。
2. 理气药具有理气健脾、疏肝解郁、理气宽胸、行气止痛、破气散结等作用。

考点：理气药的配伍方法及使用注意事项

理气药的配伍方法及使用注意事项见表3-13-2。

表3-13-2　理气药的配伍方法及使用注意事项

配伍方法	脾胃气滞因饮食积滞所致者，配消食导滞药；因湿热阻滞所致者，配清热除湿药；因脾胃气虚所致者，配补中益气药；因寒湿困脾所致者，配苦温燥湿药；肝气郁滞因肝血不足所致者，配养血柔肝药；因肝经受寒所致者，配伍暖肝散寒药；因瘀血阻滞所致者，配伍活血化瘀药；肺气壅滞因外邪客肺所致者，配伍宣肺解表药；因痰饮阻肺所致者，配伍祛痰化饮药
使用注意事项	本类药物性多辛温香燥，易耗气伤阴，故气阴不足者忌用

必考热点

理气类药物性多辛温香燥，易耗气伤阴，故气阴不足者忌用。

第二节　具体药物

考点：具体药物

理气药具体药物的性能、功效、应用见表3-13-3。

表 3-13-3　理气药具体药物的性能、功效、应用

陈皮	性能	苦、辛，温。归脾、肺经
	功效	理气健脾，燥湿化痰
	应用	脾胃气滞证；呕吐、呃逆；湿痰、寒痰咳喘；胸痹
青皮	功效	疏肝破气，消积化滞
	应用	肝郁气滞，胸胁胀痛，疝气疼痛，乳癖；食积气滞，脘腹胀痛；癥瘕积聚，久疟痞块
枳实	性能	苦、辛、酸，微寒。归脾、胃经
	功效	破气消积，化痰除痞
	应用	胃肠积滞，湿热泻痢；胸痹，结胸；气滞胸胁疼痛
木香	性能	辛、苦，温。归脾、胃、大肠、胆、三焦经
	功效	行气止痛，健脾消食。生用行气力强，煨用行气力缓而实肠止泻
	应用	脾胃气滞证；泻痢里急后重；腹痛胁痛，黄疸
沉香	功效	行气止痛，温中止呕，纳气平喘
	应用	寒凝气滞，胸腹胀痛；胃寒呕吐；虚喘证
川楝子	功效	疏肝泄热，行气止痛，杀虫
	应用	肝郁化火诸痛证；虫积腹痛；头癣、秃疮
乌药	功效	行气止痛，温肾散寒
	应用	寒凝气滞胸腹诸痛证，尿频遗尿
荔枝核	功效	行气散结，祛寒止痛
香附	性能	辛、微苦、微甘，平。归肝、脾、三焦经
	功效	疏肝解郁，理气宽中，调经止痛
	应用	肝郁气滞痛证；月经不调，痛经，乳房胀痛；气滞腹痛
佛手	功效	疏肝理气，和胃止痛，燥湿化痰
薤白	功效	通阳散结，行气导滞
	应用	胸痹心痛；脘腹痞满胀痛，泻痢里急后重
檀香	功效	行气温中，开胃止痛
大腹皮	功效	行气宽中，利水消肿

必考热点

1. 陈皮具有理气健脾，燥湿化痰的功效。
2. 青皮具有疏肝破气，消积化滞的功效。
3. 枳实具有破气消积，化痰除痞的功效。
4. 木香生用行气力强，煨用行气力缓而实肠止泻，用于泄泻腹痛。
5. 沉香的主治病证是寒凝气滞、胸腹胀痛、胃寒呕吐、虚喘证。
6. 木香、香附与乌药均能行气止痛，可治气滞腹痛。

第十四单元　消　食　药

第一节　概　　述

考点：消食药的配伍方法

使用本类药物，应根据不同兼证及病情予以适当配伍。宿食内停，气机阻滞，配行气药；食积化热者，可配苦寒清热或轻下药；寒湿困脾或胃有湿浊，可配芳香化湿药；中焦虚寒者，可配温中健脾药；脾胃素虚，运化无力，食积内停者，可配健脾益气药；以标本兼顾，使消积而不伤正，不可单用消食药。

必考热点

宿食内停，气机阻滞，配行气药；食积化热者，可配苦寒清热或轻下药；寒湿困脾或胃有湿浊，可配芳香化湿药；中焦虚寒者，可配温中健脾药；脾胃素虚，运化无力，食积内停者，可配健脾益气药。

第二节　具体药物

考点：具体药物

消食药具体药物的性能、功效、应用见表3-14-1。

表3-14-1　消食药具体药物的性能、功效、应用

山楂	性能	酸、甘，微温。归脾、胃、肝经
	功效	消食化积，行气散瘀，化浊降脂
	应用	肉食积滞；泻痢腹痛，疝气痛；血瘀证；高脂血症
神曲	功效	消食和胃
	应用	饮食积滞。丸剂中有金石药加入本品以助消化
麦芽	性能	甘、平。归脾、胃、肝经
	功效	行气消食，健脾开胃，回乳消胀
	应用	米面薯蓣食滞；断乳、乳房胀痛；肝气郁滞或肝胃不和之胁痛、脘腹痛
稻芽	功效	消食和中，健脾开胃
莱菔子	性能	辛、甘，平。归肺、脾、胃经
	功效	消食除胀，降气化痰
	应用	食积气滞证；咳喘痰多，胸闷食少。不宜与人参同服
鸡内金	性能	甘，平。归脾、胃、小肠、膀胱经
	功效	消食健胃，固精止遗，通淋化石
	应用	饮食积滞，小儿疳积；肾虚遗精、遗尿；砂石淋证，胆石症

必考热点

1. 山楂的性能为酸、甘，微温。归脾、胃、肝经。

2. 山楂能通行气血，有活血祛瘀止痛之功。
3. 治疗米面薯芋等淀粉性食滞证，宜首选麦芽。
4. 患者，女，26岁。产后20天，乳房胀痛，乳漏不止，要求回乳。宜选用的药物是炒麦芽。
5. 稻芽具有消食和中，健脾开胃的功效。
6. 鸡内金具有消食健胃、固精止遗、通淋化石的功效。

第十五单元　驱　虫　药

第一节　概　　述

考点：驱虫药的配伍方法和使用注意事项

驱虫药的配伍方法和使用注意事项见表3-15-1。

表3-15-1　驱虫药的配伍方法和使用注意事项

配伍方法	应根据寄生虫的种类及患者体质强弱、证情缓急，选择适宜的驱虫药物，并视患者的不同进行相须用药及恰当配伍。兼有积滞者，可配伍消积导滞药物；脾胃虚弱者，又当配伍健脾和胃药；体质虚弱者，须先补后攻或攻补兼施。使用肠道驱虫药时，无论有无便秘，多与泻下药同用，以利虫体排出
使用注意事项	本类药物对人体正气多有损伤，故要控制剂量，防止用量过大中毒或损伤正气；孕妇、年老体弱者，更当慎用；驱虫药一般应在空腹时服用，使药物充分作用于虫体而保证疗效。对发热或腹痛剧烈者，暂时不宜驱虫，待症状缓解后，再行施用驱虫药物

必考热点

1. 使用肠道驱虫药时，无论有无便秘，多与泻下药同用，以利虫体排出。
2. 驱虫药一般应在空腹时服用，使药物充分作用于虫体而保证疗效。

第二节　具 体 药 物

考点：具体药物

驱虫药具体药物的性能、功效、应用见表3-15-2。

表3-15-2　驱虫药具体药物的性能、功效、应用

使君子	功效	杀虫消积
	应用	蛔虫病，蛲虫病；小儿疳积
苦楝皮	功效	杀虫，疗癣
	应用	蛔虫病，蛲虫病，钩虫病；疥癣，湿疮
槟榔	性能	苦、辛，温。归胃、大肠经
	功效	杀虫，消积，行气，利水，截疟
	应用	肠道寄生虫病；食积气滞，泻痢后重；水肿，脚气肿痛；疟疾

续　表

雷丸	功效	杀虫消积
榧子	功效	杀虫消积，润肠通便，润肺止咳

必考热点

1. 使君子的主治病证有蛔虫病，蛲虫病，小儿疳积。
2. 苦楝皮的有效成分难溶于水，需文火久煎。
3. 槟榔具有杀虫消积，行气，利水，截疟的功效。
4. 榧子具有杀虫消积，润肠通便，润肺止咳的功效。

第十六单元　止　血　药

第一节　概　　述

考点：各类止血药的选择使用、配伍方法和使用注意事项

各类止血药的选择使用、配伍方法和使用注意事项见表 3-16-1。

表 3-16-1　各类止血药的选择使用、配伍方法和使用注意事项

选择使用	止血药有凉血止血、收敛止血、化瘀止血、温经止血等不同作用，本类药物适用于各种原因引起的内外出血证
配伍方法	止血药应用，应根据出血病因、病情选择适当的药物，并进行必要的配伍，以期标本兼顾。如血热妄行出血者，应选用凉血止血药，并配清热泻火、清热凉血药；阴虚火旺、阴虚阳亢出血者，宜配伍滋阴降火、滋阴潜阳药；瘀血内阻，血不循经出血者，应选择化瘀止血药，并配伍行气活血药；虚寒性出血者，应选用温经止血药或收敛止血药，并配伍益气健脾、温阳药；气虚引起的出血，应选择收敛止血药，并配伍补气药；出血过多，气随血脱者，则须急投大补元气之药以益气固脱。此外，据前贤“下血必升举，吐衄必降气”的用药经验，对于便血、崩漏等下部出血病证，应适当配伍升举之品；而对于衄血、吐血等上部出血病证，可适当配伍降气之品
使用注意事项	“止血不留瘀”，这是运用止血药必须始终注意的问题。而凉血止血药与收敛止血药，易凉遏敛邪，有止血留瘀之弊，故出血兼有瘀滞者不宜单独使用。若出血过多，气随血脱者，当急投大补元气之药，以挽救气脱危候

必考热点

1. 止血药有凉血止血、收敛止血、化瘀止血、温经止血等不同作用。
2. “止血不留瘀”是运用止血药必须始终注意的问题。

第二节　凉血止血药

考点：凉血止血药

凉血止血药的性能、功效、应用见表 3-16-2。

表 3-16-2　凉血止血药的性能、功效、应用

小蓟	性能	甘、苦，凉。归心、肝经
	功效	凉血止血，散瘀解毒消痈
	应用	血热出血；热毒痈肿
大蓟	功效	凉血止血，散瘀解毒消痈
	应用	血热出血；热毒痈肿
地榆	性能	苦、酸、涩，微寒。归肝、大肠经
	功效	凉血止血，解毒敛疮
	应用	血热出血；烫伤、湿疹、疮疡痈肿
槐花	功效	凉血止血，清肝泻火
	应用	血热出血；肝热目赤，头痛眩晕
侧柏叶	功效	凉血止血，化痰止咳，生发乌发
	应用	血热出血；肺热咳嗽；血热脱发，须发早白
白茅根	功效	凉血止血，清热利尿
	应用	血热出血；水肿，热淋，黄疸；胃热呕吐，肺热咳嗽

必考热点

1. 小蓟具有凉血止血，散瘀解毒消痈的功效。
2. 大蓟的主治病证是血热出血，热毒痈肿。
3. 地榆的性能为苦、酸、涩，微寒。归肝、大肠经。
4. 槐花的主治病证是血热出血，肝热目赤，头痛眩晕。
5. 侧柏叶具有凉血止血，化痰止咳，生发乌发的功效。

第三节　化瘀止血药

考点：化瘀止血药

化瘀止血药的性能、功效、应用见表 3-16-3。

表 3-16-3　化瘀止血药的性能、功效、应用

三七	性能	甘、微苦，温。归肝、胃经
	功效	散瘀止血，消肿定痛
	应用	出血；跌打损伤，瘀滞肿痛
茜草	性能	苦，寒。归肝经
	功效	凉血，化瘀，止血，通经
	应用	出血；血瘀经闭，跌打损伤，风湿痹痛
蒲黄	功效	止血，化瘀，通淋
	应用	出血；瘀血痛证；血淋尿血
降香	功效	化瘀止血，理气止痛

必考热点

1. 三七具有散瘀止痛，活血消肿定痛的功效，对痈疽肿痛也有良效。
2. 凡跌打损伤，或筋骨折伤，瘀血肿痛等，三七皆为首选药物。
3. 三七、茜草、蒲黄的共同功效是止血，化瘀。
4. 降香具有化瘀止血，理气止痛的功效。

第四节 收敛止血药

考点：收敛止血药

收敛止血药的性能、功效、应用见表3-16-4。

表3-16-4 收敛止血药的性能、功效、应用

白及	性能	苦、甘、涩，微寒。归肺、胃、肝经
	功效	收敛止血，消肿生肌
	应用	出血；痈肿疮疡，手足皲裂，水火烫伤
仙鹤草	功效	收敛止血，止痢，截疟，解毒，补虚
	应用	出血；腹泻、痢疾；疟疾；脱力劳伤；痈肿疮毒、阴痒带下
棕榈炭	功效	收敛止血
	应用	出血证
血余炭	功效	收敛止血，化瘀，利尿
	应用	出血证；小便不利

必考热点

1. 白及治疗诸内出血证时，用单味研末，糯米汤调服。
2. 白及具有收敛止血，消肿生肌的功效。
3. 仙鹤草具有收敛止血，止痢，截疟，解毒，补虚的功效。

第五节 温经止血药

考点：温经止血药

温经止血药的性能、功效、应用见表3-16-5。

表3-16-5 温经止血药的性能、功效、应用

艾叶	性能	辛、苦，温。有小毒。归肝、脾、肾经
	功效	温经止血，散寒调经；外用祛湿止痒
	应用	出血；少腹冷痛，经寒不调，宫冷不孕；皮肤瘙痒
炮姜	功效	温经止血，温中止痛

必考热点

1. 艾叶的性能为辛、苦，温。有小毒。归肝、脾、肾经。
2. 艾叶为温经止血之要药，适用于虚寒性出血病证，尤宜用于崩漏。
3. 炮姜具有温经止血，温中止痛的功效。

第十七单元 活血化瘀药

第一节 概 述

考点：活血化瘀药的性能特点、功效及主治病证

活血化瘀药的性能特点、功效及主治病证见表3-17-1。

表3-17-1 活血化瘀药的性能特点、功效及主治病证

性能特点	性味多为辛、苦、温，部分动物类药味咸，主入心、肝二经
功效	活血止痛、活血调经、活血消肿、活血疗伤、活血消痈、破血消癥
主治病证	适用于一切瘀血阻滞证。如内科的胸、胁、脘、腹、头诸痛，痛如针刺，痛有定处；体内的癥瘕积聚；中风不遂，肢体麻木及关节痹痛日久；伤科的跌打损伤，瘀肿疼痛；外科的疮疡肿痛；妇科的月经不调、经闭、痛经、产后腹痛等

必考热点

1. 活血化瘀药性味多为辛、苦、温，部分动物类药味咸，主入心、肝二经。
2. 活血化瘀药通过活血化瘀作用产生多种不同的功效，包括活血止痛、活血调经、活血消肿、活血疗伤、活血消痈、破血消癥等。

考点：活血化瘀药的配伍方法和使用注意事项

活血化瘀药的配伍方法和使用注意事项见表3-17-2。

表3-17-2 活血化瘀药的配伍方法和使用注意事项

配伍方法	应用本类药物，除根据各类药物的不同效用特点而随证选用外，尚需针对形成瘀血的原因加以配伍，以标本兼顾。如寒凝血脉者，配温里散寒药、温通经脉药；热灼营血，瘀热互结者，配清热凉血、泻火解毒药；痰湿阻滞，血行不畅者，配化痰除湿药；风湿痹阻，经脉不通者，当与祛风除湿通络药合用；久瘀体虚或因虚而瘀者，配补益药；癥瘕积聚者，配软坚散结药；由于气血关系密切，在使用活血化瘀药时，常配伍行气药，以提高活血祛瘀之效
使用注意事项	本类药物行散力强，易耗血动血，月经过多及其他出血无瘀者忌用；孕妇慎用或禁用

必考热点

活血化瘀类药物行散力强，易耗血动血，月经过多及其他出血无瘀者忌用。

第二节　活血止痛药

考点：活血止痛药

活血止痛药的性能、功效、应用见表3-17-3。

表3-17-3　活血止痛药的性能、功效、应用

川芎	性能	辛，温。归肝、胆、心包经
	功效	活血行气，祛风止痛
	应用	血瘀气滞痛证；头痛，风湿痹痛
延胡索	性能	辛、苦，温。归心、肝、脾经
	功效	活血，行气，止痛
	应用	气血瘀滞诸痛证
郁金	性能	辛、苦，寒。归肝、胆、心经
	功效	活血止痛，行气解郁，清心凉血，利胆退黄
	应用	气滞血瘀痛证；热病神昏，癫痫癫狂；血热出血证；肝胆湿热证
姜黄	功效	破血行气，通经止痛
	应用	气滞血瘀痛证；风湿痹痛
乳香	功效	活血定痛，消肿生肌
	应用	跌打损伤，疮疡痈肿，瘰疬痰核；气滞血瘀痛证
没药	功效	散瘀定痛，消肿生肌
五灵脂	功效	散瘀定痛，化瘀止血

必考热点

1. 川芎具有活血行气，祛风止痛的功效。
2. 延胡索具有活血，行气，止痛的功效。
3. 郁金治疗肝郁气滞之胸胁刺痛，可配柴胡、白芍、香附等药用。
4. 姜黄与郁金的共同功效是活血散瘀，行气止痛。

第三节　活血调经药

考点：活血调经药

活血调经药的性能、功效、应用见表3-17-4。

表3-17-4　活血调经药的性能、功效、应用

丹参	性能	苦，微寒。归心、肝经
	功效	活血祛瘀，通经止痛，清心除烦，凉血消痈
	应用	月经不调，经闭痛经，产后瘀滞腹痛；血瘀心痛，脘腹疼痛，癥瘕积聚，跌打损伤，风湿痹证；疮痈肿毒；热病烦躁神昏，心悸失眠

续　表

红花	性能	辛，温。归心、肝经
	功效	活血通经，散瘀止痛
	应用	血滞经闭、痛经，产后瘀滞腹痛；癥瘕积聚；胸痹心痛、血瘀腹痛、胁痛；跌打损伤、瘀滞肿痛；瘀滞斑疹色暗
桃仁	性能	苦、甘，平。归心、肝、大肠经
	功效	活血祛瘀，润肠通便，止咳平喘
	应用	瘀血阻滞诸证；肺痈，肠痈；肠燥便秘；咳嗽气喘
益母草	性能	辛、苦，微寒。归心、肝、膀胱经
	功效	活血调经，利尿消肿，清热解毒
	应用	血滞经闭、痛经、经行不畅、产后恶露不尽、瘀滞腹痛；水肿，小便不利；跌打损伤，疮痈肿毒，皮肤瘾疹
牛膝	性能	苦、甘、酸，平。归肝、肾经
	功效	活血通经，补肝肾，强筋骨，利水通淋，引火（血）下行
	应用	瘀血阻滞的经闭、痛经、经行腹痛、胞衣不下、跌打伤痛；腰膝酸痛，下肢痿软；淋证，水肿，小便不利；上部火热证
鸡血藤	功效	活血补血，调经止痛，舒筋活络
	应用	月经不调，痛经，闭经；风湿痹痛，手足麻木，肢体瘫痪，血虚萎黄
王不留行	功效	活血通经，下乳消痈，利尿通淋
泽兰	功效	活血调经、祛瘀消痈，利水消肿

必考热点

1. 丹参治血脉瘀阻之胸痹心痛，脘痛疼痛，常配伍砂仁、檀香同用。
2. 丹参与川芎的共同功效是活血祛瘀。
3. 红花具有活血通经，散瘀止痛的功效。
4. 桃仁配清热解毒药，常用于治疗肺痈、肠痈等证。
5. 益母草既能利水消肿，又能活血化瘀，尤宜用于水瘀互阻的水肿。
6. 牛膝补肝肾、强筋骨宜酒炙用。

第四节　活血疗伤药

考点：活血疗伤药

活血疗伤药的性能、功效、应用见表 3-17-5。

表 3-17-5　活血疗伤药的性能、功效、应用

土鳖虫	性能	咸，寒。有小毒。归肝经
	功效	破血逐瘀，续筋接骨
	应用	跌打损伤，筋伤骨折，瘀肿疼痛；血瘀经闭，产后瘀滞腹痛，积聚痞块
苏木	功效	活血祛瘀，消肿止痛
自然铜	功效	散瘀止痛，续筋接骨

续 表

骨碎补	功效	活血止痛，补肾强骨；外用消风祛斑
血竭	功效	活血定痛，化瘀止血，生肌敛疮

必考热点

1. 土鳖虫具有破血逐瘀，续筋接骨的功效。
2. 苏木具有活血祛瘀，消肿止痛的功效。
3. 自然铜具有散瘀止痛，续筋接骨的功效。
4. 骨碎补具有活血止痛，补肾强骨；外用消风祛斑的功效。

第五节　破血消癥药

考点：破血消癥药

破血消癥药的功效、主治见表 3-17-6。

表 3-17-6　破血消癥药的功效、主治

莪术	功效	破血行气，消积止痛
	主治	癥瘕积聚，经闭，心腹瘀痛；食积脘腹胀痛；跌打损伤，瘀肿疼痛
三棱	功效	破血行气，消积止痛
水蛭	功效	破血通经，逐瘀消癥
	主治	血瘀经闭，癥瘕积聚；跌打损伤，心腹疼痛
穿山甲	功效	活血消癥，通经下乳，消肿排脓，搜风通络

必考热点

1. 莪术与三棱均具有破血行气，消积止痛的功效。
2. 水蛭具有破血通经，逐瘀消癥的功效。
3. 穿山甲具有活血消癥，通经下乳，消肿排脓，搜风通络的功效。

第十八单元　化痰止咳平喘药

第一节　概　　述

考点：化痰止咳平喘药的主治病证、配伍方法及使用注意事项

化痰止咳平喘药的主治病证、配伍方法及使用注意事项见表 3-18-1。

表 3-18-1　化痰止咳平喘药的主治病证、配伍方法及使用注意事项

主治病证	化痰药主治痰证，如痰阻于肺之咳喘痰多；痰蒙心窍之昏厥、癫痫；痰蒙清阳之眩晕；痰扰心神之睡眠不安；肝风夹痰之中风、惊厥；痰阻经络之肢体麻木，半身不遂，口眼歪斜；痰火（气）互结之瘰疬、瘿瘤；痰凝肌肉、流注骨节之阴疽流注等
	止咳平喘药用于外感、内伤所致各种咳嗽和喘息
配伍方法	使用本类药物，除根据病证的不同，有针对性地选择相应的化痰药及止咳平喘药外，还应根据痰证和咳喘的不同病因和病性进行配伍，以治病求于本，标本兼顾。如外感所致者，当配解表散邪药；火热而致者，应配清热泻火药；兼里寒者，配温里散寒药；如属虚劳者，配补虚药。此外，如癫痫、惊厥、眩晕、昏迷者，则当配平肝息风、开窍、安神药；属痰核、瘰疬、瘿瘤者，配软坚散结之品；阴疽流注者，配温阳通滞散结之品。治痰证除分清不同痰证而选用不同的化痰药外，应据成痰之因，审因论治。“脾为生痰之源”，故常配健脾燥湿药同用，以标本兼顾。又因痰易阻滞气机，“气滞则痰凝，气行则痰消”，故常配理气药同用，以加强化痰之功
使用注意事项	某些温燥之性强烈的刺激性化痰药，凡痰中带血或有出血倾向者，宜慎用；麻疹初起有表邪之咳嗽，不宜单投止咳药，当以疏解清宣为主，以免恋邪而致久喘不已及影响麻疹之透发，对收敛性及温燥之药尤为所忌

必考热点

1. 化痰药主治痰证。
2. 止咳平喘药用于外感、内伤所致各种咳嗽和喘息。
3. 麻疹初起有表邪之咳嗽，不宜单投止咳药，当以疏解清宣为主。

第二节　温化寒痰药

考点：温化寒痰药

温化寒痰药的性能、功效、应用见表 3-18-2。

表 3-18-2　温化寒痰药的性能、功效、应用

半夏	性能	辛，温。有毒。归脾、胃、肺经
	功效	燥湿化痰，降逆止呕，消痞散结；外用消肿止痛
	应用	湿痰，寒痰证；呕吐；心下痞，结胸，梅核气；瘿瘤，痰核，痈疽肿毒，毒蛇咬伤
天南星	功效	燥湿化痰，祛风止痉；外用散结消肿
	应用	顽痰咳嗽，湿痰寒痰证；风痰眩晕，中风，癫痫，破伤风；痈疽肿痛，痰核瘰疬；蛇虫咬伤
芥子	功效	温肺豁痰，利气散结，通络止痛
	应用	寒痰喘咳，悬饮；阴疽流注，肢体麻木，关节肿痛；治寒凝痰滞之阴疽肿毒
旋覆花	性能	苦、辛、咸，微温。归肺、脾、胃、大肠经
	功效	降气消痰，行水止呕
	应用	咳嗽痰多，痰饮蓄结，胸膈痞满；噫气，呕吐
白前	功效	降气，消痰，止咳

必考热点

1. 半夏的性能为辛，温，有毒。归脾、胃、肺经。

2. 半夏治瘿瘤痰核，常配昆布、海藻、贝母等同用。

3. 患者，男，35岁。近2年来头痛昏蒙，周身困重，胸脘痞满，恶心，呕吐痰涎，舌苔腻，脉滑，治疗宜首选半夏、天麻。

4. 芥子辛温走散，耗气伤阴，久咳肺虚及阴虚火旺者忌用。

第三节 清化热痰药

考点：清化热痰药

清化热痰药的性能、功效、应用见表3-18-3。

表3-18-3 清化热痰药的性能、功效、应用

川贝母	性能	苦、甘，微寒。归肺、心经
	功效	清热化痰，润肺止咳，散结消痈
	应用	虚劳咳嗽，肺热燥咳；瘰疬，乳痈，肺痈，疮痈
浙贝母	性能	苦，寒。归肺、心经
	功效	清热化痰止咳，解毒散结消痈
	应用	风热、痰热咳嗽；瘰疬，瘿瘤，乳痈疮毒，肺痈
瓜蒌	性能	甘、微苦，寒。归肺、胃、大肠经
	功效	清热涤痰，宽胸散结，润燥滑肠
	应用	痰热咳嗽；胸痹、结胸；肺痈，肠痈，乳痈；肠燥便秘
竹茹	功效	清热化痰，除烦，止呕
	应用	肺热咳嗽，痰热心烦不寐；胃热呕吐，妊娠恶阻
前胡	功效	降气化痰，散风清热
桔梗	性能	苦、辛、平。归肺经
	功效	宣肺，祛痰，利咽，排脓
	应用	咳嗽痰多，胸闷不畅；咽喉肿痛，音哑失音；肺痈吐脓
海藻	功效	消痰软坚散结，利水消肿
昆布	功效	消痰软坚散结，利水消肿
海蛤壳	功效	清热化痰，软坚散结，制酸止痛；外用收湿敛疮
竹沥	功效	清热豁痰，定惊利窍
	应用	痰热咳喘；中风痰迷，惊痫癫狂
天竺黄	功效	清热豁痰，凉心定惊

必考热点

1. 川贝母除清化热痰，润肺止咳之功外，还具有散结消痈的功效。
2. 川贝母治肺阴虚劳嗽，久咳有痰者，常配沙参、麦冬等药同用。
3. 竹茹具有清热化痰，除烦，止呕的功效。
4. 海藻和昆布的共同功效是消痰软坚，利水消肿。

第四节　止咳平喘药

考点：止咳平喘药

止咳平喘药的性能、功效、应用见表 3-18-4。

表 3-18-4　止咳平喘药的性能、功效、应用

苦杏仁	性能	苦，微温。有小毒。归肺、大肠经
	功效	降气止咳平喘，润肠通便
	应用	咳嗽气喘；肠燥便秘
紫苏子	性能	辛，温。归肺、大肠经
	功效	降气化痰，止咳平喘，润肠通便
	应用	咳喘痰多；肠燥便秘
百部	性能	甘、苦，微温。归肺经
	功效	润肺下气止咳，杀虫灭虱
	应用	新久咳嗽，顿咳，肺痨咳嗽；蛲虫，阴痒，头虱及疥癣
紫菀	功效	润肺下气，化痰止咳
	应用	咳嗽痰多
款冬花	功效	润肺下气，止咳化痰
	应用	咳嗽气喘
枇杷叶	功效	清肺止咳，降逆止呕
	应用	肺热咳嗽，气逆喘急；胃热呕吐，哕逆，烦热口渴
桑白皮	性能	甘，寒。归肺经
	功效	泻肺平喘，利水消肿
	应用	肺热咳喘；水肿
葶苈子	性能	苦、辛，大寒。归肺、膀胱经
	功效	泻肺平喘，利水消肿
	应用	痰涎壅盛，喘息不得平卧；水肿，胸腹积水，小便不利
白果	功效	敛肺定喘，止带缩尿
	应用	哮喘痰嗽；带下，白浊，尿频遗尿

必考热点

1. 苦杏仁具有降气止咳平喘，润肠通便的功效。
2. 苦杏仁入煎剂时宜打碎入煎，或入丸、散。
3. 百部具有润肺下气止咳，杀虫灭虱的功效。
4. 紫菀具有润肺下气化痰止咳的功效。
5. 枇杷叶止咳宜炙用，止呕宜生用。

第十九单元　安　神　药

第一节　概　　述

考点：安神药的配伍方法和使用注意事项

安神药的配伍方法和使用注意事项见表3-19-1。

表3-19-1　安神药的配伍方法和使用注意事项

配伍方法	使用安神药时，应根据导致心神不宁的病因、病机的不同，选用适宜的安神药物治疗，进行相应的配伍。实证心神不安应选用重镇安神药，如因火热所致者，配清泻心火、疏肝解郁、清肝泻火药物；因痰所致者，配祛痰、开窍药物；因血瘀所致者，配活血化瘀药；属肝阳上扰者，当配伍平肝潜阳药物。癫狂、惊风等证，则应以化痰开窍或平肝息风药为主，安神药多作为辅药应用。虚证心神不安应选用养心安神药物，若属血虚阴亏者，应配伍补血、养阴药；心脾两虚者，则与补益心脾药配伍；心肾不交者，又与滋阴降火、交通心肾之品配伍
使用注意事项	矿石类安神药及有毒药物，只宜暂用，不可久服，中病即止。矿石类安神药，如作丸、散剂服用，易伤脾胃，不宜长期服用，并须酌情配伍养胃健脾之品。入煎剂应打碎先煎、久煎。部分药物具有毒性，须慎用

必考热点

1. 使用安神药时，应根据导致心神不宁的病因、病机的不同，选用适宜的安神药物治疗，进行相应的配伍。

2. 矿石类安神药，如作丸、散剂服用，易伤脾胃，不宜长期服用。

第二节　重镇安神药

考点：重镇安神药

重镇安神药的性能、功效、应用见表3-19-2。

表3-19-2　重镇安神药的性能、功效、应用

朱砂	性能	甘，微寒。有毒。归心经
	功效	清心镇惊，安神，明目，解毒
	应用	心悸易惊，失眠多梦；惊风、狂乱、癫痫；疮疡肿毒，喉痹，口疮。此外，可治心肾不交之视物昏花、耳鸣等
磁石	性能	咸，寒。归心、肝、肾经
	功效	镇惊安神，平肝潜阳，聪耳明目，纳气平喘
	应用	心神不宁，惊悸失眠，癫痫；肝阳上亢，头晕目眩；耳鸣耳聋，视物昏花；肾虚气喘
龙骨	性能	甘、涩，平。归心、肝、肾经
	功效	镇惊安神，平肝潜阳，收敛固涩、收湿敛疮
	应用	心神不宁，心悸失眠，惊痫癫狂；肝阳上亢，头晕目眩；滑脱诸证；湿疮痒疹，疮疡久溃不敛
琥珀	功效	镇惊安神，活血散瘀，利尿通淋

必考热点

1. 朱砂具有清心镇惊，安神，明目，解毒的功效。
2. 磁石入煎剂宜打碎先煎，其用量为9~30g。
3. 龙骨具有镇惊安神，平肝潜阳，收敛固涩、收湿敛疮的功效。
4. 龙骨入煎剂宜先煎。
5. 琥珀具有镇惊安神，活血散瘀，利尿通淋的功效。

第三节 养心安神药

考点：养心安神药

养心安神药的性能、功效、应用见表3-19-3。

表3-19-3 养心安神药的性能、功效、应用

酸枣仁	性能	甘、酸，平。归肝、胆心经
	功效	养心益肝，宁心安神，敛汗，生津
	应用	虚烦不眠、惊悸多梦；体虚多汗。此外，有收敛生津止渴之功效，还可用治伤津口渴咽干
柏子仁	功效	养心安神，润肠通便，止汗
	应用	心悸失眠，健忘；肠燥便秘；阴虚盗汗
合欢皮	功效	解郁安神，活血消肿
远志	功效	安神益智，交通心肾，祛痰，消肿
	应用	失眠多梦，心悸怔忡、健忘；癫痫惊狂；咳嗽痰多；痈疽疮毒，乳房肿痛
首乌藤	功效	养血安神，祛风通络

必考热点

1. 酸枣仁除具有养心益肝之功效外，还具有宁心安神，敛汗，生津的功效。
2. 柏子仁与酸枣仁均为养心安神之品，常相须为用，治疗阴血不足，心神失养的心神不宁病证。
3. 柏子仁具有养心安神，润肠通便，止汗的功效。

第二十单元 平肝息风药

第一节 概 述

考点：平肝息风药的功效和主治病证

平肝息风药的功效和主治病证见表3-20-1。

表3-20-1 平肝息风药的功效和主治病证

功效	具有平肝潜阳、息风止痉的功效。部分药兼有镇静安神、清肝明目、降逆、凉血等作用，某些息风止痉药物兼有祛风通络作用

续 表

主治病证	治疗肝阳上亢、肝风内动证。又可用治心神不宁、目赤肿痛、呕吐、呃逆、喘息、血热出血，以及风中经络之口眼歪斜、痹痛等证

必考热点

1. 平肝息风类药物具有平肝潜阳、息风止痉的功效。
2. 平肝息风类药物主要用于治疗肝阳上亢、肝风内动证。

考点：平肝息风药的配伍方法和使用注意事项

平肝息风药的配伍方法和使用注意事项见表 3-20-2。

表 3-20-2 平肝息风药的配伍方法和使用注意事项

配伍方法	须根据病因、病机及兼证的不同，进行相应的配伍。如属阴虚阳亢者，多配伍滋养肾阴药物；肝火上炎者，多配伍清泻肝火药物；兼心神不安，失眠多梦者，当配伍安神药物；肝阳化风，肝风内动者，应将息风止痉与平肝潜阳药并用；热极生风，肝风内动者，当配伍清热泻火解毒药物；阴血亏虚，肝风内动者，当配滋补阴血药物；脾虚慢惊风，当配伍补气健脾药物；兼窍闭神昏者，当配伍开窍药物；兼痰邪者，当配伍祛痰药物
使用注意事项	本类药物有性偏寒凉或性偏温燥之不同，故当区别使用。若脾虚慢惊者，不宜用寒凉之品；阴虚血亏者，当忌温燥之品

必考热点

平肝息风药须根据病因、病机及兼证的不同，进行相应的配伍。

第二节 平抑肝阳药

考点：平抑肝阳药

平抑肝阳药的性能、功效、应用见表 3-20-3。

表 3-20-3 平抑肝阳药的性能、功效、应用

石决明	性能	咸，寒。归肝经
	功效	平肝潜阳，清肝明目
	应用	肝阳上亢，头痛眩晕；目赤翳障，视物昏花
珍珠母	功效	平肝潜阳，明目退翳，安神定惊
牡蛎	性能	咸，微寒。归肝、胆、肾经
	功效	潜阳补阴，重镇安神，软坚散结，收敛固涩，制酸止痛
	应用	心神不安，惊悸失眠；肝阳上亢，头晕目眩；痰核，瘰疬，癥瘕积聚；滑脱诸证
赭石	性能	苦，寒。归肝、心、肺、胃经
	功效	平肝潜阳，重镇降逆，凉血止血
	应用	肝阳上亢，头晕目眩；呕吐，呃逆，噫气；气逆喘息；血热吐衄，崩漏
蒺藜	功效	平肝解郁，活血，祛风，明目止痒
罗布麻叶	功效	平肝安神，清热，利水

必考热点

1. 石决明具有平肝潜阳，清肝明目的功效。
2. 石决明、赭石入煎剂宜打碎先煎。
3. 石决明平肝、清肝宜生用，外用点眼宜煅用、水飞。
4. 牡蛎收敛固涩宜煅用，其他宜生用。
5. 赭石降逆、平肝宜生用，止血宜煅用。

第三节 息风止痉药

考点：息风止痉药

息风止痉药的性能、功效、应用见表 3-20-4。

表 3-20-4 息风止痉药的性能、功效、应用

羚羊角（用山羊角代）	性能	咸，寒。归肝、心经
	功效	平肝息风，清肝明目，散血解毒
	应用	肝风内动，惊痫抽搐；肝阳上亢，头晕目眩；肝火上炎，目赤头痛；温热病壮热神昏，热毒发斑。此外，本品有解热、镇痛之效，可用于风湿热痹，肺热咳喘，百日咳等
牛黄	性能	苦、凉。归心、肝经
	功效	凉肝息风，清心豁痰，开窍醒神，清热解毒
	应用	热病神昏，口噤，痰鸣；惊风、癫痫；口舌生疮，咽喉肿痛，痈疽疔毒
珍珠	功效	安神定惊，明目消翳，解毒生肌，润肤祛斑
钩藤	性能	甘，凉。归肝、心包经
	功效	清热平肝，息风定惊
	应用	肝阳上亢，头痛，眩晕；肝风内动，惊痫抽搐。此外，本品有轻清疏泄之性，能清热透邪，可用于外感风热、头痛目赤
天麻	性能	甘，平。归肝经
	功效	息风止痉，平抑肝阳，祛风通络
	应用	肝风内动，惊痫抽搐；眩晕，头痛；肢体麻木，中风手足不遂，风湿痹痛
地龙	功效	清热定惊，通络，平喘，利尿
	应用	高热惊痫，癫狂；中风半身不遂；风湿痹证；肺热哮喘；小便不利，尿闭不通
全蝎	功效	息风镇痉，攻毒散结，通络止痛
	应用	痉挛抽搐；疮疡肿毒，瘰疬结核；风湿顽痹；偏正头痛
蜈蚣	功效	息风镇痉，攻毒散结，通络止痛
	应用	痉挛抽搐；疮疡肿毒，瘰疬结核；风湿顽痹；顽固性头痛
僵蚕	功效	息风止痉，祛风止痛，化痰散结
	应用	惊痫抽搐；风中经络，口眼歪斜；风热头痛，目赤，咽痛，风疹瘙痒；痰核，瘰疬

必考热点

1. 羚羊角（用山羊角代）具有平肝息风，清肝明目，散血解毒的功效。

2. 牛黄具有凉肝息风，清心豁痰，开窍醒神，清热解毒的功效。
3. 钩藤入煎剂时宜后下，其用量为3~12g。
4. 地龙具有清热定惊，通络，平喘，利尿的功效。
5. 全蝎与蜈蚣的共同功效是息风镇痉，攻毒散结，通络止痛。

第二十一单元　开　窍　药

第一节　概　　述

考点：开窍药的性能特点、功效及主治病证

开窍药的性能特点、功效及主治病证见表3-21-1。

表3-21-1　开窍药的性能特点、功效及主治病证

性能特点	本类药物味辛，其气芳香，善于走窜，皆入心经
功效	具有通关开窍、起闭回苏、醒脑复神的功效
主治病证	主要用于温病热陷心包、痰浊蒙蔽清窍之神昏谵语，以及惊风、癫痫、中风等猝然昏厥、痉挛抽搐等证

必考热点

1. 开窍药味辛，其气芳香，善于走窜，皆入心经。
2. 开窍药具有通关开窍、起闭回苏、醒脑复神的功效。

考点：开窍药的配伍方法及使用注意事项

开窍药的配伍方法及使用注意事项见表3-21-2。

表3-21-2　开窍药的配伍方法及使用注意事项

配伍方法	使用开窍药，须辨寒闭、热闭。寒闭当温开，热闭当凉开
	根据疾病性质进行必要配伍，凉开宜选用辛凉的开窍药，并配清热泻火解毒药；温开宜选辛温的开窍药，并配伍温里祛寒药。若兼有惊厥抽搐者，还须配平肝息风止痉药物；兼见烦躁不安者，须配伍安神药物；若痰浊壅盛者，须配伍化痰、祛湿药物
使用注意事项	本类药物辛香走窜，为救急、治标之品，且能耗伤正气，只宜暂服，不可久用；开窍药只用于闭证。脱证治当补虚固脱，忌用开窍药。因本类药物辛香，其有效成分易于挥发，内服多不宜入煎剂，只入丸、散剂，孕妇慎用或忌用

必考热点

1. 使用开窍药，须辨寒闭、热闭。
2. 开窍药辛香走窜，为救急、治标之本，且能耗伤正气，只宜暂服，不可久用。
3. 开窍药的有效成分易于挥发，内服多不宜入煎剂，只入丸、散剂。

第二节　具体药物

考点：具体药物

开窍药物的性能、功效、应用见表 3-21-3。

表 3-21-3　开窍药物的性能、功效、应用

麝香	性能	辛，温。归心、脾经
	功效	开窍醒神，活血通经，消肿止痛
	应用	闭证神昏；痈肿瘰疬，咽喉肿痛；血瘀经闭，癥瘕积聚，心腹暴痛，头痛，跌打损伤，风寒湿痹；难产，死胎，胞衣不下
冰片	功效	开窍醒神，清热止痛
	应用	热闭神昏，惊厥、中风痰厥；胸痹心痛，目赤口疮，咽喉肿痛，耳道流脓
苏合香	功效	开窍，辟秽，止痛
石菖蒲	性能	辛、苦，温。归心、胃经
	功效	开窍豁痰，醒神益智，化湿开胃
	应用	痰迷心窍，神昏，癫痫；健忘，失眠，耳鸣，耳聋；脘痞不饥，噤口下痢

必考热点

1. 麝香具有开窍醒神，活血通经，消肿止痛的功效。
2. 苏合香具有开窍，辟秽，止痛的功效。
3. 石菖蒲具有开窍豁痰，醒神益智，化湿开胃的功效。

第二十二单元　补　虚　药

第一节　概　　述

考点：各类补虚药的功效及主治病证

各类补虚药的功效及主治病证见表 3-22-1。

表 3-22-1　各类补虚药的功效及主治病证

功效	具有补虚作用
主治病证	主治人体正气虚弱、精微物质亏耗引起的精神萎靡、体倦乏力、面色淡白或萎黄、心悸气短、脉象虚弱等

必考热点

1. 补虚药主治人体正气虚弱、精微物质亏耗引起的精神萎靡、体倦乏力、面色淡白或萎黄、心悸气短、脉象虚弱等。

2. 补虚药根据补虚作用的不同，分别主治气虚证、阳虚证、血虚证、阴虚证。

考点：补虚药的配伍方法及使用注意事项

补虚药的配伍方法及使用注意事项见表 3-22-2。

表 3-22-2 补虚药的配伍方法及使用注意事项

配伍方法	首先应因证选药，必须根据气虚、阳虚、血虚与阴虚的证候不同，选择相应的对证的药物。补气药和补阳药，补血药和补阴药，往往相辅而用；气血两虚，阴阳两虚者应气血双补或阴阳兼顾。对正虚邪实者，须配祛邪药以扶正祛邪。补虚药常配理气健脾药，以更好发挥疗效
使用注意事项	凡身体健康，并无虚弱表现者，不宜滥用，以免导致阴阳平衡失调；实邪方盛，正气未虚者，以祛邪为要，亦不宜使用，以免"闭门留寇"。补气药性多壅滞，易致中满，湿盛中满者忌用。补阳药性多温燥，易助火伤阴，阴虚火旺者不宜使用。补血药多滋腻黏滞，妨碍运化，凡湿滞脾胃、脘腹胀满、食少便溏者慎用。补阴药多甘寒滋腻，凡脾胃虚弱、痰湿内阻、腹满便溏者不宜用
	补虚药使用时应注意顾护脾胃，适当配伍健脾消食药，以促进运化，使补虚药能充分发挥作用
	补虚药若需久服，宜作蜜丸、煎膏（膏滋）、片剂、口服液、颗粒剂或酒剂等，以便保存和服用，若作汤剂，宜文火久煎，使药味尽出。个别挽救虚脱的补虚药，宜制成注射剂，以备急用。

必考热点

1. 补虚药常配理气健脾药，以更好发挥疗效。
2. 补虚药若需久服，宜作蜜丸、煎膏、片剂、口服液、颗粒剂或酒剂等，以便保存和服用。
3. 补虚药若作汤剂，宜文火久煎，使药味尽出。

第二节 补 气 药

考点：具体药物

具体补气药的性能、功效、应用见表 3-22-3。

表 3-22-3 具体补气药的性能、功效、应用

人参	性能	甘、微苦，微温。归肺、脾、心、肾经
	功效	大补元气，复脉固脱，补脾益肺，生津养血，安神益智
	应用	元气欲脱，脉微欲绝；脾虚食少，肺虚喘咳，阳痿宫冷；热病气虚津伤口渴及消渴证；气血亏虚，久病虚羸；惊悸失眠
西洋参	功效	补气养阴，清热生津
	应用	气虚阴亏，虚热烦倦，咳喘痰血，内热消渴，口燥咽干
党参	性能	甘、平。归脾、肺经
	功效	健脾益肺，养血生津
	应用	脾肺气虚证，食少倦怠，咳嗽虚喘；气血不足，面色萎黄，心悸气短；津伤口渴，内热消渴
太子参	功效	益气健脾，生津润肺
	应用	脾虚体倦，厌食，病后虚弱，气阴不足，自汗口渴，肺燥干咳

续　表

黄芪	性能	甘，微温。归脾、肺经
	功效	补气升阳，固表止汗，利水消肿，托毒敛疮生肌
	应用	脾虚气陷证；肺气虚证；气虚自汗；内热消渴；血虚萎黄；半身不遂，痹痛麻木；气血亏虚，疮疡难溃难腐，或溃久不敛
白术	性能	甘、苦，温。归脾、胃经
	功效	健脾益气，燥湿利水，止汗，安胎
	应用	脾气虚证；气虚自汗；脾虚胎动不安
山药	功效	补脾养胃，生津益肺，补肾涩精
	应用	脾虚食少，便溏；肺虚喘咳；肾虚遗精，带下，尿频；虚热消渴
白扁豆	功效	健脾化湿，和中消暑，解毒
甘草	性能	甘，平。归心、肺、脾、胃经
	功效	补脾益气，祛痰止咳，缓急止痛，清热解毒，调和诸药
	应用	脾胃虚弱，倦怠乏力；心悸气短；咳嗽痰多；脘腹、四肢挛急疼痛；热毒疮疡，咽喉肿痛，药食中毒；缓和药物毒性、烈性
大枣	功效	补中益气，养血安神
蜂蜜	功效	补中，润燥，止痛，解毒，外用生肌敛疮

必考热点

1. 人参具有大补元气，补脾益肺，生津，安神益智的功效。
2. 人参宜用文火另煎，分次兑服。
3. 西洋参入煎剂应另煎兑服，其用量为 3~6g。
4. 党参主归脾肺二经，以补脾肺之气为主要作用，常与白术、茯苓等同用。
5. 黄芪蜜炙可增强其补中益气作用。

第三节　补　阳　药

考点：补阳药

具体补阳药的性能、功效、应用见表 3-22-4。

表 3-22-4　具体补阳药的性能、功效、应用

鹿茸	性能	甘、咸，温。归肾、肝经
	功效	壮肾阳，益精血，强筋骨，调冲任，托疮毒
	应用	肾阳不足，精血亏虚，阳痿早泄，宫寒不孕，眩晕，耳鸣耳聋；腰脊冷痛，筋骨痿软；冲任虚寒，崩漏带下；阴疽内陷，疮疡久溃不敛
紫河车	功效	温肾补精，益气养血
	应用	虚劳羸瘦，阳痿遗精，不孕少乳，久咳虚喘，骨蒸劳嗽，面色萎黄，食少气短
淫羊藿	性能	辛、甘，温。归肾、肝经
	功效	补肾阳，强筋骨，祛风湿
	应用	肾阳虚衰，阳痿遗精，筋骨痿软；风湿痹痛，麻木拘挛

续 表

巴戟天	功效	补肾阳，强筋骨，祛风湿
	应用	阳痿遗精，宫冷不孕，月经不调；少腹冷痛，风湿痹痛，筋骨痿软
仙茅	功效	补肾阳，强筋骨，祛寒湿
杜仲	性能	甘，温。归肝、肾经
	功效	补肝肾，强筋骨，安胎
	应用	肝肾不足，腰膝酸痛，筋骨无力，头晕目眩；肝肾亏虚，妊娠漏血，胎动不安
续断	性能	苦、辛，微温。归肝、肾经
	功效	补肝肾，强筋骨，续折伤，止崩漏
	应用	腰膝酸软，风湿痹痛；肝肾亏虚，崩漏，胎漏，胎动不安；跌仆损伤，筋伤骨折
肉苁蓉	功效	补肾阳，益精血，润肠通便
补骨脂	功效	温肾助阳，纳气平喘，温脾止泻；外用消风祛斑
	应用	肾阳不足，阳痿遗精，遗尿尿频，腰膝冷痛；脾肾阳虚，五更泄泻；肾虚作喘；外用治白癜风，斑秃
益智	功效	暖肾固精缩尿，温脾止泻摄唾
菟丝子	性能	辛，甘，平。归肾、肝、脾经
	功效	补益肝肾，固精缩尿，安胎，明目，止泻；外用消风祛斑
	应用	肝肾不足，腰膝酸软，阳痿遗精，遗尿尿频；肾虚胎漏，胎动不安；肝肾不足，目暗耳鸣；脾肾虚泻；外用可治白癜风
沙苑子	功效	补肾助阳，固精缩尿，养肝明目
蛤蚧	功效	补肺益肾，纳气定喘，助阳益精
冬虫夏草	功效	补肾益肺，止血化痰
	应用	肾虚精亏，阳痿遗精、腰膝酸痛；久咳虚喘、劳嗽痰血
锁阳	功效	补肾阳，益精血，润肠通便

必考热点

1. 紫河车具有温肾补精，益气养血的功效。
2. 淫羊藿的性能为辛，甘，温。归肾、肝经。
3. 巴戟天具有补肾阳，强筋骨，祛风湿的功效。
4. 续断具有补肝肾，强筋骨，续折伤，止崩漏的功效。
5. 肉苁蓉具有补肾阳，益精血，润肠通便的功效。
6. 沙苑子具有补肾助阳，固精缩尿，养肝明目的功效。
7. 鹿茸治疗腰脊冷痛，筋骨痿软，常配伍山茱萸、熟地黄等同用。

第四节 补 血 药

考点：补血药

具体补血药的性能、功效、应用见表3-22-5。

表 3-22-5　具体补血药的性能、功效、应用

当归	性能	甘、辛，温。归肝、心、脾经
	功效	补血活血，调经止痛，润肠通便
	应用	血虚萎黄，眩晕心悸；血虚血瘀，月经不调，经闭，痛经；虚寒腹痛，跌打损伤，痈疽疮疡，风湿痹痛；血虚肠燥便秘
熟地黄	性能	甘，微温。归肝、肾经
	功效	补血滋阴，益精填髓
	应用	血虚诸证；肝肾阴虚诸证；精血不足证
白芍	性能	苦、酸，微寒。归肝、脾经
	功效	养血调经，敛阴止汗，柔肝止痛，平抑肝阳
	应用	血虚萎黄，月经不调，崩漏下血；自汗、盗汗；肝脾不和，胸胁脘腹疼痛，四肢挛急疼痛；肝阳上亢，头痛眩晕
阿胶	性能	甘，平。归肺、肝、肾经
	功效	补血滋阴，润燥，止血
	应用	血虚萎黄，眩晕，心悸，肌萎无力；热病伤阴，心烦失眠，阴虚风动，手足瘛疭；肺燥咳嗽；劳嗽咯血，吐血尿血，便血，崩漏，妊娠胎漏
何首乌	性能	苦、甘、涩，微温。归肝、肾经
	功效	制用：补肝肾，益精血，乌须发，强筋骨，化浊降脂；生用：解毒，消痈，截疟，润肠通便
	应用	精血亏虚，头晕眼花，须发早白，腰膝酸软；疮痈，风疹瘙痒，久疟，瘰疬，肠燥便秘；久疟体虚；高脂血症
龙眼肉	功效	补益心脾，养血安神
	应用	气血不足，心悸怔忡，失眠健忘，血虚萎黄

必考热点

1. 当归具有补血活血，调经止痛，润肠通便的功效。
2. 生地黄与熟地黄均能滋阴，可用治阴虚证。
3. 阿胶具有补血滋阴，润燥，止血的功效。
4. 阿胶入汤剂宜烊化兑服。
5. 龙眼肉具有补益心脾，养血安神的功效。

第五节　补　阴　药

考点：补阴药

具体补阴药的性能、功效、应用见表 3-22-6。

表 3-22-6　具体补阴药的性能、功效、应用

北沙参	性能	甘、微苦，微寒。归肺、胃经
	功效	养阴清肺，益胃生津
	应用	肺热燥咳，劳嗽痰血；胃阴不足，热病津伤，咽干口渴

续 表

南沙参	功效	养阴清肺，益胃生津，化痰，益气
百合	功效	养阴润肺，清心安神
	应用	阴虚燥咳，劳嗽咯血；阴虚有热之虚烦惊悸、失眠多梦、精神恍惚及百合病心肺阴虚内热证
麦冬	性能	甘、微苦，微寒。归心、肺、胃经
	功效	养阴生津，润肺清心
	应用	津伤口渴，内热消渴，肠燥便秘；肺燥干咳，阴虚劳嗽，喉痹咽痛；心烦失眠
天冬	功效	养阴润燥，清肺生津
	应用	肺燥干咳，顿咳痰黏，腰膝酸痛，骨蒸潮热，内热消渴，热病津伤，咽干口渴，肠燥便秘
石斛	功效	益胃生津，滋阴清热
	应用	热病伤津，口干烦渴，胃阴不足，食少干呕，病后虚热不退，阴虚火旺，骨蒸劳热，目暗不明，筋骨痿软
玉竹	功效	养阴润燥，生津止渴
	应用	肺胃阴伤，燥热咳嗽，咽干口渴，内热消渴
黄精	功效	补气养阴，健脾，润肺，益肾
枸杞子	功效	滋补肝肾，益精明目
	应用	精血亏虚，腰膝酸痛，眩晕耳鸣，阳痿遗精，内热消渴，血虚萎黄，目昏不明
墨旱莲	功效	滋补肝肾，凉血止血
女贞子	功效	滋补肝肾，明目乌发
	应用	肝肾阴虚，眩晕耳鸣，腰膝酸软，须发早白，目暗不明，内热消渴，骨蒸潮热
龟甲	性能	咸、甘，微寒。归肾、肝、心经
	功效	滋阴潜阳，益肾强骨，养血补心，固经止崩
	应用	阴虚潮热，骨蒸盗汗，头晕目眩，虚风内动；肾虚筋骨痿弱；阴虚血亏之惊悸、失眠、健忘；崩漏经多
鳖甲	性能	咸，寒。归肝、肾经
	功效	滋阴潜阳，退热除蒸，软坚散结
	应用	阴虚发热，骨蒸劳热，阴虚阳亢，头晕目眩，虚风内动，手足瘛疭；癥瘕，久疟疟母
楮实子	功效	补肾清肝，明目，利尿

必考热点

1. 北沙参具有养阴清肺，益胃生津的功效。
2. 百合具有养阴润肺，清心安神的功效。
3. 麦冬具有养阴生津，润肺清心的功效。
4. 石斛的主治病证有热病伤津，口干烦渴，胃阴不足，食少干呕，病后虚热不退，阴虚火旺，骨蒸劳热，目暗不明，筋骨痿软。
5. 玉竹具有养阴润燥，生津止渴的功效。

第二十三单元 收 涩 药

第一节 概 述

考点：收涩药的功效及主治病证

收涩药的功效及主治病证见表 3-23-1。

表 3-23-1 收涩药的功效及主治病证

功效	本类药大多性味酸涩，分别具有固表止汗、敛肺止咳、涩肠止泻、固精缩尿、收敛止血、止带等作用
主治病证	适用于久病体虚、正气不固、脏腑功能衰退所致的自汗、盗汗、久咳虚喘、久泻、久痢、遗精、滑精、遗尿、尿频、崩带不止等滑脱不禁的病证

必考热点

收涩药分别具有固表止汗、敛肺止咳、涩肠止泻、固精缩尿、收敛止血、止带等作用。

考点：收涩药的配伍方法及使用注意事项

收涩药的配伍方法及使用注意事项见表 3-23-2。

表 3-23-2 收涩药的配伍方法及使用注意事项

配伍方法	应用本类药须与相应的补益药配伍同用，以标本兼顾。气虚自汗、阴虚盗汗者，应分别与补气药、补阴药同用；脾肾阳虚久泻、久痢者，当配伍温补脾肾药；肾虚遗精、滑精、遗尿、尿频者，当配伍补肾药；冲任不固，崩漏下血者，当配伍补肝肾、固冲任药；肺肾虚损，久咳虚喘者，当配伍补肺或双补肺肾、纳气平喘药等
使用注意事项	本类药物性涩收敛，故凡表邪未解，实邪正盛的咳嗽、汗出，泻痢、带下、血热出血，以及郁热未清者，均不宜用。误用有“闭门留寇”之弊。但某些收敛药除收涩作用之外，兼有清湿热、解毒等功效，则又当分别对待

必考热点

1. 临床应用收涩药时，须与相应的补益药配伍同用，以标本兼顾。

2. 收涩药性涩收敛，故凡表邪未解，实邪正盛的咳嗽、汗出，泻痢、带下、血热出血，以及郁热未清者，均不宜用。

第二节 固表止汗药

考点：固表止汗药

固表止汗药的功效见表 3-23-3。

表 3-23-3 固表止汗药的功效

麻黄根	功效	固表止汗

续 表

浮小麦	功效	固表止汗，益气，除热

必考热点

1. 麻黄根具有固表止汗的功效。
2. 浮小麦具有固表止汗，益气，除热的功效。

第三节 敛肺涩肠药

考点：敛肺涩肠药

敛肺涩肠药的性能、功效、应用见表3-23-4。

表3-23-4 敛肺涩肠药的性能、功效、应用

五味子	性能	酸、甘，温。归肺、心、肾经
	功效	收敛固涩，益气生津，补肾宁心
	应用	久咳虚喘；自汗，盗汗；梦遗滑精，遗尿尿频；久泻不止；津伤口渴，消渴；心悸、失眠、多梦
乌梅	性能	酸、涩，平。归肝、脾、肺、大肠经
	功效	敛肺，涩肠，安蛔，生津
	应用	肺虚久咳；久泻，久痢；蛔厥腹痛，呕吐；虚热消渴。此外，本品炒炭后，能固冲止漏，可用于崩漏不止，便血；外敷能消疮毒，并治胬肉外突、头疮等
五倍子	功效	敛肺降火，涩肠止泻，敛汗，止血，固精止遗，收湿敛疮
诃子	功效	涩肠止泻，敛肺止咳，降火利咽
	应用	久泻久痢，便血脱肛，肺虚喘咳，久嗽不止，咽痛音哑
肉豆蔻	功效	涩肠止泻，温中行气
	应用	虚寒泻痢，脘腹胀痛，食少呕吐
赤石脂	功效	涩肠，止血，生肌敛疮

必考热点

1. 五味子的性能为酸、甘，温。归肺、心、肾经。
2. 乌梅具有敛肺，涩肠，安蛔，生津的功效。
3. 诃子涩肠止泻宜煨用，敛肺清热、利咽开音宜生用。
4. 肉豆蔻具有涩肠止泻，温中行气的功效。

第四节 固精缩尿止带药

考点：固精缩尿止带药

固精缩尿止带药的性能、功效、应用见表3-23-5。

表 3-23-5 固精缩尿止带药的性能、功效、应用

山茱萸	性能	酸、涩，微温。归肝、肾经
	功效	补益肝肾，收敛固涩
	应用	腰膝酸软，头晕耳鸣，阳痿；遗精滑精，遗尿尿频；崩漏，月经过多；大汗不止、体虚欲脱；消渴
桑螵蛸	功效	固精缩尿，补肾助阳
	应用	遗精滑精，遗尿尿频，小便白浊；阳痿
金樱子	功效	固精缩尿，固崩止带，涩肠止泻
海螵蛸	功效	涩精止带，收敛止血，制酸止痛，收湿敛疮
	应用	崩漏便血，吐血衄血，遗精滑精，赤白带下，胃痛吐酸；外用治损伤出血、湿疮，湿疹，溃疡不敛
莲子	性能	甘、涩，平。归脾、肾、心经
	功效	益肾固精，补脾止泻，止带，养心安神
	应用	遗精滑精；带下；脾虚泄泻；心悸、失眠
芡实	功效	益肾固精，补脾止泻，除湿止带
	应用	遗精滑精，遗尿尿频，脾虚久泻，白浊带下
椿皮	功效	清热燥湿，收敛止带，止泻，止血

必考热点

1. 山茱萸具有补益肝肾，收敛固涩的功效。
2. 桑螵蛸具有固精缩尿，补肾助阳的功效。
3. 莲子治肾虚精关不固之遗精、滑精，常与芡实、龙骨等同用。
4. 椿皮具有清热燥湿，收敛止带，止泻，止血的功效。

第二十四单元 攻毒杀虫止痒药

第一节 概 述

考点：攻毒杀虫止痒药的使用注意事项

本类药物多具有不同程度的毒性，无论外用或内服，均应严格掌握剂量及用法，不宜过量或持续使用，以防发生毒副反应。制剂时应严格遵守炮制和制剂法度，以减低毒性而确保用药安全。内服宜制成丸、散剂。

必考热点

攻毒杀虫止痒药内服宜制成丸、散剂。

第二节 具体药物

考点：具体药物

攻毒杀虫止痒药具体药物的功效、应用见表 3-24-1。

表 3-24-1 攻毒杀虫止痒药具体药物的功效、应用

雄黄	功效	解毒杀虫，燥湿祛痰，截疟
	应用	痈肿疔疮，蛇虫咬伤；虫积腹痛，癫痫，疟疾
硫黄	功效	外用解毒杀虫疗疮；内服补火助阳通便
	应用	外用治疥癣，湿疹，阴疽恶疮；内服治阳痿足冷，虚喘冷哮，虚寒便秘
白矾	功效	外用解毒杀虫，燥湿止痒；内服止血止泻，祛除风痰
蛇床子	功效	杀虫止痒，燥湿祛风，温肾壮阳
	应用	阴痒带下，湿疹瘙痒，疥癣，湿痹腰痛，肾虚阳痿，宫冷不孕，寒湿带下
蟾酥	功效	解毒，止痛，开窍醒神
蜂房	功效	攻毒杀虫，祛风止痛

必考热点

1. 硫黄具有外用解毒杀虫疗疮；内服补火助阳通便的功效。
2. 蛇床子具有杀虫止痒，燥湿祛风，温肾壮阳的功效。
3. 蜂房具有攻毒杀虫，祛风止痛的功效。
4. 白矾外用有解毒杀虫，燥湿止痒的功效；内服具有止血止泻，祛除风痰的功效。

第二十五单元 拔毒化腐生肌药

第一节 概 述

考点：拔毒化腐生肌药的使用注意事项

本类药物多为矿石重金属类，或经过加工炼制而成。多具有剧烈毒性或强大刺激性，使用时应控制剂量和用法，外用也不可过量或过久应用，有些药不宜在头面及黏膜上使用，以防发生毒副反应。含有砷、汞、铅等的药物毒副反应甚大，更应严加注意，以确保用药安全。

必考热点

1. 拔毒化腐生肌药多为矿石重金属类，或经过加工炼制而成。
2. 拔毒化腐生肌药量含有砷、汞、铅等的药物毒副反应甚大。

第二节 具体药物

考点：具体药物

拔毒化腐生肌药具体药物的功效、应用见表 3-25-1。

表 3-25-1 拔毒化腐生肌药具体药物的功效、应用

升药	功效	拔毒，去腐
	应用	痈疽恶疮，脓出不畅，腐肉不去，新肉难生；湿疮、黄水疮、顽癣及梅毒等

续　表

砒石	功效	外用攻毒杀虫，蚀疮去腐；内服祛痰平喘，截疟
炉甘石	功效	解毒明目退翳，收湿止痒敛疮
硼砂	功效	外用清热解毒；内服清肺化痰

必考热点

1. 升药具有拔毒，去腐的功效。
2. 炉甘石具有解毒明目退翳，收湿止痒敛疮的功效。
3. 硼砂具有外用清热解毒；内服清肺化痰的功效。

第四部分

方 剂 学

第一单元 总 论

第一节 方剂与治法

考点：方剂与治法

方剂与治法见表 4-1-1。

表 4-1-1 方剂与治法

方剂与治法的关系	方剂与治法之间的关系是相互为用，密不可分的，具体表现为“以法组方”“以法遣方”“以法类方”“以法释方”等四个方面，而这四个方面又可以简单概括为“以法统方”
常用治法	汗法是通过开泄腠理、调畅营卫、宣发肺气等方法，使在表的外感六淫之邪随汗而解的一类治法。汗法主要治疗外感六淫之邪所致的表证。此外，凡腠理闭塞，营卫郁滞的寒热无汗；或腠理疏松，虽有汗但寒热不解的病证，皆可使用汗法治疗
	吐法是通过涌吐的方法，使停留在咽喉、胸膈、胃脘的痰涎、宿食或毒物从口中吐出的一类治法。吐法适用于中风痰壅，宿食壅阻胃脘，毒物尚在胃中；或痰涎壅盛之癫狂、喉痹，以及干霍乱吐泻不得等属于病位居上、病势急暴、内蓄实邪、体质壮实者
	下法是通过泻下、荡涤、攻逐等方法，使停留于胃肠的宿食、燥屎、冷积、瘀血、结痰、停水等从下窍而出，以祛邪除病的一类治法。凡邪在肠胃而致大便不通、燥屎内结，或热结旁流，以及停痰留饮、瘀血积水等形症俱实之证，均可使用
	和法是通过和解或调和的方法，使半表半里之邪，或脏腑、阴阳、表里失和之证得以解除的一类治法。和法既能祛除病邪，又能调整脏腑功能，且无明显寒热补泻之偏，性质平和，全面兼顾，适用于邪犯少阳、肝脾不和、肠胃不和、气血营卫失和等证
	温法是通过温里祛寒的方法，以治疗里寒证的一类治法
	清法是通过清热、泻火、解毒、凉血等方法，以清除里热之邪的一类治法。适用于里热证、火证、热毒证以及虚热证等
	消法是通过消食导滞、行气活血、化痰利水、驱虫等方法，使气、血、痰、食、水、虫等有形之邪渐消缓散的一类治法。适用于饮食停滞、气滞血瘀、癥瘕积聚、水湿内停、痰饮不化、疳积虫积，以及疮疡痈肿等病证
	补法是通过补益人体气血阴阳，以治疗各种虚弱证候的一类治法

必考热点

1. 常用治法主要是指清代医家程钟龄在《医学心悟·医门八法》中概括总结的汗、吐、下、和、温、清、消、补八法。

2. 凡是腠理闭塞，营卫郁滞的寒热无汗，或腠理疏松，虽有汗但寒热不解的病证，皆可使用汗法治疗。

3. 下法是通过泻下、荡涤、攻逐等方法，使停留于胃肠的宿食、燥屎、冷积、瘀血、结痰、停水等从下窍而出，以祛邪除病的一类治法。

4. 和法适用于邪犯少阳、肝脾不和、肠胃不和、气血营卫失和等证。

第二节 方剂的组成与变化

考点：方剂的组成与变化

1. 方剂的组成原则 方剂的组成方法有君臣佐使配伍、气味配伍、升降开合配伍等。其中，君臣佐使配伍的方法见表 4-1-2。

表 4-1-2 君臣佐使配伍的方法

君药	即针对主病或主证起主要治疗作用的药物，是方中不可或缺，且药力居首的药物
臣药	辅助君药治疗主病或主证的药物
	针对重要的兼病或兼证起主要治疗作用的药物
佐药	佐助药，即配合君、臣药以加强治疗作用，或直接治疗次要兼证的药物
	佐制药，即用以消除或减弱君、臣药物的毒性，或能制约君、臣药物峻烈之性的药物
	反佐药，即病重邪甚，可能拒药时，配伍与君药性味相反而又能在治疗中起相成作用的药物
使药	引经药，即能引方中诸药至特定病所的药物
	调和药，即具有调和方中诸药作用的药物

2. 方剂的变化形式 见表 4-1-3。

表 4-1-3 方剂的变化形式

药味增减的变化	针对某一具体成方之药味加减的变化，是指在君药不变的前提下，加减方中其他药物，以适应一些次要兼证的需要。一般有两种情况：一是佐使药的加减，二是臣药的加减
	药物是决定方剂功用的主要因素。当方剂中的药物增加或减少时，必然要使方剂组成的配伍关系发生变化，并由此导致方剂功用的改变。这种变化主要用于临床选用成方，其目的是使之更加适合变化了的病情需要。
药量增减的变化	当方剂的药物组成相同，而用量不相同时，会发生药力变化
剂型更换的变化	同一方剂，尽管用药及其剂量完全相同，但剂型不同，其作用亦有异，但这种差异往往只是表现在药力大小和峻缓的区别上，在主治病证上也多有轻重缓急之分

必考热点

1. 方剂的组成方法有君臣佐使配伍、气味配伍、升降开合配伍等。
2. 方剂中药物的君、臣、佐、使，主要是以药物在方中所起作用的主次地位为依据。
3. 方剂的变化形式中，药味增减的变化主要用于临床选用成方。
4. 针对某一具体成方之药味加减的变化，是指在君药不变的前提下，加减方中其他药物，以适应一些次要兼证的需要。
5. 小承气汤与厚朴三物汤之间的变化属于药味加减与药量增减变化联合运用。

第三节 剂 型

考点：剂型

各种剂型的特点见表4-1-4。

表4-1-4 各种剂型的特点

汤剂的特点	吸收快，能迅速发挥药效，多适用于病证较重或病情不稳定的患者
丸剂的特点	吸收较慢，药效持久，节省药材，便于患者服用与携带。一般说来，丸剂适用于慢性、虚弱性疾病。常用的丸剂有蜜丸、水丸、糊丸、浓缩丸等
散剂的特点	制作简便，吸收较快，节省药材，便于服用及携带。散剂有内服和外用两类
膏剂的特点	将药物用水或植物油煎熬去渣而制成的剂型，有内服和外用两种。内服膏剂有流浸膏、浸膏、煎膏三种；外用膏剂分软膏、硬膏两种

必考热点

1. 汤剂是目前中医临床最为传统与常用的剂型。
2. 汤剂适用于病证较重或病情不稳定的患者。
3. 丸剂适用于慢性、虚弱性疾病。
4. 散剂制作简便、吸收较快、节省药材，便于服用及携带。
5. 内服散剂可以制成粗末，以水煎取汁服用，称为煮散。

第二单元 解 表 剂

第一节 概 述

考点：解表剂的适用范围及应用注意事项

解表剂的适用范围及应用注意事项见表4-2-1。

表4-2-1 解表剂的适用范围及应用注意事项

适用范围	主要适用于表证
应用注意事项	由于表证有寒热之异，患者体质有强弱之别，故应酌情选用不同类型的解表剂
	多以辛散轻扬药物为主组方，不宜久煎，以免药性耗散，作用减弱
	一般宜温服，服后应避风寒，或增衣被，或辅之以粥，以助汗出
	饮食方面，应注意禁食生冷油腻
	表里同病者，一般应先解表，后治里；若表里并重，则当表里双解；若外邪已入于里，或麻疹已透，或疮疡已溃等，则不宜继续使用解表剂

必考热点

1. 表里同病者，一般应先解表，后治里；表里并重者，则当表里双解。若外邪已经入里，或麻疹已透，或疮疡已溃等，则不宜继续使用解表剂。

2. 解表剂多以辛散轻扬药物为主组方，不宜久煎，以免药性耗散，作用减弱。

第二节　辛温解表

考点：辛温解表剂的组成、功用、主治

辛温解表剂的组成、功用、主治见表 4-2-2。

表 4-2-2　辛温解表剂的组成、功用、主治

麻黄汤	组成	麻黄三两，桂枝二两，杏仁七十个，炙甘草一两
	功用	发汗解表，宣肺平喘
	主治	外感风寒表实证。恶寒发热，头身疼痛，无汗而喘，舌苔薄白，脉浮紧
桂枝汤	组成	桂枝三两，芍药三两，炙甘草二两，生姜三两，大枣十二枚
	功用	解肌发表，调和营卫
	主治	外感风寒表虚证。恶风发热，汗出头痛，鼻鸣干呕，苔白不渴，脉浮缓或浮弱
小青龙汤	组成	麻黄三两，芍药三两，细辛三两，干姜三两，炙甘草三两，桂枝三两，五味子半升，半夏半升
	功用	解表散寒，温肺化饮
	主治	外寒里饮证。恶寒发热，头身疼痛，无汗，喘咳，痰涎清稀量多，胸痞，或干呕，或痰饮喘咳不得平卧，或身体疼重，或头面四肢浮肿，舌苔白滑，脉浮
大青龙汤	组成	麻黄六两，桂枝二两，炙甘草二两，杏仁四十枚，石膏如鸡子大，生姜三两，大枣十二枚
	功用	发汗解表，兼清郁热
	主治	外感风寒，兼有郁热证。恶寒发热，头身疼痛，无汗，烦躁，口渴，脉浮紧
九味羌活汤	组成	羌活，防风，苍术，细辛，川芎，香白芷，生地黄，黄芩，甘草（原著方中无用量）
	功用	发汗祛湿，兼清里热
	主治	外感风寒湿邪，内有蕴热证。恶寒发热，无汗，头痛项强，肢体酸楚疼痛，口苦微渴，舌苔白或微黄，脉浮
止嗽散	组成	桔梗、荆芥、紫菀、百部、白前各二斤，甘草十二两，陈皮一斤
	功用	宣利肺气，疏风止咳
	主治	风邪犯肺之咳嗽证。咳嗽咽痒，咳痰不爽，或微有恶风发热，舌苔薄白，脉浮缓

必考热点

1. 患者，女，35 岁。表现为恶寒发热、头身疼痛、无汗而喘、舌苔薄白、脉浮紧。该患者应使用麻黄汤治疗。

2. 患者，男，40 岁。表现为恶风发热，汗出头痛，鼻鸣干呕，苔白不渴，脉浮缓或浮弱。该患者应使用桂枝汤治疗。

3. 桂枝汤方中，生姜、大枣相配是为补脾和胃、调和营卫的常用组合。

4. 小青龙汤具有解表散寒，温肺化饮的功用。

5. 大青龙汤主治外感风寒，兼有郁热证。

6. 患者，男，35岁。表现为恶寒发热、无汗、头痛项强、肢体酸楚疼痛、口苦微渴、舌苔白或微黄、脉浮。此患者应使用九味羌活汤治疗。

第三节 辛凉解表

考点：辛凉解表剂的组成、功用、主治

辛凉解表剂的组成、功用、主治见表4-2-3。

表4-2-3 辛凉解表剂的组成、功用、主治

银翘散	组成	连翘一两，银花一两，苦桔梗六钱，薄荷六钱，竹叶四钱，生甘草五钱，芥穗四钱，淡豆豉五钱，牛蒡子六钱，鲜苇根
	功用	辛凉透表，清热解毒
	主治	温病初起。发热，微恶风寒，无汗或有汗不畅，头痛口渴，咳嗽咽痛，舌尖红，苔薄白或薄黄，脉浮数
桑菊饮	组成	桑叶二钱五分，菊花一钱，杏仁二钱，连翘一钱五分，薄荷八分，苦桔梗二钱，生甘草八分，苇根二钱
	功用	疏风清热，宣肺止咳
	主治	风温初起，邪客肺络证。但咳，身热不甚，口微渴，脉浮数
麻黄杏仁甘草石膏汤	组成	麻黄四两，杏仁五十个，炙甘草二两，石膏半斤
	功用	辛凉疏表，清肺平喘
	主治	外感风邪，邪热壅肺证。身热不解，咳逆气急，甚则鼻煽，口渴，有汗或无汗，舌苔薄白或黄，脉浮而数
柴葛解肌汤	组成	柴胡、干葛、甘草、黄芩、羌活、白芷、芍药、桔梗，（生姜三片，大枣二枚，石膏一钱）
	功用	解肌清热
	主治	外感风寒，郁而化热证。恶寒渐轻，身热增盛，无汗头痛，目疼鼻干，心烦不眠，咽干耳聋，眼眶痛，舌苔薄黄，脉浮微洪

必考热点

1. 银翘散具有辛凉透表，清热解毒的功用。

2. 银翘散和桑菊饮的组成成分中均含有连翘、薄荷。

3. 患者，男，40岁。表现为咳嗽、身热不甚、口微渴、脉浮数。此患者可使用桑菊饮治疗。

4. 麻黄杏仁甘草石膏汤具有辛凉疏表，清肺平喘的功用。

第四节　扶正解表

考点：扶正解表剂的组成、功用、主治

扶正解表剂的组成、功用、主治见表 4-2-4。

表 4-2-4　扶正解表剂的组成、功用、主治

败毒散	组成	柴胡、前胡、川芎、枳壳、羌活、独活、茯苓、桔梗、人参、甘草各三十两（生姜、薄荷少许）
	功用	散寒祛湿，益气解表
	主治	气虚，外感风寒湿表证。憎寒壮热，头项强痛，肢体酸痛，无汗，鼻塞声重，咳嗽有痰，胸膈痞满，舌淡苔白，脉浮而按之无力
参苏饮	组成	人参、紫苏叶、干葛、半夏、姜汁、前胡、茯苓各三分，枳壳、桔梗、木香、陈皮、炙甘草各半两（生姜七片，大枣一枚）
	功用	益气解表，理气化痰
	主治	气虚外感风寒，内有痰湿证。恶寒发热，无汗，头痛，鼻塞，咳嗽痰白，胸脘满闷，倦怠无力，气短懒言，苔白脉弱

必考热点

1. 败毒散具有散寒祛湿，益气解表的功用。
2. 败毒散方中，桔梗与枳壳一升一降，是宣降肺气、畅通气机、宽胸利膈的常用组合。
3. 参苏饮具有益气解表，理气化痰的功用。

第三单元　泻　下　剂

第一节　概　　述

考点：泻下剂的适用范围及注意事项

泻下剂的适用范围及注意事项见表 4-3-1。

表 4-3-1　泻下剂的适用范围及注意事项

适用范围	主要适用于里实证。里实证有因热而结实者，有因寒而结实者，有因燥而结实者，有因水而结实者，均可使用泻下剂。此外，邪实而正虚者，也可使用泻下剂，但当使用泻下剂中的攻补兼施剂为宜

续 表

注意事项	临证首当辨别里实证的性质及患者体质的虚实，分别选用相应治法方剂
	泻下剂是为里实证而设，用于表证已解，里实已成之时
	里实证若兼瘀血、虫积、痰浊等，应酌情将泻下剂与活血祛瘀、驱虫、化痰等治法方剂配合使用
	年老体弱、孕妇、产后或正值经期、病后伤津或亡血者，均应慎用或禁用泻下剂
	泻下剂易伤胃气，得效即止，慎勿过剂

必考热点

1. 泻下剂主要适用于里实证。

2. 年老体弱、孕妇、产后或正值经期、病后伤津或亡血者，均应慎用或禁用泻下剂，必须使用时宜配伍补益扶正之品。

3. 邪实而正虚者，也可使用泻下剂，但当使用泻下剂中的攻补兼施剂为宜。

第二节　寒　　下

考点：寒下泻下剂的组成、功用、主治

寒下泻下剂的组成、功用、主治见表4-3-2。

表4-3-2　寒下泻下剂的组成、功用、主治

大承气汤	组成	大黄四两，厚朴半斤，枳实五枚，芒硝三合
	功用	峻下热结
	主治	阳明腑实证；热结旁流证；里热实证之热厥、痉病或发狂等
大陷胸汤	组成	大黄六两，芒硝一升，甘遂一钱匕
	功用	泻热逐水
	主治	水热互结之结胸证。心下疼痛，拒按，按之硬，或从心下至少腹硬满疼痛，手不可近；伴见短气烦躁，大便秘结，舌上燥而渴，日晡小有潮热，舌红，苔黄腻或兼水滑，脉沉紧或沉迟有力

必考热点

1. 患者，男，36岁。表现为下利清水，色纯青，其气臭秽，脐腹疼痛，按之坚硬有块，口舌干燥，脉滑实。该患者应使用大承气汤治疗。

2. 大承气汤的煎服方法：先煎枳实、厚朴，后下大黄，再溶服芒硝。

3. 大陷胸汤具有泻热逐水的功用。

第三节　温　　下

考点：温脾汤的组成、功用、主治

温脾汤的组成、功用、主治见表 4-3-3。

表 4-3-3　温脾汤的组成、功用、主治

温脾汤	组成	大黄五两，当归、干姜各三两，附子、人参、芒硝、甘草各二两
	功用	攻下冷积，温补脾阳
	主治	阳虚寒积证。腹痛便秘，脐周绞痛，手足不温，苔白不渴，脉沉弦而迟

必考热点

1. 温脾汤具有攻下冷积，温补脾阳的功用。
2. 患者，女，36 岁。表现为腹痛便秘，脐周绞痛，手足不温，苔白不渴，脉沉弦而迟。此患者应使用温脾汤治疗。

第四节　润　　下

考点：润下泻下剂的组成、功用、主治

润下泻下剂的组成、功用、主治见表 4-3-4。

表 4-3-4　润下泻下剂的组成、功用、主治

麻子仁丸（又名脾约丸）	组成	麻子仁二升，芍药半斤，枳实半斤，大黄一斤，厚朴一尺，杏仁一升，蜜
	功用	润肠泄热，行气通便
	主治	脾约证。大便干结，小便频数，脘腹胀满，舌红苔黄，脉数
济川煎	组成	当归三至五钱，牛膝二钱，肉苁蓉二至三钱，泽泻一钱半，升麻五分至七分或一钱，枳壳一钱
	功用	温肾益精，润肠通便
	主治	肾虚便秘。大便秘结，小便清长，腰膝酸软，头目眩晕，舌淡苔白，脉沉迟

必考热点

1. 麻子仁丸具有润肠泄热，行气通便的功用。
2. 济川煎具有温肾益精，润肠通便的功用。

第五节 逐 水

考点：十枣汤的组成、功用、主治

十枣汤的组成、功用、主治见表 4-3-5。

表 4-3-5 十枣汤的组成、功用、主治

十枣汤	组成	芫花、甘遂、大戟各等分，大枣十枚
	功用	攻逐水饮
	主治	悬饮，水肿。清晨空腹服用

必考热点

1. 十枣汤应在清晨空腹服用，从小量开始，以免量大下多伤正。
2. 十枣汤主治悬饮，水肿。

第六节 攻补兼施

考点：黄龙汤的组成、功用、主治

黄龙汤的组成、功用、主治见表 4-3-6。

表 4-3-6 黄龙汤的组成、功用、主治

黄龙汤	组成	大黄，芒硝，枳实，厚朴，当归，人参，甘草，桔梗（生姜三片，大枣十二枚）
	功用	攻下通便，补气养血
	主治	阳明腑实，气血不足证

必考热点

1. 黄龙汤具有攻下通便，补气养血的功用。
2. 黄龙汤主治阳明腑实，气血不足证。

第四单元　和　解　剂

第一节　概　　述

考点：和解剂的适用范围及应用注意事项

和解剂的适用范围及应用注意事项见表 4-4-1。

表 4-4-1　和解剂的适用范围及应用注意事项

适用范围	和解剂原为治疗伤寒邪入少阳而设，因少阳属胆，位于表里之间，既不宜发汗，又不宜吐下，唯有和解一法最为适当。主要适用于邪在少阳、肝脾不和、寒热错杂之证
应用注意事项	临床依据病证不同，应分别选用和解少阳、调和肝脾、调和肠胃的治法与方剂
	应用范围较广，主治病证较为复杂，该法毕竟以祛邪为主，纯虚证不宜使用
	凡外邪在表，未入少阳者；或邪已入里，阳明热盛者，均不宜使用和解剂

必考热点

1. 和解剂主要适用于邪在少阳、肝脾不和、寒热错杂等证。

2. 和解剂原为治疗伤寒邪入少阳而设，因少阳属胆，位于表里之间，既不宜发汗，又不宜吐下，唯有和解一法最为适当。

第二节　和解少阳

考点：和解少阳和解剂的组成、功用、主治

和解少阳和解剂的组成、功用、主治见表 4-4-2。

表 4-4-2　和解少阳和解剂的组成、功用、主治

小柴胡汤	组成	柴胡半斤，黄芩三两，人参三两，炙甘草三两，半夏半升，生姜三两，大枣十二枚
	功用	和解少阳
	主治	伤寒少阳证；热入血室证；黄疸、疟疾，以及内伤杂病而见少阳证者
蒿芩清胆汤	组成	青蒿脑钱半至二钱，淡竹茹三钱，仙半夏钱半，赤茯苓三钱，青子芩钱半至三钱，生枳壳钱半，陈广皮钱半，碧玉散（滑石、甘草、青黛）三钱
	功用	清胆利湿，和胃化痰
	主治	少阳湿热痰浊证。寒热如疟，寒轻热重，口苦膈闷，吐酸苦水，或呕黄涎而黏，甚则干呕呃逆，胸胁胀疼，小便黄少，舌红苔白腻，间现杂色，脉数而右滑左弦者

必考热点

1. 小柴胡汤具有和解少阳的功用。

2. 患者，女，45岁。表现为往来寒热，胸胁苦满，默默不欲饮食，心烦喜呕，口苦，咽干，目眩，舌苔薄白，脉弦者。该患者应为伤寒少阳证。

3. 蒿芩清胆汤具有清胆利湿，和胃化痰的功用。

4. 小柴胡汤方为治疗伤寒少阳证的基础方，又是和解少阳法的代表方。

第三节　调和肝脾

考点：调和肝脾和解剂的组成、功用、主治

调和肝脾和解剂的组成、功用、主治见表4-4-3。

表4-4-3　调和肝脾和解剂的组成、功用、主治

四逆散	组成	炙甘草、枳实、柴胡、芍药各十分
	功用	透邪解郁，疏肝理脾
	主治	阳郁厥逆证，肝脾气郁证
逍遥散	组成	炙甘草半两，当归、茯苓、白芍药、白术、柴胡各一两（烧生姜一块薄荷少许）
	功用	肝疏解郁，养血健脾
	主治	肝郁血虚脾弱证。两胁作痛，头痛目眩，口燥咽干，神疲食少，或月经不调，乳房胀痛，脉弦而虚
痛泻要方	组成	炒白术三两，炒白芍药二两，炒陈皮一两五，钱防风一两
	功用	补脾柔肝，祛湿止泻
	主治	脾虚肝旺之痛泻

必考热点

1. 四逆散具有透邪解郁，疏肝理脾的功用。

2. 两胁作痛，头痛目眩，口燥咽干，神疲食少，或月经不调，乳房胀痛，脉弦而虚者可使用逍遥散治疗。

3. 痛泻要方主治脾虚肝旺之痛泻。

第四节　调和肠胃

考点：半夏泻心汤的组成、功用、主治

半夏泻心汤的组成、功用、主治见表4-4-4。

表 4-4-4 半夏泻心汤的组成、功用、主治

半夏泻心汤	组成	半夏半升，黄芩、干姜、人参各三两，黄连一两，大枣十二枚，炙甘草三两
	功用	寒热平调，散结除痞
	主治	寒热错杂之痞证。心下痞，但满而不痛，或呕吐，肠鸣下利，舌苔腻而微黄

必考热点

1. 患者，女，30 岁。表现为心下痞，但满而不痛，或呕吐，肠鸣下利，舌苔腻而微黄。该患者应使用半夏泻心汤治疗。
2. 半夏泻心汤方临床应用以心下痞满，呕吐泻利，苔腻微黄为辨证要点。

第五单元 清 热 剂

第一节 概 述

考点：清热剂的适用范围及应用注意事项

清热剂的适用范围及应用注意事项见表 4-5-1。

表 4-5-1 清热剂的适用范围及应用注意事项

适用范围	清热剂适用于里热证。一般是在表证已解，热已入里，或里热已盛而尚未结实的情况下使用
应用注意事项	①辨明里热所在部位。②辨明热证真假，勿被假象所迷惑。③辨明热证的虚实。④权衡轻重，量证投药。⑤对于热邪炽盛，服清热剂入口即吐者，可于清热剂中少佐温热之品，或采用凉药热服的反佐法

必考热点

1. 对于热邪炽盛，服清热剂入口即吐者，可于清热剂中少佐温热之品，或采用凉药热服的反佐法。
2. 屡用清热泻火之剂而热仍不退者，当改用甘寒滋阴壮水之法，阴复则其热自退。

第二节 清气分热

考点：清气分热清热剂的组成、功用、主治

清气分热清热剂的组成、功用、主治见表 4-5-2。

表 4-5-2 清气分热清热剂的组成、功用、主治

白虎汤	组成	石膏一斤，知母六两，炙甘草二两，粳米六合
	功用	清热生津
	主治	气分热盛证。壮热面赤，烦渴引饮，汗出恶热，脉洪大有力

续 表

竹叶石膏汤	组成	竹叶二把，石膏一斤，半夏半升，麦冬一升，人参二两，炙甘草二两，粳米半升
	功用	清热生津，益气和胃
	主治	伤寒、温病、暑病余热未清，气津两伤证。身热多汗，心胸烦闷，气逆欲呕，口干喜饮，虚羸少气，或虚烦不寐，舌红苔少，脉虚数

必考热点

1. 白虎汤具有清热生津的功用。
2. 壮热面赤，烦渴引饮，汗出恶热，脉洪大有力使用白虎汤治疗。
3. 竹叶石膏汤主治伤寒、温病、暑病余热未清，气津两伤证。

第三节 清营凉血

考点：清营凉血清热剂的组成、功用、主治

清营凉血清热剂的组成、功用、主治见表 4-5-3。

表 4-5-3 清营凉血清热剂的组成、功用、主治

清营汤	组成	犀角（水牛角代）三钱，生地黄五钱，玄参三钱，竹叶心一钱，麦冬三钱，丹参二钱，黄连一钱五分，银花三钱，连翘二钱
	功用	清营解毒，透热养阴
	主治	热入营分证。身热夜甚，神烦少寐，时有谵语，目常喜开或喜闭，口渴或不渴，斑疹隐隐，脉细数，舌绛而干
犀角地黄汤	组成	犀角（水牛角代）一两，地黄半斤，芍药三分，牡丹皮一两
	功用	清热解毒，凉血散瘀
	主治	热入血分证。身热谵语，斑色紫黑，或吐血、衄血、便血、尿血，舌深绛起刺，脉数；或喜忘如狂，或漱水不欲咽，或大便色黑易解

必考热点

1. 清营汤具有清营解毒，透热养阴的功用。
2. 患者，男，40 岁。表现为热扰心神，身热谵语，舌绛起刺，脉细数。该患者应首选犀角地黄汤。
3. 清营汤主治热入营分证；犀角地黄汤主治热入血分证。

第四节 清热解毒

考点：清热解毒清热剂的组成、功用、主治

清热解毒清热剂的组成、功用、主治见表 4-5-4。

表 4-5-4　清热解毒清热剂的组成、功用、主治

黄连解毒汤	组成	黄连三两，黄芩、黄柏各二两，栀子十四枚
	功用	泻火解毒
	主治	三焦火毒热盛证。大热烦躁，口燥咽干，错语不眠；或热病吐血、衄血；或热甚发斑，或身热下利，或湿热黄疸；或外科痈疡疔毒。小便黄赤，舌红苔黄，脉数有力
凉膈散	组成	川大黄、朴硝炙、甘草各二十两，山栀子仁、薄荷、黄芩各十两，连翘二斤半，竹叶七片，蜜
	功用	泻火通便，清上泄下
	主治	上中二焦火热证。烦躁口渴，面赤唇焦，胸膈烦热，口舌生疮，睡卧不宁，谵语狂妄，或咽痛吐衄，便秘溲赤，或大便不畅，舌红苔黄，脉滑数
普济消毒饮	组成	黄芩、黄连各半两，人参三钱，橘红、生甘草、玄参、柴胡、桔梗各二钱，连翘、板蓝根、马勃、牛蒡子各一钱，白僵蚕、升麻各七分
	功用	清热解毒，疏风散邪
	主治	大头瘟。恶寒发热，头面红肿焮痛，目不能开，咽喉不利，舌燥口渴，舌红苔白兼黄，脉浮数有力

必考热点

1. 黄连解毒汤为主治三焦火毒热盛证的代表药。

2. 大热烦躁，口燥咽干，错语不眠；或热病吐血、衄血；或热甚发斑，或身热下利，或湿热黄疸；或外科痈疡疔毒，小便黄赤，舌红苔黄，脉数有力者，均应选用黄连解毒汤。

3. 凉膈散主治上中二焦火热证。

4. 普济消毒饮具有清热解毒，疏风散邪的功用。

第五节　清脏腑热

考点：清脏腑热清热剂的组成、功用、主治

清脏腑热清热剂的组成、功用、主治见表 4-5-5。

表 4-5-5　清脏腑热清热剂的组成、功用、主治

导赤散	组成	生地黄、木通、生甘草梢各等分，竹叶适量
	功用	清心利水养阴
	主治	心经火热证。心胸烦热，口渴面赤，意欲饮冷，以及口舌生疮；或心热移于小肠，小便赤涩刺痛。舌红，脉数
龙胆泻肝汤	组成	龙胆草，黄芩，栀子，泽泻，木通，当归，生地黄，柴胡，生甘草，车前子（原著本方无用量）
	功用	清泻肝胆实火，清利肝经湿热
	主治	①肝胆实火上炎证。②肝经湿热下注证
左金丸	组成	黄连六两，吴茱萸一两
	功用	清泻肝火，降逆止呕
	主治	肝火犯胃证。胁肋疼痛，嘈杂吞酸，呕吐口苦，舌红苔黄，脉弦数

续 表

泻白散	组成	地骨皮、桑白皮各一两，炙甘草一钱，粳米一撮
	功用	清泻肺热，止咳平喘
	主治	肺热喘咳证。气喘咳嗽，皮肤蒸热，日晡尤甚，舌红苔黄，脉细数
清胃散	组成	生地黄、当归身各三分，牡丹皮半钱，黄连六分，夏月倍之，大抵黄连临时增减无定，升麻一钱
	功用	清胃凉血
	主治	胃火牙痛。牙痛牵引头疼，面颊发热，其齿喜冷恶热，或牙宣出血，或牙龈红肿溃烂，或唇舌腮颊肿痛，口气热臭，口干舌燥，舌红苔黄，脉滑数
玉女煎	组成	石膏三至五钱，熟地黄三至五钱或一两，麦冬二钱，知母、牛膝各一钱半
	功用	清胃热，滋肾阴
	主治	胃热阴虚证。头痛，牙痛，齿松牙衄，烦热干渴，舌红苔黄而干。亦治消渴，消谷善饥等
芍药汤	组成	芍药一两，当归半两，黄连半两，槟榔、木香、炒甘草各二钱，大黄三钱，黄芩半两，官桂二钱半
	功用	清热燥湿，调气和血
	主治	湿热痢疾。腹痛，便脓血，赤白相兼，里急后重，肛门灼热，小便短赤，舌苔黄腻，脉弦数
白头翁汤	组成	白头翁二两，黄柏三两，黄连三两，秦皮三两
	功用	清热解毒，凉血止痢
	主治	热毒痢疾。腹痛，里急后重，肛门灼热，下痢脓血，赤多白少，渴欲饮水，舌红苔黄，脉弦数

必考热点

1. 导赤散具有清心利水养阴的功用。
2. 龙胆泻肝汤具有清泻肝胆实火，清利肝经湿热的功用。
3. 胁肋疼痛，嘈杂吞酸，呕吐口苦，舌红苔黄，脉弦数者，可选用左金丸。
4. 泻白散具有清泻肺热，止咳平喘的功用。

第六节 清 虚 热

考点：清虚热清热剂的组成、功用、主治

清虚热清热剂的组成、功用、主治见表 4-5-6。

表 4-5-6 清虚热清热剂的组成、功用、主治

青蒿鳖甲汤	组成	青蒿二钱，鳖甲五钱，细生地黄四钱，知母二钱，牡丹皮三钱
	功用	养阴透热
	主治	温病后期，邪伏阴分证。夜热早凉，热退无汗，舌红苔少，脉细数
当归六黄汤	组成	当归、生地黄、黄芩、黄柏、黄连、熟地黄各等分，黄芪加一倍
	功用	滋阴泻火，固表止汗
	主治	阴虚火旺盗汗。发热盗汗，面赤心烦，口干唇燥，大便干结，小便黄赤，舌红苔黄，脉数

必考热点

1. 青蒿鳖甲汤具有养阴透热的功用。
2. 青蒿鳖甲汤主治温病后期，邪伏阴分证。
3. 当归六黄汤主治阴虚火旺盗汗。

第六单元　祛　暑　剂

第一节　概　　述

考点：祛暑剂的适用范围及应用注意事项

祛暑剂的适用范围及应用注意事项见表 4-6-1。

表 4-6-1　祛暑剂的适用范围及应用注意事项

适用范围	祛暑剂适用于夏月暑热证
应用注意事项	应用祛暑剂，应注意辨别暑病的本证、兼证及主次轻重
	暑多夹湿，祛暑剂中每多配伍祛湿之品，是为常法，但须注意暑湿主次轻重

必考热点

1. 祛暑剂适用于夏月暑热证。
2. 暑为阳邪，其性炎热，故暑病多表现为身热、面赤、心烦、小便短赤、舌红脉数或洪大等一系列阳热证候。

第二节　祛暑解表

考点：香薷散的组成、功用、主治

香薷散的组成、功用、主治见表 4-6-2。

表 4-6-2　香薷散的组成、功用、主治

香薷散	组成	香薷一斤，白扁豆、厚朴各半斤，酒一分
	功用	祛暑解表，化湿和中
	主治	阴暑。恶寒发热，头重身痛，无汗，腹痛吐泻，胸脘痞闷，舌苔白腻，脉浮

必考热点

1. 香薷散具有祛暑解表，化湿和中的功用。
2. 恶寒发热，头重身痛，无汗，腹痛吐泻，胸脘痞闷，舌苔白腻，脉浮者，应选用香薷散治疗。

第三节　祛暑利湿

考点：六一散的组成、功用、主治

六一散的组成、功用、主治见表4-6-3。

表4-6-3　六一散的组成、功用、主治

六一散	组成	滑石六两，甘草一两
	功用	清暑利湿
	主治	暑湿证。身热烦渴，小便不利，或泄泻

必考热点

1. 六一散的组成成分有滑石六两，甘草一两。
2. 身热烦渴，小便不利，或泄泻使用六一散治疗。

第四节　祛暑益气

考点：清暑益气汤的组成、功用、主治

清暑益气汤的组成、功用、主治见表4-6-4。

表4-6-4　清暑益气汤的组成、功用、主治

清暑益气汤	组成	西洋参，石斛，麦冬，黄连，竹叶，荷梗，知母，甘草，粳米，西瓜翠衣
	功用	清暑益气，养阴生津
	主治	暑热气津两伤证。身热汗多，口渴心烦，小便短赤，体倦少气，精神不振，脉虚数

必考热点

1. 清暑益气汤主治暑热气津两伤证。
2. 身热汗多，口渴心烦，小便短赤，体倦少气，精神不振，脉虚数是暑热气津两伤证的表现。

第七单元　温　里　剂

第一节　概　　述

考点：温里剂的适用范围及应用注意事项

温里剂的适用范围及应用注意事项见表4-7-1。

表 4-7-1　温里剂的适用范围及应用注意事项

适用范围	温里剂适用于里寒证
应用注意事项	辨清寒证所在的部位，有针对性地选择方剂
	辨清寒热的真假，真热假寒证不可误用
	阴寒太盛，服药入口即吐者，可于本类方剂之中反佐少许寒凉之品，或采用热药冷服的方法，避免寒热格拒
	素体阴虚或失血之人应慎用温里剂，以免温燥药物重伤阴血
	寒为阴邪，易伤阳气，故本类方剂多配伍补气药物，以使阳气得复

必考热点

1. 素体阴虚或失血之人应慎用温里剂，以免重伤阴血。
2. 温里剂多配伍补气药物，以使阳气得复。

第二节　温中祛寒

考点：温中祛寒温里剂的组成、功用、主治

温中祛寒温里剂的组成、功用、主治见表 4-7-2。

表 4-7-2　温中祛寒温里剂的组成、功用、主治

理中丸	组成	人参、干姜、炙甘草、白术各三两
	功用	温中祛寒，补气健脾
	主治	①脾胃虚寒证。②阳虚失血证。③中阳不足，阴寒上乘所致的胸痹，或脾气虚寒，不能摄津之病后多涎唾，或中阳虚损，土不荣木之小儿慢惊或清浊相干，升降失常之霍乱等
小建中汤	组成	桂枝三两，炙甘草二两，大枣十二枚，芍药六两，生姜三两，胶饴一升
	功用	温中补虚，和里缓急
	主治	中焦虚寒，肝脾失调，阴阳不和证。腹中拘急疼痛，时发时止，喜温喜按，神疲乏力，虚怯少气；或心中悸动，虚烦不宁，面色无华；或伴四肢酸楚，手足烦热，咽干口燥。舌淡苔白，脉细弦
大建中汤	组成	蜀椒二合，干姜四两，人参二两，胶饴一升
	功用	温中补虚，缓急止痛
	主治	中阳衰弱，阴寒内盛之脘腹疼痛。心胸中大寒痛，呕不能食，腹中寒，上冲以起，出见有头足，上下痛而不可触近，舌苔白滑，脉细沉紧，甚则肢厥脉伏
吴茱萸汤	组成	吴茱萸一升，人参三两，生姜六两，大枣十二枚
	功用	温中补虚，降逆止呕
	主治	胃寒呕吐证；肝寒上逆证；肾寒上逆证

必考热点

1. 脾胃虚寒证、阳虚失血证、脾胃虚寒所致的胸痹均可使用理中丸进行治疗。
2. 小建中汤主治中焦虚寒、肝脾失调，阴阳不和证。

3. 大建中汤具有温中补虚，缓急止痛的功用。
4. 吴茱萸汤主治胃寒呕吐证；肝寒上逆证；肾寒上逆证。

第三节 回阳救逆

考点：四逆汤的组成、功用、主治

四逆汤的组成、功用、主治见表4-7-3。

表4-7-3 四逆汤的组成、功用、主治

四逆汤	组成	炙甘草二两，干姜一两半，生附子一枚
	功用	回阳救逆
	主治	少阴病，心肾阳衰寒厥证；太阳病误汗亡阳者。四肢厥逆，恶寒蜷卧，神衰欲寐，面色苍白，腹痛下利，呕吐不渴，舌苔白滑，脉微细

必考热点

1. 四逆汤为回阳救逆的基础方。
2. 某患者，表现为四肢厥逆，恶寒蜷卧，神衰欲寐，面色苍白，腹痛下利，呕吐不渴，舌苔白滑，脉微细。该患者应选用四逆汤。
3. 附子与干姜同用是回阳救逆的常用组合。

第四节 温经散寒

考点：温经散寒温里剂的组成、功用、主治

温经散寒温里剂的组成、功用、主治见表4-7-4。

表4-7-4 温经散寒温里剂的组成、功用、主治

当归四逆汤	组成	当归三两，桂枝三两，芍药三两，细辛三两，炙甘草二两，通草二两，大枣二十五枚
	功用	温经散寒，养血通脉
	主治	血虚寒厥证。手足厥寒，或腰、股、腿、足、肩臂疼痛，口不渴，舌淡苔白，脉沉细或细而欲绝
暖肝煎	组成	当归二三钱，枸杞子三钱，小茴香二钱，肉桂一二钱，乌药二钱，沉香或（木香亦可）一钱，茯苓二钱，（生姜三五片）
	功用	温补肝肾，行气止痛
	主治	肝肾不足，寒凝肝脉证。睾丸冷痛，或小腹疼痛，疝气痛，畏寒喜暖，舌淡苔白，脉沉迟

必考热点

1. 手足厥寒，或腰、股、腿、足、肩臂疼痛，口不渴，舌淡苔白，脉沉细或细而欲绝者，常首选当归四逆汤治疗。
2. 暖肝煎具有温补肝肾，行气止痛的功用。
3. 暖肝煎主治肝肾不足，寒凝肝脉证。

第八单元　表里双解剂

第一节　概　　述

考点：表里双解剂的适用范围及应用注意事项

表里双解剂的适用范围及应用注意事项见表 4-8-1。

表 4-8-1　表里双解剂的适用范围及应用注意事项

适用范围	表里双解剂适用于表证未除，里证又急之表里同病的病证
应用注意事项	必须既有表证，又有里证者，方可应用，否则不相宜
	辨别表证与里证的寒、热、虚、实，然后针对病情选择适当的方剂
	分清表证与里证的轻重主次，而后权衡表药与里药的比例，方无太过或不及之弊

必考热点

1. 必须具备既有表证，又有里证者，方可应用表里双解剂。
2. 表里双解剂适用于表证未除，里证又急之表里同病的病证。

第二节　解表清里

考点：葛根黄芩黄连汤的组成、功用、主治

葛根黄芩黄连汤的组成、功用、主治见表 4-8-2。

表 4-8-2　葛根黄芩黄连汤的组成、功用、主治

葛根黄芩黄连汤	组成	葛根半斤，炙甘草二两，黄芩三两，黄连三两
	功用	解表清里
	主治	表证未解，邪热入里证。身热，下利臭秽，胸脘烦热，口干作渴，或喘而汗出，舌红苔黄，脉数或促

必考热点

1. 葛根黄芩黄连汤具有解表清里的功用。

2. 身热，下利臭秽，胸脘烦热，口干作渴，或喘而汗出，舌红苔黄，脉数而促者，应选用葛根黄芩黄连汤治疗。

第三节 解表攻里

考点：解表攻里表里双解剂的组成、功用、主治

解表攻里表里双解剂的组成、功用、主治见表4-8-3。

表4-8-3 解表攻里表里双解剂的组成、功用、主治

大柴胡汤	组成	柴胡半斤，黄芩三两，芍药三两，半夏半升，生姜五两，枳实四枚，大枣十二枚，大黄二两
	功用	和解少阳，内泻热结
	主治	少阳阳明合病。往来寒热，胸胁苦满，呕不止，郁郁微烦，心下痞硬，或心下急痛，大便不解或协热下利，舌苔黄，脉弦数有力
防风通圣散	组成	防风、荆芥、连翘、麻黄、薄荷叶、川芎、当归、芍药、大黄、芒硝各半两，石膏、黄芩、桔梗各一两，甘草二两，滑石三两，生姜三片，荆芥、白术、栀子各一分
	功用	疏风解表，泻热通便
	主治	风热壅盛，表里俱实证。憎寒壮热，头目昏眩，目赤睛痛，口苦口干，咽喉不利，胸膈痞闷，咳呕喘满，涕唾稠黏，大便秘结，小便赤涩，舌苔黄腻，脉数有力。亦用治疮疡肿毒，肠风痔漏，鼻赤，瘾疹等

必考热点

1. 大柴胡汤具有和解少阳，内泻热结的功用。

2. 往来寒热，胸胁苦满，呕不止，郁郁微烦，心下痞硬，或心下急痛，大便不解或协热下利，舌苔黄，脉弦数有力者使用大柴胡汤治疗。

3. 防风通圣散主治风热壅盛，表里俱实证。

第九单元 补 益 剂

第一节 概 述

考点：补益剂的适用范围及应用注意事项

补益剂的适用范围及应用注意事项见表4-9-1。

表4-9-1 补益剂的适用范围及应用注意事项

适用范围	补益剂主要适用于虚证。凡是由于正气不足，气、血、阴、阳虚损所导致的病证，均可使用补益剂治疗

续　表

应用注意事项	要辨清病证的虚实真假
	要辨清虚证的实质和具体的病位
	注意脾胃功能
	补益药大多味厚滋腻，故宜慢火久煎，以使药力尽出
	补益剂多以空腹或饭前服用为佳，有利于药物的吸收

必考热点

1. 凡是由于正气不足，气、血、阴、阳虚损所导致的病证，均可使用补益剂治疗。
2. 补益药服药时间多以空腹或饭前为佳，有利于药物的吸收。

第二节　补　　气

考点：补气补益剂的组成、功用、主治

补气补益剂的组成、功用、主治见表 4-9-2。

表 4-9-2　补气补益剂的组成、功用、主治

四君子汤	组成	人参、白术、茯苓、炙甘草各等分
	功用	益气健脾
	主治	脾胃气虚证。面色萎白，语声低微，气短乏力，食少便溏，舌淡苔白，脉虚弱
参苓白术散	组成	莲子肉一斤，薏苡仁一斤，砂仁一斤，桔梗一斤，白扁豆一斤半，茯苓二斤，人参二斤，炒甘草二斤，白术二斤，山药二斤
	功用	益气健脾，渗湿止泻
	主治	脾虚湿盛证。饮食不化，胸脘痞闷，肠鸣泄泻，四肢乏力，形体消瘦，面色萎黄，舌淡苔白腻，脉虚缓。亦可用治肺脾气虚，痰湿咳嗽
补中益气汤	组成	黄芪五分，病甚、劳役热甚者一钱，炙甘草五分，人参三分，当归二分，橘皮二分或三分，升麻二分或三分，柴胡二分或三分，白术三分
	功用	补中益气，升阳举陷
	主治	脾虚气陷证，气虚发热证，气虚下陷证
生脉散	组成	人参，麦冬，五味子（原著本方无用量）
	功用	益气生津，敛阴止汗
	主治	①温热、暑热，耗气伤阴证。②久咳伤肺，气阴两虚证
玉屏风散	组成	防风一两，炙黄芪二两，白术二两，大枣一枚
	功用	益气固表止汗
	主治	表虚自汗。汗出恶风，面色㿠白，舌淡苔薄白，脉浮虚。亦治虚人腠理不固，易感风邪

必考热点

1. 四君子汤具有益气健脾的功用。
2. 面色萎白，语声低微，气短乏力，食少便溏，舌淡苔白，脉虚弱，是脾胃气虚证的表现。
3. 饮食不化，胸脘痞闷，肠鸣泄泻，四肢乏力，形体消瘦，面色萎黄，舌淡苔白腻，脉虚缓者，应选用参苓白术散治疗。
4. 温热、暑热，耗气伤阴证和久咳伤肺，气阴两虚证皆可使用生脉散主治。
5. 玉屏风散具有益气固表止汗的功用。

第三节 补 血

考点：补血补益剂的组成、功用、主治

补血补益剂的组成、功用、主治见表4-9-3。

表4-9-3 补血补益剂的组成、功用、主治

四物汤	组成	当归、川芎、白芍、熟干地黄各等分
	功用	补血调血
	主治	营血虚滞证。头晕目眩，心悸失眠，面色无华，妇人月经不调，量少或经闭不行，脐腹作痛，舌淡，脉细弦或细涩
当归补血汤	组成	黄芪一两，当归二钱
	功用	补气生血
	主治	血虚发热证。肌热面红，烦渴欲饮，脉洪大而虚，重按无力；亦治妇人经期、产后血虚发热头痛；或疮疡溃后，久不愈合者
归脾汤	组成	白术、茯神、黄芪、龙眼肉、炒酸枣仁各一两，人参、木香各半两，当归、蜜远志各一钱（当归、远志从《内科摘要》补），炙甘草二钱半，生姜、大枣
	功用	益气补血，健脾养心
	主治	心脾气血两虚证，脾不统血证

必考热点

1. 归脾汤具有益气补血，健脾养心的功用。
2. 患者，女，40岁。头晕目眩，心悸失眠，面色无华，月经不调，量少，脐腹作痛，舌淡，脉细弦或细涩。该患者应首选四物汤治疗。
3. 当归补血汤主治血虚发热证。

第四节 气血双补

考点：气血双补补益剂的组成、功用、主治

气血双补补益剂的组成、功用、主治见表4-9-4。

表 4-9-4　气血双补补益剂的组成、功用、主治

八珍汤	组成	人参、白术、茯苓、当归、川芎、白芍药、熟地黄、炙甘草各一两，生姜五片，大枣一枚
	功用	益气补血
	主治	气血两虚证。面色苍白或萎黄，头晕目眩，四肢倦怠，气短懒言，心悸怔忡，饮食减少，舌淡苔薄白，脉细弱或虚大无力
炙甘草汤	组成	炙甘草四两，生姜三两，桂枝三两，人参二两，生地黄一斤，阿胶二两，麦冬半升，麻仁半升，大枣三十枚，清酒
	功用	滋阴养血，益气温阳，复脉定悸
	主治	①阴血不足，阳气虚弱证。②虚劳肺痿

必考热点

1. 八珍汤具有益气补血的功用。
2. 炙甘草汤具有滋阴养血，益气温阳，复脉定悸的功用。
3. 阴血不足，阳气虚弱证应选用炙甘草汤治疗。

第五节　补　阴

考点：补阴补益剂的组成、功用、主治

补阴补益剂的组成、功用、主治见表 4-9-5。

表 4-9-5　补阴补益剂的组成、功用、主治

六味地黄丸	组成	熟地黄八钱，山萸肉四钱，干山药四钱，泽泻三钱，牡丹皮三钱，茯苓三钱
	功用	填精滋阴补肾
	主治	肾阴精不足证。腰膝酸软，头晕目眩，耳鸣耳聋，盗汗，遗精，消渴，骨蒸潮热，手足心热，口燥咽干，牙齿动摇，足跟作痛，小便淋沥，以及小儿囟门不合，舌红少苔，脉沉细数
左归丸	组成	怀熟地黄八两，炒山药四两，枸杞四两，山茱萸肉四两，川牛膝三两，鹿角胶四两，龟板胶四两，菟丝子四两
	功用	滋阴补肾，填精益髓
	主治	真阴不足证。头晕目眩，腰酸腿软，遗精滑泄，自汗盗汗，口燥舌干，舌红少苔，脉细
大补阴丸	组成	熟地黄六两，龟板六两，黄柏四两，知母四两，猪脊髓，（蜂蜜）
	功用	滋阴降火
	主治	阴虚火旺证。骨蒸潮热，盗汗遗精，咳嗽咯血，心烦易怒，足膝疼热，舌红少苔，尺脉数而有力
一贯煎	组成	北沙参、麦冬、当归身、生地黄、枸杞子、川楝子
	功用	滋阴疏肝
	主治	肝肾阴虚，肝气郁滞证。胸脘胁痛，吞酸吐苦，咽干口燥，舌红少津，脉细弱或虚弦。亦治疝气瘕聚

必考热点

1. 腰膝酸软，头晕目眩，耳鸣耳聋，盗汗，遗精，消渴，骨蒸潮热，手足心热，口燥咽干，牙齿动摇，足跟作痛，小便淋沥，以及小儿囟门不合，舌红少苔，脉沉细数者可选用六味地黄丸治疗。
2. 左归丸具有滋阴补肾，填精益髓的功用；大补阴丸具有滋阴降火的功用。
3. 一贯煎主治肝肾阴虚，肝气郁滞证。

第六节 补 阳

考点：补阳补益剂的组成、功用、主治

补阳补益剂的组成、功用、主治见表4-9-6。

表4-9-6 补阳补益剂的组成、功用、主治

肾气丸	组成	干地黄八两，山萸肉四两，山药四两，泽泻三两，牡丹皮三两，茯苓三两，桂枝一两，炮附子一两
	功用	补肾助阳，化生肾气
	主治	肾阳气不足证。腰痛脚软，身半以下常有冷感，少腹拘急，小便不利，或小便反多，入夜尤甚，阳痿早泄，舌淡而胖，脉虚弱，尺部沉细；以及痰饮，水肿，消渴，脚气，转胞等
右归丸	组成	熟地黄八两，山药四两，山茱萸三两，枸杞子四两，菟丝子四两，鹿角胶四两，杜仲四两，肉桂二两，当归三两，制附子二两
	功用	温补肾阳，填精益髓
	主治	肾阳不足，命门火衰证。年老或久病气衰神疲，畏寒肢冷，腰膝软弱，阳痿遗精，或阳衰无子，或饮食减少，大便不实，或小便自遗，舌淡苔白，脉沉而迟

必考热点

1. 肾气丸具有补肾助阳，化生肾气的功用。
2. 右归丸具有温补肾阳，填精益髓的功用。
3. 右归丸主治肾阳不足，命门火衰证。

第七节 阴阳双补

考点：阴阳双补补益剂的组成、功用、主治

阴阳双补补益剂的组成、功用、主治见表4-9-7。

表 4-9-7　阴阳双补补益剂的组成、功用、主治

地黄饮子	组成	熟干地黄、巴戟天、山茱萸、石斛、肉苁蓉、炮附子、五味子、官桂、白茯苓、麦冬、石菖蒲、远志各等分，生姜五片，大枣一枚
	功用	滋肾阴，补肾阳，开窍化痰
	主治	喑痱证。舌强不能言，足废不能用，口干不欲饮，足冷面赤，脉沉细弱

必考热点

1. 地黄饮子具有滋肾阴，补肾阳，开窍化痰的功用。
2. 舌强不能言，足废不能用，口干不欲饮，足冷面赤，脉沉细弱者，应选用地黄饮子治疗。

第十单元　固　涩　剂

第一节　概　　述

考点：固涩剂的适用范围及应用注意事项

固涩剂的适用范围及应用注意事项见表 4-10-1。

表 4-10-1　固涩剂的适用范围及应用注意事项

适用范围	固涩剂主要适用于气、血、精、津耗散滑脱之证
应用注意事项	固涩剂治疗耗散滑脱之证，皆因正气亏虚而致，临证应酌情配伍相应的补益药，使之标本兼顾
	若为元气大虚，亡阳欲脱所致的大汗淋漓、小便失禁或崩中不止者，急需使用大剂参附之类回阳固脱，而非单纯固涩剂所能治疗
	固涩剂为正虚无邪者而设，故凡外邪未去，误用固涩，则有“闭门留寇”之弊。此外，对于热病多汗、痰饮咳嗽、火扰遗泄、热痢初起、伤食泄泻、实热崩带等，均非本类方剂所适用

必考热点

1. 固涩剂主要适用于气、血、精、津耗散滑脱之证。
2. 若是元气大虚，亡阳欲脱所致的大汗淋漓、小便失禁或崩中不止，须急用大剂参附之类回阳固脱，而非单纯固涩所能治疗。

第二节　固表止汗

考点：牡蛎散的组成、功用、主治

牡蛎散的组成、功用、主治见表 4-10-2。

表 4-10-2　牡蛎散的组成、功用、主治

牡蛎散	组成	黄芪一两，麻黄根一两，煅牡蛎一两，小麦百余粒
	功用	敛阴止汗，益气固表
	主治	体虚自汗、盗汗证。常自汗出，夜卧更甚，心悸惊惕，短气烦倦，舌淡红，脉细弱

必考热点

1. 牡蛎散具有敛阴止汗，益气固表的功用。
2. 常自汗出，夜卧更甚，心悸惊惕，短气烦倦，舌淡红，脉细弱者，常选用牡蛎散治疗。
3. 牡蛎散主治体虚自汗、盗汗证。

第三节　敛肺止咳

考点：九仙散的组成、功用、主治

九仙散的组成、功用、主治见表 4-10-3。

表 4-10-3　九仙散的组成、功用、主治

九仙散	组成	人参一两，款冬花一两，桑白皮一两，桔梗一两，五味子一两，阿胶一两，乌梅一两，贝母半两，罂粟壳八两
	功用	敛肺止咳，益气养阴
	主治	久咳肺虚证。久咳不已，咳甚则气喘自汗，痰少而黏，脉虚数

必考热点

1. 九仙散具有敛肺止咳，益气养阴的功用。
2. 九仙散主治久咳肺虚证。

第四节　涩肠固脱

考点：涩肠固脱固涩剂的组成、功用、主治

涩肠固脱固涩剂的组成、功用、主治见表 4-10-4。

表 4-10-4　涩肠固脱固涩剂的组成、功用、主治

真人养脏汤	组成	人参六钱，当归六钱，白术六钱，肉豆蔻半两，肉桂八钱，炙甘草八钱，白芍药一两六钱，木香一两四钱，诃子一两二钱，罂粟壳三两六钱
	功用	涩肠固脱，温补脾肾
	主治	久泻久痢，脾肾虚寒证。泻利无度，滑脱不禁，甚至脱肛坠下，脐腹疼痛，喜温喜按，倦怠食少，舌淡苔白，脉迟细

续 表

四神丸	组成	肉豆蔻二两，补骨脂四两，五味子二两，吴茱萸一两，生姜四两，红枣五十枚
	功用	温肾暖脾，固肠止泻
	主治	脾肾阳虚之肾泄证。五更泄泻，不思饮食，食不消化，或久泻不愈，腹痛喜温，腰酸肢冷，神疲乏力，舌淡，苔薄白，脉沉迟无力

必考热点

1. 泻痢无度，滑脱不禁，甚至脱肛坠下，脐腹疼痛，喜温喜按，倦怠食少，舌淡苔白，脉迟细者，应使用真人养脏汤治疗。

2. 四神丸具有温肾暖脾，固肠止泻的功用。

第五节 涩精止遗

考点：桑螵蛸散的组成、功用、主治

桑螵蛸散的组成、功用、主治见表 4-10-5。

表 4-10-5 桑螵蛸散的组成、功用、主治

桑螵蛸散	组成	桑螵蛸一两，远志一两，菖蒲一两，龙骨一两，人参一两，茯神一两，当归一两，炙龟甲一两（人参汤调下）
	功用	调补心肾，涩精止遗
	主治	心肾两虚之尿频或遗尿、遗精证。小便频数，或尿如米泔色，或遗尿，或遗精，心神恍惚，健忘，舌淡苔白，脉细弱

必考热点

1. 桑螵蛸散具有调补心肾，涩精止遗的功用。

2. 心肾两虚证表现为小便频数，或尿如米泔色，或遗尿，或遗精，心神恍惚，健忘，舌淡苔白，脉细弱。

第六节 固崩止带

考点：固崩止带固涩剂的组成、功用、主治

固崩止带固涩剂的组成、功用、主治见表 4-10-6。

表 4-10-6　固崩止带固涩剂的组成、功用、主治

固冲汤	组成	炒白术一两，生黄芪六钱，煅龙骨八钱，煅牡蛎八钱，萸肉八钱，生杭芍四钱，海螵蛸四钱，茜草三钱，棕边炭二钱，五倍子五分
	功用	固冲摄血，益气健脾
	主治	脾肾亏虚，冲脉不固证。猝然血崩或月经过多，或漏下不止，色淡质稀，头晕肢冷，心悸气短，神疲乏力，腰膝酸软，舌淡，脉微弱
固经丸	组成	炒黄芩一两，白芍一两，炙龟板一两，炒黄柏三钱，椿树根皮七钱半，香附二钱半
	功用	滋阴清热，固经止血
	主治	阴虚血热之崩漏。月经过多，或崩中漏下，血色深红或紫黑黏稠，手足心热，腰膝酸软，舌红，脉弦数
易黄汤	组成	炒山药一两，炒芡实一两，黄柏二钱，车前子一钱，白果十枚
	功用	补益脾肾，清热祛湿，收涩止带
	主治	脾肾虚弱，湿热带下。带下黏稠量多，色黄如浓茶汁，其气腥秽，舌红，苔黄腻

必考热点

1. 患者，女，36 岁。猝然月经过多，色淡质稀，头晕肢冷，心悸气短，神疲乏力，腰膝酸软，舌淡，脉微弱。该患者应选用固冲汤治疗。

2. 固经丸具有滋阴清热，固经止血的功用。

3. 易黄汤具有补益脾肾，清热祛湿，收涩止带的功用。

第十一单元　安　神　剂

第一节　概　　述

考点：安神剂的适用范围及应用注意事项

安神剂的适用范围及应用注意事项见表 4-11-1。

表 4-11-1　安神剂的适用范围及应用注意事项

适用范围	安神剂适用于神志不安的病证。其证多与心、肝、肾三脏之阴阳偏盛偏衰，或其相互间功能失调有关，表现为心悸怔忡、失眠健忘、烦躁惊狂等
应用注意事项	神志不安病证一般按虚实论治，但病机常虚实夹杂，且互为因果，故组方配伍时常重镇与滋养药物配合运用，标本兼顾
	重镇安神剂多由金石、贝壳类药物组方，容易伤损胃气，不宜久服。脾胃虚弱者，应适当配伍健脾和胃之品
	某些安神药，如朱砂等有毒，久服会引起慢性中毒，亦应注意
	神志不安病证多与精神因素有关，药物治疗配合必要的思想开导，才能疗效显著
	神志不安病证还有因热、因痰、因瘀、因阳明腑实、因虚损为主所致者，又当分别应用清热、祛痰、活血、攻下、补益等治法，不可以偏概全

必考热点

1. 凡心、肝、肾三脏之阴阳偏盛偏衰，或其相互间功能失调所引起的神志不安，表现为心悸怔忡、失眠健忘、烦躁惊狂等症状者，均可使用安神剂治疗。

2. 重镇安神剂多由金石、贝壳类药物组方，容易伤损胃气，不宜久服。

第二节　重镇安神

考点：朱砂安神丸的组成、功用、主治

朱砂安神丸的组成、功用、主治见表4-11-2。

表4-11-2　朱砂安神丸的组成、功用、主治

朱砂安神丸	组成	朱砂五钱，黄连六钱，炙甘草五钱半，生地黄一钱半，当归二钱半
	功用	镇心安神，清热养血
	主治	心火亢盛，阴血不足证。失眠多梦，惊悸怔忡，心烦神乱，或胸中懊侬，舌尖红，脉细数

必考热点

1. 朱砂安神丸主治心火亢盛，阴血不足证。

2. 朱砂安神丸具有镇心安神，清热养血的功用。

3. 失眠多梦，惊悸怔忡，心烦神乱，或胸中懊侬，舌尖红，脉细数是心火亢盛，阴血不足证的表现。

第三节　滋养安神

考点：滋养安神剂的组成、功用、主治

滋养安神剂的组成、功用、主治见表4-11-3。

表4-11-3　滋养安神剂的组成、功用、主治

天王补心丹	组成	人参、茯苓、玄参、丹参、桔梗、远志各五钱，当归、五味、麦冬、天冬、柏子仁、炒酸枣仁各一两，生地黄四两，朱砂竹叶各适量
	功用	滋阴养血，补心安神
	主治	阴虚血少，神志不安证。心悸怔忡，虚烦失眠，神疲健忘，或梦遗，手足心热，口舌生疮，大便干结，舌红少苔，脉细数
酸枣仁汤	组成	炒酸枣仁二升，甘草一两，知母二两，茯苓二两，川芎二两
	功用	养血安神，清热除烦
	主治	肝血不足，虚热内扰之虚烦不眠证。虚烦失眠，心悸不安，头目眩晕，咽干口燥，舌红，脉弦细

必考热点

1. 天王补心丹具有滋阴养血，补心安神的功用。
2. 天王补心丹主治阴虚血少，神志不安证。
3. 虚烦失眠，心悸不安，头目眩晕，咽干口燥，舌红，脉弦细者，应使用酸枣仁汤治疗。

第十二单元 开 窍 剂

第一节 概 述

考点：开窍剂的适用范围及应用注意事项

开窍剂的适用范围及应用注意事项见表4-12-1。

表4-12-1 开窍剂的适用范围及应用注意事项

适用范围	开窍剂适用于窍闭神昏证
应用注意事项	应用开窍剂时，应首先辨别闭证和脱证。凡邪盛气实而见神志昏迷、口噤不开、两手握固、二便不通、脉实有力的闭证，可以使用开窍剂治疗。对正气衰竭之汗出肢冷、呼吸气微、手撒遗尿、口开目合、神识不清、脉象虚弱无力或脉微欲绝的脱证，不得使用开窍剂
	辨别闭证之属热属寒，热闭者治以凉开，寒闭者治以温开
	对于阳明腑实证而见神昏谵语者，只宜寒下，不宜用开窍剂
	开窍剂大多为芳香药物，善于辛散走窜，只宜暂用，不宜久服，久服则易伤元气，故临床多用于急救，中病即止，待患者神志清醒后，应根据不同表现进行辨证施治
	开窍剂中的麝香等药有碍胎元，孕妇慎用
	本类方剂多制成丸、散剂或注射剂。丸、散剂在使用时宜温开水化服或鼻饲，不宜加热煎煮，以免药性挥发，影响疗效

必考热点

1. 凡邪盛气实而见神志昏迷，口噤不开，两手握固，二便不通，脉实有力的闭证方可用开窍剂。
2. 对于阳明腑实证而见神昏谵语者，只宜寒下，不宜用开窍剂。
3. 开窍剂多制成丸、散剂或注射剂。丸、散剂在使用时宜温开水化服或鼻饲，不宜加热煎煮，以免药性挥发，影响疗效。

第二节 凉 开

考点：凉开开窍剂的功用、主治

凉开开窍剂的功用、主治见表4-12-2。

表 4-12-2　凉开开窍剂的功用、主治

安宫牛黄丸（牛黄丸）	功用	清热解毒，豁痰开窍
	主治	邪热内陷心包证。高热烦躁，神昏谵语，舌蹇肢厥，舌红或绛，脉数有力。亦治中风昏迷，小儿惊厥属邪热内闭者
紫雪	功用	清热开窍，息风止痉
	主治	温热病，热闭心包及热盛动风证。高热烦躁，神昏谵语，痉厥，口渴唇焦，尿赤便秘，舌质红绛，苔黄燥，脉数有力或弦数；以及小儿热盛惊厥
至宝丹	功用	清热开窍，化浊解毒
	主治	痰热内闭心包证。神昏谵语，身热烦躁，痰盛气粗，舌绛苔黄垢腻，脉滑数。亦治中风、中暑、小儿惊厥属于痰热内闭者

必考热点

1. 高热烦躁，神昏谵语，舌謇肢厥，舌红或绛，脉数有力者应使用安宫牛黄丸治疗。
2. 患者，女，35 岁。高热烦躁，神昏谵语，痉厥，口渴唇焦，尿赤便闭，舌质红绛，苔黄燥，脉数有力或弦数。该患者应选用紫雪治疗。
3. 至宝丹具有清热开窍、化浊解毒的功用。
4. 中风、中暑、小儿惊厥属于痰热内闭者应选用至宝丹治疗。

第三节　温　　开

考点：苏合香丸的功用、主治

苏合香丸的功用、主治见表 4-12-3。

表 4-12-3　苏合香丸的功用、主治

苏合香丸（吃力伽丸）	功用	温通开窍，行气止痛
	主治	寒闭证。突然昏倒，牙关紧闭，不省人事，苔白，脉迟。亦治心腹猝痛，甚则昏厥，属寒凝气滞者

必考热点

1. 苏合香丸是温开剂的代表方。
2. 患者，男，60 岁。突然昏倒，牙关紧闭，不省人事，苔白，脉迟。该患者应选用苏合香丸治疗。

第十三单元　理　气　剂

第一节　概　　述

考点：理气剂的适用范围及应用注意事项

理气剂的适用范围及应用注意事项见表 4-13-1。

表 4-13-1　理气剂的适用范围及应用注意事项

适用范围	理气剂主要适用于气滞或气逆病证
应用注意事项	要辨清气病之虚实，勿犯虚虚实实之戒
	要辨兼夹病证，若气机郁滞与气逆不降相兼为病，则分清主次，行气与降气配合使用；若兼气虚者，则需配伍适量补气之品
	理气药多属芳香辛燥之品，容易伤津耗气，易动血或动胎，应适可而止，勿使过剂；对于年老体弱、阴虚火旺、孕妇或素有崩漏吐衄者，均应慎用

必考热点

1. 脘腹、胸胁胀痛，嗳气吞酸，呕恶食少，大便失常等症由肝脾气机郁滞所致。
2. 理气药多属芳香辛燥之品，容易伤津耗气，易动血或动胎，应适可而止，勿使过剂。
3. 咳喘、呕吐、噫气、呃逆等症由肺胃气逆不降所致。

第二节　行　　气

考点：行气理气剂的组成、功用、主治

行气理气剂的组成、功用、主治见表 4-13-2。

表 4-13-2　行气理气剂的组成、功用、主治

越鞠丸	组成	香附、川芎、苍术、栀子、神曲各等分
	功用	行气解郁
	主治	六郁证。胸膈痞闷，脘腹胀痛，嗳腐吞酸，恶心呕吐，饮食不消
柴胡疏肝散	组成	柴胡二钱，陈皮二钱，川芎一钱半，香附一钱半，芍药一钱半，枳壳一钱半，炙甘草五分
	功用	疏肝解郁，行气止痛
	主治	肝气郁滞证。胁肋疼痛，胸闷喜太息，情志抑郁易怒，或嗳气，脘腹胀满，脉弦
瓜蒌薤白白酒汤	组成	瓜蒌实一枚，薤白半升，白酒七升
	功用	通阳散结，行气祛痰
	主治	胸痹，胸阳不振，痰气互结证。胸部满痛，甚至胸痛彻背，喘息咳唾，短气，舌苔白腻，脉沉弦或紧
半夏厚朴汤	组成	半夏一升，厚朴三两，茯苓四两，生姜五两，苏叶二两
	功用	行气散结，降逆化痰
	主治	梅核气。咽中如有物阻，咯吐不出，吞咽不下，胸膈满闷，或咳或呕，舌苔白润或白滑，脉弦缓或弦滑
厚朴温中汤	组成	厚朴一两，陈皮一两，炙甘草五钱，茯苓五钱，草豆蔻仁五钱，木香五钱，干姜七分，生姜三片
	功用	行气除满，温中燥湿
	主治	脾胃寒湿气滞证。脘腹胀满或疼痛，不思饮食，四肢倦怠，舌苔白腻，脉沉弦

续　表

天台乌药散	组成	天台乌药半两，木香半两，小茴香半两，青皮半两，高良姜半两，槟榔二个，川楝子十个，巴豆七十粒（巴豆麸炒川楝子，去巴豆及麸，仅川楝子入药），酒适量
	功用	行气疏肝，散寒止痛
	主治	肝经气滞寒凝证。小肠疝气，少腹控引睾丸而痛，偏坠肿胀，或少腹疼痛，苔白，脉弦

必考热点

1. 越鞠丸具有行气解郁的功用。
2. 胸膈痞闷，脘腹胀痛，嗳腐吞酸，恶心呕吐，饮食不消者，首选越鞠丸治疗。
3. 胁肋疼痛，胸闷喜太息，情志抑郁易怒，或嗳气，脘腹胀满，脉弦者，应选用柴胡疏肝散治疗。
4. 胸满而痛，甚或胸痛彻背，喘息咳唾，短气，舌苔白腻，脉沉弦或紧者，选用瓜蒌薤白白酒汤治疗。
5. 半夏厚朴汤具有行气散结，降逆化痰的功用。
6. 天台乌药散具有行气疏肝，散寒止痛的功用。

第三节　降　　气

考点：降气理气剂的组成、功用、主治

降气理气剂的组成、功用、主治见表 4-13-3。

表 4-13-3　降气理气剂的组成、功用、主治

苏子降气汤	组成	紫苏子二两半，半夏二两半，川当归一两半，炙甘草二两，前胡一两，厚朴一两，肉桂一两半，生姜二片，大枣一枚，苏叶五叶
	功用	降气平喘，祛痰止咳
	主治	上实下虚喘咳证。痰涎壅盛，胸膈满闷，喘咳短气，呼多吸少，或腰疼脚弱，肢体倦怠，或肢体浮肿，舌苔白滑或白腻，脉弦滑
定喘汤	组成	白果二十一枚，麻黄三钱，苏子二钱，甘草一钱，款冬花三钱，杏仁一钱五分，桑白皮三钱，炒黄芩一钱五分，半夏三钱
	功用	宣降肺气，清热化痰
	主治	风寒外束，痰热内蕴证。咳喘痰多气急，质稠色黄，或微恶风寒，舌苔黄腻，脉滑数者
旋覆代赭汤	组成	旋覆花三两，人参二两，生姜五两，赭石一两，炙甘草三两，半夏半升，大枣十二枚
	功用	降逆化痰，益气和胃
	主治	胃虚痰阻气逆证。胃脘痞闷或胀满，按之不痛，频频嗳气；或见纳差、呃逆、恶心，甚或呕吐，舌苔白腻，脉缓或滑

必考热点

1. 苏子降气汤具有降气平喘，祛痰止咳的功用。
2. 苏子降气汤主治上实下虚喘咳证。
3. 定喘汤具有宣降肺气，清热化痰的功用。

4. 胃脘痞闷或胀满，按之不痛，频频嗳气，或见纳差、呃逆、恶心，甚或呕吐，舌苔白腻，脉缓或滑者可选用旋覆代赭汤治疗。

第十四单元　理　血　剂

第一节　概　　述

考点：理血剂的适用范围及应用注意事项

理血剂的适用范围及应用注意事项见表4-14-1。

表4-14-1　理血剂的适用范围及应用注意事项

适用范围	理血剂主要适用于瘀血或出血病证。凡是瘀血阻滞，或是血溢脉外，离经妄行者，均可用理血剂治疗
应用注意事项	必须辨清造成瘀血或出血的原因，分清标本缓急，做到急则治其标，缓则治其本，或标本兼顾
	逐瘀过猛，或是久用逐瘀之品，均易耗血伤正，因而只能暂用，不可久服，中病即止，勿使过剂。此外，在使用活血祛瘀剂时，常辅以养血益气之品，以使祛瘀而不伤正
	止血之剂多有滞血留瘀之弊，故临证用方时多在止血剂中辅以适当的活血祛瘀之品，或选用兼有活血祛瘀作用的止血药，使血止而不留瘀。至于出血本因瘀血内阻，血不循经所致者，治当祛瘀为先，因瘀血不去则出血不止
	活血祛瘀药性多破泄，易于动血、伤胎，故凡妇女经期，月经过多及孕妇均应慎用或忌用
	对于出血患者，应嘱其卧床静养为宜

必考热点

1. 凡是瘀血阻滞，或是血溢脉外，离经妄行者，均可用理血剂治疗。
2. 活血祛瘀剂药性破泄，易于动血、伤胎，故凡妇女经期，月经过多及孕妇均当慎用或忌用。

第二节　活血祛瘀

考点：活血祛瘀理血剂的组成、功用、主治

活血祛瘀理血剂的组成、功用、主治见表4-14-2。

表4-14-2　活血祛瘀理血剂的组成、功用、主治

桃核承气汤	组成	桃仁五十个，大黄四两，桂枝二两，炙甘草二两，芒硝二两
	功用	逐瘀泻热
	主治	下焦蓄血证。少腹急结，小便自利，甚则烦躁谵语，神志如狂，至夜发热；以及血瘀经闭，痛经，脉沉实而涩者

续　表

血府逐瘀汤	组成	桃仁四钱，红花三钱，当归三钱，生地黄三钱，川芎一钱半，赤芍二钱，牛膝三钱，桔梗一钱半，柴胡一钱，枳壳二钱，甘草二钱
	功用	活血化瘀，行气止痛
	主治	胸中血瘀证。胸痛，头痛，日久不愈，痛如针刺而有定处，或呃逆日久不止，或饮水即呛，干呕，或内热瞀闷，或心悸怔忡，失眠多梦，急躁易怒，入暮潮热，唇暗或两目暗黑，舌质暗红，或舌有瘀斑或瘀点，脉涩或弦紧
补阳还五汤	组成	生黄芪四两，当归尾二钱，赤芍一钱，半地龙一钱，川芎一钱，红花一钱，桃仁一钱
	功用	补气，活血，通络
	主治	中风之气虚血瘀证。半身不遂，口眼歪斜，语言謇涩，口角流涎，小便频数或遗尿失禁，舌暗淡，苔白，脉缓无力
复元活血汤	组成	柴胡半两，栝楼根三钱，当归三钱，红花二钱，甘草二钱，穿山甲二钱，酒大黄一两，酒桃仁五十个
	功用	活血祛瘀，疏肝通络
	主治	跌打损伤，瘀血阻滞证。胁肋瘀肿，痛不可忍
温经汤	组成	吴茱萸三两，当归二两，芍药二两，川芎二两，人参二两，桂枝二两，阿胶二两，牡丹皮二两，生姜二两，甘草二两，半夏半升，麦冬一升
	功用	温经散寒，养血祛瘀
	主治	冲任虚寒，瘀血阻滞证。漏下不止，或血色暗而有块，淋沥不畅，或月经超前或延后，或逾期不止，或一月再行，或经停不至，而见少腹里急，腹满，傍晚发热，手心烦热，唇口干燥。舌质暗红，脉细而涩。亦治妇人宫冷，久不受孕
生化汤	组成	全当归八钱，川芎三钱，桃仁十四枚，炮干姜五分，炙甘草五分，黄酒，童便
	功用	养血祛瘀，温经止痛
	主治	血虚寒凝，瘀血阻滞证。产后恶露不行，小腹冷痛
失笑散	组成	五灵脂、炒蒲黄各等分
	功用	活血祛瘀，散结止痛
	主治	瘀血疼痛证。心腹刺痛，或产后恶露不行，或月经不调，少腹急痛等
桂枝茯苓丸	组成	桂枝、茯苓、牡丹皮、桃仁、芍药各等分，白蜜适量
	功用	活血化瘀，缓消癥块
	主治	瘀阻胞宫证。妇人素有癥块，妊娠漏下不止，或胎动不安，血色紫黑晦暗，腹痛拒按，或经闭腹痛，或产后恶露不尽而腹痛拒按者，舌质紫暗或有瘀点，脉沉涩

必考热点

1. 桃核承气汤具有逐瘀泻热的功用。
2. 血府逐瘀汤具有活血化瘀，行气止痛的功用。
3. 补阳还五汤具有补气，活血，通络的功用。
4. 复元活血汤具有活血祛瘀，疏肝通络的功用。
5. 妇人宫冷，久不受孕可使用温经汤治疗。
6. 生化汤具有养血祛瘀，温经止痛的功用。
7. 桂枝茯苓丸主治瘀阻胞宫证。

第三节　止　　血

考点：止血理血剂的组成、功用、主治

止血理血剂的组成、功用、主治见表4-14-3。

表4-14-3　止血理血剂的组成、功用、主治

十灰散	组成	大蓟、小蓟、荷叶、侧柏叶、茅根、茜根、山栀、大黄、牡丹皮、棕榈皮各等分，白藕汁、萝卜汁、京墨
	功用	凉血止血
	主治	血热妄行之上部出血证。呕血、吐血、咯血、嗽血、衄血等，血色鲜红，来势急暴，舌红，脉数
咳血方	组成	青黛、瓜蒌仁、海粉、炒山栀子、诃子，蜜、姜汁
	功用	清肝宁肺，凉血止血
	主治	肝火犯肺之咳血证。咳嗽痰稠带血，咯吐不爽，心烦易怒，胸胁作痛，咽干口苦，颊赤便秘，舌红苔黄，脉弦数
小蓟饮子	组成	生地黄、小蓟、滑石、木通、蒲黄、藕节、淡竹叶、当归、山栀子、甘草各等分
	功用	凉血止血，利水通淋
	主治	热结下焦之血淋、尿血。尿中带血，小便频数，赤涩热痛，舌红，脉数
槐花散	组成	槐花柏叶荆芥穗枳壳各等分
	功用	清肠止血，疏风行气
	主治	风热湿毒，壅遏肠道，损伤血络便血证。肠风、脏毒，或便前出血，或便后出血，或粪中带血，以及痔疮出血，血色鲜红或晦暗，舌红苔黄，脉数
黄土汤	组成	甘草三两，干地黄三两，白术三两，炮附子三两，阿胶三两，黄芩三两，灶心黄土半斤
	功用	温阳健脾，养血止血
	主治	脾阳不足，脾不统血证。大便下血，先便后血，以及吐血、衄血、妇人崩漏，血色暗淡，四肢不温，面色萎黄，舌淡苔白，脉沉细无力

必考热点

1. 十灰散主治血热妄行之上部出血证；咳血方主治肝火犯肺之咳血证。
2. 小蓟饮子具有凉血止血，利水通淋的功用。
3. 热结下焦之血淋、尿血可选用小蓟饮子治疗。
4. 槐花散具有清肠止血，疏风行气的功用。
5. 黄土汤主治脾阳不足，脾不统血证。

第十五单元　治　风　剂

第一节　概　　述

考点：治风剂的适用范围及应用注意事项

治风剂的适用范围及应用注意事项见表 4-15-1。

表 4-15-1　治风剂的适用范围及应用注意事项

适用范围	治风剂主要适用于外风或内风证。外风证是风从外袭所引起的病证，以头痛、骨节疼痛、筋脉抽搐、口眼歪斜、皮肤瘙痒等为主；内风证是风从内生所引起的病证，以头晕目眩、手足抽搐、言语不利等为主
应用注意事项	辨清病变属性，热者当清，寒者当温，虚者当补
	辨治风证，外风治宜疏散，酌情配伍平息内风药；内风治宜平息，酌情配伍疏散外风药
	内风外风夹杂者，治宜相互兼顾，分清主次

必考热点

1. 以头晕目眩、手足抽搐、言语不利等为主的病证属于内风证。
2. 治风剂的运用，首先应辨清风病之属内、属外。外风治宜疏散，内风治宜平息。

第二节　疏散外风

考点：疏散外风治风剂的组成、功用、主治

疏散外风治风剂的组成、功用、主治见表 4-15-2。

表 4-15-2　疏散外风治风剂的组成、功用、主治

川芎茶调散	组成	川芎、荆芥各四两，白芷、羌活、炙甘草各二两，细辛一两，防风一两半，薄荷叶八两，清茶
	功用	疏风止痛
	主治	外感风邪头痛。偏正头痛，或巅顶作痛，目眩鼻塞，或恶风发热，舌苔薄白，脉浮
消风散	组成	荆芥、防风、牛蒡子、蝉蜕、苍术、苦参、石膏、知母、当归、胡麻、生地黄各一钱，木通、甘草各五分
	功用	疏风养血，清热除湿
	主治	风疹，湿疹。皮肤瘙痒，疹出色红，或遍身云片斑点，抓破后渗出津水，苔白或黄，脉浮数
牵正散	组成	白附子、白僵蚕、全蝎去毒，各等分热酒
	功用	祛风化痰，通络止痉
	主治	风中头面经络。口眼歪斜，或面肌抽动，舌淡红，苔白

续 表

大秦艽汤	组成	秦艽三两，川芎、独活、当归、白芍药、石膏、甘草各二两，川羌活、防风、白芷、黄芩、白术、白茯苓、生地黄、熟地黄各一两，细辛半两
	功用	祛风清热，养血活血
	主治	风邪初中经络证。口眼歪斜，舌强不能言语，手足不能运动，或恶寒发热，苔白或黄，脉浮数或弦细
小活络丹（活络丹）	组成	川乌、草乌、地龙、天南星各六两，乳香、没药各二两二钱（冷酒或荆芥汤送服）
	功用	祛风除湿，化痰通络，活血止痛
	主治	风寒湿痹。肢体筋脉疼痛，麻木拘挛，关节屈伸不利，疼痛游走不定，舌淡紫，苔白，脉沉弦或涩。亦治中风手足不仁，日久不愈，经络中有湿痰瘀血，而见腰腿沉重或腿臂间作痛

必考热点

1. 川芎茶调散主治外感风邪头痛。
2. 消风散具有疏风养血，清热除湿的功用。
3. 牵正散具有祛风化痰，通络止痉的功用。
4. 大秦艽汤主治风邪初中经络证。
5. 小活络丹具有祛风除湿，化痰通络，活血止痛的功用。

第三节　平 息 内 风

考点：平息内风治风剂的组成、功用、主治

平息内风治风剂的组成、功用、主治见表4-15-3。

表4-15-3　平息内风治风剂的组成、功用、主治

羚角钩藤汤	组成	羚角片（用山羊角代，先煎）一钱半，霜桑叶二钱，京川贝四钱，鲜生地黄五钱，双钩藤（后入）三钱，滁菊花三钱，茯神木三钱，生白芍三钱，生甘草八分，淡竹茹五钱
	功用	凉肝息风，增液舒筋
	主治	肝热生风证。高热不退，烦闷躁扰，手足抽搐，发为痉厥；甚则神昏，舌绛而干，或舌焦起刺，脉弦而数
镇肝熄风汤	组成	怀牛膝一两，生赭石一两，生龙骨五钱，生牡蛎五钱，生龟板五钱，生杭芍五钱，玄参五钱，天冬五钱，川楝子二钱，生麦芽二钱，茵陈二钱，甘草一钱半
	功用	镇肝息风，滋阴潜阳
	主治	类中风。头目眩晕，目胀耳鸣，脑部热痛，面色如醉，心中烦热；或时常噫气，或肢体渐觉不利，口眼歪斜，甚或眩晕颠仆，昏不知人，移时始醒，或醒后不能复原，脉弦长有力
天麻钩藤饮	组成	天麻、钩藤、生决明、山栀、黄芩、川牛膝、杜仲、益母草、桑寄生、首乌藤、朱茯神
	功用	平肝息风，清热活血，补益肝肾
	主治	肝阳偏亢，肝风上扰证。头痛，眩晕，失眠多梦，或口苦面红，舌红苔黄，脉弦或数
大定风珠	组成	生白芍六钱，阿胶三钱，生龟板四钱，干地黄六钱，麻仁二钱，五味子二钱，生牡蛎四钱，麦冬六钱，炙甘草四钱，生鸡子黄二枚，生鳖甲四钱
	功用	滋阴息风
	主治	阴虚风动证。手足瘛疭，形瘦神倦，舌绛少苔，脉气虚弱，时时欲脱者

必考热点

1. 羚角钩藤汤具有凉肝息风，增液舒筋的功用。
2. 镇肝熄风汤主治类中风。
3. 天麻钩藤饮具有平肝息风，清热活血，补益肝肾的功用。
4. 大定风珠具有滋阴息风的功用。

第十六单元　治　燥　剂

第一节　概　　述

考点：治燥剂的适用范围及应用注意事项

治燥剂的适用范围及应用注意事项见表 4-16-1。

表 4-16-1　治燥剂的适用范围及应用注意事项

适用范围	治燥剂主要适用于燥证。燥证，分外燥证与内燥证。外燥证是燥邪外袭所产生的病证，以咳嗽、头痛、鼻塞咽干等为主；内燥证是燥从内生所产生的病证，以咽喉干痛、干咳少痰或无痰、舌红少苔等为主
应用注意事项	应辨清外燥内燥，外燥宜疏散，内燥宜滋润
	疏散外燥药易伤津，药量宜轻；滋润内燥药易壅滞，应酌情配伍辛开药
	燥证夹湿者，治宜相互兼顾，用药应有主次之分

必考热点

1. 外燥证以咳嗽、头痛、鼻塞咽干等表现为主。
2. 内燥证以咽喉干痛、干咳少痰或无痰、舌红少苔等表现为主。

第二节　轻宣外燥

考点：轻宣外燥治燥剂的组成、功用、主治

轻宣外燥治燥剂的组成、功用、主治见表 4-16-2。

表 4-16-2　轻宣外燥治燥剂的组成、功用、主治

杏苏散	组成	苏叶、半夏、茯苓、前胡、苦桔梗、枳壳、甘草、生姜、大枣、杏仁、橘皮
	功用	轻宣凉燥，理肺化痰
	主治	外感凉燥证。恶寒无汗，头微痛，咳嗽痰稀，鼻塞咽干，苔白脉弦

续 表

清燥救肺汤	组成	霜桑叶三钱，煅石膏二钱五分，甘草一钱，人参七分，胡麻仁一钱，阿胶八分，麦冬一钱二分，杏仁七分，枇杷叶一片
	功用	清肺润燥，益气养阴
	主治	温燥伤肺证。干咳无痰，气逆而喘，头痛身热，咽喉干燥，鼻燥，胸满胁痛，心烦口渴，舌干少苔，脉虚大或数
桑杏汤	组成	桑叶一钱，杏仁一钱五分，沙参二钱，象贝一钱，香豉一钱，栀皮一钱，梨皮一钱
	功能	清宣温燥，润肺止咳
	主治	外感温燥证。头痛，身热不甚，微恶风寒，口渴，咽干鼻燥，干咳无痰或痰少而黏，舌红，苔薄白而干，脉浮数而右脉大者

必考热点

1. 恶寒无汗，头微痛，咳嗽痰稀，鼻塞咽干，苔白脉弦者使用杏苏散治疗。
2. 清燥救肺汤主治温燥伤肺证。
3. 桑杏汤具有清宣温燥，润肺止咳的功用。

第三节　滋阴润燥

考点：滋阴润燥治燥剂的组成、功用、主治

滋阴润燥治燥剂的组成、功用、主治见表4-16-3。

表4-16-3　滋阴润燥治燥剂的组成、功用、主治

麦门冬汤	组成	麦冬七升，半夏一升，人参三两，甘草二两，粳米三合，大枣十二枚
	功用	清养肺胃，降逆下气
	主治	①虚热肺痿。咳嗽气喘，咽喉不利，咯痰不克，或咳唾涎沫，口干咽燥，手足心热，舌红少苔，脉虚数。②胃阴不足证。气逆呕吐，口渴咽干，舌红少苔，脉虚数
玉液汤	组成	山药一两，生黄芪五钱，知母六钱，生鸡内金二钱，葛根钱半，五味子三钱，天花粉三钱
	功用	益气滋阴，固肾止渴
	主治	消渴之气阴两虚证。口常干渴，饮水不解，小便频数量多，或小便混浊，困倦气短，舌嫩红而干，脉虚细无力
增液汤	组成	玄参一两，麦冬八钱，细生地黄八钱
	功用	增液润燥
	主治	阳明温病，津亏肠燥便秘证。大便秘结，口渴，舌干红，脉细数或沉而无力
百合固金汤	组成	熟地黄、生地黄、当归身各三钱，白芍、甘草各一钱，桔梗、玄参各八分，贝母、麦冬、百合各一钱半
	功用	滋润肺肾，止咳化痰
	主治	肺肾阴亏，虚火上炎证。咳嗽气喘，痰中带血，咽喉燥痛，头晕目眩，午后潮热，舌红少苔，脉细数

必考热点

1. 麦门冬汤具有清养肺胃，降逆下气的功用。
2. 咳嗽气喘，咽喉不利，咳痰不爽，或咳唾涎沫，口干咽燥，手足心热，舌红少苔，脉虚数是虚热肺痿的表现。
3. 玉液汤主治消渴气阴两虚证。
4. 增液汤主治阳明温病，津亏肠燥便秘证。

第十七单元 祛湿剂

第一节 概述

考点：祛湿剂的适用范围及应用注意事项

祛湿剂的适用范围及应用注意事项见表 4-17-1。

表 4-17-1 祛湿剂的适用范围及应用注意事项

适用范围	祛湿剂主要适用于湿病。湿证分外湿证与内湿证。外湿证是湿邪外袭所引起的病证，以肢体沉重、头胀身困、筋脉不利等为主；内湿证是湿邪从内生所引起的病证，以腹胀腹泻、恶心呕吐、水肿淋浊、黄疸、痿痹等为主
应用注意事项	应辨清病变寒热，夹寒者宜温，夹热者宜清
	辨清病变虚实，实证当以渗利，虚者当以温化
	祛湿药多伤津，所以辨治应当兼顾阴津

必考热点

1. 外湿证是湿邪外袭所引起的病证，以肢体沉重、头胀身困、筋脉不利等为主。
2. 使用祛湿剂应辨清病变虚实，实证当以渗利，虚者当以温化。

第二节 燥湿和胃

考点：燥湿和胃祛湿剂的组成、功用、主治

燥湿和胃祛湿剂的组成、功用、主治见表 4-17-2。

表 4-17-2 燥湿和胃祛湿剂的组成、功用、主治

平胃散	组成	苍术四两，厚朴三两，陈橘皮二两，炙甘草一两，生姜二片，大枣二枚
	功用	燥湿运脾，行气和胃
	主治	湿滞脾胃证。脘腹胀满，不思饮食，口淡无味，恶心呕吐，嗳气吞酸，肢体沉重，怠惰嗜卧，常多自利，舌苔白腻而厚，脉缓

续 表

藿香正气散	组成	大腹皮、白芷、紫苏、茯苓各一两，半夏曲、白术、陈皮、厚朴、桔梗各二两，藿香三两，炙甘草二两半，生姜三片，大枣一枚
	功用	解表化湿，理气和中
	主治	外感风寒，内伤湿滞证。霍乱吐泻，恶寒发热，头痛，胸膈满闷，脘腹疼痛，舌苔白腻，脉浮或濡缓以及山岚瘴疟等

必考热点

1. 脘腹胀满，不思饮食，口淡无味，恶心呕吐，嗳气吞酸，肢体沉重，怠惰嗜卧，常多自利，舌苔白腻而厚，脉缓者常选用平胃散治疗。

2. 藿香正气散具有解表化湿，理气和中的功用。

3. 霍乱吐泻，恶寒发热，头痛，胸膈满闷，脘腹疼痛，舌苔白腻，脉浮或濡缓以及山岚瘴疟等可以选用藿香正气散治疗。

第三节 清热祛湿

考点：清热祛湿祛湿剂的组成、功用、主治

清热祛湿祛湿剂的组成、功用、主治见表4-17-3。

表4-17-3 清热祛湿祛湿剂的组成、功用、主治

茵陈蒿汤	组成	茵陈六两，栀子十四枚，大黄二两
	功用	清热，利湿，退黄
	主治	黄疸阳黄证。一身面目俱黄，黄色鲜明，发热，无汗或但头汗出，口渴欲饮，恶心呕吐，腹微满，小便短赤，大便不爽或秘结，舌红苔黄腻，脉沉数或滑数有力
三仁汤	组成	杏仁五钱，飞滑石六钱，白通草二钱，白蔻仁二钱，竹叶二钱，厚朴二钱，生薏苡仁六钱，半夏五钱
	功用	宣畅气机，清利湿热
	主治	湿温初起及暑温夹湿之湿重于热证。头痛恶寒，身重疼痛，肢体倦怠，面色淡黄，胸闷不饥，午后身热，苔白不渴，脉弦细而濡
八正散	组成	车前子、瞿麦、萹蓄、滑石、山栀子仁、炙甘草、木通、大黄各一斤，灯心适量
	功用	清热泻火，利水通淋
	主治	淋证。尿频尿急，溺时涩痛，淋沥不畅，尿色混赤，甚则癃闭不通，小腹急满，口燥咽干，舌苔黄腻，脉滑数
甘露消毒丹	组成	飞滑石十五两，淡黄芩十两，绵茵陈十一两，石菖蒲六两，川贝母、木通各五两，藿香、连翘、白蔻仁、薄荷、射干各四两
	功用	利湿化浊，清热解毒
	主治	湿温时疫，湿热并重证。发热倦怠，胸闷腹胀，肢酸咽痛，身目发黄，颐肿口渴，小便短赤，泄泻淋浊；舌苔白或厚腻或干黄，脉濡数或滑数

续　表

连朴饮	组成	制厚朴二钱，黄连（姜汁炒）、石菖蒲、制半夏各一钱，香豉、焦栀各三钱，芦根二两
	功用	清热化湿，理气和中
	主治	湿热霍乱。上吐下泻，胸脘痞闷，心烦躁扰，小便短赤，舌苔黄腻，脉濡数
当归拈痛汤（拈痛汤）	组成	羌活半两，防风三钱，升麻一钱，葛根二钱，白术一钱，苍术三钱，当归身三钱，人参二钱，甘草五钱，苦参二钱，黄芩一钱，知母三钱，茵陈五钱，猪苓三钱，泽泻三钱
	功用	利湿清热，疏风止痛
	主治	湿热相搏，外受风邪证。遍身肢节烦痛，或肩背沉重，或脚气肿痛，脚膝生疮，舌苔白腻微黄，脉弦数
二妙散	组成	黄柏、苍术，姜汁
	功用	清热燥湿
	主治	湿热下注证。筋骨疼痛，或两足痿软，或足膝红肿疼痛，或湿热带下，或下部湿疮、湿疹，小便短赤，舌苔黄腻者

必考热点

1. 茵陈蒿汤具有清热，利湿，退黄的功用。
2. 湿温初起及暑温夹湿之湿重于热证可选用三仁汤治疗。
3. 患者，男，40岁。尿频尿急，溺时涩痛，淋沥不畅，尿色混赤，有时癃闭不通，小腹急满，口燥咽干，舌苔黄腻，脉滑数。该患应选用八正散治疗。
4. 甘露消毒丹具有利湿化浊，清热解毒的功用。
5. 连朴饮具有清热化湿，理气和中的功用。
6. 当归拈痛汤主治湿热相搏，外受风邪证。
7. 二妙散具有清热燥湿的功用。

第四节　利水渗湿

考点：利水渗湿祛湿剂的组成、功用、主治

利水渗湿祛湿剂的组成、功用、主治见表4-17-4。

表4-17-4　利水渗湿祛湿剂的组成、功用、主治

五苓散	组成	猪苓十八铢，泽泻一两六铢，白术十八铢，茯苓十八铢，桂枝半两
	功用	利水渗湿，温阳化气
	主治	蓄水证；痰饮；水湿内停证
猪苓汤	组成	猪苓、茯苓、泽泻、阿胶、滑石各一两
	功用	利水渗湿，养阴清热
	主治	水热互结伤阴证。小便不利，发热，口渴欲饮，或心烦不寐，或兼有咳嗽、呕恶、下利，舌红苔白或微黄，脉细数。又治血淋，热淋
防己黄芪汤	组成	防己一两，甘草半两，白术七钱半，黄芪一两一分，生姜四片，大枣一枚
	功用	益气祛风，健脾利水
	主治	表虚之风水或风湿证。汗出恶风，身重微肿，或肢节疼痛，小便不利，舌淡苔白，脉浮

必考热点

1. 五苓散具有利水渗湿，温阳化气的功用。
2. 猪苓汤主治水热互结伤阴证。
3. 防己黄芪汤具有益气祛风，健脾利水的功用。
4. 表虚之风水或风湿证可选用防己黄芪汤治疗。

第五节 温化寒湿

考点：温化寒湿祛湿剂的组成、功用、主治

温化寒湿祛湿剂的组成、功用、主治见表4-17-5。

表4-17-5 温化寒湿祛湿剂的组成、功用、主治

苓桂术甘汤	组成	茯苓四两，桂枝三两，白术二两，炙甘草二两
	功用	温阳化饮，健脾利水
	主治	中阳不足之痰饮。胸胁支满，目眩心悸，短气而咳，舌苔白滑，脉弦滑或沉紧
真武汤	组成	茯苓三两，芍药三两，生姜三两，白术二两，炮附子一枚
	功用	温阳利水
	主治	①阳虚水泛证。小便不利，四肢沉重疼痛，浮肿，腰以下为甚，畏寒肢冷，腹痛，下利，或咳，或呕，舌淡胖，苔白滑，脉沉细。②太阳病发汗太过，阳虚水泛证。汗出不解，其人仍发热，心下悸，头眩，身瞤动，振振欲擗地
实脾散	组成	厚朴、白术、木瓜、木香、草果仁、大腹子、炮附子、白茯苓、炮干姜各一两，炙甘草半两，生姜五片，大枣一枚
	功用	温阳健脾，行气利水
	主治	脾肾阳虚，水气内停之阴水。身半以下肿甚，手足不温，口中不渴，胸腹胀满，大便溏薄，舌苔白腻，脉沉弦而迟者

必考热点

1. 苓桂术甘汤具有温阳化饮，健脾利水的功用。
2. 真武汤主治阳虚水泛证。
3. 身半以下肿甚，手足不温，口中不渴，胸腹胀满，大便溏薄，舌苔白腻，脉沉弦而迟者，可选用实脾散治疗。

第六节 祛湿化浊

考点：祛湿化浊祛湿剂的组成、功用、主治

祛湿化浊祛湿剂的组成、功用、主治见表4-17-6。

表 4-17-6 祛湿化浊祛湿剂的组成、功用、主治

完带汤	组成	白术一两，苍术二钱，山药一两，人参二钱，白芍五钱，车前子三钱，甘草一钱，陈皮五分，黑荆芥五分，柴胡六分
	功用	补脾疏肝，化湿止带
	主治	脾虚肝郁，湿浊带下。带下色白，清稀如涕，面色㿠白，倦怠便溏，舌淡苔白，脉缓或濡弱
萆薢分清饮	组成	益智仁、川萆薢、石菖蒲、乌药各等分，盐
	功用	温肾利湿，分清化浊
	主治	下焦虚寒之膏淋、白浊。小便频数，混浊不清，白如米泔，凝如膏糊，舌淡苔白，脉沉

必考热点

1. 完带汤具有补脾疏肝，化湿止带的功用。
2. 萆薢分清饮主治下焦虚寒之膏淋、白浊。

第七节 祛风胜湿

考点：祛风胜湿祛湿剂的组成、功用、主治

祛风胜湿祛湿剂的组成、功用、主治见表 4-17-7。

表 4-17-7 祛风胜湿祛湿剂的组成、功用、主治

羌活胜湿汤	组成	羌活、独活各一钱，藁本、防风、炙甘草各五分，川芎二分，蔓荆子三分
	功用	祛风胜湿止痛
	主治	风湿犯表之痹证。肩背痛不可回顾，头痛身重，或腰脊疼痛，难以转侧，苔白，脉浮
独活寄生汤	组成	独活三两，桑寄生、杜仲、牛膝、细辛、秦艽、茯苓、肉桂心、防风、川芎、人参、甘草、当归、芍药、干地黄各二两
	功用	祛风湿，止痹痛，益肝肾，补气血
	主治	痹证日久，肝肾两虚，气血不足证。腰膝疼痛、痿软，肢节屈伸不利，或麻木不仁，畏寒喜温，心悸气短，舌淡苔白，脉细弱

必考热点

1. 羌活胜湿汤具有祛风胜湿止痛的功用。
2. 肩背痛不可回顾，头痛身重，或腰脊疼痛，难以转侧，苔白，脉浮者可选用羌活胜湿汤治疗。
3. 痹证日久，肝肾两虚，气血不足证可选用独活寄生汤治疗。

第十八单元 祛 痰 剂

第一节 概 述

考点：祛痰剂的适用范围及应用注意事项

祛痰剂的适用范围及应用注意事项见表 4-18-1。

表 4-18-1 祛痰剂的适用范围及应用注意事项

适用范围	祛痰剂主要适用于痰病。痰有广义与狭义之分：狭义之痰是专指有形之痰；而广义之痰是泛指诸多符合痰的病证表现与病理变化，病变部位比较广泛
应用注意事项	应辨清病变属性，热痰宜清，寒痰宜温，风痰宜息
	辨治痰病，治痰必治脾，治脾以绝生痰之源
	治痰药多伤津，治痰应当兼顾阴津，以免化痰伤津
	治热宜清，但治痰必用温，必须酌情配伍温药

必考热点

使用祛痰剂，应辨清病变属性，热痰宜清，寒痰宜温，风痰宜息。

第二节 燥湿化痰

考点：燥湿化痰祛痰剂的组成、功用、主治

燥湿化痰祛痰剂的组成、功用、主治见表 4-18-2。

表 4-18-2 燥湿化痰祛痰剂的组成、功用、主治

二陈汤	组成	半夏、橘红各五两，白茯苓三两，炙甘草一两半，生姜七片，乌梅一个
	功用	燥湿化痰，理气和中
	主治	湿痰证。咳嗽痰多，色白易咳，恶心呕吐，胸膈痞闷，肢体困重，或头眩心悸，舌苔白滑或腻，脉滑
温胆汤	组成	半夏、竹茹、枳实各二两，陈皮三两，炙甘草一两，茯苓一两半，生姜五片，大枣一枚
	功用	理气化痰，清胆和胃
	主治	肝胆不和，胆郁痰扰证。胆怯易惊，头眩心悸，心烦不眠，夜多易梦；或呕恶呃逆，眩晕，癫痫。苔白腻，脉弦滑

必考热点

1. 二陈汤具有燥湿化痰，理气和中的功用。

2. 咳嗽痰多，色白易咳，恶心呕吐，胸膈痞闷，肢体困重，或头眩心悸，舌苔白滑或腻，脉滑者，可选用二陈汤治疗。

3. 温胆汤具有理气化痰，清胆和胃的功用。

第三节　清热化痰

考点：清热化痰祛痰剂的组成、功用、主治

清热化痰祛痰剂的组成、功用、主治见表4-18-3。

表4-18-3　清热化痰祛痰剂的组成、功用、主治

清气化痰丸	组成	陈皮、杏仁、枳实、黄芩、瓜蒌仁、茯苓各一两，胆南星、半夏各一两半，姜汁
	功用	清热化痰，理气止咳
	主治	痰热咳嗽。咳嗽气喘，咳痰黄稠，胸膈痞闷，甚则气急呕恶，烦躁不宁，舌质红，苔黄腻，脉滑数
小陷胸汤	组成	黄连一两，半夏半升，瓜蒌实大者一枚
	功用	清热化痰，宽胸散结
	主治	痰热互结证。胸脘痞闷，按之则痛，或心胸闷痛，或咳痰黄稠，舌红苔黄腻，脉滑数

必考热点

1. 患者，女，35岁。表现为咳嗽气喘，咳痰黄稠，胸膈痞闷，甚则气急呕恶，烦躁不宁，舌质红，苔黄腻，脉滑数。该患者应选用清气化痰丸治疗。

2. 小陷胸汤具有清热化痰，宽胸散结的功用。

第四节　润燥化痰

考点：贝母瓜蒌散的组成、功用、主治

贝母瓜蒌散的组成、功用、主治见表4-18-4。

表4-18-4　贝母瓜蒌散的组成、功用、主治

贝母瓜蒌散	组成	贝母一钱五分，瓜蒌一钱，天花粉、茯苓、橘红、桔梗各八分
	功用	润肺清热，理气化痰
	主治	燥痰咳嗽。咳嗽痰少，咳痰不爽，涩而难出，咽喉干燥哽痛，苔白而干

必考热点

1. 贝母瓜蒌散具有润肺清热，理气化痰的功用。

2. 咳嗽痰少，咳痰不爽，涩而难出，咽喉干燥哽痛，苔白而干者，应选用贝母瓜蒌散治疗。

第五节 温化寒痰

考点：温化寒痰祛痰剂的组成、功用、主治

温化寒痰祛痰剂的组成、功用、主治见表4-18-5。

表4-18-5 温化寒痰祛痰剂的组成、功用、主治

苓甘五味姜辛汤	组成	茯苓四两，甘草三两，干姜三两，细辛三两，五味子半升
	功用	温肺化饮
	主治	寒饮咳嗽。咳痰量多，清稀色白，或喜唾涎沫，胸满不舒，舌苔白滑，脉弦滑
三子养亲汤	组成	紫苏子、白芥子、莱菔子（原著本方无用量）
	功用	温肺化痰，降气消食
	主治	痰壅气逆食滞证。咳嗽喘逆，痰多胸痞，食少难消，舌苔白腻，脉滑

必考热点

1. 咳痰量多，清稀色白，或喜唾涎沫，胸满不舒，舌苔白滑，脉弦滑者，应选用苓甘五味姜辛汤治疗。
2. 三子养亲汤具有温肺化痰，降气消食的功用。

第六节 化痰息风

考点：半夏白术天麻汤的组成、功用、主治

半夏白术天麻汤的组成、功用、主治见表4-18-6。

表4-18-6 半夏白术天麻汤的组成、功用、主治

半夏白术天麻汤	组成	半夏一钱五分，天麻、茯苓、橘红各一钱，白术三钱，甘草五分，生姜一片，大枣二枚
	功用	化痰息风，健脾祛湿
	主治	风痰上扰证。眩晕，头痛，胸膈痞闷，恶心呕吐，舌苔白腻，脉弦滑

必考热点

1. 半夏白术天麻汤具有化痰息风，健脾祛湿的功用。
2. 半夏白术天麻汤主治风痰上扰证。

第十九单元　消　食　剂

第一节　概　　述

考点：消食剂的适用范围及应用注意事项

消食剂的适用范围及应用注意事项见表 4-19-1。

表 4-19-1　消食剂的适用范围及应用注意事项

适用范围	消食剂适用于证比较缓、病情比较轻的病证，主要适用于饮食积滞。治疗取“渐消缓散”之意，以缓缓消除饮食积滞为主
应用注意事项	应辨清病变属性，实证以消食为主，虚证以消补为主
	应用消食剂，不宜长期服用，避免损伤脾胃之气

必考热点

消食剂主要适用于饮食积滞。

第二节　消 食 化 滞

考点：消良化滞消食剂的组成、功用、主治

消良化滞消食剂的组成、功用、主治见表 4-19-2。

表 4-19-2　消良化滞消食剂的组成、功用、主治

保和丸	组成	山楂六两，神曲二两，半夏、茯苓各三两，陈皮、连翘、莱菔子各一两
	功用	消食化滞，理气和胃
	主治	食积证。脘腹痞满胀痛，嗳腐吞酸，恶食呕逆，或大便泄泻，舌苔厚腻，脉滑
枳实导滞丸	组成	大黄一两，枳实、神曲各五钱，茯苓、黄芩、黄连、白术各三钱，泽泻二钱
	功用	消食导滞，清热祛湿
	主治	湿热食积证。脘腹胀痛，下痢泄泻，或大便秘结，小便短赤，舌苔黄腻，脉沉有力

必考热点

1. 保和丸主治食积证；枳实导滞丸主治湿热食积证。
2. 脘腹痞满胀痛，嗳腐吞酸，恶食呕逆，或大便泄泻，舌苔厚腻，脉滑应选用保和丸治疗。
3. 枳实导滞丸具有消食导滞，清热祛湿的功用。

第三节　健脾消食

考点：健脾丸的组成、功用、主治

健脾丸的组成、功用、主治见表4-19-3。

表4-19-3　健脾丸的组成、功用、主治

健脾丸	组成	白术二两半，木香、酒炒黄连、甘草各七钱半，茯苓二两，人参一两五钱，神曲、陈皮、砂仁、炒麦芽、山楂、山药、肉豆蔻各一两
	功用	健脾和胃，消食止泻
	主治	脾虚食积证。食少难消，脘腹痞闷，大便溏薄，倦怠乏力，苔腻微黄，脉虚弱

必考热点

1. 健脾丸具有健脾和胃，消食止泻的功用。
2. 食少难消，脘腹痞闷，大便溏薄，倦怠乏力，苔腻微黄，脉虚弱者，应选用健脾丸治疗。

第二十单元　驱　虫　剂

考点：驱虫剂（乌梅丸）的组成、功用、主治

驱虫剂（乌梅丸）的组成、功用、主治见表4-20-1。

表4-20-1　驱虫剂（乌梅丸）的组成、功用、主治

乌梅丸	组成	乌梅三百枚，细辛六两，干姜十两，黄连十六两，当归四两，炮附子六两，蜀椒四两，桂枝六两，人参六两，黄柏六两，蜜
	功用	温脏安蛔
	主治	蛔厥证。脘腹阵痛，烦闷呕吐，时发时止，得食则吐，甚则吐蛔，手足厥冷，或久泻久痢

必考热点

1. 乌梅丸具有温脏安蛔的功用。
2. 患者，男，35岁。感觉脘腹阵痛，烦闷呕吐，时发时止，得食则吐，有时甚至吐蛔，手足厥冷；或久泻久痢。该患者应选用乌梅丸治疗。

第二十一单元 治痈疡剂

第一节 概 述

考点：治痈疡剂的适用范围及应用注意事项

治痈疡剂的适用范围及应用注意事项见表 4-21-1。

表 4-21-1 治痈疡剂的适用范围及应用注意事项

治痈疡剂的适用范围	治痈疡剂主要适用于痈疽疮疡证。治疗多以散结消痈、托里透脓、补虚敛疮为法
治痈疡剂的应用注意事项	应辨清病证的阴阳表里虚实
	痈疡脓已成，不宜固执内消一法，应促其速溃，不致疮毒内攻；若毒邪炽盛，则需侧重清热解毒以增祛邪之力；若脓成难溃，又应配透脓溃坚之品
	痈疡后期，疮疡虽溃，毒邪未尽时，切勿过早应用补法，以免留邪为患

必考热点

1. 治痈疡剂的治疗多以散结消痈、托里透脓、补虚敛疮为法。
2. 痈疡脓已成，不宜固执内消一法，应促其速溃，不致疮毒内攻。

第二节 散结消痈

考点：散结消痈治痈疡剂的组成、功用、主治

散结消痈治痈疡剂的组成、功用、主治见表 4-21-2。

表 4-21-2 散结消痈治痈疡剂的组成、功用、主治

大黄牡丹汤	组成	大黄四两，牡丹皮一两，桃仁五十个，冬瓜仁半升，芒硝三合
	功用	泻热破瘀，散结消肿
	主治	肠痈初起，湿热瘀滞证。右少腹疼痛拒按，按之其痛如淋，甚则局部肿痞，或右足屈而不伸，伸则痛剧，小便自调，或时时发热，自汗恶寒，舌苔薄腻而黄，脉滑数
仙方活命饮	组成	白芷、贝母、防风、赤芍药、当归尾、甘草、皂角刺、穿山甲、天花粉、乳香、没药各一钱，金银花、陈皮各三钱，酒
	功用	清热解毒，消肿溃坚，活血止痛
	主治	痈疡肿毒初起。局部红肿焮痛，或身热凛寒，苔薄白或黄，脉数有力

续　表

苇茎汤	组成	苇茎一升，薏苡仁半升，瓜瓣半斤，桃仁五十枚
	功用	清肺化痰，逐瘀排脓
	主治	肺痈，热毒壅滞，痰瘀互结证。身有微热，咳嗽痰多，甚则咳吐腥臭脓血，胸中隐隐作痛，舌红苔黄腻，脉滑数
阳和汤	组成	熟地黄一两，麻黄五分，鹿角胶三钱，白芥子二钱，肉桂一钱，生甘草一钱，炮姜炭五分
	功用	温阳补血，散寒通滞
	主治	阴疽。如贴骨疽、脱疽、流注、痰核、鹤膝风等，患处漫肿无头，皮色不变，酸痛无热，口中不渴，舌淡苔白，脉沉细或迟细

必考热点

1. 大黄牡丹汤具有泻热破瘀，散结消肿的功用。
2. 苇茎汤主治肺痈，热毒壅滞，痰瘀互结证。
3. 阳和汤具有温阳补血，散寒通滞的功用。

第五部分

中医经典

第一单元　内　　经

第一节　素问·上古天真论

考点：上古之人，其知道者……度百岁乃去

本段通过古今寿夭对比，论述了养生的原则和方法，指出了早衰的原因，提出了“形与神俱”的形神协调统一医学健康观，指出人的自然寿命当超过百岁。养生的原则和方法见表5-1-1。

表5-1-1　养生的原则和方法

养生的原则	一要顺应外界四时气候的阴阳变化规律
	二要养成良好的生活习惯和作息规律
养生的方法	法于阴阳，顺应四时，调养身心
	和于术数，锻炼身体，保精养神
	食饮有节，五味和调，滋养气血，日常饮食有节制、有规律
	起居有常，按时作息，睡眠充足，怡养神气
	不妄作劳，劳逸结合，保养形气
失于调摄是引起人体早衰的根本原因	人的寿命长短不是因为时代不同所导致的差异，而是由于人们失于调养、违背养生之道的缘故
形神统一的医学健康观	文中“形与神俱”的形神协调统一医学健康观，指出了形体与神气协调统一是人体健康长寿的基本保证
人的自然寿命	《内经》认为只要掌握并正确运用养生之道，人就可以活到自然寿数而身体健康无病

必考热点

1. 养生的原则包括两个方面：一要顺应外界四时气候的阴阳变化规律，二要养成良好的生活习惯和作息规律。

2.《素问·上古天真论》认为，失于调摄是引起人体早衰的根本原因。

第二节　素问·四气调神大论

考点：素问·四气调神大论

素问·四气调神大论的观点见表5-1-2。

表 5-1-2 素问·四气调神大论的观点

“治未病”养生防病原则	“不治已病治未病”，反映了《内经》以预防为主的医学思想，说明了顺应四时养生对预防疾病，延年益寿的重要性
	“治未病”意义：一是未病先防，强调养生，以预防疾病的发生。二是已病防变，强调早期诊断和早期治疗，及时控制疾病的发展传变
“春夏养阳，秋冬养阴”的养生原则及其意义	春夏养阳，即养生、养长；秋冬养阴，即养收、养藏。春夏阳气生长，养生应蓄养阳气；秋冬阳气收藏，阴气渐盛，养生应蓄养阴气
夫四时阴阳者，万物之根本也……坏其真矣	本段提出了“四时五脏阴阳”的整体观。原文以“四时阴阳者，万物之根本”为理论依据，论述了顺应四时阴阳变化来养生的重要性，如果违背四时养生原则，就会导致疾病的发生

第三节　素问·阴阳应象大论

考点：素问·阴阳应象大论

素问·阴阳应象大论中的观点见表 5-1-3。

表 5-1-3 素问·阴阳应象大论中的观点

“治病必求于本”的临床价值	本，指阴阳，“治病必求于本”意为诊治疾病必须要推求阴阳的盛衰
	道理：①人有脏腑经络气血，又分表里上下内外，这些皆统属于阴阳范畴而有阴阳之分。②在病因上，外感六淫、内伤七情也有阴阳之别，即使是六淫，由于四时寒热温凉的不同，也有阴阳之异。③在诊断上，中医的四诊八纲首先辨别阴阳。④在病机上，人体疾病的形成不外乎阴阳的偏盛偏衰。⑤在治疗上，药物的升降气味、用针的补泻等，皆不出阴阳之理
	“治病必求于本”说明了疾病发生的本质，指出了调治阴阳是治病的根本大法，此句是中医临床诊治的基本原则
阴味出下窍，阳气出上窍……壮火散气，少火生气	药食气味厚薄的阴阳属性及其作用：原文中指出药食气味有厚薄之别，又可以进一步用阴阳分类，即阴阳之中再分阴阳。药食气味厚薄不同，阴阳属性各异，药性不同，故进入人体后的走向及作用各不相同
	壮火、少火对人体的影响：药物气味的峻烈和温和对人体正气有不同作用；人体“火”与“气”之间的关系，即亢盛的阳气能消耗人体的正气，而温和的阳气能滋养人体的正气
善诊者，察色按脉，先别阴阳……而知病所生，以治无过，以诊则不失矣	以阴阳作为临床诊治疾病之纲领，在诊察疾病时，通过察色、按脉、问所苦、视喘息、听音声等，对疾病属性作出判断。以阴阳为纲诊断疾病，既可执简驭繁地把握病情，又抓住了疾病的本质
病之始起也，可刺而已；其盛，可待衰而已。故因其轻而扬之，因其重而减之，因其衰而彰之……气虚宜掣引之	本段原文以阴阳理论为纲，论述了“因势利导”的中医治则
	“因势利导”的治则包括：①根据病变之势择时治疗。②根据病位之势顺势治疗。③根据虚实之势扶正祛邪
	本段基于“因势利导”的治疗思路，提出了补虚、泻实等治疗原则，以及发汗、涌吐、攻下、逐瘀、消导等相应治法

必考热点

1. 阴阳可以概括疾病的两种性质，疾病发生的实质就是人体阴阳失去了相对协调的关系。

2.《素问·阴阳应象大论》指出，调治阴阳是治病的根本大法。

3. “病之始起也，可刺而已；其盛，可待衰而已。故因其轻而扬之，因其重而减之，因其衰而彰之……气虚宜　引之。”本段原文以阴阳理论为纲，论述了“因势利导”的中医治则。

第四节　素问·经脉别论

考点：素问·经脉别论

素问·经脉别论中的观点见表 5-1-4。

表 5-1-4　素问·经脉别论中的观点

“勇者气行则已，怯者则着而为病”的理论观点	强调体质是决定疾病是否发生的根本因素。勇者性格刚勇，逆气已过，正气重新恢复，怯懦之人，逆气则留着为病
“生病起于过用”的理论观点	疾病的发生是因“过用”，即超越了常度。“生病起于过用”，包括四时之气太过、精神情志过用、饮食五味过用、劳逸过用及药物过用等
食气入胃，散精于肝……揆度以为常也	讨论了谷食和水饮在人体的转输过程，指出了诊气口决死生的原理，提出了“四时五脏阴阳”整体观，强调了人与自然息息相应的整体性

必考热点

1. 在水液代谢过程中，肺之宣降、脾之运化转输、肾之气化作用是关键。

2. 结合四时五脏阴阳的变化，综合分析水谷精气的生成输布和代谢是诊治水液代谢障碍所致疾病的基本原则。

第五节　素问·太阴阳明论

考点：素问·太阴阳明论

素问·太阴阳明论中的观点见表 5-1-5。

表 5-1-5　素问·太阴阳明论中的观点

“脾病而四肢不用”的机理及临床意义	脾病，指脾的运化功能失常，不能为胃行其津液，不能将胃腐熟消化而产生的水谷精气转输至四肢，以致四肢失于充养，日久痿而不用
	该理论可指导临床运用健运脾胃的方法治疗四肢痿废不用的病证
脾者土也，治中央……不得独主于时也	“脾不主时”，但却无时不主，四时皆有脾气，指一年四时中各脏腑都与脾有关，即四季末的后十八天均由脾所主，只是不单独主某一时。旨在强调，脾脏属土，为万物之母、五脏之本。人体脏腑、经脉、形体、官窍在各时令中，都不能离开脾胃化生的水谷精气的滋养

必考热点

1. “脾病而四肢不用”理论可指导临床运用健运脾胃的方法治疗四肢痿废不用的病证。
2. 人体脏腑、经脉、形体、官窍在各时令中，都不能离开脾胃化生的水谷精气的滋养。

第六节 灵枢·本神

考点：灵枢·本神

灵枢·本神中的观点见表 5-1-6。

表 5-1-6 灵枢·本神中的观点

由心“任物”到智“处物”的思维过程	由任物到处物的过程，包含了由感觉→知觉→记忆→比较→分析→综合→判断的由感性到理性、由刺激到反应、由认识事物到正确处理事物的意识思维过程
生之来谓之精……并精而出入者谓之魄	精神魂魄，并存并用。人体生命源于父母之精，两精相合形成新生命时，即产生神，所谓“形具而神生”。魂，指在神的支配下、随神往来的非本能性的较高级的精神意识思维活动，如人的情感、思维等；魂若离开神的支配，则出现幻觉、梦游等。魄，指与生俱来的、本能的精神意识活动，主要指人体本能的感觉和动作，如新生儿的啼哭、吸吮、非条件反射的四肢运动及触觉、痛觉、温觉、视觉等均属魄的范畴

必考热点

由任物到处物的过程，包含了由感觉→知觉→记忆→比较→分析→综合→判断的由感性到理性、由刺激到反应、由认识事物到正确处理事物的意识思维过程。

第七节 素问·生气通天论

考点：素问·生气通天论

素问·生气通天论中的观点见表 5-1-7。

表 5-1-7 素问·生气通天论中的观点

阴者，藏精而起亟也；阳者，卫外而为固也	论述了阴阳互根互制的关系。阴精和阳气的作用分别是“藏精”和“卫外”。阴藏精于内，不断地为阳气的功能活动提供物质基础；阳主卫外，固护并推动阴精的气化。阴阳互用才能保持阴阳协调，维持正常生命活动。若阴阳互根互用关系失调，就会出现阴损及阳、阳损及阴的病变，甚者阴阳两虚或离决

第八节 素问·举痛论

考点：素问·举痛论

素问·举痛论中的观点见表 5-1-8。

表 5-1-8 素问·举痛论中的观点

余知百病生于气也……思则气结	本段提出了“百病生于气”的观点。认为多种疾病的发生都是由于各种内外致病因素使气机失调所致。此观点对临床诊治情志疾病、重视调理脏腑气机具有重要指导意义

必考热点

许多疾病的发生都是各种因素使气机失调所致。

第九节 素问·至真要大论

考点：诸风掉眩，皆属于肝……诸呕吐酸，暴注下迫，皆属于热

本段论述了病机的概念，以及掌握病机的重要性，提出了病机十九条，阐明了审察病机的原则与方法。病机的概念、重要性以及审察病机的原则与方法见表 5-1-9。

表 5-1-9 病机的概念、重要性以及审察病机的原则与方法

病机的概念	病机，病之机要，即疾病变化的关键
病机的重要性	病机，能够揭示疾病发生、发展、传变的主要矛盾，能够揭示疾病预后和变化的趋势，它是辨证论治的基石，也是确立治则治法的依据。掌握病机对于指导临床诊治疾病至关重要
五脏病机	①诸风掉眩，皆属于肝。②诸寒收引，皆属于肾。③诸气𬽡郁，皆属于肺。④诸湿肿满，皆属于脾。⑤诸痛痒疮，皆属于心
上下病机	①诸痿喘呕，皆属于上。②诸厥固泄，皆属于下
六淫病机	①诸热瞀瘛，皆属于火。②诸禁鼓栗，如丧神守，皆属于火。③诸逆冲上，皆属于火。④诸躁狂越，皆属于火。⑤诸病胕肿，疼酸惊骇，皆属于火。⑥诸胀腹大，皆属于热。⑦诸病有声，鼓之如鼓，皆属于热。⑧诸转反戾，水液混浊，皆属于热。⑨诸呕吐酸，暴注下迫，皆属于热。⑩诸暴强直，皆属于风。⑪诸颈项强，皆属于湿。⑫诸病水液，澄澈清冷，皆属于寒
审察病机的原则与方法	①谨守病机，各司其属。②有者求之，无者求之。③盛者责之，虚者责之。④审察病机，无失气宜
病机十九条的启示	①利用相同的病机分析不同的症状。②取相似的症状推求不同的病机。③以六淫五脏上下部位为纲，把错综复杂的病证进行分析归类，体现了审因论治，治病求本的辨证思想，如五脏病机、六淫病机、上下病机等

必考热点

1. 常见的肝阳上亢化风、热极生风、血虚生风等与肝之病变相关。
2. 气之为病，首责于肺。
3. 肺为五脏六腑之华盖，主宣降，敷布精血津液。
4. 厥逆之证与肾相关。

考点：逆者正治，从者反治……必伏其所主，而先其所因

正治法、反治法的概念见表 5-1-10。

表 5-1-10 正治法、反治法的概念

正治法	又称逆治法。指逆疾病征象而治的方法，所用药物的药性与病性相反。适合于病邪轻浅、表里证候一致、病情单纯无假象的疾病。所谓“微者逆之”。如文中的寒者热之、热者寒之、坚者削之、客者除之、劳者温之、结者散之、留者攻之、燥者濡之、急者缓之、散者收之、损者温之、逸者行之、惊者平之等，均属于正治法
反治法	又称从治法。指顺从疾病假象而治，所用药物的药性与疾病假象相一致。适合于病邪较重、病情复杂并出现假象的疾病，所谓“甚者从之”。如文中的热因热用、寒因寒用、塞因塞用、通因通用等，均属于反治法

第十节 灵枢·百病始生

考点：灵枢·百病始生

灵枢·百病始生中的观点见表 5-1-11。

表 5-1-11 灵枢·百病始生中的观点

风雨寒热不得虚，邪不能独伤人	意为风雨寒热等外邪，不遇到机体正气虚弱，是不能单独侵犯人体使人生病的。本句强调了人体正气强弱是发病与否的关键，突出了人体正气在发病过程中的主导作用
外感病发病机理	人体正气强弱是发病与否的关键。疾病的发生必须具备两个条件：一是内有人体正气虚弱，二是外有邪气侵袭

必考热点

疾病的发生必须具备两个条件：内有人体正气虚弱，外有邪气侵袭。

第十一节 素问·热论

考点：素问·热论

素问·热论中的观点见表 5-1-12。

表 5-1-12 素问·热论中的观点

治之各通其藏脉，病日衰已矣。其未满三日者，可汗而已；其满三日者，可泄而已	本段指出了外感热病的治疗原则
	外感热病，未满三日者，其邪尚在表，可用发汗的方法，祛除邪气，使病痊愈。已满三日者，其邪气已传入里，故可用泄法。该原则对针刺选穴治疗热病具有重要指导作用

第十二节 素问·评热病论

考点：素问·评热病论

素问·评热病论中的观点见表 5-1-13。

表 5-1-13　素问·评热病论中的观点

劳风的病因病机	劳风的病因为因劳而虚，因虚而受风，邪气化热壅肺；病机为太阳受风，卫阳郁遏，肺失清肃，痰热壅积
劳风的症状	劳风的主要症状为恶风振寒，强上冥视，唾出若涕，甚则咳出青黄痰块
劳风的治疗	劳风的治疗宜利肺散邪以救俯仰，排出痰液以通气道；治则为针刺太阳以引经气。因势利导的排痰祛邪之法对于劳风的治疗至关重要
劳风的预后	劳风的预后转归与精气盛衰、年龄、体质强弱密切相关，少壮之人气血充足，病程较短，预后良好；老年人体质虚弱，病程较长

必考热点

1. 劳风的病因为因劳而虚，因虚而受风，邪气化热壅肺。
2. 劳风的主要症状为恶风振寒，强上冥视，唾出若涕，甚则咳出青黄痰块。
3. 劳风的治疗宜利肺散邪以救俯仰，排出痰液以通气道。

第十三节　素问·咳论

考点：素问·咳论

素问·咳论中的观点见表 5-1-14。

表 5-1-14　素问·咳论中的观点

“五藏六府皆令人咳，非独肺也”的发病学观点	本句从整体观出发，揭示了咳虽为肺的病变，但其他脏腑功能失常，也可影响到肺而发生咳嗽
	本句启示临床上对咳嗽的论治不只是治肺，还要考虑五脏六腑对肺的影响，从调理五脏六腑的角度调治咳证
咳的病因病机	外有风寒所伤：因肺与皮毛相合，故风寒之邪袭表，从其合而内传于肺，使肺失宣降而致咳
	内有寒饮停聚：手太阴肺经起于中焦，还循胃口，上膈属肺。寒凉饮食入胃，导致中焦寒，寒气循手太阴肺经上入于肺中，导致肺寒，肺为娇脏，不耐寒热，外内寒邪并聚于肺，则肺失宣降，肺气上逆发生咳嗽
咳与季节气候的关系	五脏各以治时感邪发病，这是《内经》四时五脏阴阳发病的基本观点。五脏各有其所主的时令，当其时令邪气侵入人体时，邪气首先侵犯与当令之气相应之脏，使该脏受邪传之于肺，发生咳嗽，即非肺所主的时令之咳，乃他脏感受当令邪气传至于肺所致

必考热点

五脏各以治时感邪发病，这是《内经》四时五脏阴阳发病的基本观点。

第十四节　素问·痹论

考点：素问·痹论

素问·痹论中的观点见表 5-1-15。

表 5-1-15 素问·痹论中的观点

凡痹之客五藏者……涩于小便，上为清涕	文中指出五脏痹的症状与五脏各脏功能及各脏经气失调有关。例如，肺痹症状为烦闷、喘促、呃逆；心痹表现为心烦、心悸，阵发咳喘，咽干，嗳气频作，时觉气逆恐惧；肝痹症状为夜卧惊惕不安，多饮小便频，腹部胀满如妊娠状；肾痹症状为腹胀满，身体佝偻不伸；脾痹症状为四肢懈怠无力，咳而呕清水，且脘腹痞塞

第十五节 素问·痿论

考点：素问·痿论

素问·痿论中的观点见表 5-1-16。

表 5-1-16 素问·痿论中的观点

阳明者，五藏六府之海……故足痿不用也	本段论述了痿证的治疗原则，提出了“治痿独取阳明”的重要观点。治痿独取阳明，突出了调治脾胃在痿证治疗中的重要性
	治痿独取阳明的道理概之有三：一是痿证的主要病机为五脏气热导致津液气血亏少，以致筋脉痿废不用；而足阳明胃是五脏六腑之海，气血生化之源，若要筋骨皮肉恢复其正常的功能，就必须有充足的气血营养，所以从阳明调治。二是人身阴阳诸经及冲脉皆会合于足阳明经之气街穴，并连属于带脉，故阳明为“十二经之长”；如果阳明虚则宗筋弛纵，带脉不能收引，故足痿不用，所以治疗阳明经，则阴阳诸经皆得以调治。三是阳明“主润宗筋，宗筋主束骨而利机关”，阳明气血充盛，诸筋得以濡养，则关节滑利，运动自如；若阳明虚，则宗筋不能束骨而滑利关节，发生肢体痿废不用的痿证

必考热点

1. “阳明者，五藏六府之海……故足痿不用也”提出了“治痿独取阳明”的重要观点。
2. 痿证的主要病机为五脏气热导致津液气血亏少，以致筋脉痿废不用。

第十六节 素问·异法方宜论

考点：素问·异法方宜论

素问·异法方宜论中的观点见表 5-1-17。

表 5-1-17 素问·异法方宜论中的观点

医之治病也，一病而治各不同，皆愈，何也？……地势使然也	不同地域气候引起的疾病各异，治疗方法亦异，这体现了“因地制宜”的治疗思想

第十七节　素问·汤液醪醴论

考点：素问·汤液醪醴论

素问·汤液醪醴论中的观点见表 5-1-18。

表 5-1-18　素问·汤液醪醴论中的观点

帝曰：形弊血尽而功不立者何？岐伯曰：神不使也	神不使，指若神机丧失，则针药难以发挥作用
	“神不使”强调了患者的神气在治疗中有重要作用。疗效不明显，原因是“神不使”，即患者神气丧失，不能对治疗作出反应，无法使针药发挥作用
平治于权衡……五阳已布，疏涤五藏	水肿的治则是“平治于权衡”“去宛陈莝”，即平调阴阳，祛除水邪瘀血，体现了扶正祛邪的治疗原则
	水肿的具体治法有：①“开鬼门，洁净府”，即发汗、利小便之法，以祛除水邪。②“缪刺其处”，即用针刺之法使经络疏通以祛除水邪。③“微动四极”，即轻微活动四肢，以疏通气血，振奋阳气。④“温衣”，即添衣保暖，以保护阳气，有利于消散水饮之邪。四种方法也体现了扶正祛邪的思想，综合并用，有助于水邪消散

必考热点

1. 临床诊治疾病当以神气为本，神气是治疗能否取效的关键。
2. 水肿的治则是“平治于权衡”“去宛陈莝”，即平调阴阳，祛除水邪瘀血。

第十八节　素问·标本病传

考点：素问·标本病传

素问·标本病传中的观点见表 5-1-19。

表 5-1-19　素问·标本病传中的观点

小大不利治其标；小大利治其本	意指凡病见大小便不通利者，当先治其标，即先通利大小便；大小便通利者，则可以治其本
	体现了《内经》急则治标，缓则治本的治疗原则

必考热点

小大不利治其标；小大利治其本，体现了《内经》急则治标，缓则治本的治疗原则。

第十九节　灵枢·决气

考点：灵枢·决气

灵枢·决气中的观点见表 5-1-20。

表 5-1-20　灵枢·决气中的观点

余闻人有精气津液血脉，余意以为一气耳……壅遏营气，令无所避？是谓脉	六气源于先天，又赖后天水谷精微不断充养。由于六气的性质及分布不同，故其作用及名称亦不相同。精，禀受于父母，是构成生命的原始物质，是生殖功能的物质基础。气，是通过上焦的宣发布散至全身的精微物质，具有充养形体、温煦肌肤和润养毛腠的作用。津，是水谷精微中的清稀部分，具有滋润肌肤，化生汗液的作用。液，是水谷精微中的浓稠部分，流入骨，具有充养骨髓、补益脑髓、利滑关节、润泽肌肤等作用。血，是饮食水谷精微通过脾胃的运化和心肺的共同气化，变化而成的赤色液体，具有营养全身的作用。脉，是营血运行的道路，能约束营血运行于脉中
	六气源于先天，又依赖后天水谷精微不断滋养
	六气同源异名、相互作用的整体观点，对临床辨治气血津液失常的病证具有重要意义
精脱者，耳聋……其脉空虚，此其候也	六气耗脱的证候特点：精脱者，耳鸣；气脱者，目不明；津脱者，腠理开，汗大泄；液脱者，骨属屈伸不利，色夭，脑髓消，胫酸，耳数鸣；血脱者，色白，天然不泽
	六气耗脱多为虚证，六气各有所主之脏，故临床治疗六气耗脱的病证，当以调补六气所主之脏为主，相关之脏为辅

必考热点

1. 精，禀受于父母，是构成生命的原始物质，是生殖功能的物质基础。
2. 气，是通过上焦的宣发布散至全身的精微物质，具有充养形体、温煦肌肤和润养毛腠的作用。
3. 临床治疗六气耗脱的病证，当以调补六气所主之脏为主，相关之脏为辅。

第二单元　伤　寒　论

第一节　辨太阳病脉证并治

考点：太阳之为病，脉浮，头项强痛而恶寒。（1 条）

《伤寒论》第 1 条见表 5-2-1。

表 5-2-1　《伤寒论》第 1 条

“太阳”的涵义	六经的名称源于《内经》。《素问·热论》三阴三阳是《伤寒论》六经之由来。《内经》明确指出三阴三阳的划分，是以“阴阳之气，各有多少，故曰三阴三阳也”。太阳又称巨阳，是阳气隆盛之意，其经脉走向最长，其气布于周身，故谓之太阳
太阳经证的性质	表证。太阳主皮毛而统营卫，太阳之气行于体表起卫外作用。因感邪不同和体质差异，太阳表证有寒热虚实之别，可分为表寒证，表热证，寒热夹杂证
有一分恶寒，就有一分表证	太阳主表，提纲条文又强调恶寒，恶寒是太阳表证出现最早和贯穿始终的症状。有一分恶寒，是否就有一分表证，必须建立在太阳病的前提下。舍此条件，则恶寒的存在，未必就是表证

必考热点

1. 六经的名称源于《内经》。
2. 太阳经证的性质为表证。
3. 因感邪不同和体质差异，太阳表证有寒热虚实之别，可分为表寒证，表热证，寒热夹杂证。

考点：太阳中风，阳浮而阴弱……桂枝汤主之。(12 条)

《伤寒论》第 12 条见表 5-2-2。

表 5-2-2　《伤寒论》第 12 条

阳浮而阴弱	阳浮而阴弱既指脉象又指病机。阳指浮取，阴指沉取，意为轻取见浮脉，沉取则弱脉。从病机言则卫阳浮盛，营阴不足。这里“而”字，卫强而阴弱，卫受邪，卫不固表致营阴不足，有因果转属之意
服桂枝汤必须遵守煎药与调护方法	①药后啜粥，一剂药一次煎好，分三次温服。服药后须喝热粥。②温覆微汗，使全身微汗湿润为佳，不可过汗。③中病即止，服第一次药，汗出病愈即可停服。④不效继进，如服后不出汗可服第二剂，还不出汗，则可缩短服药的间隔时间，在半天左右时间服完三次药，病重者甚至可昼夜服药至二、三剂，并加强观察和护理。⑤服药禁忌，禁忌生冷和一切不易消化，有刺激性及油腻的食物
营卫不和汗出与气虚汗出鉴别	桂枝汤治疗的汗证是由于营卫不和，卫气不固，开合失权所致，其自汗出呈阵发，表现为“常自汗出”，与纯属卫气虚而肌表不固的玉屏风散所治疗的自汗出而不止迥异，且没有明显的气虚症状
桂枝汤证的辨治要点	症：恶风寒，发热汗出，头项强痛，鼻塞或见干呕，脉浮缓
	理：营卫不和，卫强营弱
	法：解肌祛风，调和营卫（邪气较重者，先刺风池、风府）
	方：桂枝汤。组成：桂枝、芍药、生姜、大枣、炙甘草

必考热点

1. 桂枝汤治疗的汗证是由于营卫不和，卫气不固，开合失权所致。
2. 桂枝汤治疗的汗证，汗出呈阵发，表现为“常自汗出”。

考点：太阳病，桂枝证，医反下之……葛根黄芩黄连汤主之。(34 条)

《伤寒论》第 34 条见表 5-2-3。

表 5-2-3　《伤寒论》第 34 条

利遂不止	误用攻下，引邪内迫大肠，因而肠热下利不止
脉促	表邪陷而未尽，正气仍趋表抗邪。脉促是脉来急促或短促，是正气抗邪之象。“脉促者，表未解也，”可见与数中一止的促脉迥异
喘而汗出	大肠有热，上蒸于肺，迫津外泄
三表七里证	原文 34 条为太阳表证误下，邪气内迫阳明大肠导致热利的证治。为表里同病。本证邪陷于里十之七，邪留在表十之三，又称三表七里证。用葛根黄芩黄连汤清热止利，兼以解表
葛根黄芩黄连汤证的辨治要点	症：身热不恶寒或微恶寒，利下黄色稀水势急臭秽，灼肛，心烦，口渴，喘而汗出，尿赤，苔黄，脉滑数
	理：太阳邪热内迫阳明下利
	法：轻清解肌，清肠止利
	方：葛根黄芩黄连汤。组成：葛根、黄芩、黄连、炙甘草

必考热点

葛根黄芩黄连汤证的治疗方法为轻清解肌，清肠止利。

考点：太阳病，头痛发热……无汗而喘者，麻黄汤主之。(35条)

《伤寒论》第35条见表5-2-4。

表5-2-4 《伤寒论》第35条

无汗而喘	无汗而喘，是两个相互关联的症状，无汗而喘有三层意义。①说明病机：风寒外束，皮毛敛缩闭塞，故患者无汗出。肺合皮毛，皮毛闭塞，肺气不宣，则肃降失权，上逆故喘。肺主气，肺气上逆可影响胃失和降导致呕逆。②提示治疗：既然是寒邪闭遏无汗，导致肺失肃降而作喘，那么提示在发汗后，肺的宣降恢复，则喘可平，故治疗重在“解表发汗”。③鉴别症状：63条麻杏甘石汤证是汗出而喘；34条葛根黄芩黄连汤证是喘而汗出；本条麻黄汤证是无汗而喘	
桂枝汤证与麻黄汤证的证治异同	两方证均有发热，恶风寒，头痛，脉浮的症状。均为风寒袭表，营卫受病，正气抗邪，正邪相争于表。治疗皆用辛温解表之法，都用桂枝、炙甘草以宣通卫阳	
	不同之处：桂枝汤证以自汗出、脉浮缓为特征，恶风寒相对较轻，是风寒外袭，卫强营弱所致，治疗桂枝芍药相配，解表发汗调和营卫，生姜发表，大枣和营；麻黄汤证以无汗，脉浮紧为特征，可有咳喘，身疼痛，乃风寒外束，卫遏营郁所致，并有肺气失宣的病理改变，治疗以麻黄配桂枝，发汗解表力强，麻黄、杏仁宣降肺气而平喘	
麻黄汤中杏仁的作用	麻黄汤中配伍杏仁，取其降气平喘的作用，且麻黄与杏仁相伍，宣发与肃降配合，有利于肺的宣降功能恢复正常。故太阳伤寒证无论有无喘咳症状，均可用杏仁调节肺的宣发肃降功能，以利于解表	
麻黄汤的辨治要点	症：恶寒发热，头项强痛，身疼腰痛，骨节疼痛，呕逆，喘咳，无汗，口不渴，舌淡苔白而润，脉浮紧有力	
	理：风寒外束，卫闭营郁	
	法：峻汗解表，宣肺平喘	
	方：麻黄汤。组成：麻黄、桂枝、杏仁、炙甘草	

必考热点

1. 无汗是太阳伤寒证的审证要点，以资与太阳中风证相区别。
2. 桂枝汤证与麻黄汤证均有发热，恶风寒，头痛，脉浮的症状。
3. 桂枝汤证与麻黄汤证的治疗皆用辛温解表之法，都用桂枝、炙甘草以宣通卫阳。

考点：伤寒表不解，心下有水气……或喘者，小青龙汤主之。(40条)

《伤寒论》第40条见表5-2-5。

表5-2-5 《伤寒论》第40条

小青龙汤证的审证要点	小青龙汤证病机是表寒里饮，乃因风寒外束，内有水饮停蓄心下胃脘所致。临床以咳吐白色清稀痰涎为审证要点，治以小青龙汤发汗解表，温化水饮
小青龙汤证“不渴”“或渴”“服汤已，渴者”的机理	小青龙汤证的病机为外感风寒，内有寒饮，饮为阴邪，故一般口不渴。口不渴表明津液未有损伤。此为小青龙汤证主要症状。或渴是因饮阻气机，津不化气，不为人体所用，其渴喜热饮且不多饮。在服用小青龙汤之后，在温燥药物的作用下，水饮初化，津液一时性匮乏，可出现短暂的口渴现象，此非津液损伤，乃津液一时不足，无须治疗，等津液自和，必自愈。故为水饮初化，邪气欲解之兆

续 表

大青龙汤证与小青龙汤证的鉴别	大青龙汤证属表寒里热，证见脉浮紧，发热恶寒，身疼痛，不汗出而烦躁。治疗外散风寒，内清郁热。药用麻黄、桂枝、杏仁、甘草、石膏、生姜、大枣
	小青龙汤证属表寒里饮。证见干呕，发热而咳，或渴，或利，或噎，或小便不利，少腹满，或喘。治疗外散风寒，内蠲水饮。药用麻黄、桂枝、芍药、甘草、干姜、细辛、五味子、半夏
小青龙汤证的辨治要点	症：发热恶寒，无汗，呕恶，咳喘，痰白清稀，或渴、或利、或噎、或小便不利、少腹满，脉浮紧，苔白滑
	理：风寒外束，水饮内停
	法：解表化饮
	方：小青龙汤。组成：麻黄、桂枝、芍药、炙甘草、干姜、细辛、五味子、半夏

必考热点

1. 小青龙汤证病机是表寒里饮，乃因风寒外束，内有水饮停蓄心下胃脘所致。
2. 小青龙汤证临床以咳吐白色清稀痰涎为审证要点，治以小青龙汤发汗解表，温化水饮。

考点：太阳病，发汗后，大汗出，胃中干……五苓散主之。(71 条)

《伤寒论》第 71 条见表 5-2-6。

表 5-2-6 《伤寒论》第 71 条

太阳蓄水证的“消渴”“烦渴”与阳明热证“烦渴”的鉴别	太阳蓄水证是由于表邪循经入腑，导致膀胱气化不利所致。阳明热证是因为燥热之邪损伤津液，导致津液大量丧失，邪热扰心故致大烦，口渴时患者饮水以补充津液，此时必然大渴引饮，得饮为快
五苓散证与小青龙汤证的证治异同	五苓散证与小青龙汤证均属外有表寒、内有水饮为病的表里同病之证。均有口渴或不渴，均可见小便不利，治疗均用表里双解之法。但两证水停部位不同，小青龙汤证，水饮停在上焦，以喘咳，咯吐白色清稀痰涎为主症，治以温肺化饮，而五苓散证，水蓄下焦，以小便不利，少腹满为主症，治以通阳化气利水
五苓散证与猪苓汤证的证治异同	两者均属水气内停证，均有小便不利，脉浮，发热，口渴的证候，均用利水之法，均用茯苓、猪苓、泽泻利水渗湿。但五苓散之水气内停是太阳病，膀胱气化不利所致，其脉浮，发热是太阳表证，其口渴是膀胱气化不利，津不上承所致，其与猪苓汤证的鉴别要点是舌质淡，苔薄白而润。治疗用桂枝配茯苓、白术，重在通阳化气解表；猪苓汤证水气内停是因阴液亏虚，阴虚化热，阴虚水热互结。其脉浮、发热、渴欲饮水是津液受伤，小便不利是水气内停之征，故当用猪苓汤育阴清热利水。其与五苓散证的鉴别要点在于舌质红，苔薄黄，故治疗用阿胶育阴清热，加滑石利水泄热
五苓散证的辨治要点	症：发热恶风，汗出，口渴，小便不利，少腹胀满，或烦，甚者渴欲引饮。水入即吐，或小便多舌苔白滑，脉浮或浮数
	理：表邪未解，膀胱气化不利
	法：化气利水，兼解表邪
	方：五苓散。组成：桂枝、茯苓、白术、猪苓、泽泻

必考热点

1. 太阳蓄水证是由于表邪循经入腑，导致膀胱气化不利所致。
2. 阳明热证是因为燥热之邪损伤津液，导致津液大量丧失，邪热扰心故致大烦。
3. 五苓散证与小青龙汤证均属外有表寒、内有水饮为病的表里同病之证。
4. 五苓散证，水蓄下焦，以小便不利，少腹满为主症，治以通阳化气利水。

5. 五苓散证与猪苓汤证均属水气内停证，均有小便不利，脉浮，发热，口渴的证候，均用利水之法，均用茯苓、猪苓、泽泻利水渗湿。

6. 五苓散之水气内停与猪苓汤证之水气内停的鉴别要点是舌质淡，苔薄白而润。

考点：伤寒五六日，中风，往来寒热……身有微热，或咳者，小柴胡汤主之。（96 条）

《伤寒论》第 96 条见表 5-2-7。

表 5-2-7 《伤寒论》第 96 条

柴胡四症	即往来寒热，胸胁苦满，嘿嘿不欲饮食，心烦喜呕。乃因邪入少阳，枢机不利，胆火上炎，正邪分争于半表半里，影响脾胃功能而致	
寒热往来，休作有时	邪犯少阳，正邪分争，消长变化，互有胜负。正胜则热，邪盛则寒，因而表现为寒热交替，休作有时	
少阳病柴胡证出现呕吐的机制	“脏腑相连”是谓肝胆相连，脾胃相关，其气互通，既能互相制约，亦能互相传变。邪入胁下，气郁不畅，乘伐中焦脾胃，从而导致胃气上逆呕吐	
小柴胡汤煎服法的意义	小柴胡汤方后有“去渣，再煎”的要求，其目的在于使药性和合，气味醇和，以利于调畅气机，更好地发挥和解功效，同时，去渣再煎，可浓缩药汁，使患者不至于喝太多的药汁，以免呕吐。对于“喜呕”症状者，还可少量多次给药	
小柴胡汤证的辨治要点	症：口苦、咽干、目眩、往来寒热、胸胁苦满、嘿嘿不欲饮食、心烦喜呕。脉弦细	
	理：邪犯少阳，胆火上炎，枢机不利	
	法：和解少阳，调达枢机	
	方：小柴胡汤。组成：柴胡、黄芩、生姜、半夏、人参、大枣、炙甘草	

必考热点

1. 柴胡四症即往来寒热，胸胁苦满，嘿嘿不欲饮食，心烦喜呕。
2. 小柴胡汤证的治疗方法为和解少阳，调达枢机。

考点：伤寒二三日，心中悸而烦者，小建中汤主之。（102 条）

《伤寒论》第 102 条见表 5-2-8。

表 5-2-8 《伤寒论》第 102 条

伤寒二三日，心中悸而烦者	“伤寒二三日”，病程短且未经误治，即出现“心中悸而烦者”，无疑是素体虚弱所致。因素体气血不足，心失所养故心悸；营血亏虚，神无所附则心烦
体虚之人外感风寒先建中焦的意义	体虚之人，大多中焦脾胃不足，气血生化无源。外感风寒之证，需辛温发汗解表。而体质亏虚，没有汗源，勉强发汗，会劫伤阴津，有表邪内陷之变。故需先建中焦脾胃，以扶正祛邪。伤寒挟虚证，用小建中汤既能健脾以补气血，又能调和营卫以抗邪，服药后可能里气壮而表自解，若表不解者再议解表法
小建中汤治疗外感病所体现的中医治疗原则	代表中医培土生金的治疗原则

续　表

小建中汤证的辨治要点	症：心悸不安，易惊，不耐劳，劳则心惊、气喘、汗多，疲倦思睡而夜寐不安、不得眠，纳呆，腹中急痛，喜温喜按，面色淡黄，唇舌淡红，舌苔薄白，脉细或弱
	理：脾虚伤寒（虚人外感）
	法：建中补虚，调养气血
	方：小建中汤。组成：桂枝汤倍用芍药加饴糖，配大枣、炙甘草、生姜

必考热点

1. 小建中汤治疗外感病代表中医培土生金的治疗原则。
2. 小建中汤证的治疗方法为建中补虚，调养气血。

考点：小结胸病，正在心下，按之则痛，脉浮滑者，小陷胸汤主之。(138 条)

《伤寒论》第 138 条见表 5-2-9。

表 5-2-9　《伤寒论》第 138 条

大、小陷胸汤治疗热实结胸的鉴别	二者邪结性质不同，药物组成和功效有别。结胸证根据病变范围，有大小结胸之分。大陷胸汤证水热骤结，病势急重，触痛反跳痛突出，痛处范围大，可上及胸膈、下连少腹；小陷胸汤证，痰热渐聚，病势轻缓，心下痞塞为主，痛处范围局限，正（仅）在脘腹。伴症方面：大陷胸汤证，影响面大，多伴身热、烦躁气短、汤水不能下，舌苔厚，脉紧弦；小陷胸汤证，牵涉面窄，身热不显，但见心胸烦闷，嘈杂不食，舌苔滑腻，脉滑。大陷胸汤用大黄泻热破结以荡除实邪，小陷胸证是痰热互结，病相对较轻，则用黄连苦寒以清邪热；大陷胸汤用甘遂峻逐水饮，小陷胸用半夏化痰散结；大陷胸汤用芒硝软坚散结，小陷胸用黄连、瓜蒌实清热涤痰。大陷胸汤有泻热逐水破结之功；小陷胸汤有清热化痰开结之效
小陷胸汤证的辨治要点	症：心下硬满，按之疼痛，舌苔黄滑腻，脉浮滑
	理：痰热互结心下
	法：清热涤痰开结
	方：小陷胸汤。组成：黄连、半夏、瓜蒌实

必考热点

1. 小陷胸汤证的病理为痰热互结心下。
2. 小陷胸汤证的治疗方法为清热涤痰开结。

考点：伤寒汗出解之后，胃中不和……生姜泻心汤主之。(157 条)

《伤寒论》第 157 条见表 5-2-10。

表 5-2-10　《伤寒论》第 157 条

生姜泻心汤证的审证要点	心下痞硬，干噫食臭

续 表

生姜泻心汤证、干姜黄芩黄连人参汤证、黄连汤证的证治异同	生姜泻心汤、干姜黄芩黄连人参汤、黄连汤三方均用辛开苦降之法，均用人参、黄连，病位均在胃肠，见症均有呕吐，下利
	不同：生姜泻心汤证为寒热错杂于中焦，水食停滞，临床以心下痞硬，干噫食臭为主症，治疗重在和中消痞，其用药寒温较为均衡；黄连汤证与干姜黄芩黄连人参汤证均属上热下寒，胃热脾寒，黄连汤以下寒为主，临床以腹痛为主症，治疗去黄芩之苦寒，加桂枝温通阳气，全方药性偏温；干姜黄芩黄连人参汤证，偏于上热，临床以呕吐为主症，故治疗重用芩连以清上热，全方药性偏于寒
生姜泻心汤证的辨治要点	症：心下痞硬，干噫食臭，腹中雷鸣，下利。舌苔厚腻
	理：寒热错杂，水食停滞
	法：辛开苦降，消食和中，散水消痞
	方：生姜泻心汤。组成：生姜、半夏、黄连、黄芩、干姜、大枣、人参、炙甘草

必考热点

1. 生姜泻心汤、干姜黄芩黄连人参汤、黄连汤三方均用辛开苦降之法，均用人参、黄连，病位均在胃肠，见症均有呕吐，下利。

2. 生姜泻心汤证为寒热错杂于中焦，水食停滞，临床以心下痞硬，干噫食臭为主症。

3. 生姜泻心汤证的治疗方法为辛开苦降，消食和中，散水消痞。

考点：伤寒发汗，若吐若下，解后心下痞硬，噫气不除者，旋覆代赭汤主之。（161 条）

《伤寒论》第 161 条见表 5-2-11。

表 5-2-11 《伤寒论》第 161 条

噫气不除	指嗳气连绵不绝。乃由误治脾胃气伤。以致脾胃运化腐熟功能失常，而痰饮内聚，停于中焦，土虚木乘，胃虚气逆所致；且嗳气时时而作，心下痞硬症不解
旋覆代赭汤证与生姜泻心汤证的鉴别	两者均有心下痞硬、噫气。但旋覆代赭汤证与生姜泻心汤证病机、证治均不相同。旋覆代赭汤证噫气不带食臭，无下利症候，是胃虚痰聚，虚气上逆所致，治疗重在降逆化痰，和胃镇肝；生姜泻心汤证以干噫食臭，肠鸣下利为主症，是胃虚食滞，水气不利所至，治疗重在和胃消痞，辛散水气
旋覆代赭汤证的辨治要点	症：心下痞硬，嗳气连绵，或呕吐，或反胃，或呃逆
	理：胃虚痰阻气逆
	法：降气化痰，益气和胃
	方：旋覆代赭汤。组成：旋覆花、赭石、人参、半夏、生姜、大枣、炙甘草

必考热点

1. 旋覆代赭汤证与生姜泻心汤证两者均有心下痞硬、噫气。

2. 旋覆代赭汤证噫气不带食臭，无下利症候，是胃虚痰聚，虚气上逆所致，治疗重在降逆化痰，和胃镇肝。

考点：伤寒若吐若下后，七八日不解……欲饮水数升者，白虎加人参汤主之。（168 条）

《伤寒论》第 168 条见表 5-2-12。

表 5-2-12 《伤寒论》第 168 条

白虎加人参汤证“无大热”的机理	白虎加人参汤证无大热，乃热炽于里而肌表反不甚热，这是因为里热炽盛，津液外泄，大量汗出，外达之热有所外散，使肌表之热不能留存之故
白虎加人参汤证“背微恶寒”的机理	白虎加人参汤证的背恶寒，是热伤气津所致正气损伤，不能充养肌肤而时时恶风，肺所主之气不能自充肺俞
白虎加人参汤证“时时恶风”的机理	本证时时恶风是热盛大汗，导致汗出肌疏，气阴两伤，不胜风寒。本证恶风寒特点为：时间在热、渴、汗之后，范围不及全身，程度一般较轻，不能自罢
白虎加人参汤证口舌干燥，大渴欲饮水的机理	大渴，舌上干燥是热盛津伤所致，而口干舌燥乃胃燥津伤，津不上承
白虎加人参汤加人参的意义	扶正驱邪，宁心除烦，补益气津，大补元气以防厥脱，反佐，以免白虎汤寒凉太过
白虎加人参汤证的辨治要点	症：高热不退，汗出不止，烦渴不解，时时恶风或微恶寒，气短神疲，甚则微喘鼻煽，舌苔黄燥，脉浮芤或洪大无力，甚则散大
	理：阳明邪热亢盛，气津两伤
	方：白虎加人参汤。组成：人参、生石膏、知母、炙甘草、粳米

必考热点

1. 白虎加人参汤证恶风寒特点为：时间在热、渴、汗之后，范围不及全身，程度一般较轻，不能自罢。
2. 白虎加人参汤证的病理为阳明邪热亢盛，气津两伤。

考点：伤寒脉结代，心动悸，炙甘草汤主之。(177 条)

《伤寒论》第 177 条见表 5-2-13。

表 5-2-13 《伤寒论》第 177 条

结代脉	结代脉常错综出现，故并称结代脉以脉搏搏动中有间歇为主要特征。若脉来缓中一止，止后复来，更来小数，止无定数为结脉，多因气血凝滞，脉道不利所致。若脉来动而中止，不能自还，良久方至，止有定数者为代脉，多因气血虚衰，无力鼓动脉搏所致
炙甘草汤用清酒的机理	本方要求用清酒的目的在于通阳以利血脉，补益气血，使心脏气血恢复而脉搏正常。本方用药关键是阴药与阳药配伍，阳药必重于阴药、且大枣用量独重，因阴药赖阳药以动，清酒有促进血液运行，推动阴药发挥补益作用之功能，故必须用酒浸润一宿而效始显
炙甘草汤证的辨治要点	症：心动悸，少气乏力，头晕，面色少华，舌质淡红或嫩红，脉结代
	理：心阴阳两虚
	法：通阳复脉，养血滋阴
	方：炙甘草汤。组成：炙甘草、人参、大枣、生地黄、阿胶、麦冬、麻仁、桂枝、生姜、清酒

必考热点

1. 结代脉常错综出现，故并称结代脉以脉搏搏动中有间歇为主要特征。
2. 脉来缓中一止，止后复来，更来小数，止无定数为结脉，多因气血凝滞，脉道不利所致。
3. 炙甘草汤证用清酒的目的在于通阳以利血脉，补益气血，使心脏气血恢复而脉搏正常。

4. 炙甘草汤证的治疗方法为通阳复脉，养血滋阴。

第二节 辨阳明病脉证并治

考点：阳明之为病，胃家实是也。（180条）

《伤寒论》第180条见表5-2-14。

表5-2-14 《伤寒论》第180条

阳明病以病机为提纲的原因	因为阳明热证表现为里热向外熏蒸，而阳明实证燥热之邪向里聚积，两者表现繁杂，很难用精炼的语言加以概括，而阳明胃肠邪热炽盛，正阳亢旺这一基本病机一致，故阳明病以病机为提纲
胃家实	胃家指胃与大肠、小肠；实指邪气炽盛，正阳亢旺。胃家实是阳明病胃肠燥热炽盛，正气抗邪有力的病理概括

考点：阳明病，发热汗出者……身必发黄，茵陈蒿汤主之。（236条）

《伤寒论》第236条见表5-2-15。

表5-2-15 《伤寒论》第236条

阳明湿热发黄证的机理	阳明湿热发黄证的基本病机是湿热内郁，不能外泄，薰蒸肝胆，致胆汁疏泄失常，胆汁外溢而身、目、小便俱黄
茵陈蒿汤证的辨证要点	身黄如桔子色，腹微满，大便不畅或秘结，头汗出，至颈而止，小便不利
阳明湿热发黄与寒湿发黄证治鉴别	湿热发黄多因湿热郁遏于中，病属阳明。证见黄色鲜明如桔子色，伴见汗出不彻，或但头汗出，发热，口渴，心烦，大便秘结或粘滞不畅，小便黄赤不利，舌红苔黄者，可选茵陈蒿汤、栀子柏皮汤、或麻黄连翘赤小豆汤治疗
	寒湿发黄称阴黄，多因脾寒湿滞所致，病属太阴。证见黄色晦暗，身无热，恶寒，口不渴或渴喜热饮，大便稀溏，舌淡苔白腻，脉多沉迟或缓，治疗当温中散寒，除湿退黄，可选用茵陈四逆汤、茵陈五苓散
茵陈蒿汤证的辨治要点	症：身黄，黄色鲜明如桔子色，伴见汗出不彻，或但头汗出，发热，口渴，心烦，大便秘结或粘滞不畅，小便黄赤不利，舌红苔黄
	理：湿热郁蒸，腑气壅滞
	法：泻热利湿退黄
	方：茵陈蒿汤。组成：茵陈、栀子、大黄

必考热点

1. 阳明湿热发黄证的基本病机是湿热内郁，不能外泄，薰蒸肝胆，致胆汁疏泄失常，胆汁外溢而身、目、小便俱黄。
2. 茵陈蒿汤证的病理为湿热郁蒸，腑气壅滞。
3. 茵陈蒿汤证的治疗方法为泻热利湿退黄。

考点：三阳合病，腹满身重，难以转侧……白虎汤主之。（219条）

《伤寒论》第219条见表5-2-16。

表 5-2-16　《伤寒论》第 219 条

白虎汤在《伤寒论》中治疗病证及原因	白虎汤在《伤寒论》中主要用于治疗阳明热证和厥阴热厥。其方证的基本病机都是里热炽盛，故都可用白虎汤辛寒清热	
阳明热证的治疗禁忌及误用所致变证	禁发汗：表邪已经化热入里，故忌辛温发汗。如果误用则津液被劫，里热愈炽，可导致烦躁，心愦愦和谵语等变证	
	禁温针：三阳病都禁用温针，尤其是阳明热证，如用温针，是以火助热，津血耗伤，会导致火逆变证	
	禁攻下：阳明经证，肠腑尚未结实，不可攻之过早，如果经腑同病，亦不当单纯攻下，误攻损伤胃气，使邪热内陷胸膈可导致虚烦证	
	禁利小便：阳明病汗出多而渴，热盛伤津，胃中干燥，因此禁用淡渗利小便之法，否则津液势必更加耗竭，有亡阳脱液的危险	
白虎汤证的辨治要点	症：高热，大汗，大渴引饮，渴喜冷饮，心烦，张目不眠，甚则神昏谵语，手足厥冷，面红，唇舌均红，苔厚或黄或白；脉洪大，或滑数有力	
	理：阳明热盛，充斥内外	
	法：辛寒清热	
	方：白虎汤。组成：生石膏、知母、炙甘草、粳米	

必考热点

1. 白虎汤在《伤寒论》中主要用于治疗阳明热证和厥阴热厥。
2. 阳明热证的治疗禁忌：禁发汗、禁温针、禁攻下、禁利小便。
3. 白虎汤的组成药物有生石膏、知母、炙甘草、粳米。

考点：阳明病，脉迟，虽汗出不恶寒者，其身必重……微和胃气，勿令至大泄下。(208 条)

《伤寒论》第 208 条见表 5-2-17。

表 5-2-17　《伤寒论》第 208 条

三承气汤证的鉴别	调胃承气汤：见于治疗太阳变证和阳明腑实证；其病机特点是：燥热初结于胃肠，痞满不甚。此时邪热尚能由里透表，故可见蒸蒸发热，汗出，口渴，心烦，甚则谵语，腹胀满，不大便，舌红苔黄燥，脉滑数或沉实
	小承气汤：见于治疗阳明腑实证和厥阴热利；其病机特点是痞满较甚，而燥热实邪结聚较轻，症状以腹胀为主，大便硬结不通，小便次数增加，舌红，苔黄厚而干，脉滑数或数等
	大承气汤：见于治疗阳明腑实证和少阴水竭土燥证；其病机特点是阳明燥热实邪阻滞严重，痞满亦甚，腑气不通，症状表现有潮热，谵语，手足濈然汗出，心烦不解，甚或谵妄，喘不得卧，目中不了了，睛不和，循衣摸床，惕而不安，大便燥结或热结旁流，腹胀满痛或绕脐痛，舌红，苔老黄焦燥起刺，脉沉实有力
微和胃气	承气汤之所以谓之“承气”，承顺胃气也。即重在恢复胃肠“以降为顺”的生理功能。小承气汤与大承气汤比较而言，小承气汤证，以痞满为主，燥实次之，故少量用枳实、厚朴，用大黄不用芒硝，重在破滞除满通便，且泻下之力较大承气汤缓和，故谓“微和胃气”。大承气汤证，以痞满燥实具备，故枳实、厚朴剂量大、芒硝、大黄同用，重在峻下热结，其泻下之力较小承气汤峻猛，故谓峻下剂

续 表

大承气汤证的辨治要点	症：腹满硬痛或绕脐疼痛，不大便，潮热，不恶寒，反恶热；面目俱赤，烦躁谵语；手足濈然汗出；苔黄燥或焦裂起刺，脉沉滑实有力
	理：燥热与有形糟粕相结，津伤热伏，腑气不通
	法：峻下热实，荡涤燥结
	方：大承气汤。组成：枳实、厚朴、大黄、芒硝

必考热点

1. 调胃承气汤见于治疗太阳变证和阳明腑实证；小承气汤见于治疗阳明腑实证和厥阴热利；大承气汤见于治疗阳明腑实证和少阴水竭土燥证。

2. 调胃承气汤证的病机特点是燥热初结于胃肠，痞满不甚。

3. 大承气汤的药物组成有枳实、厚朴、大黄、芒硝四味药。

第三节　辨少阳病脉证并治

考点：少阳之为病，口苦，咽干，目眩也。（263 条）

《伤寒论》第 263 条见表 5-2-18。

表 5-2-18　《伤寒论》第 263 条

少阳病	外邪侵犯少阳，气机郁滞，导致胆火上炎，出现口若，咽干，目眩等症。若邪入而正邪分争，枢机不利，进而影响脾胃功能，出现往来寒热，胸胁苦满，默默不欲饮食，心烦喜呕，脉弦细者，称为少阳病
半表半里	少阳居于太阳、阳明之间，因病邪既不在太阳之表，又未达于阳明之里，故少阳病病位在半表半里，亦即表里之间，不表不里也

必考热点

少阳病病位在半表半里，亦即表里之间，不表不里也。

第四节　辨太阴病脉证并治

考点：太阴之为病，腹满而吐，食不下，自利益甚，时腹自痛。若下之，必胸下结硬。（273 条）

《伤寒论》第 273 条见表 5-2-19。

表 5-2-19　《伤寒论》第 273 条

太阴病的病因病机	太阴病的成因：①脾阳素虚，或内有寒湿，复感外邪，致脾虚不运，寒湿困脾。②三阳病误治，伤及脾阳，致脾虚不运，寒湿内停或邪陷脾络，脾络不通
	太阴病的病机是脾阳亏虚，寒湿内盛

续　表

太阴病吐利的特点及病机	太阴病吐利属虚寒性质，故其吐利之物澄沏清冷，伴有肢体不温，恶寒，神疲乏力，少气懒言，口淡纳少，腹胀满，不知饥，脉沉迟，舌淡苔薄白等
	病机为脾胃阳虚，寒湿中阻。寒湿上泛，致胃气上逆则呕，寒湿下趋于肠则利
太阴理中汤证腹满与厚朴生姜半夏甘草人参汤证腹满的鉴别	两者均属脾虚气滞腹胀满。但理中汤证以脾虚为主，其腹满，属太阴脾虚，寒湿内阻，气滞腹满，一般伴有腹泻便溏，时腹自痛，手足不温，口不渴，脉沉缓而弱，苔薄白，治疗重在温脾祛寒，燥湿除满；而厚朴生姜半夏甘草人参汤证以气滞为主，其腹满因发汗太过损伤脾阳，或素有脾虚，以致运化失职，气滞于腹，壅而作满，伴有嗳气或肠鸣，或嗳气胀痞等症，属虚少实多之证，治疗重在行气导滞消胀满，兼补脾气
太阴腹满与阳明腹满的鉴别	太阴腹满属虚寒性腹满，乃脾虚寒湿内停，气机壅滞所致，因阳气有自复之时，故其腹满或腹痛时有减轻，伴有舌淡，口不渴，下利稀溏，形寒肢冷等症状；阳明腹胀满乃里热炽盛，腑气壅滞，燥屎内结所致，故其腹满持续存在，同时伴有舌红苔厚黄干，口渴，发热，不大便等里热证

必考热点

1. 太阴病的病机是脾阳亏虚，寒湿内盛。
2. 太阴病吐利的病机为脾胃阳虚，寒湿中阻。
3. 厚朴生姜半夏甘草人参汤证的治疗重在行气导滞消胀满，兼补脾气。
4. 太阴腹满属虚寒性腹满，乃脾虚寒湿内停，气机壅滞所致。

考点：自利不渴者，属太阴，以其藏有寒故也，当温之，宜服四逆辈。(277 条)

《伤寒论》第 277 条见表 5-2-20。

表 5-2-20　《伤寒论》第 277 条

不用“理中汤主之”而用“四逆辈”的机理	太阴下利之阳虚湿盛，程度有轻重不同，“宜服四逆辈”提示要温补阳气，温散寒湿，而不提具体方药，是示人用药宜灵活变化
太阴病主证	腹满而吐，食不下，时腹自痛，下利不渴，舌苔白腻，脉沉迟而弱
太阴虚寒与阳明中寒证的证治异同	两者均属中焦虚寒证。太阴虚寒乃脾阳亏虚，寒湿内盛。脾主运化，脾虚邪入，则运化无权，故太阴病多见腹满而吐，食不下，时腹自痛，下利不渴，舌苔白腻，脉沉迟而弱等证候。治疗当温脾祛寒，燥湿除满。方用理中汤；阳明中寒证乃胃阳亏虚，寒邪内盛，不能受纳水谷，故临床表现为不能食，食谷欲呕，小便不利，大便初硬后溏，手足濈然汗出。治疗温中和胃，降逆止呕，方用吴茱萸汤

必考热点

1. 太阴病的病机是脾阳亏虚，寒湿内盛。
2. 太阴虚寒与阳明中寒证均属中焦虚寒证。
3. 治疗太阴虚寒证应使用理中汤，治疗阳明中寒证应使用吴茱萸汤。

第五节　辨少阴病脉证并治

考点：少阴之为病，脉微细，但欲寐也。(281 条)

《伤寒论》第 281 条见表 5-2-21。

表 5-2-21 《伤寒论》第 281 条

但欲寐与嗜卧的鉴别	“但欲寐”指少阴病过程中，患者精神萎靡，似睡而非睡状态，与脉微细同时出现，是心肾正气衰竭，病情危重的征兆；而 37 条“嗜卧”多出现在太阳病后，邪气已去，正气未复，患者安静睡眠以恢复机体的正气，与脉浮细同时出现，是太阳病初愈，精神疲乏之的表现；231 条阳明中风的“嗜卧”是热盛神昏所致，患者有潮热，短气，腹都满，胁下及心痛，鼻干不得汗，小便难，一身及目悉黄，脉弦浮大等，乃邪热炽盛之证

考点：少阴病，始得之，反发热，脉沉者，麻黄细辛附子汤主之。(301 条)

《伤寒论》第 301 条见表 5-2-22。

表 5-2-22 《伤寒论》第 301 条

少阴病，为何“反发热”	少阴里虚寒证，应无热恶寒，脉微细，但欲寐。现反发热，且发热恶寒并见，可见发热乃太阳受邪，正气与外邪抗争所致。但病在少阴，虽有发热，但阳气亏虚，脉不能应之而浮，故此为少阴太阳表里同病，不是单纯少阴病
有表证的发热，为何“脉沉”	少阴病，心肾阳亏，感受寒邪以后，正阳无力浮出于表，虽有发热，脉仍“沉”伏在里
少阴禁用汗下法而又用麻黄附子细辛汤发汗的机理	少阴病无论寒化还是热化，其全身阴阳气血不足本质一致，故都禁用汗下法。少阴表里同病时，里虚不急、不重，患者无下利清谷的症状，可以采用表里同治，温经发汗之法。若里虚较急，较重，有下利清谷不止，即使有表证发热恶寒，身疼痛，不可发汗，当先救其里，后治其表
麻黄附子细辛汤与麻黄附子甘草汤的鉴别	麻黄附子细辛汤证为“始得之，反发热，脉沉”，相对而言，其病势急，病程短，病情重，表证更显著，故用附子温肾阳，麻黄散表寒，细辛既助附子以温阳，又佐麻黄以解表，合为表里双解之剂；而麻黄附子甘草汤证，病已久，病势缓，病情轻，正气较虚，故治疗重在温经微汗解表，不用细辛以防发汗太过，损伤正气，用甘草扶正，为微汗之剂
麻黄附子细辛汤证的辨治要点	症：恶寒较甚，发热或微热，头痛无汗，舌淡苔薄白，脉沉
	理：少阴阳虚兼太阳外感
	法：温经解表
	方：麻黄附子细辛汤。组成：麻黄、附子、细辛

必考热点

1. 少阴病无论寒化还是热化，都禁用汗下法。
2. 少阴表里同病时，里虚不急、不重，患者无下利清谷的症状，可以采用表里同治，温经发汗之法。
3. 麻黄附子甘草汤证的治疗重在温经微汗解表。

考点：少阴病，得之二三日以上，心中烦，不得卧，黄连阿胶汤主之。(303 条)

《伤寒论》第 303 条见表 5-2-23。

表 5-2-23 《伤寒论》第 303 条

少阴病有寒化、热化之分的原因	主要由于体质的不同，少阴寒化还是热化取决于体质阳虚还是阴亏。邪犯少阴如素体阳虚，则外邪从阴化寒而形成少阴寒化证；素体阴虚，则外邪从阳化热而形成少阴热化证。少阴寒化证以“脉微细，但欲寐”为典型脉证，本条“得之二三日以上，心中烦，不得卧”则是少阴热化证的脉证代表。然而少阴热化证的形成，既可是邪从热化，即寒邪化热，也可是由阳明热邪灼伤真阴而成，还可由因感受温热之邪内灼真阴所致

续　表

黄连阿胶汤证、猪苓汤证、栀子豉汤证证治异同	三方主症都有心中烦，不得眠，且都有热象。但其病机、证候各不相同。黄连阿胶汤证由心火亢旺，肾水不足所致，故其心烦、失眠伴有舌红少苔，脉细数等阴虚内热之证，此证属虚实夹杂，虚指阴虚，实指心火，以心火亢旺为主，故可用芩连苦寒直折；猪苓汤证属阴虚水热互结之证，其心烦失眠，是阴虚内热扰乱心神，伴有呕、渴、下利等水气内停证候，治疗用猪苓汤育阴利水清热；栀子豉汤证是无形邪热内扰胸膈所引起，故除心烦不眠一症外，还有头汗出，甚至胸中窒，心中结痛等症，治宜清宣郁热而除烦，因非实火乃郁热所致，故不用芩连苦寒直折，而用栀子、豆豉甘凉辛散，宣透郁热
黄连阿胶汤的煎服法	本方黄连、黄芩、芍药先浓煎 1 次；阿胶溶入煎好的药汁中；待药小冷，搅入鸡子黄，分 3 次服用
黄连阿胶汤证的辨治要点	症：心烦不得卧，口燥咽干，舌红少苔，脉细数
	理：肾阴亏虚，心火亢旺
	法：滋补肾阴，清泄心火
	方：黄连阿胶汤。组成：黄连、黄芩、阿胶、鸡子黄、芍药

必考热点

1. 少阴寒化证以“脉微细，但欲寐”为典型脉证，“得之二三日以上，心中烦，不得卧”则是少阴热化证的脉证代表。

2. 猪苓汤证属阴虚水热互结之证，其心烦失眠，是阴虚内热扰乱心神，伴有呕、渴、下利等水气内停证候，治疗用猪苓汤育阴利水清热。

3. 黄连阿胶汤是滋阴降火的代表方。

考点：少阴病，二三日不已……或呕者，真武汤主之。(316 条)

《伤寒论》第 316 条见表 5-2-24。

表 5-2-24　《伤寒论》第 316 条

真武汤证与附子汤证的证治异同	两者均属少阴阳虚，水湿为病，均有恶寒，四肢沉重，脉沉。治疗均用熟附子、白术、芍药、茯苓温肾阳，散水气。
	真武汤证由少阴阳虚，不能制水，水气泛滥而成，以头眩，心下悸，身瞤动，振振欲擗地，下利，小便不利为主，治疗重在温阳化气利水，其重用生姜辛散水气，不用人参滋补；附子汤证由少阴阳衰阴盛，寒湿阻滞筋脉骨节所致，症状以身体骨节疼痛为主，治疗重在温补元阳，故倍用白术、附子加人参，不用生姜，以加强其燥湿止痛，温补元阳之效
真武汤与茯苓桂枝白术甘草汤治疗水气病症的异同	两证均以水气为患，药用茯苓、白术利水。但苓桂术甘汤证病位在脾，为脾虚失运，水气内停，病情较轻，证见头眩，心下逆满，气上冲胸，小便不利，方以茯苓为主药，重在培土运脾，并伍用桂枝、甘草，辛甘通阳，化气利水；真武汤证病位在肾，为肾阳虚衰，水气泛滥全身，病情较重，除水气内停外，尚见水肿，振振欲擗地，四肢沉重疼痛之水气浸渍肌肉、筋脉之证。真武汤方重在温补肾阳，化气行水，故伍用附子、芍药、生姜
真武汤证辨治要点	症：心下悸，发热，头眩，身瞤动，振振欲擗地，腹痛，小便不利，四肢沉重疼痛，甚则四肢水肿，或咳，或呕，或小便利，舌质淡，苔白滑，脉沉
	理：肾阳虚衰，水气泛滥
	法：温阳化气行水
	方：真武汤。组成：炮附子、茯苓、白术、芍药、生姜

必考热点

1. 真武汤证与附子汤证治疗均用熟附子、白术、芍药、茯苓温肾阳，散水气。
2. 真武汤证由少阴阳虚，不能制水，水气泛滥而成，以头眩，心下悸，身瞤动，振振欲擗地，下利，小便不利为主，治疗重在温阳化气利水。
3. 附子汤证由少阴阳衰阴盛，寒湿阻滞筋脉骨节所致，症状以身体骨节疼痛为主，治疗重在温补元阳。

考点：少阴病，下利清谷……通脉四逆汤主之。(317 条)

《伤寒论》第 317 条见表 5-2-25。

表 5-2-25 《伤寒论》第 317 条

通脉四逆汤证与四逆汤证的证治异同	两者均属少阴阴盛阳衰证，均可见脉微细，但欲寐，下利清谷，手足厥逆的症状，均采用回阳救逆之法，均用干姜、附子、炙甘草治疗
	四逆汤证以阳衰阴盛为主，可有轻度假热症状，治疗用四逆汤原方，证较通脉四逆汤证为轻；通脉四逆汤证为阳衰阴盛重证，患者虚阳外越，阴阳格拒，有明显假热证候，如身反不恶寒，面赤，咽痛，脉微欲绝，治疗在四逆汤的基础上重用干姜、附子，使之兼能通达内外之阳气
白通汤证与通脉四逆汤证的证治异同	两者均属少阴阳衰阴盛，阴阳格拒证，均可见真寒假热症状，均有下利，脉微，手足厥冷，治疗均用干姜、附子破阴回阳救逆
	不同：白通汤证属戴阳证，是阴盛于内，格阳于上，以面部娇嫩红赤为主，治疗重在破阴同阳，宣通上下阳气，用葱白宣通阳气，不用炙甘草，恐留恋中焦，不利于上下阳气交通；通脉四逆汤证是格阳证，以阴寒内盛格阳于外为主，临床以身反不恶寒为主症，治疗重用干姜、附子破阴回阳，宣通内外阳气，并用炙甘草补中益气
本证面色赤与阳明病面色赤鉴别	本证面色赤，为在内之阴寒，逼迫虚阳外越所致，必以两颧红为特点，红而娇嫩，游移不定，其身热久按则减，伴见其他里寒证候；而阳明里热证的面色赤，必满面通红，不游移，伴见大热，大烦，大渴，大汗出，身热久按不退，伴见其他里热证候
通脉四逆汤证证辨治要点	症：四肢厥逆，下利清谷，汗出，身热反不恶寒，或面赤，或腹痛，或干呕，或咽痛，或四肢拘急不解，苔白滑或黑滑，脉微欲绝
	理：阴盛于内，格阳于外
	法：破阴回阳，通达内外
	方：通脉四逆汤。组成：生附子大者一枚，干姜三两，炙甘草二两

必考热点

1. 通脉四逆汤证与四逆汤证均采用回阳救逆之法，均用干姜、附子、炙甘草治疗。
2. 通脉四逆汤证治疗在四逆汤的基础上重用干姜、附子，使之兼能通达内外之阳气。
3. 白通汤证属戴阳证，是阴盛于内，格阳于上，以面部娇嫩红赤为主，治疗重在破阴同阳，宣通上下阳气。

考点：少阴病，四逆……或泄利下重者，四逆散主之。(318 条)

《伤寒论》第 318 条见表 5-2-26。

表 5-2-26　《伤寒论》第 318 条

四逆散证主证和临床症候	主证是泄利下重。临床表现为手足厥冷或手足不温（轻），脘腹胸胁胀闷疼痛，泄利下重，或兼咳嗽，心悸，小便不利，舌苔薄，脉弦
四逆汤证与四逆散证的证治异同	均可见四逆。四逆汤证以阳衰阴盛为主，四逆乃阳气衰微不温四末，可见脉微细，但欲寐，下利清谷，手足厥逆的症状，用回阳救逆之法，药用干姜、附子、炙甘草治疗。四逆散证因阳气郁遏于里，不能透达四肢导致手足冷。临床表现为手足厥冷程度轻，脘腹胸胁胀闷疼痛，泄利下重，或兼咳嗽，心悸，小便不利，舌苔少或薄而不腻，脉弦。用舒畅气机，透达郁阳之法。药用柴胡、枳实、芍药、炙甘草治疗
四逆散证的辨证要点	症：手足厥冷或手足不温（轻），脘腹胸胁胀闷疼痛，泄利下重，或兼咳嗽，心悸，小便不利，舌苔少或薄而不腻，脉弦
	理：阳气郁滞，不达四末
	法：疏畅气机，透达郁阳
	方：四逆散。组成：柴胡、枳实、芍药、甘草

必考热点

1. 治疗四逆汤证用回阳救逆之法，药用干姜、附子、炙甘草治疗。
2. 四逆散证的治疗方法为疏畅气机，透达郁阳。

第六节　辨厥阴病脉证并治

考点：厥阴之为病，消渴……下之利不止。(326 条)

《伤寒论》第 326 条见表 5-2-27。

表 5-2-27　《伤寒论》第 326 条

厥阴病多寒热兼夹的原因	厥阴病属伤寒六经病变的最后阶段。其病机特点是阴尽阳生，虚实相因，寒热兼夹。因而一方面有肾阴不足，肝火妄动，向上冲逆，邪热上盛的证候，又有脾肾阳虚，阴寒内生，中虚失运，胃肠功能失权，表现为不欲食，腹痛，下利，蛔虫窜扰的虚寒症候。故厥阴病多见寒热虚实兼夹，以消渴，烦热，饥不欲食和吐蛔作为厥阴病的辨证提纲，反映厥阴病寒热阴阳兼夹的病机特点
厥阴提纲的病机和寒热属性	本提纲体现厥阴上热下寒，虚实兼夹的病机特点
厥阴病厥证的治禁	厥阴病厥证一般禁用下法
厥阴提纲证的治疗用方	乌梅丸辛甘助阳、酸苦坚阴之配伍，正与厥阴提纲之寒热阴阳错杂相应，实为厥阴之主方

必考热点

1. 厥阴病属伤寒六经病变的最后阶段。
2. 厥阴病的病机特点是阴尽阳生，虚实相因，寒热兼夹。
3. 厥阴病多见寒热虚实兼夹，以消渴，烦热，饥不欲食和吐蛔作为厥阴病的辨证提纲。
4. 厥阴病厥证一般禁用下法。

考点：手足厥寒，脉细欲绝者，当归四逆汤主之。(351 条)

《伤寒论》第 351 条见表 5-2-28。

表 5-2-28 《伤寒论》第 351 条

当归四逆汤证的诊断要点	脉细欲绝。由于患者血虚寒凝的部位不同，常有不同的临床表现。如寒滞经络，留着关节，则四肢关节疼痛，或身痛腰痛，或指（趾）尖、鼻尖、耳朵边青紫；若寒凝胞宫，则月经衍期，血少色暗，痛经等；如寒凝腹中，则脘腹冷痛等。症状虽异，病机则一，皆可选用当归四逆汤为主治疗
寒厥与血虚寒厥的鉴别	寒厥是脉微欲绝，血虚寒厥是脉细欲绝。两者仅一字之差，但病机有别：寒厥是少阴阳衰阴盛，故四肢厥冷而脉象微弱无力，时隐时现，治宜通阳散寒复脉，可用通脉四逆汤；血虚寒厥是血虚寒凝，经脉失养，故手足虽寒而不过肘膝，脉细欲绝。治疗用当归四逆汤温经散寒，养血复脉，其厥冷有轻重之别，脉在微细之间，不可不辨
当归四逆汤证的辨证要点	症：手足厥寒，脉细欲绝。或四肢关节疼痛，或身痛腰痛，或指（趾）、鼻尖、耳朵边青紫。舌淡苔白
	理：厥阴血虚，寒凝经脉
	法：养血散寒，温通经脉
	方：当归四逆汤。组成：当归、桂枝、芍药、细辛、炙甘草、通草、大枣

必考热点

1. 脉细欲绝可选用当归四逆汤为主治疗。
2. 寒厥是少阴阳衰阴盛，治宜通阳散寒复脉，可用通脉四逆汤。
3. 血虚寒厥是血虚寒凝，经脉失养，治疗用当归四逆汤温经散寒，养血复脉。

考点：热利下重者，白头翁汤主之。（371 条）

《伤寒论》第 371 条见表 5-2-29。

表 5-2-29 《伤寒论》第 371 条

热利下重	热性痢疾有里急后重之感。热利既指病证又指病性，“下重”即里急后重，表现为腹痛急迫欲下，而肛门重坠难出。证见下利脓血，红多白少，肛门灼热，腹痛急迫，重坠不爽等
《伤寒论》中热利三方证的证治异同	《伤寒论》热利三方证指白头翁汤证、黄芩汤证、葛根黄芩黄连汤证，病性均属热利，均有发热，口渴，下利臭秽，灼肛，小便黄赤，舌红，苔黄，脉数证候
	白头翁汤证因厥阴肝热下迫大肠所致，故其下利便脓血，腹痛，里急后重明显，治疗用清热燥湿，凉肝解毒法；黄芩汤证由少阳胆热下迫大肠所致，故可见少腹绞痛，下利口苦咽干，目眩等，治疗用清热止利法；葛根黄芩黄连汤证由太阳表热下迫大肠所致，兼有太阳发热恶寒，汗出而喘症状，治疗采用清热止利，兼以解表之法
热结旁流与热利的鉴别	热结旁流乃阳明燥热内结，逼迫津液旁流而下，便次虽多而粪量甚少，腹痛持续不减，腹部胀满，治疗用承气汤通因通用，泻下热结；热利多为暴注下迫，腹痛阵作，得泻稍缓，本条热利含热痢，因厥阴肝热下迫大肠所致，故其下利便脓血，腹痛，里急后重明显，治疗用清热燥湿，凉肝解毒法
白头翁汤证的辨证要点	症：发热，口渴欲饮水，下痢脓血，腹痛，里急后重，肛门灼热，小便短赤，舌红苔黄，脉滑数
	理：厥阴肝经湿热下迫大肠
	法：清热凉肝，凉血解毒
	方：白头翁汤。组成：白头翁、黄连、黄柏、秦皮

必考热点

1. 《伤寒论》热利三方证指白头翁汤证、黄芩汤证、葛根黄芩黄连汤证。
2. 白头翁汤证因厥阴肝热下迫大肠所致，故其下利便脓血，腹痛，里急后重明显。
3. 黄芩汤证由少阳胆热下迫大肠所致，治疗用清热止利法。

4. 治疗热结旁流用承气汤通因通用，泻下热结；治疗热利用清热燥湿，凉肝解毒法。

第三单元　金匮要略

第一节　脏腑经络先后病脉证第一

考点：脏腑经络先后病脉证第一

脏腑经络先后病脉证第一见表 5-3-1。

表 5-3-1　脏腑经络先后病脉证第一

问曰：上工治未病……是其义也。余脏准此。(1)	本条以肝病实脾为例，是对已病防传治未病的示范，同时指出不仅治疗已病要辨虚实，治疗未病也应分清虚实，强调熟悉五脏相关、五行生克制化理论和治未病思想的重要性，对临床具有重要指导意义
夫人禀五常，因风气而生长……是皮肤脏腑之文理也。(2)	本条从人与自然相关的整体观念出发，论述发病与摄生的重要关系，以及未病先防，已病早治的原则。要预防疾病的发生，既重视内因——五脏元真通畅，又不忽视外因——客气邪风中人。故养生防病，需内养正气，外避邪气。同时强调人体发病后，为防止疾病由浅入深，由轻转重，应及时予以治疗
夫病痼疾，加以卒病，当先治其卒病，后乃治其痼疾也。(15)	在疾病发生发展的过程中不乏痼疾兼见新病的情况，一般应当遵循先后缓急的治疗原则，先治新病卒病，后治久病痼疾，或者两者兼顾。否则，不仅新病难以速愈，而且还可能加重痼疾，致生他变

第二节　痉湿暍病脉证治第二

考点：痉湿暍病脉证治第二

痉湿暍病脉证治第二见表 5-3-2。

表 5-3-2　痉湿暍病脉证治第二

太阳病关节疼痛而烦……但当利其小便。(14)	大便溏因湿引起，小便利，湿邪除，大便即可恢复正常。不可一见大便溏就用止泻药。内湿的基本治法是利小便。内湿外湿同时相兼者，若内湿较重，则先利小便，兼以发汗；若外湿较重，则先发汗，兼以利小便。利小便既可单独使用，也可与发汗法兼用
风湿，脉浮，身重，汗出，恶风者，防己黄芪汤主之。(22)	防己黄芪汤证的辨证要点是身重、脉浮、汗出、恶风，方用防己与黄芪，一补一泻，益气利水，是治疗素体气虚，风湿在表的绝妙配伍。方后特别注明，若出现“如虫行皮中”，则表示是药物得效的标志；若出现“从腰下如冰”，则“以一被绕腰以下”，取其微汗之意。注重服药反应和调护是仲景治疗疾病的一大特色，对后世临床具有重要意义。方后药物的加减，更是体现了仲景重视随症治疗的学术思想，也反映了其用药经验，对临床随症加减具有重要临床价值

必考热点

1. 防己黄芪汤证的辨证要点是身重、脉浮、汗出、恶风。
2. 防己黄芪汤方用防己与黄芪，一补一泻，益气利水，是治疗素体气虚，风湿在表的绝妙配伍。

3. 防己黄芪汤方中，若出现“如虫行皮中”，则表示是药物得效的标志。

第三节 百合狐惑阴阳毒病脉证治第三

考点：百合狐惑阴阳毒病脉证治第三

百合狐惑阴阳毒病脉证治第三见表5-3-3。

表5-3-3 百合狐惑阴阳毒病脉证治第三

论曰：百合病者……各随证治之。(1)	百合病的临床表现主要为两方面：①变幻不定之征，如“欲食复不能食、欲卧不能卧、欲行不能行、似寒非寒、似热非热、身形如和”等。②客观可凭之征，如阴虚内热所致“口苦、小便赤、其脉微数”。但百合病的症状非其独有，多病可见，故亦须重视与其类似病证的鉴别，如脏躁、不寐、郁证、癫证、病后虚弱等病
百合病，不经吐、下、发汗，病形如初者，百合地黄汤主之。(5)	百合病如果没有经过催吐、泻下、发汗等误治而发生变证，仍有第1条所述症状者，可用百合地黄汤养心润肺、滋阴清热。百合地黄汤具有清、轻、平、润的特点，能滋津血、益元气，使五脏通畅、内热外泄，失调之机能恢复正常

必考热点

1. 百合病的临床表现主要为两方面：变幻不定之征和客观可凭之征。

2. 百合地黄汤具有清、轻、平、润的特点，能滋津血、益元气，使五脏通畅、内热外泄，失调之机能恢复正常。

第四节 中风历节病脉证并治第五

考点：中风历节病脉证并治第五

中风历节病脉证并治第五见表5-3-4。

表5-3-4 中风历节病脉证并治第五

寸口脉浮而紧……，邪入于脏，舌即难言，口吐涎。(2)	寸口脉浮而紧，浮则正气不足，紧则外感风寒，揭示了“本虚标实”是中风的病机
	根据邪气停留部位不同，将中风分为四类：中络、中经、中腑、中脏
	中风之病，首先是辨清病位，尤以意识的清醒与否来区别中经络与中脏腑。此外，因临床上往往难以区分中脏与中腑，常以闭证与脱证来辨治
诸肢节疼痛，身体魁羸……桂枝芍药知母汤主之。(8)	风湿日久，气血不畅，郁久化热，消津烁液，则身体消瘦；湿性重浊，向下流注足部筋骨关节，则足部关节肿大、麻木不仁；风夹湿邪上蒙清窍，则头晕目眩、胸闷短气；湿阻中焦，胃失和降，则呕恶。治以桂枝芍药知母汤祛风除湿、温经散寒，佐以滋阴清热

必考热点

1. “本虚标实”是中风的病机。

2. 根据邪气停留部位不同，将中风分为四类，分别为中络、中经、中腑、中脏。
3. 中风之病，首先是辨清病位，尤以意识的清醒与否来区别中经络与中脏腑。

第五节　血痹虚劳病脉证并治第六

考点：血痹虚劳病脉证并治第六

血痹虚劳病脉证并治第六见表5-3-5。

表5-3-5　血痹虚劳病脉证并治第六

血痹阴阳俱微……黄芪桂枝五物汤主之。(2)	血痹是由于素体气血不足，血行涩滞致使身体肌肤失于濡养，而出现身体麻木不仁，甚则或有疼痛，类似风痹的症状。方用黄芪桂枝五物汤以益气通经，和营行痹
夫失精家少腹弦急……桂枝龙骨牡蛎汤主之。(8)	长期遗精，阴精损耗难复，头面失于濡养，故目眩、头发脱落；日久阴损及阳，虚寒内生，故少腹弦急、前阴寒冷。此外，"脉极虚芤迟""脉芤动微紧"均为阴阳两虚之脉，可见于男子遗精、女子梦交。方用桂枝汤调和阴阳，加龙骨、牡蛎潜镇固涩

必考热点

1. "本虚标实"是中风的病机。
2. 血痹的辨证要点是肢体局部肌肤麻木不仁、脉涩。
3. 男子遗精、女子梦交者方用桂枝汤调和阴阳，加龙骨、牡蛎潜镇固涩。

第六节　肺痿肺痈咳嗽上气病脉证治第七

考点：肺痿肺痈咳嗽上气病脉证治第七

肺痿肺痈咳嗽上气病脉证治第七见表5-3-6。

表5-3-6　肺痿肺痈咳嗽上气病脉证治第七

大逆上气，咽喉不利，止逆下气者，麦门冬汤主之。(10)	肺胃阴虚，气机运行失司，故咳逆上气；虚火上炎，熏灼喉咙，致使咽喉不利。方中重用麦冬为君，滋养肺胃，使阴复而火降，辅以少量半夏降逆下气、化痰开结，同时两药相配，使半夏不致温燥伤阴，麦冬不致滋腻碍胃。同时以人参、甘草、粳米、大枣养胃益气生津，助麦冬生阴
肺胀，咳而上气，烦躁而喘，脉浮者，心下有水，小青龙加石膏汤主之。(14)	患者素有伏饮于肺，复外感风寒，引动伏饮，阻塞气道，肺气上逆而生咳喘；风寒、水饮日久郁而化热，热扰心神而见烦躁；脉浮、心下有水提示了外寒内饮。治以小青龙加石膏汤解表散寒、温肺化饮，辅以清热除烦

必考热点

外寒内饮，郁久化热的肺胀的治法为以小青龙加石膏汤解表散寒、温肺化饮，辅以清热除烦。

第七节 胸痹心痛短气病脉证治第九

考点：胸痹心痛短气病脉证治第九

胸痹心痛短气病脉证治第九见表 5-3-7。

表 5-3-7 胸痹心痛短气病脉证治第九

师曰：夫脉当取太过不及……以其阴弦故也。(1)	胸痹的病机是“阳微阴弦”。“阳微”指心阳虚衰，上焦阳气不足，“阴弦”指阴寒、痰饮、瘀血等邪气，邪气趁虚停滞心胸，而发为胸痹
	切脉当辨“太过不及”，此诊脉之要诀也
胸痹之病……栝蒌薤白白酒汤主之。(3)	由于心胸阳气不振，水饮邪气上乘，闭阻气道、血脉，则见胸背痛、喘息咳唾、短气。上焦阳气虚衰，中焦水饮内盛，上乘心胸，发为胸痹，治以栝蒌薤白白酒汤通阳宣痹

必考热点

1. 胸痹病的主症为“喘息咳唾、胸背痛、短气”，其诊断关键是“胸背痛、短气”。
2. 胸痹病的治疗以栝蒌薤白白酒汤通阳宣痹。

第八节 腹满寒疝宿食病脉证治第十

考点：腹满寒疝宿食病脉证治第十

腹满寒疝宿食病脉证治第十见表 5-3-8。

表 5-3-8 腹满寒疝宿食病脉证治第十

病腹满，发热十日，脉浮而数，饮食如故，厚朴七物汤主之。(9)	患者病腹满，发热十日，可见腹满出现在发热之后，即先有表证，邪气入里化热，形成腑实证。其脉浮而数，也提示了表证未解，入里化热之象。饮食如故，提示了患者胃气未伤，饮食尚可运化，腹满是因肠中腑气不通而导致的。治以厚朴七物汤通腑泄热、祛风解表

第九节 五脏风寒积聚病脉证并治第十一

考点：五脏风寒积聚病脉证并治第十一

五脏风寒积聚病脉证并治第十一见表 5-3-9。

表 5-3-9 五脏风寒积聚病脉证并治第十一

肾着之病，其人身体重……甘姜苓术汤主之。(16)	肾着病属下焦，多因劳动汗出，衣服冷湿，寒湿侵袭腰部，致使其经脉气血不畅，则腰部冷痛、腹重。肾着病的寒湿没有深入脏腑，仅仅停留在肌肉筋膜之间。治以甘姜苓术汤散寒除湿

第十节　痰饮咳嗽病脉证并治第十二

考点：痰饮咳嗽病脉证并治第十二

痰饮咳嗽病脉证并治第十二见表 5-3-10。

表 5-3-10　痰饮咳嗽病脉证并治第十二

问曰：四饮何以为异？……短气不得卧，其形如肿，谓之支饮。(2)	根据痰饮所在部位不同，分为四类：痰饮、悬饮、溢饮、支饮
	痰饮是水饮停留于胃肠间，脾胃运化失常，气血生化失源，症见身体消瘦、肠间常发出声响
	悬饮是水饮停于两胁下，肝络失和，循肝经上犯于肺，症见咳嗽，并牵引两胁作痛
	溢饮是水饮停于四肢肌表，肌肤腠理开阖失常，症见当汗出而不汗出，湿性重浊，留滞于四肢，阻滞气血，症见身体疼重
	支饮是水饮停于胸膈之间，影响心肺，肺失宣降，肺气上逆，症见咳嗽、短气不得卧；肺主通调水道功能失常，津液输布障碍，症见身体水肿
心下有痰饮，胸胁支满，目眩，苓桂术甘汤主之。(16)	脾胃阳虚，水液运化失常，停于心下，阻碍气机，则胸胁部满闷不适；气机升降失常，清阳不升，痰饮随气上蒙清窍，则头晕目眩。治以苓桂术甘汤温阳化饮，健脾利水

第十一节　消渴小便不利淋病脉证并治第十三

考点：消渴小便不利淋病脉证并治第十三

消渴小便不利淋病脉证并治第十三见表 5-3-11。

表 5-3-11　消渴小便不利淋病脉证并治第十三

男子消渴，小便反多，以饮一斗，小便一斗，肾气丸主之。(3)	本条论述了消渴肾虚的证治。患者肾气虚弱，开阖固摄失权，则水谷精微直趋下泄，随小便而排出体外，故小便反多；肾阳虚衰，不能蒸腾气化水液于口，故口渴多饮。治以肾气丸温补肾阳

第十二节　水气病脉证并治第十四

考点：水气病脉证并治第十四

水气病脉证并治第十四见表 5-3-12。

表 5-3-12　水气病脉证并治第十四

师曰：病有风水、有皮水……久不愈，必致痈脓。(1)	风水，关之于肺。因风邪袭表，肺主皮毛，卫外不固，故脉浮恶风；肺失宣降，水湿停滞，流注于关节，故骨节疼痛。皮水，关之肺脾，此时正虚为主不兼风邪，因肺气虚失于通调水道，脾气虚运化失司，故水湿内停，泛溢肌肤则一身浮肿，腹胀如鼓，不口渴，水停仍于上中焦，故应因势利导，发汗为宜。正水，关乎于肾，肾阳虚不能蒸化水湿，故水湿停滞，泛溢肌肤则浮肿；水湿上逆犯肺则喘；肾阳虚弱，失于温养，则可表现为腰膝酸冷，脉迟。石水，是皮水进一步加重所致，其病机为肾阳衰微，水湿不能蒸化，凝聚下焦，则小腹结满，小便不利，腰膝酸冷；不能上逆于肺，则不喘。黄汗，水湿郁表，继而湿郁化热，故身热，四肢头面浮肿；湿热不解，进一步侵入营分，邪热郁蒸，则汗出色黄；若久不愈，则易生痈脓
师曰：诸有水者，腰以下肿，当利小便；腰以上肿，当发汗乃愈。(18)	本条论述水气病的两大治疗方法——开鬼门，洁净府。水气病者，腰以下肿甚，病位多在下焦，多因阳气虚弱，不能化气利水，水湿停滞于下，故应当因势利导，通利小便以除湿邪；腰以上肿甚，病位多在中上二焦，因邪气袭表，肺失宣降，水湿泛溢，故应当发汗解表利水
风水恶风，一身悉肿，脉浮不渴，续自汗出，无大热，越婢汤主之。(23)	风水夹热证临证表现为恶风，身热，汗出，不口渴，全身浮肿，治以越婢汤
	风水夹热证病机为：风邪袭表，肺合皮毛则恶风；肺失宣降，水湿泛溢肌肤，则全身浮肿；湿郁而化热则身热

必考热点

1. 石水，是皮水进一步加重所致，其病机为肾阳衰微，水湿不能蒸化，凝聚下焦，则小腹结满，小便不利，腰膝酸冷。

2. 风水夹热证临证表现为恶风，身热，汗出，不口渴，全身浮肿，治以越婢汤。
3. 越婢汤具有发汗散水清解郁热之效。

第十三节　黄疸病脉证并治第十五

考点：黄疸病脉证并治第十五

黄疸病脉证并治第十五见表 5-3-13。

表 5-3-13　黄疸病脉证并治第十五

寸口脉浮而缓，浮则为风，缓则为痹，痹非中风，四肢苦烦，脾色必黄，瘀热以行。(1)	本条论述黄疸病的病机。寸口脉浮，多因风邪袭表，正邪交争于表；寸口脉缓，责之为湿邪痹阻，而此处所致痹证虽非中风，也应当与太阳中风相区别；因脾失健运，湿邪郁里化热，继而陷入营分，故瘀热以行，四肢苦烦；而黄疸与脾关系密切，临床表现最为突出的便是湿热泛溢肌肤所致的皮色黄，目黄；瘀热以行，可以理解为湿热郁滞于血和脾，久而成瘀

必考热点

1. 黄疸与脾关系密切，临床表现最为突出的便是湿热泛溢肌肤所致的皮色黄，目黄。
2. 黄疸发病常责于血分，因此黄疸病证注重活血化瘀法。

第十四节 呕吐哕下利病脉证治第十七

考点：呕吐哕下利病脉证治第十七

呕吐哕下利病脉证治第十七见表 5-3-14。

表 5-3-14 呕吐哕下利病脉证治第十七

呕而肠鸣，心下痞者，半夏泻心汤主之。(10)	本条为寒热错杂致呕的证治。因心下痞为主症，故其病位主在中焦，邪气内陷，寒热错杂于中焦，故心下痞满，中焦气机不畅，则脾胃升降失司，胃气上逆为呕，脾气不升为肠鸣泄泻。半夏泻心汤可辛开苦降，散结除痞，和胃降逆

第十五节 妇人妊娠病脉证并治第二十

考点：妇人妊娠病脉证并治第二十

妇人妊娠病脉证并治第二十见表 5-3-15。

表 5-3-15 妇人妊娠病脉证并治第二十

妇人宿有癥病，经断未及三月……桂枝茯苓丸主之。(2)	妇人平素有瘀血痞块类的病证，停经不到三个月，复又行经不止，此时胎动在上腹部，这是癥瘕造成的。妊娠正常应该六月胎动，且在脐下，而瘀血痞块所致三月则胎动，且在脐上。故病机是由于瘀血阻滞，不应止血而应下血，瘀血下，则瘕病除，血乃止。方用桂枝茯苓丸以行血祛瘀，平冲下气
妇人怀妊，腹中㽲痛，当归芍药散主之。(5)	妇人妊娠，小腹拘急，绵绵作痛，临床还可见急躁易怒，身体浮肿，胃纳欠佳。主要因妊娠妇人血虚肝郁，脾虚湿停，所致肝脾不和之妊娠腹痛。治以当归芍药散养血柔肝，补脾利湿，最终达到调和肝脾的目的

必考热点

1. 妇人平素有瘀血痞块类的病证，停经不到三个月，复又行经不止，此时胎动在上腹部，这是癥瘕造成的。

2. 桂枝茯苓丸具有活血化瘀祛癥之功。
3. 当归芍药散临床主治：肝虚血少；脾虚湿阻。

第十六节 妇人产后病脉证治第二十一

考点：妇人产后病脉证治第二十一

妇人产后病脉证治第二十一见表 5-3-16。

表 5-3-16　妇人产后病脉证治第二十一

问曰：新产妇人有三病，一者病痉，二者病郁冒，三者大便难……亡津液，胃燥，故大便难。(1)	新产妇人好发三大病：痉病、郁冒、大便难。因新产妇人本就耗血伤津，气血不足，复感风邪，化燥伤阴，筋脉失于濡养，易中风，好发痉病。而产后血虚多汗，腠理开泄，自体阳气虚故感寒，寒邪闭表，阳郁上冲，胃失和降则郁冒，临床表现为郁闷不舒，但头汗出，呕而不能食，脉微弱。血虚津亏，肠道失于濡养则大便干燥，难以排出

第十七节　妇人杂病脉证并治第二十二

考点：妇人杂病脉证并治第二十二

妇人杂病脉证并治第二十二见表 5-3-17。

表 5-3-17　妇人杂病脉证并治第二十二

妇人咽中如有炙脔，半夏厚朴汤主之。(5)	妇人因情志不舒，郁而化火，炼液成痰，阻于咽喉，故自觉咽喉中有异物，不影响饮食，且因其病机临床可伴有脘腹胀闷，食少纳呆，脾气暴躁等症状。以半夏厚朴汤理气解郁，化痰散结的功效治之
妇人脏躁，喜悲伤欲哭，象如神灵所作，数欠伸，甘麦大枣汤主之。(6)	脏躁是由于七情郁而化火，火耗气伤血，肝体阴而用阳，进而肝血虚则不藏魂，心血虚则不养神。以情志不宁、悲伤欲哭为主症，身体疲乏为兼症。宜以甘麦大枣汤甘润缓急，养血安神

必考热点

1. 梅核气的治疗方法为半夏厚朴汤理气解郁，化痰散结。
2. 脏躁以情志不宁、悲伤欲哭为主症，身体疲乏为兼症。
3. 脏躁的治疗方法为甘麦大枣汤甘润缓急，养血安神。

第四单元　温　病　学

第一节　温　热　论

考点：温热论

温热论见表 5-4-1。

表 5-4-1　温热论

温邪上受，首先犯肺……若论治法则与伤寒大异也。(1)	“上受”是指温邪从口鼻而入侵犯人体；“首先犯肺”是指温病的首发病位为肺卫。因肺居上焦，开窍于鼻，外合皮毛，与卫气相通，故温邪初犯首先表现为肺卫表热证候
	温病与伤寒虽同属外感热病，均有由表入里、由浅入深的传变规律，但两者的具体治法有很大差异。温病以卫气营血辨证，伤寒以六经辨证。温病之温邪易耗伤阴液，故温病用药重视养阴生津；伤寒之寒邪易损伤阳气，故用药重视顾护阳气

续 表

盖伤寒之邪留恋在表……势必孤矣。（2）	伤寒是由于寒邪侵袭人体，寒为阴邪，易伤阳气，初起呈表寒证候，然后化热入里，传变速度较慢；温病是由于温邪侵袭人体，温热为阳邪，易伤阴津，初起即见表热证候，传变迅速。温邪侵犯肺卫，此时温邪在表，宜用辛凉轻剂治疗。如温邪在表夹有风邪，可在辛凉轻剂中加薄荷、牛蒡等辛凉散风之药，使风从外解，即所谓“透风于热外”，风不与热相搏，则热易解；如温邪在表夹有湿邪，可在辛凉轻剂中加芦根、滑石等淡渗利湿之药，使湿从下泄，即所谓“渗湿于热下”，湿不与热相搏，则热易清
不尔，风挟温热而燥生……以此为辨。（3）	温热夹风时，温热和风皆属阳邪，两阳相合，耗劫津液而不能上荣清窍，故称“两阳相劫”，可见口鼻咽等清窍干燥症状。湿与温热相互搏结谓之“浊邪”，蒸灼上焦，蒙蔽清窍。故称“浊邪害清”，可见鼻塞、耳聋、头昏目胀，甚至昏聩等清窍壅塞的症状
	温热夹湿与伤寒初起证候相似，但可根据两者不同的传变特点加以鉴别。伤寒初起寒邪留恋在表，然后化热入里，经六经传变，随着传变过程其证候性质也随之改变，故称“伤寒多有变证”。因湿性黏腻，温热与湿邪缠绵交蒸于中焦，上蒙下流，弥漫三焦，相对而言传变较慢，故称“在一经不移”
前言辛凉散风……急急透斑为要。（4）	温邪在表时，夹风则辛凉散风，夹湿则甘淡驱湿，如病情没得到缓解，可能表明温邪将要内传营血分。心主血属营，热入营分必会耗劫营阴，营热内扰，故见“心神不安，夜甚无寐”。营血同行脉中，营分受热，热窜血络，故见“斑点隐隐”。此时治宜清热凉血透邪为主，不能再按邪在卫气分时的治法，只用透风渗湿之类药物。从风热陷入者，宜用犀角、竹叶等药物清营凉血透热；从湿热陷入者，宜凉血清热方配犀角、花露等药物清泄芳化。若热毒壅盛内结，可见烦躁、大便不通，宜凉血清热方中加入金汁以加强清热凉血解毒之功。对于老年人或素体虚寒者，可用人中黄取代金汁。邪热入营但见斑点隐隐，表明邪热有外透之势，可用清热凉血透邪之法使营热随斑点外透，即所谓“急急透斑为要”
若斑出热不解者，胃津亡也……恐其陷入易易耳。（5）	温病发斑多为阳明热毒内陷营血所致，因邪热有外泄之势，热随斑出之后，热势应渐解。若斑出而邪热仍不解者，表明邪热已消灼胃津，津伤则水不能济火，即所谓“胃津亡”，治疗主要以甘寒之剂清热生津。热盛伤津较重者，可用玉女煎加减清气凉营，泄热生津；热盛伤津较轻者，可用梨皮、蔗浆之类滋养胃津；若肾水素虚，则邪热易乘虚而传入下焦，劫烁肾阴而加重病情，此时应根据舌象加以鉴别，若见舌质干绛等表现，虽未出现肾阴亏虚的症状，也应于甘寒中加入咸寒之药以补益肾阴，即所谓“先安未受邪之地”，从而达到防病的目的
若其邪始终在气分流连者……不可不知。（6）	温病邪气流连于气分，既不从外解，也未内传营分，始终在气分流连，说明正气未虚，邪正力量相持于气分，可通过战汗使气分邪热外透而解。促进战汗可用“益胃”之法，运用轻清宣透之品，宣通气机，清气生津，灌溉肠液，使正气振奋，腠理得开，邪热随汗而解
	战汗是邪正交争的表现，大汗之后常因胃气亏乏，阳气外泄，而出现肌肤失温的短暂现象，一般待正气恢复后肌肤可复温。战栗后汗出热退，此时应让患者安卧休息，待阳气来复。战汗后出现肤冷，同时应留意患者脉象和神志的表现。若脉虚软和缓，倦卧不语，为邪去正气亦虚的表现，并非脱证；若脉象急疾，烦躁不能安卧，则是正气外脱的表现。如邪气盛而正气相对不足，也会出现一次战汗不能完全驱邪外出的情况，须停一两天再通过战汗而痊愈
再论气病有不传血分……转疟之机括。（7）	温邪久居气分，易留于三焦，导致气机不宣，水道不通，水湿内停，可出现类似伤寒少阳病的证候。此时湿热阻遏三焦，宜以分消走泄之法宣通上、中、下三焦气机，即所谓“分消上下之势”。应根据证候的特点选方用药，如以杏仁开上，厚朴宣中，茯苓导下，或以温胆汤宣气化痰利湿。邪留三焦仍在气分，如治疗得法，使气机通达，痰湿得化，则仍有机会通过战汗驱邪外出
大凡看法，卫之后方言气……反致慌张矣。（8）	卫分证是温邪从口鼻而入侵犯肺卫，属表证，病情轻浅。继而表邪传入气分，病情加重。若病邪进一步深入营分，则病变更深。最后邪入血分，病情最为严重
	温病在卫、气、营、血不同阶段有相应的治法。“在卫汗之可也”是指温邪侵犯卫分而出现表证，宜用辛凉透汗之法，使邪热随汗外透而解。忌用辛温，以免助热伤阴，又忌过用寒凉，以免遏邪而不利外透。“到气才可清气”是指卫分表邪已解，邪热真正到了气分才可清气泄热，但不宜过早使用清气之药。“入营犹可透热转气”是指温邪入营，但未见动血耗血之象，此时可用犀角、玄参、羚羊角等药清营热、滋营阴，同时佐以清气分热之药，引营分邪热透出气分而解。“入血就恐耗血动血，直须凉血散血”是指温邪已深入血分，邪热耗伤血液，窜扰血脉，迫血妄行，可见出血及瘀血等症，宜用“凉血散血”之法，如生地黄、牡丹皮、阿胶、赤芍等药。通过卫气营血辨证确定病变阶段及病情的轻重缓急，进而选方用药，才不会“动手便错，反致慌张”

续 表

且吾吴湿邪害人最广……然较之杂证，则有不同也。(9)	湿邪致病具有地域性的特点。如江南地区气候炎热潮湿，湿热弥漫，故此地区的人易生湿热病。湿邪伤人又有“外邪入里，里湿为合”的特点，嗜酒之人因脾胃受损，导致水湿不运，成为里湿，再感受外湿，必然内外相合而为病。湿邪致病的演变还与患者不同的体质有关
	湿为阴邪，既能化燥伤阴，亦可损伤阳气患者感受湿邪，阳气被遏，湿胜阳微，会出现面色皖白等阳气虚的症状，治疗应顾护阳气
	因温热阳邪易化燥伤阴，故治疗温热病的过程中多使用清热滋阴之法；湿邪又易困遏清阳，阻滞气机，治疗既要分解湿热，又要宣通气机
再论三焦不得从外解……以粪燥为无湿矣。(10)	湿热不能分消走泄、透邪外解，而留于三焦者，可胶结于阳明胃和肠，形成里结证。本证与伤寒阳明腑实证均可用攻下之法，但两者下法有所区别。伤寒里结是邪热炽盛，津液受劫，燥屎结于肠腑而成阳明腑实证，故下法宜峻，以期急下存阴；而湿热里结多因湿热与积滞相互胶结于肠腑，并非燥屎，故下法宜轻宜缓，以期祛湿导滞
	伤寒里结用下法后见大便溏，表明燥结已除，邪气已去，不可再下；湿温里结轻法频下后大便溏乃湿邪未尽，须下至大便成形才表明湿邪已尽，即所谓“粪燥为无湿矣”，此时不可再下

必考热点

1. 温病的首发病位为肺卫。
2. 卫气营血是反映温病表里浅深的标志。
3. 温病与伤寒同属外感热病，均有由表入里、由浅入深的传变规律。
4. 温病发斑多为阳明热毒内陷营血所致，因邪热有外泄之势，热随斑出之后，热势应渐解。
5. 温病邪气流连于气分，既不从外解，也未内传营分，始终在气分流连，可通过战汗使气分邪热外透而解。
6. 卫气分病情较轻，以功能失调为主；营血分病情较重，病变以实质损害为主，伴严重的功能失调。

第二节 湿热病篇

考点：湿热病篇

湿热病篇见表 5-4-2。

表 5-4-2 湿热病篇

湿热证，始恶寒，后但热不寒，汗出胸痞，舌白，口渴不引饮。(1)	湿热病初起，湿邪伤表，湿为阴邪，阻遏卫阳，故见恶寒；湿邪逐渐化热入里，湿热郁蒸，故发热而不恶寒；热盛于阳明，故见汗出；湿为阴浊之邪，易阻遏气机，故见胸痞之症；湿邪内盛则舌苔色白；邪热内盛，耗伤津液，故感口渴；水湿停于内，故虽口渴而不欲饮
湿热证，恶寒无汗……头不痛者，去羌活。(2)	湿为阴邪，湿邪伤表，卫阳被遏，故见恶寒无汗；湿性重着，气机为湿所困，蒙蔽清阳，故见身重头痛。因湿邪尚未化热，病位在表，治宜芳香辛散，宣化湿邪。用藿香、香薷、苍术皮以芳香化湿，配以薄荷、牛蒡子以宣透卫表。头痛多夹风邪，羌活可祛风胜湿，头不痛者，说明夹风之象不明显，故去羌活
湿热证，恶寒发热……不恶寒者，去苍术皮。(3)	湿邪在表，阻遏卫阳，故有恶寒；湿邪已经化热，湿热蕴滞肌表，故见发热，且热象较为明显；湿性重着，湿热留滞肌肉关节，故身重、关节疼痛；湿性黏滞，湿热相结，故难以随汗而解。治宜宣化湿邪的同时，配以泄热之药。可用滑石、大豆黄卷、茯苓皮、苍术皮、藿香叶、鲜荷叶、白通草、桔梗等药。因苍术皮性温，故如不恶寒者去苍术皮

续　表

湿热证，寒热如疟……干菖蒲、六一散等味。(8)	膜原为三焦之门户，一身之半表半里，湿热之邪阻于膜原，营卫之气相争，可见寒热往来如疟状，治宜宣透膜原、辟秽化浊，故用柴胡以透达膜原，厚朴、半夏、槟榔、草果、苍术以理脾燥湿、开达膜原，藿香、菖蒲以芳香化浊，六一散以清利湿热
湿热证，数日后脘中微闷……芦尖、冬瓜仁等味。(9)	湿热病后期，湿热大势已解但余邪未清，余湿困脾，胃气未醒，湿邪蒙绕三焦，气机不畅，故见脘中微闷，虽能知饥但不欲食。可用藿香叶、薄荷叶、鲜荷叶、枇杷叶、佩兰叶"五叶"轻清宣化，再配以芦尖、冬瓜仁以淡渗利湿，使气机畅通，余湿得除，诸证自愈
湿热证，初起发热……佩兰叶、六一散等味。(10)	本证虽见发热、汗出，但无恶寒，表明湿邪已不在表，而是内伏中焦。湿热阻遏气机，肺气失宣而出现胸痞；湿邪内阻，津液不能上升则口渴，多为口渴而不欲引饮；湿重于热，故舌苔色白。用苍术、厚朴、草果、半夏以辛苦燥湿；藿香、佩兰、蔻仁、郁金、菖蒲以芳香化湿；杏仁、桔梗、枳壳以开宣肺气，行气化湿；六一散以清热淡渗利湿
湿热证，舌根白……绿豆衣、六一散等味。(13)	舌根部苔白为湿邪之象；舌尖红表明湿渐化热。虽湿渐化热，但余湿仍在，治宜化湿与清热并施，用蔻仁、半夏、菖蒲以辛散燥湿，大豆黄卷、连翘、绿豆衣、六一散以清热利湿，使湿热两解

必考热点

1. 湿热病表证为太阴和阳明之表，病理性质为湿邪困阻，气机不畅。
2. 湿邪尚未化热，病位在表，治宜芳香辛散，宣化湿邪。
3. 湿热阻遏膜原证治宜宣透膜原、辟秽化浊。
4. 湿伏中焦，始见化热，湿重于热，治疗以辛开化湿为主，佐以清热。

第三节　温病条辨

考点：温病条辨

温病条辨见表5-4-3。

表5-4-3　温病条辨

温病者：有风温、有温热……有冬温、有温疟。(上焦1条)	本条明确提出温病是多种外感热病的总称。根据发病的气候特点，病邪特点或临床表现，归纳为风温、温热、温疫、温毒、暑温、湿温、秋燥、冬温和温疟等九种温病
太阴风温、温热……湿温、温疟，不在此例。(上焦4条)	风温、温热、温疫、冬温初起，如恶风寒较明显，表明表邪偏盛，可以辛温法解表治疗，代表方为桂枝汤。如热象较重，不恶寒而渴者（相对而言），宜以辛凉法治疗，代表方为辛凉平剂银翘散。而温毒、暑温、湿温、温疟等温病由于初起邪犯部位不一，治法不同
太阴温病，血从上溢者……可用清络育阴法。(上焦11条)	温邪从手太阴传入血分，伤及血络，可逼血上溢从口鼻而出。病属上焦，肺络受伤，故以治疗温病上焦肺卫表证的银翘散宣散肺热；病属血分，热迫血行，故加上凉血散血的犀角地黄汤合而治之。若温邪传入中焦，则以中焦法治疗，如白虎汤、承气汤等。若出现吐粉红色血水，或血从上溢，口鼻出血，脉七八至以上，颜面晦暗无泽的情况，均为死不治的危重症。此时可用凉血清络、甘寒养阴之法治疗
太阴温病，寸脉大……清营汤去黄连主之。(上焦15条)	温病始于上焦手太阴，两寸脉为肺心脉，寸脉大，可知心肺上焦有热，此为上焦温病常见脉；舌绛而干，舌绛红为热入营分之征象，温病热邪伤阴本渴，今反而不渴，此为热入营分，热邪蒸腾营气上注口咽，故令人不渴。邪入营分，治宜清营泄热，代表方为清营汤
邪入心包，舌蹇肢厥，牛黄丸主之，紫雪丹亦主之。(上焦17条)	邪入心包，气血运行郁滞，阴阳之气不相顺接，故四肢厥冷。因舌为心之苗，邪入心包，闭阻机窍，可见舌体转动不灵。治宜清心化痰开窍，可用牛黄丸或紫雪丹治疗

续　表

头痛恶寒，身重疼痛……长夏深秋冬日同法，三仁汤主之。（上焦43条）	湿温病初期可见头痛恶寒，身重疼痛，面色淡黄，胸闷不饥，午后身热较重，舌苔白腻，口不渴，脉弦细而濡等症状
	治疗湿温初起，有三大禁忌：禁汗、禁下、禁润。如误用汗法，则耗损心阳，湿邪随发汗药之升散之性而上扰心窍、清窍，心窍被湿邪所蒙而见神昏，清窍被湿邪所蒙而见耳聋、目瞑、不欲言等症；如误用下法，则耗损阴津，或损伤脾阳，下后脾阳受损，脾气不升而下陷，湿邪则趁虚内犯而成洞泄；如误用滋阴之法，滋阴药物多滋腻黏滞，必与阴湿之邪胶结，使湿邪更为胶固难解，使病情加重，使用三仁汤
面目俱赤，语声重浊……湿温、温疟，不在此例。（中焦1条）	阳明温病分为经证和腑证，两者均因热邪循阳明经脉上蒸而面目俱赤，舌苔老黄；热邪袭肺，肺火宣降而语声重浊，呼吸俱粗；邪热阻结膀胱，气化不利，且邪热伤津，故小便短赤不畅：里热炽盛，故但恶热，不恶寒，日晡益甚。而相异的脉证是经证脉为脉浮洪躁，腑证脉为脉沉数有力，甚则脉体反小而实，这种小脉反映的是邪结于内，而非虚脉。阳明经证治宜辛寒清热透邪，代表方为白虎汤；阳明腑证治宜苦寒攻下，代表方为大承气汤
阳明温病，下之不通……再不下者，增液承气汤主之。（中焦17条）	阳明温病腑实证者，应用下法攻之，唯临证有使用攻下法后而大便依然不通者，其原因和临床表现可分为五个方面：
	腑实兼有正虚，当予扶正祛邪，方用新加黄龙汤。因邪盛正虚，不可再予承气汤攻下再伤正气，又不能予以补益，闭门留寇，助热固邪，当以人参扶正，大黄、芒硝攻下，姜汁和胃，元参、生地黄、麦冬养阴，当归和血，海参滋液，甘草调和，共起补益气阴，攻下腑实之效
	腑实兼有肺热，肺失宣降，而出现喘促不宁，坐卧不安，痰热壅盛及右寸脉实大的一派肺热炽盛的表现。治疗上予以宣白承气汤表里合治
	腑实兼有小肠热盛，表现为尿色黄赤，尿道涩痛，烦渴，左尺脉牢坚不移（左尺候肾与小肠也）。所以治疗上既要泻大肠热结，又要清利小肠火热，以导赤承气汤治疗
	腑实兼有闭窍，出现神志昏迷，舌短难伸，口渴而饮不解等症状，此为热邪内陷，热闭心包的表现。治疗上除了泻下阳明腑实外，亦要清心开窍，方予牛黄承气汤
	阳明热盛伤津，津液枯耗，致大便闭结不通，无水舟停。治疗可先用增液汤以滋养阴液，增水行舟，使大便通行。如果服用后大便不下者，再在增液汤基础上加大黄、芒硝，通腑泻下，既养阴，又荡结
阳明温病，无汗，实证未剧……冬地三黄汤主之。（中焦29条）	阳明温病，无汗出表示非阳明无形热盛，即非阳明经证。实证未剧，即阳明腑实证尚不明显，故不能以下法治疗。温病出现小便不利时，治疗予以冬地三黄汤，“甘苦合化”以泄热益阴
风温、温热、温疫……加减复脉汤主之。（下焦1条）	温热之邪久留阳明，热势炽盛，或热邪伤及少阴，使真阴受灼，均会出现身热面红，口干舌燥，甚则齿黑唇裂等症状。脉沉实有力而出现上述症状及阳明温病的汗出、便秘、舌红苔老黄等，可用下法治疗，如承气汤之类；如出现脉虚大无根，手足心热甚于手足背，午后热甚，舌红光滑无苔，腹中无燥屎，则邪热少虚热多，如再下之则竭其真阴，使病情加重。治疗上应予加减复脉汤以滋养真阴，以防阴衰阳脱
少阴温病，真阴欲竭，壮火复炽，心中烦，不得卧者，黄连阿胶汤主之。（下焦11条）	少阴温病，即下焦温病，温热之邪久留体内必定伤及少阴肾之真阴，肝肾同源，肝阴亦同时受温热之邪所灼，消耗殆尽。“壮火复炽”中壮火为温热之邪，壮火复炽即邪火内盛。下焦温病为温病的后期，真阴欲竭，正气亏虚，邪热愈加猖狂，则使真阴更加枯竭，故见心中烦，不得卧，此乃心肾不交之症状。治疗上借用治疗伤寒少阴热化证的黄连阿胶汤以泻心火，养真阴，起到交通心肾的作用，使阴阳不致离绝
夜热早凉，热退无汗，热自阴来者，青蒿鳖甲汤主之。（下焦12条）	温病后期，真阴亏损而余邪留伏阴分，病情缠绵，久久不愈，病虽不重，但余邪逐渐耗伤阴血。治疗上不能单纯以滋阴为法，恐闭门留寇，亦不能单用苦燥之品泻火，故以青蒿鳖甲汤滋阴透热外出

续 表

治外感如将……治下焦如权（非重不沉）。（杂说）	治疗外感疾病时，用药如用兵。如将军带兵外出打仗般，用兵贵在速度，胜利通常只在一瞬间，所以用药治外感同样贵在神速，用药亦要了解每味药的特长，灵活运用不同药来应付不同的外感病，主动出击，彻底击溃病邪。治病后亦要顾及善后，早日祛除外感病邪，使患者少受一天病痛之苦。而治疗内伤杂病时则要如同宰相治国一样，要从容不迫，运筹帷幄，不能急功近利，治疗内伤病的最大目的是令患者长寿。治上焦之药物要轻如羽毛；治中焦要如同秤杆那样保持平衡，治疗上要以保持脾升胃降为主要原则；治疗下焦则如同秤砣一样，用性质沉重，重镇滋潜味厚的药物才能直达下焦之病所

必考热点

1. 温病包括风温、温热、温疫、温毒、暑温、湿温、秋燥、冬温、温疟九种。
2. 风温、温热、温疫、冬温初起，如恶风寒较明显，可以辛温法解表治疗，代表方为桂枝汤。
3. 死不治的危重症可用凉血清络、甘寒养阴之法治疗。
4. 温病邪入营分，治宜清营泄热，代表方为清营汤。
5. 湿温病多发于夏秋之际，有起病缓，传变慢，病情缠绵难愈的特点。
6. 阳明经证温病治宜辛寒清热透邪，代表方为白虎汤；阳明腑证温病治宜苦寒攻下，代表方为大承气汤。
7. 中焦治疗上要以保持脾升胃降为主要原则。

第六部分

中医内科学

第一单元　肺系病证

第一节　感　　冒

考点：感冒的病因、病机、诊断、鉴别诊断与治疗原则

感冒的病因、病机、诊断、鉴别诊断与治疗原则见表 6-1-1。

表 6-1-1　感冒的病因、病机、诊断、鉴别诊断与治疗原则

概述	感冒是感受触冒风邪，邪犯卫表而导致的常见外感疾病，临床表现以鼻塞、流涕、喷嚏、咳嗽、头痛、恶寒、发热、全身不适、脉浮为特征
病因	外感六淫、时行疫毒
病机	外邪侵袭人体是否发病，关键在于卫气之强弱（内因），同时与感邪的轻重有关（外因）。外邪侵犯肺卫的途径有二，或从口鼻而入，或从皮毛内侵。感冒的基本病机是卫表不和，肺失宣肃。感冒病位在肺卫，主要在卫表。病理因素为六淫之邪
诊断依据	临证以卫表及鼻咽症状为主，可见鼻塞、流涕、多嚏、咽痒、咽痛、周身酸楚不适、恶风或恶寒，或有发热等
	时行感冒具有流行性、传染性，在同一时期发患者数剧增，且病证相似，多突然起病，恶寒、发热（多为高热）、周身酸痛、疲乏无力，病情一般较普通感冒为重
	病程一般 3~7 日，普通感冒不易传变，时行感冒可传变入里，变生他病
鉴别诊断	普通感冒与时行感冒：普通感冒病情较轻，全身症状不重，少有传变。在气候变化时发病率可以升高，但无明显流行特点。若感冒 1 周以上不愈，发热不退或反见加重，应考虑感冒继发他病，传变入里。时行感冒病情较重，发病急，全身症状显著，可以发生传变，化热入里，继发或合并他病，具有广泛的传染性、流行性
治疗原则	因势利导，从表而解，采用解表达邪的治疗原则。风寒证治以辛温发汗；风热证治以辛凉清解；暑湿杂感者，又当清暑祛湿解表；虚体感冒则当扶正解表

必考热点

1. 外邪侵袭人体是否发病，关键在于卫气之强弱，同时与感邪的轻重有关。
2. 感冒的基本病机是卫表不和，肺失宣肃。
3. 感冒的治疗应因势利导，从表而解，采用解表达邪的治疗原则。

考点：感冒的辨证论治

感冒的辨证论治见表 6-1-2。

表 6-1-2　感冒的辨证论治

证型		证　候	治法	代表方
常人感冒	风寒束表证	恶寒重，发热轻，无汗，头痛，肢节酸疼，鼻塞声重，或鼻痒喷嚏，时流清涕，咽痒，咳嗽，咳痰稀薄色白，口不渴或渴喜热饮，舌苔薄白而润，脉浮或浮紧	辛温解表	荆防达表汤或荆防败毒散加减
	风热犯表证	身热较著，微恶风，汗泄不畅，头胀痛，面赤，咳嗽，痰黏或黄，咽燥，或咽喉乳蛾红肿疼痛，鼻塞，流黄浊涕，口干欲饮，舌苔薄白微黄，舌边尖红，脉浮数	辛凉解表	银翘散或葱豉桔梗汤加减
	暑湿伤表证	身热，微恶风，汗少，肢体酸重或疼痛，头昏重胀痛，咳嗽痰黏，鼻流浊涕，心烦口渴，或口中黏腻，渴不多饮，胸闷脘痞，泛恶，腹胀，大便或溏，小便短赤，舌苔薄黄而腻，脉濡数	清暑祛湿解表	新加香薷饮加减
虚体感冒	气虚感冒	恶寒较甚，发热，无汗，头痛身楚，咳嗽，痰白，咳痰无力，平素神疲体弱，气短懒言，反复易感，舌淡苔白，脉浮而无力	益气解表	参苏饮加减
	阴虚感冒	身热，微恶风寒，少汗，头昏，心烦，口干咽燥，干咳少痰，舌红少苔，脉细数	滋阴解表	加减葳蕤汤化裁

必考热点

1. 风寒束表证应采用辛温解表的治疗方法；风热犯表证应采用辛凉解表的治疗方法；暑湿伤表证应采用清暑祛湿解表的治疗方法。
2. 治疗暑湿伤表证的代表方为新加香薷饮加减。
3. 气虚感冒应采用益气解表的治疗方法；阴虚感冒应采用滋阴解表的治疗方法。

第二节　咳　嗽

考点：咳嗽的病因、病机、诊断、鉴别诊断与治疗原则

咳嗽的病因、病机、诊断、鉴别诊断与治疗原则见表 6-1-3。

表 6-1-3　咳嗽的病因、病机、诊断、鉴别诊断与治疗原则

概述	咳嗽是指肺失宣降，肺气上逆作声，或伴咳吐痰液而言。分别言之，有声无痰为咳，有痰无声为嗽，一般多为痰声并见，难以截然分开，故以咳嗽并称	
病因	外感六淫，内邪干肺	
病机	邪犯于肺，肺气上逆。病位在肺，与肝、脾有关，久则及肾	
诊断依据	临床以咳嗽、咳痰为主要表现。外感咳嗽，起病急，病程短，常伴肺卫表证。内伤咳嗽，常反复发作，病程长，多伴其他兼证	
鉴别诊断	喘证	咳嗽与喘证均为肺气上逆之病证，临床上也常咳、喘并见。但咳嗽以气逆有声，咳吐痰液为主；喘证以呼吸困难，甚则不能平卧为临床特征
	肺痨	咳嗽与肺痨均可有咳嗽、咳痰症状，但后者为感染“痨虫”所致，有传染性，同时兼见潮热、盗汗、咯血、消瘦等症，可资鉴别
治疗原则	治疗应分清邪正虚实。外感咳嗽，多为实证，应祛邪利肺，按病邪性质分风寒、风热、风燥论治。内伤咳嗽，多属邪实正虚。标实为主者，治以祛邪止咳；本虚为主者，治以扶正补虚。并按本虚标实的主次酌情兼顾。对于咳嗽的治疗，除直接治肺外，还应从整体出发，注意治脾、治肝、治肾等	

必考热点

1. 咳嗽的病因为外感六淫，内邪干肺。
2. 咳嗽以气逆有声，咳吐痰液为主；喘证以呼吸困难，甚则不能平卧为临床特征。
3. 外感咳嗽，多为实证，应祛邪利肺，按病邪性质分风寒、风热、风燥论治。
4. 内伤咳嗽，多属邪实正虚。标实为主者，治以祛邪止咳；本虚为主者，治以扶正补虚。

考点：咳嗽的辨证论治

咳嗽可概括为外感咳嗽和内伤咳嗽两大类。外感咳嗽分为风寒、风热、风燥咳嗽；内伤咳嗽分为痰湿、痰热、肝火、阴亏等证型。

咳嗽的辨证论治见表 6-1-4。

表 6-1-4 咳嗽的辨证论治

证型		证候	治法	代表方
外感咳嗽	风寒袭肺证	咳嗽声重，气急，咽痒，咳痰稀薄色白，常伴鼻塞，流清涕，头痛，肢体酸楚，或见恶寒、发热、无汗等风寒表证，舌苔薄白，脉浮或浮紧	疏风散寒，宣肺止咳	三拗汤合止嗽散加减
	风热犯肺证	咳嗽频剧，气粗或咳声嘶哑，喉燥咽痛，咳痰不爽，痰黏稠或黄，咳时汗出，常伴鼻流黄涕，口渴，头痛，身楚，或见恶风、身热等风热表证，舌苔薄黄，脉浮数或浮滑	疏风清热，宣肺止咳	桑菊饮加减
	风燥伤肺证	干咳，连声作呛，喉痒，咽喉干痛，唇鼻干燥，无痰或痰少而黏，不易咳出，或痰中带有血丝，口干，初起或伴鼻塞、头痛、微寒、身热等表证，舌质红干而少津，苔薄白或薄黄，脉浮数或小数	疏风清肺，润燥止咳	桑杏汤加减
内伤咳嗽	痰湿蕴肺证	咳嗽反复发作，咳声重浊，痰多，因痰而嗽，痰出咳平，痰黏腻或稠厚成块，色白或带灰色，每于早晨或食后则咳甚痰多，进甘甜油腻食物加重，胸闷脘痞，呕恶食少，体倦，大便时溏，舌苔白腻，脉象濡滑	燥湿化痰，理气止咳	二陈平胃散合三子养亲汤加减
	痰热郁肺证	咳嗽，气息粗促，或喉中有痰声，痰多质黏厚或稠黄，咳吐不爽，或咳血痰，胸胁胀满，咳时引痛，面赤，或有身热，口干而黏，欲饮水，舌质红，舌苔薄黄腻，脉滑数	清热肃肺，豁痰止咳	清金化痰汤加减
	肝火犯肺证	咳嗽呈阵发性，表现为上气咳逆阵作，咳时面赤，咽干口苦，常感痰滞咽喉而咳之难出，量少质黏，或如絮条，胸胁胀痛，咳时引痛，症状可随情绪波动而增减，舌红或舌边红，舌苔薄黄少津，脉弦数	清肺泻肝，顺气降火	黛蛤散合加减泻白散加减
	肺阴亏耗证	干咳，咳声短促，痰少黏白，或痰中带血丝，或声音逐渐嘶哑，口干咽燥，或午后潮热，颧红，盗汗，日渐消瘦，神疲，舌质红少苔，脉细数	滋阴润肺，化痰止咳	沙参麦冬汤加减

必考热点

1. 风寒袭肺证应采用疏风散寒，宣肺止咳的治疗方法；风热犯肺证应采用疏风清热，宣肺止咳的治疗方法；风燥伤肺证可采用疏风清肺，润燥止咳的治疗方法。
2. 治疗风热犯肺证的代表方为桑菊饮加减；治疗风燥伤肺证代表方为桑杏汤加减。

第三节 哮 病

考点：哮病的病因、病机、诊断、鉴别诊断与治疗原则

哮病的病因、病机、诊断、鉴别诊断与治疗原则见表6-1-5。

表6-1-5 哮病的病因、病机、诊断、鉴别诊断与治疗原则

概述	哮病是一种发作性的痰鸣气喘疾病。发作时喉中有哮鸣声，呼吸气促困难，甚则喘息不能平卧
病因	外邪侵袭，饮食不当，体虚病后
病机	病位主要在肺，与脾、肾关系密切。哮病发作时的基本病机为"伏痰"遇感引触，痰随气升，气因痰阻，相互搏结，壅塞气道，气道挛急，通畅不利，肺气宣降失常，引动停积之痰，而致痰鸣如吼，气息喘促
诊断依据	呈反复发作性。常为突然发作，可见鼻痒、喷嚏、咳嗽、胸闷等先兆。喉中有明显哮鸣声，呼吸困难，不能平卧，甚至面色苍白，唇甲青紫，可于数分钟或数小时后缓解
	平时可一如常人，或稍感疲劳、纳差。但病程日久，反复发作，导致正气亏虚，可常有轻度哮鸣，甚至在大发作时持续难平，出现喘脱
	部分患者与先天禀赋有关，家族中可有哮病史。常因气候突变、环境因素、饮食不当、情志失调、劳累等诱发
与喘证鉴别	哮病和喘证都有呼吸急促、困难的表现。哮必兼喘，但喘未必兼哮。哮指声响言，喉中哮鸣有声，是一种反复发作的独立性疾病；喘指气息言，为呼吸气促困难，是多种肺系急慢性疾病的一个症状
治疗原则	以"发时治标，平时治本"为基本原则。发作时攻邪治标，祛痰利气，寒痰宜温化宣肺，热痰当清化肃肺，寒热错杂者，当温清并施，表证明显者兼以解表，属风痰为患者又当祛风涤痰

必考热点

1. 哮病的病因有外邪侵袭、饮食不当、体虚病后。
2. 哮病呈反复发作性。常为突然发作，可见鼻痒、喷嚏、咳嗽、胸闷等先兆。
3. 痰因各种诱因如气候、饮食、情志、劳累等诱发，而这些诱因中，尤以气候变化为主。
4. 治疗哮病的基本原则是发时治标，平时治本。

考点：哮病的辨证论治

哮病的辨证论治见表6-1-6。

表6-1-6 哮病的辨证论治

证型		证 候	治法	代表方
发作期	冷哮证	喉中哮鸣如水鸡声，呼吸急促，喘憋气逆，胸膈满闷如塞，咳不甚，痰少咳吐不爽，色白而多泡沫，口不渴或渴喜热饮，形寒怕冷，天冷或受寒易发，面色青晦，舌苔白滑，脉弦紧或浮紧	宣肺散寒，化痰平喘	射干麻黄汤或小青龙汤加减
	热哮证	喉中痰鸣如吼，喘而气粗息涌，胸高胁胀，咳呛阵作，咳痰色黄或白，黏浊稠厚，排吐不利，口苦，口渴喜饮，汗出，面赤，或有身热，舌质红，苔黄腻，脉滑数或弦滑	清热宣肺，化痰定喘	定喘汤或越婢加半夏汤加减
	寒包热哮证	喉中哮鸣有声，胸膈烦闷，呼吸急促，喘咳气逆，咳痰不爽，痰黏色黄或黄白相兼，烦躁，发热，恶寒，无汗，身痛，口干欲饮，大便偏干，舌苔白腻，舌尖边红，脉弦紧	解表散寒，清化痰热	小青龙加石膏汤或厚朴麻黄汤加减

续 表

证型		证　候	治法	代表方
发作期	风痰哮证	喉中痰涎壅盛，声如拽锯，或鸣声如吹哨笛，喘急胸满，但坐不得卧，咳痰黏腻难出，或为白色泡沫痰液，无明显寒热倾向，面色青暗，起病多急，常倏忽来去，发前自觉鼻、咽、眼、耳发痒，喷嚏，鼻塞，流涕，胸部憋塞，随之迅即发作，舌苔厚浊，脉滑实	祛风涤痰，降气平喘	三子养亲汤加味
	虚哮证	喉中哮鸣如鼾，声低，气短息促，动则喘甚，发作频繁，甚则持续喘哮，口唇、爪甲青紫，咳痰无力，痰涎清稀或质黏起沫，面色苍白或颧红唇紫，口不渴或咽干口渴，形寒肢冷或烦热，舌质淡或偏红，或紫暗，脉沉细或细数	补肺纳肾，降气化痰	平喘固本汤加减
缓解期	肺脾气虚证	有哮喘反复发作史。气短声低，自汗，怕风，常易感冒，倦怠无力，食少便溏，或可有喉中时有轻度哮鸣，痰多质稀色白，舌质淡，苔白，脉细弱	健脾益气，补土生金	六君子汤加减
	肺肾两虚证	有哮喘发作史。短气息促，动则为甚，吸气不利，咳痰质黏起沫，脑转耳鸣，腰酸腿软，不耐劳累。或五心烦热，颧红，口干，舌质红少苔，脉细数；或畏寒肢冷，面色苍白，舌苔淡白，质胖，脉沉细	补肺益肾	生脉地黄汤合金水六君煎加减

必考热点

1. 冷哮证应采用宣肺散寒，化痰平喘的治疗方法。
2. 治疗冷哮证的代表方为射干麻黄汤或小青龙汤加减；治疗热哮证的代表方为定喘汤或越婢加半夏汤加减。
3. 伴有恶寒，发热，无汗，身痛，口干欲饮，大便偏干等症状者，多属寒包热哮证。
4. 肺脾气虚证应采用健脾益气，补土生金的治疗方法；肺肾两虚证应采用补肺益肾的治疗方法。

第四节　喘　　证

考点：喘证的病因、病机、诊断、鉴别诊断与治疗原则

喘证的病因、病机、诊断、鉴别诊断与治疗原则见表 6-1-7。

表 6-1-7　喘证的病因、病机、诊断、鉴别诊断与治疗原则

概述	喘即气喘、喘息。喘证是以呼吸困难，甚至张口抬肩，鼻翼扇动，不能平卧为临床特征的病证
病因	外邪侵袭、饮食不当、情志所伤、劳欲久病
病机	肺气上逆，宣降失职，或气无所主，肾失摄纳。病位主要在肺和肾，涉及肝脾
诊断依据	以喘促短气，呼吸困难，甚至张口抬肩，鼻翼扇动，不能平卧，口唇发绀为特征
	可有慢性咳嗽、哮病、肺痨、心悸等病史，每遇外感及劳累而诱发
与哮病鉴别	喘证和哮病都有呼吸急促、困难的表现。喘指气息而言，为呼吸气促困难，甚则张口抬肩，摇身撷肚，是多种肺系疾病的一个症状；哮指声响而言，必见喉中哮鸣有声，亦伴呼吸困难，是一种反复发作的独立性疾病。喘未必兼哮，而哮必兼喘
治疗原则	治疗应以虚实为纲。实喘治肺，以祛邪利气为主，区别寒、热、痰、气的不同，分别采用温化宣肺、清化肃肺、化痰理气的方法。虚喘以培补摄纳为主，或补肺，或健脾，或益肾，阳虚则温补，阴虚则滋养

必考热点

1. 喘证的病因有外邪侵袭、饮食不当、情志所伤、劳欲久病。
2. 喘证的外感病因为六淫外邪侵袭肺系。
3. 喘证的治疗应以虚实为纲。实喘治肺，以祛邪利气为主，虚喘以培补摄纳为主。

考点：喘证的辨证论治

喘证的辨证论治见表 6-1-8。

表 6-1-8 喘证的辨证论治

证型		证候	治法	代表方
实喘	风寒壅肺证	喘息咳逆，呼吸急促，胸部胀闷，痰多稀薄而带泡沫，色白质黏，常有头痛，恶寒，或有发热，口不渴，无汗，舌苔薄白而滑，脉浮紧	宣肺散寒	麻黄汤合华盖散加减
	表寒肺热证	喘逆上气，胸胀或痛，息粗，鼻煽，咳而不爽，咳痰稠黏，伴形寒，身热，烦闷，身痛，有汗或无汗，口渴，舌苔薄白或罩黄，舌边红，脉浮数或滑	解表清里，化痰平喘	麻杏石甘汤加味
	痰热郁肺证	喘促气涌，胸部胀痛，咳嗽痰多，质黏色黄，或兼有血色，伴胸中烦闷，身热，有汗，口渴而喜冷饮，面赤，咽干，小便赤涩，大便或秘，舌质红，舌苔薄黄或腻，脉滑数	清热化痰，宣肺平喘	桑白皮汤加减
	痰浊阻肺证	喘而胸满闷塞，甚则胸盈仰息，咳嗽，痰多黏腻色白，咯吐不利，兼有呕恶，食少，口黏不渴，舌苔白腻，脉象滑或濡	祛痰降逆，宣肺平喘	二陈汤合三子养亲汤加减
	肺气郁痹证	喘促症状每遇情志刺激而诱发，发时突然呼吸短促，息粗气憋，胸闷胸痛，咽中如窒，但喉中痰鸣不著，或无痰声。平素常多忧思抑郁，失眠，心悸。苔薄，脉弦	开郁降气平喘	五磨饮子加减
虚喘	肺气虚耗证	喘促短气，气怯声低，喉有鼾声，咳声低弱，痰吐稀薄，自汗畏风，或见咳呛，痰少质黏，烦热而渴，咽喉不利，面颧潮红，舌质淡红或有苔剥，脉软弱或细数	补肺益气养阴	生脉散合补肺汤加减
	肾虚不纳证	喘促日久，动则喘甚，呼多吸少，气不得续，形瘦神惫，跗肿，汗出肢冷，面青唇紫，舌淡苔白或黑而润滑，脉微细或沉弱；或见喘咳，面红烦躁，口咽干燥，足冷，汗出如油，舌红少津，脉细数	补肾纳气	金匮肾气丸合参蛤散加减
	正虚喘脱证	喘逆剧甚，张口抬肩，鼻煽气促，端坐不能平卧，稍动则咳喘欲绝，或有痰鸣，心悸，烦躁不安，面青唇紫，汗出如珠，肢冷，脉浮大无根，或见歇止，或模糊不清	扶阳固脱，镇摄肾气	参附汤送服黑锡丹，配合蛤蚧粉

必考热点

1. 治疗实喘痰热郁肺证的首选主药为桑白皮汤。
2. 实喘表寒肺热证可采取解表清里，化痰平喘的治疗方法；实喘痰浊阻肺证应采用祛痰降逆、宣肺平喘的治疗方法。
3. 实喘肺气郁痹证应采用开郁降气平喘的治疗方法。
4. 治疗实喘肺气郁痹证的首选方为五磨饮子。

第五节 肺 痈

考点：肺痈的病因、病机、诊断、鉴别诊断与治疗原则

肺痈的病因、病机、诊断、鉴别诊断与治疗原则见表 6-1-9。

表 6-1-9 肺痈的病因、病机、诊断、鉴别诊断与治疗原则

概述	肺痈是肺叶生疮，形成脓疡的一种病证，属内痈之一。临床以咳嗽、胸痛、发热、咳吐腥臭浊痰甚则脓血相兼为主要特征	
病因	感受风热，痰热素盛	
病机	基本病机为邪热郁肺，蒸液成痰，邪阻肺络，血滞为瘀，痰热与瘀血互结，蕴酿成痈，血败肉腐化脓，肺损络伤，脓疡溃破外泄	
	病理性质主要表现为邪盛的实热证候，脓疡溃后方见阴伤气耗之象。成痈化脓的病理基础，主要在于血瘀。血瘀则热聚，血败肉腐酿脓	
诊断依据	发病多急，常突然寒战高热，咳嗽胸痛，咳吐黏浊痰，经旬日左右，咳吐大量腥臭脓痰，或脓血相兼，身热遂降，病情好转，经数周逐渐恢复	
	肺痈患者咳吐的脓血浊痰腥臭，吐在水中，沉者是痈脓，浮者是痰	
	肺痈患者吃生黄豆或生豆汁不觉其腥	
	肺痈患者可见舌下生细粒。迁延不愈者，还可见杵状指	
鉴别诊断	咳嗽	应与咳嗽病的痰热蕴肺证相鉴别，两者均可见发热、咳嗽、咳吐脓痰、胸痛等症状。但咳嗽痰热蕴肺证一般为气分邪热动血伤络，病情较轻；肺痈则为瘀热蕴结成痈酿脓溃破，病情较重。在病理表现上有血热与血瘀的区别，临床特征亦有不同，咳嗽痰热蕴肺证咳吐黄稠脓痰、量多，夹有血色，痰无腥臭味，肺痈则咳吐大量腥臭脓血浊痰。若咳嗽痰热蕴肺证迁延进展，邪热进一步瘀阻肺络，也可发展形成肺痈
	风温	风温起病多急，以发热、咳嗽、烦渴或伴气急胸痛为特征，与肺痈初期颇难鉴别，但肺痈之振寒，咳吐浊痰明显，喉中有腥味是其特点，特别是风温经正确及时治疗后，多在气分而解，如经一周身热不退，或退而复升，咳吐浊痰，应进一步考虑肺痈之可能
治疗原则	以祛邪为原则，采用清热解毒、化瘀排脓的治法，脓未成应着重清肺消痈，脓已成需排脓解毒。按照有脓必排的原则，尤以排脓为首要措施	

必考热点

1. 肺痈的病因为感受风热，痰热素盛。
2. 肺痈的病理性质主要表现为邪盛的实热证候，脓疡溃后方见阴伤气耗之象。
3. 肺痈的治疗当以祛邪为原则，采用清热解毒、化瘀排脓的治法。

考点：肺痈的辨证论治

肺痈的辨证论治见表 6-1-10。

表 6-1-10　肺痈的辨证论治

证型	证　候	治法	代表方
初期	恶寒发热，咳嗽，咳白色黏痰，痰量日渐增多，胸痛，咳则痛甚，呼吸不利，口干鼻燥，舌苔薄黄，脉浮数而滑	疏风散热，清肺化痰	银翘散加减
成痈期	身热转甚，时时振寒，继则壮热，汗出烦躁，咳嗽气急，胸满作痛，转侧不利，咳吐浊痰，呈黄绿色，自觉喉间有腥味，口干咽燥，舌苔黄腻，脉滑数	清肺解毒，化瘀消痈	《千金》苇茎汤合如金解毒散加减
溃脓期	咳吐大量脓痰，或如米粥，或痰血相兼，腥臭异常，有时咯血，胸中烦满而痛，甚则气喘不能卧，身热面赤，烦渴喜饮，舌苔黄腻，舌质红，脉滑数或数实	排脓解毒	加味桔梗汤加减
恢复期	身热渐退，咳嗽减轻，咳吐脓痰渐少，臭味亦淡，痰液转为清稀，精神渐振，食纳好转。或有胸胁隐痛，难以平卧，气短，自汗盗汗，低热，午后潮热，心烦，口燥咽干，面色无华，形体消瘦，精神萎靡，舌质红或淡红，苔薄，脉细或细数无力；或见咳嗽，咳吐脓血痰日久不净，或痰液一度清稀而复转臭浊，病情时轻时重，迁延不愈	清热养阴，益气补肺	沙参清肺汤或桔梗杏仁煎加减

必考热点

1. 肺痈成痈期表现为高热、振寒、咳嗽、气急、胸痛、咳痰黄稠量多、带有腥味等痰瘀热毒蕴肺的证候。
2. 肺痈初期应采用疏风散热，清肺化痰的治疗方法，首选的主方为银翘散。
3. 肺痈成痈期应采用清肺解毒，化瘀消痈的治疗方法。
4. 肺痈溃脓期的治疗主方是加味桔梗汤。
5. 肺痈恢复期的最佳治法是清热养阴，益气补肺。

第六节　肺　　痨

考点：肺痨的病因、病机、诊断、鉴别诊断与治疗原则

肺痨的病因、病机、诊断、鉴别诊断与治疗原则见表 6-1-11。

表 6-1-11　肺痨的病因、病机、诊断、鉴别诊断与治疗原则

概述	肺痨是具有传染性的慢性虚损性疾病，以咳嗽、咯血、潮热、盗汗及身体逐渐消瘦为主要临床特征。根据本病临床表现及其传染特点，与西医学的肺结核基本相同	
病因	一方面，感染“痨虫”；另一方面，由于禀赋不足、酒色劳倦、病后失调或营养不良导致正气虚弱，难抵“痨虫”侵袭	
病机	虚体虫侵，阴虚火旺	
诊断依据	有与肺痨患者的密切接触史	
	以咳嗽、咯血、潮热、盗汗及形体明显消瘦为主要临床表现	
	初期患者仅感疲劳乏力、干咳、厌食，形体逐渐消瘦	
鉴别诊断	虚劳	肺痨与虚劳均为慢性虚损性疾病。但肺痨具有传染特点，是一个独立的慢性传染性疾病，有其发生发展及传变规律；虚劳病缘内伤亏损，是多种慢性疾病虚损证候的总称。肺痨病位主要在肺，不同于虚劳的五脏并重，以肾为主；肺痨的病理主在阴虚，不同于虚劳的阴阳并重
	肺痿	肺痨与肺痿均为病位在肺的慢性虚损性疾病，但肺痿是肺部多种慢性疾病后期转归而成。必须明确肺痨并不等同于肺痿，两者有因果、轻重的不同。若肺痨的晚期，出现干咳、咳吐涎沫等症者，即已转属肺痿之候。在临床上肺痿是以咳吐浊唾涎沫为主症，而肺痨是以咳嗽、咯血、潮热、盗汗为特征
治疗原则	以补虚培元和抗痨杀虫为原则，尤需重视补虚培元，增强正气，以提高抗病能力	

必考热点

1. 肺痨的基本病机为虚体虫侵，阴虚火旺。
2. 肺痨的病理主在阴虚，虚劳的病理为阴阳并重。
3. 在临床上肺痿是以咳吐浊唾涎沫为主症，肺痨是以咳嗽、咯血、潮热、盗汗为特征。
4. 治疗肺痨当以补虚培元和抗痨杀虫为原则。

考点：肺痨的辨证论治

肺痨的辨证论治见表 6-1-12。

表 6-1-12　肺痨的辨证论治

证型	证　候	治法	代表方
肺阴亏损证	干咳，咳声短促，或咯少量黏痰，或痰中带有血丝，色鲜红，胸部隐隐闷痛，午后自觉手足心热，或见少量盗汗，皮肤干灼，口干咽燥，疲倦乏力，纳食不香，舌苔薄白，舌边尖红，脉细数	滋阴润肺	月华丸加减
虚火灼肺证	呛咳气急，痰少质黏，或吐痰黄稠量多，时时咯血，血色鲜红，混有泡沫痰涎，午后潮热，骨蒸颧红，五心烦热，盗汗量多，口渴心烦，失眠，性情急躁易怒，或胸胁掣痛，男子可见遗精，女子月经不调，形体日益消瘦，舌干而红，苔薄黄而剥，脉细数	滋阴降火	百合固金汤合秦艽鳖甲散加减
气阴耗伤证	咳嗽无力，气短声低，咳痰清稀色白，量较多，偶或夹血，或咯血，血色淡红，午后潮热，伴有畏风，怕冷，自汗与盗汗可并见，纳少神疲，便溏，面白颧红，舌质光淡，边有齿印，苔薄，脉细弱而数	益气养阴	保真汤或参苓白术散加减
阴阳两虚证	肺痨病日久，咳逆喘息，少气，咳痰色白有沫，或夹血丝，血色暗淡，潮热，自汗，盗汗，声嘶或失音，面浮肢肿，唇紫，肢冷形寒，或见五更泄泻，口舌生糜，大肉尽脱，男子遗精阳痿，女子经闭，苔黄而剥，舌质光淡隐紫，少津，脉微细而数，或虚大无力	滋阴补阳	补天大造丸加减

必考热点

1. 肺痨肺阴亏损证可采用滋阴润肺的治疗方法；虚火灼肺证应采用滋阴降火的治疗方法。
2. 治疗肺痨肺阴亏损证的主方是月华丸；治疗肺痨气阴耗伤证的主方为保真汤或参苓白术散；治疗肺痨阴阳两虚证的主方为补天大造丸。

第七节　肺　　胀

考点：肺胀的病因、病机、诊断、鉴别诊断与治疗原则

肺胀的病因、病机、诊断、鉴别诊断与治疗原则见表 6-1-13。

表 6-1-13　肺胀的病因、病机、诊断、鉴别诊断与治疗原则

概述	肺胀是多种慢性肺系疾病反复发作，迁延不愈，导致肺气胀满，不能敛降的一种病证。临床表现为胸部膨满，憋闷如塞，喘息上气，咳嗽痰多，烦躁，心悸，面色晦暗，或唇甲发绀，脘腹胀满，肢体浮肿等。其病程缠绵，时轻时重，经久难愈，严重者可出现神昏、痉厥、出血、喘脱等危重证候。根据肺胀的临床证候特点，与西医学中慢性阻塞性肺疾病相类似

续　表

病因	久病肺虚，感受外邪
病机	病变首先在肺，继则影响脾、肾，后期病及于心。基本病机为久病肺虚，六淫侵袭，以致痰饮瘀血，结于肺间，肺气胀满，不能敛降。病理因素主要为痰浊、水饮与血瘀，且相互影响，兼见同病。病理性质多属标实本虚，但有偏实、偏虚的不同，且多以标实为急
诊断依据	患有慢性肺系疾病史，反复发作，时轻时重，经久难愈。多见于老年人 临床表现为胸部膨满，胸中憋闷如塞，咳逆上气，痰多，喘息，动则加剧，甚则鼻煽气促，张口抬肩，目胀如脱，烦躁不安，日久可见心悸，面唇发绀，脘腹胀满，肢体浮肿，严重者可出现喘脱 常因外感而诱发。其他如劳倦过度、情志刺激等也可诱发
与哮病、喘证鉴别	均以咳而上气、喘满为主症，有其类似之处。肺胀是多种慢性肺系疾病日久积渐而成，除咳喘外，尚有胸部膨满、心悸、唇甲发绀、胸腹胀满、肢体浮肿等症状；哮病是呈反复发作性的疾病，以喉中哮鸣有声为特征；喘是多种急慢性疾病的一个症状，以呼吸气促困难为主要表现。从三者的相互关系来看，肺胀可以隶属于喘证的范畴，哮与喘病久不愈又可发展成为肺胀
治疗原则	治疗应抓住治标、治本两个方面，祛邪与扶正共施，依其标本缓急，有所侧重。标实者，根据病邪的性质，分别采取祛邪宣肺、降气化痰、温阳利水甚或开窍、息风、止血等法。本虚者，当以补养心肺、益肾健脾为主，或气阴兼调，或阴阳两顾。正气欲脱时则应扶正固脱，救阴回阳

必考热点

1. 肺胀基本病机为久病肺虚，六淫侵袭，以致痰饮瘀血，结于肺间，肺气胀满，不能敛降。
2. 肺胀的病理因素主要为痰浊、水饮与血瘀，且相互影响，兼见同病。

考点：肺胀的辨证论治

肺胀的辨证论治见表 6-1-14。

表 6-1-14　肺胀的辨证论治

证　型	证　　候	治　法	代表方
外寒里饮证	咳逆喘满不得卧，气短气急，咳痰白稀量多，呈泡沫状，胸部膨满，口干不欲饮，面色青暗，周身酸楚，头痛，恶寒，无汗，舌质暗淡，苔白滑，脉浮紧	温肺散寒，化痰降逆	小青龙汤加减
痰浊壅肺证	胸部膨满，短气喘息，稍劳即著，咳嗽痰多，色白黏腻或呈泡沫，畏风易汗，脘痞纳少，倦怠乏力，舌暗，苔薄腻或浊腻，脉滑	化痰降气，健脾益肺	苏子降气汤合三子养亲汤加减
痰热郁肺证	咳逆，喘息气粗，胸部膨满，烦躁，目胀睛突，痰黄或白，黏稠难咳，或伴身热，微恶寒，有汗不多，口渴欲饮，溲黄赤，便干，舌边尖红，苔黄或黄腻，脉数或滑数	清肺化痰，降逆平喘	越婢加半夏汤或桑白皮汤加减
痰蒙神窍证	胸部膨满，神志恍惚，表情淡漠，谵妄，烦躁不安，撮空理线，嗜睡，甚则昏迷，或伴肢体瞤动，抽搐，咳逆喘促，咳痰不爽，舌质暗红或淡紫，苔白腻或黄腻，脉细滑数	涤痰，开窍，息风	涤痰汤加减
阳虚水泛证	胸部膨满，喘咳不能平卧，咳痰清稀，心悸，面浮，下肢浮肿，甚则一身悉肿，腹部胀满有水，脘痞，纳差，尿少，怕冷，面唇青紫，舌苔白滑，舌体胖质暗，脉沉细或结代	温肾健脾，化饮利水	真武汤合五苓散加减
肺肾气虚证	胸部膨满，呼吸浅短难续，声低气怯，甚则张口抬肩，倚息不能平卧，咳嗽，痰白如沫，咳吐不利，胸闷，形寒汗出，或腰膝酸软，小便清长，或尿有余沥，舌淡或暗紫，脉沉细数无力，或有结代	补肺纳肾，降气平喘	平喘固本汤合补肺汤加减

必考热点

1. 治疗肺胀痰浊壅肺证的代表方为苏子降气汤合三子养亲汤加减。
2. 治疗肺胀阳虚水泛证的代表方为真武汤合五苓散加减。

第八节　肺　　痿

考点：肺痿的病因、病机、诊断、鉴别诊断与治疗原则

肺痿的病因、病机、诊断、鉴别诊断与治疗原则见表6-1-15。

表6-1-15　肺痿的病因、病机、诊断、鉴别诊断与治疗原则

概述	肺痿系肺叶萎弱不用的一种肺脏慢性虚损性疾病。临床以咳吐浊唾涎沫为主症	
病因	久病损肺，误治津伤	
病机	肺虚，津气大伤，失于濡养，以致肺叶枯萎。病位在肺，但与脾、胃、肾等脏密切相关。病理性质有肺燥津伤（虚热）、肺气虚冷（虚寒）之分。肺痿临床以虚热证为多见，但久延伤气，亦可转为虚寒证	
诊断依据	临床以咳吐浊唾涎沫为主症。唾呈细沫稠黏，或白如雪，或带白丝，咳嗽，或不咳，气短，动则气喘	
	常伴有面白或青苍，形体瘦削，神疲，头晕，或时有寒热等全身症状	
	有肺脏内伤的久咳、久嗽病史	
鉴别诊断	肺痈	肺痿以咳吐浊唾涎沫为主症，而肺痈以咳则胸痛，吐痰腥臭，甚则咳吐脓血为主症。虽然多为肺中有热，但肺痈属实，肺痿属虚；肺痈失治久延，可以转为肺痿
	肺痨	肺痨主症为咳嗽、咯血、潮热、盗汗等，有传染性，与肺痿有别。肺痨后期可以转为肺痿重症
治疗原则	治疗总以补肺生津为原则。虚热证，治当生津清热，以润其枯；虚寒证，治当温肺益气，而摄涎沫	

必考热点

1. 肺痿的基本病机为肺虚，津气大伤，失于濡养，以致肺叶枯萎。
2. 肺痿的病理性质有肺燥津伤（虚热）、肺气虚冷（虚寒）之分。
3. 肺痿以咳吐浊唾涎沫为主症，而肺痈以咳则胸痛，吐痰腥臭，甚则咳吐脓血为主症。
4. 肺痿治疗总以补肺生津为原则。

考点：肺痿的辨证论治

肺痿的辨证论治见表6-1-16。

表6-1-16　肺痿的辨证论治

证型	证　候	治法	代表方
虚热证	咳吐浊唾涎沫，其质较黏稠，或咳痰带血，咳声不扬，甚则音嗄，气急喘促，口渴咽燥，午后潮热，形体消瘦，皮毛干枯，舌红而干，脉虚数	滋阴清热，润肺生津	麦门冬汤合清燥救肺汤加减
虚寒证	咳吐涎沫，其质清稀量多，不渴，短气不足以息，头眩，神疲乏力，食少，形寒，小便数，或遗尿，舌质淡，脉虚弱	温肺益气	甘草干姜汤或生姜甘草汤加减

必考热点

1. 肺痿虚热证应采用滋阴清热，润肺生津的治疗方法；虚寒证应采用温肺益气的治疗方法。
2. 治疗肺痿虚寒证的代表方为甘草干姜汤或生姜甘草汤加减；治疗肺痿上热下寒证的代表方为麻黄升麻汤。

第二单元　心系病证

第一节　心　悸

考点：心悸的病因、病机、诊断、鉴别诊断与治疗原则

心悸的病因、病机、诊断、鉴别诊断与治疗原则见表 6-2-1。

表 6-2-1　心悸的病因、病机、诊断、鉴别诊断与治疗原则

概述	心悸是指患者自觉心中悸动、惊惕不安甚则不能自主的一种病证。病情较轻者为惊悸，病情较重者为怔忡	
病因	体虚劳倦、七情所伤、感受外邪、药食不当	
病机	气血阴阳亏虚，心失所养，或邪扰心神，心神不宁。病理因素包括气滞、血瘀、痰浊、水饮	
诊断依据	自觉心中悸动不安，心搏异常，呈阵发性或持续不解	
	伴有胸闷不舒，易激动，心烦寐差，颤抖乏力，头晕等症。中老年患者，可伴有心胸疼痛，甚则喘促，汗出肢冷，或见晕厥	
	可见数、促、结、代、缓、沉、迟等脉象	
	常由情志刺激（如惊恐、紧张）、劳倦、饮酒、饱食等因素而诱发	
鉴别诊断	怔忡	惊悸发病，多与情绪因素有关，可由骤遇惊恐、忧思恼怒、悲哀过极或过度紧张而诱发，多为阵发性，病来虽速，病情较轻，实证居多，病势轻浅，可自行缓解，不发时如常人。怔忡多由久病体虚，心脏受损所致，无精神等因素亦可发生，常持续心悸，心中惕惕，不能自控，活动后加重，多属虚证，或虚中夹实，病来虽渐，病情较重，不发时亦可兼见脏腑虚损症状。惊悸日久不愈，亦可形成怔忡
	奔豚	奔豚发作之时，亦觉心胸躁动不安。本病与心悸的鉴别要点为心悸为心中剧烈跳动，发自于心；奔豚乃上下冲逆，发自少腹
治疗原则	治疗应分虚实。虚证分别治以补气、养血、滋阴、温阳；实证则应祛痰、化饮、清火、行瘀	

必考热点

1. 心悸病情较轻者为惊悸，病情较重者为怔忡，可呈持续性。
2. 心悸的病理因素包括气滞、血瘀、痰浊、水饮。
3. 心悸为心中剧烈跳动，发自于心；奔豚乃上下冲逆，发自少腹。

考点：心悸的辨证论治

心悸的辨证论治见表 6-2-2。

表6-2-2　心悸的辨证论治

证型	证　候	治法	代表方
心虚胆怯证	心悸不宁，善惊易恐，坐卧不安，不寐多梦而易惊醒，恶闻声响，食少纳呆，苔薄白，脉细略数或细弦	镇惊定志，养心安神	安神定志丸加减
心血不足证	心悸气短，头晕目眩，失眠健忘，面色无华，倦怠乏力，纳呆食少，舌淡红，脉细弱	补血养心，益气安神	归脾汤加减
心阳不振证	心悸不安，胸闷气短，动则尤甚，面色苍白，形寒肢冷，舌淡苔白，脉虚弱或沉细无力	温补心阳，安神定悸	桂枝甘草龙骨牡蛎汤合参附汤加减
水饮凌心证	心悸，眩晕气急，胸闷痞满，渴不欲饮，小便短少，或下肢浮肿，形寒肢冷，伴恶心、欲吐、流涎，舌淡胖，苔白滑，脉弦滑或沉细而滑	振奋心阳，化气行水，宁心安神	苓桂术甘汤加减
阴虚火旺证	心悸易惊，心烦失眠，五心烦热，口干，盗汗，思虑劳心则症状加重，伴耳鸣腰酸，头晕目眩，急躁易怒，舌红少津，苔少或无，脉细数	滋阴清火，养心安神	天王补心丹合朱砂安神丸加减
瘀阻心脉证	心悸不安，胸闷不舒，心痛时作，痛如针刺，唇甲青紫，舌质紫暗或有瘀斑，脉涩或结或代	活血化瘀，理气通络	桃仁红花煎加减
痰火扰心证	心悸时发时止，受惊易作，胸闷烦躁，失眠多梦，口干苦，大便秘结，小便短赤，舌红，苔黄腻，脉弦滑	清热化痰，宁心安神	黄连温胆汤加减

必考热点

1. 患者，女，36岁，近期来心悸不宁，善惊易恐，坐卧不安，不寐多梦而易惊醒，恶闻声响，食少纳呆，苔薄白，脉细略数或细弦。该患者应采取镇惊定志，养心安神的治疗方法。
2. 治疗心悸心阳不振证的代表方为桂枝甘草龙骨牡蛎汤合参附汤加减。
3. 心悸水饮凌心证应采用振奋心阳，化气行水，宁心安神的治疗方法。
4. 治疗痰火扰心证的主方为黄连温胆汤。

第二节　胸　痹

考点：胸痹的病因、病机、诊断、鉴别诊断与治疗原则

胸痹的病因、病机、诊断、鉴别诊断与治疗原则见表6-2-3。

表6-2-3　胸痹的病因、病机、诊断、鉴别诊断与治疗原则

概述	胸痹是指以胸部闷痛，甚则胸痛彻背，喘息不得卧为主症的一种疾病，轻者仅感胸闷如室，呼吸欠畅，重者则有胸痛，严重者心痛彻背，背痛彻心
病因	胸痹的致病原因主要有寒邪内侵、饮食失调、情志失调、劳倦内伤、年迈体虚，导致心、肝、脾、肺、肾功能失调，心脉痹阻而产生本病
病机	心脉痹阻。病位在心，涉及肝、肺、脾、肾等脏。其临床主要表现为本虚标实，虚实夹杂
诊断依据	胸痹以胸部闷痛为主症，多见膻中或心前区憋闷疼痛，甚则痛彻左肩背、咽喉、胃脘部、左上臂内侧等部位，呈反复发作性，一般持续几秒到几十分钟，休息或用药后可缓解
	常伴有心悸、气短、自汗，甚则喘息不得卧
	多见于中年以上，常因操劳过度、抑郁恼怒、多饮暴食或气候变化而诱发

续　表

鉴别诊断	悬饮	两者均有胸痛，但胸痹为当胸闷痛，并可向左肩或左臂内侧等部位放射，常因受寒、饱餐、情绪激动、劳累而突然发作，历时短暂，休息或用药后得以缓解。悬饮为胸胁胀痛，持续不解，多伴有咳唾，转侧、呼吸时疼痛加重，肋间饱满，并有咳嗽、咳痰等肺系证候
	胃痛	心在脘上，脘在心下，故有胃脘当心而痛之称，以其部位相近。胸痹之不典型者，其疼痛可在胃脘部，极易混淆。但胸痹以闷痛为主，为时极短，虽与饮食有关，但休息、服药常可缓解。胃痛与饮食相关，以胀痛为主，局部有压痛，持续时间较长，常伴有泛酸、嘈杂、嗳气、呃逆等胃部症状
	真心痛	真心痛乃胸痹的进一步发展，症见心痛剧烈，甚则持续不解，伴有汗出、肢冷、面白、唇紫、手足青至节、脉微或结代等的危重急症
治疗原则	先治其标，后治其本，先从祛邪入手，然后再予扶正，必要时可根据虚实标本的主次，兼顾同治。标实当泻，针对气滞、血瘀、寒凝、痰浊而疏理气机，活血化瘀，辛温通阳，泄浊豁痰，尤重活血通脉治法；本虚宜补，权衡心脏阴阳气血之不足，有无兼见肺、肝、脾、肾等脏之亏虚，补气温阳，滋阴益肾，纠正脏腑之偏衰，尤其重视补益心气之不足	

必考热点

1. 胸痹的主要病机为心脉痹阻，病位在心，涉及肝、肺、脾、肾等脏。

2. 胸痹治疗中，标实当泻，针对气滞、血瘀、寒凝、痰浊而疏理气机，活血化瘀，辛温通阳，泄泻豁痰，尤重活血通脉治法。

考点：胸痹的辨证论治

胸痹的辨证论治见表 6-2-4。

表 6-2-4　胸痹的辨证论治

证型	证　候	治法	代表方
心血瘀阻证	心胸疼痛，如刺如绞，痛有定处，入夜为甚，甚则心痛彻背，背痛彻心，或痛引肩背，伴有胸闷，日久不愈，可因暴怒、劳累而加重，舌质紫暗，有瘀斑，苔薄，脉弦涩	活血化瘀，通脉止痛	血府逐瘀汤加减
气滞心胸证	心胸满闷，隐痛阵发，时欲太息，遇情志不遂时容易诱发或加重，或兼有胃脘胀闷，得嗳气或矢气则舒，苔薄或薄腻，脉细弦	疏肝理气，活血通络	柴胡疏肝散加减
痰浊闭阻证	胸闷重而心痛微，痰多气短，肢体沉重，形体肥胖，遇阴雨天而易发作或加重，伴有心悸眩晕，纳呆便溏，咳吐痰涎，舌体胖大且边有齿痕，苔浊腻或白滑，脉滑	通阳泄浊，豁痰宣痹	瓜蒌薤白半夏汤合涤痰汤加减
寒凝心脉证	猝然心痛如绞，心痛彻背，喘不得卧，多因气候骤冷或骤感风寒而发病或加重，伴形寒，甚则手足不温，冷汗自出，胸闷气短，心悸，面色苍白，苔薄白，脉沉紧或沉细	辛温散寒，宣通心阳	枳实薤白桂枝汤合当归四逆汤加减
气阴两虚证	心胸隐痛，时作时休，心悸气短，动则益甚，伴倦怠乏力，声息低微，面白自汗，舌质淡红，舌体胖且边有齿痕，苔薄白，脉虚细缓或结代	益气养阴，活血通脉	生脉散合人参养荣汤加减
心肾阴虚证	心痛憋闷，心悸盗汗，虚烦不寐，腰酸膝软，头晕耳鸣，口干便秘，舌红少津，苔薄或剥，脉细数或促代	滋阴清火，养心和络	天王补心丹合炙甘草汤加减
心肾阳虚证	心悸而痛，胸闷气短，动则更甚，自汗，面色㿠白，神倦怯寒，四肢欠温或肿胀，舌质淡胖，边有齿痕，苔白或腻，脉沉细迟	温补阳气，振奋心阳	参附汤合右归饮加减

必考热点

1. 胸痹心血瘀阻证应采用活血化瘀，通脉止痛的治疗方法；气滞心胸证应采用疏肝理气，活血通络的治疗方法；寒凝心脉证应采用辛温散寒，宣通心阳的治疗方法；心肾阴虚证应采用滋阴清火，养心和络的治疗方法。

2. 治疗胸痹心血瘀阻证的主方为血府逐瘀汤；治疗气滞心胸证的主方为柴胡疏肝散；治疗痰浊闭阻证的代表方为瓜蒌薤白半夏汤合涤痰汤加减；治疗气阴两虚证的代表方为生脉散合人参养荣汤加减。

第三节 心 衰

考点：心衰的病因、病机、诊断、鉴别诊断与治疗原则

心衰的病因、病机、诊断、鉴别诊断与治疗原则见表 6-2-5。

表 6-2-5 心衰的病因、病机、诊断、鉴别诊断与治疗原则

概述	心衰是以心悸、气喘、肢体浮肿为主症的一种病证，为多种慢性心系疾病反复发展，迁延不愈的最终归宿。临床上，轻者可表现为气短，不耐劳累；重者可见喘息心悸，不能平卧，或伴咳吐痰涎，尿少肢肿，或口唇发绀，胁下痞块，颈脉显露，甚至出现端坐呼吸，喘悸不休，汗出肢冷等厥脱危象	
病因	久病耗伤，感受外邪，七情所伤，劳倦内伤	
病机	病位在心，涉及肺、肝、脾、肾等脏。慢性心衰的最根本病机为心气不足、心阳亏虚。临床表现多为本虚标实，虚实夹杂。本虚有气虚、气阴两虚及阳虚；标实有血瘀、痰浊、水饮。慢性心衰的病机可用虚、瘀、水三者概括，心气、心阳亏虚是病理基础，血瘀是中心病理环节，痰浊和水饮是主要病理产物	
诊断依据	有慢性心系疾病史多年，反复发作，时轻时重，经久难愈。多见于中老年人	
	临床轻者可仅表现为气短和运动耐量下降；重者可见喘促，心悸，不能平卧，或伴咳痰，尿少肢肿，或口唇发绀，胁下痞块，颈脉显露，甚至出现端坐呼吸，喘悸不休，汗出肢冷等厥脱危象	
	常因外感、劳倦、情志等刺激诱发	
	超声心动、血清 B 型尿钠肽（BNP）、NT-proBNP 浓度监测有助于心衰的明确诊断	
鉴别诊断	喘证	心衰常见喘促、短气之症，需与喘证鉴别。心衰一般存在心系基础病，发作时除喘促外，尚可伴见心悸、浮肿、尿少等水饮内停表现。而喘证多是由外感诱发或加重的急慢性呼吸系统疾病，实者起病急，多有表证，虚者常反复发作，遇劳尤甚，平素亦可见气怯声低、脉弱等肺肾气虚之证，多伴不同程度的呼吸功能受限
	鼓胀、水肿	心衰后期出现阳虚水泛时可见浮肿、尿少，或胁下痞块坚硬，或颈脉显露等水饮内停、瘀血阻滞之证，易与鼓胀、水肿混淆。鼓胀是气、血、水结于腹中，以腹大、肢细、腹壁脉络显露为主，病在肝脾，晚期方伴肢体浮肿和尿少等症。水肿是因肺、脾、肾功能失调，全身气化功能障碍，而致水湿泛溢。五脏水之“肺水”“脾水”“肾水”可兼见，以身肿、腹大、小便难为主要见症，其肿多从眼睑或下肢开始，继及全身，皮肤光亮或按之如泥，病轻者无喘促、心悸表现，后期水凌心肺才并见喘、悸之症
治疗原则	总体治疗原则为补气温阳，活血利水，兼顾阴津。早期以心肺气虚为主，邪实不著。中期因气虚不复，运血无力而致瘀，瘀血不去，阴血难生，成气阴两虚、瘀血内阻之证。后期气虚及阳，瘀血日甚、血津外泄，水湿泛溢，治疗注意祛邪需中病即止，防止因过度利水造成阴伤和血瘀加重	

必考热点

1. 心衰是以心悸、气喘、肢体水肿为主症的一种病证，为多种慢性心系疾病反复发展，迁延不愈的最终归宿。

2. 心衰的病位在心，涉及肺、肝、脾、肾等脏。
3. 慢性心衰的最根本病机为心气不足、心阳亏虚。
4. 心衰的总体治疗原则为补气温阳，活血利水，兼顾阴津。

考点：心衰的辨证论治

心衰的辨证论治见表 6-2-6。

表 6-2-6　心衰的辨证论治

证　型	证　　候	治　法	代表方
气虚血瘀证	胸闷气短，心悸，活动后诱发或加剧，神疲乏力，自汗，面色㿠白，口唇发绀，或胸部闷痛，或肢肿时作，喘息不得卧，舌淡胖或淡暗有瘀斑，脉沉细或涩、结、代	补益心肺，活血化瘀	保元汤合血府逐瘀汤加减
气阴两虚证	胸闷气短，心悸，动则加剧，神疲乏力，口干，五心烦热，两颧潮红，或胸痛，入夜尤甚，或伴腰膝酸软，头晕耳鸣，或尿少肢肿，舌暗红少苔或少津，脉细数无力或结、代	益气养阴，活血化瘀	生脉散合血府逐瘀汤加减
阳虚水泛证	心悸，喘息不得卧，面浮肢肿，尿少，神疲乏力，畏寒肢冷，腹胀，便溏，口唇发绀，胸部刺痛，或胁下痞块坚硬，颈脉显露，舌淡胖有齿痕，或有瘀点、瘀斑，脉沉细或结、代、促	益气温阳，化瘀利水	真武汤合葶苈大枣泻肺汤加减
喘脱危证	面色晦暗，喘悸不休，烦躁不安，或额汗如油，四肢厥冷，尿少肢肿；舌淡苔白，脉微细欲绝或疾数无力	回阳固脱	参附龙骨牡蛎汤加减

必考热点

1. 心衰气虚血瘀证应采用的补益心肺，活血化瘀的治疗方法。
2. 治疗心衰气阴两虚证的代表方为生脉散合血府逐瘀汤加减。
3. 患者，男，35 岁。表现为面色晦暗，喘悸不休，烦躁不安，或额汗如油，四肢厥冷，尿少肢肿；舌淡苔白，脉微细欲绝或疾数无力，此患者的证型为心衰喘脱危证。

第四节　不　寐

考点：不寐的病因、病机、诊断、鉴别诊断与治疗原则

不寐的病因、病机、诊断、鉴别诊断与治疗原则见表 6-2-7。

表 6-2-7　不寐的病因、病机、诊断、鉴别诊断与治疗原则

概述	不寐是以经常不能获得正常睡眠为特征的一类病证，主要表现为睡眠时间、深度的不足
病因	饮食不节，情志失常，劳倦、思虑过度，病后、年迈体虚等
病机	病位主要在心，与肝、脾、肾密切相关。病机有虚实之分，实证由肝郁化火，痰热内扰，阳盛不得入于阴而致；虚证多由心脾两虚，心虚胆怯，心肾不交，水火不济，心神失养，阴虚不能纳阳而发
诊断依据	轻者入寐困难或寐而易醒，醒后不寐，连续 3 周以上，重者彻夜难眠
	常伴有头痛、头昏、心悸、健忘、神疲乏力、心神不宁、多梦等症
	本病证常有饮食不节，情志失常，劳倦、思虑过度，病后，体虚等病史

续　表

与失眠鉴别	不寐应与一时性失眠、生理性少寐、他病痛苦引起的失眠相区别。不寐是指单纯以失眠为主症，表现为持续的、严重的睡眠困难。若因一时性情志影响或生活环境改变引起的暂时性失眠不属病态。至于老年人少寐早醒，亦多属生理状态。若因其他疾病痛苦引起失眠者，则有相关病因存在
治疗原则	治疗当以补虚泻实，调整脏腑阴阳为原则。实证泻其有余，如疏肝泻火，清化痰热，消导和中；虚证补其不足，如益气养血，健脾补肝益肾。在此基础上安神定志，如养血安神，镇惊安神，清心安神

必考热点

1. 不寐是以经常不能获得正常睡眠为特征的一类病证，主要表现为睡眠时间、深度的不足。
2. 不寐的病理变化，总属阳盛阴衰，阴阳失交。
3. 不寐常伴有头痛、头昏、心悸、健忘、神疲乏力、心神不宁、多梦等症。
4. 治疗不寐当以补虚泻实，调整脏腑阴阳为原则。

考点：不寐的辨证论治

不寐的辨证论治见表6-2-8。

表6-2-8　不寐的辨证论治

证型	证　候	治法	代表方
肝火扰心证	不寐多梦，甚则彻夜不眠，急躁易怒，伴头晕头胀，目赤耳鸣，口干而苦，不思饮食，便秘溲赤，舌红苔黄，脉弦而数	疏肝泻火，镇心安神	龙胆泻肝汤加减
痰热扰心证	心烦不寐，胸闷脘痞，泛恶嗳气，伴口苦，头重，目眩，舌偏红，苔黄腻，脉滑数	清化痰热，和中安神。	黄连温胆汤加减
心脾两虚证	不易入睡，多梦易醒，心悸健忘，神疲食少，伴头晕目眩，四肢倦怠，腹胀便溏，面色少华，舌淡苔薄，脉细无力	补益心脾，养血安神	归脾汤加减
心肾不交证	心烦不寐，入睡困难，心悸多梦，伴头晕耳鸣，腰膝酸软，潮热盗汗，五心烦热，咽干少津，男子遗精，女子月经不调，舌红少苔，脉细数	滋阴降火，交通心肾	六味地黄丸合交泰丸加减
心胆气虚证	虚烦不寐，触事易惊，终日惕惕，胆怯心悸，伴气短自汗，倦怠乏力，舌淡，脉弦细	益气镇惊，安神定志	安神定志丸合酸枣仁汤加减

必考热点

1. 患者，近期来表现为不寐多梦，甚则彻夜不眠，急躁易怒，伴头晕头胀，目赤耳鸣，口干而苦，不思饮食，便秘溲赤，舌红苔黄，脉弦而数。该患者可诊断为肝火扰心证。

2. 患者，近期表现为不易入睡，多梦易醒，心悸健忘，神疲食少，伴头晕目眩，四肢倦怠，腹胀便溏，面色少华，舌淡苔薄，脉细无力。该患者应采用补益心脾、养血安神的治疗方法。

3. 不寐肝火扰心证可采用疏肝泻火，镇心安神的治疗方法；痰热扰心证应采用清化痰热，和中安神的治疗方法。

第三单元 脑系病证

第一节 头 痛

考点：头痛的病因、病机、诊断、鉴别诊断与治疗原则

头痛的病因、病机、诊断、鉴别诊断与治疗原则见表 6-3-1。

表 6-3-1 头痛的病因、病机、诊断、鉴别诊断与治疗原则

概述	指因外感六淫、内伤杂病而引起的，以头痛为主要表现的一类病证	
病因	感受外邪、情志失调、先天不足或房事不节、饮食劳倦及体虚久病、头部外伤或久病入络	
病机	头痛可分为外感和内伤两大类。其基本病机为不通则痛，不荣则痛。外感者是以风邪为主的外邪上扰清空，壅滞经络，络脉不通；内伤者或肝阳上扰，或瘀血阻络，或头目失荣而发头痛。头痛的病位在头脑，多与肝、脾、肾三脏紧密相关。病理因素涉及痰湿、风火、血瘀。病理性质有虚有实	
诊断依据	以头部疼痛为主要临床表现	
	头痛部位可发生在前额、两颞、巅顶、枕项或全头部，疼痛性质可为跳痛、刺痛、胀痛、灼痛、重痛、空痛、昏痛、隐痛等。头痛发作形式可为突然发作，或缓慢起病，或反复发作，时痛时止。疼痛的持续时间可长可短，可数分钟、数小时或数天、数周，甚则长期疼痛不已	
	外感头痛者多有起居不慎，感受外邪的病史；内伤头痛者常有情绪波动、饮食不节、劳倦、房事不节、病后体虚等病史	
鉴别诊断	眩晕	两者可单独出现，也可同时出现，二者对比，头痛之病因有外感与内伤两方面，眩晕则以内伤为主。临床表现，头痛以疼痛为主，实证较多；而眩晕则以昏眩为主，虚证较多
	真头痛	真头痛为头痛的一种特殊重症，其特点为起病急骤，多表现为突发的剧烈头痛，持续不解，阵发加重，手足逆冷至肘膝，甚至呕吐如喷、肢厥、抽搐，本病凶险，应与一般头痛区别
治疗原则	外感头痛治疗主以疏风，兼以散寒、清热、祛湿。内伤头虚者以滋阴养血，益肾填精为主；实证当平肝，化痰，行瘀；虚实夹杂者，酌情兼顾并治	

必考热点

1. 头痛的病理因素涉及痰湿、风火、血瘀。
2. 头痛部位可发生在前额、两颞、巅顶、枕项或全头部。
3. 在临床表现方面，头痛以疼痛为主，实证较多；而眩晕则以昏眩为主，虚证较多。
4. 外感头痛治疗主以疏风，兼以散寒、清热、祛湿。
5. 内伤头痛虚者以滋阴养血，益肾填精为主；实证当平肝，化痰，行瘀。

考点：头痛的辨证论治

头痛的辨证论治见表 6-3-2。

表 6-3-2 头痛的辨证论治

证型		证候	治法	代表方
外感头痛	风寒头痛	头痛连及项背，常有拘急收紧感，或伴恶风畏寒，遇风尤剧，口不渴，苔薄白，脉浮紧	疏散风寒止痛	川芎茶调散加减
	风热头痛	头痛而胀，甚则头胀如裂，发热或恶风，面红目赤，口渴喜饮，大便不畅，或便秘，溲赤，舌尖红，苔薄黄，脉浮数	疏风清热和络	芎芷石膏汤加减
	风湿头痛	头痛如裹，肢体困重，胸闷纳呆，大便或溏，苔白腻，脉濡	祛风胜湿通窍	羌活胜湿汤加减
内伤头痛	肝阳头痛	头昏胀痛，两侧为重，心烦易怒，夜寐不宁，口苦面红，或兼胁痛，舌红苔黄，脉弦数	平肝潜阳息风	天麻钩藤饮加减
	血虚头痛	头痛隐隐，时时昏晕，心悸失眠，面色少华，神疲乏力，遇劳加重，舌质淡，苔薄白，脉细弱	养血滋阴，和络止痛	加味四物汤加减
	痰浊头痛	头痛昏蒙，胸脘满闷，纳呆呕恶，舌淡，苔白腻，脉滑或弦滑	健脾燥湿，化痰降逆	半夏白术天麻汤加减
	肾虚头痛	头痛且空，眩晕耳鸣，腰膝酸软，神疲乏力，滑精或带下，舌红少苔，脉细无力	养阴补肾，填精生髓	大补元煎加减
	瘀血头痛	头痛经久不愈，痛处固定不移，痛如锥刺，或有头部外伤史，舌紫暗，或有瘀斑、瘀点，苔薄白，脉细或细涩	活血化瘀，通窍止痛	通窍活血汤加减
	气虚头痛	头痛隐隐，时发时止，遇劳加重，纳食减少，神疲乏力，气短懒言，舌质淡，苔薄白，脉细弱	健脾益气升清	益气聪明汤加减

必考热点

1. 治疗风寒头痛的主方为川芎茶调散；治疗风热头痛的主方为芎芷石膏汤；治疗风湿头痛的主方为羌活胜湿汤。

2. 治疗肝阳头痛的代表方为天麻钩藤饮。

3. 患者，男，45岁。头昏胀痛，两侧为重，心烦易怒，夜寐不宁，口苦面红，舌红苔黄，脉弦数。该患者应首选平肝潜阳息风的治疗方法。

第二节 眩　晕

考点：眩晕的病因、病机、诊断、鉴别诊断与治疗原则

眩晕的病因、病机、诊断、鉴别诊断与治疗原则见表 6-3-3。

表 6-3-3 眩晕的病因、病机、诊断、鉴别诊断与治疗原则

概述	眩是指眼花或眼前发黑，晕是指头晕甚或感觉自身或外界景物旋转
病因	情志不遂、年高肾亏、病后体虚、饮食不节、跌仆损伤、瘀血内阻
病机	脑髓空虚，清窍失养，或痰火上逆，扰动清窍。病位在头脑，其病变脏腑与肝、脾、肾三脏相关。其常见病理因素有风、火、痰、瘀
诊断依据	头晕目眩，视物旋转，轻者闭目即止，重者如坐车船，甚则仆倒
	严重者可伴有头痛、项强、恶心呕吐、眼球震颤、耳鸣耳聋、汗出、面色苍白等表现
	多有情志不遂、年高体虚、饮食不节、跌仆损伤等病史

续 表

鉴别诊断	中风	中风以猝然昏仆，不省人事，口舌歪斜，半身不遂，失语，或不经昏仆，仅以歪僻不遂为特征。中风昏仆与眩晕之甚者相似，眩晕之甚者亦可仆倒，但无半身不遂及不省人事、口舌歪斜诸症。也有部分中风患者，以眩晕、头痛为其先兆表现
	厥证	厥证以突然昏仆，不省人事，四肢厥冷为特征，发作后可在短时间内苏醒，严重者可一厥不复而死亡。眩晕严重者也有欲仆或晕旋仆倒的表现，但眩晕患者无昏迷、不省人事的表现
治疗原则	治疗原则是补虚泻实，调整阴阳。虚者当滋养肝肾，补益气血，填精生髓。实证当平肝潜阳，清肝泻火，化痰行瘀	

必考热点

1. 眩晕的基本病机主要是脑髓空虚，清窍失养，或痰火上逆，扰动清窍。
2. 眩晕的常见病理因素有风、火、痰、瘀。
3. 中风以猝然昏仆，不省人事，口舌歪斜，半身不遂，失语，或不经昏仆，仅以歪僻不遂为特征。
4. 眩晕的治疗原则是补虚泻实，调整阴阳。

考点：眩晕的辨证论治

眩晕的辨证论治见表 6-3-4。

表 6-3-4 眩晕的辨证论治

证型	证 候	治法	代表方
肝阳上亢证	眩晕，耳鸣，头目胀痛，口苦，失眠多梦，遇烦劳郁怒而加重，甚则仆倒，颜面潮红，急躁易怒，肢麻震颤，舌红苔黄，脉弦或数	平肝潜阳，清火息风	天麻钩藤饮加减
气血亏虚证	眩晕动则加剧，劳累即发，面色淡白，神疲乏力，倦怠懒言，唇甲不华，发色不泽，心悸少寐，纳少腹胀，舌淡苔薄白，脉细弱	补益气血，调养心脾	归脾汤加减
肾精不足证	眩晕日久不愈，精神萎靡，腰酸膝软，少寐多梦，健忘，两目干涩，视力减退，或遗精滑泄，耳鸣齿摇。或颧红咽干，五心烦热，舌红少苔，脉细数；或面色㿠白，形寒肢冷，舌淡嫩，苔白，脉弱尺甚	滋养肝肾，益精填髓	左归丸加减
痰浊上蒙证	眩晕，头重昏蒙，或伴视物旋转，胸闷恶心，呕吐痰涎，食少多寐，舌苔白腻，脉濡滑	化痰祛湿，健脾和胃	半夏白术天麻汤加减
瘀血阻窍证	眩晕时作，头痛如刺，兼见健忘，失眠，心悸，精神不振，耳鸣耳聋，面唇紫暗，舌暗有瘀斑，脉涩或细涩	活血化瘀，通窍活络	通窍活血汤加减

必考热点

1. 治疗肝阳上亢证眩晕的代表方为天麻钩藤饮；治疗气血亏虚证眩晕的代表方为归脾汤。
2. 肝阳上亢证眩晕可采用平肝潜阳，清火息风的治疗方法；气血亏虚证眩晕应采用补益气血，调养心脾的治疗方法。

第三节 中 风

考点：中风的病因、病机、诊断、鉴别诊断与治疗原则

中风的病因、病机、诊断、鉴别诊断与治疗原则见表 6-3-5。

表 6-3-5 中风的病因、病机、诊断、鉴别诊断与治疗原则

概述	中风是以猝然昏仆，不省人事，半身不遂，口眼歪斜，语言不利为主症的病证	
病因	内伤积损、劳欲过度、饮食不节、情志所伤、气虚邪中	
病机	阴阳失调，气血逆乱，上犯于脑。虚（阴虚、气虚）、火（肝火、心火）、风（肝风、外风）、痰（风痰、湿痰）、气（气逆）、血（血瘀）为其病机六端。病位在脑，与心、肝、脾、肾密切相关	
诊断依据	具有突然昏仆，不省人事，半身不遂，偏身麻木，口眼歪斜，言语謇涩等特定的临床表现	
	多急性起病，好发于40岁以上年龄	
	发病之前多有头晕、头痛、肢体一侧麻木等先兆症状	
	常有眩晕、头痛、心悸等病史，病发多有情志失调、饮食不当或劳累等诱因	
鉴别诊断	口僻	口僻俗称吊线风，主要症状是口眼歪斜，但常伴耳后疼痛，口角流涎，言语不清，而无半身不遂或神志障碍等表现，多因正气不足，风邪入脉络，气血痹阻所致，不同年龄均可罹患
	厥证	厥证也有突然昏仆、不省人事之表现，一般而言，厥证神昏时间短暂，发作时常伴有四肢逆冷，移时多可自行苏醒，醒后无半身不遂、口眼歪斜、言语不利等表现
	痉证	痉证以四肢抽搐、项背强直甚至角弓反张为主症，发病时也可伴有神昏，需与中风闭证相鉴别。但痉证之神昏多出现在抽搐之后，而中风患者多在起病时即有神昏，而后可以出现抽搐。痉证抽搐时间长，中风抽搐时间短。痉证患者无半身不遂、口眼歪斜等症状
	痿证	痿证可以有肢体瘫痪、活动无力等类似中风之表现；中风后半身不遂日久不能恢复者，亦可见肌肉瘦削，筋脉弛缓，两者应予以区别。但痿证一般起病缓慢，以双下肢瘫痪或四肢瘫痪，或肌肉萎缩，筋惕肉瞤为多见；而中风的肢体瘫痪多起病急骤，且以偏瘫不遂为主。痿证起病时无神昏，中风则常有不同程度的神昏
	痫病	痫病发作时起病急骤，突然昏仆倒地，与中风相似。但痫病为阵发性神志异常的疾病，猝发仆地时常口中作声，如猪羊啼叫，四肢频抽而口吐白沫；中风则仆地无声，一般无四肢抽搐及口吐涎沫的表现。痫病之神昏多为时短暂，移时可自行苏醒，醒后一如常人，但可再发；中风患者昏仆倒地，其神昏症状严重，持续时间长，难以自行苏醒，需及时治疗方可逐渐清醒。中风多伴有半身不遂、口眼歪斜等症，亦与痫病不同
治疗原则	中经络以平肝息风，化痰祛瘀通络为主。中脏腑闭证，治当息风清火，豁痰开窍，通腑泄热；脱证急宜救阴回阳固脱；对内闭外脱之证，则须醒神开窍与扶正固脱兼用。恢复期及后遗症期，多为虚实兼夹，当扶正祛邪，标本兼顾，平肝息风，化痰祛瘀，与滋养肝肾，益气养血并用	

必考热点

1. 中风的基本病机为阴阳失调，气血逆乱，上犯于脑，虚、火、风、痰、气、血为其病机六端。
2. 中风在发病之前多有头晕、头痛、肢体一侧麻木等先兆症状。
3. 痉证之神昏多出现在抽搐之后，而中风患者多在起病时即有神昏，而后可以出现抽搐。
4. 中风中经络的治疗以平肝息风，化痰祛瘀通络为主。

考点：中风的辨证论治

中风的辨证论治见表 6-3-6。

表 6-3-6　中风的辨证论治

<table>
<tr><th colspan="4">证　型</th><th>证　　候</th><th>治　法</th><th>代表方</th></tr>
<tr><td rowspan="7">急性期</td><td rowspan="3">中经络</td><td colspan="2">风痰瘀阻证</td><td>头晕头痛，手足麻木，突然发生口眼歪斜，口角流涎，舌强语謇，甚则半身不遂，或兼见手足拘挛，舌质紫暗，或有瘀斑，舌苔薄白，脉弦涩或小滑</td><td>息风化痰，活血通络</td><td>半夏白术天麻汤合桃仁红花煎加减</td></tr>
<tr><td colspan="2">风阳上扰证</td><td>常感头晕头痛，耳鸣目眩，突然发生口眼歪斜，舌强语謇，或手足重滞，甚则半身不遂，舌质红苔黄，脉弦</td><td>平肝潜阳，活血通络</td><td>天麻钩藤饮加减</td></tr>
<tr><td colspan="2">阴虚风动证</td><td>平素头晕耳鸣，腰膝酸软，突然发生口眼歪斜，言语不利，手指瞤动，甚或半身不遂，舌质红，苔腻，脉弦细数</td><td>滋阴潜阳，息风通络</td><td>镇肝息风汤加减</td></tr>
<tr><td rowspan="4">中脏腑</td><td rowspan="3">闭证</td><td colspan="4">主要症状：突然昏仆，不省人事，牙关紧闭，口噤不开，两手握固，大小便闭，肢体偏瘫、拘急、抽搐。有阳闭和阴闭之分</td></tr>
<tr><td>阳闭证</td><td>除主要症状外，兼见面红身热，气粗口臭，躁动不安，痰多而黏，舌质红，苔黄腻，脉弦滑有力</td><td>清肝息风，豁痰开窍</td><td>羚羊角汤合用安宫牛黄丸加减</td></tr>
<tr><td>阴闭证</td><td>除主要症状外，兼见面白唇暗，静卧不烦，四肢不温，痰涎壅盛，苔白腻，脉沉滑</td><td>豁痰息风，辛温开窍</td><td>涤痰汤合用苏合香丸加减</td></tr>
<tr><td colspan="2">脱证（阴竭阳亡）</td><td>突然昏仆，不省人事，面色苍白，目合口张，鼻鼾息微，手撒肢冷，汗多，大小便自遗，肢体软瘫，舌痿，脉细弱或脉微欲绝</td><td>回阳救阴，益气固脱</td><td>参附汤合生脉散加味。亦可用参麦注射液或生脉注射液静脉滴注</td></tr>
<tr><td rowspan="3">恢复期和后遗症期</td><td colspan="3">风痰瘀阻证</td><td>口眼歪斜，舌强语謇或失语，半身不遂，肢体麻木，苔滑腻，舌暗紫，脉弦滑</td><td>搜风化痰，行瘀通络</td><td>解语丹加减</td></tr>
<tr><td colspan="3">气虚络瘀证</td><td>肢体偏枯不用，肢软无力，面色萎黄，舌质淡紫或有瘀斑，苔薄白，脉细涩或细弱</td><td>益气养血，化瘀通络</td><td>补阳还五汤加减</td></tr>
<tr><td colspan="3">肝肾亏虚证</td><td>半身不遂，患肢僵硬，拘挛变形，舌强不语，或偏瘫，肢体肌肉萎缩，舌红脉细，或舌淡红，脉沉细</td><td>滋养肝肾</td><td>左归丸合地黄饮子加减</td></tr>
</table>

必考热点

1. 治疗风痰瘀阻证中风的代表方为解语丹加减。
2. 风阳上扰证中风可采用平肝潜阳，活血通络的治疗方法。
3. 治疗阴虚风动证中风的代表方为镇肝熄风汤。

第四节　癫　　狂

考点：癫狂的病因、病机、诊断、鉴别诊断与治疗原则

癫狂的病因、病机、诊断、鉴别诊断与治疗原则见表 6-3-7。

表 6-3-7　癫狂的病因、病机、诊断、鉴别诊断与治疗原则

概述	癫狂为精神失常疾病，癫病以精神抑郁，表情淡漠，沉默痴呆，语无伦次，静而多喜为特征。狂病以精神亢奋，狂躁不安，喧扰不宁，骂詈毁物，动而多怒为特征
病因	七情内伤，饮食失节，禀赋不足

续 表

病机	病变脏腑主要在心、脑与肝、脾、肾相关。病理因素以气、痰、火、瘀为主，四者有因果兼夹的关系，且多以气郁为先。气、痰、火、瘀之间也可相互转化。其中，脏气不平，阴阳失调，脑之神机逆乱又是病机的关键所在。病理性质属本虚标实	
诊断依据	神情抑郁，表情淡漠，静而少动，沉默痴呆，或喃喃自语，语无伦次；或突然狂奔，喧扰不宁，呼号打骂，不避亲疏	
	有癫狂的家族史，或脑外伤史。多发于青壮年女性，素日性格内向，近期情志不遂，或突遭变故，惊恐而心绪不宁	
	排除药物、中毒、热病原因所致	
鉴别诊断	癫证与狂证	两者均属精神失常疾病，癫病属阴，以静而多喜为主，表现为沉静独处，言语支离，畏见生人，或哭或笑，声低气怯，以抑郁性精神失常为特征；狂病属阳，以动而多怒为主，表现躁动狂乱，气力倍常，呼号詈骂，声音多亢，以兴奋性精神失常为特征
	癫证与郁证	郁证表现心情抑郁，情绪不宁，胸胁胀闷，急躁易怒，心悸失眠，喉中如有异物等，以自我感觉异常为主，但神志清晰。癫病亦见喜怒无常，多语或不语等症，一般已失去自控力，神明逆乱，精神失常
	癫证与痴呆	两者症状表现有相似之处。痴呆以智能低下为突出表现，以神志呆滞，愚笨迟钝为主要证候特征，其部分症状可自制，其基本病机是髓减脑衰，神机失调，或痰浊瘀血，阻痹脑脉
	癫证与痫病	痫病是以突然昏仆、不省人事、两目上视、口吐涎沫、四肢抽搐为特征的发作性疾病，与本病不难区别
治疗原则	初期多以邪实为主，治当理气解郁，畅达神机，降（泻）火豁痰，化瘀通窍。后期以正虚为主，治当补益心脾，育阴养血，调整阴阳	

必考热点

1. 癫狂的病因有七情内伤，饮食失节，禀赋不足。
2. 癫狂的病理因素以气、痰、火、瘀为主，四者有因果兼夹的关系，且多以气郁为先。

考点：癫狂的辨证论治

癫狂的辨证论治见表6-3-8。

表6-3-8　癫狂的辨证论治

证型		证　候	治法	代表方
癫证	痰气郁结证	精神抑郁，表情淡漠，沉默痴呆，时时太息，言语无序，或喃喃自语，多疑多虑，喜怒无常，秽洁不分，不思饮食，舌红苔腻而白，脉弦滑	理气解郁，化痰醒神	逍遥散合顺气导痰汤加减
	心脾两虚证	神思恍惚，魂梦颠倒，心悸易惊，善悲欲哭，肢体困乏，饮食锐减，言语无序，舌淡，苔薄白，脉沉细无力	健脾益气，养心安神	养心汤合越鞠丸加减
狂证	痰火扰神证	起病先有性情急躁，头痛失眠，两目怒视，面红目赤，突发狂乱无知，骂詈号叫，不避亲疏，逾垣上屋，或毁物伤人，气力逾常，不食不眠，舌质红绛，苔多黄腻或黄燥而垢，脉弦大滑数	清心泻火，涤痰醒神	生铁落饮加减
	痰热瘀结证	癫狂日久不愈，面色晦滞而秽，情绪躁扰不安，多言不序，恼怒不休，甚至登高而歌，弃衣而走，妄见妄闻，妄思离奇，头痛，心悸而烦，舌质紫暗，有瘀斑，少苔或薄黄苔干，脉弦细或细涩	豁痰化瘀，调畅气血	癫狂梦醒汤加减
	火盛阴伤证	癫狂久延，时作时止，势已较缓，妄言妄为，呼之已能自制，但有疲惫之象，寝不安寐，烦惋焦躁，形瘦，面红而秽，口干便难，舌尖红无苔，有剥裂，脉细数	育阴潜阳，交通心肾	二阴煎合琥珀养心丹加减

必考热点

1. 痰气郁结证癫证应采用理气解郁，化痰醒神的治疗方法；心脾两虚证癫证应采用健脾益气，养心安神的治疗方法。

2. 治疗痰气郁结证癫证的代表方为逍遥散合顺气导痰汤；治疗心脾两虚证癫证的代表方为养心汤。

3. 狂证之痰火扰神证应采用清心泻火，涤痰醒神的治疗方法。

4. 治疗狂证之痰火扰神证的代表方为生铁落饮。

第五节　痫　　病

考点：痫病的病因、病机、诊断、鉴别诊断与治疗原则

痫病的病因、病机、诊断、鉴别诊断与治疗原则见表 6-3-9。

表 6-3-9　痫病的病因、病机、诊断、鉴别诊断与治疗原则

概述	痫病是一种发作性神志异常的病证。临床以突然意识丧失，甚则仆倒，不省人事，强直抽搐，口吐涎沫，两目上视或口中怪叫，移时苏醒，一如常人为特征。发作前可伴眩晕、胸闷等先兆，发作后常有疲倦乏力等症状	
病因	先天遗传、七情失调、惊恐、饮食失调、脑部外伤、六淫所干、他病之后	
病机	脏腑失调，痰浊阻滞，气机逆乱，风痰内动，蒙蔽清窍。病理因素主要有风、火、痰、瘀，又以痰为重要。本病的病位在脑，涉及肝、脾、心、肾诸脏。其中肝、脾、肾的损伤是痫病发生的主要病理基础	
诊断依据	多在儿童期、青春期或青年期发病，多有家族史，每因惊恐、劳累、情志过极等诱发	
	典型发作时突然昏倒，不省人事，两目上视，项背强直，四肢抽搐，口吐涎沫	
	局限性发作可见多种形式，如口、眼、手等局部抽搐而无突然昏倒	
	发作前可有眩晕、胸闷等先兆症状	
	发作突然，醒后如常人，醒后对发作时情况不知，反复发作	
	脑电图在发作期描记到对称性同步化棘波或棘-慢波等阳性表现	
鉴别诊断	中风	典型发作痫病与中风病均有突然仆倒，昏不知人等，但痫病有反复发作史，发时口吐涎沫，两目上视，四肢抽搐，或作怪叫声，可自行苏醒，无半身不遂、口舌歪斜等症，而中风病则仆地无声，昏迷持续时间长，醒后常有半身不遂等后遗症
	厥证	厥证除见突然仆倒，昏不知人主症外，还有面色苍白，四肢厥冷，或见口噤，握拳，手指拘急，而无口吐涎沫、两目上视、四肢抽搐和病作怪叫之见症
	痉证	两者都具有四肢抽搐等症状，但痫病仅见于发作之时，兼有口吐涎沫，病作怪叫，醒后如常人。而痉证多见持续发作，伴有角弓反张，身体强直，经治疗恢复后，或仍有原发疾病的存在
治疗原则	频繁发作，以治标为主，着重清泻肝火，豁痰息风，开窍定痫；平时病缓，则补虚以治其本，宜益气养血，健脾化痰，滋补肝肾，宁心安神	

必考热点

1. 痫病是一种发作性神志异常的病证，临床以突然意识丧失，甚则仆倒，不省人事，强直抽搐，口吐涎沫，两目上视或口中怪叫，移时苏醒，一如常人为特征。

2. 痫病的病理因素主要有风、火、痰、瘀，又以痰为重要。

3. 痫病涉及的诸脏中，肝、脾、肾的损伤是痫病发生的主要病理基础。

4. 脑电图在痫病发作期可描记到对称性同步化棘波或棘-慢波等阳性表现。

5. 痫病频繁发作时，当以治标为主，着重清泻肝火，豁痰息风，开窍定痫。

考点：痫病的辨证论治

痫病的辨证论治见表6-3-10。

表6-3-10 痫病的辨证论治

证型	证　候	治法	代表方
风痰闭阻证	发病前常有眩晕，头昏，胸闷，乏力，痰多，心情不悦。发作呈多样性，或见突然跌倒，神志不清，抽搐吐涎，或伴尖叫与二便失禁，或短暂神志不清，双目发呆，茫然所失，谈话中断，持物落地，或精神恍惚而无抽搐，舌质红，苔白腻，脉多弦滑有力	涤痰息风，开窍定痫	定痫丸加减
痰火扰神证	发作时昏仆抽搐，吐涎，或有吼叫，平时急躁易怒，心烦失眠，咳痰不爽，口苦咽干，便秘溲黄，病发后，症情加重，彻夜难眠，目赤，舌红，苔黄腻，脉弦滑而数	清热泻火，化痰开窍	龙胆泻肝汤合涤痰汤加减
瘀阻脑络证	平素头晕头痛，痛有定处，常伴单侧肢体抽搐，或一侧面部抽动，颜面口唇青紫，舌质暗红或有瘀斑，舌苔薄白，脉涩或弦。多继发于颅脑外伤、产伤、颅内感染性疾病后，或先天脑发育不全	活血化瘀，息风通络	通窍活血汤加减
心脾两虚证	反复发痫不愈，神疲乏力，心悸气短，失眠多梦，面色苍白，体瘦纳呆，大便溏薄，舌质淡，苔白腻，脉沉细而弱	补益气血，健脾宁心	六君子汤合归脾汤加减
心肾亏虚证	痫病频发，神思恍惚，心悸，健忘失眠，头晕目眩. 两目干涩，面色晦暗，耳轮焦枯不泽，腰膝酸软，大便干燥，舌质淡红，脉沉细而数	补益心肾，潜阳安神	左归丸合天王补心丹加减

必考热点

1. 痫病之风痰闭阻证应采用涤痰息风，开窍定痫的治疗方法。
2. 治疗痫病之痰火扰神证的代表方为龙胆泻肝汤合涤痰汤。
3. 痫病之瘀阻脑络证应采用活血化瘀，息风通络的治疗方法。

第六节 痴　呆

考点：痴呆的病因、病机、诊断、鉴别诊断与治疗原则

痴呆的病因、病机、诊断、鉴别诊断与治疗原则见表6-3-11。

表6-3-11 痴呆的病因、病机、诊断、鉴别诊断与治疗原则

概述	痴呆是由髓减脑消，神机失用所导致的一种神志异常的疾病，以呆傻愚笨、智能低下、善忘等为主要临床表现
病因	七情内伤、年高体虚、久病耗损
病机	髓海不足，神机失用。其病位在脑，与心、肾、肝、脾均有关系
诊断依据	以记忆力减退，记忆近事及远事的能力减弱，判定认知人物、物品、时间、地点能力减退，计算力与识别空间位置结构的能力减退，理解别人语言和有条理地回答问题的能力障碍等为主症
	伴性情孤僻，表情淡漠，语言重复，自私狭隘，顽固固执
	起病隐匿，发展缓慢，渐进加重，病程一般较长
	患者可有中风、头晕、外伤等病史

续　表

鉴别诊断	郁证	痴呆的神志异常需与郁证中的脏躁相鉴别。脏躁多发于青中年女性，多在精神因素的刺激下呈间歇性发作，不发作时可如常人，且无智能、人格、情感方面的变化。而痴呆多见于老年人，男女发病无明显差别，且病程迁延，其心神失常症状不能自行缓解，并伴有明显的记忆力、计算力减退甚至人格情感的变化
	癫证	癫证属于精神失常的疾病，以沉默寡言、情感淡漠、语无伦次、静而多喜为特征，以成年人多见。而痴呆则属智能活动障碍，是以神情呆滞、愚笨迟钝为主要临床表现的神志异常疾病，以老年人多见。另一方面，痴呆的部分症状可自制，治疗后有不同程度的恢复。但须指出：重症痴呆患者与癫证在临床症状上有许多相似之处，临床难以区分
	健忘	健忘是以记忆力减退、遇事善忘为主症的一种病证。而痴呆则以神情呆滞，或神志恍惚，告知不晓为主要表现。健忘可以是痴呆的早期临床表现。由于外伤、药物所致健忘，一般经治疗后可以恢复
治疗原则	治疗以开郁逐痰、活血通窍、平肝泻火治其标，补虚扶正、充髓养脑治其本。治疗时宜在扶正补虚、填补肾精的同时，注意培补后天脾胃，以冀脑髓得充，化源得滋	

必考热点

1. 痴呆是由髓减脑消，神机失用所导致的一种神志异常的疾病，以呆傻愚笨，智能低下，善忘等为主要临床表现。
2. 痴呆的病因有七情内伤、年高体虚、久病耗损。
3. 痴呆治疗当以开郁逐痰、活血通窍、平肝泻火治其标，补虚扶正、充髓养脑治其本。

考点：痴呆的辨证论治

痴呆的辨证论治见表 6-3-12。

表 6-3-12　痴呆的辨证论治

证型	证　候	治法	代表方
髓海不足证	智力减退，记忆力、计算力、定向力、判断力明显减退，神情呆钝．词不达意，头晕耳鸣，怠惰思卧，齿枯发焦，腰酸骨软，步履艰难，舌瘦色淡，苔薄白，脉沉细弱	补肾益髓，填精养神	七福饮加减
脾肾两虚证	表情呆滞，沉默寡言，记忆减退，失认失算，口齿含糊，词不达意，伴腰膝酸软，肌肉萎缩，食少纳呆，气短懒言，口涎外溢，或四肢不温，腹痛喜按，鸡鸣泄泻，舌质淡白，舌体胖大，苔白，或舌红，苔少或无苔，脉沉细弱，双尺尤甚	补肾健脾，益气生精	还少丹加减
痰浊蒙窍证	表情呆钝，智力衰退，或哭笑无常，喃喃自语，或终日无语，呆若木鸡，伴不思饮食，脘腹胀痛，痞满不适，口多涎沫，头重如裹，舌质淡，苔白腻，脉滑	豁痰开窍，健脾化浊	涤痰汤加减
瘀血内阻证	表情迟钝，言语不利，善忘．易惊恐，或思维异常，行为古怪，伴肌肤甲错，口干不欲饮，双目晦暗，舌质暗或有瘀点瘀斑，脉细涩	活血化瘀，开窍醒脑	通窍活血汤加减

必考热点

1. 痴呆髓海不足证应采用补肾益髓，填精养神的治疗方法；脾肾两虚证应采用补肾健脾，益气生精的治疗方法；痰浊蒙窍证可采用豁痰开窍，健脾化浊的治疗方法。
2. 治疗脾肾两虚证的代表方为还少丹；治疗痰浊蒙窍证的代表方为涤痰汤。

第四单元　脾胃病证

第一节　胃　痛

考点：胃痛的病因、病机、诊断、鉴别诊断与治疗原则

胃痛的病因、病机、诊断、鉴别诊断与治疗原则见表6-4-1。

表6-4-1　胃痛的病因、病机、诊断、鉴别诊断与治疗原则

概述	胃痛，又称胃脘痛，是指以上腹胃脘部近心窝处疼痛为主症的病证	
病因	感受外邪、饮食不节、情志不畅和脾胃素虚	
病机	胃气阻滞，胃失和降，不通则痛。病变部位在胃，但与肝、脾的关系极为密切。病理因素主要有气滞、寒凝、热郁、湿阻、血瘀	
诊断依据	以上腹胃脘部近心窝处发生疼痛为特征，其疼痛有胀痛、刺痛、隐痛、剧痛等不同的性质	
	常伴厌食，恶心呕吐，嘈杂泛酸，嗳气吞腐等上消化道症状	
	以中青年居多，多有反复发作病史。发病前多有明显的诱因，如天气变化、恼怒、劳累、暴饮暴食、饥饿、进食生冷干硬辛辣醇酒，或服用有损脾胃的药物等	
鉴别诊断	真心痛	真心痛是心经病变所引起的心痛证，多见于老年人，为当胸而痛，其多绞痛闷痛，动辄加重，痛引肩背，常伴心悸气短、汗出肢冷，病情危急。而胃痛多表现为胀痛、刺痛、隐痛，有反复发作史，一般无放射痛，伴有嗳气、泛酸、嘈杂等脾胃证候
	胁痛	胁痛是以胁部疼痛为主症，可伴发热恶寒，或目黄肤黄，或胸闷太息，极少伴嘈杂泛酸、嗳气吞腐。肝气犯胃的胃痛有时亦可攻痛连胁，但仍以胃脘部疼痛为主症
	腹痛	腹痛是以胃脘部以下、耻骨毛际以上整个位置疼痛为主症。胃痛是以上腹胃脘部近心窝处疼痛为主症，两者仅就疼痛部位来说，是有区别的。但胃处腹中，与肠相连，因而胃痛可以影响腹，而腹痛亦可牵连于胃，这就要从其疼痛的主要部位和如何起病来加以辨别
治疗原则	以理气和胃止痛为主，审证求因，从广义的角度去理解和运用“通”法	

必考热点

1. 胃痛的病因为感受外邪、饮食不节、情志不畅和脾胃素虚。
2. 胃痛的基本病机是胃气阻滞，胃失和降，不通则痛。
3. 胃痛常伴厌食、恶心呕吐、嘈杂泛酸、嗳气吞腐等上消化道症状。
4. 腹痛是以胃脘部以下，耻骨毛际以上整个位置疼痛为主症。
5. 胃痛的治疗以理气和胃止痛为主，审证求因，辨证施治。

考点：胃痛的辨证论治

胃痛的辨证论治见表6-4-2。

表 6-4-2　胃痛的辨证论治

证型	证　候	治法	代表方
寒邪客胃证	胃痛暴作，恶寒喜暖，得温痛减，遇寒加重，口淡不渴，或喜热饮，舌淡苔薄白，脉弦紧	温胃散寒，行气止痛	香苏散合良附丸加减
饮食伤胃证	胃脘疼痛，胀满拒按，嗳腐吞酸，或呕吐不消化食物，其味腐臭，吐后痛减，不思饮食，大便不爽，得矢气及便后稍舒，舌苔厚腻，脉滑	消食导滞，和胃止痛	保和丸加减
肝气犯胃证	胃脘胀痛，痛连两胁，遇烦恼则痛作或痛甚，嗳气、矢气则痛舒，胸闷嗳气，喜长叹息，大便不畅，舌苔多薄白，脉弦	疏肝解郁，理气止痛	柴胡疏肝散加减
湿热中阻证	胃脘疼痛，痛势急迫，脘闷灼热，口干口苦，口渴而不欲饮，纳呆恶心，小便色黄，大便不畅，舌红，苔黄腻，脉滑数	清化湿热，理气和胃	清中汤加减
瘀血停胃证	胃脘疼痛，如针刺，似刀割，痛有定处，按之痛甚，痛时持久，食后加剧，入夜尤甚，或见吐血黑便，舌质紫暗或有瘀斑，脉涩	化瘀通络，理气和胃	失笑散合丹参饮加减
胃阴亏耗证	胃脘隐隐灼痛，似饥而不欲食，口燥咽干，五心烦热，消瘦乏力，口渴思饮，大便干结，舌红少津，脉细数	养阴益胃，和中止痛	一贯煎合芍药甘草汤加减
脾胃虚寒证	胃痛隐隐，绵绵不休，喜温喜按，空腹痛甚，得食则缓，劳累或受凉后发作或加重，泛吐清水，神疲纳呆，四肢倦怠，手足不温，大便溏薄，舌淡苔白，脉虚弱或迟缓	温中健脾，和胃止痛	黄芪建中汤加减

必考热点

1. 患者，女，36 岁。胃痛暴作，恶寒喜暖，得温痛减，遇寒加重，口淡不渴，或喜热饮，舌淡苔薄白，脉弦紧。该患者可采用温胃散寒，行气止痛的治疗方法。

2. 治疗饮食伤胃证的代表方为保和丸。

3. 肝气犯胃证应采用疏肝解郁，理气止痛的治疗方法。

4. 治疗湿热中阻证的代表方为清中汤。

第二节　胃　痞

考点：胃痞的病因、病机、诊断、鉴别诊断与治疗原则

胃痞的病因、病机、诊断、鉴别诊断与治疗原则见表 6-4-3。

表 6-4-3　胃痞的病因、病机、诊断、鉴别诊断与治疗原则

概述	胃痞是指以自觉心下痞塞，胸膈胀满，触之无形，按之柔软，压之无痛为主要症状的病证。按部位胃痞可分为胸痞、心下痞等
病因	感受外邪、内伤饮食、情志失调、脾胃亏虚等
病机	中焦气机不利，脾胃升降失职
诊断依据	临床以胃脘痞塞，满闷不舒为主症，并有触之无形，按之柔软，压之不痛的特点，或伴有纳呆、早饱、嗳气等症
	发病缓慢，时轻时重，反复发作，病程漫长
	多由饮食、情志、起居、寒温等因素诱发

续 表

鉴别诊断	胃痛	两者病位同在胃脘部，且常相兼出现。然胃痛以疼痛为主，胃痞以满闷不适为患，可累及胸膈；胃痛病势多急，压之可痛，而胃痞起病较缓，压无痛感，两者差别显著
	鼓胀	两者均为自觉腹部胀满的病证，但鼓胀以腹部胀大如鼓、皮色苍黄、脉络暴露为主症，胃痞则以自觉满闷不舒、外无胀形为特征。鼓胀发于大腹，胃痞则在胃脘；鼓胀按之腹皮绷急，胃痞却按之柔软
	胸痹	胸痹是胸中痞塞不通，而致胸膺内外疼痛之证，以胸闷、胸痛、短气为主症，偶兼脘腹不舒。而胃痞则以脘腹满闷不舒为主症，多兼饮食纳运无力之症，偶有胸膈不适，并无胸痛等表现
	结胸	两者病位皆在脘部，然结胸以心下至小腹硬满而痛，拒按为特征；胃痞则在心下胃脘，以满而不痛，手可按压，触之无形为特点
治疗原则	治疗总以调理脾胃升降、行气除痞消满为基本法则。实者泻之，虚者补之，虚实夹杂者补消并用	

必考热点

1. 胃痞指以自觉心下痞塞，胸膈胀满，触之无形，按之柔软，压之无痛为主要症状的病证。
2. 胃痞按部位可分为胸痞、心下痞等。
3. 胃痞的病因有感受外邪、内伤饮食、情志失调、脾胃亏虚等。
4. 中焦气机不利，脾胃升降失职为胃痞发生的基本病机。
5. 胃痞的治疗应以调理脾胃升降、行气除痞消满为基本法则。

考点：胃痞的辨证论治

胃痞的辨证论治见表 6-4-4。

表 6-4-4　胃痞的辨证论治

证型	证　候	治法	代表方
饮食内停证	脘腹痞闷而胀，进食尤甚，拒按，嗳腐吞酸，恶食呕吐，或大便不调，矢气频作，味臭如败卵，舌苔厚腻，脉滑	消食和胃，行气消痞	保和丸加减
痰湿中阻证	脘腹痞塞不舒，胸膈满闷，头晕目眩，身重困倦，呕恶纳呆，口淡不渴，小便不利，舌苔白厚腻，脉沉滑	除湿化痰，理气和中	二陈平胃汤加减
湿热阻胃证	脘腹痞闷，或嘈杂不舒，恶心呕吐，口干不欲饮，口苦，纳少，舌红苔黄腻，脉滑数	清热化湿，和胃消痞	连朴饮加减
肝胃不和证	脘腹痞闷，胸胁胀满，心烦易怒，善太息，呕恶嗳气，或吐苦水，大便不爽，舌质淡红，苔薄白，脉弦	疏肝解郁，和胃消痞	越鞠丸合枳术丸加减
脾胃虚弱证	脘腹满闷，时轻时重，纳呆便溏，神疲乏力，少气懒言，语声低微，舌质淡，苔薄白，脉细弱	补气健脾，升清降浊	补中益气汤加减
胃阴不足证	脘腹痞闷，嘈杂，饥不欲食，恶心嗳气，口燥咽干，大便秘结，舌红少苔，脉细数	养阴益胃，调中消痞	益胃汤加减

必考热点

1. 胃痞饮食内停证应采用消食和胃，行气消痞的治疗方法；痰湿中阻证应采用除湿化痰，理气和中的治疗方法。

2. 患者，男，45 岁。脘腹痞闷，有时嘈杂不舒，恶心呕吐，口干不欲饮，口苦，纳少，舌红苔黄腻，脉滑数。该患者为胃痞湿热阻胃证。

3. 胃痞肝胃不和证应采用疏肝解郁，和胃消痞的治疗方法。

第三节　呕　　吐

考点：呕吐的病因、病机、诊断、鉴别诊断与治疗原则

呕吐的病因、病机、诊断、鉴别诊断与治疗原则见表 6-4-5。

表 6-4-5　呕吐的病因、病机、诊断、鉴别诊断与治疗原则

概述	呕吐是指胃失和降，气逆于上，迫使胃中之物从口中吐出的一种病证。一般以有物有声谓之呕，有物无声谓之吐，无物有声谓之干呕，临床呕与吐常同时发生，故合称为呕吐	
病因	外感六淫、内伤饮食、情志不调、病后体虚	
病机	呕吐的基本病机为胃失和降，气机上逆。病变脏腑主要在胃，与肝、脾关系密切	
诊断依据	临床以呕吐饮食、痰涎、水液等胃内容物为主症	
	常伴有恶心、纳呆、泛酸嘈杂、胸脘痞闷等症	
	起病或缓或急，多因饮食、情志、寒温不适、闻及不良气味等因素而诱发，或有服用药物、误食毒物史	
鉴别诊断	反胃	两者同属胃部的病变，其病机都是胃失和降，气逆于上，而且都有呕吐的临床表现。但反胃系脾胃虚寒，胃中无火，难以腐熟食入之谷物，朝食暮吐，暮食朝吐，吐出物多为未消化之宿食，呕吐量较多，吐后即感舒适。呕吐有感受外邪、饮食不节、情志失调和胃虚失和的不同，往往吐无定时，或轻或重，吐出物为食物或痰涎清水，呕吐量或多或少
	噎膈	两者皆有呕吐的症状。呕吐之病，进食顺畅，吐无定时。噎膈之病，进食哽噎不顺或食不得入，或食入即吐，甚则因噎废食。呕吐大多病情较轻，病程较短，预后尚好。而噎膈多因内伤所致，病情深重，病程较长，预后欠佳
治疗原则	总的治疗原则为和胃、降逆、止呕。实者呕吐重在祛邪，分别施以解表、消食、化痰、理气之法，以求邪去胃安呕止之效	

必考热点

1. 呕吐的病变脏腑主要在胃，与肝、脾关系密切。
2. 呕吐的基本病机为胃失和降，气机上逆。
3. 反胃朝食暮吐，暮食朝吐，吐出物多为未消化之宿食，呕吐量较多，吐后即感舒畅。
4. 呕吐总的治疗原则为和胃、降逆、止呕。

考点：呕吐的辨证论治

呕吐的辨证论治见表 6-4-6。

表 6-4-6 呕吐的辨证论治

证型	证候	治法	代表方
外邪犯胃证	突然呕吐，胸脘满闷，发热恶寒，头身疼痛，舌苔白腻，脉濡缓	疏邪解表，化浊和中	藿香正气散加减
食滞内停证	呕吐酸腐，脘腹胀满，嗳气厌食，大便或溏或结，舌苔厚腻，脉滑实	消食化滞，和胃降逆	保和丸加减
痰饮中阻证	呕吐清水痰涎，脘闷不食，头眩心悸，舌苔白腻，脉滑	温中化饮，和胃降逆	小半夏汤合苓桂术甘汤加减
肝气犯胃证	呕吐吞酸，嗳气频繁，胸胁胀痛，舌淡红，苔薄，脉弦	疏肝理气，和胃降逆	四七汤加减
脾胃气虚证	恶心呕吐，厌食，食入难化，脘部痞闷，大便不畅，舌淡胖，苔薄，脉细	健脾益气，和胃降逆	香砂六君子汤加减
脾胃阳虚证	饮食稍多即吐，时作时止，面色㿠白，倦怠乏力，喜暖恶寒，四肢不温，大便溏薄，舌质淡，脉濡弱	温中健脾，和胃降逆	理中汤加减
胃阴不足证	呕吐反复发作，或时作干呕，似饥而不欲食，口燥咽干，舌红少津，脉细数	滋养胃阴，降逆止呕	麦门冬汤加减

必考热点

1. 患者，男，40 岁。突然呕吐，胸脘满闷，发热恶寒，头身疼痛，舌苔白腻，脉濡缓。该患者为外邪犯胃证，治疗该疾病应使用的主方为藿香正气散。

2. 呕吐外邪犯胃证应采用疏邪解表，化浊和中的治疗方法。

3. 治疗呕吐食滞内停证的代表方为保和丸；治疗呕吐肝气犯胃证的代表方为四七汤；治疗呕吐脾胃气虚证的代表方为香砂六君子汤。

第四节 噎 膈

考点：噎膈的病因、病机、诊断、鉴别诊断与治疗原则

噎膈的病因、病机、诊断、鉴别诊断与治疗原则见表 6-4-7。

表 6-4-7 噎膈的病因、病机、诊断、鉴别诊断与治疗原则

概述	噎膈是指吞咽食物哽噎不顺，饮食难下，或纳而复出的疾病	
病因	七情内伤、饮食不节、久病年老	
病机	本病病位在食道，属胃所主，病变脏腑与肝、脾、肾密切相关。基本病机是气、痰、瘀交结，阻隔于食道胃脘。病理性质总属本虚标实	
诊断依据	轻症患者主要为胸骨后不适，呈烧灼感或疼痛，食物通过有滞留感或轻度梗阻感，咽部干燥或有紧缩感	
	重症患者见持续性、进行性吞咽困难，咽下梗阻，吐出黏液或白色泡沫黏痰，严重时伴有胸骨后或背部肩胛区持续性钝痛，进行性消瘦	
	患者常有情志不畅、酒食不节、年老肾虚等病史	
鉴别诊断	反胃	两者皆有食入即吐的症状。噎膈多系阴虚有热，主要表现为吞咽困难，阻塞不下，旋食旋吐，或徐徐吐出；反胃多属阳虚有寒，主要表现为食尚能入，但经久复出，朝食暮吐，暮食朝吐
	梅核气	两者均见咽中梗塞不舒的症状。噎膈系有形之物瘀阻于食道，吞咽困难。梅核气则系气逆痰阻于咽喉，为无形之气，咽中有梗塞不舒的感觉，但无吞咽困难及饮食不下的症状

续 表

治疗原则	理气开郁、化痰消瘀、养阴润燥为噎膈总的治疗原则。初期重在治标，治当开郁启膈，和胃降逆，宜理气、消瘀、化痰、降火为主；后期重在治本，宜滋阴润燥或补气温阳为法

必考热点

1. 噎膈病位在食道，属胃所主，病变脏腑与肝、脾、肾密切相关。
2. 噎膈的基本病机是气、痰、瘀交结，阻隔于食道胃脘而致。
3. 噎膈与梅核气均见咽中梗塞不舒的症状。
4. 理气开郁、化痰消瘀、养阴润燥为噎膈总的治疗原则。

考点：噎膈的辨证论治

噎膈的辨证论治见表 6-4-8。

表 6-4-8 噎膈的辨证论治

证型	证 候	治法	代表方
痰气交阻证	吞咽梗阻，胸膈痞满，或疼痛，情志舒畅时稍可减轻，情志抑郁时加重，嗳气呃逆，呕吐痰涎，口干咽燥，大便艰涩，舌质红，苔薄腻，脉弦滑	开郁化痰，润燥降气	启膈散加减
瘀血内结证	饮食难下，或虽下而复吐出，甚或呕出物如赤豆汁，胸膈疼痛，固着不移，肌肤枯燥，形体消瘦，舌质紫暗，脉细涩	滋阴养血，破血行瘀	通幽汤加减
津亏热结证	吞咽梗涩而痛，食入而复出，甚则水饮难进，心烦口干，胃脘灼热，大便干结如羊矢，形体消瘦，皮肤干枯，小便短赤，舌质光红，干裂少津，脉细数	滋养津液，泻热散结	沙参麦冬汤加减
气虚阳微证	水饮不下，泛吐多量黏液白沫，面浮足肿，面色㿠白，形寒气短，精神疲惫，腹胀，舌质淡，苔白，脉细弱	温补脾肾	补气运脾汤加减

必考热点

1. 治疗噎膈痰气交阻证的代表方为启膈散；治疗噎膈瘀血内结证的代表方为通幽汤；治疗噎膈津亏热结证的代表方为沙参麦冬汤。

2. 噎膈痰气交阻证应采用开郁化痰，润燥降气的治疗方法；瘀血内结证应采用滋阴养血，破血行瘀的治疗方法；津亏热结证应采用滋养津液，泻热散结的治疗方法；气虚阳微证应采用温补脾肾的治疗方法。

第五节 呃 逆

考点：呃逆的病因、病机、诊断、鉴别诊断与治疗原则

呃逆的病因、病机、诊断、鉴别诊断与治疗原则见表 6-4-9。

表 6-4-9 呃逆的病因、病机、诊断、鉴别诊断与治疗原则

概述	呃逆是指胃气上逆动膈，以气逆上冲，喉间呃呃连声，声短而频，难以自制为主要表现的病证
病因	感受外邪，饮食不当、情志不遂、体虚病后

续 表

病机	胃失和降，膈间气机不利，胃气上逆动膈	
诊断依据	呃逆以气逆上冲，喉间呃呃连声，声短而频，不能自止为主症，其呃声或高或低，或疏或密，间歇时间不定	
	常伴有胸膈痞闷、脘中不适、情绪不安等症状	
	多有受凉、饮食、情志等诱发因素，起病多较急	
鉴别诊断	干呕	两者同属胃气上逆的表现，干呕属于有声无物的呕吐，乃胃气上逆，冲咽而出，发出呕吐之声。呃逆则气从膈间上逆，气冲喉间，呃呃连声，声短而频，不能自制
	嗳气	两者均为胃气上逆，嗳气乃胃气阻郁，气逆于上，冲咽而出，发出沉缓的嗳气声，常伴酸腐气味，食后多发，与喉间气逆而发出的呃呃之声不难区分
治疗原则	理气和胃、降逆止呃为基本治法	

必考热点

1. 呃逆是指胃气上逆动膈，以气逆上冲，喉间呃呃连声，声短而频，不能自制为主要表现的病证。
2. 呃逆之病位在膈，病变的关键脏腑在胃，还与肝、脾、肺、肾有关。
3. 呃逆的基本病机是胃失和降，膈间气机不利，胃气上逆动膈。
4. 理气和胃、降逆止呃是呃逆的基本治法。

考点：呃逆的辨证论治

呃逆的辨证论治见表 6-4-10。

表 6-4-10 呃逆的辨证论治

证型	证 候	治法	代表方
胃寒气逆证	呃声沉缓有力，胸膈及胃脘不舒，得热则减，遇寒更甚，进食减少，喜食热饮，口淡不渴，舌苔白润，脉迟缓	温中散寒，降逆止呃	丁香散加减
胃火上逆证	呃声洪亮有力，冲逆而出，口臭烦渴，多喜冷饮，脘腹满闷，大便秘结，小便短赤，苔黄燥，脉滑数	清胃泄热，降逆止呃	竹叶石膏汤加减
气机郁滞证	呃逆连声，常因情志不畅而诱发或加重，胸胁满闷，脘腹胀满，嗳气纳减，肠鸣矢气，苔薄白，脉弦	顺气解郁，和胃降逆	五磨饮子加减
脾胃阳虚证	呃声低长无力，气不得续，泛吐清水，脘腹不舒，喜温喜按，面色㿠白，手足不温，食少乏力，大便溏薄，舌质淡，苔薄白，脉细弱	温补脾胃，降逆止呃	理中丸加减
胃阴不足证	呃声短促而不得续，口干咽燥，烦躁不安，不思饮食，或食后饱胀，大便干结，舌质红，苔少而干，脉细数	养胃生津，降逆止呃	益胃汤加减

必考热点

1. 患者，男，36岁。近期经常呃逆，呃声沉缓有力，胸膈及胃脘不舒，得热则减，遇寒更甚，进食减少，喜食热饮，口淡不渴，舌苔白润，脉迟缓。此患者应采用温中散寒，降逆止呃的治疗方法。

2. 呃逆气机郁滞证应采用顺气解郁，和胃降逆的治疗方法。

第六节　腹　　痛

考点：腹痛的病因、病机、诊断、鉴别诊断与治疗原则

腹痛的病因、病机、诊断、鉴别诊断与治疗原则见表 6-4-11。

表 6-4-11　腹痛的病因、病机、诊断、鉴别诊断与治疗原则

概述	腹痛是指以胃脘以下、耻骨毛际以上部位发生疼痛为主症的病证	
病因	外感时邪、饮食不节、情志失调及素体阳虚等可导致本病。此外，跌仆损伤，腹部术后也可致腹痛	
病机	脏腑气机阻滞，气血运行不畅，经脉痹阻，“不通则痛”，或脏腑经脉失养，不荣而痛。发病涉及脏腑与经脉较多，有肝、胆、脾、肾、大小肠、膀胱、胞宫等脏腑，以及足三阴、足少阳、手足阳明、冲、任、带等经脉	
诊断依据	凡是以胃脘以下、耻骨毛际以上部位的疼痛为主要表现者，即为腹痛。其疼痛性质各异	
	注意与腹痛相关病因，脏腑经络相关的症状	
	根据性别、年龄、婚况，与饮食、情志、受凉等关系，起病经过，其他伴发症状，以资鉴别何脏何腑受病，明确病理性质	
鉴别诊断	胃痛	胃处腹中，与肠相连，腹痛常伴有胃痛的症状，胃痛亦时有腹痛的表现，常需鉴别。首先是部位不同，胃痛在心下胃脘处，腹痛在胃脘以下，耻骨毛际以上；其次是伴随症状不同，胃痛常伴有恶心、嗳气等胃病症状，腹痛可伴有便秘、腹泻或尿频、尿急等症状
	内科疾病中的腹痛症状	许多内科疾病常见腹痛的表现，此时的腹痛只是该病的症状。如痢疾之腹痛，伴有里急后重，下痢赤白脓血；积聚之腹痛，以腹中包块为特征等。而腹痛病证，当以腹部疼痛为主要表现
	外科、妇科腹痛	内科腹痛常先发热后腹痛，疼痛一般不剧，痛无定处，压痛不显；外科腹痛多后发热，疼痛剧烈，痛有定处，压痛明显，腹痛拒按，腹肌紧张等。妇科腹痛多在小腹，与经、带、胎、产有关，如痛经、先兆流产、异位妊娠、输卵管破裂等，应及时进行妇科检查，以明确诊断
治疗原则	在通法的基础上，结合审证求因，标本兼治	

必考热点

1. 腹痛是指以胃脘以下、耻骨毛际以上部位发生疼痛为主症的病证。
2. 腹痛涉及肝、胆、脾、肾、大小肠、膀胱等脏腑，以及足三阴、足少阳、手足阳明、冲、任、带等经脉。
3. 胃痛部位在心下胃脘之处，常伴有恶心、嗳气等胃病见症，腹痛部位在胃脘以下，上述症状在腹痛中较少见。

考点：腹痛的辨证论治

腹痛的辨证论治见表 6-4-12。

表 6-4-12　腹痛的辨证论治

证型	证　候	治法	代表方
寒邪内阻证	腹痛拘急，遇寒痛甚，得温痛减，口淡不渴，形寒肢冷，小便清长，大便清稀或秘结，舌质淡，苔白腻，脉沉紧	散寒温里，理气止痛	良附丸合正气天香散加减

续 表

证型	证　候	治法	代表方
湿热壅滞证	腹痛拒按，烦渴引饮，大便秘结，或溏滞不爽，潮热汗出，小便短黄，舌质红，苔黄燥或黄腻，脉滑数	泄热通腑，行气导滞	大承气汤加减
饮食积滞证	脘腹胀满疼痛，拒按，嗳腐吞酸，厌食呕恶，痛而欲泻，泻后痛减，或大便秘结，舌苔厚腻，脉滑实	消食导滞，理气止痛	枳实导滞丸加减
肝郁气滞证	腹痛胀闷，痛无定处，痛引少腹，或兼痛窜两胁，时作时止，得嗳气或矢气则舒，遇忧思恼怒则剧，舌淡红，苔薄白，脉弦	疏肝解郁，理气止痛	柴胡疏肝散加减
瘀血内停证	腹痛较剧，痛如针刺，痛处固定，经久不愈，舌质紫暗，脉细涩	活血化瘀，和络止痛	少腹逐瘀汤加减
中虚脏寒证	腹痛绵绵，时作时止，喜温喜按，形寒肢冷，神疲乏力，气短懒言，胃纳不佳，面色无华，大便溏薄，舌质淡，苔薄白，脉沉细	温中补虚，缓急止痛	小建中汤加减

必考热点

1. 腹痛寒邪内阻证应采用散寒温里，理气止痛的治疗方法；湿热壅滞证应采用泄热通腑，行气导滞的治疗方法。

2. 患者，男，36岁。近期表现为脘腹胀满，疼痛拒按，嗳腐吞酸，厌食呕恶，痛而欲泻，泻后痛减，或大便秘结，舌苔厚腻，脉滑实。此患者可诊断为饮食积滞证。

第七节　泄　　泻

考点：泄泻的病因、病机、诊断、鉴别诊断与治疗原则

泄泻的病因、病机、诊断、鉴别诊断与治疗原则见表6-4-13。

表6-4-13　泄泻的病因、病机、诊断、鉴别诊断与治疗原则

概述	泄泻是以排便次数增多，粪质稀溏，甚至泻出如水样为主症的病证。古有将大便溏薄而势缓者称为泄，大便清稀如水而势急者称为泻，现临床一般统称泄泻	
病因	感受外邪、饮食所伤、情志不调、禀赋不足、久病体虚	
病机	主要病位在脾、胃与大、小肠。病变主脏在脾，脾失健运是关键，同时与肝、肾密切相关。基本病机为脾虚湿盛，脾失健运，水湿不化，肠道清浊不分，传导失司。病机特点是脾虚湿盛。病理因素主要是湿	
诊断依据	以大便粪质稀溏为诊断的主要依据，或完谷不化，或粪如水样，大便次数增多，每日三五次甚至十数次以上	
	常兼有腹胀、腹痛、肠鸣、纳呆	
	起病或急或缓	
鉴别诊断	痢疾	两者均为大便次数增多、粪质稀薄的病证。泄泻以大便次数增多，粪质稀溏，甚则如水样，或完谷不化为主症，大便不带脓血，也无里急后重，或无腹痛。而痢疾以腹痛、里急后重、便下赤白脓血为特征
	霍乱	霍乱是一种上吐下泻并作的病证，发病特点是来势急骤，变化迅速，病情凶险，起病时先突然腹痛，继则吐泻交作，所吐之物均为未消化之食物，气味酸腐热臭，所泻之物多为黄色粪水，或吐下如米泔水，常伴恶寒、发热，部分患者在吐泻之后，津液耗伤，迅速消瘦，或发生转筋，腹中绞痛。若吐泻剧烈，可致面色苍白，目眶凹陷，汗出肢冷等津竭阳衰之危候。而泄泻以大便稀溏，次数增多为特征，一般预后良好
治疗原则	治疗大法为运脾化湿	

必考热点

1. 泄泻以大便次数增加，粪质稀溏，甚则如水样，或完谷不化为主症，大便不带脓血，也无里急后重，或无腹痛。
2. 泄泻的病机特点是脾虚湿盛，致肠道功能失司而发生泄泻。
3. 痢疾以腹痛、里急后重、便下赤白脓血为特征。
4. 泄泻的治疗大法为运脾化湿。

考点：泄泻的辨证论治

泄泻的辨证论治见表 6-4-14。

表 6-4-14　泄泻的辨证论治

证型	证　候	治法	代表方
寒湿内盛证	泄泻清稀，甚则如水样，脘闷食少，腹痛肠鸣，或兼外感风寒，则恶寒，发热，头痛，肢体酸痛，舌苔白或白腻，脉濡缓	芳香化湿，解表散寒	藿香正气散加减
湿热伤中证	泄泻腹痛，泻下急迫，或泻而不爽，粪色黄褐，气味臭秽，肛门灼热，烦热口渴，小便短黄，舌质红，苔黄腻，脉滑数或濡数	清热利湿，分利止泻	葛根黄芩黄连汤加减
食滞肠胃证	腹痛肠鸣，泻下粪便臭如败卵，泻后痛减，脘腹胀满，嗳腐酸臭，不思饮食，舌苔垢浊或厚腻，脉滑实	消食导滞，和中止泻	保和丸加减
肝气乘脾证	腹痛泄泻，泻后痛减，腹中雷鸣，攻窜作痛，矢气频作，每因抑郁恼怒，或情绪紧张之时而作，素有胸胁胀闷，嗳气食少，舌淡红，脉弦	抑肝扶脾	痛泻要方加减
脾胃虚弱证	大便时溏时泻，迁延反复，食少，食后脘闷不舒，稍进油腻食物则大便次数增加，面色萎黄，神疲倦怠，舌质淡，苔白，脉细弱	健脾益气，化湿止泻	参苓白术散加减
肾阳虚衰证	黎明前脐腹作痛，肠鸣即泻，完谷不化，腹部喜暖，泻后则安，形寒肢冷，腰膝酸软，舌淡苔白，脉沉细	温肾健脾，固涩止泻	四神丸加减

必考热点

1. 患者，男，40 岁。泄泻清稀，甚则如水样，脘闷食少，腹痛肠鸣，或兼外感风寒，则恶寒，发热，头痛，肢体酸痛，舌苔白或白腻，脉濡缓。此患者为泄泻寒湿内盛证。
2. 泄泻寒湿内盛证可采用芳香化湿，解表散寒的治疗方法；泄泻食滞肠胃证可采用消食导滞，和中止泻的治疗方法。
3. 治疗泄泻湿热伤中证的代表方为葛根黄芩黄连汤；治疗泄泻食滞肠胃证的代表方为保和丸。

第八节　痢　　疾

考点：痢疾的病因、病机、诊断、鉴别诊断

痢疾的病因、病机、诊断、鉴别诊断见表 6-4-15。

表 6-4-15　痢疾的病因、病机、诊断、鉴别诊断

概述	痢疾是以腹痛、里急后重、下痢赤白脓血为主症的病证。是夏秋季常见的肠道传染病

续 表

病因	外感时邪疫毒、饮食不节和脾胃虚弱。感邪有三：一为疫毒之邪；二为湿热之邪；三为夏暑感寒伤湿
病机	主要是邪客肠腑，气血壅滞，肠道传化失司，脂膜血络受伤，腐败化为脓血而为痢。病位在肠，与脾胃肾密切相关。病理因素以湿热疫毒为主
诊断依据	以腹痛，里急后重，泻下赤白脓血便为主症
	急性痢疾起病急骤，病程短，可伴恶寒、发热等；慢性痢疾起病缓慢，反复发作，迁延不愈；疫毒痢病情严重而病势凶险
	常见于夏秋季节，多有饮食不洁史，或具有传染性
与泄泻鉴别	两者均多发于夏秋季节，病变部位在胃肠，病因亦有相同之处，症状都有腹痛、大便次数增多。但痢疾大便次数虽多而量少，排赤白脓血便，腹痛伴里急后重感明显。而泄泻大便溏薄，粪便清稀，或如水样，或完谷不化，而无赤白脓血便，腹痛多伴肠鸣，少有里急后重感

必考热点

1. 痢疾是以腹痛，里急后重，下痢赤白脓血为主症的病证。
2. 痢疾的病因有外感时邪疫毒、饮食不节、脾胃虚弱。
3. 痢疾的病位在肠，与脾胃肾密切相关。
4. 痢疾的病理因素以湿热疫毒为主。

考点：痢疾的辨证论治

痢疾的辨证论治见表 6-4-16。

表 6-4-16 痢疾的辨证论治

证型	证 候	治法	代表方
湿热痢	腹部疼痛，里急后重，痢下赤白脓血，黏稠如胶冻，腥臭，肛门灼热，小便短赤，舌苔黄腻，脉滑数	清肠化湿，调气和血	芍药汤加减
疫毒痢	起病急骤，痢下鲜紫脓血，腹痛剧烈，后重感特著，壮热口渴，头痛烦躁，恶心呕吐，甚者神昏惊厥，舌质红绛，舌苔黄燥，脉滑数或微欲绝	清热解毒，凉血除积	白头翁汤加减
寒湿痢	痢下赤白黏冻，白多赤少，或为纯白冻，腹痛拘急，里急后重，口淡乏味，脘胀腹满，头身困重，舌质或淡，舌苔白腻，脉濡缓	温中燥湿，调气和血	不换金正气散加减
阴虚痢	痢下赤白，日久不愈，脓血黏稠，或下鲜血，脐下灼痛，虚坐努责，食少，心烦口干，至夜转剧，舌红绛少津，苔少或花剥，脉细数	养阴和营，清肠化湿	驻车丸加减
虚寒痢	痢下赤白清稀，无腥臭，或为白冻，甚则滑脱不禁，肛门坠胀，便后更甚，腹部隐痛，缠绵不已，喜按喜温，形寒畏冷，四肢不温，食少神疲，腰膝酸软，舌淡苔薄白，脉沉细而弱	温补脾肾，收涩固脱	桃花汤合真人养脏汤
休息痢	下痢时发时止，迁延不愈，常因饮食不当、受凉、劳累而发，发时大便次数增多，夹有赤白黏冻，腹胀食少，倦怠嗜卧，舌质淡苔腻，脉濡软或虚数	温中清肠，调气化滞	连理汤加减

必考热点

1. 湿热痢可采用清肠化湿，调气和血的治疗方法；疫毒痢可采用清热解毒，凉血除积的治疗方法；寒湿痢可采用温中燥湿，调气和血的治疗方法。

2. 治疗湿热痢的代表方为芍药汤；治疗疫毒痢的代表方为白头翁汤。
3. 患者，男性。症状为痢下赤白脓血，黏稠如胶冻，腥臭，腹部疼痛，里急后重，肛门灼热，小便短赤，舌苔黄腻，脉滑数。此患者为湿热痢。
4. 休息痢可采用温中清肠，调气化滞的治疗方法。

第九节　便　　秘

考点：便秘的病因、病机、诊断、鉴别诊断与治疗原则

便秘的病因、病机、诊断、鉴别诊断与治疗原则见表6-4-17。

表6-4-17　便秘的病因、病机、诊断、鉴别诊断与治疗原则

概述	便秘是指大便排出困难，排便周期延长，或周期不长，但粪质干结，排出艰难，或粪质不硬，虽有便意，但便而不畅的病证
病因	饮食不节、情志失调、年老体虚、感受外邪
病机	大肠传导失常。病位主要在大肠，涉及肺、脾、胃、肝、肾等脏腑
诊断依据	排便间隔时间超过自己的习惯1天以上，或两次排便时间间隔3天以上
	大便粪质干结，排出艰难，或欲大便而艰涩不畅
	常伴腹胀、腹痛、口臭、纳差及神疲乏力、头眩心悸等症
	本病常有饮食不节、情志内伤、劳倦过度等病史
与肠结鉴别	两者皆为大便秘结不通。肠结多为急病，因大肠通降受阻所致，表现为腹部疼痛拒按，大便完全不通，且无矢气和肠鸣音，严重者呕吐物为呈粪样的肠内容物。便秘多为慢性久病，因大肠传导失常所致，表现为腹部胀满，大便干结艰行，可有矢气和肠鸣音，或有恶心欲吐，食纳减少
治疗原则	以通下为主，但不可单纯用泻下药，应针对不同的病因采取相应的治法

必考热点

1. 便秘发病的原因有饮食不节、情志失调、年老体虚、感受外邪等。
2. 便秘的基本病机有大肠传导失常。
3. 肠结多为急病，因大肠通降受阻所致，表现为腹部疼痛拒按，大便完全不通，且无矢气和肠鸣音，严重者呕吐物为呈粪样的肠内容物。
4. 便秘的治疗应以通下为主，应针对不同的病因采取相应的治法。

考点：便秘的辨证论治

便秘的辨证论治见表6-4-18。

表6-4-18　便秘的辨证论治

证型	证　候	治法	代表方
热秘	大便干结，腹胀腹痛，口干口臭，面红心烦，或有身热，小便短赤，舌红，苔黄燥，脉滑数	泻热导滞，润肠通便	麻子仁丸加减

续　表

证型	证　候	治法	代表方
气秘	大便干结，或不甚干结，欲便不得出，或便而不爽，肠鸣矢气，腹中胀痛，嗳气频作，纳食减少，胸胁痞满，舌苔薄腻，脉弦	顺气导滞	六磨汤加减
冷秘	大便艰涩，腹痛拘急，胀满拒按，胁下偏痛，手足不温，呃逆呕吐，舌苔白腻，脉弦紧	温里散寒，通便止痛	温脾汤加减
气虚秘	大便并不干硬，虽有便意，但排便困难，用力努挣则汗出短气，便后乏力，面白神疲，肢倦懒言，舌淡苔白，脉弱	益气润肠	黄芪汤加减
阴虚秘	大便干结，如羊屎状，形体消瘦，头晕耳鸣，两颧红赤，心烦少眠，潮热盗汗，腰膝酸软，舌红少苔，脉细数	滋阴通便	增液汤加减
阳虚秘	大便干或不干，排出困难，小便清长，面色㿠白，四肢不温，腹中冷痛，或腰膝酸冷，舌淡苔白，脉沉迟	温阳通便	济川煎加减
血虚秘	大便干结，面色无华，皮肤干燥，头晕目眩，心悸气短，健忘少寐，口唇色淡，舌淡苔少，脉细	养血润燥	润肠丸

必考热点

1. 热秘应采用泻热导滞，润肠通便的治疗方法。

2. 治疗热秘的代表方为麻子仁丸；治疗气秘的代表方为六磨汤；治疗冷秘的代表方为温脾汤；治疗气虚秘的代表方为黄芪汤。

第五单元　肝胆病证

第一节　胁　痛

考点：胁痛的病因、病机、诊断、鉴别诊断与治疗原则

胁痛的病因、病机、诊断、鉴别诊断与治疗原则见表6-5-1。

表6-5-1　胁痛的病因、病机、诊断、鉴别诊断与治疗原则

概述	胁痛是指以一侧或两侧胁肋部疼痛为主要表现的病证	
病因	情志不遂、跌仆损伤、饮食所伤、外感湿热、劳欲久病	
病机	胁痛的基本病机为肝络失和，其病理变化可归结为“不通则痛”与“不荣则痛”两类。其病变脏腑主要为肝胆，又与脾胃及肾相关。其病理因素有气滞、血瘀、湿热	
诊断依据	以一侧或两侧胁肋部疼痛为主要表现者，可以诊断为胁痛。胁痛的性质可以表现为刺痛、胀痛、灼痛、隐痛、钝痛等不同特点	
	部分患者可伴见胸闷、腹胀、嗳气呃逆、急躁易怒、口苦纳呆、厌食恶心等症	
	常有饮食不节、情志内伤、感受外湿、跌仆闪挫或劳欲久病等病史	
鉴别诊断	胃脘痛	两者病证中皆有肝郁的病机。但胃脘痛病位在胃脘，兼有嗳气频作、吞酸嘈杂等胃失和降的症状。而胁痛病位在胁肋部，伴有目眩、口苦、胸闷、喜太息的症状
	悬饮	胁痛主要表现为一侧或两侧胁肋部疼痛。悬饮表现为咳唾引痛胸胁，呼吸或转侧加重，患侧肋间饱满，叩诊呈浊音，或见发热
治疗原则	疏肝和络止痛	

必考热点

1. 胁痛的基本病机为肝络失和，其病理变化可归结为“不通则痛”与“不荣则痛”两类。
2. 胁痛的病理因素有气滞、血瘀、湿热。
3. 胸痛中的肝郁气滞证与胁痛的肝气郁结证病机基本相同。
4. 胁痛之治疗原则当根据“通则不痛”的理论，以疏肝和络止痛为基本治则，结合肝胆的生理特点，灵活运用。

考点：胁痛的辨证论治

胁痛的辨证论治见表 6-5-2。

表 6-5-2　胁痛的辨证论治

证型	证　候	治法	代表方
肝郁气滞证	胁肋胀痛，走窜不定，甚则引及胸背肩臂，疼痛每因情志变化而增减，胸闷腹胀，嗳气频作，得嗳气而胀痛稍舒，纳少口苦，舌苔薄白，脉弦	疏肝理气	柴胡疏肝散加减
肝胆湿热证	胁肋胀痛或灼热疼痛，痛有定处，触痛明显。口苦口黏，胸闷纳呆，恶心呕吐，小便黄赤，大便不爽，或兼有身热恶寒，身目发黄，舌红苔黄腻，脉弦滑数	清热利湿	龙胆泻肝汤加减
瘀血阻络证	胁肋刺痛，痛有定处，痛处拒按，入夜痛甚，胁肋下或见有癥块，舌质紫暗，脉沉涩	祛瘀通络	血府逐瘀汤或复元活血汤加减
肝络失养证	胁肋隐痛，悠悠不休，遇劳加重，口干咽燥，心中烦热，头晕目眩，舌红少苔，脉细弦而数	养阴柔肝	一贯煎加减

必考热点

1. 治疗肝郁气滞证的代表方为柴胡疏肝散；治疗胁痛肝胆湿热证的代表方为龙胆泻肝汤；治疗肝络失养证的代表方为一贯煎。
2. 胁痛肝郁气滞证应采用疏肝理气的治疗方法；瘀血阻络证应采用祛瘀通络的治疗方法。

第二节　黄　　疸

考点：黄疸的病因、病机、诊断、鉴别诊断与治疗原则

黄疸的病因、病机、诊断、鉴别诊断与治疗原则见表 6-5-3。

表 6-5-3　黄疸的病因、病机、诊断、鉴别诊断与治疗原则

概述	黄疸以目黄、身黄、小便黄为主症，其中目睛黄染尤为本病的重要特征
病因	外感湿热疫毒、饮食不节、劳倦、病后续发
病机	黄疸的基本病机为湿邪壅阻中焦，脾胃失健，肝气郁滞，疏泄不利，致胆汁输泄失常，胆液不循常道，外溢肌肤，下注膀胱，而发为目黄、肤黄、小便黄之病证。黄疸的病位主要在脾、胃、肝、胆。其病理因素有湿邪、热邪、寒邪、疫毒、气滞、瘀血六种，但其中以湿邪为主

续 表

诊断依据	目黄、肤黄、小便黄，其中目睛黄染为本病的重要特征	
	常伴食欲减退、恶心呕吐、胁痛腹胀等症状	
	常有外感湿热疫毒、内伤酒食不节，或有胁痛、癥积等病史	
鉴别诊断	萎黄	两者均可出现身黄，但黄疸发病与感受外邪、饮食劳倦或病后有关；其病机为湿滞脾胃，肝胆失疏，胆汁外溢；其主症为身黄、目黄、小便黄。萎黄之病因与饥饱劳倦、食滞虫积或病后失血有关；其病机为脾胃虚弱，气血不足，肌肤失养；其主症为肌肤萎黄不泽，目睛及小便不黄，常伴头昏倦怠，心悸少寐，纳少便溏等症状
治疗原则	主要为化湿邪，利小便	

必考热点

1. 黄疸是以目黄、身黄、小便黄为主症的一种病证，其中目睛黄染为本病的重要特征。
2. 黄疸的病位主要在脾、胃、肝、胆。
3. 黄疸的病理因素有湿邪、热邪、寒邪、疫毒、气滞、瘀血六种，其中以湿邪为主。

考点：黄疸的辨证论治

黄疸的辨证论治见表 6-5-4。

表 6-5-4 黄疸的辨证论治

证型		证候	治法	代表方
阳黄	热重于湿证	身目俱黄，黄色鲜明，发热口渴，或见心中懊憹，腹部胀闷，口干而苦，恶心呕吐，小便短少黄赤，大便秘结，舌苔黄腻，脉象弦数	清热通腑，利湿退黄	茵陈蒿汤加减
	湿重于热证	身目俱黄，黄色不及前者鲜明，头重身困，胸脘痞满，食欲减退，恶心呕吐，腹胀或大便溏垢，舌苔厚腻微黄，脉濡数或濡缓	利湿化浊运脾，佐以清热	茵陈五苓散合甘露消毒丹加减
	胆腑郁热证	身目发黄，黄色鲜明，上腹、右胁胀闷疼痛，牵引肩背，身热不退，或寒热往来，口苦咽干，呕吐呃逆，尿黄赤，大便秘，苔黄舌红，脉弦滑数	疏肝泄热，利胆退黄	大柴胡汤加减
	疫毒炽盛证（急黄）	发病急骤，黄疸迅速加深，其色如金，皮肤瘙痒，高热口渴，胁痛腹满，神昏谵语，烦躁抽搐，或见衄血、便血，或肌肤瘀斑，舌质红绛，苔黄而燥，脉弦滑或数	清热解毒，凉血开窍	《千金》犀角散加味
阴黄	寒湿阻遏证	身目俱黄，黄色晦暗，或如烟熏，脘腹痞胀，纳谷减少，大便不实，神疲畏寒，口淡不渴，舌淡苔腻，脉濡缓或沉迟	温中化湿，健脾和胃	茵陈术附汤加减
	脾虚湿滞证	面目及肌肤淡黄，甚则晦暗不泽，肢软乏力，心悸气短，大便溏薄，舌质淡苔薄，脉濡细	健脾养血，利湿退黄	黄芪建中汤加减
黄疸消退后的调治	湿热留恋证	黄疸消退后，脘痞腹胀，胁肋隐痛，饮食减少，口中干苦，小便黄赤，苔腻，脉濡数	清热利湿	茵陈四苓散加减
	肝脾不调证	黄疸消退后，脘腹痞闷，肢倦乏力，胁肋隐痛不适，饮食欠香，大便不调，舌苔薄白，脉来细弦	调和肝脾，理气助运	柴胡疏肝散或归芍六君子汤加减
	气滞血瘀证	黄疸消退后，胁下结块，隐痛、刺痛不适，胸胁胀闷，面颈部见有赤丝红纹，舌有紫斑或紫点，脉涩	疏肝理气，活血化瘀	逍遥散合鳖甲煎丸

必考热点

1. 治疗黄疸热重于湿证的代表方为茵陈蒿汤；治疗黄疸湿重于热证的代表方为茵陈五苓散合甘露消毒丹；治疗黄疸胆腑郁热证的代表方为大柴胡汤；治疗黄疸疫毒炽盛证（急黄）的代表方为《千金》犀角散加味。

2. 患者，女，38岁。表现为身目俱黄，黄色晦暗，有如烟熏，脘腹痞胀，纳谷减少，大便不实，神疲畏寒，口淡不渴，舌淡苔腻，脉濡缓或沉迟。此患者应选用茵陈术附汤治疗。

第三节　积　证

考点：积证的病因、病机、诊断、鉴别诊断与治疗原则

积证的病因、病机、诊断、鉴别诊断与治疗原则见表6-5-5。

表6-5-5　积证的病因、病机、诊断、鉴别诊断与治疗原则

概述	积证是以腹内结块，或痛或胀，结块固定不移，痛有定处为主要临床表现的一类病证	
病因	情志失调、饮食所伤、感受外邪、他病续发所致	
病机	基本病机是气机阻滞，瘀血内结。病位在肝、脾、胃、肠。其病理因素有气滞、血瘀、寒邪、湿浊、痰浊、食滞、虫积等，但主要以血瘀为主。其病理性质初起多实，后期转为正虚为主	
诊断依据	以腹内结块，或痛或胀为主要临床表现	
	腹内结块特征为触之有形，固定不移，以痛为主，痛有定处	
	常有情志失调、饮食不节、外邪侵袭，或黄疸、胁痛、虫毒、久疟、久泻、久痢、虚劳等病史	
鉴别诊断	聚证	积证与聚证都以腹内结块、腹痛为主症。但积证腹内结块触之有形，固定不移，痛有定处，刺痛为主，病在血分，多属脏病。聚证腹内结块聚散无常，痛无定处，胀痛为主，病在气分，多属腑病。积证多为逐渐形成，结块大多由小渐大，由软渐硬，疼痛逐渐加剧，病史较长，病情较重。聚证病史较短，病情较轻
	鼓胀	鼓胀与积证都可见腹内积块，鼓胀是以腹部胀大如鼓，甚者腹皮青筋暴露、四肢微肿等为临床特征。鼓胀除腹内积块以外，更有水液停聚于腹内，肚腹胀大，而积证一般腹内尚无停水，但积证日久可转化为鼓胀
	腹痛	积证与瘀血内停之腹痛均可有腹部刺痛，痛处不移，瘀血内停的腹痛甚者，亦可有腹部结块。但积证以腹内结块为主症，兼有腹痛。而腹痛以腹部疼痛为主症，或可伴有腹部结块，瘀血内停腹痛日久亦有可能转化为积证
治疗原则	积证治疗宜分初、中、末三个阶段：积证初期属邪实，应予消散；中期邪实正虚，予消补兼施；后期以正虚为主，应予养正除积	

必考热点

1. 积证的基本病机是气机阻滞，瘀血内结。
2. 积证的病位在肝、脾、胃、肠。
3. 积证的病理因素有气滞、血瘀、寒邪、湿浊、痰浊、食滞、虫积等，但主要以血瘀为主。

考点：积证的辨证论治

积证的辨证论治见表6-5-6。

表 6-5-6 积证的辨证论治

证型	证候	治法	代表方
气滞血阻证	腹部积块质软不坚，固定不移，胁肋疼痛，脘腹痞满，舌暗苔薄白，脉弦	理气消积，活血散瘀	大七气汤加减
瘀血内结证	腹部积块明显，质地较硬，固定不移，隐痛或刺痛，形体消瘦，纳谷减少，面色晦暗黧黑，面颈胸臂或有血痣赤缕，女子可见月事不下，舌质紫或有瘀斑、瘀点，脉细涩	祛瘀软坚，佐以扶正健脾	膈下逐瘀汤合六君子汤加减
正虚瘀结证	久病体弱，积块坚硬，隐痛或剧痛，饮食大减，肌肉瘦削，神倦乏力，面色萎黄或黧黑，甚则面肢浮肿，舌质淡紫，或光剥无苔，脉细数或弦细	补益气血，化瘀消积	八珍汤合化积丸加减

必考热点

1. 积证气滞血阻证的治疗方法为理气消积，活血散瘀。
2. 治疗积证气滞血阻证的代表方为大七气汤。
3. 积证正虚瘀结证的治疗方法为补益气血，化瘀消积。

第四节 聚 证

考点：聚证的病因、病机、诊断、鉴别诊断与治疗原则

聚证的病因、病机、诊断、鉴别诊断与治疗原则见表 6-5-7。

表 6-5-7 聚证的病因、病机、诊断、鉴别诊断与治疗原则

概述		聚证是以腹内结块，或痛或胀，聚散无常，痛无定处为主要临床表现的一类病证
病因		情志失调、食滞痰阻
病机		基本病机是气机阻滞。病位主要在肝脾。其病理因素有气滞、寒湿、痰浊、食滞、虫积等，但主要以气滞为主。其病理性质初起多实，后期转以正虚为主
诊断依据		主要临床表现为腹内结块，或痛或胀，以胀为主
		腹内结块特征为聚散无常，时作时止，痛无定处
		常有情志失调、饮食不节、外邪侵袭等病史
鉴别诊断	鼓胀	聚证与鼓胀之气鼓均有脘腹满闷、胀痛的症状。鼓胀之气鼓以腹部膨隆，叩之如鼓等为临床特征；聚证以腹中气聚，局部可见结块，望之有形，按之柔软，聚散无常，时作时止，痛无定处为主要表现
	胃痞	两病证都有脘腹满闷之症状。胃痞的胃脘满闷是自觉症状，而无结块可扪及。聚证有腹部时聚时散的结块，结块消散时，脘腹胀闷好转
治疗原则		以疏肝理气、行气消聚为治疗原则。再根据病理因素的不同，分别采用行气散结、消食散结、化痰散结、导滞散结

必考热点

1. 聚证的基本病因是情志失调、食滞痰阻。
2. 聚证的基本病机是气机阻滞。
3. 聚证的病理因素有气滞、寒湿、痰浊、食滞、虫积等，但主要以气滞为主。

4. 聚证的腹内结块特征为聚散无常，时作时止，痛无定处。

考点：聚证的辨证论治

聚证的辨证论治见表 6-5-8。

表 6-5-8　聚证的辨证论治

证　型	证　　候	治　法	代表方
肝气郁结证	腹中结块柔软，时聚时散，攻窜胀痛，脘胁胀闷不适，常随情绪变化而起伏，苔薄，脉弦	疏肝解郁，行气散结	逍遥散加减
食滞痰阻证	腹胀或痛，腹部时有条索状物聚起，按之胀痛更甚，便秘，纳呆，舌苔腻，脉弦滑	理气化痰，导滞散结	六磨汤加减

必考热点

1. 聚证肝气郁结证的治疗方法为疏肝解郁，行气散结。
2. 治疗聚证食滞痰阻证的代表方为六磨汤。

第五节　鼓　　胀

考点：鼓胀的病因、病机、诊断、鉴别诊断及治疗原则

鼓胀的病因、病机、诊断、鉴别诊断及治疗原则见表 6-5-9。

表 6-5-9　鼓胀的病因、病机、诊断、鉴别诊断及治疗原则

概述	鼓胀是指腹部胀大如鼓的一类病证，临床以腹大胀满，绷急如鼓，皮色苍黄，脉络显露为特征	
病因	酒食不节、情志刺激、虫毒感染、病后续发	
病机	肝、脾、肾三脏功能受损，气滞、血瘀、水停腹中。其病位主要在肝脾，久则及肾。其病理因素为气滞、血瘀、水湿	
诊断依据	初起脘腹作胀，食后尤甚，继而腹部胀大如鼓，重者腹壁青筋显露，脐孔突起	
	常伴乏力、纳差、尿少及齿衄、鼻衄、皮肤紫斑等出血现象，可见面色萎黄、黄疸、手掌殷红、面颈胸部红丝赤缕、血痣及蟹爪纹	
	本病常有酒食不节、情志内伤、虫毒感染或黄疸、胁痛、癥积等病史	
鉴别诊断	水肿	鼓胀主要为肝、脾、肾受损，气、血、水互结于腹中，以腹部胀大为主，四肢肿不甚明显。晚期方伴肢体浮肿，每兼见面色青晦，面颈部有血痣赤缕，胁下癥积坚硬，腹皮青筋显露等。水肿主要为肺、脾、肾功能失调，水湿泛溢肌肤。其浮肿多从眼睑开始，继则延及头面及肢体，或下肢先肿，后及全身，每见面色㿠白，腰酸倦怠等，水肿较甚者亦可伴见腹水
	痞满	两者均有腹部胀满的症状，但胃痞胀满见于上腹部，外观无胀形可见，按之柔软；鼓胀胀及全腹，皮色苍黄，脉络显露，按之腹皮绷紧
治疗原则	根据气、血、水的偏盛，分别采用行气、活血、祛湿利水或暂用攻逐之法，同时配以疏肝健脾	

必考热点

1. 鼓胀临床以腹大胀满，绷急如鼓，皮色苍黄，脉络显露为特征。
2. 鼓胀的病因为酒食不节、情志刺激、虫毒感染、病后续发。
3. 鼓胀的病理因素为气滞、血瘀、水湿。

考点：鼓胀的辨证论治

鼓胀的辨证论治见表6-5-10。

表6-5-10 鼓胀的辨证论治

证型	证候	治法	代表方
气滞湿阻证	腹胀按之不坚，胁下胀满或疼痛，饮食减少，食后胀甚，得嗳气、矢气稍减，小便短少，舌苔薄白腻，脉弦	疏肝理气，运脾利湿	柴胡疏肝散合胃苓汤加减
水湿困脾证	腹大胀满，按之如囊裹水，甚则颜面微浮，下肢浮肿，脘腹痞胀，得热则舒，精神困倦，怯寒懒动，小便少，大便溏，舌苔白腻，脉缓	温中健脾，行气利水	实脾饮加减
水热蕴结证	腹大坚满，脘腹胀急，烦热口苦，渴不欲饮，或有面、目、皮肤发黄，小便赤涩，大便秘结或溏垢，舌边尖红，苔黄腻或兼灰黑，脉象弦数	清热利湿，攻下逐水	中满分消丸合茵陈蒿汤加减
瘀结水留证	脘腹坚满，青筋显露，胁下癥结痛如针刺，面色晦暗黧黑，或见赤丝血缕，面、颈、胸、臂出现血痣或蟹爪纹，口干不欲饮水，或见大便色黑，舌质紫暗或有紫斑，脉细涩	活血化瘀，行气利水	调营饮加减
阳虚水盛证	腹大胀满，形似蛙腹，朝宽暮急，面色苍黄，或呈㿠白，脘闷纳呆，神倦怯寒，肢冷浮肿，小便短少不利，舌体胖，质紫，苔淡白，脉沉细无力	温补脾肾，化气利水	附子理苓汤或济生肾气丸加减
阴虚水停证	腹大胀满，或见青筋暴露，面色晦滞，唇紫，口干而燥，心烦失眠，时或鼻衄，牙龈出血，小便短少，舌质红绛少津，苔少或光剥，脉弦细数	滋肾柔肝，养阴利水	六味地黄丸合一贯煎加减

必考热点

1. 鼓胀气滞湿阻证应采用疏肝理气，运脾利湿的治疗方法；水湿困脾证应采用温中健脾，行气利水的治疗方法。

2. 治疗鼓胀气滞湿阻证的代表方为柴胡疏肝散合胃苓汤；治疗水湿困脾证的代表方为实脾饮；治疗瘀结水留证的代表方为调营饮。

3. 患者，男，40岁。脘腹坚满，青筋显露，胁下癥结痛如针刺，面色晦暗黧黑，或见赤丝血缕，面、颈、胸、臂出现血痣或蟹爪纹，口干不欲饮水，或见大便色黑，舌质紫暗或有紫斑，脉细涩。该患者应采用活血化瘀，行气利水的治疗方法。

第六节 瘿　病

考点：瘿病的病因、病机、诊断、鉴别诊断与治疗原则

瘿病的病因、病机、诊断、鉴别诊断与治疗原则见表6-5-11。

表6-5-11 瘿病的病因、病机、诊断、鉴别诊断与治疗原则

概述	是以颈前喉结两旁结块肿大为主要临床特征的一类疾病

续　表

病因		情志内伤、饮食及水土失宜、体质因素
病机		基本病机是气滞、痰凝、血瘀壅结颈前。初期多为气机郁滞，津凝痰聚，痰气搏结颈前所致，日久引起血脉瘀阻，气、痰、瘀三者合而为患。本病的病变部位主要在肝脾，与心有关。其病理因素有气滞、痰浊、瘀血。瘿病的病理性质以实证居多，久病由实致虚，可见气虚、阴虚等虚候或虚实夹杂之证
诊断依据		瘿病以颈前喉结两旁结块肿大为临床特征，可随吞咽动作而上下移动。初作可如樱桃或指头大小，一般生长缓慢。大小程度不一，大者可如囊如袋，触之多柔软、光滑，病程日久则质地较硬，或可扪及结节
		多发于女性，常有饮食不节、情志不舒的病史，或发病有一定的地区性
		早期多无明显的伴随症状，发生阴虚火旺的病机转化时，可见低热、多汗、心悸、眼突、手抖、多食易饥、面赤、脉数等表现
鉴别诊断	瘰疬	瘿病与瘰疬均可在颈项部出现肿块。但二者的具体部位及肿块的性状不同，瘿病肿块在颈部正前方，肿块一般较大。瘰疬的病变部位在颈项的两侧或颌下，肿块一般较小，每个约黄豆大，个数多少不等
	消渴	瘿病中的阴虚火旺证型，应注意与消渴病鉴别。消渴病以多饮、多食、多尿为主要临床表现，三消的症状常同时并见，尿中常有甜味，而颈部无瘿肿。瘿病中的阴虚火旺证虽有多食，但无多饮、多尿等症，而以颈前有瘿肿为主要特征，并伴有烦热心悸、急躁易怒、眼突、脉数等症
治疗原则		治疗以理气化痰，消瘿散结为基本治则。瘿肿质地较硬及有结节者，配合活血化瘀；火郁阴伤而表现阴虚火旺者，以滋阴降火为主

必考热点

1. 瘿病是以颈前喉结两旁结块肿大为主要临床特征的一类疾病。
2. 瘿病的基本病机是气滞、痰凝、血瘀壅结颈前。
3. 瘿病早期多无明显的伴随症状，发生阴虚火旺约病机转化时，可见低热、多汗、心悸、眼突、手抖、多食易饥、面赤、脉数等表现。
4. 瘿病的治疗以理气化痰，消瘿散结为基本治则。

考点：瘿病的辨证论治

瘿病的辨证论治见表 6-5-12。

表 6-5-12　瘿病的辨证论治

证　型	证　　候	治　法	代表方
气郁痰阻证	颈前喉结两旁结块肿大，质软不痛，颈部觉胀，胸闷，喜太息，或兼胸胁窜痛，病情常随情志波动，苔薄白，脉弦	理气舒郁，化痰消瘿	四海舒郁丸加减
痰结血瘀证	颈前喉结两旁结块肿大，按之较硬或有结节，肿块经久未消，胸闷，纳差，舌质暗或紫，苔薄白或白腻，脉弦或涩	理气活血，化痰消瘿	海藻玉壶汤加减
肝火旺盛证	颈前喉结两旁轻度或中度肿大，一般柔软光滑，烦热，容易出汗，性情急躁易怒，眼球突出，手指颤抖，面部烘热，口苦，舌质红，苔薄黄，脉弦数	清肝泻火，消瘿散结	栀子清肝汤合消瘰丸加减
心肝阴虚证	颈前喉结两旁结块或大或小，质软，病起较缓，心悸不宁，心烦少寐，易出汗，手指颤动，眼干，目眩，倦怠乏力，舌质红，苔少或无苔，舌体颤动，脉弦细数	滋阴降火，宁心柔肝	天王补心丹或一贯煎加减

必考热点

1. 瘿病气郁痰阻证的治疗方法为理气舒郁，化痰消瘿。
2. 治疗瘿病痰结血瘀证的代表方为海藻玉壶汤。

第七节　疟　疾

考点：疟疾的病因、病机、诊断、鉴别诊断及治疗原则

疟疾的病因、病机、诊断、鉴别诊断及治疗原则见表 6-5-13。

表 6-5-13　疟疾的病因、病机、诊断、鉴别诊断及治疗原则

概述	是指感受疟邪引起的以寒战、壮热、头痛、汗出、休作有时为临床特征的一类疾病	
病因	主要是感受“疟邪”，发病与正虚抗邪能力下降有关，诱发因素与外感风寒、暑湿，饮食劳倦有关，其中尤以暑湿诱发为最多	
病机	疟邪伏于少阳，出入营卫，邪正交争，引起发作。病位在少阳、募原，并可“内薄于五脏”。病理因素为疟邪、瘴毒	
诊断依据	发作时寒战，高热，汗出热退，每日或隔日或三日发作一次，伴有头痛身楚、恶心呕吐等症	
	多发于夏秋季节和流行地区，或输入过疟疾病者的血液，反复发作后可出现脾大	
鉴别诊断	风温发热	风温初起，邪在卫分时，可见寒战发热，多伴有咳嗽气急、胸痛等肺系症状；疟疾则以寒热往来，汗出热退，休作有时为特征，无肺系症状。在发病季节上，风温多见于冬春，疟疾常发于夏秋
	淋证发热	淋证初起，湿热蕴蒸，邪正相搏，亦常见寒战发热，但多兼小便频急，滴沥刺痛，腰部酸胀疼痛等症，可与疟疾鉴别
治疗原则	以祛邪截疟为基本治则，区别寒与热的偏盛进行处理	

必考热点

1. 疟疾是感受疟邪引起的以寒战、壮热、头痛、汗出、休作有时为临床特征的一类疾病。
2. 疟疾的发生，主要是感受“疟邪”，但其发病与正虚抗邪能力下降有关，诱发因素则与外感风寒、暑湿，饮食劳倦有关，其中尤以暑湿诱发为最多。
3. 疟疾的基本病机为疟邪伏于少阳，出入营卫，邪正交争，引起发作。
4. 疟疾的病理因素为疟邪、瘴毒。
5. 疟疾的治疗以祛邪截疟为基本治则。

考点：疟疾的辨证论治

疟疾的辨证论治见表 6-5-14。

表 6-5-14　疟疾的辨证论治

证型	证　候	治法	代表方
正疟	发作症状比较典型，常先有呵欠乏力，继则寒战鼓颔，寒罢则内外皆热，头痛面赤，口渴引饮，终则遍身汗出，热退身凉，每日或间一两日发作一次，寒热休作有时，舌红，苔薄白或黄腻，脉弦	祛邪截疟，和解表里	柴胡截疟饮或截疟七宝饮加减

续 表

证型		证 候	治法	代表方
温疟		发作时热多寒少，汗出不畅，头痛，骨节酸痛，口渴引饮，便秘尿赤，舌红苔黄，脉弦数	清热解表，和解祛邪	白虎加桂枝汤或白虎加人参汤加减
寒疟		发作时热少寒多，口不渴，胸闷脘痞，神疲体倦，舌苔白腻，脉弦	和解表里，温阳达邪	柴胡桂枝干姜汤合截疟七宝饮加减
瘴疟	热瘴	热甚寒微，或壮热不寒，头痛，肢体烦疼，面红目赤，胸闷呕吐，烦渴饮冷，大便秘结，小便热赤，甚至神昏谵语，舌质红绛，苔黄腻或垢黑，脉洪数或弦数	解毒除瘴，清热保津	清瘴汤加减
	冷瘴	寒甚热微，或但寒不热，或呕吐腹泻，甚则嗜睡不语，神志昏蒙，舌苔厚腻色白，脉弦	解毒除瘴，芳化湿浊	加味不换金正气散
劳疟		疟疾迁延日久，每遇劳累辄易发作，发时寒热较轻，面色萎黄，倦怠乏力，短气懒言，纳少自汗，舌质淡，脉细弱	益气养血，扶正祛邪	何人饮加减

必考热点

1. 正疟应采用祛邪截疟，和解表里的治疗方法。
2. 患者，男，40岁。发作时热多寒少，汗出不畅，头痛，骨节酸痛，口渴引饮，便秘尿赤，舌红苔黄，脉弦数。该患者可诊断为温疟。
3. 治疗温疟的代表方为白虎加桂枝汤或白虎加人参汤。
4. 热瘴应采用解毒除瘴，清热保津的治疗方法；冷瘴应采用解毒除瘴，芳化湿浊的治疗方法。

第六单元 肾系病证

第一节 水 肿

考点：水肿的病因、病机、诊断、鉴别诊断与治疗原则

水肿的病因、病机、诊断、鉴别诊断与治疗原则见表6-6-1。

表6-6-1 水肿的病因、病机、诊断、鉴别诊断与治疗原则

概述	水肿是体内水液潴留，泛滥肌肤，表现以头面、眼睑、四肢、腹背甚至全身浮肿为特征的一类病证	
病因	风邪袭表、疮毒内犯、外感水湿、饮食不节及禀赋不足、久病劳倦	
病机	肺失通调，脾失转输，肾失开阖，三焦气化不利，水液泛滥肌肤。病位在肺、脾、肾，而关键在肾。病理因素为风邪、水湿、疮毒、瘀血	
诊断依据	水肿先从眼睑或下肢开始，继及四肢全身	
	轻者仅眼睑或足胫浮肿，重者全身皆肿；甚则腹大胀满，气喘不能平卧	
	可有乳蛾、心悸、疮毒、紫癜以及久病体虚病史	
鉴别诊断	鼓胀	二病均可见肢体浮肿，腹部膨隆。鼓胀的主症是单腹胀大，面色苍黄，腹壁青筋暴露，四肢多不肿，反见瘦削，后期或可伴见轻度肢体浮肿。而水肿则头面或下肢先肿，继及全身，严重时出现腹水，腹部膨隆，面色㿠白，但无腹壁青筋暴露。鼓胀是由于肝、脾、肾功能失调，导致气滞、血瘀、水湿聚于腹中。水肿乃肺、脾、肾三脏气化失调，而导致水液泛滥肌肤
治疗原则	发汗、利尿、泻下逐水	

必考热点

1. 水肿是体内水液潴留，泛滥肌肤，表现以头面、眼睑、四肢、腹背甚至全身浮肿为特征的一类病证。
2. 水肿的病理因素为风邪、水湿、疮毒、瘀血。
3. 水肿先从眼睑或下肢开始，继及四肢全身。
4. 发汗、利尿、泻下逐水为治疗水肿的三条基本原则。

考点：水肿的辨证论治

水肿的辨证论治见表 6-6-2。

表 6-6-2　水肿的辨证论治

证型		证　候	治法	代表方
阳水	风水相搏证	眼睑浮肿，继则四肢及全身皆肿，来势迅速，多有恶寒，发热，肢节酸楚，小便不利等症。偏于风热者，伴咽喉红肿疼痛，舌质红，脉浮滑数。偏于风寒者，兼恶寒，咳喘，舌苔薄白，脉浮滑或浮紧	疏风清热，宣肺行水	越婢加术汤加减
	湿毒浸淫证	眼睑浮肿，延及全身，皮肤光亮，尿少色赤，身发疮痍，甚则溃烂，恶风发热，舌质红，苔薄黄，脉浮数或滑数	宣肺解毒，利湿消肿	麻黄连翘赤小豆汤合五味消毒饮加减
	水湿浸渍证	起病缓慢，病程较长，全身浮肿，下肢明显，按之没指，小便短少，身体困重，胸闷，纳呆，泛恶，苔白腻，脉沉缓	运脾化湿，通阳利水	五皮饮合胃苓汤加减
	湿热壅盛证	遍体浮肿，皮肤绷急光亮，胸脘痞闷，烦热口渴，小便短赤，或大便干结，舌红，苔黄腻，脉沉数或濡数	分利湿热	疏凿饮子加减
阴水	脾阳虚衰证	身肿日久，腰以下为甚，按之凹陷不易恢复，脘腹胀闷，纳减便溏，面色不华，神疲乏力，四肢倦怠，小便短少，舌质淡，苔白腻或白滑，脉沉缓或沉弱	健脾温阳利水	实脾饮加减
	肾阳衰微证	水肿反复消长不已，面浮身肿，腰以下甚，按之凹陷不起，尿量减少或反多，腰酸冷痛，四肢厥冷，怯寒神疲，面色㿠白，甚者心悸胸闷，喘促难卧，腹大胀满，舌质淡胖，苔白，脉沉细或沉迟无力	温肾助阳，化气行水	济生肾气丸合真武汤加减
	瘀水互结证	水肿延久不退，肿势轻重不一，四肢或全身浮肿，以下肢为主，皮肤瘀斑，腰部刺痛，或伴血尿，舌紫暗，苔白，脉沉细涩	活血祛瘀，化气行水	桃红四物汤合五苓散

必考热点

1. 治疗水肿风水相搏证的代表方为越婢加术汤。
2. 患者，男，40 岁。眼睑浮肿，延及全身，皮肤光亮，尿少色赤，身发疮痍，甚则溃烂，恶风发热，舌质红，苔薄黄，脉浮数或滑数。此患者为湿毒浸淫证。
3. 治疗水肿湿毒浸淫证的代表方为麻黄连翘赤小豆汤合五味消毒饮加减；治疗水肿湿热壅盛证的代表方为疏凿饮子。
4. 水肿脾阳虚衰证应采用健脾温阳利水的治疗方法。
5. 治疗水肿脾阳虚衰证的代表方为实脾饮。治疗水肿肾阳衰微证的代表方为济生肾气丸合真武汤。

第二节 淋 证

考点：淋证的病因、病机、诊断、鉴别诊断与治疗原则

淋证的病因、病机、诊断、鉴别诊断与治疗原则见表 6-6-3。

表 6-6-3 淋证的病因、病机、诊断、鉴别诊断与治疗原则

概述	淋证是指以小便频数短涩，淋沥刺痛，小腹拘急或痛引腰腹为主症的病证	
病因	外感湿热、饮食不节、情志失调、禀赋不足或劳伤久病	
病机	湿热蕴结下焦，肾与膀胱气化不利。病位在膀胱与肾。其病理因素主要为湿热之邪	
诊断依据	小便频数，淋沥涩痛，小腹拘急，痛引腰腹，为各种淋证的主症，是诊断淋证的主要依据	
	病久或反复发作后，常伴有低热、腰痛、小腹坠胀、疲劳等	
	多见于已婚女性，每因疲劳、情志变化、不洁房事而诱发	
鉴别诊断	癃闭	二者都有小便量少，排尿困难之症状，但淋证尿频而尿痛，且每日排尿总量多为正常，癃闭则无尿痛，每日排尿量少于正常，严重时甚至无尿。但癃闭复感湿热，常可并发淋证，而淋证日久不愈，亦可发展成癃闭
	尿血	血淋与尿血都有小便出血，尿色红赤，甚至溺出纯血等症状。其鉴别的要点是有无尿痛。尿血多无疼痛之感，虽亦间有轻微的胀痛或热痛，但终不若血淋的小便滴沥而疼痛难忍，故一般以痛者为血淋，不痛者为尿血
	尿浊	膏淋与尿浊在小便混浊症状上相似，后者在排尿时无疼痛滞涩感，可资鉴别
治疗原则	实则清利，虚则补益，为淋证的基本治则	

必考热点

1. 淋证是指以小便频数短涩，淋沥刺痛，小腹拘急或痛引腰腹为主症的病证。
2. 淋证的基本病理变化为湿热蕴结下焦，肾与膀胱气化不利。
3. 血淋与尿血的鉴别要点是有无尿痛。
4. 实则清利，虚则补益为淋证的基本治则。

考点：淋证的辨证论治

淋证的辨证论治见表 6-6-4。

表 6-6-4 淋证的辨证论治

证型	证 候	治法	代表方
热淋	小便频数短涩，灼热刺痛，溺色黄赤，少腹拘急胀痛，或有寒热，口苦，呕恶，或有腰痛拒按，或有大便秘结，苔黄腻，脉滑数	清热利湿通淋	八正散加减
石淋	尿中夹砂石，排尿涩痛，或排尿时突然中断，尿道窘迫疼痛，少腹拘急，往往突发，一侧腰腹绞痛难忍，甚则牵及外阴，尿中带血，舌红，苔薄黄，脉弦或带数	清热利湿，排石通淋	石韦散加减
血淋	小便热涩刺痛，尿色深红，或夹有血块，疼痛满急加剧，或见心烦，舌尖红，苔黄，脉滑数	清热通淋，凉血止血	小蓟饮子加减
气淋	郁怒之后，小便涩滞，淋沥不宣，少腹胀满疼痛，苔薄白，脉弦	理气疏导，通淋利尿	沉香散加减

续　表

证型	证　候	治法	代表方
膏淋	小便混浊，乳白或如米泔水，上有浮油，置之沉淀，或伴有絮状凝块物，或混有血液、血块，尿道热涩疼痛，尿时阻塞不畅，口干，苔黄腻，舌质红，脉濡数	清热利湿，分清泄浊	程氏萆薢分清饮加减
劳淋	小便不甚赤涩，溺痛不甚，但淋沥不已，时作时止，遇劳即发，腰膝酸软，神疲乏力，病程缠绵，舌质淡，脉细弱	补脾益肾	无比山药丸加减

必考热点

1. 治疗热淋的代表方为八正散；治疗石淋的代表方为石韦散；治疗血淋的代表方为小蓟饮子；治疗膏淋的代表方为程氏萆薢分清饮；治疗劳淋的代表方为无比山药丸。

2. 患者，男，40岁。在郁怒之后，突然小便涩滞，淋沥不宣，少腹胀满疼痛，苔薄白，脉弦。该患者应首选沉香散进行治疗。

3. 血淋应采用清热通淋，凉血止血的治疗方法；劳淋应采用补脾益肾的治疗方法。

第三节　癃　　闭

考点：癃闭的病因、病机、诊断、鉴别诊断与治疗原则

癃闭的病因、病机、诊断、鉴别诊断与治疗原则见表6-6-5。

表6-6-5　癃闭的病因、病机、诊断、鉴别诊断与治疗原则

概述	癃闭是以小便量少，排尿困难，甚则小便闭塞不通为主症的一种病证。其中小便不畅，点滴而短少，病势较缓者称为癃；小便闭塞，点滴不通，病势较急者称为闭	
病因	外邪侵袭、饮食不节、情志内伤、尿路阻塞、体虚久病	
病机	膀胱气化功能失调。病位主要在膀胱与肾，但与三焦、肺、脾、肝密切相关。病理因素有湿热、热毒、气滞及痰瘀	
诊断依据	起病急骤或逐渐加重，主症为小便不利，点滴不畅	
	触叩小腹部可发现膀胱明显膨隆等水蓄膀胱证候，或查膀胱内无尿液，甚或伴有水肿、头晕、喘促等肾元衰竭证候	
	多见于老年男性或产后妇女及腹部手术后患者，或患有水肿、淋证、消渴等病，迁延日久不愈之患者	
鉴别诊断	淋证	均属膀胱气化不利，故皆有排尿困难，点滴不畅的证候。但癃闭无尿道刺痛，每日尿量少于正常，甚或无尿排出，而淋证则小便频数短涩，滴沥刺痛，欲出未尽，而每日排尿量正常。但淋证日久不愈，可发展成癃闭，而癃闭感受外邪，常可并发淋证
	水肿	临床都表现为小便不利，小便量少，但水肿是体内水液潴留，泛溢于肌肤，引起头面、眼睑、四肢浮肿，甚者伴有胸、腹水，并无水蓄膀胱之证候，而癃闭多不伴有浮肿，部分患者还兼有小腹胀满膨隆，小便欲解不能，或点滴而出的水蓄膀胱之证，可资鉴别
	关格	主症都有小便量少或闭塞不通，但关格常由水肿、淋证、癃闭等经久不愈发展而来，是小便不通与呕吐并见的病证，常伴有皮肤瘙痒，口中尿味，四肢搐搦，甚或昏迷等症状。而癃闭不伴有呕吐，部分患者有水蓄膀胱之证候。癃闭进一步恶化，可转变为关格
治疗原则	以“腑以通为用”为原则	

必考热点

1. 癃闭是以小便量少，排尿困难，甚则小便闭塞不通为主症的一种病证。
2. 癃闭的基本病机为膀胱气化功能失调。
3. 癃闭的病理因素有湿热、热毒、气滞、痰瘀。
4. 癃闭治疗以“腑以通为用”为原则。

考点：癃闭的辨证论治

癃闭的辨证论治见表 6-6-6。

表 6-6-6　癃闭的辨证论治

证型	证　候	治法	代表方
膀胱湿热证	小便点滴不通，或量极少而短赤灼热，小腹胀满，口苦口黏，或口渴不欲饮，或大便不畅，舌质红，苔黄腻，脉数	清利湿热，通利小便	八正散加减
肺热壅盛证	小便不畅或点滴不通，咽干，烦渴欲饮，呼吸急促，或有咳嗽，舌红，苔薄黄，脉数	清泄肺热，通利水道	清肺饮加减
肝郁气滞证	小便不通或通而不爽，情志抑郁，或多烦善怒，胁腹胀满，舌红，苔薄黄，脉弦	疏利气机，通利小便	沉香散加减
浊瘀阻塞证	小便点滴而下，或尿如细线，甚则阻塞不通，小腹胀满疼痛，舌紫暗，或有瘀点，脉涩	行瘀散结，通利水道	代抵当丸加减
脾气不升证	小腹坠胀，时欲小便而不得出，或量少而不畅，神疲乏力，厌食，气短而语声低微，舌淡，苔薄脉细	升清降浊，化气行水	补中益气汤合春泽汤加减
肾阳衰惫证	小便不通或点滴不爽，排出无力，面色㿠白，神气怯弱，畏寒肢冷，腰膝冷而酸软无力，舌淡胖，苔薄白，脉沉细或弱	温补肾阳，化气利水	济生肾气丸加减

必考热点

1. 癃闭膀胱湿热证应采用清利湿热，通利小便的治疗方法。
2. 治疗癃闭肺热壅盛证的代表方为清肺饮；治疗癃闭肝郁气滞证的代表方为沉香散。
3. 患者，男，30 岁。小便不畅或点滴不通，咽干，烦渴欲饮，呼吸急促，或有咳嗽，舌红，苔薄黄，脉数。此患者为癃闭肺热壅盛证。

第四节　阳　　痿

考点：阳痿的病因、病机、诊断、鉴别诊断与治疗原则

阳痿的病因、病机、诊断、鉴别诊断与治疗原则见表 6-6-7。

表 6-6-7　阳痿的病因、病机、诊断、鉴别诊断与治疗原则

概述	阳痿是指成年男子性交时，由于阴茎痿软不举，或举而不坚，或坚而不久，无法进行正常性生活的病证
病因	禀赋不足或劳伤久病、情志失调、饮食不节、外感湿热

续 表

病机	基本病机为肝、肾、心、脾受损，气血阴阳亏虚，阴络失荣，或肝郁湿阻，经络失畅导致宗筋不用而成。阳痿之病位在宗筋，病变脏腑主要在于肝、肾、心、脾	
诊断依据	成年男子性交时，阴茎痿而不举，或举而不坚，或坚而不久，无法进行正常性生活。但须除外阴茎发育不良引起的性交不能	
	常有性欲下降，神疲乏力，腰酸膝软，畏寒肢冷，夜寐不安，精神苦闷，胆怯多疑，或小便不畅，滴沥不尽等症	
	本病常有房劳过度，手淫频繁，久病体弱，或有消渴、惊悸、郁证等病史	
与早泄鉴别	阳痿是指欲性交时阴茎不能勃起，或举而不坚，或坚而不久，不能进行正常性生活的病证，而早泄是同房时，阴茎能勃起，但因过早射精，射精后阴茎痿软的病证。二者在临床表现上有明显差别，但在病因病机上有相同之处。若早泄日久不愈，可进一步导致阳痿，故阳萎病情重于早泄	
治疗原则	实证者，肝郁宜疏通，湿热应清利；虚证者，命门火衰宜温补，结合养精，心脾血虚当调养气血，佐以温补开郁；虚实夹杂者需标本兼顾	

必考热点

1. 阳痿的病因为禀赋不足或劳伤久病、情志失调、饮食不节、外感湿热。
2. 阳痿的基本病机为肝、肾、心、脾受损，气血阴阳亏虚，阴络失荣，或肝郁湿阻，经络失畅导致宗筋不用而成。

考点：阳痿的辨证论治

阳痿的辨证论治见表6-6-8。

表6-6-8 阳痿的辨证论治

证 型	证 候	治 法	代表方
命门火衰证	阳事不举，或举而不坚，精薄清冷，神疲倦怠，畏寒肢冷，面色㿠白，头晕耳鸣，腰膝酸软，夜尿清长，舌淡胖，苔薄白，脉沉细	温肾壮阳	赞育丸加减
心脾亏虚证	阳痿不举，心悸，失眠多梦，神疲乏力，面色萎黄，食少纳呆，腹胀便溏，舌淡，苔薄白，脉细弱	补益心脾	归脾汤加减
肝郁不舒证	阳事不起，或起而不坚，心情抑郁，胸胁胀痛，脘闷不适，食少便溏，苔薄白，脉弦	疏肝解郁	柴胡疏肝散加减
惊恐伤肾证	阳痿不振，心悸易惊，胆怯多疑，夜多噩梦，常有被惊吓史，苔薄白，脉弦细	益肾宁神	启阳娱心丹加减
湿热下注证	阴茎痿软，阴囊潮湿，瘙痒腥臭，睾丸坠胀作痛，小便赤涩灼痛，胁胀腹闷，肢体困倦，泛恶口苦，舌红苔黄腻，脉滑数	清利湿热	龙胆泻肝汤加减

必考热点

1. 阳痿命门火衰证的治疗方法为温肾壮阳。
2. 阳痿心脾亏虚证的治疗方法为补益心脾。
3. 阳痿湿热下注证的治疗方法为清利湿热。

第七单元 气血津液病证

第一节 郁 证

考点：郁证的病因、病机、诊断、鉴别诊断与治疗原则

郁证的病因、病机、诊断、鉴别诊断与治疗原则见表 6-7-1。

表 6-7-1 郁证的病因、病机、诊断、鉴别诊断与治疗原则

概述	郁证是由于情志不舒、气机郁滞所致，以心情抑郁、情绪不宁、胸部满闷、胁肋胀痛，或易怒喜哭，或咽中如有异物梗塞等症为主要临床表现的一类病证	
病因	七情所伤、思虑劳倦、脏气素虚、体质偏颇	
病机	基本病机是气机失常、脏腑阴阳气血失调。郁证的发病与肝的关系最为密切，其次涉及心、脾。病理性质有虚实两端	
诊断依据	以忧郁不畅，情绪不宁，胸胁胀满疼痛为主要临床表现	
	患者大多数有忧愁、焦虑、悲哀、恐惧、愤懑等情志内伤的病史	
	多发于青中年女性。无其他病证的症状及体征	
鉴别诊断	郁证梅核气与虚火喉痹	两者皆有咽部异物感。梅核气多见于青中年女性，因情志抑郁而起病，自觉咽中有物梗塞，但无咽痛及吞咽困难，咽中梗塞的感觉与情绪波动有关，在心情愉快、工作繁忙时，症状可减轻或消失，而当心情抑郁或注意力集中于咽部时，则梗塞感觉加重。虚火喉痹则以青中年男性发病较多，多因感冒、长期吸烟饮酒及嗜食辛辣食物而引发，咽部除有异物感外，尚觉咽干、灼热、咽痒，咽部症状与情绪无关，但过度辛劳或感受外邪则易加剧
	郁证梅核气与噎膈	两者皆有咽中有物梗塞感觉。梅核气咽中梗塞的感觉与情绪波动有关，当心情抑郁或注意力集中于咽部时，则梗塞感觉加重，但无吞咽困难。噎膈多见于中老年人，男性居多，梗塞的感觉主要在胸骨后的部位，与情绪波动无关，吞咽困难的程度日渐加重，做食管检查常有异常发现
	郁证脏躁与癫证	两者均与五志过极，七情内伤有关，临床表现都有心神失常症状。脏躁多发于青中年妇女，在精神因素的刺激下呈间歇性发作，在不发作时可如常人。而癫证则多发于青壮年，男女发病率无显著差别，病程迁延，主要表现为精神错乱，失去自控能力，心神失常的症状极少自行缓解
治疗原则	理气开郁、调畅气机、怡情易性	

必考热点

1. 郁证的病因有七情所伤、思虑劳倦、脏气素虚、体质偏颇。
2. 郁证的发病与肝的关系最为密切，其次涉及心、脾。
3. 理气开郁、调畅气机、怡情易性是治疗郁病的基本原则。

考点：郁证的辨证论治

郁证的辨证论治见表 6-7-2。

表 6-7-2　郁证的辨证论治

证型	证　候	治法	代表方
肝气郁结证	精神抑郁，情绪不宁，胸部满闷，胁肋胀痛，痛无定处，脘闷嗳气，不思饮食，大便不调，女子月经不调，舌质淡红，苔薄腻，脉弦	疏肝解郁，理气畅中	柴胡疏肝散加减
气郁化火证	情绪不宁，急躁易怒，胸胁胀满，口苦而干，或头痛，目赤，耳鸣，或嘈杂吞酸，大便秘结，舌质红，苔黄，脉弦数	疏肝解郁，清肝泻火	丹栀逍遥散加减
痰气郁结证	精神抑郁，胸部闷塞，胁肋胀满，咽中如有物梗塞，吞之不下，咯之不出，苔白腻，脉弦滑	行气开郁，化痰散结	半夏厚朴汤加减
心神失养证	精神恍惚，心神不宁，多疑易惊，悲忧善哭，喜怒无常，或时时欠伸，或手舞足蹈，骂詈喊叫等，舌质淡，脉弦。此种证候多见于女性，常因精神刺激而诱发	甘润缓急，养心安神	甘麦大枣汤加减
心脾两虚证	情绪不宁、多思善疑，头晕神疲，心悸胆怯，失眠健忘，纳差，面色不华，舌质淡，苔薄白，脉细	健脾养心，补益气血	归脾汤加减
心肾阴虚证	虚烦少寐，惊悸多梦，头晕耳鸣，健忘，腰膝酸软，五心烦热，盗汗，口咽干燥，男子遗精，女子月经不调，舌质红，少苔或无苔，脉细数	滋养心肾	天王补心丹合六味地黄丸加减

必考热点

1. 患者，女性，表现为精神抑郁，情绪不宁，胸部满闷，胁肋胀痛，痛无定处，脘闷嗳气，不思饮食，大便不调，月经不调，舌质淡红，苔薄腻，脉弦。此患者应采用疏肝解郁，理气畅中的治疗方法。

2. 治疗肝气郁结证的代表方为柴胡疏肝散；治疗气郁化火证的代表方为丹栀逍遥散；治疗痰气郁结证的代表方为半夏厚朴汤；治疗心神失养证的代表方为甘麦大枣汤；治疗心脾两虚证的代表方为归脾汤；治疗心肾阴虚证的代表方为天王补心丹合六味地黄丸加减。

第二节　血　　证

考点：血证的病因、病机、诊断、鉴别诊断与治疗原则

血证的病因、病机、诊断、鉴别诊断与治疗原则见表 6-7-3。

表 6-7-3　血证的病因、病机、诊断、鉴别诊断与治疗原则

概述	凡血液不循常道，或上溢于口鼻诸窍，或下泄于前后二阴，或渗出于肌肤，所形成的一类出血性疾病，统称为血证。在古代医籍中，亦称为血病或失血	
病因	感受外邪、情志过极、饮食不节、劳欲体虚、久病或热病等	
病机	血证的病机特点可以归结为火热熏灼、迫血妄行，气虚不摄、血溢脉外及瘀血阻络、血不循经三类。其病理性质有虚有实	
诊断依据	鼻衄	凡血自鼻道外溢而非因外伤、倒经所致者，均可诊断为鼻衄
	齿衄	血自齿龈或齿缝外溢，且排除外伤所致者，即可诊断为齿衄
	咯血	血由肺、气道而来，经咳嗽而出，或觉喉痒胸闷，一咳即出，血色鲜红，或夹泡沫，或痰血相兼，痰中带血。多有慢性咳嗽、痰喘、肺痨等病史
	吐血	发病急骤，吐血前多有恶心、胃脘不适、头晕等症。血随呕吐而出，常伴有食物残渣等胃内容物，血色多为咖啡色或紫暗色，也可为鲜红色，大便色黑如漆，或呈暗红色。有胃痛、胁痛、黄疸、癥积等病史
	便血	大便色鲜红、暗红或紫暗，甚至黑如柏油样，次数增多。有胃肠或肝病病史

续　表

诊断依据	尿血	小便中混有血液或夹有血丝，排尿时无疼痛	
	紫斑	肌肤出现青紫斑点，小如针尖，大者融合成片，压之不褪色。紫斑好发于四肢，尤以下肢为甚，常反复发作。重者可伴有鼻衄、齿衄、尿血、便血及崩漏。小儿及成人皆可患此病，但以女性为多见	
鉴别诊断	鼻衄	内科鼻衄与外伤鼻衄	因碰伤、挖鼻等引起血管破裂而致鼻衄者，出血多在损伤的一侧，且经局部止血治疗不再出血，没有全身症状，与内科所论鼻衄有别
	齿衄与舌衄	内科鼻衄与经行衄血	经行衄血又名倒经、逆经，其发生与月经周期有密切关系，多于经行前期或经期出现，与内科所论鼻衄机理不同
	咯血	齿衄为血自齿缝、牙龈溢出；舌衄为血出自舌面，舌面上常有如针眼样出血点，与齿衄不难鉴别	
		咯血与吐血	咯血是血由肺来，经气道随咳嗽而出，血色多为鲜红，常混有痰液，咯血之前多有咳嗽、胸闷、喉痒等症状，大量咯血后，可见痰中带血数天，大便一般不呈黑色。吐血是血自胃而来，经呕吐而出，血色紫暗，常夹有食物残渣，吐血之前多有胃脘不适或胃痛、恶心等症状，吐血之后无痰中带血，但大便多呈黑色
	吐血	咯血与口腔出血	鼻咽部、齿龈及口腔其他部位出血的患者，常为纯血或随唾液而出，血量少，并有口腔、鼻咽部病变的相应症状可寻，可与咯血相区别
	便血	吐血与鼻腔、口腔及咽喉出血	吐血经呕吐而出，血色紫暗，夹有食物残渣，常有胃病史。鼻腔、口腔及咽喉出血，血色鲜红，不夹食物残渣，在五官科做有关检查即可明确具体部位
		便血与痢疾	痢疾初起有发热、恶寒等症，其便血为脓血相兼，且有腹痛、里急后重、肛门灼热等症。便血无里急后重，无脓血相兼，与痢疾不同
		便血与痔疮	痔疮属外科疾病，大便下血特点为便时或便后出血，常伴有肛门异物感或疼痛，做肛门直肠检查时，可发现内痔或外痔，与内科所论之便血不难鉴别
		远血与近血	便血之远近是指出血部位距肛门的远近而言。远血其病位在胃、小肠，血与粪便相混，血色如黑漆色或暗紫色。近血来自乙状结肠、直肠、肛门，血便分开，或是便外裹血，血色多鲜红或暗红
		肠风与脏毒	两者均属便血。肠风血色鲜泽清稀，其下如溅，属风热为患。脏毒血色暗浊黏稠，点滴不畅，因湿热（毒）所致。
	尿血	尿血与血淋	血淋与尿血均表现为血由尿道而出，两者以小便时痛与不痛为其鉴别要点，不痛者为尿血，痛（滴沥刺痛）者为血淋
		尿血与石淋	两者均有血随尿出。但石淋尿中时有砂石夹杂，小便涩滞不畅，时有小便中断，或伴腰腹绞痛等症，若砂石从小便排出则痛止，此与尿血不同
	紫斑	紫斑与出疹	紫斑与出疹均有局部肤色的改变，紫斑呈点状者需与出疹的疹点区别。紫斑隐于皮内，压之不褪色，触之不碍手；疹高出于皮肤，压之褪色，摸之碍手。且二者成因、病位均有不同
		紫斑与温病发斑	两者在皮肤表现的斑块方面，有时虽可类似，病情、病势、预后迥然有别。温病发斑发病急骤，常伴有高热烦躁、头痛如劈、昏狂谵语、四肢抽搐、鼻衄、齿衄、便血、尿血、舌质红绛等，病情险恶多变。杂病发斑（紫斑）一般不如温病发斑急骤，常有反复发作史，也有突然发生者，虽时有热毒亢盛表现，但一般舌不红绛，不具有温病传变急速的特点
		紫斑与丹毒	丹毒属外科皮肤病，以皮肤色红如红丹得名，轻者压之褪色，重者压之不褪色，但其局部皮肤灼热肿痛，与紫斑有别
治疗原则	治火、治气、治血		

必考热点

1. 血证可由感受外邪、情志过极、饮食不节、劳欲体虚、久病或热病等多种原因所导致。

2. 血自齿龈或齿缝外溢，且排除外伤所致者，即可诊断为齿衄。
3. 紫斑好发于四肢，尤以下肢为甚，常反复发作。
4. 血淋与尿血均表现为血由尿道而出，两者以小便时痛与不痛为其鉴别要点。
5. 对血证的治疗可归纳为治火、治气、治血三个原则。

考点：血证的辨证论治

血证的辨证论治见表6-7-4。

表6-7-4　血证的辨证论治

证型		证　候	治法	代表方
鼻衄	热邪犯肺证	鼻燥衄血，口干咽燥，或兼有身热，恶风，头痛，咳嗽，痰少等症，舌质红，苔薄，脉数	清泻肺热，凉血止血	桑菊饮加减
	胃热炽盛证	鼻衄，或兼齿衄，血色鲜红，口渴欲饮，鼻干，口干臭秽，烦躁，便秘，舌红，苔黄，脉数	清胃泻火，凉血止血	玉女煎加减
	肝火上炎证	鼻衄，头痛，目眩，耳鸣，烦躁易怒，两目红赤，口苦，舌红苔黄，脉弦数	清肝泻火，凉血止血	龙胆泻肝汤加减
	气血亏虚证	鼻衄，血色淡红，或兼齿衄、肌衄，神疲乏力，面色皖白，头晕，耳鸣，心悸，夜寐不宁，舌质淡，脉细无力	补气摄血	归脾汤加减
齿衄	胃火炽盛证	齿衄，血色鲜红，齿龈红肿疼痛，头痛，口臭，舌红，苔黄，脉洪数	清胃泻火，凉血止血	加味清胃散合泻心汤加减
	阴虚火旺证	齿衄，血色淡红，起病较缓，常因受热及烦劳而诱发，齿摇不坚，舌质红，苔少，脉细数	滋阴降火，凉血止血	六味地黄丸合茜根散加减
咯血	燥热伤肺证	喉痒咳嗽，痰中带血，口干鼻燥，或有身热，舌质红，少津，苔薄黄，脉数	清热润肺，宁络止血	桑杏汤加减
	肝火犯肺证	咳嗽阵作，痰中带血或纯血鲜红，胸胁胀痛，烦躁易怒，口苦，舌质红，苔薄黄，脉弦数	清肝泻火，凉血止血	泻白散合黛蛤散加减
	阴虚肺热证	咳嗽痰少，痰中带血，或反复咯血，血色鲜红，口干咽燥，颧红，潮热盗汗，舌质红，脉细数	滋阴润肺，宁络止血	百合固金汤加减
吐血	胃热壅盛证	吐血色红或紫暗，常夹有食物残渣，脘腹胀闷，嘈杂不适，甚则作痛，口臭，便秘，大便色黑，舌质红，苔黄腻，脉滑数	清胃泻火，化瘀止血	泻心汤合十灰散加减
	肝火犯胃证	吐血色红或紫暗，口苦胁痛，心烦易怒，寐少梦多，舌质红绛，脉弦数	泻肝清胃，凉血止血	龙胆泻肝汤加减
	气虚血溢证	吐血缠绵不止，时轻时重，血色暗淡，神疲乏力，心悸气短，面色苍白，舌质淡，脉细弱	健脾益气摄血	归脾汤加减
便血	肠道湿热证	便血色红黏稠，大便不畅或稀溏，或有腹痛，口苦，舌质红，苔黄腻，脉濡数	清化湿热，凉血止血	地榆散合槐角丸加减
	气虚不摄证	便血色红或紫暗，食少，体倦，面色萎黄，心悸，少寐，舌质淡，脉细	益气摄血	归脾汤加减
	脾胃虚寒证	便血紫暗，甚则黑色，腹部隐痛，喜热饮，面色不华，神倦懒言，便溏，舌质淡，脉细	健脾温中，养血止血	黄土汤加减

续 表

证型		证 候	治法	代表方
尿血	下焦湿热证	小便黄赤灼热，尿血鲜红，心烦口渴，面赤口疮，夜寐不安，舌质红，脉数	清热利湿，凉血止血	小蓟饮子加减
	肾虚火旺证	小便短赤带血，头晕耳鸣，神疲，颧红潮热，腰膝酸软，舌质红，苔少，脉细数	滋阴降火，凉血止血	知柏地黄丸加减
	脾不统血证	久病尿血，甚或兼见齿衄、肌衄，食少，体倦乏力，气短声低，面色不华，舌质淡，脉细弱	补中健脾，益气摄血	归脾汤加减
	肾气不固证	久病尿血，血色淡红，头晕耳鸣，精神困惫，腰脊酸痛，舌质淡，脉沉弱	补益肾气，固摄止血	无比山药丸加减
紫斑	血热妄行证	皮肤出现青紫斑点或斑块，或伴有鼻衄、齿衄、便血、尿血，或有发热，口渴，便秘，舌质红，苔黄，脉弦数	清热解毒，凉血止血	十灰散加减
	阴虚火旺证	皮肤出现青紫斑点或斑块，时发时止，常伴鼻衄、齿衄或月经过多，颧红，心烦，口渴，手足心热，或有潮热，盗汗，舌质红，苔少，脉细数	滋阴降火，宁络止血	茜根散加减
	气不摄血证	反复发生肌衄，久病不愈，神疲乏力，头晕目眩，面色苍白或萎黄，厌食，舌质淡，脉细弱	补气摄血	归脾汤加减

必考热点

1. 患者，女，36岁。表现为鼻燥衄血，口干咽燥，或兼有身热，恶风，头痛，咳嗽，痰少等症，舌质红，苔薄，脉数。该患者可采用清泻肺热，凉血止血的治疗方法。

2. 治疗咯血燥热伤肺证的代表方为桑杏汤。

3. 咯血阴虚肺热证应采取滋阴润肺，宁络止血的治疗方法。

4. 吐血胃热壅盛证应采用清胃泻火，化瘀止血的治疗方法。

5. 患者，男，29岁。表现为便血色红黏稠，大便不畅或稀溏，或有腹痛，口苦，舌质红，苔黄腻，脉濡数。此患者为肠道湿热证，使用的治疗药物为地榆散合槐角丸加减。

6. 治疗紫斑血热妄行证的代表方为十灰散加减。

第三节 痰 饮

考点：痰饮的分类、病因、病机、诊断、鉴别诊断与治疗原则

痰饮的分类、病因、病机、诊断、鉴别诊断与治疗原则见表6-7-5。

表6-7-5 痰饮的分类、病因、病机、诊断、鉴别诊断与治疗原则

概述	痰饮是指体内水液输布、运化失常，停积于某些部位的一类病证	
分类	痰饮	心下满闷，呕吐清水痰涎，胃肠沥沥有声，形体昔肥今瘦，属饮停胃肠
	悬饮	胸胁饱满，咳唾引痛，喘促不能平卧，或有肺痨病史，属饮流胁下
	溢饮	身体疼痛而沉重，甚则肢体浮肿，当汗出而不汗出，或伴咳喘，属饮溢肢体
	支饮	咳逆倚息，短气不得平卧，其形如肿，属饮邪支撑胸肺
病因	外感寒湿、饮食不当、劳欲体虚	

续　表

病机	肺、脾、肾三脏功能失调，三焦气化失宣，津液停积机体某部位而成。饮邪具有流动之性，饮留胃肠，则为痰饮；饮流胁下，则为悬饮；饮流肢体，则为溢饮；聚于胸肺，则为支饮。痰饮病的病变脏腑为肺、脾、肾、三焦，以脾首当其冲	
诊断依据	根据四饮的不同临床特征确定诊断。参照痰饮的分类	
鉴别诊断	悬饮与胸痹	两者均有胸痛。但胸痹为胸膺部或心前区闷痛，且可引及左侧肩背或左臂内侧，常于劳累、饱餐、受寒、情绪激动后突然发作，历时较短，休息或用药后得以缓解；而悬饮为胸胁胀痛，持续不解，多伴咳唾，转侧、呼吸时疼痛加重，肋间饱满，并有咳嗽、咳痰等肺系证候
	溢饮与水肿之风水相搏证	水肿之风水相搏证，可分为表实、表虚两个类型。表实者，水肿而无汗，身体疼重，与水泛肌表之溢饮基本相同。如见肢体浮肿而汗出恶风，则属表虚，与溢饮有异
治疗原则	温化	

必考热点

1. 痰饮的成因为外感寒湿、饮食不当或劳欲所伤，以致肺、脾、肾三脏功能失调，水谷不得化为精微输布全身，津液停积为患。

2. 饮邪具有流动之性，饮留胃肠，则为痰饮；饮流胁下，则为悬饮；饮流肢体，则为溢饮；聚于胸肺，则为支饮。

3. 痰饮病的病变脏腑为肺、脾、肾、三焦，以脾首当其冲。

4. 痰饮的治疗以温化为原则，同时还应根据表里虚实的不同，采取相应的处理措施。

考点：痰饮的辨证论治

痰饮的辨证论治见表 6-7-6。

表 6-7-6　痰饮的辨证论治

证型		证　候	治法	代表方
痰饮	脾阳虚弱证	胸胁支满，心下痞闷，胃中有振水音，脘腹喜温畏冷，泛吐清水痰涎，饮入易吐，口渴不欲饮水，头晕目眩，心悸气短，食少，大便或溏，形体逐渐消瘦，舌苔白滑，脉弦细而滑	温脾化饮	苓桂术甘汤合小半夏加茯苓汤加减
	饮留胃肠证	心下坚满或痛，自利，利后反快，虽利，心下续坚满，或水走肠间，沥沥有声，腹满，便秘，口舌干燥，舌苔腻，色白或黄，脉沉弦或伏	攻下逐饮	甘遂半夏汤或己椒苈黄丸加减
悬饮	邪犯胸肺证	寒热往来，身热起伏，汗少，或发热不恶寒，有汗而热不解，咳嗽，痰少，气急，胸胁刺痛，呼吸、转侧疼痛加重，心下痞硬，干呕，口苦，咽干，舌苔薄白或黄，脉弦数	和解宣利	柴枳半夏汤加减
	饮停胸胁证	胸胁疼痛，咳唾引痛，痛势逐渐减轻，而呼吸困难加重，咳逆气喘，息促不能平卧，或仅能偏卧于停饮的一侧，病侧肋间胀满，甚则可见病侧胸廓隆起，舌苔白，脉沉弦或弦滑	泻肺祛饮	椒目瓜蒌汤合十枣汤或控涎丹加减
	络气不和证	胸胁疼痛，如灼如刺，胸闷不舒，呼吸不畅，或有闷咳，甚则迁延，经久不已，阴雨天更甚，可见病侧胸廓变形，舌苔薄，质暗，脉弦	理气和络	香附旋覆花汤加减
	阴虚内热证	胸胁胀满，咳呛时作，咳吐少量黏痰，口干咽燥，或午后潮热，颧红，心烦，手足心热，盗汗，或伴胸胁闷痛，病久不复，形体消瘦，舌质偏红，少苔，脉小数	滋阴清热	沙参麦冬汤合泻白散加减

续 表

证型		证　候	治法	代表方
溢饮	表寒里饮证	身体沉重而疼痛，甚则肢体浮肿，恶寒，无汗，或有咳喘，痰多白沫，胸闷，干呕，口不渴，苔白，脉弦紧	发表化饮	小青龙汤加减
支饮	寒饮伏肺证	咳逆喘满不得卧，痰吐白沫量多，经久不愈，天冷受寒加重，甚至引起面浮跗肿，或平素伏而不作，遇寒即发，发则寒热，背痛，腰痛，目泣自出，身体振振瞤动，舌苔白滑或白腻，脉弦紧	宣肺化饮	小青龙汤加减
	脾肾阳虚证	喘促动则为甚，心悸，气短，或咳而气怯，痰多，食少，胸闷，怯寒肢冷，神疲，少腹拘急不仁，脐下动悸，小便不利，足跗浮肿，或吐涎沫而头目昏眩，舌体胖大，质淡，苔白润或腻，脉沉细而滑	温脾补肾，以化水饮	金匮肾气丸合苓桂术甘汤加减

必考热点

1. 痰饮脾阳虚弱证应采取温脾化饮的治疗方法；饮留胃肠证应采取攻下逐饮的治疗方法。
2. 治疗悬饮络气不和证的代表方为香附旋覆花汤加减。
3. 溢饮表寒里饮证应采取发表化饮的治疗方法，使用小青龙汤进行治疗。
4. 支饮脾肾阳虚证应采用温脾补肾，以化水饮的治疗方法。

第四节　消　　渴

考点：消渴的病因、病机、诊断、鉴别诊断与治疗原则

消渴的病因、病机、诊断、鉴别诊断与治疗原则见表 6-7-7。

表 6-7-7　消渴的病因、病机、诊断、鉴别诊断与治疗原则

概述	消渴是以多饮、多食、多尿、乏力、消瘦为主要临床表现的一种疾病	
病因	禀赋不足、饮食失节、情志失调、劳欲失度等	
病机	阴津亏损，燥热偏盛。病变脏腑主要在肺、胃、肾，尤以肾为关键。病理因素主要是虚火、浊瘀	
诊断依据	口渴多饮、多食易饥、尿频量多、形体消瘦等具有特征性的临床症状，是诊断消渴病的主要依据	
	有的患者“三多”症状不著，但若于中年之后发病，且嗜食膏粱厚味、醇酒炙煿，以及病久并发眩晕、肺痨、胸痹心痛、中风、雀目、疮痈等病证者，应考虑消渴的可能性	
	消渴病的家族史可供诊断参考	
鉴别诊断	口渴症	两者都可出现口干多饮症状。口渴症是指口渴饮水的一个临床症状，可出现于多种疾病过程中，尤以外感热病为多见。但这类口渴各随其所患病证的不同而出现相应的临床症状，不伴多食、多尿、瘦削等消渴的特点
	瘿病	两者都可见多食易饥、消瘦症状。瘿病中气郁化火、阴虚火旺的类型，以情绪激动，多食易饥，形体日渐消瘦，心悸，眼突，颈部一侧或两侧肿大为特征。其中的多食易饥、消瘦，类似消渴病的中消，但眼球突出，颈前瘿肿有形则与消渴有别，且无消渴病的多饮、多尿等症
治疗原则	清热润燥、养阴生津	

必考热点

1. 消渴病的病因为禀赋不足、饮食失节、情志失调、劳欲失度等。
2. 消渴的病机主要在于阴津亏损，燥热偏盛。
3. 消渴的病理因素主要是虚火、浊瘀。
4. 清热润燥、养阴生津为消渴病的治疗大法。

考点：消渴的辨证论治

消渴的辨证论治见表6-7-8。

表6-7-8 消渴的辨证论治

	证型	证 候	治法	代表方
上消	肺热津伤证	口渴多饮，口舌干燥，尿频量多，烦热多汗，舌边尖红，苔薄黄，脉洪数	清热润肺，生津止渴	消渴方加减
中消	胃热炽盛证	多食易饥，口渴，尿多，形体消瘦，大便干燥，苔黄，脉滑实有力	清胃泻火，养阴增液	玉女煎加减
	气阴亏虚证	口渴引饮，能食与便溏并见，或饮食减少，精神不振，四肢乏力，体瘦，舌质淡红，苔白而干，脉弱	益气健脾，生津止渴	七味白术散加减
下消	肾阴亏虚证	尿频量多，混浊如脂膏，或尿甜，腰膝酸软，乏力，头晕耳鸣，口干唇燥，皮肤干燥，瘙痒，舌红苔少，脉细数	滋阴固肾	六味地黄丸加减
	阴阳两虚证	小便频数，混浊如膏，甚至饮一溲一，面容憔悴，耳轮干枯，腰膝酸软，四肢欠温，畏寒肢冷，阳痿或月经不调，舌苔淡白而干，脉沉细无力	滋阴温阳，补肾固涩	金匮肾气丸加减

必考热点

1. 消渴肺热津伤证应采取清热润肺，生津止渴的治疗方法。

2. 消渴胃热炽盛证应采用清胃泻火，养阴增液的治疗方法；消渴气阴亏虚证可采取益气健脾，生津止渴的治疗方法。

3. 治疗消渴肾阴亏虚证的代表方为六味地黄丸加减；治疗消渴阴阳两虚证的代表方为金匮肾气丸加减。

第五节 汗 证

考点：汗证的病因、病机、诊断、鉴别诊断与治疗原则

汗证的病因、病机、诊断、鉴别诊断与治疗原则见表6-7-9。

表6-7-9 汗证的病因、病机、诊断、鉴别诊断与治疗原则

概述	汗证是指由于阴阳失调，腠理不固，而致汗液外泄失常的病证。其中，不因外界环境因素的影响，而白昼时时汗出，动辄益甚者，称为自汗；寐中汗出，醒来自止者，称为盗汗，亦称为寝汗
病因	病后体虚、情志不调、饮食不节
病机	阴阳失调，腠理不固，营卫失和，汗液外泄失常。病变脏腑涉及心、肝、脾、胃、肺、肾

续　表

诊断依据	不因外界环境影响，在头面、颈胸，或四肢、全身出汗者，昼日汗出溱溱，动则益甚为自汗，睡眠中汗出津津，醒后汗止为盗汗	
	除外其他疾病引起的汗证。作为其他疾病过程中出现的汗证，因疾病不同，各具有该疾病的症状及体征，且出汗大多不居于突出地位	
	有病后体虚、表虚受风、思虑烦劳过度、情志不舒、嗜食辛辣等易于引起汗证的病因存在	
鉴别诊断	脱汗	脱汗表现为大汗淋漓，汗出如珠，常同时出现声低息微，精神疲惫，四肢厥冷，脉微欲绝或散大无力，多在疾病危重时出现，为病势危急的征象，故脱汗又称为绝汗。其汗出的情况及病情的程度均较汗证为重
	战汗	战汗主要出现于急性热病过程中，表现为突然恶寒战栗，全身汗出，发热，口渴，烦躁不安，为邪正交争的征象。若汗出之后，热退脉静，气息调畅，为正气拒邪，病趋好转。与阴阳失调、营卫不和之汗证迥然有别
	黄汗	黄汗汗出色黄，染衣着色，常伴见口中黏苦，渴不欲饮，小便不利，苔黄腻，脉弦滑等湿热内郁表现。可以为汗证中的邪热郁蒸型，但汗出色黄的程度较重
治疗原则	虚证当根据证候的不同而治以益气、养阴、补血、调和营卫；实证当清肝泄热，化湿和营	

必考热点

1. 汗证是指由于阴阳失调，腠理不固，而致汗液外泄失常的病证。
2. 汗证的病因为病后体虚、情志不调、饮食不节。
3. 汗证虚证当根据证候的不同而治以益气、养阴、补血、调和营卫；实证当清肝泄热，化湿和营。

考点：汗证的辨证论治

汗证的辨证论治见表 6-7-10。

表 6-7-10　汗证的辨证论治

证型	证　候	治法	代表方
肺卫不固证	汗出恶风，稍劳汗出尤甚，或表现半身、某一局部出汗，易于感冒，体倦乏力，周身酸楚，面白少华，舌苔薄白，脉细弱	益气固表	桂枝加黄芪汤或玉屏风散加减
心血不足证	自汗或盗汗，心悸少寐，神疲气短，面色不华，舌质淡，脉细	养血补心	归脾汤加减
阴虚火旺证	夜寐盗汗，或有自汗，五心烦热，或兼午后潮热，两颧色红，口渴，舌红少苔，脉细数	滋阴降火	当归六黄汤加减
邪热郁蒸证	蒸蒸汗出，汗黏，汗液易使衣服黄染，面赤烘热，烦躁，口苦，小便色黄，舌苔薄黄，脉象弦数	清肝泄热，化湿和营	龙胆泻肝汤加减

必考热点

1. 汗证肺卫不固证表现为汗出恶风，稍劳汗出尤甚，或表现半身、某一局部出汗，易于感冒，体倦乏力，周身酸楚，面白少华，舌苔薄白，脉细弱。

2. 治疗汗证心血不足证的代表方为归脾汤。

3. 患者，女，45 岁。夜寐盗汗，或有自汗，五心烦热，或兼午后潮热，两颧色红，口渴，舌红少苔，脉细数。该患者可诊断为阴虚火旺证。

第六节　内伤发热

考点：内伤发热的病因、病机、诊断、鉴别诊断与治疗原则

内伤发热的病因、病机、诊断、鉴别诊断与治疗原则见表 6-7-11。

表 6-7-11　内伤发热的病因、病机、诊断、鉴别诊断与治疗原则

概述	内伤发热是指以内伤为病因，脏腑功能失调，气、血、阴、阳失衡为基本病机，以发热为主要临床表现的病证。一般起病较缓，病程较长，热势轻重不一，但以低热为多，或自觉发热而体温并不升高
病因	久病体虚、饮食劳倦、情志失调及外伤出血
病机	气血阴阳亏虚，脏腑功能失调
诊断依据	内伤发热起病缓慢，病程较长，多为低热，或自觉发热，而体温并不升高，表现为高热者较少。不恶寒，或虽有怯冷，但得衣被则温。常兼见头晕、神疲、自汗、盗汗、脉弱等症
	一般有气、血、阴、阳亏虚或气郁、血瘀、湿阻病史，或有反复发热史
	无感受外邪所致的头身疼痛、鼻塞、流涕、脉浮等症
与外感发热鉴别	外感发热表现的特点是因感受外邪而起，起病较急，病程较短，发热初期大多伴有恶寒，其恶寒得衣被而不减。发热的热度大多较高，发热的类型随病种的不同而有所差异。初起常兼有头身疼痛、鼻塞、流涕、咳嗽、脉浮等表证。外感发热由感受外邪，正邪相争所致，属实证者居多
治疗原则	实者治宜解郁、活血、除湿为主，适当配伍清热。属虚者，则应益气、养血、滋阴、温阳，除阴虚发热可适当配伍清退虚热的药物外，其余均应以补为主

必考热点

1. 内伤发热是指以内伤为病因，脏腑功能失调，气、血、阴、阳失衡为基本病机，以发热为主要临床表现的病证。
2. 内伤发热的基本病机是气血阴阳亏虚，脏腑功能失调。
3. 内伤发热实者治宜解郁、活血、除湿为主，适当配伍清热。

考点：内伤发热的辨证论治

内伤发热的辨证论治见表 6-7-12。

表 6-7-12　内伤发热的辨证论治

证型	证　候	治法	代表方
阴虚发热证	午后潮热，或夜间发热，不欲近衣，手足心热，烦躁，少寐多梦，盗汗，口干咽燥，舌质红，或有裂纹，苔少甚至无苔，脉细数	滋阴清热	清骨散加减
血虚发热证	发热，热势多为低热，头晕眼花，身倦乏力，心悸不宁，面白少华，唇甲色淡，舌质淡，脉细弱	益气养血	归脾汤加减
气虚发热证	发热，热势或低或高，常在劳累后发作或加剧，倦怠乏力，气短懒言，自汗，易于感冒，食少便溏，舌质淡，苔白薄，脉细弱	益气健脾，甘温除热	补中益气汤加减
阳虚发热证	发热而欲近衣，形寒怯冷，四肢不温，少气懒言，头晕嗜卧，腰膝酸软，纳少便溏，面色㿠白，舌质淡胖，或有齿痕，苔白润，脉沉细无力	温补阳气，引火归原	金匮肾气丸加减

续　表

证型	证　候	治法	代表方
气郁发热证	发热多为低热或潮热，热势常随情绪波动而起伏，精神抑郁，胁肋胀满，烦躁易怒，口干而苦，纳食减少，舌红苔黄，脉弦数	疏肝理气，解郁泄热	丹栀逍遥散加减
痰湿郁热证	低热，午后热甚，心内烦热，胸闷脘痞，不思饮食，渴不欲饮，呕恶，大便稀薄或黏滞不爽，舌苔白腻或黄腻，脉濡数	燥湿化痰，清热和中	黄连温胆汤合中和汤或三仁汤加减
血瘀发热证	午后或夜晚发热，或自觉身体某些部位发热，口燥咽干，但不多饮，肢体或躯干有固定痛处或肿块，面色萎黄或晦暗，舌质青紫或有瘀点、瘀斑，脉弦或涩	活血化瘀	血府逐瘀汤加减

必考热点

1. 血虚发热证应采用益气养血的治疗方法；气虚发热证应采用益气健脾，甘温除热的治疗方法。

2. 治疗阴虚发热证的代表方为清骨散加减；治疗血虚发热证的代表方为归脾汤加减；治疗气虚发热证的代表方为补中益气汤；治疗阳虚发热证的代表方为金匮肾气丸加减。

第七节　虚　　劳

考点：虚劳的病因、病机、诊断、鉴别诊断与治疗原则

虚劳的病因、病机、诊断、鉴别诊断与治疗原则见表 6-7-13。

表 6-7-13　虚劳的病因、病机、诊断、鉴别诊断与治疗原则

概述	虚劳是以脏腑亏损，气血阴阳虚衰，久虚不复成劳为主要病机，以五脏虚证为主要临床表现的多种慢性虚弱证候的总称	
病因	禀赋薄弱、烦劳过度、饮食不节、大病久病、误治失治	
病机	虚劳的病损主要在五脏，尤以脾肾为主	
诊断依据	多见形神衰败，身体羸瘦，大肉尽脱，食少厌食，心悸气短，自汗盗汗，面容憔悴，或五心烦热，或畏寒肢冷，脉虚无力等症	
	具有引起虚劳的致病因素及较长的病史	
	排除类似病证。应着重排除其他病证中的虚证	
鉴别诊断	肺痨	肺痨系正气不足而被痨虫侵袭所致，主要病位在肺，具有传染性，以阴虚火旺为其病理特点，以咳嗽、咳痰、咯血、潮热、盗汗、消瘦为主要临床症状；而虚劳则由多种原因所导致，久虚不复，病程较长，无传染性，以脏腑气、血、阴、阳亏虚为其基本病机，分别出现五脏气、血、阴、阳亏虚的多种症状
	其他疾病的虚证	主要区别：①虚劳的各种证候，均以出现一系列精气亏虚的症状为特征，而其他病证的虚证则各以其病证的主要症状为突出表现。②其他病证中的虚证虽然也以久病属虚者为多，但亦有病程较短而呈现虚证者，且病变脏器单一
治疗原则	补益	

必考热点

1. 虚劳的病损主要在五脏，尤以脾肾为主。

2. 对于虚劳的治疗，当以补益为基本原则。

考点：虚劳的辨证论治

虚劳的辨证论治见表 6-7-14。

表 6-7-14　虚劳的辨证论治

证型		证　候	治法	代表方
气虚	肺气虚证	咳嗽无力，痰液清稀，短气自汗，声音低怯，时寒时热，平素易于感冒，面白	补益肺气	补肺汤加减
	心气虚证	心悸，气短，劳则尤甚，神疲体倦，自汗	益气养心	七福饮加减
	脾气虚证	饮食减少，食后胃脘不舒，倦怠乏力，大便溏薄，面色萎黄	健脾益气	加味四君子汤加减
	肾气虚证	神疲乏力，腰膝酸软，小便频数而清，白带清稀，舌质淡，脉弱	益气补肾	大补元煎加减
血虚	心血虚证	心悸怔忡，健忘，失眠，多梦，面色不华	养血宁心	养心汤加减
	肝血虚证	头晕，目眩，胁痛，肢体麻木，筋脉拘急，或筋惕肉瞤，妇女月经不调甚则闭经，面色不华	补血养肝	四物汤加减
阴虚	肺阴虚证	干咳，咽燥，甚或失音，咯血，潮热，盗汗，面色潮红	养阴润肺	沙参麦冬汤加减
	心阴虚证	心悸，失眠，烦躁，潮热，盗汗，或口舌生疮，面色潮红	滋阴养心	天王补心丹加减
	脾胃阴虚证	口干唇燥，不思饮食，大便燥结，甚则干呕，呃逆，面色潮红	养阴和胃	益胃汤加减
	肝阴虚证	头痛，眩晕，耳鸣，目干畏光，视物不明，急躁易怒，或肢体麻木，筋惕肉瞤，面潮红	滋养肝阴	补肝汤加减
	肾阴虚证	腰酸，遗精，两足痿弱，眩晕，耳鸣，甚则耳聋，咽痛，颧红，舌红少津，脉沉细	滋补肾阴	左归丸加减
阳虚	心阳虚证	心悸，自汗，神倦嗜卧，心胸憋闷疼痛，形寒肢冷，面色苍白	益气温阳	保元汤加减
	脾阳虚证	面色萎黄，食少，形寒，神倦乏力，少气懒言，大便溏薄，肠鸣腹痛，每因受寒或饮食不慎而加剧	温中健脾	附子理中汤加减
	肾阳虚证	腰背酸痛，遗精，阳痿，多尿或不禁，面色苍白，畏寒肢冷，下利清谷或五更泻泄，舌质淡胖，有齿痕	温补肾阳	右归丸加减

必考热点

1. 治疗虚劳肺气虚证的代表方为补肺汤。
2. 饮食减少，食后胃脘不舒，倦怠乏力，大便溏薄，面色萎黄应采取健脾益气的治疗方法。
3. 患者，女，38 岁。头晕，目眩，胁痛，肢体麻木，筋脉拘急，或筋惕肉瞤，妇女月经不调甚则闭经，面色不华。此患者可采取补血养肝的治疗方法。
4. 治疗虚劳心血虚证的代表方为养心汤加减；治疗虚劳肝血虚证的代表方为四物汤加减。

第八节　癌　　病

考点：癌病的病因、病机与治疗原则

癌病的病因、病机与治疗原则见表 6-7-15。

表 6-7-15　癌病的病因、病机与治疗原则

概述	癌病是多种恶性肿瘤的总称，以脏腑组织发生异常增生为其基本特征，临床表现主要为肿块逐渐增大、表面高低不平、质地坚硬，时有疼痛，常伴发热、乏力、纳差、消瘦，并进行性加重
病因	素体内虚、六淫邪毒、饮食失调、内伤七情
病机	基本病机是正气亏虚，脏腑功能失调，气机郁滞，痰瘀酿毒久羁而成有形之肿块。病理性质为标实本虚、虚实夹杂，常见全身属虚而局部属实。主要病理因素为气郁、痰浊、湿阻、血瘀、毒聚（热毒、寒毒）。癌病不同，病位亦不同。如脑瘤病位在脑，肺癌病位在肺，大肠癌病位在肠，肾癌及膀胱癌病位在肾与膀胱等
治疗原则	基本治疗原则为扶正祛邪，攻补兼施。扶正分别采用补气、养血、滋阴、温阳；祛邪采用理气、除湿、化痰、祛瘀、解毒（热毒、寒毒）、软坚散结等法，并结合所在病位及肿瘤性质，适当配伍有抗肿瘤作用的中药，综合治疗

必考热点

1. 癌病是多种恶性肿瘤的总称，以脏腑组织发生异常增生为其基本特征。
2. 癌病治疗的基本原则是扶正祛邪，攻补兼施。

考点：癌病的诊断与鉴别诊断

癌病的诊断与鉴别诊断见表 6-7-16。

表 6-7-16　癌病的诊断与鉴别诊断

诊断依据	癌病中晚期可出现相关特异性证候表现，由于肿瘤部位不同而主症各异。如脑瘤患者常以头痛、呕吐、视力障碍、肢体活动不利为主；肺癌患者以顽固性干咳或痰中带血，以及胸痛、气急、发热多见；肝癌患者可见右胁疼痛、乏力、纳差、黄疸等；大肠癌患者可有大便习惯改变，如腹泻或便秘等；肾癌患者可有腰部不适、尿血等
	病变局部可有坚硬、表面不平的肿块，肿块进行性增大，伴乏力、纳差、疼痛，或不明原因发热及消瘦，并进行性加重，多为癌病诊断的主要参考依据
鉴别诊断	癌病与良性肿瘤：良性肿瘤生长缓慢，皮肤无改变，除皮脂腺囊肿外，与皮肤无粘连，肿块表面光滑，与周围不粘连，边界清，活动度好，质地较软，一般无症状，肿瘤体积较大或发生于特殊部位，可产生压迫症状。癌病生长较快，常与皮肤粘连，凹陷或形成溃疡，肿块表面粗糙，无包膜，常与周围或皮肤粘连，活动度差或固定，质硬，无弹性，早期症状隐匿，可出现不明原因的消瘦、发热、出血，或发病部位的相应症状

必考热点

1. 癌病中晚期可出现相关特异性证候表现：脑瘤患者常以头痛、呕吐、视力障碍、肢体活动不利为主；肺癌患者以顽固性干咳或痰中带血，以及胸痛、气急、发热多见。
2. 良性肿瘤生长缓慢，皮肤无改变，除皮脂腺囊肿外，与皮肤无粘连，肿块表面光滑，与周围不粘连，边界清，活动度好，质地较软，一般无症状，肿瘤体积较大或发生于特殊部位，可产生压迫症状。

考点：癌病的辨证论治

癌病的辨证论治见表 6-7-17。

表 6-7-17　癌病的辨证论治

证　型	证　候	治　法	代表方
气郁痰瘀证	胸膈痞闷，脘腹胀满，或胀痛不适，或隐痛或刺痛，善太息，神疲乏力，纳呆食少，便溏，呕血，黑便，或咳嗽咳痰，痰质稠黏，痰白或黄白相兼，舌苔薄腻，质暗隐紫，脉弦或细涩	行气解郁，化痰祛瘀	越鞠丸合化积丸加减
热毒炽盛证	局部肿块灼热疼痛，发热，口咽干燥，心烦寐差，或热势壮盛，久稽不退，咳嗽无痰或少痰，或痰中带血，甚则咯血不止，胸痛或腰酸背痛，小便短赤，大便秘结或便溏泄泻，舌质红，舌苔黄腻或薄黄少津，脉细数或弦细数	清热凉血，解毒散结	犀角地黄汤合犀黄丸加减
湿热郁毒证	时有发热，恶心，胸闷，口干口苦，心烦易怒，胁痛或腹部阵痛，身黄，目黄，尿黄，便中带血或黏液脓血便，里急后重，或大便干稀不调，肛门灼热，舌质红，苔黄腻，脉弦滑或滑数	清热利湿，解毒散结	龙胆泻肝汤合五味消毒饮加减
瘀毒内阻证	面色晦暗，或肌肤甲错，胸痛或腰腹疼痛，痛有定处，如锥如刺，痰中带血或尿血，血色暗红，口唇紫暗，舌质暗或有瘀点、瘀斑，苔薄或薄白，脉涩或细弦或细涩	活血化瘀，理气散结	血府逐瘀汤加减
气阴两虚证	神疲乏力，口咽干燥，盗汗，头晕耳鸣，视物模糊，五心烦热，腰膝酸软，纳差，大便秘结或溏烂，舌质淡红少苔，脉细或细数	益气养阴，扶正抗癌	生脉地黄汤加减
气血双亏证	形体消瘦，面色无华，唇甲色淡，气短乏力，动辄尤甚，伴头晕心悸，目眩眼花，动则多汗，口干舌燥，纳呆食少，舌质红或淡，脉细或细弱	益气养血，扶正抗癌	十全大补丸加减

必考热点

1. 癌病气郁痰瘀证的治疗方法为行气解郁，化痰祛瘀。
2. 癌病热毒炽盛证的治疗方法为清热凉血，解毒散结。
3. 治疗癌病气阴两虚证的代表方为生脉地黄汤。

第九节　厥　　证

考点：厥证的病因、病机、诊断、鉴别诊断与治疗原则

厥证的病因、病机、诊断、鉴别诊断与治疗原则见表 6-7-18。

表 6-7-18　厥证的病因、病机、诊断、鉴别诊断与治疗原则

概述	厥证是以突然昏倒，不省人事，或伴有四肢逆冷为主要临床表现的一种急性病证。病情轻者，一般在短时内苏醒，醒后无偏瘫、失语及口眼歪斜等后遗症；病情重者，昏厥时间较长，甚至一厥不复而导致死亡
病因	情志内伤（恼怒致厥为多）、饮食不节（过度饥饿或暴饮暴食）、亡血失津、体虚劳倦
病机	气机逆乱，升降乖戾，气血阴阳不相顺接。病位在心、肝，涉及脾、肾
诊断依据	以突然昏仆，不省人事，或伴四肢逆冷为主症
	患者在发病之前，常有先兆症状，如头晕、视物模糊、面色苍白、出汗等，而后突然发生昏仆，不知人事，移时苏醒。发病时常伴有恶心、汗出，或伴有四肢逆冷，醒后感头晕、疲乏、口干，但无失语、瘫痪等后遗症
	既往有类似病证发生。发病前有明显的情志变动、精神刺激的因素，或有大失血病史，或有暴饮暴食史，或有素体痰盛宿疾

续　表

鉴别诊断	眩晕	眩晕有头晕目眩，视物旋转不定，甚则不能站立，耳鸣，但无神志异常的表现。与厥证的突然昏倒、不省人事迥然有别
	中风	中风与厥证均可出现猝然昏仆。中风以中老年人为多见，常有素体肝阳亢盛。其中脏腑者，突然昏仆，并伴有口眼歪斜、偏瘫等症，神昏时间较长，苏醒后有偏瘫、口眼歪斜及失语等后遗症。厥证可发生于任何年龄，昏倒时间较短，醒后无后遗症。但血厥之实证重者可发展为中风
	痫病	厥证与痫病均有突然昏仆，不省人事的症状。痫病常有先天因素，以青少年为多见。病情重者，虽亦为突然昏仆，不省人事，但发作时间短暂，且发作时常伴有号叫、抽搐、口吐涎沫、两目上视、小便失禁等。常反复发作，每次症状均相类似，苏醒缓解后可如常人。厥证之昏倒，仅表现为四肢厥冷，无叫吼、吐沫、抽搐等症。可做脑电图检查，以资鉴别
	昏迷	昏迷为多种疾病发展到一定阶段所出现的危重证候。一般来说发生较为缓慢，有一个昏迷前的临床过程，先轻后重，由烦躁、嗜睡、谵语渐次发展，一旦昏迷后，持续时间一般较长，恢复较难，苏醒后原发病仍然存在。厥证常为突然发生，昏倒时间较短，常因情志刺激、饮食不节、劳倦过度、亡血失津等导致发病
治疗原则	醒神回厥是主要的治疗原则。实证应开窍、化痰、辟秽而醒神，虚证宜益气、回阳、救逆而醒神	

必考热点

1. 厥证的基本病机为气机逆乱，升降乖戾，气血阴阳不相顺接。
2. 厥证的病位在心、肝，涉及脾、肾。
3. 厥证以突然昏仆，不省人事，或伴四肢逆冷为主症。
4. 厥证主要的治疗原则是醒神回厥。

考点：厥证的辨证论治

厥证的辨证论治见表 6-7-19。

表 6-7-19　厥证的辨证论治

证型		证　候	治法	代表方
气厥	实证	常因由情志异常、精神刺激而发作，突然昏倒，不知人事，或四肢厥冷，呼吸气粗，口噤拳握，舌苔薄白，脉伏或沉弦	开窍，顺气，解郁	通关散合五磨饮子加减
	虚证	发病前有明显的情绪紧张、恐惧、疼痛或站立过久等诱发因素，发作时眩晕昏仆，面色苍白，呼吸微弱，汗出肢冷，舌淡，脉沉细微	补气，回阳，醒神	急用生脉注射液、参附注射液，继用四味回阳饮
血厥	实证	多因急躁恼怒而发，突然昏倒，不知人事，牙关紧闭，面赤唇紫，舌暗红，脉弦有力。	平肝潜阳，理气通瘀	羚角钩藤汤或通瘀煎加减
	虚证	因失血过多而发，突然昏厥，面色苍白，口唇无华，四肢震颤，自汗肢冷，目陷口张，呼吸微弱，舌质淡，脉芤或细数无力	补养气血	急用独参汤灌服，继服人参养营汤
痰厥		素有咳喘宿痰，多湿多痰，恼怒或剧烈咳嗽后突然昏厥，喉有痰声，或呕吐涎沫，呼吸气粗，舌苔白腻，脉沉滑	行气豁痰	导痰汤加减

必考热点

1. 气厥实证常因由情志异常、精神刺激而发作，表现为突然昏倒，不知人事，或四肢厥冷，呼吸气粗，口噤拳握，舌苔薄白，脉伏或沉弦。

2. 血厥实证应采取平肝潜阳，理气通瘀的治疗方法。

3. 痰厥主要采用行气豁痰的治疗方法，治疗使用的代表方为导痰汤。

第八单元 肢体经络病证

第一节 痹 证

考点：痹证的病因、病机、诊断、鉴别诊断与治疗原则

痹证的病因、病机、诊断、鉴别诊断与治疗原则见表6-8-1。

表6-8-1 痹证的病因、病机、诊断、鉴别诊断与治疗原则

概述	痹证是由于风、寒、湿、热等邪气闭阻经络，影响气血运行，导致肢体筋骨、关节、肌肉等处发生疼痛、重着、酸楚、麻木，或关节屈伸不利、僵硬、肿大、变形等症状的一种疾病。轻者病在四肢关节肌肉，重者可内舍于脏
病因	正气不足，卫外不固；风寒湿热，外邪入侵
病机	邪气痹阻经脉，即风、寒、湿、热、痰、瘀等邪气滞留于肢体筋脉、关节、肌肉、经脉，气血痹阻不通，不通则痛。病理因素为风、寒、湿、热
诊断依据	临床表现为肢体关节、肌肉疼痛，屈伸不利，或疼痛游走不定，甚则关节剧痛、肿大、强硬、变形
	发病及病情的轻重常与劳累以及季节、气候的寒冷、潮湿等天气变化有关，某些痹证的发生和加重可与饮食不当有关
	本病可发生于任何年龄，但不同年龄的发病与疾病的类型有一定的关系
与痿证鉴别	鉴别要点首先在于痛与不痛，痹证以关节疼痛为主，而痿证则为肢体力弱，无疼痛症状；其次要观察肢体的活动障碍，痿证是无力运动，痹证是因痛而影响活动；再者，部分痿证病初即有肌肉萎缩，而痹证则是由于疼痛甚或关节僵直不能活动，日久废而不用导致肌肉萎缩
治疗原则	以祛邪通络为基本原则，根据邪气的偏盛，分别予以祛风、散寒、除湿、清热、化痰、行瘀，兼顾“宣痹通络”

必考热点

1. 痹证病机根本为邪气痹阻经脉，气血痹阻不通，不通则痛。

2. 痹证的病理因素为风、寒、湿、热。

3. 痹证与痿证的鉴别要点首先在于痛与不痛。

4. 痹证的治疗应以祛邪通络为基本原则，根据邪气的偏盛，分别予以祛风、散寒、除湿、清热、化痰、行瘀，兼顾“宣痹通络”。

考点：痹证的辨证论治

痹证的辨证论治见表6-8-2。

表 6-8-2　痹证的辨证论治

证型		证　候	治法	代表方
风寒湿痹	行痹	肢体关节、肌肉疼痛酸楚，屈伸不利，疼痛呈游走性，初起可见有恶风、发热等表证，舌苔薄白，脉浮或浮缓	祛风通络，散寒除湿	防风汤加减
	痛痹	肢体关节疼痛，痛势较剧，部位固定，遇寒则痛甚，得热则痛缓，关节屈伸不利，局部皮肤或有寒冷感，舌质淡，舌苔薄白，脉弦紧	散寒通络，祛风除湿	乌头汤加减
	着痹	肢体关节、肌肉酸楚、重着、疼痛，肿胀散漫，关节活动不利，肌肤麻木不仁，舌质淡，舌苔白腻，脉濡缓	除湿通络，祛风散寒	薏苡仁汤加减
风湿热痹		游走性关节疼痛，可涉及一个或多个关节，活动不便，局部灼热红肿，痛不可触，得冷则舒，可有皮下结节或红斑，常伴有发热、恶风、汗出、口渴、烦躁不安等全身症状，舌质红，舌苔黄或黄腻，脉滑数或浮数	清热通络，祛风除湿	白虎加桂枝汤或宣痹汤加减
痰瘀痹阻证		痹证日久，肌肉关节刺痛，固定不移，或关节肌肤紫暗、肿胀，按之较硬，肢体顽麻或重着，或关节僵硬变形，屈伸不利，有硬结、瘀斑，面色暗黧，眼睑浮肿，或胸闷痰多，舌质紫暗或有瘀斑，舌苔白腻，脉弦涩	化痰行瘀，蠲痹通络	双合汤加减
肝肾亏虚证		痹证日久不愈，关节屈伸不利，肌肉瘦削，腰膝酸软，或畏寒肢冷，阳痿，遗精，或骨蒸劳热，心烦口干，舌质淡红，舌苔薄白或少津，脉沉细弱或细数	培补肝肾，舒筋止痛	独活寄生汤加减

必考热点

1. 行痹采用祛风通络，散寒除湿的治疗方法。
2. 治疗行痹的代表方为防风汤；治疗痛痹的代表方为乌头汤；治疗着痹的代表方为薏苡仁汤。
3. 痹证痰瘀痹阻证应选用双合汤进行治疗。

第二节　痿　　证

考点：痿证的病因、病机、诊断、鉴别诊断与治疗原则

痿证的病因、病机、诊断、鉴别诊断与治疗原则见表 6-8-3。

表 6-8-3　痿证的病因、病机、诊断、鉴别诊断与治疗原则

概述	指肢体筋脉弛缓，软弱无力，不能随意运动，或伴有肌肉萎缩的一种病证	
病因	感受温毒、湿热浸淫、饮食毒物所伤、久病房劳、跌仆瘀阻	
病机	气血津液输布不畅，筋肉四肢失养而痿弱不能用。病位在筋脉、肌肉，与肝、肾、肺、胃关系最为密切	
诊断依据	肢体筋脉弛缓不收，下肢或上肢，一侧或双侧，软弱无力，甚则瘫痪，部分患者伴有肌肉萎缩	
	由于肌肉痿软无力，可有睑废、视歧、声嘶低喑、抬头无力等症状，甚则影响呼吸、吞咽	
	部分患者发病前有感冒、腹泻病史，有的患者有神经毒性药物接触史或家族遗传史	
鉴别诊断	偏枯	偏枯亦称半身不遂，是中风症状，症见一侧上下肢偏废不用，常伴有语言謇涩、口眼歪斜，久则患肢肌肉枯瘦，其瘫痪是由于中风而致，二者临床不难鉴别
	痹证	痹证后期，由于肢体关节疼痛，不能运动，肢体长期失用，亦有类似痿证之瘦削枯萎者。但痿证肢体关节一般不痛，痹证则均有疼痛，其病因病机、治法也不相同，应予鉴别
治疗原则	虚证宜扶正补虚为主，肝肾亏虚者宜滋养肝肾，脾胃虚弱者宜益气健脾。实证宜祛邪和络，肺热伤津者宜清热润燥，湿热浸淫者宜清热利湿，瘀阻脉络者宜活血行瘀	

必考热点

1. 痿证的基本病机为气血津液输布不畅，筋肉四肢失养而痿弱不能用。
2. 痿证的病位在筋脉、肌肉，与肝、肾、肺、胃关系最为密切。
3. 痿证患者由于肌肉痿软无力，可有睑废、视歧、声嘶低喑、抬头无力等症状，甚则影响呼吸、吞咽。

考点：痿证的辨证论治

痿证的辨证论治见表6-8-4。

表6-8-4 痿证的辨证论治

证型	证候	治法	代表方
肺热津伤证	发病急，病起发热，或热后突然出现肢体软弱无力，可较快发生肌肉瘦削，皮肤干燥，心烦口渴，咳呛少痰，咽干不利，小便黄赤或热痛，大便干燥，舌质红，苔黄，脉细数	清热润燥，养阴生津	清燥救肺汤加减
湿热浸淫证	起病较缓，逐渐出现肢体困重，痿软无力，尤以下肢或两足痿弱为甚，兼见微肿，手足麻木，扪及微热，喜凉恶热，或有发热，胸脘痞闷，小便赤涩热痛，舌质红，舌苔黄腻，脉濡数或滑数。	清热利湿，通利经脉	加味二妙散加减
脾胃虚弱证	起病缓慢，肢体软弱无力逐渐加重，神疲肢倦，肌肉萎缩，少气懒言，纳呆便溏，面色㿠白或萎黄无华，面浮，舌淡，苔薄白，脉细弱	补中益气，健脾升清	参苓白术散合补中益气汤加减
肝肾亏损证	起病缓慢，渐见肢体痿软无力，尤以下肢明显，腰膝酸软，不能久立，甚至步履全废，腿胫大肉渐脱，或伴有眩晕耳鸣，舌咽干燥，遗精或遗尿，或妇女月经不调，舌红少苔，脉细数	补益肝肾，滋阴清热	虎潜丸加减
脉络瘀阻证	久病体虚，四肢痿弱，肌肉瘦削，手足麻木不仁，四肢青筋显露，可伴有肌肉活动时隐痛不适，舌痿不能伸缩，舌质暗淡或有瘀点、瘀斑，脉细涩	益气养营，活血行瘀	圣愈汤合补阳还五汤加减

必考热点

1. 痿证肺热津伤证应采用清热润燥，养阴生津的治疗方法。
2. 治疗痿证湿热浸淫证的代表方为加味二妙散加减。
3. 治疗痿证脾胃虚弱证的代表方为参苓白术散合补中益气汤加减。
4. 治疗痿证脉络瘀阻证的代表方为圣愈汤合补阳还五汤。

第三节 颤 证

考点：颤证的病因、病机、诊断、鉴别诊断与治疗原则

颤证的病因、病机、诊断、鉴别诊断与治疗原则见表6-8-5。

表6-8-5 颤证的病因、病机、诊断、鉴别诊断与治疗原则

概述	颤证是以头部或肢体摇动颤抖，不能自制为主要临床表现的一种病证
病因	年老体虚、情志过极、饮食不节、劳逸失当
病机	肝风内动，筋脉失养。其病位在筋脉，与肝、肾、脾等脏关系密切。病理因素为风、火、痰、瘀

续　表

诊断依据	头部及肢体颤抖、摇动，不能自制，甚者颤动不止，四肢强急	
	常伴动作笨拙，活动减少，多汗流涎，语言缓慢不清，烦躁不寐，神识呆滞等症状	
	多发生于中老年人，一般呈隐袭起病，逐渐加重，不能自行缓解。部分患者发病与情志有关，或继发于脑部病变	
与瘛疭鉴别	瘛疭即抽搐，多见于急性热病或某些慢性疾病急性发作，抽搐多呈持续性，有时伴短阵性间歇，手足屈伸牵引，弛纵交替，部分患者可有发热，两目上视，神昏等症状；颤证是一种慢性疾病过程，以头颈、手足不自主颤动、振摇为主要症状，手足颤抖动作幅度小，频率较快，而无肢体抽搐牵引和发热、神昏等症状	
治疗原则	初期治疗以清热、化痰、息风为主；病程较长，年老体弱者治疗以滋补肝肾、益气养血、调补阴阳为主，兼以息风通络	

必考热点

1. 颤证是以头部或肢体摇动颤抖，不能自制为主要临床表现的一种病证。
2. 颤证的基本病机为肝风内动，筋脉失养。
3. 颤证的病理因素为风、火、痰、瘀。
4. 颤证初期治疗以清热、化痰、息风为主；病程较长，年老体弱者治疗以滋补肝肾、益气养血、调补阴阳为主，兼以息风通络。

考点：颤证的辨证论治

颤证的辨证论治见表 6-8-6。

表 6-8-6　颤证的辨证论治

证型	证　候	治法	代表方
风阳内动证	肢体颤动粗大，程度较重，不能自制，眩晕耳鸣，面赤烦躁，易激动，心情紧张时颤动加重，伴有肢体麻木，口苦而干，语言迟缓不清，流涎，尿赤，大便干，舌质红，苔黄，脉弦	镇肝息风，舒筋止颤	天麻钩藤饮合镇肝熄风汤加减
痰热风动证	头摇不止，肢麻震颤，重则手不能持物，头晕目眩，胸脘痞闷，口苦口黏，甚则口吐痰涎，舌体胖大，有齿痕，舌质红，舌苔黄腻，脉弦滑数	清热化痰，平肝息风	导痰汤合羚角钩藤汤加减
气血亏虚证	头摇肢颤，面色淡白，表情淡漠，神疲乏力，动则气短，心悸健忘，眩晕，纳呆，舌体胖大，舌质淡红，舌苔薄白滑，脉沉濡无力或沉细弱	益气养血，濡养筋脉	人参养荣汤加减
髓海不足证	头摇肢颤，持物不稳，腰膝酸软，失眠心烦，头晕，耳鸣，善忘，老年患者常兼有神呆、痴傻，舌质红，舌苔薄白，或红绛无苔，脉象细数	填精补髓，育阴息风	龟鹿二仙膏合大定风珠加减
阳气虚衰证	头摇肢颤，筋脉拘挛，面色㿠白，畏寒肢冷，四肢麻木，心悸懒言，动则气短，自汗，小便清长或自遗，大便溏，舌质淡，舌苔薄白，脉沉迟无力	补肾助阳，温煦筋脉	地黄饮子加减

必考热点

1. 治疗颤证风阳内动证的代表方为天麻钩藤饮合镇肝熄风汤加减。
2. 治疗颤证髓海不足证的代表方为龟鹿二仙膏合大定风珠加减。
3. 患者，男，40 岁。表现为头摇不止，肢麻震颤，重则手不能持物，头晕目眩，胸脘痞闷，口苦口黏，甚则口吐痰涎。舌体胖大，有齿痕，舌质红，舌苔黄腻，脉弦滑数。此患者应采用清热化痰，平肝息风的治疗方法。

第四节 腰痛

考点：腰痛的病因、病机、诊断、鉴别诊断与治疗原则

腰痛的病因、病机、诊断、鉴别诊断与治疗原则见表6-8-7。

表6-8-7 腰痛的病因、病机、诊断、鉴别诊断与治疗原则

<table>
<tr><td>概述</td><td colspan="2">腰痛又称腰脊痛，是以腰脊或脊旁部位疼痛为主要症状的一种病证</td></tr>
<tr><td>病因</td><td colspan="2">外邪侵袭、体虚年衰、跌仆闪挫</td></tr>
<tr><td>病机</td><td colspan="2">腰痛病位在肾，与足太阳膀胱经、任、督、冲、带脉等诸经脉有关。基本病机为筋脉痹阻，腰府失养。病理因素主要是湿与瘀</td></tr>
<tr><td rowspan="3">诊断依据</td><td colspan="2">急性腰痛，病程较短，轻微活动即可引起一侧或两侧腰部疼痛加重，脊柱两旁常有明显压痛</td></tr>
<tr><td colspan="2">慢性腰痛，病程较长，缠绵难愈，腰部多隐痛或酸痛</td></tr>
<tr><td colspan="2">本病常有居处潮湿阴冷、涉水冒雨、跌仆挫闪或劳损等相关病史</td></tr>
<tr><td rowspan="2">鉴别诊断</td><td>背痛、尻痛、胯痛</td><td>腰痛是指腰脊及其两侧部位的疼痛，背痛为背膂以上部位疼痛，尻痛是尻骶部位的疼痛，胯痛是指尻尾以下及两侧胯部的疼痛，疼痛的部位不同，应予区别</td></tr>
<tr><td>肾痹</td><td>腰痛是以腰部疼痛为主；肾痹是指腰背强直弯曲，不能屈伸，行动困难而言，多由骨痹日久发展而成</td></tr>
<tr><td>治疗原则</td><td colspan="2">腰痛治疗当分标本虚实。感受外邪属实，治宜祛邪通络，根据寒湿、湿热的不同，分别予以温散或清利；外伤腰痛属实，治宜活血祛瘀，通络止痛为主；内伤致病多属虚，治宜补肾固本为主，兼顾肝脾</td></tr>
</table>

必考热点

1. 腰痛病位在肾，与足太阳膀胱经、任、督、冲、带脉等诸经脉有关。
2. 腰痛的基本病机为筋脉痹阻，腰府失养。
3. 腰痛的病理因素主要是湿与瘀。
4. 外伤腰痛治宜活血祛瘀，通络止痛为主；内伤致病治宜补肾固本为主，兼顾肝脾。

考点：腰痛的辨证论治

腰痛的辨证论治见表6-8-8。

表6-8-8 腰痛的辨证论治

证型	证候	治法	代表方
寒湿腰痛	腰部冷痛重着，转侧不利，逐渐加重，静卧病痛不减，寒冷和阴雨天则加重，舌质淡，苔白腻，脉沉而迟缓	散寒行湿，温经通络	甘姜苓术汤加减
湿热腰痛	腰部疼痛，重着而热，暑湿阴雨天气症状加重，活动后或可减轻，身体困重，小便短赤，苔黄腻，脉濡数或弦数	清热利湿，舒筋止痛	四妙丸加减
瘀血腰痛	腰痛如刺，痛有定处，痛处拒按，日轻夜重，轻者俯仰不便，重则不能转侧，舌质暗紫，或有瘀斑，脉涩。部分患者有跌仆闪挫病史	活血化瘀，通络止痛	身痛逐瘀汤加减

续　表

证型	证　　候	治法	代表方
肾阴虚腰痛	腰部隐隐作痛，酸软无力，缠绵不愈，心烦少寐，口燥咽干，面色潮红，手足心热，舌红少苔，脉弦细数	滋补肾阴，濡养筋脉	左归丸加减
肾阳虚腰痛	腰部冷痛，缠绵不愈，局部发凉，喜温喜按，遇劳更甚，卧则减轻，常反复发作，少腹拘急，面色㿠白，肢冷畏寒，舌质淡，脉沉细无力	补肾壮阳，温煦经脉	右归丸加减

必考热点

1. 治疗寒湿腰痛的代表方为甘姜苓术汤。

2. 患者，男，46 岁。表现为腰部冷痛重着，转侧不利，逐渐加重，静卧病痛不减，寒冷和阴雨天则加重。舌质淡，苔白腻，脉沉而迟缓。此患者应采取散寒行湿，温经通络的治疗方法。

3. 瘀血腰痛应首选身痛逐瘀汤进行治疗。

4. 治疗肾阴虚腰痛的代表方为左归丸；治疗肾阳虚腰痛的代表方为右归丸。

第七部分

中医外科学

第一单元　中医外科疾病的病因病机

第一节　致病因素

考点：致病因素

中医外科疾病的致病因素见表 7-1-1。

表 7-1-1　中医外科疾病的致病因素

外感六淫致病	风邪致病，多为阳证，多侵犯人体上部，发病迅速，其肿宣浮，患部皮色或红或皮色不变，痛无定处，走注甚速，常伴恶风、头痛等症状
	寒邪致病，多为阴证，常侵袭人之筋骨关节，患部多色紫青暗，不红不热，肿势散漫，痛有定处，得暖则减，化脓迟缓，常伴恶寒、四肢不温、小便清长等症状
	暑邪致病，必夹湿邪，多为阳证，患部焮红、肿胀、灼热、糜烂流脓或伴滋水，或痒或痛，其痛遇冷则减，常伴口渴胸闷、神疲乏力等症状
	湿邪致病，多湿热相兼，多侵犯人体下部，患部肿胀、水疱、脓疱、糜烂流滋、作痒，常伴纳食不佳、胸闷呕恶、腹胀腹满、舌苔腻等症状
	燥邪致病，易侵犯手足、皮肤、黏膜等部位，患部干燥、枯槁、皲裂、脱屑等，常伴口干唇燥、咽喉干毛或疼痛等症状
	火邪致病，多为阳证，发病迅速，来势猛急，患部焮红灼热，肿势皮薄光泽，疼痛剧烈，易化脓腐烂，或有皮下瘀斑，常伴口渴喜饮、小便赤短、大便干结等症状
情志内伤致病	情志致病多夹郁夹痰，多发生于肝胆经部位，患处肿胀，或软如馒，或硬如石，常皮色不变，疼痛剧烈，或伴精神抑郁、急躁易怒、喉间梗塞等症
饮食不节致病	饮食不节致病，常伴大便秘结、胸腹饱胀、胃纳不佳、舌苔黄腻等
外来伤害致病	凡跌仆损伤、沸水、火焰、寒冻及金刃竹木创伤等可直接伤害人体，发生水火烫伤、冻伤等外伤性疾病。或因外伤而再感受毒邪，发生破伤风或手足部疔疮等。或因损伤后，致脉络瘀阻，气血运行失常，筋脉失养而发生脱疽等
劳伤虚损致病	主要是指劳力、劳神、房事过度或妇女生育过多等致病。多为慢性病，可深入筋骨与关节，属寒证者多
感受特殊之毒致病	特殊之毒除虫毒、蛇毒、疯犬毒、药毒、食物毒外，尚有疫毒及未能找到明确致病原因的病邪。由毒而致病，一般发病迅速，有的可有传染性，患部焮红灼热、疼痛、瘙痒、麻木，伴发热、口渴、便秘等全身症状
痰饮瘀血致病	痰饮瘀血既是病理产物，又是致病因素。痰与瘀常相兼致病，互为因果

必考热点

1. 外感六淫包括风邪、寒邪、暑邪、湿邪、燥邪、火邪。

2. 风邪致病，多为阳证，多侵犯人体上部。寒邪致病，多为阴证，常侵袭人之筋骨关节。
3. 外科疾病发生，尤以热毒、火毒最常见。
4. 情志致病多夹郁夹痰，多发生于肝胆经部位。

第二节　发病机理

考点：发病机理

局部气血凝滞，营气不从，经络阻塞，以致脏腑功能失和等，是外科疾病总的发病机理，但阴阳平衡失调是疾病发生、发展的根本原因。中医外科疾病的发病机理见表7-1-2。

表7-1-2　中医外科疾病的发病机理

邪正盛衰	决定“邪气盛则实”“精气夺则虚”的证候特性，并直接影响疾病预后与转归
气血凝滞	是指气血生化不及或运行障碍而致其功能失常的病理变化，并可出现疼痛、肿胀、结节、肿块、出血、皮肤增厚、紫斑等
经络阻塞	局部经络阻塞是外科疾病总的发病机理之一，同时身体经络的局部虚弱，也能成为外科疾病发病的条件。此外，经络是传导毒邪的通路，体表毒邪，可由外传里，内攻脏腑；脏腑内在病变，可由里达表，均是通过经络的传导而形成
脏腑失和	外科疾病发生与脏腑功能失调有关。脏腑内在的病变可反映于体表，而体表毒邪通过经络的传导影响脏腑而发生病变

必考热点

1. 气血凝滞是指气血生化不及或运行障碍而致其功能失常的病理变化，并可出现疼痛、肿胀、结节、肿块、出血、皮肤增厚、紫斑等。
2. 外科疾病总的发病机理是局部气血凝滞，营气不从，经络阻塞。
3. 外科疾病发生与脏腑功能失调有关。

第二单元　中医外科疾病辨证

第一节　辨　病

考点：辨病的概念和方法

中医外科疾病辨病的概念和方法见表7-2-1。

表7-2-1　中医外科疾病辨病的概念和方法

概念	辨病，就是认识和掌握疾病的现象、本质及其变化规律
方法	辨病必须具备扎实的理论知识，详细、全面、认真的诊病态度，留心积累临床经验，结合西医学及相关检查知识等条件，并按详询病史、全面体检、注重局部、选用新技术和必要的辅助检查、综合全面分析等程序进行

第二节 阴阳辨证

考点：以局部症状辨别阴阳

中医外科疾病以局部症状辨别阴阳见表7-2-2。

表7-2-2 中医外科疾病以局部症状辨别阴阳

发病缓急	急性发病的病属阳；慢性发作的病属阴
病位深浅	病发于皮肉的属阳；发于筋骨的属阴
皮肤颜色	红活焮赤的属阳；紫暗或皮色不变的属阴
皮肤温度	灼热的属阳；不热或微热的属阴
肿形高度	肿胀形势高起的属阳；平坦下陷的属阴
肿胀范围	肿胀局限，根脚收束的属阳；肿胀范围不局限，根脚散漫的属阴
肿块硬度	肿块软硬适度，溃后渐消的属阳；坚硬如石，或柔软如棉的属阴
疼痛感觉	疼痛剧烈的属阳；疼痛和缓、隐痛、不痛或酸麻的属阴
脓液稀稠	溃后脓液稠厚的属阳；稀薄或纯血水的属阴
病程长短	阳证的病程比较短；阴证的病程比较长
全身症状	阳证初起常伴有形寒发热、口渴、纳呆、大便秘结、小便短赤，溃后症状渐次消失；阴证初起一般无明显症状，酿脓期常有骨蒸潮热、颧红，或面色㿠白、神疲自汗、盗汗等症状，溃后尤甚
预后顺逆	阳证易消、易溃、易敛，预后多顺（良好）；阴证难消、难溃、难敛，预后多逆（不良）

必考热点

1. 阴阳是八纲辨证的总纲，也是一切外科疾病辨证的总纲。
2. 可以从病位深浅辨别阴阳。病发于皮肉的属阳；发于筋骨的属阴。
3. 阳证初起常伴有形寒发热、口渴、纳呆、大便秘结、小便短赤，溃后症状渐次消失。
4. 阴证初起一般无明显症状，酿脓期常有骨蒸潮热、颧红，或面色㿠白、神疲自汗、盗汗等症状，溃后尤甚。

第三节 部位辨证

考点：发于上、中、下部的疾病的病因与特点

发于上、中、下部的疾病的病因与特点见表7-2-3。

表7-2-3 发于上、中、下部的疾病的病因与特点

发于上部的疾病	病因	多为风温、风热
	特点	多发于头面、颈项、上肢。来势迅猛，多见风热证、风温证，实证、阳证居多。常见症状：发热恶风，头痛头晕，面红目赤，口干耳鸣，鼻燥咽痛，舌尖红而苔薄黄，脉浮而数；或局部红肿宣浮，忽起忽消，根脚收束，肿势高突，疼痛剧烈，溃疡则脓稠而黄

续　表

发于中部的疾病	病因	多为气郁、火郁
	特点	多发于胸、腹、胁、肋、腰、背。常于发病前有情志不畅刺激史，或素有性格抑郁。情志变化可影响病情。初多为气郁证、火郁证，属实，破溃则虚实夹杂，后期正虚为主。常见症状：呕恶上逆，胸胁胀痛，腹胀痞满，纳食不化，大便秘结或硬而不爽，腹痛肠鸣，小便短赤，舌红，脉弦数
发于下部的疾病	病因	寒湿、湿热多见
	特点	多发于臀、前后阴、腿、胫、足。起病缓慢，缠绵难愈，反复发作。一般初起多为阴证，后期虚证为主，多兼夹余邪。常见症状：患部沉重不爽，二便不利，或肿胀如绵，或红肿流滋，或疮面紫暗，腐肉不脱，新肉不生

必考热点

1. 发于上部的疾病的病因多为风温、风热。
2. 发于上部的疾病来势迅猛，多见风热证、风温证，实证、阳证居多。
3. 发于中部的疾病的病因多为气郁、火郁。
4. 发于中部的疾病的常见症状有呕恶上逆，胸胁胀痛，腹胀痞满，纳食不化，大便秘结或硬而不爽，腹痛肠鸣，小便短赤，舌红，脉弦数。
5. 发于下部的疾病的病因多为寒湿、湿热。
6. 下部的疾病多发于臀、前后阴、腿、胫、足。

第四节　经络辨证

考点：十二经脉气血多少与外科疾病的关系

十二经脉气血多少与外科疾病的关系见表 7-2-4。

表 7-2-4　十二经脉气血多少与外科疾病的关系

经络特点	经络名称	治疗原则
多气多血	手阳明大肠经、足阳明胃经	治疗时要注重行气活血
多血少气	手太阳小肠经、足太阳膀胱经、手厥阴心包经、足厥阴肝经	治疗时要注重破血，注重补托
多气少血	手少阳三焦经、足少阳胆经、手少阴心经、足少阴肾经、手太阴肺经、足太阴脾经	治疗时要注重行气，注重滋养

必考热点

1. 手阳明大肠经、足阳明胃经为多气多血之经。
2. 多气多血之经治疗时应注重行气活血。
3. 多血少气之经治疗时应注重破血，注重补托。
4. 多气少血之经治疗时应注重行气，注重滋养。

考点：引经药

引经药见表 7-2-5。

表 7-2-5 引经药

手太阳经	黄柏、藁本
足太阳经	羌活
手阳明经	升麻、石膏、葛根
足阳明经	白芷、升麻、石膏
手少阳经	柴胡、连翘、地骨皮（上）、青皮（中）、附子（下）
足少阳经	柴胡、青皮
手太阴经	桂枝、升麻、白芷、葱白
足太阴经	升麻、苍术、白芍
手厥阴经	柴胡、牡丹皮
足厥阴经	柴胡、青皮、川芎、吴茱萸
手少阴经	黄连、细辛
足少阴经	独活、知母、细辛

必考热点

1. 手太阳经的引经药为黄柏、藁本；足太阳经的引经药为羌活。
2. 手太阴经的引经药为桂枝、升麻、白芷、葱白；足太阴经的引经药为升麻、苍术、白芍。
3. 手厥阴经的引经药为柴胡、牡丹皮；足厥阴经的引经药为柴胡、青皮、川芎、吴茱萸。

第五节 局部辨证

考点：辨肿

肿是由各种致病因素引起的经络阻隔、气血凝滞而成的体表症状。而肿势的缓急、集散程度，常为判断病情虚实、轻重的依据。中医外科疾病辨肿见表 7-2-6。

表 7-2-6 中医外科疾病辨肿

热肿	肿而色红，皮薄光泽，焮热疼痛，肿势急剧。见于阳证疮疡
寒肿	肿而不硬，皮色不泽，苍白或紫暗，皮肤清冷，常伴有酸痛，得暖则舒。见于冻疮、脱疽等
风肿	发病急骤，漫肿宣浮，或游走无定，不红微热，或轻微疼痛。见于痄腮、大头瘟等
湿肿	皮肉重垂胀急，深按凹陷，如烂棉不起，浅则光亮如水疱，破流黄水，浸淫皮肤。见于股肿、湿疮
痰肿	肿势软如棉，或硬如馒，大小不一，形态各异，无处不生，不红不热，皮色不变。见于瘰疬、脂瘤等
气肿	皮紧内软，按之凹陷，松手即起。似皮下藏气，富有弹性，不红不热，或随喜怒消长。见于气瘿、乳癖等
瘀血肿	肿而胀急，病程较快，色初暗褐，后转青紫，逐渐变黄至消退。也有血肿染毒、化脓而肿。见于皮下血肿等
脓肿	肿势高突，皮肤光亮，焮红灼热，剧烈跳痛，按之应指。见于外痈、肛痈等
实肿	肿势高突，根盘收束，见于正盛邪实之疮疡
虚肿	肿势平坦，根盘散漫，见于正虚不能托毒之疮疡

必考热点

1. 肿是由各种致病因素引起的经络阻隔、气血凝滞而成的体表症状。
2. 肿势的缓急、集散程度常为判断病情虚实、轻重的依据。
3. 痰肿的临床特点是肿势软如棉，或硬如馒。
4. 气肿见于气瘿、乳癖等。
5. 实肿见于正盛邪实之疮疡；虚肿见于正虚不能托毒之疮疡。

考点：辨痛

痛是气血凝滞，阻塞不通的反映。疼痛增剧与减轻又为病势进展与消退的标志。中医外科疾病辨痛见表 7-2-7。

表 7-2-7　中医外科疾病辨痛

热痛	皮色焮红，灼热疼痛，遇冷则痛减。见于阳证疮疡
寒痛	皮色不红，不热，酸痛，得温则痛缓。见于脱疽、寒痹等
风痛	痛无定处，忽彼忽此，走注甚速，遇风则剧。见于行痹等
气痛	攻痛无常，时感抽掣，喜缓怒甚。见于乳癖等
湿痛	痛而酸胀，肢体沉重，按之出现可凹性水肿或见糜烂流滋。见于臁疮、股肿等
痰痛	疼痛轻微，或隐隐作痛，皮色不变，压之酸痛。见于脂瘤、肉瘤
化脓痛	痛势急胀，痛无止时，如同鸡啄，按之中软应指。见于疮疡成脓期
瘀血痛	初起隐痛，胀痛，皮色不变或皮色暗褐，或见皮色青紫瘀斑。见于创伤或创伤性皮下出血

必考热点

1. 痛是气血凝滞，阻塞不通的反映。
2. 寒痛的特点是皮色不红，不热，酸痛，得温则痛缓。
3. 阳证疮疡为热痛，行痹为风痛，乳癖为气痛。
4. 痰痛见于脂瘤、肉瘤。

考点：辨痒

痒是因风、湿、热、虫之邪客于皮肤肌表，引起皮肉间气血不和，郁而生微热所致；或因血虚风燥阻于皮肤，肤失濡养，内生虚热而发。中医外科疾病辨痒见表 7-2-8。

表 7-2-8　中医外科疾病辨痒

风胜	走窜无定，遍体作痒，抓破血溢，随破随收，不致化腐，多为干性。见于牛皮癣、白疕、瘾疹等
湿胜	浸淫四窜，黄水淋漓，最易沿表皮蚀烂，越腐越痒，多为湿性。见于急性湿疮；或有传染性，如脓疱疮
热胜	皮肤瘾疹，焮红灼热作痒，或只发于裸露部位，或遍布全身。甚则糜烂滋水淋漓，结痂成片，常不传染。见于接触性皮炎
虫淫	浸淫蔓延，黄水频流，状如虫行皮中，其痒尤甚，最易传染。见于手足癣、疥疮等
血虚	皮肤变厚、干燥、脱屑，很少糜烂流滋水。见于牛皮癣、慢性湿疮

续 表

肿疡作痒	见于毒势炽盛，病变发展，或毒势已衰，气血通畅，病变消散之际
溃疡作痒	一是脓区不洁，脓液浸渍皮肤，护理不善所致；二是应用汞剂、砒剂、敷贴膏药等引起皮肤过敏；三是毒邪渐化，气血渐充，助养新肉，将要收口之象

必考热点

1. 痒是因风、湿、热、虫之邪客于皮肤肌表，引起皮肉间气血不和，郁而生微热所致。
2. 热胜的特点是皮肤瘾疹，焮红灼热作痒，或只发于裸露部位，或遍布全身。
3. 牛皮癣、白疕、瘾疹等为风胜，脓疱疮为湿胜，接触性皮炎为热胜。

考点：辨脓

中医外科疾病辨脓见表 7-2-9。

表 7-2-9 中医外科疾病辨脓

成脓的特点	疼痛	阳证脓疡，局部按之灼热痛甚，拒按明显。阴证脓疡，则痛热不甚，而酸胀明显
	肿胀	皮肤肿胀，皮薄光亮为有脓。深部脓肿，皮肤变化不明显，但胀感较甚
	温度	阳证脓疡，局部温度增高
	硬度	按之坚硬，指起不复，未有脓；按之半软半硬已成脓；按之大软，指起即复为脓成
辨脓方法	按触法	食指指腹轻放于患部，相隔适当距离，一手指稍用力按一下，另一手指端有波动感
	透光法	适用于指、趾部甲下辨脓。即以患指（趾）遮挡住手电筒光线，然后观察患指（趾）部表面，若见其局部有深黑色阴影即有脓
	点压法	适用于指、趾部脓液很少。用大头针尾或火柴头等小的圆钝物，轻轻点压患部，如有局限性的剧痛点，即为可疑脓肿
	穿刺法	适用于脓液不多且位于组织深部时，用按触法辨脓有困难者。穿刺法不仅可辨别脓的有无，确定脓肿深度，而且可以采集脓液标本，进行培养和药物敏感实验
	B 超	可比较准确地确定脓肿部位，并判断脓肿大小，引导穿刺或切开排脓
辨脓深浅	浅部脓疡	如阳证脓疡，患部高突坚硬，中有软陷，皮薄焮红灼热，轻按则痛且应指
	深部脓疡	肿块散漫坚硬，按之隐隐软陷，皮厚不热或微热，不红或微红，重按方痛
辨脓形质、色泽和气味	脓的形质	宜稠不宜清
	脓的色泽	宜明净不宜污浊
	脓的气味	脓液一般略带腥味。腥秽恶臭者多为逆证

必考热点

1. 疮疡出脓是正气载毒外出的现象。
2. 阳证脓疡，局部按之灼热痛甚，拒按明显。阴证脓疡，则痛热不甚，而酸胀明显。
3. 确认成脓的方法有按触法、透光法、点压法、穿刺法、B 超。
4. 辨脓方法中，透光法适用于指、趾部甲下辨脓。

考点：辨溃疡

中医外科疾病辨溃疡见表 7-2-10。

表 7-2-10　中医外科疾病辨溃疡

辨溃疡色泽	阳证溃疡	色泽红活鲜润，疮面脓液稠厚黄白，腐肉易脱，新肉易生，疮口易收，知觉正常
	阴证溃疡	疮面色泽灰暗，脓液清稀，或时流血水，腐肉不脱，或新肉不生，疮口经久难敛，疮面不知痛痒
	疔疮走黄	疮顶突然陷黑无脓，四周皮肤暗红，肿势扩散
	虚陷	疮面腐肉已尽，而脓水灰薄，新肉不生，状如镜面，光白板亮
辨溃疡形态	化脓性溃疡	疮面边沿整齐，周围皮肤微有红肿，一般口大底小，内有少量脓性分泌物
	压迫性溃疡（缺血性溃疡）	初期皮肤暗紫，很快变黑并坏死，滋水、液化、腐烂，脓液有臭味，可深及筋膜、肌肉、骨膜。多见于褥疮
	疮痨性溃疡	疮口多呈凹陷形或潜行空洞或漏管，疮面肉色不鲜，脓水清稀，并夹有败絮状物，疮口愈合缓慢或反复溃破，经久难愈
	岩性溃疡	疮面多呈翻花如岩穴，有的在溃疡底部见有珍珠样结节，内有紫黑坏死组织，渗流血水，伴腥臭味
	梅毒性溃疡	多呈半月形，边缘整齐，坚硬削直如凿，略微内凹，基底面高低不平，存有稀薄臭秽分泌物

必考热点

1. 阳证溃疡色泽红活鲜润，疮面脓液稠厚黄白，腐肉易脱，新肉易生，疮口易收，知觉正常。

2. 阴证溃疡疮面色泽灰暗，脓液清稀，或时流血水，腐肉不脱，或新肉不生，疮口经久难敛，疮面不知痛痒。

3. 化脓性溃疡疮面边沿整齐，周围皮肤微有红肿，一般口大底小，内有少量脓性分泌物。

4. 疮痨性溃疡，疮口多呈凹陷形或潜行空洞或漏管，疮面肉色不鲜，脓水清稀，并夹有败絮状物，疮口愈合缓慢或反复溃破，经久难愈。

第三单元　中医外科疾病治法

第一节　内　治　法

考点：外科内治法三个总则消、托、补的定义和适应证

外科内治法三个总则消、托、补的定义和适应证见表 7-3-1。

表 7-3-1　外科内治法三个总则消、托、补的定义和适应证

消法	是运用不同治疗方法和方药，使初起肿疡得到消散，是一切肿疡初起的治法总则。适用于尚未成脓的初期肿疡和非化脓性肿块性疾病及各种皮肤性疾病。若疮形已成，则不可用内消之法
托法	是用补益气血和透脓的药物，扶助正气，托毒外出，以免毒邪扩散和内陷的治疗法则。适用于外疡中期，即成脓期。分为补托和透托两种方法
补法	是用补养药物，恢复其正气，助养其新生，使疮口早日愈合的治疗法则。适用于溃疡后期

必考热点

1. 消法适用于尚未成脓的初期肿疡和非化脓性肿块性疾病及各种皮肤性疾病。
2. 托法分为补托、透托两种方法。
3. 托法适用于外疡中期，即成脓期；补法适用于溃疡后期。

考点：清热法、温通法、祛痰法、和营法、内托法的代表方剂

清热法、温通法、祛痰法、和营法、内托法的代表方剂见表 7-3-2。

表 7-3-2　清热法、温通法、祛痰法、和营法、内托法的代表方剂

	代表方剂
清热法	清热解毒方，如五味消毒饮；清气分之热方，如黄连解毒汤；清血分之热方，如犀角地黄汤、清营汤；养阴清热方，如知柏地黄丸；清骨蒸潮热方，如清骨散
和营法	活血化瘀方，如桃红四物汤；活血逐瘀方，如大黄䗪虫丸
内托法	透托方，如透脓散；益气托毒方，如托里消毒散；温阳托毒方，如神功内托散
温通法	温经通阳方，如阳和汤；温经散寒方，如独活寄生汤
祛痰法	疏风化痰方，如牛蒡解肌汤合二陈汤；清热化痰方，如清咽利膈汤合二母散；解郁化痰方，如逍遥散合二陈汤；养营化痰方，如香贝养营汤

必考热点

1. 黄连解毒汤是清热解毒的常用代表方。
2. 清骨蒸潮热一般用于瘰疬、流痰后期虚热不退的病证。
3. 和营法可分为活血化瘀和活血逐瘀两类。
4. 和营法的代表方剂有活血化瘀方，如桃红四物汤；活血逐瘀方，如大黄䗪虫丸。

第二节　外　治　法

考点：膏药、油膏的临床应用

膏药、油膏的临床应用见表 7-3-3。

表 7-3-3　膏药、油膏的临床应用

膏药	适应证	适用于一切外科疾病初起、成脓、溃后各个阶段。太乙膏、千捶膏均可用于红肿热痛明显之阳证疮疡，为肿疡、溃疡的通用方
	摊制形式	薄型的膏药，多适用于溃疡，宜于勤换；厚型的膏药，多适用于肿疡，宜于少换，一般 3~5 天调换 1 次
	注意点	凡疮疡使用膏药，有时可能引起皮肤焮红，或起丘疹，或发生水疱，瘙痒异常，甚则溃烂等现象。这是因为皮肤过敏，形成膏药风（接触性皮炎）；或溃疡脓水过多，浸淫皮肤，而引起湿疮

续 表

油膏	适应证	适用于肿疡、溃疡、皮肤病糜烂结痂渗液不多者，以及肛门病等。肿疡期可选用金黄膏、玉露膏、冲和膏、回阳玉龙膏，溃疡期可选用生肌玉红膏、红油膏、生肌白玉膏。此外，疯油膏功能润燥杀虫止痒，适用于牛皮癣、慢性湿疮、皲裂等；青黛散油膏功能收湿止痒、清热解毒，适用于蛇串疮、急慢性湿疮等皮肤焮红痒痛、渗液不多之症，亦可用于痄腮以及对各种油膏过敏者；消痔膏、黄连膏功能消痔退肿止痛，适用于内痔脱出、赘皮外痔、血栓外痔等出血、水肿、疼痛之症
	注意点	凡皮肤湿烂，疮口腐肉已尽，油膏应薄而勤换

必考热点

1. 太乙膏、千捶膏均可用于红肿热痛明显之阳证疮疡，为肿疡、溃疡的通用方。

2. 疮疡使用膏药时引起皮肤焮红，起丘疹，或发生水疱，瘙痒异常，甚则溃烂等现象，此时应改用油膏或其他药物。

3. 油膏适用于肿疡、溃疡，皮肤病糜烂结痂渗液不多者，以及肛门病等。

考点：箍围药的适应证、用法及注意点

箍围药的适应证、用法及注意点见表 7-3-4。

表 7-3-4 箍围药的适应证、用法及注意点

概念	古称敷贴，是药粉和液体调制成的糊剂，具有箍集围聚、收束疮毒的作用，用于肿疡初期，促其消散；若毒已结聚，也能促使疮形缩小，趋于局限，早日成脓和破溃；即使肿疡破溃，余肿未消，也可用它来消肿，截其余毒
适应证	外疡初起、成脓及溃后，肿势散漫不聚，而无集中之硬块者
用法	金黄散、玉露散可用于红肿热痛明显的阳证疮疡；冲和散用于疮形肿而不高，痛而不甚，微红微热属半阴半阳证者；回阳玉龙散用于疮形不红不热，漫肿无头属阴证者
	取用有困难时，则可用冷茶汁加白糖少许调制。阳证多用菊花汁、银花露或冷茶汁调制，半阴半阳证多用葱、姜、韭捣汁或用蜂蜜调制，阴证多用醋、酒调敷
	用于外疡初起时，箍围药宜敷满整个病变部位。若毒已结聚，或溃后余肿未消，宜敷于患处四周，不要完全涂布。敷贴应超过肿势范围
注意点	凡外疡初起，肿块局限者，一般宜用消散药。箍围药敷后干燥之时，宜用液体湿润

必考热点

1. 金黄散、玉露散可用于红肿热痛明显的阳证疮疡；半阴半阳证者可用冲和散；阴证者可用回阳玉龙散。

2. 箍围药阳证多用菊花汁、银花露或冷茶汁调制，半阴半阳证多用葱、姜、韭捣汁或用蜂蜜调制，阴证多用醋、酒调敷。

3. 凡外疡初起，肿块局限者，一般宜用消散药。

考点：掺药的种类及临床应用

掺药的种类及临床应用见表 7-3-5。

表 7-3-5　掺药的种类及临床应用

消散药	适用于肿疡初起，而肿势局限尚未成脓者。阳毒内消散、红灵丹具有活血止痛、消肿化痰之功，适用于一切阳证。阴毒内消散、桂麝散、黑退消有温经活血、破坚化痰、散风逐寒之功，适用于一切阴证
提脓祛腐药	具有提脓祛腐的作用。适用于溃疡初期，脓栓未溶，腐肉未脱，或脓水不净，新肉未生之际
腐蚀药与平胬药	腐蚀药又称追蚀药，腐蚀组织，能使疮疡不正常的组织得以腐蚀枯落。平胬药平利胬肉，能使疮口增生的胬肉回缩
	适用于肿疡在脓未溃时，痔疮、瘰疬、赘疣、息肉等病，溃疡破溃以后，疮口太小，引流不畅，疮口僵硬，胬肉突出，腐肉不脱等
祛腐生肌药	具有提脓祛腐，解毒活血，生肌收敛的作用，适用于溃疡日久，腐肉难脱，新肉不生；或腐肉已脱，新肉不长，久不收口者
生肌收口药	具有解毒、收敛、促进新肉生长的作用，适用于溃疡腐肉已脱、脓水将尽时。常用的有生肌散、八宝丹等
止血药	具有收涩凝血的作用，适用于溃疡或创伤出血。如桃花散、圣金刀散、云南白药
清热收涩药	具有清热收涩止痒的作用，适用于一切急性皮肤病或亚急性皮炎而渗液不多者
	青黛散清热止痒的作用较强，用于皮肤病大片潮红丘疹而无渗液者；三石散收涩生肌作用较好，故用于皮肤糜烂，稍有渗液而无红热者
酊剂	一般用于疮疡未溃及皮肤病等。红灵酒有活血、消肿、止痛之功，用于冻疮、脱疽未溃之时；10%土槿皮酊、复方土槿皮酊有杀虫、止痒之功，适用于鹅掌风、灰指甲、脚湿气等；白屑风酊有祛风、杀虫、止痒之功，适用于面游风
洗剂	一般用于急性、过敏性皮肤病，如酒齄鼻和粉刺等。三黄洗剂有清热止痒之功，用于一切急性皮肤病，如湿疮、接触性皮炎，皮损为潮红、肿胀、丘疹等；颠倒散洗剂有清热散瘀之功，用于酒渣鼻、粉刺

必考热点

1. 阳毒内消散、红灵丹具有活血止痛、消肿化痰之功，适用于一切阳证。阴毒内消散、桂麝散、黑退消有温经活血、破坚化痰、散风逐寒之功，适用于一切阴证。

2. 提脓祛腐的主药是升丹，升丹因药性太猛，须加赋形药使用，常用的有九一丹、八二丹、七三丹、五五丹等。

3. 常用的生肌收口药，如生肌散、八宝丹等，不论阴证、阳证，均可掺布于疮面上应用。

4. 清热收涩药中，青黛散清热止痒的作用较强，用于皮肤病大片潮红丘疹而无渗液者。

考点：切开法的适应证及具体运用

切开法的适应证及具体运用见表 7-3-6。

表 7-3-6　切开法的适应证及具体运用

切开法的适应证	一切外疡，确已成脓者	
切开法的具体运用	切开时机	辨肿疡成脓程度，脓肿中央出现透脓点（脓腔中央最软的一点），即为脓已成熟
	切口选择	选择脓腔最低点或最薄弱处进刀。一般疮疡宜循经直切；乳房部应以乳头为中心，放射状切开；面部脓肿应尽量沿皮肤自然纹理切开；手指脓肿，应从侧方切开；关节区附近的脓肿，切口尽量避免越过关节；关节区脓肿，一般施行横切口、弧形切口或“S”形切口；肛旁低位脓肿，应以肛管为中心作放射状切开
	切开原则	进刀深浅必须适度，以得脓为度。如脓腔浅者，或生在皮肉较薄的头、颈、胁肋、腹、手指等部位，必须浅切。切口大小应根据脓肿范围大小，以及病变部位的肌肉厚薄而定，以脓流通畅为原则。凡是脓肿范围大，肌肉丰厚而脓腔较深的，切口宜大；脓肿范围小，肉薄而脓肿较浅的，切口宜小。一般切口不能超越脓腔以外

续　表

切开法的具体运用	操作方法	切开时以右手握刀，刀锋向外，拇食两指夹住刀口要进刀的尺寸，其余三指把住刀柄，并把刀柄的末端顶在鱼际上 1/3 处，同时左手拇食两指按在所要进刀部位的两侧，进刀时刀刃宜向上，在脓点部位向内直刺，深入脓腔即止
	注意点	当辨清脓成熟的程度、脓的深浅、患部的血脉经络位置等情况，然后决定切开与否。在关节和筋脉的部位宜谨慎开刀；如患者过于体弱，切开时应注意体位并做好充分准备，以防晕厥；凡颜面疔疮，尤其在鼻唇部位，忌早期切开。切开后，由脓自流，切忌用力挤压

必考热点

1. 进行切口选择时，应选择脓腔最低点或最薄弱处进刀。
2. 进行切口选择时，乳房部应以乳头为中心，放射状切开。
3. 关节区脓肿，一般施行横切口、弧形切口或“S”形切口。
4. 切开法的切口大小应根据脓肿范围大小，以及病变部位的肌肉厚薄而定，以脓流通畅为原则。

考点：引流法、垫棉法的适应证、用法及注意点

引流法、垫棉法的适应证、用法及注意点见表 7-3-7。

表 7-3-7　引流法、垫棉法的适应证、用法及注意点

引流法	是在脓肿切开或自行溃破后，运用药线、导管或扩创等使脓液畅流，腐脱新生，防止毒邪扩散，促使溃疡早日愈合的一种治法。包括药线引流、导管引流和扩创引流等
垫棉法	是用棉花或纱布折叠成块以衬垫疮部的一种辅助疗法。它是借着加压的力量，使溃疡的脓液不致下坠而潴留，或使过大的溃疡空腔皮肤与新肉得以黏合而达到愈合的目的
	适用于溃疡脓出不畅有袋脓者；或疮孔窦道形成脓水不易排尽者；或溃疡脓腐已尽，新肉已生，但皮肉一时不能黏合者

必考热点

1. 引流法包括药线引流、导管引流、扩创引流。
2. 溃疡脓腐已尽，新肉已生，但皮肉一时不能黏合者，可使用垫棉法治疗。

第四单元　疮　　疡

第一节　疖

考点：疖的定义、特点、病因病机及临床表现

疖的定义、特点、病因病机及临床表现见表 7-4-1。

表 7-4-1　疖的定义、特点、病因病机及临床表现

概念	疖是指发生在肌肤浅表部位、范围较小的急性化脓性疾病。其特点是肿势局限，范围多小于 3cm，突起根浅，色红、灼热、疼痛，易脓、易溃、易敛

续　表

病因病机	常因内郁湿火，外感风邪，两相搏结，蕴阻肌肤所致；或夏秋季节感受暑毒而生；或因汗出不畅，暑湿热蕴蒸肌肤，引起痱子，复经搔抓，破伤染毒而成	
临床表现	有头疖	患处皮肤上有一红色结块，范围小于3cm，灼热疼痛，突起根浅，中心有一脓头，出脓即愈
	无头疖	皮肤上有一红色结块，范围小于3cm，无脓头，表面灼热，触之疼痛，2~3天化脓，溃后多迅速愈合
	蝼蛄疖	多发于儿童头部。临床常见两种类型。一种是坚硬型，疮形肿势虽小，但根脚坚硬，溃破出脓而坚硬不退，疮口愈合后还会复发，常为一处未愈. 他处又生。一种是多发型，疮大如梅李，相连三五枚，溃破脓出而不易愈合，日久头皮窜空，如蝼蛄串穴之状。病久可损及颅骨，如以探针或药线探之，可触及粗糙的骨质
	疖病	好发于项后发际、背部、臀部。几个到几十个，反复发作，缠绵不愈。也可在身体各处散发疖肿，一处将愈，他处续发，或间隔周余、月余再发

必考热点

1. 疖是指发生在肌肤浅表部位、范围较小的急性化脓性疾病。
2. 疖的特点是肿势局限，范围多小于3cm，突起根浅，色红、灼热、疼痛，易脓、易溃、易敛。
3. 蝼蛄疖多发于儿童头部；疖病好发于项后发际、背部、臀部。

考点：疖的治疗方法

以清热解毒为主。暑疖需兼清暑化湿；疖病多虚实夹杂，必须扶正固本与清热解毒并施，或兼养阴清热或健脾和胃；对伴消渴病等慢性病者，必须积极治疗相关疾病。

1. 内治法　见表7-4-2。

表7-4-2　疖的内治法

证型	证　候	治法	代表方
热毒蕴结证	常见于气实火盛患者。好发于项后发际、背部、臀部。轻者疖肿只有一两个，多则可散发全身，或簇集一处，或此愈彼起。伴发热，口渴，溲赤，便秘。苔黄，脉数	清热解毒	五味消毒饮、黄连解毒汤加减
暑热浸淫证	发于夏秋季节，以小儿及产妇多见。局部皮肤红肿结块，灼热疼痛，根脚很浅，范围局限。伴发热，口干，便秘，溲赤。舌苔薄腻，脉滑数	清暑化湿解毒	清暑汤加减
体虚毒恋，阴虚内热证	疖肿常此愈彼起，不断发生。或散发全身各处，或固定一处，疖肿较大，易转变成有头疽。伴口干唇燥。舌质红苔薄，脉细数	养阴清热解毒	仙方活命饮合增液汤加减
体虚毒恋，脾胃虚弱证	疖肿泛发全身各处，成脓、收口时间均较长，脓水稀薄。伴面色萎黄，神疲乏力，纳少便溏。舌质淡或边有齿痕，苔薄，脉濡	健脾和胃，清化湿热	五神汤合参苓白术散加减

2. 外治法　见表7-4-3。

表7-4-3　疖的外治法

初起	小者用千捶膏盖贴或三黄洗剂外搽；大者用金黄散或玉露散，以金银花露或菊花露调成糊状敷于患处，或紫金锭水调外敷；也可用鲜野菊花叶、蒲公英、芙蓉叶、龙葵、败酱草、丝瓜叶取其一种，洗净捣烂敷于患处，每天1~2次，或煎后每日外洗2次
脓成	宜切开排脓，掺九一丹、太乙膏盖贴；深者可用药线引流。脓尽用生肌散掺白玉膏收口
蝼蛄疖	宜作十字形剪开，如遇出血，可用棉垫加多头带缚扎以压迫止血。若有死骨，待松动时用镊子钳出。可配合垫棉法，使皮肉粘连而愈合

必考热点

1. 疖热毒蕴结证好发于项后发际、背部、臀部。
2. 治疗疖病体虚毒恋、阴虚火热证的代表方为仙方活命饮合增液汤。
3. 患儿，男，5 岁。前额部出现 2 个红肿结块，约 2cm×2cm，中央有一个脓头未溃，疼痛拒按，伴口渴便秘，尿短赤。该儿童应选用清暑汤。

第二节　疔

考点：疔的特点与种类

疔的特点与种类见表 7-4-4。

表 7-4-4　疔的特点与种类

特点	疔是一种发病迅速、易于变化而危险性较大的急性化脓性疾病。多发于颜面和手足等处。其特点是疮形虽小，但根脚坚硬，状如钉丁，病情变化迅速，易毒邪走散。发于颜面部的疔疮，易走黄而有生命危险；发于手足部的疔疮，易损筋伤骨而影响功能
种类	根据发病部位和性质不同，疔分颜面部疔疮、手足部疔疮、红丝疔、烂疔、疫疔等

必考热点

1. 疔多发于颜面、手足等处。
2. 发于颜面部的疔疮，易走黄而有生命危险。
3. 根据发病部位和性质不同，疔分颜面部疔疮、手足部疔疮、红丝疔、烂疔、疫疔等。

考点：颜面部疔疮的定义与特点以及病因病机

颜面部疔疮的定义与特点以及病因病机见表 7-4-5。

表 7-4-5　颜面部疔疮的定义与特点以及病因病机

定义与特点	是指发生于颜面部的急性化脓性疾病。相当于西医的颜面部疖、痈。由于发病部位不同，名称各异，如疔疮生于眉心者，叫眉心疔，又称印堂疔；生于两眉棱者，称眉棱疔；生于眼胞者，称眼胞疔；生于颧部者，称颧疔；生于人中者，称人中疔；生于人中两旁者，称虎须疔；生于口角者，称锁口疔；生于两唇内里者，称反唇疔；生于颏部者，称承浆疔等
病因病机	主要因火热之毒为患。其毒或从内发，如恣食膏粱厚味，醇酒辛辣炙煿，脏腑蕴热内生；或从外受，如感受风热火毒，或皮肤破损染毒。火热之毒蕴蒸肌肤，以致气血凝滞，火毒结聚，热胜肉腐而成。若火毒炽盛，内燔营血，则成走黄重症

必考热点

1. 颜面部疔疮的病因病机主要因火热之毒为患。
2. 颜面部疔疮多发于额前、颧、颊、鼻、口唇等部，疖好发于颜面部。

考点：颜面部疔疮的临床表现及与疖的鉴别

颜面部疔疮的临床表现及与疖的鉴别见表7-4-6。

表7-4-6 颜面部疔疮的临床表现及与疖的鉴别

临床表现	多发于额前、颧、颊、鼻、口唇等部
	初期，在颜面部某处皮肤上忽起一粟米样脓头，或痒或麻，以后逐渐红肿热痛，肿势范围3~6cm，但根深坚硬，状如钉丁，重者有恶寒发热等症状
	中期，第5~7日，肿势逐渐增大，四周浸润明显，疼痛加剧，脓头破溃。伴发热口渴，便干溲赤，苔薄腻或黄腻，脉象弦滑数等
	后期，第7~10日，肿势局限，顶高根软溃脓，脓栓（疔根）随脓外出，肿消痛止，身热减退。病程一般10~14天
与疖鉴别	疖好发于颜面部，但红肿范围不超过3cm，无明显根脚，一般无全身症状

必考热点

1. 颜面部疔疮多发于额前、颧、颊、鼻、口唇等部。
2. 疖好发于颜面部，但红肿范围不超过3cm，无明显根脚，一般无全身症状。

考点：颜面部疔疮的治疗

1. 内治法　见表7-4-7。

表7-4-7 颜面部疔疮的内治法

证型	证候	治法	方药
热毒蕴结证	红肿高突，根脚收束，发热头痛。舌红，苔黄，脉数	清热解毒	五味消毒饮、黄连解毒汤加减
火毒炽盛证	疮形平塌，肿势散漫，皮色紫暗，焮热疼痛。伴高热，头痛，烦渴，呕恶，溲赤。舌红，苔黄腻，脉洪数	凉血清热解毒	犀角地黄汤、黄连解毒汤、五味消毒饮加减

2. 外治法　见表7-4-8。

表7-4-8 颜面部疔疮的外治法

初起	宜箍毒消肿。用金黄散、玉露散以金银花露或水调成糊状围敷，或千捶膏盖贴，或六神丸、紫金锭研碎醋调外敷
成脓	宜提脓祛腐。用九一丹、八二丹撒于疮顶部，再用玉露膏或千捶膏敷贴。若脓出不畅，用药线引流；若脓已成熟，中央已软有波动感时，可切开排脓
溃后	宜提脓祛腐，生肌收口。疮口掺九一丹，外敷金黄膏；脓尽改用生肌散、太乙膏或红油膏盖贴

必考热点

1. 颜面部疔疮热毒蕴结证应采取清热解毒的治疗方法。
2. 颜面部疔疮溃后且采取提脓祛腐，生肌收口的治疗方法。

考点：手足部疔疮的临床表现

手足部疔疮的临床表现见表7-4-9。

表7-4-9　手足部疔疮的临床表现

蛇眼疔	初起时多局限于指甲一侧边缘的近端处，轻微红肿疼痛，2~3天成脓，待出脓后，迅速愈合。若失治，可在指甲背面上透现一点黄色或灰白色脓疱，或整个甲身内有脓液，或甲下溃空，或胬肉突出，甚至指（趾）甲脱落
蛇头疔	初起指端感觉麻痒而痛，继而刺痛，灼热肿胀，色红不明显，随后肿势逐渐扩大。中期肿势扩大，手指末节呈蛇头状肿胀。酿脓时有剧烈的跳痛，患肢下垂时疼痛更甚，局部触痛明显，约10天成脓。伴恶寒发热，头痛，全身不适等症状。后期一般脓出肿退痛止，趋向痊愈。若损骨，则溃后脓水臭秽，经久不愈，余肿不消，或胬肉突出
蛇肚疔	发于指腹部，整个患指红肿疼痛，呈圆柱状，形似小红萝卜，关节轻度屈曲，不能伸展，若强行扳直，即觉剧痛。诸症渐重，7~10天成脓。溃后脓出黄稠，逐渐肿退痛止，约2周痊愈；若损伤筋脉，则愈合缓慢，常影响手指的屈伸
托盘疔	初起整个手掌肿胀高突，失去正常的掌心凹陷或稍凸出，手背肿势通常更为明显，甚则延及手臂，疼痛剧烈，或伴发红丝疔。伴恶寒发热，头痛，纳呆，苔薄黄，脉滑数等症状。约2周成脓，可损伤筋骨，影响屈伸功能，或并发疔疮走黄。若溃后脓出，肿退痛减，全身症状亦随之消失，再过7~10天愈合
足底疔	初起足底部疼痛，不能着地，按之坚硬。3~5日有啄痛，修去老皮后，可见到白色脓点。重者肿势蔓延到足背，痛连小腿，不能行走，伴恶寒发热，头痛，纳呆，苔黄腻，脉滑数等。溃后流出黄稠脓液，肿消痛止，全身症状也随之消失

必考热点

1. 蛇眼疔在初起时多局限于指甲一侧边缘的近端处，轻微红肿疼痛，2~3天成脓，待出脓后，迅速愈合。

2. 蛇肚疔发于指腹部，整个患指红肿疼痛，呈圆柱状，形似小红萝卜，关节轻度屈曲，不能伸展，若强行扳直，即觉剧痛。

考点：手足部疔疮成脓期切开引流要求

宜及早切开排脓，一般应尽可能循经切开。手足部疔疮成脓期切开引流要求见表7-4-10。

表7-4-10　手足部疔疮成脓期切开引流要求

蛇眼疔	宜沿甲旁0.2cm挑开引流
蛇头疔	宜在指掌面一侧作纵形切口，必要时行对口引流
蛇肚疔	宜在手指侧面作纵形切口，切口长度不得超过上下指关节面
托盘疔	应依掌横纹切开，切口应够大，保持引流通畅，手掌处显有白点者，应先剪去厚皮，再挑破脓头。甲下溃空者需拔甲

必考热点

1. 蛇头疔宜在指掌面一侧作纵形切口，必要时行对口引流。
2. 蛇肚疔宜在手指侧面作纵形切口，切口长度不得超过上下指关节面。

考点：红丝疔的定义、特点及治疗

1. 定义与特点　见表7-4-11。

表 7-4-11　红丝疔的定义与特点

定义	红丝疔是发于四肢，皮肤呈红丝显露，迅速向上走窜的急性感染性疾病
特点	特点是先有手足疔疮或皮肤破损，红肿热痛，继则患肢内侧皮肤出现红丝一条或数条，迅速向躯干方向走窜，可伴恶寒发热等症状，邪毒重者可内攻脏腑，发生走黄

2. 治疗

（1）内治法：见表 7-4-12。

表 7-4-12　红丝疔的内治法

证　型	证　候	治　法	方　药
火毒入络证	患肢红丝较细，红肿疼痛。全身症状较轻。苔薄黄，脉濡数	清热解毒	五味消毒饮加减
火毒入营证	患肢红丝粗肿明显，迅速向近端蔓延，并伴臖核肿大作痛，全身寒战高热，头痛，口渴。苔黄腻，脉洪数	凉血清营，解毒散结	犀角地黄汤、黄连解毒汤、五味消毒饮加减

（2）外治法：见表 7-4-13。

表 7-4-13　红丝疔的外治法

外治法	红丝细者，宜用砭镰法。局部皮肤消毒后，以刀针沿红丝行走途径，寸寸挑断，并用拇指和食指轻捏针孔周围皮肤，微令出血，或在红丝尽头挑断，挑破处均盖贴太乙膏掺红灵丹
	初期可外敷金黄膏、玉露散；若结块成脓，宜切开排脓，外敷红油膏；脓尽改用生肌散、白玉膏收口

必考热点

1. 红丝疔是发于四肢，皮肤呈红丝显露，迅速向上走窜的急性感染性疾病。

2. 红丝疔的特点是先有手足疔疮或皮肤破损，红肿热痛，继则患肢内侧皮肤出现红丝一条或数条，迅速向躯干方向走窜。

3. 红丝疔红丝细者，宜用砭镰法。

第三节　痈

考点：痈的概念、特点及病因病机

痈的概念、特点及病因病机见表 7-4-14。

表 7-4-14　痈的概念、特点及病因病机

概念	痈是指发生于体表皮肉之间的急性化脓性疾病。痈有“内痈”“外痈”之分
特点	外痈特点是局部光软无头，红肿疼痛（少数初起皮色不变），结块范围多在 6~9cm，发病迅速，易肿、易脓、易溃、易敛，或伴恶寒、发热、口渴等症状
病因病机	外感六淫邪毒，或外来伤害，感染毒邪，或过食膏粱厚味，聚湿生浊，邪毒湿浊留阻肌肤，郁结不散，致使营卫不和，气血凝滞，经络壅遏，化火成毒而成

必考热点

1. 痈是指发生于体表皮肉之间的急性化脓性疾病。

2. 外痈的特点是局部光软无头，红肿疼痛（少数初起皮色不变），结块范围多在6~9cm，发病迅速，易肿、易脓、易溃、易敛，或伴恶寒、发热、口渴等症状。

考点：痈的辨证论治方法

1. 内治法　见表7-4-15。

表7-4-15　痈的内治法

证型	证　候	治法	代表方
火毒凝结证	局部突然肿胀，光软无头，迅速结块，皮肤焮红，少数病例皮色不变，到酿脓时才转为红色，灼热疼痛。日后逐渐扩大，变成高肿发硬。重者可有恶寒发热，头痛，泛恶，口渴，舌苔黄腻，脉弦滑或洪数等症状	清热解毒，行瘀活血	仙方活命饮加减
热胜肉腐证	红热明显，肿势高突，疼痛剧烈，痛如鸡啄，溃后脓出则肿痛消退。舌红，苔黄，脉数	和营清热，透脓托毒	仙方活命饮合五味消毒饮加减
气血两虚证	脓水稀薄，疮面新肉不生，色淡红而不鲜或暗红，愈合缓慢。伴面色无华，神疲乏力，纳少。舌质淡胖，苔少，脉沉细无力	益气养血，托毒生肌	托里消毒散加减

2. 外治法　见表7-4-16。

表7-4-16　痈的外治法

外治法	初起用金黄膏或金黄散，以冷开水调成糊状外敷。热盛者，可用玉露膏或玉露散外敷，或太乙膏外敷，掺药均可用红灵丹或阳毒内消散
	成脓宜切开排脓，以得脓为度
	溃后先用药线蘸八二丹插入疮口，三五日后改用九一丹，外盖金黄膏或玉露膏。待肿势消退十之八九时，改用红油膏盖贴。脓腐已尽，见出透明浅色黏液者，改用生肌散、太乙膏或生肌白玉膏或生肌玉红膏盖贴
	有袋脓者，可先用垫棉法加压包扎，如无效可扩创引流

必考热点

1. 治疗痈病气血两虚证的主方为托里消毒散。

2. 治疗颈痈风热痰毒证选用的代表方剂为牛蒡解肌汤或银翘散。

考点：颈痈的特点与治疗

1. 概念与特点　见表7-4-17。

表7-4-17　颈痈的概念与特点

概念	颈痈是发生在颈部两侧的急性化脓性疾病。俗名痰毒，又称时毒
特点	特点是多见于儿童，冬春易发，初起时局部肿胀、灼热、疼痛而皮色不变，结块边界清楚，具有明显的风温外感症状

2. 治疗

（1）内治法：见表 7-4-18。

表 7-4-18　颈痈的内治法

证　型	证　候	治　法	方　药
风热痰毒证	颈旁结块，初起色白濡肿，形如鸡卵，灼热疼痛，逐渐红肿化脓。伴恶寒发热，头痛，项强，咽痛，口干，溲赤便秘。苔薄腻，脉滑数等	散风清热，化痰消肿	牛蒡解肌汤或银翘散加减

（2）外治法：见表 7-4-19。

表 7-4-19　颈痈的外治法

外治	初起用金黄膏外敷
	脓成应切开排脓
	溃后用九一丹或八二丹药线引流，外盖金黄膏或红油膏
	脓尽用生肌散、白玉膏

必考热点

1. 颈痈多见于儿童，冬春易发，初起时局部肿胀、灼热、疼痛而皮色不变，结块边界清楚，具有明显的风温外感症状。

2. 颈痈风热痰毒证的治疗方法为散风清热，化痰消肿。

第四节　发

考点：发的概念与特点

发的概念与特点见表 7-4-20。

表 7-4-20　发的概念与特点

概念	发是病变范围较痈大的急性化脓性疾病
特点	特点是初起无头、红肿蔓延成片，中央明显，四周较淡，边界不清，灼热疼痛，有的 3~5 日后中央色褐腐溃，周围湿烂，全身症状明显
类型	常见的发有生于结喉处的锁喉痈、生于臀部的臀痈、生于手背部的手发背、生于足背的足发背

必考热点

发的特点是初起无头、红肿蔓延成片，中央明显，四周较淡，边界不清，灼热疼痛。

考点：锁喉痈的临床特点与治疗

1. 锁喉痈的临床特点　见表 7-4-21。

表 7-4-21　锁喉痈的临床特点

概念	锁喉痈是发于颈前正中结喉处的急性化脓性疾病，因其红肿绕喉故名。又称猛疽、结喉痈，俗称盘颈痰毒
特点	特点是来势暴急，初起结喉处红肿绕喉，根脚散漫，坚硬灼热疼痛，范围较大，肿势蔓延至颈部两侧、腮颊及胸前，可连及咽喉、舌下，并发喉风、重舌甚至痉厥等险症，伴壮热口渴、头痛项强等症状

2. 锁喉痈的内治法　见表 7-4-22。

表 7-4-22　锁喉痈的内治法

证型	证　候	治法	代表方
痰热蕴结证	红肿绕喉，坚硬疼痛，肿势散漫，壮热口渴，头痛项强，大便燥结，小便短赤。舌红绛，苔黄腻，脉弦滑数或洪数	散风清热，化痰解毒	普济消毒饮加减
热胜肉腐证	肿势局限，按之中软应指，脓出黄稠，热退肿减。舌红，苔黄，脉数	清热化痰，和营托毒	仙方活命饮加减
热伤胃阴证	溃后脓出稀薄，疮口有空壳，或脓从咽喉溃出，收口缓慢，胃纳不香，口干少津。舌光红，脉细	清养胃阴	益胃汤加减

3. 锁喉痈的外治法　见表 7-4-23。

表 7-4-23　锁喉痈的外治法

锁喉痈的外治	初起	用玉露散或金黄散或双柏散以金银花露或菊花露调敷
	成脓后	应及早切开减压，用九一丹药线引流，外盖金黄膏或红油膏
	脓尽	改用生肌散、白玉膏

必考热点

1. 锁喉痈是发于颈前正中结喉处的急性化脓性疾病，因其红肿绕喉故名。
2. 锁喉痈痰热蕴结证应采取散风清热，化痰解毒的治疗方法。
3. 患者，诊断为锁喉痈，表现为肿势局限，按之中软应指，脓出黄稠，热退肿减。舌红，苔黄，脉数。该患者应使用的代表方为仙方活命饮。

考点：臀痈的临床特点与治疗

1. 臀痈的临床特点　见表 7-4-24。

表 7-4-24　臀痈的临床特点

概念	臀痈是发生于臀部肌肉丰厚处范围较大的急性化脓性疾病。由于肌内注射引起者，俗称针毒结块
特点	特点是来势急，病位深，范围大，难于起发，成脓较快，但腐溃较难，收口亦慢

2. 臀痈的内治法　见表 7-4-25。

表 7-4-25　臀痈的内治

证型	证　候	治法	代表方
湿火蕴结证	臀部先痛后肿，焮红灼热，或湿烂溃脓。伴恶寒发热，头痛骨楚，厌食。舌质红，苔黄或黄腻，脉数	清热解毒，和营化湿	黄连解毒汤合仙方活命饮加减
湿痰凝滞证	漫肿不红，结块坚硬，病情进展缓慢，多无全身症状。舌苔薄白或白腻，脉缓	和营活血，利湿化痰	桃红四物汤合仙方活命饮加减
气血两虚证	溃后腐肉大片脱落，疮口较深，形成空腔，收口缓慢，面色萎黄，神疲乏力，纳谷不香。舌质淡，苔薄白，脉细	调补气血	八珍汤加减

3. 臀痈的外治法　见表 7-4-26。

表 7-4-26　臀痈的外治法

臀痈的外治	未溃时红热明显的用玉露膏；红热不显的用金黄膏或冲和膏外敷
	成脓后宜切开排脓。待腐黑坏死组织与正常组织分界明显时，可以切开，切口应注意低位、够大够深，并清除腐肉
	溃后用八二丹、红油膏盖贴，脓腔深者用药线引流；脓尽用生肌散、白玉膏收口；疮口有空腔不易愈合者，用垫棉法

必考热点

1. 臀痈的特点是位置深、范围大、来势急、难腐溃、收口慢。
2. 臀痈湿痰凝滞证的证候表现为漫肿不红，结块坚硬，病情进展缓慢，多无全身症状。舌苔薄白或白腻，脉缓。
3. 治疗臀痈气血两虚证应使用的代表方为八珍汤。
4. 臀痈未溃时红热明显的用玉露膏；红热不显的用金黄膏或冲和膏外敷。

第五节　有　头　疽

考点：有头疽的特点、病因病机和临床表现

有头疽的特点、病因病机和临床表现见表 7-4-27。

表 7-4-27　有头疽的特点、病因病机和临床表现

特点		有头疽是发生于肌肤间的急性化脓性疾病。其特点是初起皮肤上即有粟粒样脓头，焮热红肿胀痛，迅速向深部及周围扩散，脓头相继增多，溃烂后状如莲蓬、蜂窝，范围常超过 9～12cm，大者可在 30cm 以上。好发于项后、背部等皮肤厚韧之处，多见于中老年人及消渴病患者，并容易发生内陷
病因病机		外感风温、湿热邪毒，凝聚肌表，以致气血运行失常而成；或情志内伤，恼怒伤肝，思虑伤脾，肝脾郁结，气郁化火；或房事不节，恣欲伤肾，劳伤精气，肾水亏损，相火炽盛；或恣食膏粱厚味，脾胃运化失常，湿热火毒内生，均能导致脏腑蕴毒而发
临床表现	初期	局部红肿结块，上有粟粒状脓头，作痒作痛，逐渐向周围和深部扩散，脓头增多，色红、灼热、疼痛。伴恶寒发热，头痛，厌食，舌苔白腻或黄腻，脉多滑数或洪数等明显的全身症状。此为一候
	溃脓期	疮面腐烂形似蜂窝，肿势范围大小不一，常超过 10cm，甚至大逾盈尺；伴高热口渴，便秘溲赤。如脓液畅泄，腐肉逐渐脱落，红肿热痛随之减轻，全身症状也渐减或消失。此为二至三候，病变范围大者往往需 3～4 周
	收口期	脓腐渐尽，新肉生长，肉色红活，逐渐收口而愈。少数病例亦有腐肉虽脱，但新肉生长迟缓者。此为四候，常需 1～3 周

必考热点

1. 有头疽是发生于肌肤间的急性化脓性疾病。
2. 有头疽好发于项后、背部等皮肤厚韧之处，多见于中老年人及消渴病患者。
3. 有头疽初起症状多见粟粒样脓头。
4. 患者，男性，下腹部生疮，初起肿块上有粟粒样脓头，抓破之后肿痛加重，色红灼热，脓头相继增多，溃后如蜂窝状，范围约12cm×12cm，兼有发热头痛，厌食，便秘尿赤，舌红苔黄，脉弦数，应诊断为有头疽。

考点：有头疽的治疗

1. 内治法　见表7-4-28。

表7-4-28　有头疽的内治法

证型	证　候	治法	代表方
火毒凝结证	多见于壮年正实邪盛者。局部红肿高突，灼热疼痛，根脚收束，迅速化脓脱腐，脓出黄稠。伴发热，口渴，尿赤。舌苔黄，脉数有力	清热泻火，和营托毒	黄连解毒汤合仙方活命饮加减
湿热壅滞证	局部症状与火毒凝结相同。伴全身壮热，朝轻暮重，胸闷呕恶。舌苔白腻或黄腻，脉濡数	清热化湿，和营托毒	仙方活命饮加减
阴虚火炽证	多见于消渴患者。肿势平塌，根脚散漫，皮色紫滞，脓腐难化，脓水稀少或带血水，疼痛剧烈。伴发热烦躁，口干唇燥，饮食少思，大便燥结，小便短赤。舌质红，苔黄燥，脉细弦数	滋阴生津，清热托毒	竹叶黄芪汤加减
气虚毒滞证	多见于年迈体虚、气血不足患者。肿势平塌，根脚散漫，皮色灰暗不泽，化脓迟缓，腐肉难脱，脓液稀少，色带灰绿，闷肿胀痛，容易形成空腔。伴高热，或身热不扬，小便频数，口渴喜热饮，精神萎靡，面色少华。舌质淡红，苔白或微黄，脉数无力	扶正托毒	八珍汤合仙方活命饮加减

2. 外治法　见表7-4-29。

表7-4-29　有头疽的外治法

初起未溃	火毒凝结证或湿热壅滞证，金黄膏或千捶膏外敷；阴虚火炽证或气虚毒滞证，冲和膏外敷
酿脓期	以八二丹掺疮口，如脓水稀薄而带灰绿色者，用七三丹，外敷金黄膏。待脓腐大部脱落，疮面渐洁，用九一丹，外敷红油膏
酿脓期	脓腐阻塞疮口，脓液蓄积，引流不畅者，用五五丹药线或八二丹药线多枚分别插入疮口，蚀脓引流。或用棉球蘸五五丹或八二丹，松松填于脓腔以祛腐。若疮肿有明显波动，可采用手术扩创排毒，作“+”或“++”字形切开。如大块坏死组织一时难脱，可分次祛除，以不出血为度
收口期	生肌散掺疮口，外敷白玉膏。若疮口有空腔，皮肤与新肉一时不能黏合者，可用垫棉法

必考热点

1. 有头疽阴虚火炽证多见于消渴患者。
2. 有头疽湿热壅滞证可采取清热化湿，和营托毒的治疗方法。
3. 有头疽切开时常用的切口是“+”字形。
4. 有头疽收口期时，疮口有空腔，皮肤与新肉一时不能黏合者，可用垫棉法。

第六节　流　　注

考点：流注的特点、病因病机和临床表现

流注的特点、病因病机和临床表现见表7-4-30。

表7-4-30　流注的特点、病因病机和临床表现

特点	是指发于肌肉深部的急性化脓性疾病。特点是好发于四肢躯干肌肉丰厚处的深部，发病急骤，局部漫肿疼痛，皮色如常，容易走窜，常见此处未愈，他处又起
病因病机	因正气不足，邪毒流窜，使经络阻隔，气血凝滞而成
临床表现	初起，先在四肢近端或躯干部有一处或数处肌肉疼痛，漫肿，微热而皮色不变。2~3天后，肿胀、焮热、疼痛日趋明显，并可触及肿块。伴寒战高热，头痛头胀，周身关节疼痛，厌食等全身症状。继则肿块增大，疼痛加剧，约2周，肿块中央微红而热，按之有波动感，兼见高热不退，时时汗出，口渴欲饮，苔黄腻，脉洪数。溃后脓出黄稠或白黏脓水，瘀血流注则夹有瘀血块。随之肿硬疼痛渐消，身热渐退，食欲增加，约经2周，脓尽收口愈合

必考热点

1. 流注是发于肌肉深部的急性化脓性疾病。
2. 流注是因正气不足，邪毒流窜，使经络阻隔，气血凝滞而成。

考点：流注的治疗

1. 内治法　见表7-4-31。

表7-4-31　流注的内治法

证型	证　　候	治法	代表方
余毒攻窜证	局部漫肿疼痛，全身伴壮热，口渴，甚则神昏谵语。舌苔黄，脉洪数	清热解毒，凉血通络	黄连解毒汤合犀角地黄汤加减
暑湿交阻证	初起恶寒发热，头胀，胸闷，呕恶，周身骨节酸痛，胸部布白痦。舌苔白腻，脉滑数	解毒清暑化湿	清暑汤加减
瘀血凝滞证	局部漫肿疼痛，皮色微红，或呈青紫，溃后脓液中夹有瘀血块。发病较缓，初起一般无全身症状或全身症状较轻，化脓时出现高热。舌苔薄白或黄腻，脉涩或数	和营活血，祛瘀通络	活血散瘀汤加减

2. 外治法　初期肿而无块的，用金黄膏或玉露膏外敷；肿而有块者，用太乙膏掺红灵丹贴之。脓熟宜切开引流，先用八二丹药线引流，脓净用生肌散，均以红油膏或太乙膏盖贴。见结块两三处相互串联贯通者，可予以彻底切开后换药，可加用垫棉法。

必考热点

1. 患者诊断为流注，表现为局部漫肿疼痛，全身伴壮热，口渴，甚则神昏谵语。舌苔黄，脉洪数。该患者可采取清热解毒，凉血通络的治疗方法。
2. 治疗流注暑湿交阻证使用的代表方为清暑汤。

第七节　丹　　毒

考点：丹毒的临床特点、不同部位丹毒的病名及病因病机

丹毒的临床特点、不同部位丹毒的病名及病因病机见表 7-4-32。

表 7-4-32　丹毒的临床特点、不同部位丹毒的病名及病因病机

临床特点	丹毒是患部皮肤突然发红成片、色如涂丹的急性感染性疾病。其特点是病起突然，恶寒发热，局部皮肤忽然变赤，色如丹涂脂染，焮热肿胀，边界清楚，迅速扩大，数日内可逐渐痊愈，但容易复发
不同部位的病名	根据其发病部位的不同，丹毒有不同的病名，如生于躯干部的内发丹毒，发于头面部的抱头火丹，发于小腿足部的流火，多生于新生儿臀部的赤游丹毒等
病因病机	素体血分有热，或在肌肤破损处（如鼻腔黏膜、耳道皮肤或头皮等皮肤破伤，脚湿气糜烂，毒虫咬伤，臁疮等）有湿热火毒之邪乘隙侵入，郁阻肌肤而发
	本病总由血热火毒为患。发于头面部者，多夹风热；发于胸腹腰胯部者，多夹肝脾郁火；发于下肢者，多夹湿热；发于新生儿者，多有胎热火毒

必考热点

1. 丹毒是患部皮肤突然发红成片、色如涂丹的急性感染性疾病。
2. 丹毒的主要病因病机是火邪侵犯，血分有热，郁于肌肤。

考点：丹毒的内、外治法

1. 内治法　见表 7-4-33。

表 7-4-33　丹毒的内治法

证型	证　　候	治法	代表方
风热毒蕴证	发于头面部，皮肤焮红灼热，肿胀疼痛，甚则发生水疱，眼胞肿胀难睁。伴恶寒，发热，头痛。舌质红，苔薄黄，脉浮数	疏风清热解毒	普济消毒饮加减
肝脾湿火证	发于胸腹腰胯部，皮肤红肿蔓延，摸之灼手，肿胀疼痛，伴口干且苦。舌红，苔黄腻，脉弦滑数	清肝泻火利湿	柴胡清肝汤、龙胆泻肝汤或化斑解毒汤加减
湿热毒蕴证	发于下肢，局部红赤肿胀、灼热疼痛，或见水疱、紫斑，甚至结毒化脓或皮肤坏死。或反复发作，可形成大脚风。伴发热，胃纳不香。舌红，苔黄腻，脉滑数	利湿清热解毒	五神汤合萆薢渗湿汤加减
胎火蕴毒证	发生于新生儿，多见臀部，局部红肿灼热，常呈游走性；或伴壮热烦躁，甚则神昏谵语、恶心呕吐	凉血清热解毒	犀角地黄汤合黄连解毒汤加减

2. 外治法　见表 7-4-34。

表 7-4-34　丹毒的外治法

外敷法	用玉露散或金黄散，以冷开水或鲜丝瓜叶捣汁或金银花露调敷。或鲜荷叶、鲜蒲公英、鲜地丁全草、鲜马齿苋、鲜冬青树叶等捣烂湿敷

续 表

砭镰法	患处消毒后，用七星针或三棱针叩刺患部皮肤，放血泄毒。适用于下肢复发性丹毒，禁用于赤游丹毒、抱头火丹患者
若流火结毒成脓者，可在坏死部分作小切口引流，掺九一丹，外敷红油膏	

必考热点

1. 丹毒风热毒蕴证发于头面部，伴恶寒、发热、头痛。
2. 头面部丹毒首选的治疗方为普济消毒饮。
3. 丹毒肝脾湿火证发于胸腹腰胯部，皮肤红肿蔓延，摸之灼手，肿胀疼痛，伴口干且苦。
4. 丹毒外治法可使用砭镰法，适用于下肢复发性丹毒，禁用于赤游丹毒、抱头火丹患者。

第八节 走黄与内陷

考点：走黄与内陷的概念、病因病机及治疗原则

走黄与内陷的概念、病因病机及治疗原则见表7-4-35。

表7-4-35 走黄与内陷的概念、病因病机及治疗原则

走黄	概念	走黄是疔疮火毒炽盛，早期失治，毒势未能及时控制，走散入营，内攻脏腑而引起的一种全身性危急疾病。又名癀走
	特点	疮顶忽然凹陷，色黑无脓，肿势迅速扩散，伴见心烦作躁，神识昏愦等七恶证
	病因病机	火毒炽盛，毒入营血，内攻脏腑
	治疗原则	内治可参照温病辨证论治，急投重剂清热、凉血、解毒之品，随证施治
		外治主要是处理原发病灶
内陷	概念	内陷为疮疡阳证疾病过程中，因正气内虚，火毒炽盛，导致毒邪走散，正不胜邪，毒不外泄，反陷入里，客于营血，内传脏腑的一种危急疾病
	特点	特点是肿疡隆起的疮顶忽然凹陷，或溃疡脓腐未净而忽然干枯无脓，或脓净红活的疮面忽变光白板亮，同时伴邪盛热极或正虚邪盛或阴阳两竭的全身证候
	病因病机	内陷证发生的根本原因，在于正气内虚，火毒炽盛，加之失治或不当，以致正不胜邪，反陷入里，客于营血，内犯脏腑
	分类	发于有头疽1~2候毒盛期的火陷；发于2~3候溃脓期的干陷；发于4候收口期的虚陷
	治疗原则	内治当扶正达邪，并审邪正之消长，随证治之。火陷证，当凉血清热解毒为主，并顾护津液；干陷证，当补养气血，托毒透邪；虚陷证，当温补脾肾或生津养胃
		外治参照"有头疽"，注意局部引流通畅

必考热点

1. 走黄的发生主要在于火毒炽盛，毒入营血，内攻脏腑。
2. 局部原发病灶忽然疮顶陷黑无脓，肿势软漫，护场消失，应考虑为走黄。
3. 内陷发生的根本原因是正气内虚，火毒炽盛。
4. 火陷发于有头疽1~2候毒盛期，干陷发于2~3候溃脓期，虚陷发于4候收口期。

第五单元　乳房疾病

第一节　概　述

考点：乳房肿块检查法

乳房肿块检查法见表 7-5-1。

表 7-5-1　乳房肿块检查法

望诊	方法	让病员坐正，将两侧乳房完全显露，详细比较。注意乳房的形状、大小是否对称；乳房表面有无块状突起或凹陷；乳头的位置有无内缩或抬高；乳房皮肤有无发红、水肿或橘皮样、湿疹样改变等。乳房浅表静脉是否扩张，乳房皮肤如果有凹陷可让患者两臂高举过头，或用手抬高整个乳房，则凹陷部分更为明显
触诊	方法	坐位与卧位相结合，根据需要选择。应先检查健侧乳房，再检查患侧，以便对比。正确的检查方法是四指并拢，用指腹平放乳上轻柔触摸，切勿用手指去抓捏，否则会将捏起的腺体组织错误地认为是乳腺肿块。其顺序是先触按整个乳房，然后按照一定次序触摸乳房的四个象限：内上、外上、外下、内下象限，继而触摸乳晕部分，注意有无血液从乳头溢出。最后触摸腋窝、锁骨下及锁骨上区域
	注意问题	发现乳房内肿块时，应注意肿块的位置、形状、数目、大小、质地、边界、表面情况、活动度及有无压痛
		肿物是否与皮肤粘连，可用手指轻轻提起肿物附近的皮肤，以确定有无粘连
		检查乳房时间选择，最好在月经来潮的第 7~10 天
		确定一个肿块的性质，还需要结合年龄、病史及其他辅助检查方法。触诊的正确性取决于经验、手感、正确的检查方法等

必考热点

1. 乳房检查的体位可采用坐位或仰卧位。
2. 乳房正确的检查方法是四指并拢，用指腹平放乳上轻柔触摸，切勿用手指去抓捏，否则会将捏起的腺体组织错误地认为是乳腺肿块。
3. 检查乳房时间选择最好在月经来潮的第 7~10 天。

第二节　乳　痈

考点：乳痈的病因病机、临床表现

乳痈的病因病机、临床表现见表 7-5-2。

表 7-5-2　乳痈的病因病机、临床表现

病因病机	乳汁郁积（最常见的原因）、肝郁胃热、感受外邪	
临床表现	初起	常有乳头皲裂，哺乳时感觉乳头刺痛，伴有乳汁郁积或结块，乳房局部肿胀疼痛，皮色不红或微红，皮肤不热或微热。或伴有全身感觉不适，恶寒发热，厌食，脉滑数

续 表

临床表现	成脓	患乳肿块逐渐增大，局部疼痛加重，或有雀啄样疼痛，皮色焮红，皮肤灼热。同侧腋窝淋巴结肿大压痛。至乳房红肿热痛第10天左右，肿块中央渐渐变软，按之应指有波动感，穿刺抽吸有脓液，有时脓液可从乳窍中流出，全身症状加剧。壮热不退，口渴思饮，小便短赤，舌红苔黄腻，脉洪数
	溃后	脓肿成熟，可破溃出脓，或手术切开排脓。若脓出通畅，则肿消痛减，寒热渐退，疮口逐渐愈合。若溃后脓出不畅，肿势不消，疼痛不减，身热不退，可能形成袋脓，或脓液波及其他乳络形成传囊乳痈。亦有溃后乳汁从疮口溢出，久治不愈，形成乳漏

必考热点

1. 乳汁郁积是乳痈形成的最常见的原因。
2. 乳痈多见于产后3~4周的哺乳期妇女。
3. 乳痈成脓一般需10天左右。

考点：乳痈的治疗

1. 内治法　见表7-5-3。

表7-5-3　乳痈的内治法

证型	证　候	治法	代表方
气滞热壅证	乳汁郁积结块，皮色不变或微红，肿胀疼痛。伴有恶寒发热，周身酸楚，口渴，便秘，苔薄，脉数	疏肝清胃，通乳消肿	瓜蒌牛蒡汤加减
热毒炽盛证	乳房肿痛，皮肤焮红灼热，肿块变软，有应指感。或切开排脓后引流不畅，红肿热痛不消，有"传囊"现象。壮热，舌红，苔黄腻，脉洪数	清热解毒，托里透脓	透脓散加味
正虚毒恋证	溃脓后乳房肿痛虽轻，但疮口脓水不断，脓汁清稀，愈合缓慢或形成乳漏。全身乏力，面色少华，或低热不退，饮食减少。舌淡，苔薄，脉弱无力	益气和营托毒	托里消毒散加减

2. 外治法　见表7-5-4。

表7-5-4　乳痈的外治法

外治法	初起	乳汁郁滞致乳房肿痛、结块，可用热敷加乳房按摩，以疏通乳络。先轻揪乳头数次，然后从乳房四周轻柔地向乳头方向按摩，将郁滞的乳汁渐渐推出。可用金黄散或玉露散外敷；或用鲜菊花叶、鲜蒲公英、仙人掌去刺捣烂外敷；或用六神丸研细末，适量凡士林调敷；亦可用50%芒硝溶液湿敷
	成脓	脓肿形成时，应在波动感及压痛最明显处及时切开排脓。切口应按乳络方向并与脓腔基底大小一致，切口位置应选择脓肿稍低的部位，使引流通畅而不致袋脓，并应避免手术损伤乳络形成乳漏。若脓肿小而浅者，可用针吸穿刺抽脓或用火针刺脓
	溃后	切开排脓后，用八二丹或九一丹提脓拔毒，并用药线插入切口内引流，切口周围外敷金黄膏。待脓净仅有黄稠滋水时，改用生肌散收口。若有袋脓现象，可在脓腔下方用垫棉法加压，使脓液不致潴留，若有乳汁从疮口溢出，可在患侧用垫棉法束紧，以促进愈合；若成传囊乳痈者，也可在疮口一侧用垫棉法。若无效可另作一切口以利引流；形成乳房部窦道者，可先用七三丹药捻插入窦道以腐蚀管壁，至脓净改用生肌散、红油膏盖贴直至愈合

必考热点

1. 乳痈气滞热壅证应采用疏肝清胃、通乳消肿的治疗方法。
2. 治疗乳痈气滞热壅证的代表方是瓜蒌牛蒡汤。
3. 治疗乳痈热毒炽盛证的方剂是透脓散。
4. 患者，女，25 岁。左乳红肿疼痛 1 周，高热不退，口渴，苔黄，脉弦数，乳房肿块，肿块周围皮肤色红，肿块质软，有波动感。此时治疗宜选用切开引流。

第三节 粉刺性乳痈

考点：粉刺性乳痈的概念、特点及鉴别诊断

粉刺性乳痈的概念、特点及鉴别诊断见表 7-5-5。

表 7-5-5 粉刺性乳痈的概念、特点及鉴别诊断

概念	粉刺性乳痈也即西医的“浆细胞性乳腺炎”。是一种以乳腺导管扩张，浆细胞浸润为病变基础的慢性非细菌性感染的乳腺化脓性疾病	
特点	多在非哺乳期或非妊娠期发病，常有乳头凹陷或溢液，初起肿块多位于乳晕部，化脓溃破后脓中夹有脂质样物质，易反复发作，形成瘘管，经久难愈，全身炎症反应较轻	
鉴别诊断	乳腺癌	粉刺性乳痈在急性炎症期易与炎性乳腺癌相混淆。炎性乳腺癌多见于妇女妊娠期及哺乳期，乳房迅速增大，发热，皮肤呈红色或紫红色，弥漫性肿大，无明显肿块，同侧腋窝淋巴结明显肿大，质硬固定，病变进展迅速，预后不良，甚至于发病数周后死亡
	乳晕部痈疖	粉刺性乳痈在急性期局部有红肿热痛等炎症反应，常被误诊为乳晕部一般痈疖，根据素有乳头凹陷，反复发作的炎症，以及切开排脓时脓液中夹有粉渣样或油脂样物等特点，可与一般乳房部痈疖相鉴别
	导管内乳头状瘤	导管内乳头状瘤有乳头溢液，呈血性及淡黄色液体，有时乳晕部触到绿豆大圆形肿块，易与粉刺性乳痈相混淆。但无乳头凹陷畸形，乳孔无粉渣样物排出，肿块不会化脓
	乳房部瘘管	多为急性乳腺炎、乳房蜂窝织炎或乳房结核溃后形成，病变在乳房部，瘘管与乳孔多不相通，无乳头凹陷畸形

必考热点

1. 粉刺性乳痈相当于西医学的浆细胞性乳腺炎。
2. 粉刺性乳痈是一种以乳腺导管扩张，浆细胞浸润为病变基础的慢性非细菌性感染的乳腺化脓性疾病。
3. 女性患者，乳晕部结块红肿疼痛，乳头凹陷，乳头溢出乳汁样物。多为粉刺性乳痈。
4. 粉刺性乳痈在急性炎症期易与炎性乳腺癌相混淆。

第四节 乳 癖

考点：乳癖的概念、特点、病因病机及临床表现

乳癖的概念、特点、病因病机及临床表现见表 7-5-6。

表 7-5-6 乳癖的概念、特点、病因病机及临床表现

概念	乳癖是乳腺组织的既非炎症也非肿瘤的良性增生性疾病。相当于西医的乳腺增生病

续 表

特点	单侧或双侧乳房疼痛并出现肿块，乳痛和肿块与月经周期及情志变化密切相关
病因病机	由于情志不遂，忧郁不解，久郁伤肝，或受到精神刺激，急躁恼怒，可导致肝气郁结，气机阻滞，蕴结于乳房胃络，乳络经脉阻塞不通，不通则痛而引起乳房疼痛；肝气郁久化热，热灼津液为痰，气滞痰凝血瘀即可形成乳房肿块
	因冲任失调，使气血瘀滞，或阳虚痰湿内结，经脉阻塞，而致乳房结块、疼痛、月经不调
临床表现	乳房疼痛以胀痛为主，也有刺痛或牵拉痛。疼痛常在月经前加剧，经后疼痛减轻，或疼痛随情绪波动而变化，痛甚者不可触碰，行走或活动时也有乳痛。乳痛主要以乳房肿块处为甚，常涉及胸胁部或肩背部。有些患者还可伴有乳头疼痛和作痒，乳痛重者影响工作或生活
	乳房肿块可发生于单侧或双侧，大多位于乳房的外上象限，也可见于其他象限。肿块的质地中等或质硬不坚，表面光滑或颗粒状，活动度好，大多伴有压痛。肿块的大小不一，一般在1～2cm，大者可超过3cm。肿块的形态常可分为片块型、结节型、混合型和弥漫型四种形态

必考热点

1. 乳癖是乳腺组织的既非炎症也非肿瘤的良性增生性疾病。
2. 乳癖乳房疼痛以胀痛为主，也有刺痛或牵拉痛。
3. 乳癖的乳房肿块可发生于单侧或双侧，大多位于乳房的外上象限，也可见于其他象限。
4. 乳癖肿块的形态常可分为片块型、结节型、混合型、弥漫型四种形态。

考点：乳癖的辨证论治

1. 内治法　见表7-5-7。

表7-5-7　乳癖的内治法

证型	证　候	治法	代表方
肝郁痰凝证	乳房肿块随喜怒消长，伴有胸闷胁胀，善郁易怒，失眠多梦，心烦口苦。苔薄黄，脉弦滑	疏肝解郁，化痰散结	逍遥蒌贝散加减
冲任失调证	乳房肿块月经前加重，经后缓减。伴有腰酸乏力，神疲倦怠，月经失调，量少色淡，或闭经。舌淡，苔白，脉沉细	调摄冲任	二仙汤合四物汤加减

2. 外治法　中药局部外敷于乳房肿块外，多为辅助疗法，如用阳和解凝膏掺黑退消或桂麝散盖贴；或以生白附子或鲜蟾蜍皮外敷，或用大黄粉以醋调敷。若对外用药过敏者，应忌用之。

必考热点

1. 乳癖冲任失调证应采取调摄冲任的治疗方法。
2. 治疗乳癖肝郁痰凝证常选用逍遥蒌贝散。

第五节　乳　核

考点：乳核的特点与临床表现

乳核的特点与临床表现见表7-5-8。

表 7-5-8　乳核的特点与临床表现

概念	乳核是发生在乳房部最常见的良性肿瘤。相当于西医的乳腺纤维腺瘤
特点	好发于 20~25 岁青年妇女，乳中结核，形如丸卵，边界清楚，表面光滑，推之活动
临床表现	多发于 20~25 岁女性，其次是 15~20 岁和 25~30 岁。肿块常单个发生，也可见多个在单侧或双侧乳房内同时或先后出现
	形状呈圆形或椭圆形，直径大多在 0.5~5cm，边界清楚，质地坚实，表面光滑，按之有硬橡皮球之弹性，活动度大，触诊常有滑脱感。肿块一般无疼痛感，少数可有轻微胀痛，但与月经无关。一般生长缓慢，妊娠期可迅速增大，应排除恶变可能

必考热点

1. 乳核是发生在乳房部最常见的良性肿瘤。
2. 乳核相当于西医的乳腺纤维腺瘤。
3. 乳核多发于 20~25 岁女性。

考点：乳核的辨证论治

对单发纤维腺瘤的治疗以手术切除为宜，对多发或复发性纤维腺瘤可试用中药治疗，可起到控制肿瘤生长，减少肿瘤复发，甚至消除肿块的作用。

1. 内治法　见表 7-5-9。

表 7-5-9　乳核的内治法

证型	证　候	治法	代表方
肝气郁结证	肿块较小，发展缓慢，不红不热，不觉疼痛，推之可移，伴胸闷叹息。舌质正常，苔薄白，脉弦	疏肝解郁，化痰散结	逍遥散加减
血瘀痰凝证	肿块较大，坚硬木实，重坠不适，伴胸闷牵痛，烦闷急躁，或月经不调、痛经等。舌质暗红，苔薄腻，脉弦滑或弦细	疏肝活血，化痰散结	逍遥散合桃红四物汤加山慈菇、海藻

2. 外治法　阳和解凝膏掺黑退消外贴，7 天换药 1 次。

必考热点

1. 对单发纤维腺瘤的治疗以手术切除为宜，对多发或复发性纤维腺瘤可试用中药治疗。
2. 治疗乳核肝气郁结证的代表方为逍遥散。
3. 乳核血瘀痰凝证可采取疏肝活血，化痰散结的治疗方法。

第六节　乳　岩

考点：乳岩的特点与诊断

乳岩的特点与诊断见表 7-5-10。

表 7-5-10　乳岩的特点与诊断

特点	乳房部出现无痛、无热、皮色不变而质地坚硬的肿块，推之不移，表面不光滑，凹凸不平，或乳头溢血，晚期溃烂，凹如泛莲

续 表

临床表现	一般类型乳腺癌	常为乳房内无痛肿块，边界不清，质地坚硬，表面不光滑，不易推动，常与皮肤粘连，出现病灶中心酒窝征，个别可伴乳头溢液
	炎性癌	起病急骤，乳房迅速增大，皮肤水肿、充血，发红或紫红色、发热；但没有明显的肿块可扪查到。转移甚广，对侧乳房往往不久即被侵及。并很早出现腋窝部、锁骨上淋巴结肿大
	湿疹样癌	临床表现像慢性湿疮，乳头和乳晕的皮肤发红，轻度糜烂，有浆液渗出因而潮湿，有时覆盖着黄褐色的鳞屑状痂皮。病变的皮肤甚硬，与周围分界清楚。多数患者感到奇痒，或有轻微灼痛
实验室及辅助检查	钼靶X线摄片	病变部位可见致密的肿块阴影，大小比实际触诊的要小，形态不规则、边缘呈现毛刺状或结节状，密度不均匀，可有细小成堆的钙化点，常伴血管影增多增粗，乳头回缩，乳房皮肤增厚或凹陷
	B超检查	可见实质性占位病变，形状不规则，边缘不齐，光点不均匀，血流有改变
	病理切片检查	可作为确诊的依据

必考热点

1. 诊断乳岩的首要表现是乳房硬而孤立的肿块，推之不移。

2. 一般类型乳腺癌常为乳房内无痛肿块，边界不清，质地坚硬，表面不光滑，不易推动，常与皮肤粘连，出现病灶中心酒窝征，个别可伴乳头溢液。

3. 特殊类型乳腺癌中，炎性癌恶性程度高、进展快、预后差。

考点：乳岩的辨证分型治疗

早期诊断是乳岩治疗的关键。原则上以手术治疗为主。中医药治疗多用于晚期患者，特别对手术后患者有良好的调治作用，对放、化疗有减毒增效作用，可提高患者生存质量，或延长生存期。乳岩的辨证分型治疗见表7-5-11。

表7-5-11　乳岩的辨证分型治疗

证型	证　候	治法	代表方
肝郁痰凝证	情志抑郁，或性情急躁，胸闷胁胀，或伴经前乳房作胀或少腹作胀。乳房部肿块皮色不变，质硬而边界不清。苔薄，脉弦	疏肝解郁，化痰散结	神效瓜蒌散合开郁散加减
冲任失调证	经事紊乱，素有经前期乳房胀痛。或婚后从未生育，或有多次流产史。乳房结块坚硬。舌淡，苔薄，脉弦细	调摄冲任，理气散结	二仙汤合开郁散加减
正虚毒炽证	乳房肿块扩大，溃后愈坚，渗流血水，不痛或剧痛。精神萎靡，面色晦暗或苍白，饮食少进，心悸失眠。舌紫或有瘀斑，苔黄，脉弱无力	调补气血，清热解毒	八珍汤加减
气血两亏证	患者形体消瘦，面色萎黄或㿠白，头晕目眩，神倦乏力，少气懒言，术后切口皮瓣坏死糜烂，时流渗液，皮肤灰白，腐肉色暗不鲜。舌质淡，苔薄白，脉沉细	补益气血，宁心安神	人参养荣汤加味
脾虚胃弱证	手术或放化疗后，厌食，神疲肢软，恶心欲呕，肢肿怠倦	健脾和胃	参苓白术散或理中汤加减

必考热点

1. 早期诊断是乳岩治疗的关键。

2. 乳岩原则上以手术治疗为主。

3. 治疗乳岩正虚毒炽证的方药为八珍汤加减。
4. 乳岩冲任失调证应采取调摄冲任，理气散结的治疗方法。

第六单元 瘿

第一节 气 瘿

考点：气瘿的病因病机与临床表现

气瘿的病因病机与临床表现见表 7-6-1。

表 7-6-1 气瘿的病因病机与临床表现

病因病机	主要由于忧恚情志内伤，以致肝脾气逆，脏腑失和而生。其与生活地区和所饮水质有关者，亦每因动气而增患。产后肾气亏虚，外邪乘虚侵入，亦能引起本病
临床表现	初起时无明显不适感，甲状腺呈弥漫性肿大，腺体表面较平坦，质软不痛，皮色如常，腺体随吞咽动作而上下移动
	压迫气管，比较常见
	压迫食管，可引起吞咽不适感，但不会引起梗阻症状
	压迫颈深部大静脉，可引起头颈部的血液回流受阻，出现颈部和胸前表浅静脉的明显扩张
	压迫喉返神经，可引起声带麻痹，患者发音嘶哑

必考热点

1. 气瘿的临床表现中，压迫气管比较常见。
2. 气瘿主要由于忧恚情声内伤，以致肝脾气逆，脏腑失和而生。
3. 气瘿一般采用疏肝解郁、化痰软坚为主的内治疗法。

考点：气瘿的内治法与预防

1. 内治法 见表 7-6-2。

表 7-6-2 气瘿的内治法

证 型	证 候	治 法	方 药
肝郁气滞证	颈部弥漫性肿大，边缘不清，随喜怒消长，皮色如常，质软无压痛，肿块随吞咽动作上下移动；伴急躁易怒，善太息；舌质淡红，苔薄，脉沉弦	疏肝解郁，化痰软坚	四海舒郁丸加减

2. 预防调护 见表 7-6-3。

表 7-6-3 气瘿的预防调护

预防调护	在流行地区内，除改善水源外，应以碘化食盐（即每千克食盐中，加入 5～10mg 碘化钾）煮菜，作为集体性预防，服用至青春发育期过后
	经常用海带或其他海产植物佐餐，尤其在怀孕期和哺乳期
	平时保持心情舒畅，勿郁怒动气

必考热点

1. 气瘿肝郁气滞证的治疗方药为四海舒郁丸。

2. 气瘿患者，颈部弥漫性肿大，边缘不清，随喜怒消长，皮色如常，质软无压痛，肿块随吞咽动作上下移动；伴急躁易怒，善太息，该患者属于肝郁气滞证。

3. 治疗气瘿肝郁气滞证的方药为四海舒郁丸加减。

第二节 肉 瘿

考点：肉瘿的概念、特点及病因病机

肉瘿的概念、特点及病因病机见表7-6-3。

表7-6-3 肉瘿的概念、特点及病因病机

特点	肉瘿是瘿病中较常见的一种，其临床特点是颈前喉结一侧或两侧结块，柔韧而圆，如肉之团，随吞咽动作而上下移动，发展缓慢。好发于青年女性及中年人。相当于西医的甲状腺腺瘤或囊肿，属甲状腺的良性肿瘤
病因病机	忧思郁怒，气滞、痰浊、瘀血凝结

必考热点

1. 患者，女，45岁。结喉正中偏右有一半圆形包块，边界清楚，表面光滑，皮色如常，可随吞咽上下移动，该患者应考虑为肉瘿。

2. 肉瘿由于忧思郁怒，气滞、痰浊、瘀血凝结而成。

考点：肉瘿的辨证论治

1. 内治法 见表7-6-4。

表7-6-4 肉瘿的内治法

证型	证 候	治法	代表方
气滞痰凝证	颈部一侧或两侧肿块呈圆形或卵圆形，不红、不热，随吞咽动作上下移动；一般无明显全身症状，如肿块过大可有呼吸不畅或吞咽不利；苔薄腻，脉弦滑	理气解郁，化痰软坚	逍遥散合海藻玉壶汤加减
气阴两虚证	颈部肿块柔韧，随吞咽动作上下移动；常伴有急躁易怒、汗出心悸、失眠多梦、消谷善饥、形体消瘦、月经不调、手部震颤等；舌红，苔薄，脉弦	益气养阴，软坚散结	生脉散合海藻玉壶汤加减

2. 外治法 阳和解凝膏掺黑退消或桂麝散外敷。

必考热点

1. 肉瘿气滞痰凝证应采取理气解郁，化痰软坚的治疗方法。

2. 患者，女，36岁。颈部肿块柔韧，随吞咽动作上下移动；常伴有急躁易怒，汗出心悸，失眠多梦，消谷善饥，形体消瘦，手部震颤。该患者证属气阴两虚证。

第三节　瘿　　痈

考点：瘿痈的含义、特点及诊断

瘿痈的含义、特点及诊断见表 7-6-5。

表 7-6-5　瘿痈的含义、特点及诊断

含义	是瘿病中一种急性炎症性疾病。相当于西医的急性甲状腺炎、亚急性甲状腺炎	
特点	结喉两侧结块，色红灼热，疼痛肿胀，甚而化脓，常伴有发热、头痛等症状	
诊断	临床表现	发病前多有感冒、咽痛等病史。颈部肿胀多突然发生，局部焮红灼热，按之疼痛，其痛可牵引至耳后枕部，活动或吞咽时加重，伴发热、畏寒等。严重者可有声嘶、气促、吞咽困难。少数患者可出现寒战、高热，局部胀痛跳痛而化脓，成脓后可出现波动感
	辅助检查	急性期，白细胞总数及中性粒细胞增多，甲状腺超声探测有助于诊断

必考热点

1. 瘿痈相当于西医的急性甲状腺炎、亚急性甲状腺炎。
2. 瘿痈急性期的白细胞总数及中性粒细胞增多，甲状腺超声探测有助于诊断。

考点：瘿痈的内外治法

1. 内治法　见表 7-6-6。

表 7-6-6　瘿痈的内治

证型	证　　候	治法	代表方
风热痰凝证	局部结块疼痛明显，伴恶寒发热、头痛、口渴、咽干，苔薄黄，脉浮数或滑数	疏风清热化痰	牛蒡解肌汤加减
气滞痰凝证	肿块坚实，轻度作胀，重按才感疼痛，其痛牵引耳后枕部，或有喉间梗塞感，痰多，一般无全身症状，苔黄腻，脉弦滑	疏肝理气，化痰散结	柴胡舒肝汤加减

2. 外治法

（1）初期宜用箍围药，如金黄散、四黄散、双柏散，水或蜜调制外敷，每日 1~2 次。

（2）若成脓宜切开排脓，八二丹药线引流，金黄膏外敷。

3. 其他疗法　对高热和中毒症状严重者，应配合抗生素，并适当补充液体。

必考热点

1. 瘿痈以内治为主，宜疏肝清热，化痰散结。
2. 瘿痈局部疼痛明显，伴恶寒发热、头痛口干，脉浮数，证属风热痰凝证。
3. 治疗瘿痈气滞痰凝证应首选的治疗方剂为柴胡舒肝汤。

第四节　石　瘿

考点：石瘿的含义、特点、病因病机与诊断

石瘿的含义、特点、病因病机与诊断见表7-6-7。

表7-6-7　石瘿的含义、特点、病因病机与诊断

概念	瘿病坚硬如石不可移动者，称为石瘿
特点	结喉两侧结块，坚硬如石，高低不平，推之不移
病因病机	由于情志内伤，肝脾气逆，痰湿内生，气滞则血瘀，瘀血与痰湿凝结，上逆于颈部而成。亦有由肉瘿日久转化而来
临床表现	多见于40岁以上患者，女多于男，或既往有肉瘿病史。颈前多年存在的肿块，生长迅速，质地坚硬如石，表面凹凸不平，推之不移，并可出现吞咽时移动受限。可伴有疼痛，若颈丛神经浅支受侵，则耳、枕、肩部剧痛
	石瘿的淋巴结转移较为常见，有时颈部出现的淋巴结肿大，往往是一些微小而不易触及的乳头状腺癌的最初体征。血行转移多出现在肺和骨
	辅助检查：甲状腺同位素^{131}碘扫描，多显示为凉结节（或冷结节），进行B型超声、CT检查，以明确诊断

必考热点

1. 石瘿好发于40岁以上中年人。
2. 石瘿的淋巴结转移较为常见。
3. 石瘿使用甲状腺同位素^{131}碘扫描，多显示为凉结节。

考点：石瘿的治疗

石瘿为恶性肿瘤，应及早诊断并早期手术治疗。

1. 内治法　见表7-6-8。

表7-6-8　石瘿的内治法

证　型	证　　候	治　法	方　药
痰瘀内结证	颈部结块迅速增大，坚硬如石，高低不平，推之不移，但全身症状尚不明显，舌暗红，苔薄黄，脉弦	解郁化痰，活血消坚	海藻玉壶汤合桃红四物汤加白花蛇舌草、三棱、莪术等
瘀热伤阴证	石瘿晚期，或溃破流血水，或颈部他处发现转移性结块，或声音嘶哑，形倦体瘦，舌紫暗，或见瘀斑，脉沉涩	和营养阴	通窍活血汤合养阴清肺汤加减。如出现气阴两虚症状，宜益气养阴，可用黄芪鳖甲汤加减

2. 外治法　可用阳和解凝膏掺阿魏粉敷贴。肿块疼痛灼热者，可用生商陆根捣烂外敷。

必考热点

1. 石瘿为恶性肿瘤，应及早诊断并早期手术治疗。
2. 石瘿痰瘀内结证的治疗方法为解郁化痰，活血消坚。

第七单元　瘤、岩

第一节　脂　　瘤

考点：脂瘤的概念及诊断

脂瘤的概念及诊断见表 7-7-1。

表 7-7-1　脂瘤的概念及诊断

概念	脂瘤是皮脂腺中皮脂潴留郁积而形成的囊肿，又称粉瘤。脂瘤并非体表肿瘤，相当于西医的皮脂腺囊肿
特点	皮肤间出现圆形质软的肿块，中央有粗大毛孔，可挤出有臭味的粉渣样物
诊断	本病好发于青春期。多见于头面部、臀部、背部等皮脂腺、汗腺丰富的部位，生长缓慢，一般无明显自觉症状。肿块呈圆形或椭圆形，边界清楚，与皮肤无粘连，表皮紧张，中央导管开口处呈青黑色小孔，挤压后可有粉渣样内容物溢出，有臭味。脂瘤染毒后可有局部红肿、增大、疼痛，破溃流脓等

必考热点

1. 脂瘤的临床特点是皮肤间出现圆形质软的肿块，中央有粗大毛孔，可挤出有臭味的粉渣样物。
2. 脂瘤好发于青春期。
3. 脂瘤多见于头面部、臀部、背部等皮脂腺、汗腺丰富的部位。

考点：脂瘤的治疗

1. 内治法　见表 7-7-2。

表 7-7-2　脂瘤的内治法

证型	证　候	治法	代表方
痰气凝结	脂瘤表皮中央有黑点；伴咽喉如有梅核堵塞，胸膈痞闷，情志抑郁，急躁易怒；舌淡，苔腻，脉滑	理气化痰散结	二陈汤合四七汤加减
痰湿化热	瘤体红肿、灼热、疼痛，甚至跳痛化脓；伴发热，恶寒，头痛，尿黄；舌红，苔薄黄，脉数	清热化湿，和营解毒	龙胆泻肝汤合仙方活命饮加减

2. 外治法

（1）脂瘤染毒而未成脓者，给予金黄膏、玉露膏外敷。

（2）脂瘤染毒成脓者，予十字切开引流，清除皮脂、脓液后，用棉球蘸七三丹填塞腔内，待囊壁被腐蚀脱落后，再予生肌散生肌收口，以免复发。

3. 其他疗法　将脂瘤完整手术切除，是最有效、最根本的治疗方法。

必考热点

1. 患者，男，40 岁。脂瘤表皮中央有黑点；伴咽喉如有梅核堵塞，胸膈痞闷，情志抑郁，急躁易怒；舌淡，苔腻，脉滑。该患者应采取理气化痰散结的治疗方法。

2. 脂瘤染毒而未成脓者，给予金黄膏、玉露膏外敷。
3. 脂瘤染毒成脓者，予行十字切开引流，清除皮脂、脓液后，用棉球蘸七三丹填塞腔内，待囊壁被腐蚀脱落后，再予生肌散生肌收口，以免复发。
4. 将脂瘤完整手术切除是最有效、最根本的治疗方法。

第二节　血　　瘤

考点：血瘤的概念及临床表现

血瘤的概念及临床表现见表7-7-3。

表7-7-3　血瘤的概念及临床表现

概念	血瘤是指体表血络扩张，纵横丛集而形成的肿瘤。相当于西医的血管瘤。常见的有毛细血管瘤和海绵状血管瘤	
特点	可发生于身体任何部位，大多数为先天性，特点是病变局部色泽鲜红或暗紫，或呈局限性柔软肿块，边界不清，触之如海绵状	
临床表现	毛细血管瘤	多在出生后1~2个月内出现，部分在5岁左右自行消失，多发生在颜面、颈部，可单发，也可多发。多数表现为在皮肤上有红色丘疹或小的红斑，逐渐长大，界限清楚，大小不等，质软可压缩，色泽为鲜红色或紫红色，压之可褪色，抬手复原
	海绵状血管瘤	表现为质地柔软似海绵，常呈局限性半球形、扁平或高出皮面的隆起物，肿物有很大压缩性，可因体位下垂而充盈，或随患肢抬高而缩小，在瘤内有时可扪及颗粒状的静脉石硬结，外伤后可引起出血，继发感染，可形成慢性出血性溃疡

必考热点

1. 血瘤可发生于身体任何部位，大多数为先天性。
2. 常见的血瘤有毛细血管瘤和海绵状血管瘤。
3. 一女婴右臂有一扁平肿块，质软如海绵，色紫红，按压肿块可缩小，宜诊断为血瘤。
4. 毛细血管瘤多发生在颜面、颈部，可单发，也可多发。

考点：血瘤的治疗

1. 内治法　血瘤的内治法见表7-7-4。

表7-7-4　血瘤的内治法

证型	证　候	治法	代表方
心肾火毒证	多见于初生婴儿。肿块大小不一，色泽鲜红，边界不清，不痛不痒，伴五心烦热，面赤口渴，尿黄便干，易口舌生疮。舌质红，苔薄黄，脉细数等	清心泻火，凉血解毒	芩连二母丸合凉血地黄汤加减
肝经火旺证	多发于头面或大腿部，肿块呈丘疹或结节状，表面呈红色，易出血，常因情志不遂或郁怒而发生胀痛，可伴心烦易怒，咽干口苦等症。舌质红，苔微黄，脉弦细数	清肝泻火，祛瘀解毒	丹栀逍遥散合清肝芦荟丸加减
脾统失司证	肿瘤体积不大，边界不清，表面色红，好发于下肢，质地柔软易出血，无疼痛，伴肢软乏力，面色萎黄，纳食不佳等。舌质淡，苔白或白腻，脉细	健脾益气，化湿解毒	顺气归脾丸加减

2. 外治法

（1）对小面积毛细血管瘤及海绵状血管瘤可用五妙水仙膏外搽。

（2）清凉膏合藤黄膏外敷，包扎固定，1 日换药 1 次，以促其消散。

（3）若肿瘤出血，可用云南白药掺敷伤口，既可止血，又具消散作用。

必考热点

1. 血瘤脾统失司证好发于下肢，质地柔软易出血，无疼痛，伴肢软乏力，面色萎黄，纳食不佳等。
2. 血瘤肝经火旺证多发于头面或大腿部，肿块呈丘疹或结节状。
3. 治疗血瘤脾统失司证的首选方药为顺气归脾丸。
4. 对小面积毛细血管瘤及海绵状血管瘤可用五妙水仙膏外搽。

第三节　肉　瘤

考点：肉瘤的概念、特点及临床表现

肉瘤的概念、特点及临床表现见表 7-7-5。

表 7-7-5　肉瘤的概念、特点及临床表现

概念	肉瘤是发于皮里膜外、由脂肪组织过度增生而形成的良性肿瘤
特点	软似棉，肿似馒，皮色不变，不紧不宽，如肉之隆起。相当于西医的脂肪瘤
临床表现	多见于成年女性，可发于身体各部，好发于肩、背、腹、臀及前臂皮下。大小不一，边界清楚，皮色不变，生长缓慢，触之柔软，呈扁平团块状或分叶状，推之可移动，基底较广阔，一般无疼痛。多发者常见于四肢、胸或腹部，呈多个较小的圆形或卵圆形结节，质地较一般肉瘤略硬，压之有轻度疼痛

必考热点

1. 肉瘤多见于成年女性，好发于肩、背、腹、臀及前臂皮下。
2. 肉瘤是发于皮里膜外、由脂肪组织过度增生而形成的良性肿瘤。
3. 患者，女，40 岁。无意中发现背部肿块，无自觉症状。查：局部皮色不变，肿块触之柔软，呈分叶状，推之可移动，无压痛。该患者最可能诊断为肉瘤。

第四节　失　荣

考点：失荣的概念、病因病机及临床表现

失荣的概念、病因病机及临床表现见表 7-7-6。

表 7-7-6　失荣的概念、病因病机及临床表现

概念	失荣是发于颈部及耳之前后的岩肿，因其晚期气血亏乏，面容憔悴，形体消瘦，状如树木枝叶发枯，失去荣华而命名。多见于 40 岁以上的男性
病因病机	因足少阳胆经循行耳之前后，肝与胆相表里，故失荣的发生与肝胆关系密切

续 表

临床表现	一般表现为颈部淋巴结肿大，生长较快，质地坚硬。病变开始时多为单发结节，可活动。后期肿块体积增大，数量增多，融合成团块或联结成串，表面不平，固定不移
	一般无疼痛，但合并染毒时，可有压痛。日久癌肿溃破，疮面渗流血水，高低不平，形似翻花状。其肿痛波及范围可向面部、胸部、肩背部扩展

必考热点

1. 失荣是发于颈部及耳之前后的岩肿。
2. 失荣多见于40岁以上的男性，属古代外科四大绝症之一。
3. 失荣的发生与肝胆关系密切。

考点：失荣的辨证论治方法

1. 内治法　见表7-7-7。

表7-7-7　失荣的内治法

证型	证　候	治法	代表方
气郁痰结证	颈部或耳前、耳后有坚硬之肿块，肿块较大聚结成团，与周围组织粘连而固定，有轻度刺痛或胀痛，颈项牵扯感，活动转侧不利，患部皮色暗红微热，伴胸闷胁痛，心烦口苦等症。舌质红，苔微黄腻，脉弦滑	理气解郁，化痰散结	化痰开郁方
阴毒结聚证	颈部肿块坚硬，不痛不胀，尚可推动，患部初起皮色如常，以后可呈橘皮样变，伴畏寒肢冷，纳呆便溏。舌质淡，苔白腻，脉沉细或弦细	温阳散寒，化痰散结	阳和汤加减
瘀毒化热证	颈部岩肿迁延日久，肿块迅速增大，中央变软、周围坚硬，溃破后渗流血水，状如翻花，并向四周漫肿，范围可波及面部、胸部、肩背等处。伴疼痛，发热，消瘦，头颈活动受限。舌质红，苔黄，脉数	清热解毒，化痰散瘀	五味消毒饮合化坚二陈丸加减
气血两亏证	颈部肿块溃破以后，长期渗流脓血，不能愈合，疮面苍白水肿，肉芽高低不平，胬肉翻花。伴低热，乏力，消瘦等。舌质淡，苔白或无苔，脉沉细	补益气血，解毒化瘀	八珍汤合四妙勇安汤加减

2. 外治法　见表7-7-8。

表7-7-8　失荣的外治法

外治	早期颈部硬肿为气郁痰结证者，可外贴太乙膏；或外敷天仙子膏，取天仙子50g，用醋、蜜各半调敷，每日换1次
	早期颈部硬肿若为阴毒结聚者，可外贴阳和解凝膏或冲和膏
	岩肿溃破胬肉翻花者，可用白降丹掺于疮面，其上敷太乙膏。若溃久气血衰败，疮面不鲜，可用神灯照法，疮面掺阴毒内消散，外敷阳和解凝膏

必考热点

1. 患者，女，40岁。早期颈部硬肿为阴毒结聚，可外贴阳和解凝膏或冲和膏。

2. 患者，女，36岁。颈部肿块坚硬，不痛不胀，尚可失去，患部初起皮色如常，后呈橘皮样变，伴畏寒肢冷，纳呆便溏。该患者应首选阳和汤进行治疗。

第八单元 皮肤及性传播疾病

第一节 概 述

考点：皮肤及性传播疾病的病因病机

皮肤及性传播疾病的病因病机见表 7-8-1。

表 7-8-1 皮肤及性传播疾病的病因病机

外因	主要是风、湿、热、虫、毒
内因	主要是七情内伤、饮食劳倦和肝肾亏损
病机	病机主要因气血不和、脏腑失调、邪毒结聚而致生风、生湿、化燥、致虚、致瘀、化热、伤阴等

必考热点

1. 皮肤及性传播疾病的外因主要是风、湿、热、虫、毒。
2. 脏腑失调是皮肤病重要的病因病机，其中以肝肾不足为多见。

考点：皮肤及性传播疾病的辨证

皮肤及性传播疾病的辨证见表 7-8-2。

表 7-8-2 皮肤及性传播疾病的辨证

辨皮肤病的常见症状	自觉症状	即患者主观的感觉。皮肤病的自觉症状取决于皮肤病的性质、病变程度以及患者个体的差异等。最常见的症状是瘙痒，其次是疼痛，此外尚有灼热、麻木、蚁走感等
	他觉症状	皮肤病的他觉症状，以表现在患部的皮肤损害最具诊断意义。皮肤损害（简称皮损），也称皮疹，分为原发性和继发性两大类。原发性皮损是皮肤病在其病变过程中，直接发生及初次出现的皮损，有斑疹、丘疹、风团、结节、疱疹、脓疱等。继发性损害是原发性皮损经过搔抓、感染、治疗处理和在损害修复过程中演变而成，有鳞屑、糜烂、溃疡、痂、抓痕、皲裂、苔藓样变、瘢痕、色素沉着、萎缩等
辨皮肤病的性质	急性的皮肤病	大多发病急骤，皮损表现以原发性为主，如红斑、丘疹、疱疹、风团、结节、脓疱等，亦可相继出现糜烂、渗液、鳞屑等继发性皮损。病因大多为风、湿、热、虫、毒，以实证为主。与肺、脾、心三脏的关系最为密切
	慢性的皮肤病	大多发病缓慢，皮损表现以继发性为主，如苔藓样变、色素沉着、皲裂、鳞屑等，或伴有脱发、指（趾）甲变化。发病原因大多为血瘀或营血不足，肝肾亏损，冲任不调，以虚证为主。与肝、肾两脏关系最为密切

必考热点

1. 皮肤病在发病过程中，可产生一系列的自觉症状和他觉症状，是皮肤病辨证的主要依据，亦是诊断皮肤病的重要依据。
2. 急性皮肤病的病因大多为风、湿、热、虫、毒，以实证为主。

3. 急性皮肤病与肺、脾、心三脏的关系最为密切。
4. 慢性皮肤病的发病原因大多为血瘀或营血不足，肝肾亏损，冲任不调，以虚证为主。

考点：皮肤及性传播疾病的治法

1. 内治法　见表7-8-3。

表7-8-3　皮肤及性传播疾病的内治

	治　法	病　　证	方　药
祛风法	疏风清热	风热证	银翘散、桑菊饮、消风散
	疏风散寒	风寒证	麻黄汤、麻桂各半汤等
	祛风胜湿	风湿证	独活寄生汤
	驱风潜镇	风邪久羁证、顽癣类皮肤病、疣类皮肤病或由皮肤病所引起的神经痛	天麻钩藤饮
清热法	清热解毒	实热证	五味消毒饮、黄连解毒汤
	清热凉血	血热证	犀角地黄汤、化斑解毒汤
祛湿法	清热利湿	湿热证和暑湿证	茵陈蒿汤、龙胆泻肝汤、萆薢渗湿汤
	健脾化湿	脾湿证	除湿胃苓汤
	滋阴除湿	渗利伤阴证	滋阴除湿汤
润燥法	养血润燥	血虚风燥证	四物汤、当归饮子等
	凉血润燥	血热风燥证	凉血消风散
活血法	理气活血	气滞血瘀证	桃红四物汤、通络活血方等
	活血化瘀	瘀血凝结证	通窍活血汤、血府逐瘀汤等
温通法	温阳通络	寒湿阻络证	当归四逆汤、独活寄生汤等
	通络除痹	寒凝皮痹证	阳和汤、独活寄生汤等
软坚法	消痰软坚	痰核证	海藻玉壶汤
	活血软坚	瘀阻结块证	活血散瘀汤
补肾法	滋阴降火	阴虚内热证或肝肾阴虚证	知柏地黄汤、大补阴丸
	温补肾阳	脾肾阳虚证	肾气丸、右归丸

2. 外治法　见表7-8-4。

表7-8-4　皮肤及性传播疾病的外治

外用药物的常用剂型	溶液	具有清洁、止痒、消肿、收敛、清热解毒的作用。适用于急性皮肤病渗出较多或剧烈红肿或脓性分泌物多的皮损。可用于湿敷和熏洗
	粉剂（又名散剂）	具有保护、吸收、蒸发、干燥、止痒的作用。适用于无渗液的急性或亚急性皮炎
	洗剂（又名混悬剂、悬垂剂）	有清凉止痒、保护、干燥、消斑解毒之功。适应证同粉剂
	酊剂	具有收敛散风、活血消肿、杀菌止痒、溶解皮脂、刺激色素生长等作用。适用于慢性瘙痒性皮肤病、色素脱失性皮肤病、脱发、脚湿气、鹅掌风、圆癣等

续　表

外用药物的常用剂型	油剂	具有润泽保护、解毒收敛、止痒生肌、软化皮痂的作用。适用于亚急性皮肤病中有少量渗出、鳞屑、痂皮、溃疡的皮损
	软膏	具有保护、润滑、杀菌、止痒、去痂的作用。适用于一切慢性皮肤病具有结痂、皲裂、苔藓样变等皮损者
外用药物使用原则	根据病情阶段正确选择剂型	
	根据疾病性质合理选择药物	
	用药宜先温和后强烈	
	用药浓度宜先低后浓	
	随时注意药敏反应	

必考热点

1. 溶液用于湿敷是治疗皮肤病常用的方法，适用于急性红肿、渗出糜烂的皮损，或浅表溃疡。
2. 皮肤病的外用药物使用原则是根据皮损的表现来选择适当的剂型和药物。

第二节　热　　疮

考点：热疮的病因病机与诊断

热疮的病因病机与诊断见表7-8-5。

表7-8-5　热疮的病因病机与诊断

病因病机	外感风温热毒，阻于肺胃二经，蕴蒸皮肤而生；或由肝经湿热下注，阻于阴部而成疮；或因反复发作，热邪伤津，阴虚内热所致
诊断	本病好发于皮肤黏膜交界处，常见于口角、唇缘、鼻孔周围、面颊及外阴等部位。皮损初起为红斑，灼热而痒，继而形成针头大小簇集成群的水疱，内含透明浆液，破裂后露出糜烂面，逐渐干燥，结痂脱落而愈，留有轻微色素沉着。病程1~2周，易反复发作
	一般无全身不适。发病前患处皮肤有发紧、烧灼、痒痛感。发于眼部者，常有刺痒、疼痛、怕冷、发热等风热毒盛的症状；发于口角唇缘或口腔黏膜者，可引起颌下或颈部臖核肿痛；发于外阴者，水疱易糜烂染毒，可伴有发热、便干、溲赤、尿频、尿痛、苔黄、脉数等湿热下注的症状；反复发作多年不愈者，常有咽干、口渴、舌红、脉数等阴虚内热的症状

必考热点

1. 热疮是由于外感风温热毒，阻于肺胃二经，蕴蒸皮肤而生。
2. 热疮好发于皮肤黏膜交界处，常见于口角、唇缘、鼻孔周围、面颊及外阴等部位。

考点：热疮的治疗

1. 内治法　见表7-8-6。

表 7-8-6 热疮的内治法

证 型	证 候	治 法	方 药
肺胃热盛证	群集小疱，灼热刺痒；轻度周身不适，心烦郁闷，大便干，小便黄；舌红，苔黄，脉弦数	疏风清热	辛夷清肺饮合竹叶石膏汤加减
湿热下注证	疱疹发于外阴，灼热痛痒，水疱易破糜烂；可伴有发热，尿赤、尿频、尿痛；苔黄，脉数等	清热利湿	龙胆泻肝汤加板蓝根、紫草、玄胡等
阴虚内热证	间歇发作，反复不愈；口干唇燥，午后微热；舌红，苔薄，脉细数	养阴清热	增液汤加板蓝根、马齿苋、紫草、石斛、生薏苡仁

2. 外治法　见表 7-8-7。

表 7-8-7 热疮的外治法

外治法	初起者局部酒精消毒，用三棱针或一次性 5 号注射针头浅刺放出疱液
	局部外用药以清热解毒、干燥收敛为主。可用紫金锭磨水外搽，或金黄散蜂蜜调敷，或青吹口散油膏、黄连膏外涂

3. 其他疗法　局部外用 3%阿昔洛韦水剂或乳剂，或 1%喷昔洛韦膏等。病情严重者可以口服阿昔洛韦或泛昔洛韦。

必考热点

1. 热疮以清热解毒养阴为主要治法。
2. 热疮肺胃热盛证治以疏风清热，方选辛夷清肺饮合竹叶石膏汤加减。
3. 热疮阴虚内热证治以养阴清热，方选增液汤加板蓝根、马齿苋、紫草、石斛、生薏苡仁。
4. 热疮局部外用药以清热、解毒、燥湿、收敛为主。

第三节　蛇　串　疮

考点：蛇串疮的概念与特点

蛇串疮的概念与特点见表 7-8-8。

表 7-8-8 蛇串疮的概念与特点

概念	是一种皮肤上出现成簇水疱，多呈带状分布，痛如火燎的急性疱疹性皮肤病。相当于西医的带状疱疹
特点	皮肤上出现红斑、水疱或丘疱疹，累累如串珠，排列成带状，沿一侧周围神经分布区出现，局部刺痛或伴臀核肿大。多数患者愈后很少复发，极少数患者可多次发病

必考热点

蛇串疮是一种皮肤上出现成簇水疱，多呈带状分布，痛如火燎的急性疱疹性皮肤病。

考点：蛇串疮的辨证论治

本病治疗以清热利湿、行气止痛为主要治法。初期以清热利湿为主；后期以活血通络止痛为主；体虚者，以扶正祛邪与通络止痛并用。蛇串疮的辨证论治见表 7-8-9。

表 7-8-9　蛇串疮的辨证论治

证　型	证　　候	治　法	方　药
肝经郁热证	皮损鲜红，灼热刺痛，疱壁紧张；口苦咽干，心烦易怒，大便干燥，小便黄；舌质红，苔薄黄或黄厚，脉弦滑数	清泻肝火，解毒止痛	龙胆泻肝汤加紫草、板蓝根、玄胡索等
脾虚湿蕴证	皮损色淡，疼痛不显，疱壁松弛；口不渴，食少腹胀，大便时溏；舌淡或正常，苔白或白腻，脉沉缓或滑	健脾利湿，解毒止痛	除湿胃苓汤加减
气滞血瘀证	皮疹减轻或消退后局部疼痛不止，放射到附近部位，痛不可忍，坐卧不安，重者可持续数月或更长时间；舌暗，苔白，脉弦细	理气活血，通络止痛	柴胡疏肝散合桃红四物汤加减

必考热点

1. 蛇串疮以清热利湿、行气止痛为主要治法。
2. 蛇串疮肝经郁热证的治疗方法为清泻肝火，解毒止痛。
3. 蛇串疮脾虚湿蕴证的治疗方法为健脾利湿，解毒止痛。
4. 治疗蛇串疮脾虚湿蕴证的方药为除湿胃苓汤加减。

第四节　疣

考点：不同疣的特点与好发部位

不同疣的特点与好发部位见表 7-8-10。

表 7-8-10　不同疣的特点与好发部位

千日疮、疣目、枯筋箭、瘊子	发于手背、手指、头皮等处
扁瘊	发于颜面、手背、前臂等处
鼠乳	发于胸背部有脐窝的赘疣
跖疣	发于足跖部者
丝状疣或线瘊	发于颈周围及眼睑部位，呈细软丝状突起

必考热点

1. 扁瘊可发于颜面、手背、前臂等处。
2. 丝状疣发于颈周围及眼睑部位，呈细软丝状突起。

考点：寻常疣、扁平疣、传染性软疣的治疗

1. 内治法　见表 7-8-11。

表 7-8-11　寻常疣、扁平疣、传染性软疣的内治法

寻常疣（疣目）	风热血燥证	治以养血活血，清热解毒，方选治瘊方加板蓝根、夏枯草
	湿热血瘀证	治以清化湿热，活血化瘀，方选马齿苋合剂加薏苡仁、冬瓜仁

续　表

扁平疣（扁瘊）	风热蕴结证	治以疏风清热，解毒散结，方选马齿苋合剂去桃仁、红花加木贼草、郁金、浙贝母、板蓝根
	热瘀互结证	治以活血化瘀，清热散结，方选桃红四物汤加生黄芪、板蓝根、紫草、马齿苋、浙贝母、薏苡仁

2. 外治法　各种疣均可选用木贼草、板蓝根、马齿苋、香附、苦参、白鲜皮、薏苡仁等中药，煎汤趁热洗涤患处，每天2~3次，可使部分皮疹脱落。寻常疣、扁平疣、传染性软疣的外治疗法见表7-8-12。

表7-8-12　寻常疣、扁平疣、传染性软疣的外治法

疣目	可选用推疣法、鸦胆子散敷贴法、荸荠或菱蒂摩擦法
扁瘊	可选用洗涤法、涂法
鼠乳	用消毒针头挑破患处，挤尽白色乳酪样物，再用碘酒或浓石炭酸溶液点患处。若损害较多，应分批治疗，注意保护周围皮肤

必考热点

1. 寻常疣湿热血瘀证治以清化湿热，活血化瘀，方选马齿苋合剂加薏苡仁、冬瓜仁。

2. 扁平疣热瘀互结证治以活血化瘀，清热散结，方选桃红四物汤加生黄芪、板蓝根、紫草、马齿苋、浙贝母、薏苡仁。

3. 扁瘊外治治法可选用洗涤法、涂法。

第五节　癣

考点：头癣、手足癣、体癣和花斑癣的临床特点

头癣、手足癣、体癣和花斑癣的临床特点见表7-8-13。

表7-8-13　头癣、手足癣、体癣和花斑癣的临床特点

头癣	白秃疮	相当于西医的白癣。多见于学龄儿童，男性多于女性。皮损特征是在头皮有圆形或不规则的覆盖灰白鳞屑的斑片。病损区毛发干枯无泽，常在距头皮0.3~0.8cm处折断而呈参差不齐。头发易于拔落且不疼痛，病发根部包绕有白色鳞屑形成的菌鞘。自觉瘙痒。发病部位以头顶、枕部居多，但发缘处一般不被累及。青春期可自愈，秃发也能再生，不遗留疤痕
	肥疮	相当于西医的黄癣。有黄癣痂堆积，癣痂呈蜡黄色，肥厚，富黏性，边缘翘起，中心微凹，上有毛发贯穿，质脆易粉碎，有特殊的鼠尿臭。久之毛囊被破坏而成永久性脱发。当病变痊愈后，则在头皮留下广泛、光滑的萎缩性疤痕。病变四周约1cm头皮不易受损
手足癣	鹅掌风	相当于西医的手癣。皮损特点是：初起为掌心或指缝水疱或掌部皮肤角化脱屑、水疱，水疱多透明如晶，散在或簇集，瘙痒难忍。水疱破后干涸，叠起白屑，中心向愈，四周继发疱疹，并可延及手背、腕部。若反复发作后，致手掌皮肤肥厚，枯槁干裂，疼痛，屈伸不利，宛如鹅掌。损害若侵及指甲，可使甲板被蛀蚀变形，甲板增厚或萎缩翘起，色灰白而成灰指甲（甲癣）。鹅掌风病程为慢性，反复发作
	脚湿气	相当于西医的足癣。夏秋病重，多起水疱、糜烂；冬春病减，多干燥裂口。脚湿气主要发生在趾缝，也见于足底。以皮下水疱，趾间浸渍糜烂，渗流滋水，角化过度，脱屑，瘙痒等为特征。分为水疱型、糜烂型、脱屑型，但常以1~2种皮肤损害为主
体癣		因皮损多呈钱币状、圆形，故名圆癣，亦称铜钱癣。发于股胯、外阴等处者，称阴癣（股癣）。以青壮年男性多见，多发于夏季，好发于面部、颈部、躯干及四肢近端。圆癣初起为丘疹或水疱，逐渐形成边界清楚的钱币形红斑，其上覆盖细薄鳞屑。病灶中央皮疹消退，呈自愈倾向，但向四周蔓延，有丘疹、水疱、脓疱、结痂等损害。圆癣的皮损特征为环形或多环形、边界清楚、中心消退、外围扩张的斑块

续　表

花斑癣	皮损好发于颈项、躯干，尤其是多汗部位及四肢近心端，为大小不一、边界清楚的圆形或不规则的无炎症性斑块，色淡褐、灰褐至深褐色，或轻度色素减退，或附少许糠秕状细鳞屑，常融合成片。有轻微痒感，常夏发冬愈，复发率高

必考热点

1. 头癣包括白癣和黄癣。
2. 白秃疮多见于学龄儿童，男性多于女性。
3. 白秃疮相当于西医的白癣；肥疮相当于西医的黄癣。
4. 脚湿气以皮下水疱，趾间浸渍糜烂，渗流滋水，角化过度，脱屑，瘙痒等为特征。
5. 体癣以青壮年男性多见，多发于夏季，好发于面部、颈部、躯干及四肢近端。

考点：癣的治疗方法

癣的治疗方法见表 7-8-14。

表 7-8-14　癣的治疗方法

白秃疮、肥疮	采用拔发疗法。其方法为剪发后每天以 0.5%明矾水或热肥皂水洗头，然后在病灶处敷药（敷药宜厚），可用 5%硫黄软膏或雄黄膏，用薄膜盖上，包扎或戴帽固定。每天如上法换药 1 次	
鹅掌风、脚湿气	水疱型	可选用 1 号癣药水、2 号癣药水、复方土槿皮酊外搽；二矾汤熏洗；鹅掌风浸泡方或藿黄浸剂浸泡
	糜烂型	可选 1∶1500 高锰酸钾溶液、3%硼酸溶液、二矾汤或半边莲 60g 煎汤待温，浸泡 15 分钟，次以皮脂膏或雄黄膏外搽
	脱屑型	可选用以上软膏外搽，浸泡剂浸泡。如角化增厚较剧，可选以 10%水杨酸软膏厚涂，外用油纸包扎，每晚 1 次，使其角质剥脱，然后再用抗真菌药物，也可用市售治癣中成药
灰指甲	每日以小刀刮除病甲变脆部分，然后用棉花蘸 2 号癣药水或 3%冰醋酸浸涂。或用鹅掌风浸泡方浸泡，白凤仙花捣烂敷病甲上，或采用拔甲方法	
圆癣	可选用 1 号癣药水、2 号癣药水、复方土槿皮酊等外搽。阴癣由于患部皮肤薄嫩，不宜选用刺激性强的外用药物，若皮损有糜烂痒痛者，宜选用青黛膏外涂	
紫白癜风	用密陀僧散，以茄子片蘸药涂搽患处，或用 2 号癣药水，或 1%土槿皮酊外搽，每天 2~3 次。治愈后，继续用药 1~2 周，以防复发	

必考热点

1. 白秃疮、肥疮采用拔发疗法。
2. 阴癣若皮损有糜烂痒痛者，宜选用青黛膏外涂。

第六节　白　屑　风

考点：白屑风的概念与特点

白屑风的概念与特点见表 7-8-15。

表 7-8-15　白屑风的概念与特点

概念	因皮肤油腻，出现红斑，覆有鳞屑得名，是发生在皮脂溢出部位的慢性炎症性皮肤病

续 表

特点	头发、皮肤多脂发亮，油腻，瘙痒，出现红斑白屑，脱而复生。以青壮年为多，乳儿期亦有发生

必考热点

白屑风是发生在皮脂溢出部位的慢性炎症性皮肤病。

考点：白屑风的辨证论治

白屑风的辨证论治见表 7-8-16。

表 7-8-16 白屑风的辨证论治

证型	证　候	治法	代表方
风热血燥证	多发于头面部，为淡红色斑片，干燥、脱屑、瘙痒，受风加重，或头皮瘙痒，头屑多，毛发干枯脱落；伴口干口渴，大便干燥；舌质偏红，舌苔薄白或黄，脉细数	祛风清热，养血润燥	消风散合当归饮子加减
肠胃湿热证	皮损为潮红斑片，有油腻性痂屑，甚至糜烂、渗出；伴口苦口黏，脘腹痞满，小便短赤，大便臭秽；舌质红，舌苔黄腻，脉滑数	健脾除湿，清热止痒	参苓白术散合茵陈蒿汤

必考热点

1. 白屑风风热血燥证多发于头面部，为淡红色斑片，干燥、脱屑、瘙痒，受风加重。
2. 白屑风肠胃湿热证应采取健脾除湿，清热止痒的治疗方法。

第七节　油　　风

考点：油风的概念与特点

油风的概念与特点见表 7-8-17。

表 7-8-17 油风的概念与特点

概念	油风是一种头发突然发生斑块状脱落的慢性皮肤病。因头发脱落之处头皮光亮而得名，又称鬼舐头、鬼剃头
特点	突然发生斑片状脱发，脱发区皮肤变薄，多无自觉症状。可发生于任何年龄，多见于青年，男女均可发病

必考热点

1. 油风可发生于任何年龄，多见于青年，男女均可发病。
2. 油风是一种头发突然发生斑块状脱落的慢性皮肤病。

考点：油风的辨证论治

油风的辨证论治见表 7-8-18。

表 7-8-18　油风的辨证论治

证型	证　候	治法	代表方
血热风燥证	突然脱发成片，偶有头皮瘙痒，或伴头部烘热；心烦易怒，急躁不安；舌质红，舌苔薄，脉弦	凉血息风，养阴护发	四物汤合六味地黄汤加减
气滞血瘀证	病程较长，头发脱落前先有头痛或胸胁疼痛等症；伴夜多噩梦，烦热难眠；舌质暗红，有瘀点、瘀斑，舌苔薄，脉沉细	通窍活血，祛瘀生发	通窍活血汤加减
气血两虚证	多在病后或产后头发呈斑块状脱落，并呈渐进性加重，范围由小而大，毛发稀疏枯槁，触摸易脱；伴唇白，心悸，气短懒言，倦怠乏力；舌质淡，舌苔薄白，脉细弱	益气补血	八珍汤加减
肝肾不足证	病程日久，平素头发焦黄或花白，发病时呈大片均匀脱落，甚或全身毛发脱落；伴头昏，耳鸣，目眩，腰膝酸软；舌质淡，舌苔薄，脉细	滋补肝肾	七宝美髯丹加减

必考热点

1. 治疗油风血热风燥证应选用四物汤合六味地黄汤；治疗油风气滞血瘀证应选用通窍活血汤；治疗油风气血两虚证应选用八珍汤；治疗油风肝肾不足证应选用七宝美髯丹。
2. 油风气滞血瘀证应采取通窍活血，祛瘀生发的治疗方法。

第八节　黄　水　疮

考点：黄水疮的概念与特点

黄水疮的概念与特点见表 7-8-19。

表 7-8-19　黄水疮的概念与特点

概念	黄水疮是一种发于皮肤有传染性的化脓性皮肤病。又称为滴脓疮、天疱疮等
特点	皮损主要表现为浅在性脓疱和脓痂，有接触传染和自体接种的特性，在托儿所、幼儿园或家庭中传播流行
治疗	以清暑利湿为主要治法。实证以祛邪为主；虚证以健脾为主

必考热点

1. 黄水疮是一种发于皮肤有传染性的化脓性皮肤病。
2. 黄水疮皮损主要表现为浅在性脓疱和脓痂，有接触传染和自体接种的特性。
3. 黄水疮治疗时应以清暑利湿为主要治法。

考点：黄水疮的辨证论治

黄水疮的辨证论治见表 7-8-20。

表 7-8-20 黄水疮的辨证论治

证型	证 候	治法	代表方
暑湿热蕴证	皮疹多而脓疱密集，色黄，四周有红晕，破后糜烂面鲜红，附近伴臖核肿大；或有发热，多有口干、便干、小便黄等；舌红，苔黄腻，脉濡数或滑数	清暑利湿解毒	清暑汤加马齿苋、藿香
脾虚湿滞证	皮疹少而脓疱稀疏，色淡黄或淡白，四周红晕不显，破后糜烂面淡红；多有食少，面白无华，大便溏薄；舌淡，苔薄微腻，脉濡细	健脾渗湿	参苓白术散加冬瓜仁、广藿香

必考热点

患者，男，30岁。诊断为黄水疮，表现为皮疹少而脓疱稀疏，色淡黄或淡白，四周红晕不显，破后糜烂面淡红；多有食少，面白无华，大便溏薄；舌淡，苔薄微腻，脉濡细。该患者证型为脾虚湿滞证。应采取健脾渗湿的治疗方法。

第九节 虫咬皮炎

考点：虫咬皮炎的概念与特点

虫咬皮炎的概念与特点见表7-8-21。

表 7-8-21 虫咬皮炎的概念与特点

概念	虫咬皮炎是被致病虫类叮咬，接触其毒液或虫体的毒毛而引起的一种皮炎。较常见的致病害虫有蠓、螨、隐翅虫、刺毛虫、跳蚤、虱类、臭虫、飞蛾、蜂等
特点	皮肤上呈丘疹样风团，上有针尖大小的瘀点、丘疹或水疱，呈散在性分布

必考热点

虫咬皮炎的特点为皮肤上呈丘疹样风团，上有针尖大小的瘀点、丘疹或水疱，呈散在性分布。

考点：虫咬皮炎的辨证论治

1. 内治法 见表7-8-22。

表 7-8-22 虫咬皮炎的内治法

证型	证 候	治法	代表方
热毒蕴结证	皮疹较多，成片红肿，水疱较大，瘀斑明显，皮疹附近臖核肿大；伴畏寒，发热，头痛，恶心，胸闷；舌红，苔黄，脉数	清热解毒，消肿止痒	五味消毒饮合黄连解毒汤加地肤子、白鲜皮、紫荆皮

2. 外治法 见表7-8-23。

表 7-8-23 虫咬皮炎的外治法

初起红斑、丘疹、风团	用1%薄荷三黄洗剂（即三黄洗剂加薄荷脑1g）外搽

续　表

生于毛发处者	剃毛后外搽50%百部酊杀虫止痒
感染邪毒，水疱破后糜烂红肿者	用马齿苋煎汤湿敷，再用青黛散油剂涂搽；或用颠倒散洗剂外搽
松毛虫、桑毛虫皮炎	可用橡皮膏黏去毛刺，外涂5%碘酒
蜂螫皮炎	应先拔去毒刺，火罐吸出毒汁，消毒后外用紫金锭磨水涂

必考热点

1. 虫咬皮炎热毒蕴结证应采取清热解毒，消肿止痒的治疗方法。
2. 虫咬皮炎初起红斑、丘疹、风团等皮损，用1%薄荷三黄洗剂外搽。

第十节　疥　　疮

考点：疥疮的病因病机与临床特点

疥疮的病因病机与临床特点见表7-8-24。

表7-8-24　疥疮的病因病机与临床特点

病因病机	疥疮是由人型疥虫通过密切接触而传染。其传染性很强，在家庭或集体宿舍中可相互传播，可因使用患者用过而未经消毒的衣服、被席、用具等传染而得。本病发生后，患者常伴有湿热之邪郁于肌肤的症状
临床特点	夜间剧痒，在皮损处有灰白色、浅黑色或普通皮色的隧道，可找到疥虫。继发感染者，称脓窝疥

必考热点

疥疮临床表现为夜间剧痒，在皮损处有灰白色、浅黑色或普通皮色的隧道，可找到疥虫。

考点：疥疮的治疗

本病以杀虫止痒为主要治法。必须隔离治疗，以外治为主。一般无须内服药，若抓破染毒，需内外合治。疥疮的治疗见表7-8-25。

表7-8-25　疥疮的治疗

外治杀虫为主	硫黄治疗疥疮，古今皆为常用特效药物。临床多与水银、雄黄等杀虫药配用，以油调敷，或与大枫子、蓖麻仁等有油脂之果仁捣膏用之。目前临床常用浓度5%~20%的硫黄软膏，小儿用5%~10%、成人用10%~15%的浓度，若患病时间长，可用20%的浓度，但浓度不宜过高，否则易产生皮炎；亦可用含水银的制剂一扫光或雄黄软膏等外搽
涂药方法	先以花椒9g、地肤子30g煎汤外洗，或用温水肥皂洗涤全身后，再擦药。一般先擦好发部位，再涂全身。每天早、晚各涂1次，连续3天，第4天洗澡，换洗席被，此为1个疗程。一般治1~2个疗程，停药后观察1周左右，如无新皮损出现，即为痊愈。因为疥虫卵在产生后1周左右才能发育为成虫，故治疗后观察以1周为妥

必考热点

1. 疥疮以杀虫止痒为主要治法。
2. 治疗疥疮的常用特效药物是硫黄软膏。
3. 疥疮治疗停药后需要观察1周左右。

第十一节　湿　　疮

考点：湿疮的病因病机及临床特点

湿疮的病因病机及临床特点见表7-8-26。

表7-8-26　湿疮的病因病机及临床特点

病因病机	由于禀赋不耐，饮食失节，或过食辛辣刺激荤腥动风之物，脾胃受损，失其健运，湿热内生，又兼外受风邪，内外两邪相搏，风湿热邪浸淫肌肤所致
	急性者以湿热为主；亚急性者多与脾虚湿恋有关；慢性者则多病久耗伤阴血，血虚风燥，乃至肌肤甲错。发于小腿者则常由经脉弛缓、青筋暴露，气血运行不畅，湿热蕴阻，肤失濡养所致。本病的发生与心、肺、肝、脾四经的病变有密切的关系
临床表现	相当于西医的湿疹。皮损对称分布，多形损害，剧烈瘙痒，有渗出倾向，反复发作，易成慢性等。根据病程可分为急性、亚急性、慢性三类。急性湿疮以丘疱疹为主，炎症明显，易渗出；慢性湿疮以苔藓样变为主，易反复发作

必考热点

1. 急性湿疮以丘疱疹为主，炎症明显，易渗出；慢性湿疮以苔藓样变为主，易反复发作。
2. 湿疮的发生与心、肺、肝、脾四经的病变有密切的关系。

考点：湿疮的辨证治疗

1. 内治法　见表7-8-27。

表7-8-27　湿疮的内治

证型	证　　候	治法	代表方
湿热蕴肤证	发病快，病程短，皮损潮红，有丘疱疹，灼热瘙痒无休，抓破渗液流滋水；伴心烦口渴，身热不扬，大便干，小便短赤；舌红，苔薄白或黄，脉滑或数	清热利湿止痒	龙胆泻肝汤合萆薢渗湿汤加减
脾虚湿蕴证	发病较缓，皮损潮红，有丘疹，瘙痒，抓后糜烂渗出，可见鳞屑；伴纳少，腹胀便溏，易疲乏；舌淡胖，苔白腻，脉濡缓	健脾利湿止痒	除湿胃苓汤或参苓白术散加紫荆皮、地肤子、白鲜皮
血虚风燥证	病程久，反复发作，皮损色暗或色素沉着，或皮损粗糙肥厚，剧痒难忍，遇热或肥皂水洗后瘙痒加重；伴有口干不欲饮，纳差，腹胀；舌淡，苔白，脉弦细	养血润肤，祛风止痒	当归饮子或四物消风饮加丹参、鸡血藤、乌梢蛇

2. 外治法　见表7-8-28。

表 7-8-28 湿疮的外治

急性湿疮	初起仅有潮红、丘疹，或少数水疱而无渗液时，外治宜清热安抚，避免刺激，可选用清热止痒的中药苦参、黄柏、地肤子、荆芥等煎汤湿敷，或用三黄洗剂、炉甘石洗剂外搽
亚急性湿疮	外治原则为消炎、止痒、燥湿、收敛，选用三黄洗剂、3%黑豆馏油等外搽
慢性湿疮	选用各种软膏剂、乳剂，根据瘙痒及皮肤肥厚程度加入不同浓度的止痒剂、角质促成和溶解剂，一般可外搽青黛膏、5%硫黄软膏、10%~20%黑豆馏油软膏

必考热点

1. 湿疮湿热蕴肤证应采取清热利湿止痒的治疗方法。
2. 湿疮血虚风燥证选用当归饮子或四物消风饮加丹参、鸡血藤、乌梢蛇治疗。
3. 亚急性湿疮外治原则为消炎、止痒、燥湿、收敛，选用三黄洗剂、3%黑豆馏油等外搽。

考点：婴儿湿疮的病因与辨证论治

1. 病因 相当于西医的婴幼儿湿疹。由于禀性不耐，脾胃运化失职，内有胎火湿热，外受风湿热邪，两者蕴阻肌肤而成；或因消化不良、食物过敏、衣服摩擦、肥皂水洗涤刺激等而诱发。

2. 辨证论治

（1）内治法：见表 7-8-29。

表 7-8-29 婴儿湿疮的内治法

证型	证候	治法	代表方
胎火湿热证	皮肤潮红，红斑水疱，抓痒流滋，甚则黄水淋漓、糜烂，结黄色痂皮；大便干，小便黄赤；苔黄腻，脉滑数	凉血清火，利湿止痒	消风导赤汤加减
脾虚湿蕴证	初起皮肤暗淡，继而出现成片水疱，瘙痒，抓破后结薄痂；患儿多有消化不良，大便稀溏，或完谷不化；舌淡，苔白或白腻，脉缓	健脾利湿	小儿化湿汤加土茯苓、鱼腥草

（2）外治法：见表 7-8-30。

表 7-8-30 婴儿湿疮的外治法

脂溢性和湿性	用生地黄榆、黄柏煎水或马齿苋合剂、2%硼酸水外用冷湿敷，待流滋、糜烂减轻后，选用青黛散油、黄连油或蛋黄油外搽
干性	用三黄洗剂、黄柏霜外搽

必考热点

1. 患儿，男，6个月。体形肥胖，颜面部皮肤潮红，有红斑水疱，甚至黄水淋漓、糜烂，结黄色痂皮，大便干，小便短赤。苔黄腻，脉滑数。治疗宜选用的方药是消风导赤汤加减。

2. 婴儿干性湿疮用三黄洗剂、黄柏霜外搽。

第十二节　接触性皮炎

考点：接触性皮炎的诊断要点

接触性皮炎的诊断要点见表 7-8-31。

表 7-8-31　接触性皮炎的诊断要点

诊断要点	发病前有明显的接触史，均有一定的潜伏期
	一般急性发病，常见于暴露部位，如面、颈、四肢
	皮损的形态、范围、严重程度取决于接触物质种类、性质、浓度、接触时间的久暂、接触部位和面积大小及机体对刺激物的反应程度。皮损边界清楚，多局限于接触部位，形态与接触物大抵一致。皮疹一般为红斑、肿胀、丘疹、水疱或大疱、糜烂、渗出等，一个时期内以某一种皮损为主
	病因去除和恰当处理后可在 1~2 周内痊愈。但反复接触或处理不当，可转变为亚急性或慢性，皮损表现为肥厚粗糙，呈苔藓样变
	皮肤斑贴试验：将可疑致敏物用适当溶剂配成一定比例的浓度作斑贴试验，若示阳性则提示患者对被试物过敏

必考热点

1. 接触性皮炎最主要的诊断依据是有明显的异物接触史。
2. 接触性皮炎一般急性发病，常见于面、颈、四肢。

考点：接触性皮炎的治疗

本病以清热祛湿止痒为主要治法。首先应避免接触过敏物质，否则治疗无效。急性者以清热祛湿为主；慢性者以养血润燥为主。

1. 内治　接触性皮炎的内治见表 7-8-32。

表 7-8-32　接触性皮炎的内治

证型	证　　候	治法	代表方
风热蕴肤证	起病较急，好发于头面部，皮损色红，肿胀轻，其上为红斑或丘疹，自觉瘙痒，灼热；心烦，口干，小便微黄；舌红，苔薄白或薄黄，脉浮数	疏风清热止痒	消风散加紫荆皮(花)、僵蚕
湿热毒蕴证	起病急骤，皮损面积较广泛，其色鲜红肿胀，上有水疱或大疱，水疱破后则糜烂渗液，自觉灼热瘙痒；伴发热，口渴，大便干，小便短黄；舌红，苔黄，脉弦滑数	清热祛湿，凉血解毒	龙胆泻肝汤合化斑解毒汤加减
血虚风燥证	病程长，病情反复发作，皮损肥厚干燥有鳞屑，或呈苔藓样变，瘙痒剧烈，有抓痕及结痂；舌淡红，苔薄，脉弦细	养血润燥，祛风止痒	当归饮子合消风散加减

2. 外治　用药宜简单、温和、无刺激性。找出致病原因，去除刺激物质，避免再接触。

必考热点

1. 预防接触性皮炎的最佳措施是查明病因，避免再次接触刺激物。
2. 接触性皮炎以清热祛湿止痒为主要治法。

3. 接触性皮炎急性者的治疗以清热祛湿为主；慢性者以养血润燥为主。
4. 接触性皮炎湿热毒蕴证应采取清热祛湿，凉血解毒的治疗方法。

第十三节　药　毒

考点：药毒的病因病机及诊断

药毒的病因病机及诊断见表 7-8-33。

表 7-8-33　药毒的病因病机及诊断

病因病机	总由禀赋不耐，邪毒侵犯所致
临床表现	发病前有用药史
	有一定的潜伏期，第一次发病多在用药后 5～20 天内，重复用药常在 24 小时内发生，短者甚至在用药后瞬间或数分钟内发生
	突然发病，自觉灼热瘙痒，重者伴有发热、倦怠、纳差、大便干燥、小便黄赤等全身症状
	皮损形态多样，颜色鲜艳，分布为全身性、对称性，可泛发或仅限于局部。常见类型有固定红斑型、荨麻疹样型、麻疹样或猩红热样型、湿疹皮炎样型、多形红斑型、紫癜型、大疱性表皮松解型、剥脱性皮炎型。大疱性表皮松解型是最严重的一型药疹

必考热点

1. 药毒引起皮肤发疹的主要原因是禀赋不耐，药毒入侵。
2. 药毒的皮损形态多样，颜色鲜艳，分布为全身性、对称性，可泛发或仅限于局部。
3. 药毒的临床类型中，大疱性表皮松解型是最严重的一型。

考点：药毒的治疗

1. 内治法　见表 7-8-34。

表 7-8-34　药毒的内治法

证型	证　候	治法	代表方
湿毒蕴肤证	皮疹为红斑、丘疹、风团、水疱，甚则糜烂渗液，表皮剥脱；伴灼热剧痒，口干，大便燥结，小便黄赤，或有发热；舌红，苔薄白或黄，脉滑或数	清热利湿，解毒止痒	萆薢渗湿汤加减
热毒入营证	皮疹鲜红或紫红，甚则为紫斑、血疱，灼热痒痛；伴高热，神志不清，口唇焦燥，口渴不欲饮，大便干结，小便短赤；舌红绛，苔少或镜面舌，脉洪数	清热凉血，解毒护阴	清营汤加减
气阴两虚证	严重药疹后期大片脱屑；伴低热，神疲乏力，气短，口干欲饮；舌红，少苔，脉细数	益气养阴清热	增液汤合益胃汤加减

2. 外治法　根据皮损表现可选用中药溻渍、中药熏洗、中药涂擦等剂型和药物。
3. 西医治疗　药毒的西医治疗见表 7-8-35。

表 7-8-35　药毒的西医治疗

一般药疹	使用抗组胺药物、维生素 C 和钙剂

续 表

重症药疹	宜采用中西医结合疗法，除运用上述内治、外治方法外，宜早期足量使用皮质类固醇激素，如氢化可的松300~400mg或地塞米松10~15mg，维生素C 2~3g，加入5%~10%葡萄糖溶液1000~2000ml中，静脉滴注。至病情缓解后，改为泼尼松或地塞米松口服。必要时配合抗生素以防止继发感染

必考热点

1. 治疗湿毒蕴肤证的代表方为萆薢渗湿汤；治疗热毒入营证的代表方为清营汤；治疗气阴两虚证的代表方为增液汤合益胃汤。

2. 患者严重药疹后期大片脱屑；伴低热，神疲乏力，气短，口干欲饮；舌红，少苔，脉细数。此时该患者应采取益气养阴清热的治疗方法。

3. 一般药疹，使用抗组胺药物、维生素C和钙剂。

第十四节　瘾　疹

考点：瘾疹的病因病机、临床表现与辅助检查

瘾疹的病因病机、临床表现与辅助检查见表7-8-36。

表7-8-36　瘾疹的病因病机、临床表现与辅助检查

病因病机	先天禀赋不足，卫外不固，风邪乘虚侵袭所致；或表虚不固，风寒、风热外袭，客于肌表，致使营卫失调而发；或饮食不节，过食辛辣肥厚，或肠道寄生虫，使肠胃积热，复感风邪，内不得疏泄，外不得透达，郁于皮毛腠理之间而发。此外，情志内伤，冲任不调，肝肾不足，血虚生风生燥，阻于肌肤也可发生。对食物、生物制品、肠道寄生虫等过敏亦发作本病
临床表现	急性荨麻疹：皮疹为大小不等的风团，色鲜红，也可为苍白色，孤立、散在或融合成片，数小时内风团减轻，变为红斑而渐消失。但不断有新的风团出现
	慢性荨麻疹：全身症状一般较轻，风团时多时少，反复发生，病程在6周以上。大多数患者不能找到病因，有约50%的患者在5年内病情减轻，约20%患者病程可长达20年以上
	特殊类型荨麻疹包括：皮肤划痕症、寒冷性荨麻疹、胆碱能性荨麻疹、压迫性荨麻疹
辅助检查	血液中嗜酸性粒细胞增多。若伴感染时，白细胞总数增多及中性粒细胞的百分比升高

必考热点

慢性荨麻疹的特点是风团反复发作，数月或数年。

考点：瘾疹的治疗

1. 内治法　见表7-8-37。

表7-8-37　瘾疹的内治法

证型	证　候	治法	代表方
风寒束表证	风团色白，遇寒加重，得暖则减；恶寒怕冷，口不渴；舌淡红，苔薄白，脉浮紧	疏风散寒止痒	麻黄桂枝各半汤加减

续　表

证型	证　候	治法	代表方
风热犯表证	风团鲜红，灼热剧痒，遇热加重，得冷则减；伴有发热，恶寒，咽喉肿痛；舌质红，苔薄白或薄黄，脉浮数	疏风清热止痒	消风散加减
胃肠湿热证	风团片大、色红、瘙痒剧烈；发疹的同时伴脘腹疼痛，恶心呕吐，神疲纳呆，大便秘结或泄泻；舌质红，苔黄腻，脉弦滑数	疏风解表，通腑泄热	防风通圣散加减
血虚风燥证	反复发作，迁延日久，午后或夜间加剧；伴心烦易怒，口干，手足心热；舌红少津，脉沉细	养血祛风，润燥止痒	当归饮子加减

2. 外治法　见表 7-8-38。

表 7-8-38　瘾疹的外治法

中药熏洗	瘙痒明显，无胸闷气憋者适用。风团红，瘙痒明显者，选用马齿苋、白鲜皮等解毒止痒中药熏洗；风团色淡白，皮肤干燥者，选用当归、茯苓、白术等健脾养血中药熏洗，每日 1 次
中药保留灌肠	对于因饮食不慎而诱发者，采取苦参、黄柏等中药保留灌肠以泻浊解毒，每日 1 次

必考热点

1. 患者，男，25 岁。晨起跑步时偶遇风后全身泛发风团，色白，伴瘙痒，发无定处，成批发生，用温水清洗后皮损很快消退，口不渴，舌淡，苔白，脉浮紧。该患者宜选用的治疗方药是麻黄桂枝各半汤。

2. 患者，女，32 岁。2 天来全身起红色风团，灼热剧痒，遇热时皮疹加重，苔薄黄，脉浮数。治疗方剂宜选用消风散。

3. 患者，女，24 岁。8 个月前因食用鱼虾后全身起风团，后反复发作，迁延日久，每次发作时原因不明，瘙痒明显，舌淡红，苔白，脉沉细。宜选用的治疗方药是当归饮子加减。

第十五节　牛　皮　癣

考点：牛皮癣的皮损特点及治疗

1. 皮损特点　皮损多为圆形或多角形的扁平丘疹融合成片，剧烈瘙痒，搔抓后皮损肥厚，皮沟加深，皮嵴隆起，极易形成苔藓样变。

2. 治疗　以疏风清热、养血润燥为治则。

（1）内治法：见表 7-8-39。

表 7-8-39　牛皮癣的内治法

证型	证　候	治法	代表方
肝郁化火证	皮疹色红，伴心烦易怒，失眠多梦，眩晕，心悸，口苦咽干；舌边尖红，脉弦数	疏肝理气，清肝泻火	龙胆泻肝汤加减
风湿蕴肤证	皮损呈淡褐色片状，粗糙肥厚，剧痒时作，夜间尤甚；舌淡红，苔薄白或白腻，脉濡缓	祛风利湿，清热止痒	消风散加减
血虚风燥证	皮损色淡或灰白，状如枯木，肥厚粗糙似牛皮；心悸怔忡，失眠健忘，女子月经不调；舌淡，苔薄，脉沉细	养血润燥，息风止痒	当归饮子加减

（2）外治法：见表7-8-40。

表7-8-40 牛皮癣的外治法

外治疗法	肝郁化火，风湿蕴肤：用三黄洗剂外搽，每天3~4次
	血虚风燥：外用油膏加热烘疗法，局部涂油膏后，热烘10~20次，烘后可将所涂药膏擦去，每天1次，4周为1疗程
	羊蹄根散，醋调搽患处，每天1~2次
	醋泡鸡蛋，以醋泡过鸡蛋的蛋黄与蛋白搅匀，用棉棒或棉球蘸其液外搽数次
	皮损浸润肥厚剧痒者，外用核桃枝或叶，刀砍取汁，外搽患处，日1~2次

必考热点

1. 牛皮癣的典型皮疹为扁平多角形丘疹，融合成片呈苔藓样。
2. 牛皮癣治疗以疏风清热、养血润燥为治则。
3. 治疗牛皮癣肝郁化火证的代表方为消风散。
4. 牛皮癣肝郁化火，风湿蕴肤，用三黄洗剂外搽，每天3~4次。

第十六节 白 疕

考点：白疕（寻常型）的皮损特点及辨证治疗

1. 皮损特点 皮损初起为针头大小的丘疹，逐渐扩大为绿豆、黄豆大小的淡红色或鲜红色丘疹或斑丘疹，可融合成形态不同的斑片，边界清楚，表面覆盖多层干燥银白色鳞屑，刮除鳞屑则露出发亮的半透明的薄膜，为薄膜现象。再刮除薄膜，出现多个筛状出血点，为点状出血现象。在头部可出现束状发，在指甲甲板可呈顶针状凹陷。可见点滴状、钱币状、斑块状、地图状、蛎壳状、混合状等多种皮损形态。

2. 辨证治疗 进行期多以清热凉血解毒为基本治疗原则，静止期多以养血滋阴润燥或活血化瘀、解毒通络为基本治疗原则。白疕（寻常型）的辨证治疗见表7-8-41。

表7-8-41 白疕（寻常型）的辨证治疗

证型	证 候	治法	代表方
血热内蕴证	多见于进行期。皮疹多呈点滴状，发展迅速，颜色鲜红，层层鳞屑，瘙痒剧烈，刮去鳞屑有点状出血；伴口干舌燥，咽喉疼痛，心烦易怒，便干溲赤；舌质红，舌苔薄黄，脉弦滑或数	清热凉血，解毒消斑	犀角地黄汤加减
血虚风燥证	多见于静止期。病程较久，皮疹多呈斑片状，颜色淡红，鳞屑减少，干燥皲裂，自觉瘙痒；伴口咽干燥；舌质淡红，舌苔少，脉沉细	养血滋阴，润肤息风	当归饮子加减
气血瘀滞证	多见于静止期或消退期。皮损反复不愈，皮疹多呈斑块状，鳞屑较厚，颜色暗红；舌质紫暗有瘀点、瘀斑，脉涩或细缓	活血化瘀，解毒通络	桃红四物汤加减
湿毒蕴阻证	皮损多发生在腋窝、腹股沟等皱褶部位，红斑糜烂，痂屑黏厚，瘙痒剧烈；或掌跖红斑、脓疱、脱皮；或伴关节酸痛、肿胀、下肢沉重；舌质红，苔黄腻，脉滑	清利湿热，解毒通络	萆薢渗湿汤加减
火毒炽盛证	全身皮肤潮红、肿胀、灼热痒痛，大量脱皮，或有密集小脓疱；伴壮热、口渴、头痛、畏寒，大便干燥，小便黄赤；舌红绛，苔黄腻，脉弦滑数	清热泻火，凉血解毒	清瘟败毒饮加减

必考热点

1. 白疕（寻常型）可见点滴状、钱币状、斑块状、地图状、蛎壳状、混合状多种皮损形态。

2. 白疕（寻常型）进行期多以清热凉血解毒为基本治疗原则，静止期多以养血滋阴润燥或活血化瘀、解毒通络为基本治疗原则。

3. 治疗白疕（寻常型）血热内蕴证应选用犀角地黄汤。

4. 患者，女，40 岁。全身散发红色丘疹、片状红斑，其上均覆银白色鳞屑，有瘙痒感，伴有口干喜饮，心烦易怒，舌苔薄黄，舌质红，脉弦滑。该患者应采取清热泻火，凉血解毒的治疗方法。

第十七节　淋　　病

考点：淋病的病因病机及诊断

淋病的病因病机及诊断见表 7-8-42。

表 7-8-42　淋病的病因病机及诊断

病因		因宿娼恋色或误用污染之器具，湿热秽浊之气由下焦前阴窍口入侵，阻滞于膀胱及肝经，局部气血运行不畅，湿热熏蒸，精败肉腐，气化失司而成本病；病久及肾，导致肾虚阴亏，瘀结于内，由实转虚，形成虚证或虚实夹杂之证。本病的病原体为淋球菌，系革兰阴性球菌，多寄生在淋病患者的泌尿生殖系统
临床表现		有不洁性交或间接接触传染史。潜伏期一般为 2~10 天，平均 3~5 天
	男性淋病	急性淋病：尿道口红肿、发痒及轻度刺痛，继而有稀薄黏液流出，引起排尿不适，24 小时后症状加剧。排尿开始时尿道外口刺痛或灼热痛，排尿后疼痛减轻。尿道口溢脓，开始为浆液性分泌物，以后逐渐变稠出现黄色黏稠的脓性分泌物，特别是清晨起床后分泌物的量较多。当病变上行蔓延至后尿道时，可出现终末血尿、血精、会阴部轻度坠胀等现象。全身症状一般较轻，少数患者可伴有发热（38℃左右）、全身不适、厌食等
		慢性淋病：多由急性淋病治疗不当，或在急性期嗜酒及与配偶性交等因素而转为慢性；也有因患者体质虚弱或伴贫血、结核，病情一开始即呈慢性经过。慢性淋病患者表现为尿痛轻微，排尿时仅感尿道灼热或轻度刺痛，常可见终末血尿。尿道外口不见排脓，挤压阴茎根部或用手指压迫会阴部，尿道外口仅见少量稀薄浆液性分泌物。患者多有慢性腰痛，会阴部胀感，夜间遗精，精液带血。淋病反复发作者，可出现尿道狭窄，少数可引起输精管狭窄或梗塞，发生精液囊肿
	女性淋病	大多数患者可无症状，有症状者往往不太明显，多在出现严重病变，或娩出感染淋病的新生儿时才被发现
		急性淋病的主要类型：淋菌性宫颈炎、淋菌性尿道炎、淋菌性前庭大腺炎。慢性淋病常由急性转变而来。一般症状较轻，部分患者有下腹坠胀，腰酸背痛，白带较多，下腹疼痛，月经过多，少数可引起不孕、宫外孕等
辅助检查		采取病损处分泌物或穿刺液涂片作革兰染色，在多形核白细胞内找到革兰染色阴性的淋球菌，可作初步诊断。经培养检查即可确诊

必考热点

1. 淋病的病原体为淋球菌，系革兰阴性球菌，多寄生在淋病患者的泌尿生殖系统。
2. 淋病的潜伏期一般为 2~10 天。
3. 淋病的临床特点是尿频、尿急，尿道刺痛或尿道溢脓。
4. 女性急性淋病的类型有淋菌性宫颈炎、淋菌性尿道炎、淋菌性前庭大腺炎。

考点：淋病的辨证论治

淋病的辨证论治见表7-8-43。

表7-8-43　淋病的辨证论治

证型	证　候	治法	代表方
湿热毒蕴证（急性淋病）	尿道口红肿，尿液混浊如脂，尿道口溢脓，尿急，尿频，尿痛，尿道灼热，严重者尿道黏膜水肿，附近淋巴结红肿疼痛，女性宫颈充血、触痛，并有脓性分泌物，或有前庭大腺红肿热痛等；可伴有发热等全身症状；舌红，苔黄腻，脉滑数	清热利湿，解毒化浊	龙胆泻肝汤酌加土茯苓、红藤、萆薢等
阴虚毒恋证（慢性淋病）	小便不畅、短涩，淋沥不尽，女性带下多，或尿道口见少许黏液，酒后或疲劳易复发；腰酸腿软，五心烦热，食少纳差；舌红，苔少，脉细数	滋阴降火，利湿祛浊	知柏地黄丸酌加土茯苓、萆薢等

必考热点

1. 患者，男，36岁。尿道口红肿，有脓性分泌物排出，尿频、尿急、尿痛，舌红，苔薄黄，脉滑数。该患者可诊断为湿热毒蕴证。

2. 阴虚毒恋证（慢性淋病）应采取滋阴降火，利湿祛浊的治疗方法。

第十八节　梅　毒

考点：梅毒的病因病机及诊断

梅毒的病因病机及诊断见表7-8-44。

表7-8-44　梅毒的病因病机及诊断

病因		中医认为本病为淫秽疫毒与湿热、风邪杂合所致。传播方式主要是精化传染（直接传染），间有气化传染（间接传染）和胎中染毒。邪之初染，疫毒结于阴器及肛门等处，发为疳疮；流于经脉，则生横痃；后期疫毒内侵，伤及骨髓、关窍、脏腑，变化多端，证候复杂
临床表现	一期梅毒	主要表现为疳疮（硬下疳），一般无全身症状。硬下疳90%发生在男女外生殖器部位，少数发生在唇、舌、口腔、咽及肛门、直肠等处。其典型表现初为丘疹或浸润性红斑，继之轻度糜烂或成浅表性溃疡，其上有少量浆液性分泌物，内含大量的梅毒螺旋体，传染性极强。边缘隆起，边缘及基底部呈软骨样硬度，无痛无痒，直径1~2cm，圆形，常为单个，偶为多个。局部淋巴结肿大。疳疮不经治疗，可在3~8周后自然消失，而淋巴结肿大持续较久
	二期梅毒	一期梅毒未经治疗或治疗不彻底，梅毒螺旋体由淋巴系统进入血液循环形成菌血症播散全身，引起皮肤黏膜及系统性损害，称二期梅毒。主要表现为杨梅疮
	三期梅毒	亦称晚期梅毒，主要表现为杨梅结毒。此期特点为病程长，易复发，除皮肤黏膜损害外，常侵犯多个脏器
	潜伏梅毒（隐性梅毒）	梅毒未经治疗或用药剂量不足，无临床症状，血清反应阳性，排除其他可引起血清反应阳性的疾病存在，脑脊液正常，这类患者称为潜伏梅毒。若感染期限在2年以内者称为早期潜伏梅毒。早期潜伏梅毒随时可发生二期复发损害，有传染性；病期在2年以上者称为晚期潜伏梅毒，少有复发，少有传染性，但女患者仍可经过胎盘而传给胎儿，发生胎传梅毒
	胎传梅毒（先天梅毒）	胎传梅毒是母体内的梅毒螺旋体由血液通过胎盘传入到胎儿血液中，导致胎儿感染的梅毒。多发生在妊娠4个月后。发病小于2岁者称早期胎传梅毒，大于2岁者称晚期胎传梅毒。胎传梅毒不发生硬下疳，常有严重的内脏损害，对患儿的健康影响很大，病死率高

续 表

辅助检查	梅毒螺旋体抗原血清试验阳性，或蛋白印迹试验阳性，均有利于诊断。聚合酶链反应检查梅毒螺旋体核糖核酸阳性，或取硬下疳、病损皮肤、黏膜损害的表面分泌物、肿大的淋巴结穿刺液在暗视野显微镜下查到梅毒螺旋体，均可确诊

必考热点

1. 中医认为梅毒的病因病机为淫秽疫毒与湿热、风邪杂合所致。
2. 一期梅毒主要表现为疳疮（硬下疳）；二期梅毒主要表现为杨梅疮；三期梅毒要表现为杨梅结毒。
3. 硬下疳 90% 发生在男女外生殖器部位，少数发生在唇、舌、口腔、咽及肛门、直肠等处。
4. 胎传梅毒多发生在妊娠 4 个月后。

考点：梅毒的辨证论治

梅毒的辨证论治见表 7-8-45。

表 7-8-45 梅毒的辨证论治

证型	证 候	治法	代表方
肝经湿热证	多见于一期梅毒。外生殖器疳疮质硬而润，或伴有横痃，杨梅疮多在下肢、腹部、阴部；兼见口苦口干，小便黄赤，大便秘结；舌质红，苔黄腻，脉弦滑	清热利湿，解毒驱梅	龙胆泻肝汤酌加土茯苓、虎杖
血热蕴毒证	多见于二期梅毒。周身起杨梅疮，色如玫瑰，不痛不痒，或见丘疹、脓疱、鳞屑；兼见口干咽燥，口舌生疮，大便秘结；舌质红绛，苔薄黄或少苔，脉细滑或细数	凉血解毒，泻热散瘀	清营汤合桃红四物汤加减
毒结筋骨证	见于杨梅结毒。患病日久，在四肢、头面、鼻咽部出现树胶肿，伴关节、骨骼作痛，行走不便，肌肉消瘦，疼痛夜甚；舌质暗，苔薄白或灰或黄，脉沉细涩	活血解毒，通络止痛	五虎汤加减
肝肾亏损证	见于三期梅毒脊髓痨者。患病可达数十年之久，逐渐两足瘫痪或痿弱不行，肌肤麻木或虫行作痒，筋骨窜痛；腰膝酸软，小便困难；舌质淡，苔薄白，脉沉细弱	滋补肝肾，填髓息风	地黄饮子加减
心肾亏虚证	见于心血管梅毒患者。症见心慌气短，神疲乏力，下肢浮肿，唇甲青紫，腰膝酸软，动则气喘；舌质淡有齿痕，苔薄白而润，脉沉弱或结代	养心补肾，祛瘀通阳	苓桂术甘汤加减

必考热点

1. 梅毒肝经湿热证多见于一期梅毒；梅毒血热蕴毒证多见于二期梅毒；梅毒毒结筋骨证见于杨梅结毒。
2. 梅毒肝肾亏损证见于三期梅毒脊髓痨者；梅毒心肾亏虚证见于心血管梅毒患者。
3. 患者，周身起杨梅疮，色如玫瑰，不痛不痒，兼见口干咽燥，口舌生疮，大便秘结；舌质红绛，苔薄黄，脉细滑。该患者应采取凉血解毒，泻热散瘀的治疗方法。
4. 治疗梅毒心肾亏虚证应使用的代表方为苓桂术甘汤。

第十九节 尖锐湿疣

考点：尖锐湿疣的病因病机、诊断与鉴别诊断

尖锐湿疣的病因病机、诊断与鉴别诊断见表 7-8-46。

表 7-8-46 尖锐湿疣的病因病机、诊断与鉴别诊断

病因病机	主要为性滥交或房室不洁，感受秽浊之毒，毒邪蕴聚，酿生湿热，湿热下注皮肤黏膜而产生赘生物	
	本病的病原体系人类乳头瘤病毒（HPV）的 6、11、16、18 等型。该病毒属 DNA 病毒，具有高度的宿主性和组织特异性，只侵犯人体皮肤黏膜，不侵犯动物。病毒通过局部细微损伤的皮肤黏膜而接种在患部，经过一定的潜伏期而出现赘生物	
临床表现	有与尖锐湿疣患者不洁性交或生活接触史。潜伏期一般为 2 周~8 个月，平均 3 个月。外生殖器及肛门周围皮肤黏膜湿润区为好发部位，少数患者可见于肛门生殖器以外部位（如口腔、腋窝、乳房、趾间等）。	
	基本损害为淡红色或污秽色、柔软的表皮赘生物。赘生物大小不一，单个或群集分布，表面分叶或呈棘刺状，湿润，基底较窄或有蒂，但在阴茎体部可出现基底较宽的“无蒂疣”。由于皮损排列分布不同，外观上常表现为点状、线状、重叠状、乳头瘤状、鸡冠状、菜花状、蕈状、扁平状等不同形态。巨大的尖锐湿疣多见于男性，且好发于阴茎和肛门附近，女性则见于外阴部，偶尔可转化为鳞状细胞癌	
辅助检查	醋酸白试验：用 3%~5%的醋酸液涂擦或湿敷 3~10 分钟，阳性者局部变白，病灶稍隆起，在放大镜下观察更明显。组织病理学检查有特异性	
鉴别诊断	假性湿疣	多发生于 20~30 岁的女性外阴，特别是小阴唇内侧和阴道前庭；皮损为直径 1~2mm 大小的白色或淡红色小丘疹，表面光滑如鱼子状，群集分布；无自觉症状
	扁平湿疣	为梅毒常见的皮肤损害，皮损为扁平而湿润的丘疹，表面光滑，成片或成簇分布；损害内可找到梅毒螺旋体；梅毒血清反应强阳性
	阴茎珍珠状丘疹	多见于青壮年；皮损为冠状沟部珍珠样半透明小丘疹，呈半球状、圆锥状或不规则状，色白或淡黄、淡红，沿冠状沟排列成一行或数行，或包绕一周；无自觉症状

必考热点

1. 尖锐湿疣发病的病原体为人乳头瘤病毒。
2. 尖锐湿疣的好发部位为外生殖器及肛门周围皮肤黏膜湿润区。
3. 巨大的尖锐湿疣多见于男性，且好发于阴茎和肛门附近，女性则见于上阴部，偶尔可转化为鳞状细胞癌。
4. 假性湿疣多发生于 20~30 岁的女性外阴，特别是小阴唇内侧和阴道前庭。
5. 扁平湿疣为梅毒常见的皮肤损害。

考点：尖锐湿疣的辨证论治

以清热解毒、燥湿除疣为主要治法，也可运用抗病毒中草药施治。临床常用中西医结合治疗去除疣体，并针对病原体进行治疗。中医药在控制复发方面有较好疗效。尖锐湿疣的辨证论治见表 7-8-47。

表 7-8-47 尖锐湿疣的辨证论治

证型	证 候	治法	代表方
湿毒下注证	外生殖器或肛门等处出现疣状赘生物，色灰或褐或淡红，质软，表面秽浊潮湿，触之易出血，恶臭；伴小便黄或不畅；苔黄腻，脉滑或弦数	利湿化浊，清热解毒	革薢化毒汤酌加黄柏、土茯苓、大青叶
湿热毒蕴证	外生殖器或肛门等处出现疣状赘生物，色淡红，易出血，表面有大量秽浊分泌物，色淡黄，恶臭，瘙痒，疼痛；伴小便色黄量少，口渴欲饮，大便干燥；舌红，苔黄腻，脉滑数	清热解毒，化浊利湿	黄连解毒汤加苦参、萆薢、土茯苓、大青叶、马齿苋等

必考热点

1. 尖锐湿疣以清热解毒，燥湿除疣为主要治法，也可运用抗病毒中草药施治。
2. 治疗尖锐湿疣湿毒下注证的主方为萆薢化毒汤；治疗尖锐湿疣湿热毒蕴证的主方为黄连解毒汤。

第九单元　肛门直肠疾病

第一节　痔

考点：痔的概念与分类

痔的概念与分类见表 7-9-1。

表 7-9-1　痔的概念与分类

概念	痔是直肠末端黏膜下和肛管皮下的静脉丛发生扩大曲张所形成的柔软静脉团。是临床常见病、多发病。本病好发于20岁以上的成年人。根据发病部位的不同，分为内痔、外痔和混合痔	
分类	内痔	是发生于齿线上，由直肠上静脉丛瘀血、扩张、屈曲所形成的柔软静脉团，好发于肛门右前、右后和左侧正中部位即膀胱截石位 3、7、11 点处，以便血、坠胀、肿块脱出为主要临床表现
	外痔	是发生于齿线下，由肛缘皮肤感染或痔外静脉丛扩大、曲张，或痔外静脉丛破裂，或反复发炎纤维增生所形成的疾病。以自觉坠胀、疼痛和有异物感为主要临床表现。常见外痔有结缔组织性外痔、静脉曲张性外痔、血栓性外痔、炎性外痔
	混合痔	是直肠上、下静脉丛瘀血、扩张、屈曲、相互沟通吻合而形成的静脉团。其位于齿线上下同一点位，表面分别为直肠黏膜和肛管皮肤所覆盖。内痔发展到二期以上时多形成混合痔

必考热点

1. 痔是直肠末端黏膜下和肛管皮下静脉丛发生扩大曲张所形成的柔软静脉团。
2. 根据发病部位的不同，痔可分为内痔、外痔和混合痔。
3. 内痔好发于肛门右前、右后和左侧正中部位即膀胱截石位 3、7、11 点处。
4. 内痔以便血、坠胀、肿块脱出为主要临床表现。
5. 外痔以自觉坠胀、疼痛和有异物感为主要临床表现。
6. 内痔的发生主要是由于先天性静脉壁薄弱而成。

考点：内痔的病因病机、临床表现及分期

内痔的病因病机、临床表现及分期见表 7-9-2。

表 7-9-2　内痔的病因病机、临床表现及分期

病因病机	主要是由于先天性静脉壁薄弱，兼因饮食不节、过食辛辣醇酒厚味，燥热内生，下迫大肠，以及久坐久蹲、负重远行、便秘努责、妇女生育过多、腹腔癥瘕，致血行不畅，血液瘀积，热与血相搏，则气血纵横，筋脉交错，结滞不散而成

续 表

临床表现	便血	是内痔最常见的早期症状。初起多为无痛性便血，血色鲜红，不与粪便相混。可表现为手纸带血，滴血、喷射状出血，便后出血停止。出血呈间歇性，饮酒、疲劳、过食辛辣食物、便秘等诱因，常使症状加重。出血严重者可出现继发性贫血
	脱出	随着痔核增大，排便时可脱出肛门外。若不及时回纳，可致内痔嵌顿
	肛周潮湿、瘙痒	痔核反复脱出，肛门括约肌松弛，常有分泌物溢于肛门外，故感肛门潮湿；分泌物长期刺激肛周皮肤，易发湿疹、瘙痒不适
	疼痛	脱出的内痔发生嵌顿，引起水肿、血栓形成，糜烂坏死，可有剧烈疼痛
	便秘	患者常因出血而人为控制排便，造成习惯性便秘，干燥粪便又极易擦伤痔核表面黏膜而出血，形成恶性循环
分期	Ⅰ期内痔	痔核较小，不脱出，以便血为主
	Ⅱ期内痔	痔核较大，大便时可脱出肛外，便后自行回纳，便血或多或少
	Ⅲ期内痔	痔核更大，大便时痔核脱出肛外，甚至行走、咳嗽、喷嚏、站立时也会脱出，不能自行回纳，需用手推回，或平卧、热敷后才能回纳，便血不多或不出血
	Ⅳ期内痔	痔核脱出，不能及时回纳，嵌顿于外，因充血、水肿和血栓形成，以致肿痛、糜烂和坏死，即嵌顿性内痔

必考热点

1. 便血是内痔最常见的早期症状。
2. 痔核较小，不脱出，以便血为主，此为Ⅰ期内痔。

考点：内痔的治疗

1. 内治法　多适用于Ⅰ、Ⅱ期内痔；或内痔嵌顿伴有继发感染；或年老体弱者发病；或内痔兼有其他严重慢性疾病不宜手术治疗者。内痔的辨证论治见表7-9-3。

表7-9-3　内痔的内治法

证型	证　候	治法	代表方
风伤肠络证	大便带血，滴血或呈喷射状出血，血色鲜红，或有肛门瘙痒；舌红，苔薄白或薄黄，脉浮数	清热凉血祛风	凉血地黄汤或槐花散加减
湿热下注证	便血鲜红，量较多，肛内肿物外脱，可自行还缩，肛门灼热；舌质红，苔黄腻，脉弦数	清热渗湿止血	脏连丸加减
气滞血瘀证	肛内肿物脱出，甚或嵌顿，肛门紧缩，坠胀疼痛，甚则肛缘水肿，血栓形成，触痛明显；舌质红或暗红，苔白或黄，脉弦细涩	清热利湿，祛风活血	止痛如神汤加减
脾虚气陷证	肛门松弛，痔核脱出需用手托方能复位，便血鲜红或淡红；面色无华，神疲乏力，少气懒言，纳呆便溏；舌淡胖，边有齿痕，苔薄白，脉弱	补中益气	补中益气汤加减

2. 外治法　适用于各期内痔及术后（表7-9-4）。

表7-9-4　内痔的外治法

熏洗法	以药物加水煮沸，先熏后洗，或用毛巾蘸药液趁热湿敷患处，冷则更换。具有活血止痛、收敛消肿等作用。常用五倍子汤、苦参汤等

续 表

外敷法	将药物敷于患处。具有消肿止痛、收敛止血、祛腐生肌等作用。根据不同病情可选用油膏或散剂，如九华膏、黄连膏、消痔膏（散）、五倍子散等
塞药法	将药物制成栓剂，塞入肛内。具有消肿、止痛、止血作用。如痔疮栓等
挑治法	适用于内痔出血。其机理是疏通经络，调理气血，促使肿消痛减。一般挑治 1 次即可见效，必要时可隔 10 日再挑治 1 次
枯痔法	即以药物如枯痔散、灰皂散敷于Ⅱ、Ⅲ期脱出肛外的内痔痔核的表面，具有强腐蚀作用，能使痔核干枯坏死，达到痔核脱落痊愈的目的。此法目前已少采用

3. 其他疗法　见表 7-9-5。

表 7-9-5　内痔的其他疗法

注射疗法	适应证		Ⅰ、Ⅱ、Ⅲ期内痔；内痔兼有贫血者；混合痔的内痔部分
	禁忌证		Ⅳ期内痔；外痔；内痔伴肛门周围急慢性炎症或腹泻；内痔伴有严重肺结核或高血压、肝肾疾病及血液病者；因腹腔肿瘤引起的内痔和妊娠期妇女
	常用药物		消痔灵注射液
	注意事项		注射时必须注意严格消毒，每次注射都须再次消毒
			必须用 5 号针头进行注射，否则针孔大，易出血
			进针后应先作回血试验，注射药液宜缓缓进行
			进针的针头勿向痔核内各方向乱刺，以免过多损伤痔内血管而引起出血，致使痔核肿大，增加局部的液体渗出，延长痔核的枯脱时间
			注意勿使药液注入外痔区，或注射位置过低而使药液向肛管扩散，造成肛门周围水肿和疼痛
			操作时应先注射小的痔核，再注射大的痔核，以免小痔核被大痔核挤压、遮盖，从而增加操作困难
结扎疗法	单纯结扎法	适应证	Ⅰ、Ⅱ期内痔
		禁忌证	肛门周围有急性脓肿或湿疮者；内痔伴有痢疾或腹泻者；因腹腔肿瘤引起的内痔；内痔伴有严重肺结核、高血压及肝肾脏疾病或血液病者；临产期孕妇
		操作方法	患者取侧卧位（患侧在下）或截石位，尽量暴露臀部，局部或腰俞麻醉后肛管及直肠下段常规消毒，再用双手食指扩肛，使痔核暴露；用弯血管钳夹住痔核基底部，用 10 号丝线在止血钳下方剪口处结扎
	贯穿结扎法	适应证	Ⅱ、Ⅲ期内痔，对纤维型内痔更为适宜
		禁忌证	同单纯结扎法
		操作方法	基本同单纯结扎法。用弯血管钳夹住痔核基底部，用左手向肛外同一方向牵引，右手用持针钳夹住已穿有丝线的缝针，将双线从痔核基底部中央稍偏上穿过；将已贯穿痔核的双线交叉放置，并用剪刀沿齿线剪一浅表裂缝，再分端进行“8”字形结扎或作“回”字形结扎
		注意事项	结扎内痔时，宜先扎小的痔核，后扎大的痔核
			环形内痔采取分段结扎
			缝针穿过痔核基底部时，不可穿入肌层，否则结扎后可引起肌层坏死或并发肛门直肠周围脓肿
			结扎术后当天不要解大便，若便后痔核脱出，应立即将痔核送回肛内，以免发生水肿，加剧疼痛反应
			在结扎后的 7~9 天为痔核脱落阶段，嘱患者减少行动，大便时不宜用力努挣，以避免术后大出血
	胶圈套扎法	适应证	Ⅱ、Ⅲ期内痔及混合痔的内痔部分
		禁忌证	同单纯结扎法
		操作方法	让患者排便后取膝胸位或侧卧位；先作直肠指诊，以排除其他病变；插入肛门镜，检查痔核位置及数目，选定套扎部位；通过负压吸引，将痔体吸入套扎枪管腔内，之后将胶圈套扎于痔核基底部

4. 术后常见反应及处理方法　内痔的术后常见反应及处理方法见表 7-9-6。

表 7-9-6　内痔的术后常见反应及处理方法

疼痛	术后用 0.75%罗哌卡因 5ml+生理盐水 5ml+亚甲蓝注射液 2ml 在肛周皮下点状注射；或肛内纳入吲哚美辛栓（消炎痛栓）1 枚
小便困难	应消除患者精神紧张；下腹部热敷或针刺三阴交、关元、中极等穴留针 15~30 分钟；或用 1%利多卡因 10ml 长强穴封闭；因肛门敷料过多或压迫过紧引起者，可适当放松敷料；必要时采用导尿术
出血	内痔结扎不牢而脱落，或内痔枯萎脱落时可出现创面出血，甚至小动脉出血。对于创面渗血，可用凡士林纱条填塞压迫，或用桃花散外敷；至于小动脉出血，必须显露出血点，进行缝合结扎，以彻底止血；如出血过多，面色苍白，血压下降者，给予快速补液、输血、抗休克治疗
发热	一般因组织坏死、吸收而引起的发热不超过 38℃，除加强观察外，无须特殊处理。局部感染引起的可应用清热解毒药或抗生素等
水肿	以芒硝 30g 煎水熏洗，每日 1~2 次，或用五倍子汤或苦参汤加减熏洗再外敷消痔膏，也可用热水袋外敷

必考热点

1. 痔以非手术治疗为主，症状严重、反复发作者手术治疗。
2. 熏洗法具有活血止痛、收敛消肿等作用。
3. 挑治法适用于内痔出血。其机理是疏通经络，调理气血，促使肿消痛减。
4. 注射疗法是目前治疗内痔的常用方法，按其所起的作用不同，分硬化萎缩和坏死枯脱两种方法。
5. 贯穿结扎法适用于Ⅱ、Ⅲ期内痔，对纤维型内痔更为适宜。

考点：血栓性外痔的诊断与治疗

血栓性外痔的诊断与治疗见表 7-9-7。

表 7-9-7　血栓性外痔的诊断与治疗

诊断		多发于截石位 3、9 点，病前有便秘、饮酒或用力负重等诱因。肛门部突然剧烈疼痛，肛缘皮下有一触痛性肿物，排便、坐下、行走，甚至咳嗽等动作均可使疼痛加剧。检查时在肛缘皮肤表面有一暗紫色圆形硬结节，界限清楚，触按痛剧。有时经 3~5 天血块自行吸收，疼痛缓解而自愈
治疗	内治法	血热瘀结证。①证候：肛缘肿物突起，其色暗紫，疼痛剧烈难忍，肛门坠胀。伴口渴便秘，舌紫，苔薄黄，脉弦涩。②治法：清热凉血，散瘀消肿。③方药：凉血地黄汤合活血散瘀汤加减
	外治法	用苦参汤熏洗，外敷消痔膏
	其他疗法	血栓外痔剥离术。适用于血栓外痔较大，血块不易吸收，炎症水肿局限者

必考热点

1. 血栓性外痔多发于截石位 3、9 点，病前有便秘、饮酒或用力负重等诱因。
2. 血栓性外痔血热瘀结证的治疗方法为清热凉血，散瘀消肿。
3. 血栓外痔剥离术适用于血栓外痔较大，血块不易吸收，炎症水肿局限者。

考点：混合痔的诊断与治疗

混合痔的诊断与治疗见表 7-9-8。

表 7-9-8　混合痔的诊断与治疗

诊断	内、外痔相连，无明显分界。用力排便或负重等致腹压增加，可一并扩大隆起。内痔部分较大者，常可脱出肛门外。大便时滴血或射血，量或多或少，色鲜。多发生于肛门截石位 3、7、11 点位处，以 11 点处最多见	
治疗	辨证论治	参见内痔辨证论治
	外治疗法	参见内、外痔外治法
	其他疗法	必要时可选用外痔剥离、内痔结扎术

必考热点

1. 混合痔多发生于肛门截石位 3、7、11 点位处，以 11 点处最多见。
2. 混合痔必要时可选用外痔剥离、内痔结扎术。

第二节　息　肉　痔

考点：息肉痔的概念和病因病机

息肉痔的概念和病因病机见表 7-9-9。

表 7-9-9　息肉痔的概念和病因病机

概念	息肉痔是指直肠内黏膜上的赘生物，是一种常见的直肠良性肿瘤
特点	肿物蒂小质嫩，其色鲜红，便后出血。分为单发性和多发性两种，前者多见于儿童，后者多见于青壮年，息肉多数是腺瘤性
病因病机	多因湿热下迫大肠，以致肠道气机不利，经络阻滞，瘀血浊气凝聚而成

必考热点

1. 息肉痔是指直肠内黏膜上的赘生物，是一种常见的直肠良性肿瘤。
2. 息肉痔分为单发性和多发性两种，单发性多见于儿童，多发性多见于青壮年。

考点：息肉痔的诊断与鉴别诊断

息肉痔的诊断与鉴别诊断见表 7-9-10。

表 7-9-10　息肉痔的诊断与鉴别诊断

诊断	临床表现	因息肉大小及位置高低的不同，临床表现也不尽相同。位置较高的小息肉一般无症状；低位带蒂息肉大便时可脱出肛门外，小的能自行回纳，大的便后需用手推回，常伴有排便不畅、下坠或里急后重感。多发性息肉常伴腹痛、腹泻，排出血性黏液便，久之则体重减轻、体弱无力、消瘦、贫血等。若息肉并发溃疡及感染，可有大便次数增加，便后有里急后重感，便后出血，伴血性黏液排出
	专科检查	肛门指诊对低位息肉有重要诊断价值。可扪及圆形柔软肿物，表面光滑，活动度大，有长蒂时常有肿物出没不定的情况。肛镜下可见直肠黏膜有圆形肿物，有蒂。多发性息肉则可触及直肠腔内有葡萄串样大小不等的球形肿物，指套染血或附有血性黏液
	实验室及辅助检查	电子结肠镜检查并取活体组织行病理检查，可进一步明确诊断。气钡双重造影检查能发现早期微小病变，可确定息肉的部位与数目。长期出血者可见红细胞及血红蛋白下降，甚至贫血

续 表

鉴别诊断	直肠癌	可有大便习惯的改变，大便变扁变细，便血，指诊可触及坚硬不规则、活动范围小、基底粘连而压痛的肿物，指套上有脓血黏液，有恶臭味，病理检查可明确诊断
	肛乳头肥大	位置在肛窦附近，质韧，表面光滑，呈灰白色，多无便血，可脱出肛外，常伴有肛裂等
	内痔	二者均可脱出，便血。但内痔多位于齿线上左中、右前、右后三处，基底较宽而无蒂，便血量较多。多见于成年人

必考热点

1. 电子结肠镜检查并取活体组织行病理检查可进一步明确诊断。

2. 直肠癌可有大便习惯的改变，大便变扁变细，便血，指诊可触及坚硬不规则、活动范围小、基底粘连而压痛的肿物。

3. 肛乳头肥大常伴有肛裂等。

考点：息肉痔的治疗

1. 内治法　见表7-9-11。

表7-9-11　息肉痔的内治法

证　型	证　　候	治　法	方　药
风伤肠络证	便血鲜红，或滴血，或便时带血，息肉表面充血明显，脱出或不脱出肛外；舌质红，苔薄白或薄黄，脉浮数	清热凉血，祛风止血	槐角丸加减
气滞血瘀证	肿物脱出肛外，不能回纳，疼痛甚，息肉表面紫暗；舌紫，脉涩	活血化瘀，软坚散结	少腹逐瘀汤加减
脾气亏虚证	肿物易于脱出肛外，表面增生粗糙，或有少量出血，肛门松弛；舌质淡，苔薄，脉弱	补益脾胃	参苓白术散加减

2. 外治法　见表7-9-12。

表7-9-12　息肉痔的外治法

灌肠法	6%明矾液50ml保留灌肠，每天1次
	乌梅、海浮石各12g，五倍子6g，牡蛎、夏枯草各30g，紫草、贯众各15g，浓煎为150~200ml，每次取50~80ml保留灌肠，每天1次

3. 其他疗法　见表7-9-13。

表7-9-13　息肉痔的其他疗法

结扎法	适应证	低位带蒂息肉
	操作方法	侧卧位或截石位，局部常规消毒，局部麻醉并扩肛后，用食指将息肉轻轻拉出肛外，或在肛镜下用组织钳夹住息肉轻轻拉出肛外，用圆针丝线在息肉基底贯穿结扎，然后切除息肉
套扎法	概念	本法是通过器械将胶圈套入息肉根部，利用胶圈较强的弹性阻止血液循环，促使息肉缺血、坏死、脱落
	适应证	低位带蒂息肉

续　表

套扎法	禁忌证	同单纯结扎法
	操作方法	让患者排便后取膝胸位或侧卧位；先行直肠指诊，以排除其他病变；插入肛门镜，检查息肉位置及数目，选定套扎部位，用套扎器行息肉套扎
内镜下息肉切除术	对中高位直肠息肉及结肠息肉，可以在结肠镜下行息肉圈套电切或内镜下黏膜剥离术（EMR）	
直肠结肠切除术	对高位多发性腺瘤，必要时可考虑行直肠结肠切除术	

必考热点

1. 息肉痔应采用综合治疗。对保守治疗效果不佳者，可采用结扎或镜下套扎或手术切除等治疗。
2. 治疗息肉痔风伤肠络证的方药为槐角丸加减。
3. 息肉痔结扎法的适应证为低位带蒂息肉。
4. 对中高位直肠息肉及结肠息肉，可以在结肠镜下行息肉圈套电切或内镜下黏膜剥离术。

第三节　肛隐窝炎

考点：肛隐窝炎的病因病机、主要症状、并发症及手术治疗

肛隐窝炎的病因病机、主要症状、并发症及手术治疗见表 7-9-14。

表 7-9-14　肛隐窝炎的病因病机、主要症状、并发症及手术治疗

病因病机	肛隐窝炎是肛隐窝、肛门瓣发生的急慢性炎症性疾病，又称肛窦炎。多因饮食不节，过食醇酒厚味、辛辣炙煿；或虫积骚扰，湿热内生，下注肛部；或因肠燥便秘，破损染毒而成	
主要症状	自觉肛门部不适，排便时因粪便压迫肛隐窝，可感觉肛门疼痛，一般不甚剧烈，数分钟内消失。若括约肌受刺激而挛缩则疼痛加剧，常可出现不排便时的短时间阵发性刺痛，并波及臀部和股后侧。急性期常伴便秘，粪便常带少许黏液，此种黏液常在粪便前流出，有时混有血丝。若并发肛乳头肥大，并从肛门脱出，可使肛门潮湿瘙痒	
并发症	常并发肛乳头炎、肛乳头肥大	
手术治疗	切开引流术	适应证：适用于单纯肛隐窝炎或脓者；或有隐性瘘管者。
		操作方法：肛门部皮肤常规消毒，在局麻或腰俞穴位麻醉下，取截石位或侧卧位，在双叶肛门镜下，暴露病灶，沿肛隐窝作纵行切口，使引流通畅。术后每天便后坐浴、换药
	切除术	适应证：本病伴肛乳头肥大者
		操作方法：准备同上，在双叶肛门镜下，暴露病灶，将肛窦、肛门瓣作纵行切口，并剥离至肛乳头根部，用止血钳夹住肛乳头基底部，贯穿结扎切除

必考热点

1. 患者，男，20 岁。肛门坠胀疼痛 2 个月，症状时轻时重，大便干，排便前有黏液自肛门流出，无便血。此患者最可能的诊断是肛隐窝炎。
2. 肛隐窝炎常并发肛乳头炎、肛乳头肥大。
3. 单纯肛隐窝炎或脓者，或有隐性瘘管者可采用切开引流术进行治疗。
4. 肛隐窝炎伴乳头肥大者应采用切除术进行治疗。

第四节 肛 痈

考点：肛痈的概念、病因病机及诊断

肛痈的概念、病因病机及诊断见表 7-9-15。

表 7-9-15 肛痈的概念、病因病机及诊断

概念	肛痈是指肛管直肠周围间隙发生急慢性感染而形成的脓肿，相当于现代医学的肛门直肠周围脓肿
特点	多发病急骤，疼痛剧烈，伴高热，破溃后多形成肛漏
病因病机	多因过食肥甘、辛辣、醇酒等物，湿热内生，下注大肠，蕴阻肛门；或肛门破损染毒，致经络阻塞，气血凝滞而成。也有因肺、脾、肾亏损，湿热乘虚下注而成
临床表现	发病男性多于女性，尤以青壮年为多，主要表现为肛门周围疼痛、肿胀、有结块，伴有不同程度发热、倦怠等全身症状。包括肛门旁皮下脓肿、坐骨直肠间隙脓肿、骨盆直肠间隙脓肿、直肠后间隙脓肿
辅助检查	血常规：白细胞及中性粒细胞可有不同程度的增多
	超声检查：有助于了解肛痈的大小、位置及与肛门括约肌和肛提肌的关系。

必考热点

1. 肛痈是指肛管直肠周围间隙发生急慢性感染而形成的脓肿。
2. 肛痈的特点是多发病急骤，疼痛剧烈，伴高热，破溃后多形成肛漏。
3. 患者肛旁肿痛 1 周，近 3 天加重，伴发热恶寒，坐卧不宁。检查肛门左侧饱满，高于右侧，压痛明显，有波动感，最可能的诊断是坐骨直肠间隙脓肿。

考点：肛痈的辨证论治

肛痈的辨证论治见表 7-9-16。

表 7-9-16 肛痈的辨证论治

证型	证 候	治法	代表方
热毒蕴结证	肛门周围突然肿痛，持续加剧，伴有恶寒、发热、便秘、溲赤。肛周红肿，触痛明显，质硬，皮肤焮热。舌红，苔薄黄，脉数	清热解毒	仙方活命饮、黄连解毒汤加减
火毒炽盛证	肛周肿痛剧烈，持续数日，痛如鸡啄，难以入寐，伴恶寒发热，口干便秘，小便困难。肛周红肿，按之有波动感或穿刺有脓。舌红，苔黄，脉弦滑	清热解毒透脓	透脓散加减
阴虚毒恋证	肛周肿痛，皮色暗红，成脓时间长，溃后脓出稀薄，疮口难敛，伴有午后潮热，心烦口干，盗汗。舌红，苔少，脉细数	养阴清热，祛湿解毒	青蒿鳖甲汤合三妙丸加减

必考热点

1. 肛痈火毒炽盛证采取清热解毒透脓的治疗方法，选用的代表方为透脓散。
2. 肛痈阴虚毒恋证采取养阴清热，祛湿解毒的治疗方法，选用的代表方为青蒿鳖甲汤合三妙丸。

第五节　肛　　漏

考点：肛漏的概念、病因病机、诊断与鉴别诊断

肛漏的概念、病因病机、诊断与鉴别诊断见表7-9-17。

表7-9-17　肛漏的概念、病因病机、诊断与鉴别诊断

概念		是指直肠或肛管与周围皮肤相通所形成的瘘管，也称肛瘘。一般由原发性内口、瘘管和继发性外口三部分组成，也有仅具内口或外口者。肛漏多是肛痈的后遗症。临床上分为化脓性或结核性两类
特点		以局部反复流脓、疼痛、瘙痒为主要症状，并可触及或探及瘘管通到直肠
病因病机		肛痈溃后，余毒未尽，蕴结不散，血行不畅，疮口不合，日久成漏；亦有虚劳久嗽，肺、脾、肾亏损，邪乘于下，郁久肉腐成脓，溃后成漏
临床表现	流脓	局部间歇性或持续性流脓，久不收口。一般初形成的漏流脓较多，有粪臭味，色黄而稠；久之，则脓水稀少，或时有时无，呈间歇性流脓；若过于疲劳，则脓水增多，有时可有粪便流出；若脓液已少而突然又增多，兼有肛门部疼痛者，常表示有急性感染或有新的支管形成
	疼痛	当瘘管通畅时，不觉疼痛，仅有局部坠胀感。若外口自行闭合，脓液积聚，可出现局部疼痛，或有寒热；若溃破后脓水流出，症状可迅速减轻或消失。但也有因内口较大，粪便流入管道而引起疼痛，尤其是排便时疼痛加剧
	瘙痒	由于脓液不断刺激肛门周围皮肤而引起瘙痒，有时可伴发肛周湿疮
查体		肛门视诊可见外口，外口凸起较小者多为化脓性；外口较大，凹陷，周围皮肤暗紫，皮下有穿凿性者，应考虑复杂性或结核性肛漏。低位肛漏可在肛周皮下触及硬索，高位或结核性者一般不易触及。以探针探查，常可找到内口
分类	单纯性肛漏	凡是只有一个外口、一条管道、一个内口的，都可以称为单纯性肛漏，或称为完全漏，又称内外漏；若只有外口下连漏管而无内口者，称为单口外漏，又称外盲漏；若只有内口与漏管相通而无外口的，称为单口内漏，又称内盲漏
	复杂性肛漏	指在肛门内、外有3个或以上的开口，或有2条以上管道的肛漏。若管道绕肛门而生，形如马蹄者，称为马蹄形肛漏
	低位单纯性肛漏	只有1个漏管，并通过外括约肌深层以下，内口在肛窦附近
	低位复杂性肛漏	漏管在外括约肌深层以下，有2个以上外口，或2条以上管道内口在肛窦部位
	高位单纯性肛漏	仅有1条管道，漏管穿过外括约肌深层以上，内口位于肛窦部位
	高位复杂性肛漏	有2个以上外口及管道有分支窦道，其主管道通过外括约肌深层以上，有2个或2个以上内口者
肛漏的发展规律		将肛门两侧的坐骨结节划一条横线，当漏管外口在横线之前距离肛缘4cm以内，内口在齿线处与外口位置相对，其管道多为直行；如外口在距离肛缘4cm以外，或外口在横线之后，内口多在后正中齿线处，其漏管多为弯曲或马蹄形
辅助检查		X线碘油造影术：可显示漏管走行、深浅、有无分枝及内口的位置，与直肠及周围脏器的关系等，为手术提供可靠的依据
鉴别诊断	肛门部化脓性汗腺炎	是皮肤及皮下组织的慢性炎性疾病，常可在肛周皮下形成漏管及外口、流脓，并不断向四周蔓延。检查时可见肛周皮下多处漏管及外口，皮色暗褐而硬，肛管内无内口
	骶前畸胎瘤溃破	骶前畸胎瘤是胚胎发育异常的先天性疾病。多在青壮年时期发病，初期无明显症状，如肿瘤增大压迫直肠可发生排便困难。若继发感染，可从肛门后溃破而在肛门后尾骨前有外口，但肛门指诊常可触及骶前有囊性肿物感，而无内口。手术可见腔内有毛发、牙齿、骨质等

必考热点

1. 肛漏一般由原发性内口、瘘管和继发性外口三部分组成。
2. 肛漏的特点是以局部反复流脓、疼痛、瘙痒为主要症状，并可触及或探及瘘管通到直肠。
3. X线碘油造影术可为肛漏手术提供可靠的依据。
4. 骶前畸胎瘤是胚胎发育异常的先天性疾病。

考点：肛漏的挂线疗法和切开疗法的适应证、禁忌证及治疗原理

肛漏的挂线疗法和切开疗法的适应证、禁忌证及治疗原理见表7-9-18。

表7-9-18 肛漏的挂线疗法和切开疗法的适应证、禁忌证及治疗原理

切开疗法	适应证	低位单纯性肛漏和低位复杂性肛瘘，对高位肛瘘切开时，必须配合挂线疗法，以免造成肛门失禁
	禁忌证	肛门周围有皮肤病患者；漏管仍有酿脓现象存在者；有严重的肺结核病、梅毒等，或极度虚弱者；有癌变者
	治疗原理	将漏管全部切开，必要时可将漏管周围的瘢痕组织作适当修剪，使之引流通畅，创口逐渐愈合。手术成败的关键，在于正确地找到内口，并将内口切开或切除，否则创口就不能愈合，即使暂时愈合，日久又会复发
挂线疗法	适应证	适用于距离肛门4cm以内，有内外口的低位肛漏；亦作为复杂性肛漏切开疗法或切除疗法的辅助方法
	禁忌证	肛门周围有皮肤病患者；漏管仍有酿脓现象存在者；有严重的肺结核病、梅毒等，或极度虚弱者；有癌变者
	治疗原理	利用结扎线的机械作用，以其紧缚所产生的压力或收缩力，缓慢勒开管道，给断端以生长和周围组织产生炎症粘连的机会，从而防止了肛管直肠环突然断裂回缩而引起的肛门失禁。目前多以橡皮筋代替丝线，可缩短疗程，减轻术后疼痛

必考热点

1. 治疗肛漏目前常用的手术疗法有挂线疗法、切开疗法、切开与挂线相结合等三种。
2. 治疗高位肛漏时宜选用切开加挂线疗法。
3. 肛漏切开疗法手术成败的关键是找到内口并切除。
4. 肛漏挂线疗法适用于距离肛门4cm以内，有内外口的低位肛漏。

第六节 肛 裂

考点：肛裂的定义、病因病机、主要症状与分类

肛裂的定义、病因病机、主要症状与分类见表7-9-19。

表7-9-19 肛裂的定义、病因病机、主要症状与分类

概念	肛管的皮肤全层纵行裂开并形成感染性溃疡者称肛裂。本病好发于青壮年，女性多于男性。肛裂的部位一般在肛门前后正中位，尤以后位多见，位于前正中线的肛裂多见于女性。临床上以肛门周期性疼痛、出血、便秘为主要特点	
病因病机	阴虚津乏，或热结肠燥，而致大便秘结，排便努责，而使肛门皮肤裂伤，然后染毒而逐渐形成慢性溃疡	
主要症状	疼痛	周期性疼痛是肛裂的主要症状，常因排便时，肛管扩张刺激溃疡面，引发撕裂样疼痛，或灼痛，或刀割样疼痛，持续数分钟后减轻或缓解，称为疼痛间歇期，时间一般在5分钟左右，随后括约肌持续性痉挛收缩而剧烈疼痛，可持续数小时，使患者坐卧不安，十分痛苦，直到括约肌疲劳松弛后，疼痛逐渐缓解，这一过程为肛裂疼痛周期。病情严重时，咳嗽、喷嚏都可以引起疼痛，并向骨盆及下肢放射

续 表

主要症状	出血	大便时出血量不多，鲜红色，有时染红便纸，或附着于粪便表面，有时滴血
	便秘	患者多数有习惯性便秘，又因恐惧大便时疼痛，不愿定时排便，故便秘加重，形成恶性循环
分类	早期肛裂	发病时间较短，仅在肛管皮肤见一个小的溃疡，创面浅而色鲜红，边缘整齐而有弹性
	陈旧性肛裂	裂口边缘变硬变厚，裂口周围组织发炎、充血、水肿及结缔组织增生，形成赘皮性外痔。在裂口上端齿线附近并发肛窦炎、肛乳头炎，形成单口内瘘及肛乳头肥大。溃疡基底因炎症刺激结缔组织增生，栉膜增厚变硬形成栉膜带，妨碍括约肌松弛，致使裂口边缘不整齐，缺乏弹性，形成较深大溃疡而不易愈合。裂口、栉膜带、赘皮性外痔、单口内瘘、肛窦炎、肛乳头炎和肛乳头肥大的六种病理改变，成为陈旧性肛裂的特征

必考热点

1. 肛裂的部位一般在肛门前后正中位，尤以后位多见。
2. 肛裂临床上以肛门周期性疼痛、出血、便秘为主要特点。
3. 肛裂可分为早期肛裂、陈旧性肛裂。
4. 裂口、栉膜带、赘皮性外痔、单口内瘘、肛窦炎、肛乳头炎和肛乳头肥大的六种病理改变，成为陈旧性肛裂的特征。

考点：肛裂的辨证论治

肛裂的辨证论治见表 7-9-20。

表 7-9-20 肛裂的辨证论治

证型	证 候	治法	代表方
血热肠燥证	大便两三日一行，质干硬，便时肛门疼痛、滴血或手纸染血，裂口色红，腹部胀满，溲黄。舌偏红，脉弦数	清热润肠通便	凉血地黄汤合脾约麻仁丸
阴虚津亏证	大便干结，数日一行，便时疼痛点滴下血，裂口深红。口干咽燥，五心烦热。舌红，苔少或无苔，脉细数	养阴清热润肠	润肠汤
气滞血瘀证	肛门刺痛明显，便时便后尤甚。肛门紧缩，裂口色紫暗，舌紫暗，脉弦或涩	理气活血，润肠通便	六磨汤加红花、桃仁、赤芍等

必考热点

1. 治疗肛裂血热肠燥证的代表方为凉血地黄汤合脾约麻仁丸；治疗肛裂阴虚津亏证的代表方为润肠汤；治疗肛裂气滞血瘀证的代表方为六磨汤。

2. 患者，肛门刺痛明显，便时便后尤甚。肛门紧缩，裂口色紫暗，舌紫暗，脉弦或涩。该患者应采取理气活血，润肠通便的治疗方法。

第七节 脱 肛

考点：脱肛的定义、病因病机、症状、分类及鉴别诊断

脱肛的定义、病因病机、症状、分类及鉴别诊断见表 7-9-21。

表 7-9-21 脱肛的定义、病因病机、症状、分类及鉴别诊断

<table>
<tr><td>概念</td><td colspan="2">是直肠黏膜、肛管、直肠全层和部分乙状结肠向下移位，脱出肛门外的疾病</td></tr>
<tr><td>特点</td><td colspan="2">直肠黏膜及直肠反复脱出肛门外伴肛门松弛。相当于西医的直肠脱垂</td></tr>
<tr><td>病因病机</td><td colspan="2">小儿气血未旺，老年人气血衰退，中气不足，或妇女分娩用力耗气，气血亏损，以及慢性泻痢、习惯性便秘、长期咳嗽均易导致气虚下陷，固摄失司，以致肛管直肠向外脱出</td></tr>
<tr><td>症状</td><td colspan="2">早期便后有黏膜肛门脱出，便后能自行还纳，以后渐渐不能自然回复，须手托或平卧方能复位。日久失治，致使直肠各层组织向下移位，直肠或部分乙状结肠脱出，甚至咳嗽、蹲下或行走时也可脱出。患者常有大便不尽和大便不畅，或下腹部坠痛，腰部、腹股沟及两侧下肢有酸胀和沉重感觉。因直肠黏膜反复脱出暴露在外，常发生充血、水肿、糜烂、出血，故肛门可流出黏液，刺激肛周皮肤，可引起瘙痒</td></tr>
<tr><td rowspan="3">分类</td><td>一度脱垂</td><td>为直肠黏膜脱出，脱出物淡红色，长3~5cm，触之柔软，无弹性，不易出血，便后可自行回纳</td></tr>
<tr><td>二度脱垂</td><td>为直肠全层脱出，脱出物长5~10cm，呈圆锥状，淡红色，表面为环状而有层次的黏膜皱襞，触之较厚，有弹性，肛门松弛，便后有时需用手回复</td></tr>
<tr><td>三度脱垂</td><td>直肠及部分乙状结肠脱出，长达10cm以上，呈圆柱形，触之很厚，肛门松弛无力</td></tr>
<tr><td>鉴别</td><td colspan="2">应与Ⅰ度直肠脱垂鉴别。内痔脱出时痔核分颗脱出，无环状黏膜皱襞，暗红色或青紫色，容易出血</td></tr>
</table>

必考热点

1. 脱肛的特点是直肠黏膜及直肠反复脱出肛门外伴肛门松弛。

2. 患儿，男，8岁。排便时肛门脱出一肿物，呈环形，色鲜红，便后自行回纳，有时伴有点滴出血，多染于便纸上，该患儿最可能的诊断是直肠黏膜脱垂。

3. 二度脱垂脱出物的形态是圆锥形；三度脱垂脱出物的形态是圆柱形。

考点：脱肛的内治法

脱肛的内治法见表 7-9-22。

表 7-9-22 脱肛的内治法

证型	证　候	治法	代表方
脾虚气陷证	便时肛内肿物脱出，轻重不一，色淡红，伴有肛门坠胀，大便带血，神疲乏力，厌食，甚则头昏耳鸣，腰膝酸软。舌淡、苔薄白，脉细弱	补气升提，收敛固涩	补中益气汤加减
湿热下注证	肛内肿物脱出，色紫暗或深红，甚则表面溃破、糜烂，肛门坠痛，肛内指检有灼热感。舌红，苔黄腻，脉弦数	清热利湿	萆薢渗湿汤加减

必考热点

1. 治疗脱肛脾虚气陷证可选用的方药为补中益气汤。

2. 治疗脱肛湿热下注证可选用的方药为萆薢渗湿汤。

考点：脱肛的其他疗法

脱肛的其他疗法见表 7-9-23。

表 7-9-23　脱肛的其他疗法

熏法	以苦参汤加石榴皮、枯矾、五倍子，煎水熏洗，每天 2 次	
外敷	五倍子散或马勃散外敷	
注射法	将药液注入直肠黏膜下层或直肠周围，使分离的直肠黏膜与肌层粘连固定，或使直肠与周围组织粘连固定	
	黏膜下注射法	此法分为黏膜下层点状注射法和柱状注射法两种。适用于Ⅰ、Ⅱ度直肠脱垂，以Ⅰ度直肠脱垂效果最好
	直肠周围注射法	适应证为Ⅲ度直肠脱垂
针灸	体针及电针可取长强、百会、足三里、承山、八髎、提肛穴；也可在肛门周围外括约肌部位用梅花针点刺	
手术	直肠瘢痕支持固定术、肛门紧缩术和直肠悬吊术等	

必考热点

1. 黏膜下注射法适用于Ⅰ、Ⅱ度直肠脱垂，以*Ⅰ度直肠脱垂*效果最好。
2. 直肠周围注射法的适应证为*Ⅲ度直肠脱垂*。

第八节　锁　肛　痔

考点：锁肛痔的主要症状及常用检查方法

锁肛痔的主要症状及常用检查方法见表 7-9-24。

表 7-9-24　锁肛痔的主要症状及常用检查方法

概念	锁肛痔是发生在肛管直肠的恶性肿瘤，病至后期，肿瘤阻塞，肛门狭窄，排便困难，犹如锁住肛门一样，故称为锁肛痔。相当于西医的肛管直肠癌。本病的发病年龄多在 40 岁以上，偶见于青年人	
主要症状	初期表现为直肠黏膜或肛门皮肤一突起小硬结，无明显症状，病情进一步发展，可出现一系列改变	
	便血	是直肠癌最常见的早期症状。大便带血，血为鲜红或暗红，量不多，常同时伴有黏液，呈持续性，此时常被误认为“痔疮”。病情进一步发展，可出现大便次数增多，有里急后重，排便不尽感，粪便中有血、脓、黏液，并有特殊的臭味
	排便习惯改变	也是直肠癌常见的早期症状。表现为排便次数增多，便意频繁，便不尽感等。有时为便秘，同时肛门内有不适或下坠感
	大便变形	病程后期因肠腔狭窄，粪便少，大便形状变细、变扁，并出现腹胀、腹痛、肠鸣音亢进等肠梗阻征象
	转移征象	首先是直接蔓延，后期穿过肠壁，侵入膀胱、阴道壁、前列腺等邻近组织，若侵及膀胱、尿道时有排尿不畅及尿痛、尿频。侵及骶前神经丛时，在直肠内或骶骨部可有剧烈持续性疼痛，并向下腹部、腰部或下肢放射。另外，可经淋巴向上轻移至沿直肠上静脉走行的淋巴结。10%~15%的患者在确诊时癌症已经过门静脉血行转移至肝脏，出现肝大、腹水和黄疸等
	晚期患者可出现厌食，全身衰弱无力，贫血，极度消瘦等恶病质表现	
检查方法	指诊	肛管癌较少见，早期肿块较小，可活动，呈现疣状。进一步发展，在肛门部可看到突起包块或溃疡，基底不平，质硬，并可能有卫星转移结节和腹股沟淋巴结转移。直肠指检是诊断直肠癌的最重要的方法。80%的直肠癌位于手指可触及的部位，肿瘤较大时指检可以清楚扪到肠壁上的硬块、巨大溃疡或肠腔狭窄。退指后可见指套上染有血、脓和黏液。指检发现癌肿时要扪清大小、范围、部位和固定程度，以便决定治疗方法
	直肠镜或乙状结肠镜检查	对所有指检可疑或已明确无疑的直肠癌均应进行直肠镜或乙状结肠镜检查，不仅可以看到直肠内病变的范围，更重要的是取活组织进行病理检查，以确定诊断

续　表

检查方法	钡剂灌肠检查	可以发现肠腔狭窄或钡影残缺等。为排除结肠中多发性原发癌，应常规进行钡剂灌肠或气钡双重造影术
	其他检查	直肠下端癌肿较大时，女性患者应行阴道及双合诊检查，男性患者必要时应行膀胱镜检查。疑有肝转移时应行B型超声检查、CT或同位素扫描。直肠癌肿侵及肛管而有腹股沟淋巴结肿大时，应将淋巴结切除活检

必考热点

1. 锁肛痔是发生在肛管直肠的恶性肿瘤。
2. 锁肛痔初期表现为直肠黏膜或肛门皮肤一突起小硬结，无明显症状。
3. 一中年男性，大便出血，血与黏液相混，血色晦暗，肛门坠胀，多诊断为锁肛痔。
4. 便血是直肠癌最常见的早期症状。
5. 直肠指检是诊断直肠癌的最重要的方法。

考点：锁肛痔的鉴别诊断

早期排便次数增多或便血，应与痢疾、溃疡性结肠炎、内痔出血等鉴别；指检触到肿块，应与息肉、肛乳头肥大等鉴别；肛管癌性溃疡，应与肛漏、湿疣等鉴别。锁肛痔的鉴别诊断见表7-9-25。

表7-9-25　锁肛痔的鉴别诊断

直肠息肉	无痛性便血，量时多时少，少夹黏液，肛门镜或直肠镜检查可见有蒂或无蒂肿物，病理检查可协助诊断
溃疡性结肠炎	黏液血便，或里急后重，结肠镜检查可见直肠或结肠黏膜充血水肿或糜烂、溃疡，无明显肿物及肠腔狭窄，大便培养无致病菌生长
痢疾	黏液血便，里急后重，大便培养有痢疾杆菌，抗痢疾治疗效果显著

必考热点

1. 锁肛痔早期排便次数增多或便血，应与痢疾、溃疡性结肠炎、内痔出血等鉴别。
2. 锁肛痔肛管癌性溃疡，应与肛漏、湿疣等鉴别。

考点：锁肛痔的治疗

1. 内治法　见表7-9-26。

表7-9-26　锁肛痔的内治法

证　型	证　候	治　法	方　药
湿热蕴结证	肛门坠胀，便次增多，大便带血，色泽暗红，或夹黏液，或下痢赤白，里急后重；舌红，苔黄腻，脉滑数	清热利湿	槐角地榆丸加减
气滞血瘀证	肛周肿物隆起，触之坚硬如石，疼痛拒按，或大便带血，色紫暗，里急后重，排便困难；舌紫暗，脉涩	行气活血	桃红四物汤合失笑散加减
气阴两虚证	面色无华，消瘦乏力，便溏或排便困难，便中带血，色泽紫暗，肛门坠胀或伴心烦口干，夜间盗汗；舌红或绛，苔少，脉细弱或细数	益气养阴，清热解毒	四君子汤合增液汤加减

2. 外治法　见表 7-9-27。

表 7-9-27　锁肛痔的外治法

灌肠疗法	苦参 20g，青黛 10g，血竭 9g，全蝎 9g，枯矾 6g，儿茶 12g，鸦胆子 5g（打碎）。将上方药物加水 600ml，煎至 200ml 左右。从肛门插入导尿管 20～30cm 深，注药后保留 2～3 小时。每日 1～2 次，30 天为 1 个疗程
	生大黄 20g，黄柏 15g，山栀 15g，蒲公英 30g，金银花 20g，红花 15g，苦参 20g。方法同上
	败酱草、白花蛇舌草等浓煎保留灌肠，每日 2 次，每次 40ml
敷药法	直肠、肛管癌溃烂者外敷九华膏或黄连膏等

3. 其他疗法　见表 7-9-28。

表 7-9-28　锁肛痔的其他疗法

手术	对能切除的肛管直肠癌应尽早行根治性切除术。适用于癌肿局限在直肠壁或肛管，或只有局部淋巴结转移的患者。已侵犯的子宫、阴道壁也可以同时切除。当晚期肛管直肠癌已广泛转移，不能行根治性手术时，可行乙状结肠造漏术，以解除梗阻，减轻患者痛苦。常用的手术方式有局部切除术、直肠癌经腹会阴联合切除术（Miles 手术）、直肠癌经腹前切除术（Dixon 手术）等
新辅助治疗	对于 T3 期或淋巴结转移的直肠癌患者都应该进行术前的新辅助治疗。术前新辅助治疗可降低结直肠癌术后肝转移的发生，延缓肝转移的发生时间，能提高患者的生存质量。较晚期的直肠癌术前放疗可以改善局部状况，一部分患者因此而能行根治性切除。直肠癌术后局部复发多见于会阴部，放疗可以抑制其生长，但不能根治。化疗配合根治性切除可以提高 5 年生存率

必考热点

1. 锁肛痔湿热蕴结证的治疗方法为清热利湿。
2. 锁肛痔气滞血瘀证的治疗方法为行气活血。
3. 对能切除的肛管直肠癌应尽早行根治性切除术。

第十单元　泌尿男性疾病

第一节　子　　痈

考点：子痈的含义、病因病机及诊断

子痈的含义、病因病机及诊断见表 7-10-1。

表 7-10-1　子痈的含义、病因病机及诊断

概念	子痈是指睾丸及附睾的化脓性疾病。临证中分急性子痈与慢性子痈，以睾丸或附睾肿胀疼痛为特点。相当于西医的急慢性附睾炎或睾丸炎	
病因病机	湿热下注	外感六淫或过食辛辣炙煿，湿热内生，或房事不洁，外染湿热秽毒，或跌仆闪挫，肾子受损，经络阻隔，气血凝滞，郁久化热，发为本病
	气滞痰凝	郁怒伤肝，情志不畅，肝郁气结，经脉不利，血瘀痰凝，发于肾子，则为慢性子痈

续　表

诊断	急性子痈	附睾或睾丸肿痛，突然发作，疼痛程度不一，行动或站立时加重。疼痛可沿输精管放射至腹股沟及下腹部。伴有恶寒发热，口渴欲饮，尿黄便秘等症状。附睾可触及肿块，触痛明显。化脓后阴囊红肿，可有波动感，溃破或切开引流后，脓出毒泄，症状消退迅速，疮口容易愈合。化验检查血白细胞总数增高，尿中可有白细胞
	慢性子痈	临床较多见，患者常有阴囊部隐痛、发胀、下坠感，疼痛可放射至下腹部及同侧大腿根部，可有急性子痈发作史。检查可触及附睾增大，变硬，伴轻度压痛，同侧输精管增粗

必考热点

1. 子痈以睾丸或附睾肿胀疼痛为特点。
2. 子痈的病因病机是湿热下注、气滞痰凝。

考点：子痈的辨证论治

子痈的辨证论治见表7-10-2。

表7-10-2　子痈的辨证论治

证型	证　候	治法	代表方
湿热下注证	多见于成年人，睾丸或附睾肿大疼痛，阴囊皮肤红肿，焮热疼痛，少腹抽痛，局部触痛明显，脓肿形成后，按之应指，伴恶寒发热。苔黄腻，脉滑数	清热利湿，解毒消肿	枸橘汤或龙胆泻肝汤加减
气滞痰凝证	附睾结节，子系粗肿，轻微触痛，或牵引少腹不适，多无全身症状。舌淡或有瘀斑，苔薄白或腻，脉弦滑	疏肝理气，化痰散结	橘核丸加减

必考热点

1. 急性子痈在辨证论治的同时，可配合使用抗生素。
2. 子痈湿热下注证可选用枸橘汤或龙胆泻肝汤治疗；子痈气滞痰凝证可选用橘核丸治疗。
3. 患者，男，36岁。附睾结节，子系粗肿，轻微触痛，有时牵引少腹不适，多无全身症状。舌淡或有瘀斑，苔薄白或腻，脉弦滑。该患者可采取疏肝理气，化痰散结的治疗方法。

第二节　子　痰

考点：子痰的含义、病因病机及诊断

子痰的含义、病因病机及诊断见表7-10-3。

表7-10-3　子痰的含义、病因病机及诊断

概念	子痰是发于肾子的疮痨性疾病
特点	附睾有慢性硬结，逐渐增大，形成脓肿，溃破后脓液稀薄如痰，并夹有败絮样物质，易成窦道，经久不愈。相当于西医的附睾结核
病因病机	因肝肾亏损，脉络空虚，浊痰乘虚下注，结于肾子；或阴虚内热，相火偏旺，灼津为痰，阻于经络，痰瘀互结而成。浊痰日久，郁而化热，热胜肉腐成脓。西医认为本病是由结核分枝杆菌感染而引起

续　表

临床表现	本病多发于中青年，以 20~40 岁居多。初起自觉阴囊坠胀，附睾尾部有不规则的局限性结节，质硬，触痛不明显，结节常与阴囊皮肤粘连。日久结节逐渐增大，可形成脓肿，溃破后脓液清稀，或夹有豆腐渣样絮状物，易形成反复发作、经久不愈的窦道。输精管增粗变硬，呈串珠状。常有五心烦热，午后潮热，盗汗，倦怠乏力等症状	
辅助检查	尿常规检查可有红、白细胞及脓细胞，红细胞沉降率多增高。脓液培养有结核分枝杆菌生长	
鉴别诊断	慢性子痈	可有急性发作史，附睾肿块压痛明显，一般与阴囊皮肤无粘连，输精管无串珠样改变
	精液囊肿	多发于附睾头部，形圆光滑，透光试验阳性，穿刺有乳白色液体，镜检有死精子

必考热点

1. 子痰是发于肾子的疮痨性疾病。

2. 子痰的特点是附睾有慢性硬结，逐渐增大，形成脓肿，溃破后脓液稀薄如痰，并夹有败絮样物质，易成窦道，经久不愈。

3. 子痰常有五心烦热，午后潮热，盗汗，倦怠乏力等症状

考点：子痰的辨证论治

子痰的辨证论治见表 7-10-4。

表 7-10-4　子痰的辨证论治

证型	证　候	治法	代表方
浊痰凝结证	见于初起硬结期。肾子处酸胀不适，附睾硬结，子系呈串珠状肿硬，无明显全身症状。苔薄，脉滑	温经通络，化痰散结	阳和汤加减，配服小金丹
阴虚内热证	见于中期成脓期。病程日久，肾子硬结逐渐增大并与阴囊皮肤粘连，阴囊红肿疼痛，触之可有应指感，伴低热，盗汗，倦怠。舌红，少苔，脉细数	养阴清热，除湿化痰，佐以透脓解毒	滋阴除湿汤合透脓散加减
气血两亏证	见于后期溃脓期。脓肿破溃，脓液稀薄，夹有败絮样物质，疮口凹陷，形成瘘管，反复发作，经久不愈，虚热不退，面色无华，腰膝酸软。舌淡，苔白，脉沉细无力	益气养血，化痰消肿	十全大补汤加减，兼服小金丹

必考热点

1. 子痰阴虚内热证应采取养阴清热，除湿化痰，佐以透脓解毒的治疗方法。

2. 子痰浊痰凝结证见于初起硬结期，阴虚内热证见于中期成脓期，气血两亏证见于后期溃脓期。

第三节　阴茎痰核

考点：阴茎痰核的临床表现

阴茎痰核的临床表现见表 7-10-5。

表 7-10-5　阴茎痰核的临床表现

概念	是指阴茎海绵体白膜发生纤维化硬结的一种疾病。多见于中年人

续 表

临床表现	阴茎背侧可触及硬结或条索状斑块，无压痛，大小不一，或单发或数个不等，发展缓慢，从不破溃。阴茎勃起时有疼痛或弯曲变形，严重者可影响性交，甚至引起阳痿

必考热点

阴茎痰核是指阴茎海绵体白膜发生纤维化硬结的一种疾病。

考点：阴茎痰核的辨证论治

阴茎痰核的辨证论治见表7-10-6。

表7-10-6 阴茎痰核的辨证论治

证型	证候	治法	代表方
痰浊凝结证	阴茎背侧可触及条索状结块，皮色不变、温度正常，无明显压痛，阴茎勃起时可发生弯曲或疼痛。舌淡边有齿印，苔薄白，脉滑	温阳通脉，化痰散结	阳和汤合化坚二陈丸加减

必考热点

阴茎痰核痰浊凝结证应采取温阳通脉，化痰散结的治疗方法。

第四节 尿石症

考点：尿石症的病因病机、诊断及鉴别诊断

尿石症的病因病机、诊断及鉴别诊断见表7-10-7。

表7-10-7 尿石症的病因病机、诊断及鉴别诊断

病因病机	本病多由肾虚和下焦湿热引起，病位在肾、膀胱和溺窍，肾虚为本，湿热为标	
临床表现	上尿路结石	包括肾和输尿管结石，典型的临床症状是突然发作的肾或输尿管绞痛和血尿。其程度与结石的部位、大小及移动情况等有关
	膀胱结石	典型症状为排尿中断，并引起疼痛，放射至阴茎头和远端尿道，此时患者常手握阴茎，蹲坐哭叫，经变换体位又可顺利排尿
	尿道结石	主要表现为排尿困难、排尿费力，呈点滴状，或出现尿流中断及急性尿潴留
辅助检查	腹部X线平片多能发现结石的大小、形态和位置。排泄性尿路造影、B型超声、膀胱镜、CT等检查有助于临床诊断	
鉴别诊断	胆囊炎	表现为右上腹疼痛且牵引背部作痛，疼痛不向下腹及会阴部放射，墨菲征阳性。经腹部X线平片、B超及血、尿常规检查，两者不难鉴别
	急性阑尾炎	以转移性右下腹痛为主症，麦氏点压痛，可有反跳痛或肌紧张。经腹部X线平片和B超检查即可鉴别

必考热点

1. 尿石症多由肾虚和下焦湿热引起，病位在肾、膀胱和溺窍。

2. 上尿路结石典型的临床症状是突然发作的肾或输尿管绞痛和血尿。
3. 膀胱结石的典型症状为排尿中断，并引起疼痛。
4. 尿道结石主要表现为排尿困难、排尿费力，呈点滴状，或出现尿流中断及急性尿潴留。

考点：尿石症的辨证论治

尿石症的辨证论治见表 7-10-8。

表 7-10-8　尿石症的辨证论治

证型	证　候	治法	代表方
湿热蕴结证	腰痛或小腹痛，或尿流突然中断，尿频，尿急，尿痛，小便混赤，或为血尿，口干欲饮。舌红，苔黄腻，脉弦数	清热利湿，通淋排石	三金排石汤加减
气血瘀滞证	发病急骤，腰腹胀痛或绞痛，疼痛向外阴部放射，尿频，尿急，尿黄或赤。舌暗红或有瘀斑，脉弦或弦数	理气活血，通淋排石	金铃子散合石苇散加减
肾气不足证	结石日久，留滞不去，腰部胀痛，时发时止，遇劳加重，疲乏无力，尿少或频数不爽，或面部轻度浮肿。舌淡苔薄，脉细无力	补肾益气，通淋排石	济生肾气丸加减

必考热点

1. 治疗尿石症湿热蕴结证应选用的代表方为三金排石汤。
2. 患者，尿石症发病急骤，腰腹胀痛或绞痛，疼痛向外阴部放射，尿频，尿急，尿黄。舌暗红，脉弦。该患者可采取理气活血，通淋排石的治疗方法。

第五节　精　　浊

考点：精浊的病因病机及诊断

精浊的病因病机及诊断见表 7-10-9。

表 7-10-9　精浊的病因病机及诊断

病因病机	急性者多由饮食不节，嗜食醇酒肥甘，酿生湿热；或因外感湿热之邪，壅聚于下焦而成
	慢性者多由相火妄动，所愿不遂，或忍精不泄，肾火郁而不散，离位之精化成白浊；或房事不洁，精室空虚，湿热从精道内侵，湿热壅滞，气血瘀阻而成。病久伤阴，肾阴暗耗，可出现阴虚火旺证候；亦有体质偏阳虚者，久则火势衰微，易见肾阳不足之象
临床表现	急性者发病较急，突发寒战高热，尿频、尿急、尿痛，腰骶部及会阴部疼痛，或伴有直肠刺激征。形成脓肿时常发生尿潴留。直肠指检前列腺饱满肿胀，压痛明显，温度增高
	慢性者临床症状表现不一，患者可出现不同程度的尿频、尿急、尿痛、尿不尽、尿道灼热，腰骶、小腹、会阴及睾丸等处坠胀隐痛。晨起、尿末或大便时尿道偶见有少量白色分泌物。部分病程长患者可出现阳痿、早泄、遗精或射精痛等，或头晕耳鸣、失眠多梦、腰酸乏力等症状。直肠指检前列腺多为正常大小，或稍大或稍小，质软或软硬不均，轻度压痛
实验室及辅助检查	急性者尿道口溢出分泌物镜检有大量脓细胞，涂片可找到细菌。慢性者前列腺按摩液镜检白细胞每高倍视野在10个以上，卵磷脂小体减少或消失。尿三杯试验可作为参考。前列腺液培养有利于病原菌诊断。细菌性前列腺炎前列腺液培养有较同定的致病菌生长；慢性非细菌性前列腺炎细菌培养呈阴性。超声检查多表现为内部回声强弱不均，可见增强的光斑及结节回声，被膜回声欠清晰

必考热点

1. 精浊的病因复杂，可能与致病菌或病原微生物感染、尿液反流以及免疫因素等有关。

2. 精浊直肠指检可见前列腺饱满肿胀，压痛明显，温度增高。

3. 精浊慢性者临床症状表现不一，患者可出现不同程度的尿频、尿急、尿痛、尿不尽、尿道灼热，腰骶、小腹、会阴及睾丸等处坠胀隐痛。

考点：精浊的辨证论治

主张综合治疗，注意调护。临床以辨证论治为主，抓住肾虚（本）、湿热（标）、瘀滞（变）三个基本病理环节，分清主次，权衡用药。

1. 内治法　见表7-10-10。

表7-10-10　精浊的内治法

证型	证　候	治法	代表方
湿热蕴结证	尿频，尿急，尿痛，尿道有灼热感，排尿终末或大便时偶有白浊，会阴、腰骶、睾丸、少腹坠胀疼痛。苔黄腻，脉滑数	清热利湿	八正散或龙胆泻肝汤加减
气滞血瘀证	病程较长，少腹、会阴、睾丸、腰骶部坠胀不适、疼痛，有排尿不净之感。舌暗或有瘀斑，苔白或薄黄，脉沉涩	活血祛瘀，行气止痛	前列腺汤加减
阴虚火旺证	排尿或大便时偶有白浊，尿道不适，遗精或血精，腰膝酸软，五心烦热，失眠多梦。舌红少苔，脉细数	滋阴降火	知柏地黄汤加减
肾阳虚损证	多见于中年人，排尿淋沥，腰膝酸痛，阳痿早泄，形寒肢冷。舌淡胖，苔白，脉沉细	补肾助阳	济生肾气丸加减

2. 外治法　见表7-10-11。

表7-10-11　精浊的外治法

外治	温水坐浴，每次15分钟，每日1次
	野菊花栓或前列安栓塞入肛门内3~4cm，每次1枚，每日2次

必考热点

1. 治疗慢性前列腺炎气滞血瘀证的代表方为前列腺汤。

2. 患者，男，37岁。排尿或大便时偶有白浊，尿道不适，遗精，腰膝酸软，五心烦热，失眠多梦。舌红少苔，脉细数。该患者宜使用的方药为知柏地黄汤。

第六节　精　　癃

考点：精癃的临床表现、检查和治疗原则

精癃的临床表现、检查和治疗原则见表7-10-12。

表 7-10-12　精癃的临床表现、检查和治疗原则

临床表现	本病多见于50岁以上的中老年男性。逐渐出现进行性尿频，以夜间为明显，并伴排尿困难，尿线变细。部分患者由于尿液长期不能排尽，致膀胱残余尿增多，而出现假性尿失禁。在发病过程中，常因受寒、劳累、憋尿、便秘等，而发生急性尿潴留。严重者可引起肾功能损伤，而出现肾功能不全的一系列症状。有些患者可并发尿路感染、膀胱结石、疝气或脱肛等
检查	直肠指检，前列腺常有不同程度的增大，表面光滑，中等硬度而富有弹性，中央沟变浅或消失
	可进行B型超声、CT、膀胱尿道造影、膀胱镜及尿流动力学等检查以协助诊断
治疗原则	温肾益气、活血利尿

必考热点

1. 精癃表现为逐渐出现进行性尿频，以夜间为明显，并伴排尿困难，尿线变细。
2. 精癃在发病过程中，常因受寒、劳累、憋尿、便秘等，而发生急性尿潴留。
3. 中医治疗精癃应以通为用，温肾益气、活血利尿是其基本的治疗法则。

考点：精癃的辨证论治

1. 内治法　见表 7-10-13。

表 7-10-13　精癃的内治法

证型	证　候	治法	代表方
湿热下注证	小便频数黄赤，尿道灼热或涩痛，排尿不畅，甚或点滴不通，小腹胀满，或大便干燥，口苦口黏。舌暗红，苔黄腻，脉滑数或弦数	清热利湿，消癃通闭	八正散加减
脾肾气虚证	尿频，滴沥不畅，尿线细甚或夜间遗尿或尿闭不通，神疲乏力，纳谷不香，面色无华，便溏脱肛。舌淡，苔白，脉细无力	补脾益气，温肾利尿	补中益气汤加菟丝子、肉苁蓉、补骨脂、车前子等
气滞血瘀证	小便不畅，尿线变细或点滴而下，或尿道涩痛，闭塞不通，或小腹胀满隐痛，偶有血尿。舌质暗或有瘀点瘀斑，苔白或薄黄，脉弦或涩	行气活血，通窍利尿	沉香散加减
肾阴亏虚证	小便频数不爽，尿少热赤，或闭塞不通，头晕耳鸣，腰膝酸软，五心烦热，大便秘结。舌红少津，苔少或黄，脉细数	滋补肾阴，通窍利尿	知柏地黄丸加丹参、琥珀、王不留行、地龙等
肾阳不足证	小便频数，夜间尤甚，尿线变细，余沥不尽，尿程缩短，或点滴不爽，甚则尿闭不通，精神萎靡，面色无华，畏寒肢冷。舌质淡润，苔薄白，脉沉细	温补肾阳，通窍利尿	济生肾气丸加减

2. 外治法　见表 7-10-14。

表 7-10-14　精癃的外治法

脐疗法	取独头蒜1个、生栀子3枚、盐少许，捣烂如泥敷脐部；或以葱白适量捣烂如泥加少许麝香和匀敷脐部，外用胶布固定；或以食盐250g炒热，布包熨脐腹部，冷后再炒再熨
灌肠法	大黄15g，泽兰、白芷各10g，肉桂6g，煎汤150ml，每日保留灌肠1次

必考热点

1. 治疗精癃气滞血瘀证宜首选的代表方为沉香散。
2. 治疗精癃肾阴亏虚证宜首选的代表方为知柏地黄汤。

第十一单元　周围血管疾病

第一节　股　　肿

考点：股肿的含义、特点、病因病机及诊断

股肿的含义、特点、病因病机及诊断见表 7-11-1。

表 7-11-1　股肿的含义、特点、病因病机及诊断

<table>
<tr><td>概念</td><td colspan="2">股肿是指血液在深静脉血管内发生异常凝固，而引起静脉阻塞、血液回流障碍的疾病。相当于西医的下肢深静脉血栓形成，以往称血栓性深静脉炎</td></tr>
<tr><td>特点</td><td colspan="2">肢体肿胀、疼痛、局部皮温升高和浅静脉怒张四大症状，好发于下肢髂股静脉和股腘静脉，可并发肺栓塞而危及生命</td></tr>
<tr><td>病因病机</td><td colspan="2">创伤或产后长期卧床，以致肢体气血运行不畅，气滞血瘀，瘀血阻于脉络，脉络滞塞不通，营血回流受阻，水津外溢，聚而为湿</td></tr>
<tr><td rowspan="5">临床表现</td><td colspan="2">主要表现为肢体水肿、疼痛、浅静脉曲张三大主证，疾病后期还可伴有小腿色素沉着、皮炎、臁疮等。由于阻塞的静脉部位不同，临床表现不一</td></tr>
<tr><td>小腿深静脉血栓形成</td><td>肢体肿胀一般较局限，以踝及小腿部为主，行走时加重，休息或平卧后减轻，腓肠肌压痛，一般无全身表现</td></tr>
<tr><td>髂股静脉血栓形成</td><td>突然性、广泛性、单侧下肢粗肿是本病的临床特征。疼痛性质为胀痛，部位可为全下肢，以患肢的髂窝、股三角区疼痛明显，甚至可连及同侧腰背部或会阴部。初期主要是表浅静脉的网状扩张，后期可在患肢侧的下腹部、髋部、会阴部都见到曲张的静脉</td></tr>
<tr><td>混合性深静脉血栓形成</td><td>是指血栓起源于小腿肌肉内的腓肠静脉丛，顺行性生长、蔓延扩展至整个下肢静脉主干，或由原发性髂股静脉血栓形成逆行扩展到整个下肢静脉者。临床上此被称为混合型。其临床表现兼具小腿深静脉和髂股静脉血栓形成的特点</td></tr>
<tr><td>深静脉血栓形成后遗症</td><td>是指深静脉血栓形成后期，由于血液回流障碍或血栓机化再通后，静脉瓣膜被破坏，血液倒流，回流不畅，引起的肢体远端静脉高压、瘀血而产生的肢体肿胀、浅静脉曲张、色素沉着、溃疡形成等临床表现</td></tr>
<tr><td>实验室及辅助检查</td><td colspan="2">放射性纤维蛋白原试验、核素静脉造影、多普勒血流和体积描记仪检查，为无创性检查方法，有助于明确患肢血液回流和供血状况。静脉造影能使静脉直接显影，可判断有无血栓及其范围、形态及侧支循环状况，不仅有助于明确诊断，亦有助于直接观察治疗效果</td></tr>
</table>

必考热点

1. 股肿是指血液在深静脉血管内发生异常凝固，而引起静脉阻塞、血液回流障碍的疾病。
2. 股肿好发于下肢髂股静脉和股腘静脉，可并发肺栓塞而危及生命。
3. 股肿的发病特点为肢体肿胀、疼痛、局部皮温升高和浅静脉怒张四大症状。
4. 髂股静脉血栓形成的临床特征是突然性、广泛性、单侧下肢粗肿。
5. 股肿最严重的并发症是肺栓塞。

考点：股肿的辨证论治

股肿的辨证论治见表 7-11-2。

表 7-11-2　股肿的辨证论治

证型	证　候	治法	代表方
湿热下注证	发病较急，表现为下肢粗肿，局部发热、发红，疼痛，活动受限，舌质红，苔黄腻，脉弦滑	清热利湿，活血化瘀	四妙勇安汤加味
血脉瘀阻证	下肢肿胀，皮色紫暗，固定性压痛，肢体青筋怒张，舌质暗或有瘀斑，苔白，脉弦	活血化瘀，通络止痛	活血通脉汤加减
气虚湿阻证	表现为下肢肿胀日久，朝轻暮重，活动后加重，休息抬高下肢后减轻，皮色略暗，青筋迂曲；倦怠乏力；舌淡边有齿印，苔薄白，脉沉	益气健脾，祛湿通络	参苓白术散加味

必考热点

1. 患者，男，40 岁。发病较急，表现为下肢粗肿，局部发热、发红，疼痛，活动受限，舌质红，苔黄腻，脉弦滑。该患者应使用四妙勇安汤治疗。

2. 治疗股肿气虚湿阻证的方药为参苓白术散。

第二节　青　蛇　毒

考点：青蛇毒的病因病机、临床表现和常见类型

青蛇毒的病因病机、临床表现和常见类型见表 7-11-3。

表 7-11-3　青蛇毒的病因病机、临床表现和常见类型

病因	多由湿热蕴结，寒湿凝滞，痰浊瘀阻，脾虚失运，外伤血脉等因素致使气血运行不畅，留滞脉中而发病	
病机	外由湿邪为患，与热而蕴结，与寒而凝滞，与内湿相合，困脾而生痰，是病之标；经脉受损，气血不畅，络道瘀阻，为病之本	
临床表现	初期（急性期）	在浅层脉络（静脉）径路上出现条索状柱，患处疼痛，皮肤发红，触之较硬，扪之发热，按压疼痛明显，肢体沉重。一般无全身症状
	后期（慢性期）	患处遗有一条索状物，其色黄褐，按之如弓弦，可有按压疼痛，或结节破溃形成臁疮
常见类型	四肢血栓性浅静脉炎	临床为最常见，下肢多于上肢。临床主要是累及一条浅静脉，沿着发病的静脉出现疼痛、红肿、灼热感，常可扪及结节或硬索状物，有明显压痛。当浅静脉炎累及周围组织时，可出现片状区域性炎块结节，则为浅静脉周围炎。患者可伴有低热，站立时疼痛尤为明显。患处炎症消退后，局部可遗留色素沉着或无痛性纤维硬结，一般需 1~3 个月后才能消失
	胸腹壁浅静脉炎	多为单侧胸腹壁出现一条索状硬物，长 10~20cm，皮肤发红、轻度刺痛。肢体活动时，局部可有牵掣痛，用手按压条索两端，皮肤上可现一条凹陷的浅沟，炎症消退后遗留皮肤色素沉着。一般无全身表现
	游走性血栓性浅静脉炎	多发于四肢，即浅静脉血栓性炎症呈游走性发作，当一处炎性硬结消失后，其他部位的浅静脉又出现病变，具有游走、间歇、反复发作的特点。可伴有低热、全身不适等。若全身反应较重者，应考虑全身血管炎、胶原性疾病、内脏疾病及深静脉病变等

必考热点

1. 青蛇毒的常见类型有四肢血栓性浅静脉炎、胸腹壁浅静脉炎、游走性血栓性浅静脉炎。

2. 青蛇毒的常见类型中，四肢血栓性浅静脉炎临床最为常见。

3. 游走性血栓性浅静脉炎具有游走、间歇、反复发作的特点。

考点：青蛇毒的辨证论治

青蛇毒的的辨证论治见表7-11-4。

表7-11-4 青蛇毒的的辨证论治

证型	证　候	治法	代表方
湿热瘀阻证	患肢肿胀、发热，皮肤发红、胀痛，喜冷恶热，或有条索状物；或微恶寒发热；苔黄腻或厚腻，脉滑数	清热利湿，解毒通络	二妙散合茵陈赤豆汤加减
血瘀湿阻证	患肢疼痛、肿胀、皮色红紫，活动后则甚，小腿部挤压刺痛，或见条索状物，按之柔韧或似弓弦；舌有瘀点、瘀斑，脉沉细或沉涩	活血化瘀，行气散结	活血通脉汤加减
肝郁蕴结证	胸腹壁有条索状物，固定不移，刺痛，胀痛，或牵掣痛；伴胸闷、嗳气等；舌质淡红或有瘀点、瘀斑，苔薄，脉弦或弦涩	疏肝解郁，活血解毒	柴胡清肝汤或复元活血汤

必考热点

1. 治疗青蛇毒血瘀湿阻证宜选的内服方为活血通脉汤。
2. 青蛇毒肝郁蕴结证应采取疏肝解郁，活血解毒的治疗方法。

第三节　筋　　瘤

考点：筋瘤的定义与特点

筋瘤的定义与特点见表7-11-5。

表7-11-5 筋瘤的定义与特点

定义	筋瘤是以筋脉色紫、盘曲突起状如蚯蚓、形成团块为主要表现的浅表静脉病变。相当于西医的下肢静脉曲张
特点	筋瘤者，坚而色紫，垒垒青筋，盘曲甚者结若蚯蚓。由于长期从事站立负重工作，劳倦伤气，或多次妊娠等，使筋脉结块成瘤

必考热点

1. 筋瘤是以筋脉色紫、盘曲突起状如蚯蚓、形成团块为主要表现的浅表静脉病变。
2. 筋瘤相当于西医的下肢静脉曲张。
3. 筋瘤的病因病机是长期站立，劳倦伤气。

考点：筋瘤的辨证论治

筋瘤的辨证论治见表7-11-6。

表 7-11-6　筋瘤的辨证论治

证型	证　　候	治法	代表方
劳倦伤气证	久站久行或劳累时瘤体增大，下坠不适感加重；常伴气短乏力，脘腹坠胀，腰酸；舌淡，苔薄白，脉细缓无力	补中益气，活血舒筋	补中益气汤加减
寒湿凝筋证	瘤色紫暗，喜暖，下肢轻度肿胀；伴形寒肢冷，口淡不渴，小便清长；舌淡暗，苔白腻，脉弦细	暖肝散寒，益气通脉	暖肝煎合当归四逆汤加减
外伤瘀滞证	青筋盘曲，状如蚯蚓，表面色青紫，患肢肿胀疼痛；舌有瘀点，脉细涩	活血化瘀，和营消肿	活血散瘀汤加减

必考热点

1. 治疗筋瘤劳倦伤气证的代表方为补中益气汤。
2. 治疗筋瘤外伤瘀滞证的代表方为活血散瘀汤。

第四节　臁　　疮

考点：臁疮的病因病机与局部辨证

臁疮的病因病机与局部辨证见表 7-11-7。

表 7-11-7　臁疮的病因病机与局部辨证

病因病机	多由久站或过度负重而致小腿筋脉横解，青筋显露，瘀停脉络，久而化热，或小腿皮肤破损染毒，湿热下注而成，疮口经久不愈。本病相当于西医学的下肢慢性溃疡
局部辨证	根据臁疮的局部特点临床中将其分为结核性、放射性、瘀滞性等范畴，后期如果经久不愈，则有发生恶变的可能

必考热点

1. 臁疮相当于西医学的下肢慢性溃疡。
2. 根据臁疮的局部特点，临床中可分为结核性、放射性、瘀滞性等范畴。
3. 臁疮形成的主要原因是长期站立负重。

考点：臁疮的辨证论治

臁疮的辨证论治见表 7-11-8。

表 7-11-8　臁疮的辨证论治

证型	证　　候	治法	代表方
湿热下注证	小腿青筋怒张，局部发痒，红肿，疼痛，继则破溃，滋水淋漓，疮面腐暗；伴口渴，便秘，小便黄赤；苔黄腻，脉滑数	清热利湿，和营解毒	二妙丸合五神汤加减
气虚血瘀证	病程日久，疮面苍白，肉芽色淡，周围皮色黑暗、板硬；肢体沉重，倦怠乏力；舌淡紫或有瘀斑，苔白，脉细涩无力	益气活血，祛瘀生新	补阳还五汤合四妙汤加减

必考热点

1. 患者，男，47岁。小腿青筋怒张，局部发痒，红肿，疼痛，继则破溃，滋水淋漓，疮面腐暗；伴口渴，便秘，小便黄赤；苔黄腻，脉滑数。治疗宜用二妙丸合五神汤。

2. 治疗臁疮气虚血瘀证选用的代表方为补阳还五汤合四妙汤。

第五节 脱 疽

考点：脱疽的定义、特点、病因病机及诊断

脱疽的定义、特点、病因病机及诊断见表7-11-9。

表7-11-9 脱疽的定义、特点、病因病机及诊断

定义	指发于四肢末端，严重时趾（指）节坏疽脱落的周围血管疾病，又称脱骨疽
特点	好发于四肢末端，以下肢多见，初起患肢末端发凉、怕冷，苍白，麻木，可伴间歇性跛行，继则疼痛剧烈，日久患趾（指）坏死变黑，甚至趾（指）节脱落。部分患者起病急骤，进展迅速，预后严重，需紧急处理
病因	主要由于脾气不健，肾阳不足，又加外受寒冻，寒湿之邪入侵而发病。本病的发生还与长期吸烟、饮食不节、环境、遗传及外伤等因素有关
病机	发生以脾肾亏虚为本，寒湿外伤为标，气血凝滞、经脉阻塞为其主要病机
临床表现	血栓闭塞性脉管炎多发于寒冷季节，以20~40岁男性多见；常先一侧下肢发病，继而累及对侧，少数患者可累及上肢；患者多有受冷、潮湿、嗜烟、外伤等病史。本病病程较长，常在寒冷季节加重，治愈后又可复发。根据疾病的发展过程，临床一般可分为一期（局部缺血期）、二期（营养障碍期）和三期（坏死期或坏疽期）三期。根据肢体坏死的范围，将坏疽分为3级：1级坏疽局限于足趾或手指部位，2级坏疽局限于足跖部位，3级坏疽发展至足背、足跟、踝关节及其上方
辅助检查	肢体动脉彩色多普勒超声、血流图、甲皱微循环、计算机扫描血管三维成像（CTA）、动脉造影等影像学检查及血脂、血糖等实验室检查，可以明确诊断，并有助于鉴别诊断，了解病情严重程度

考点：脱疽的鉴别诊断

1. 脱疽相关疾病的临床鉴别 见表7-11-10。

表7-11-10 脱疽相关疾病的临床鉴别

项 目	血栓闭塞性脉管炎	动脉硬化性闭塞症	糖尿病足
发病年龄	20~40岁	40岁以上	40岁以上
浅静脉炎	游走性	无	无
高血压	极少	大部分有	大部分有
冠心病	无	有	可有可无
血脂	基本正常	升高	多数升高
血糖尿糖	正常	正常	血糖高，尿糖阳性
受累血管	中、小动脉	大、中动脉	大、微血管

2. 雷诺综合征（肢端动脉痉挛症） 多见于青年女性；上肢较下肢多见，好发于双手；每因寒冷和精神刺激双手出现发凉苍白，继而紫绀、潮红，最后恢复正常的三色变化（雷诺现象），患肢动脉搏动正常，一般不出现肢体坏疽。

必考热点

1. 雷诺综合征（肢端动脉痉挛症）多见于青年女性；上肢较下肢多见，好发于双手。
2. 雷诺综合征的患肢动脉搏动正常，一般不出现肢体坏疽。
3. 脱疽的好发部位是四肢末端，以下肢多见。
4. 脱疽初起表现为患肢末端发凉、怕冷，苍白，麻木，可伴间歇性跛行。
5. 脱疽根据疾病的发展过程，临床一般可分为局部缺血期、营养障碍期和坏死期或坏疽期三期。

考点：脱疽的辨证论治

脱疽的辨证论治见表 7-11-11。

表 7-11-11 脱疽的辨证论治

证型	证 候	治法	代表方
寒湿阻络证	患趾（指）喜暖怕冷，麻木，酸胀疼痛，多走则疼痛加剧，稍歇痛减，皮肤苍白，触之发凉，趺阳脉搏动减弱；舌淡，苔白腻，脉沉细	温阳散寒，活血通络	阳和汤加减
血脉瘀阻证	患趾（指）酸胀疼痛加重，夜难入寐，步履艰难，患趾（指）皮色暗红或紫暗，下垂更甚，皮肤发凉干燥，肌肉萎缩，趺阳脉搏动消失；舌暗红或有瘀斑，苔薄白，脉弦涩	活血化瘀，通络止痛	桃红四物汤加减
湿热毒盛证	患肢剧痛，日轻夜重，局部肿胀，皮肤紫暗，浸淫蔓延，溃破腐烂，肉色不鲜；身热口干，便秘溲赤；舌红，苔黄腻，脉弦数	清热利湿，解毒活血	四妙勇安汤加减
热毒伤阴证	皮肤干燥，毫毛脱落，趾（指）甲增厚变形，肌肉萎缩，趾（指）呈干性坏疽；口干欲饮，便秘溲赤；舌红，苔黄，脉弦细数	清热解毒，养阴活血	顾步汤加减
气阴两虚证	病程日久，坏死组织脱落后疮面久不愈合，肉芽暗红或淡而不鲜；倦怠乏力，口渴不欲饮，面色无华，形体消瘦，五心烦热；舌淡尖红，少苔，脉细无力	益气养阴	黄芪鳖甲汤加减

必考热点

1. 患者，男，56 岁。左足第 1 趾皮色暗红，趾甲变厚，肌肉萎缩，趺阳脉消失，患肢持续性静脉止痛，夜间尤甚。舌紫暗，脉沉细涩。最适宜的内服方是桃红四物汤。
2. 治疗脱疽湿热毒盛型的内服代表方是四妙勇安汤。

第十二单元 其他外科疾病

第一节 冻 疮

考点：冻疮的临床表现

冻疮的临床表现见表 7-12-1。

表 7-12-1 冻疮的临床表现

局部性冻疮	主要发生在手足、耳郭、面颊等暴露部位，多呈对称性	
	轻者	受冻部位先有寒冷感和针刺样疼痛，皮肤呈苍白、发凉，继则出现红肿、硬结或斑块，自觉灼痛、麻木、瘙痒
	重者	受冻部位皮肤呈灰白、暗红或紫色，并有大小不等的水疱或肿块，疼痛剧烈，或局部感觉消失。如果出现紫血疱，势将腐烂，溃后流脓、流水，甚至形成溃疡。严重的可导致肌肉、筋骨损伤
	冻疮轻症一般经 10 天左右痊愈，愈后不留瘢痕。重症患者往往需经 1~2 个月，或气温转暖时方能痊愈	
全身性冻疮	开始时全身血管收缩产生寒战，随着体温的下降，患者出现疼痛性发冷、发绀、知觉迟钝、头晕、四肢无力、昏昏欲睡等表现。继而出现肢体麻木、僵硬、幻觉、视力或听力减退、意识模糊、呼吸浅快、脉搏细弱、知觉消失甚至昏迷，如不及时抢救，可导致死亡	
冻疮的程度	Ⅰ度（红斑性冻疮）	损伤在表皮层。局部皮肤红斑、水肿，自觉发热、瘙痒或灼痛，5~7 天开始干燥脱屑，愈后不留瘢
	Ⅱ度（水疱性冻疮）	损伤达真皮层。皮肤红肿更加显著，有水疱或大疱形成，疱内液体色黄或呈血性。疼痛较剧烈，对冷、热、针刺感觉不敏感。若无感染，局部干燥结痂，经 2~3 周脱痂愈合，一般无瘢痕
	Ⅲ度（腐蚀性冻疮）	损伤达全皮层或深及皮下组织，创面由苍白变为黑褐色，皮肤温度极低，触之冰冷，痛觉迟钝或消失。一般呈干性坏疽，坏死皮肤周围红肿、疼痛，可出现血性水疱。若无感染，坏死组织干燥成痂，脱落后形成肉芽创面，愈合后遗留瘢痕
	Ⅳ度（坏死性冻疮）	损伤深达肌肉、骨骼。表现类似Ⅲ度冻疮。局部组织坏死，分为干性坏疽和湿性坏疽。干性坏疽表现为坏死组织周围有炎症反应，肢端坏死脱落后可致残；并发感染后成湿性坏疽，出现发热、寒战等全身症状，甚至发生内陷而危及生命

必考热点

1. 局部性冻疮主要发生在手足、耳郭、面颊等暴露部位，多呈对称性。
2. 冻疮轻症一般经 10 天左右痊愈，愈后不留瘢痕。
3. 根据冻疮复温解冻后的损伤程度，可将其分为四度：Ⅰ度即红斑性冻疮；Ⅱ度即水疱性冻疮；Ⅲ度即腐蚀性冻疮；Ⅳ度即坏死性冻疮。
4. 患者，冻疮损伤发生在表皮层。局部皮肤红斑、水肿，自觉发热、瘙痒或灼痛。此型分度为Ⅰ度。

考点：严重全身冻疮的急救和复温方法

严重全身冻疮的急救和复温方法见表 7-12-2。

表 7-12-2 严重全身冻疮的急救和复温方法

急救	迅速使患者脱离寒冷环境，首先脱去冰冷潮湿的衣服、鞋袜（如衣服、鞋袜连同肢体冻结者，不可勉强，以免造成皮肤撕脱，可立即浸入 40℃左右温水中，待融化后脱下或剪开）。必要时还应施行人工呼吸和抗休克等各种对症处理
复温方法	对冻僵患者立即施行局部或全身快速复温，用 38~42℃恒热温水浸泡伤肢或浸泡全身，局部 20 分钟，全身 30 分钟内，体温迅速提高至接近正常，以指（趾）甲床出现潮红有温热感为止，不宜过久
	可给予姜汤、糖水、茶水等温热饮料，以促进血液循环，扩张周围血管，但不宜给予含酒精饮料，以免散热
	早期复温过程中，严禁用雪搓、用火烤或冷水浴等。在急救时，如一时无法获得热水，可将冻肢置于救护者怀中或腋下复温

必考热点

1. 严重全身冻疮的急救中，首要措施为脱去冰冷潮湿的衣服、鞋袜。

2. 对冻僵患者施行局部或全身快速复温中，用38~42℃恒热温水浸泡伤肢或浸泡全身，体温迅速提高至接近正常，以指（趾）甲床出现潮红有温热感为止。

第二节　烧　伤

考点：烧伤面积的计算方法及烧伤深度的分类

烧伤面积的计算方法见表7-12-3。

表7-12-3　烧伤面积的计算方法及烧伤深度的分类

烧伤面积的计算	手掌法	伤员本人五指并拢时，一只手掌的面积占体表面积的1%。此法常用于小面积或散在烧伤的计算
	中国九分法	将全身体表面积分为11个9等份。成人头、面、颈部为9%；双上肢为2×9%；躯干前后包括外阴部为3×9%；双下肢包括臀部为5×9%+1%=46%
	儿童烧伤面积计算法	小儿的躯干和双上肢的体表面积所占百分比与成人相似。特点是头大下肢小，随着年龄的增长，其比例也不同。计算公式：头颈面部：9+（12−年龄）；双下肢：46−（12−年龄）

烧伤深度一般采用三度四分法，即Ⅰ度、Ⅱ度（又分浅Ⅱ度、深Ⅱ度）和Ⅲ度烧伤。见表7-12-4。

表7-12-4　烧伤深度的计算

分度		深度	创面表现	创面无感染时的愈合过程
Ⅰ度（红斑）		达表皮角质层	红肿热痛，感觉过敏，表面干燥	2~3天后脱屑痊愈，无瘢痕
Ⅱ度	浅Ⅱ度	达真皮浅层，部分生发层健在	剧痛，感觉过敏，有水疱，基底部呈均匀红色、潮湿，局部肿胀	1~2周愈合，无瘢痕，有色素沉着
	深Ⅱ度	达真皮深层，有皮肤附件残留	痛觉消失，有水疱，基底苍白，间有红色斑点、潮湿	3~4周愈合，可有瘢痕
Ⅲ度（焦痂）		达皮肤全层，甚至伤及皮下组织、肌肉和骨骼	痛觉消失，无弹力，坚硬如皮革样，蜡白焦黄或炭化，干燥。干后皮下静脉阻塞如树枝状	2~4周焦痂脱落，形成肉芽创面，除小面积外，一般均需植皮才能愈合，可形成瘢痕和瘢痕挛缩

必考热点

1. 手掌法是指伤员本人五指并拢时，一只手掌的面积占体表面积的1%。

2. 手掌法常用于小面积或散在烧伤的计算。

3. 中国九分法是将全身体表面积分为11个9等份。成人头、面、颈部为9%；双上肢为2×9%；躯干前后包括外阴部为3×9%；双下肢包括臀部为5×9%+1%=46%。

4. 烧伤深度的计算分为Ⅰ度、Ⅱ度（浅Ⅱ度、深Ⅱ度）、Ⅲ度。

考点：重度烧伤的辨证分型、治疗原则

1. 辨证分型　重度烧伤的辨证分型见表7-12-4。

表 7-12-4 重度烧伤的辨证分型

证型	证候
火毒伤津证	壮热烦躁，口干喜饮，便秘尿赤。舌红绛而干，苔黄或黄糙，或舌光无苔，脉洪数或弦细数
阴伤阳脱证	神疲倦卧，面色苍白，呼吸气微，表情淡漠，嗜睡，自汗肢冷，体温不升反低，尿少；全身或局部水肿，创面大量液体渗出。舌淡暗苔灰黑，或舌淡嫩无苔，脉微欲绝或虚大无力等
火毒内陷证	壮热不退，口干唇燥，躁动不安，大便秘结，小便短赤。舌红绛而干，苔黄或黄糙，或焦干起刺，脉弦数等
气血两虚证	疾病后期，火毒渐退，低热或不发热，精神疲倦，气短懒言，形体消瘦，面色无华，厌食，自汗，盗汗；创面肉芽色淡，愈合迟缓。舌淡，苔薄白或薄黄，脉细弱等
脾虚阴伤证	疾病后期，火毒已退，脾胃虚弱，阴津耗损，面色萎黄，纳呆食少，腹胀便溏，口干少津，或口舌生糜。舌暗红而干，苔花剥或光滑无苔，脉细数等

2. 治疗原则　大面积重度烧伤，必须内外兼治，中西医结合治疗。内治原则以清热解毒，益气养阴为主。外治在于正确处理烧伤创面，保持创面清洁，预防和控制感染，促进愈合为原则。深Ⅱ度创面要争取和促进痂下愈合，减少瘢痕形成；Ⅲ度创面早期保持焦痂完整干燥，争取早期切痂植皮，缩短疗程。

必考热点

1. 烧伤患者，壮热烦躁，口干喜饮，便秘尿赤。舌红绛而干，苔黄，脉洪数。该患者证型为火毒伤津证。
2. 大面积重度烧伤的内治原则以清热解毒，益气养阴为主。

第三节　毒蛇咬伤

考点：毒蛇咬伤的病因病机和治疗措施

毒蛇咬伤的病因病机和治疗措施见表 7-12-5。

表 7-12-5 毒蛇咬伤的病因病机和治疗措施

病因	中医认为蛇毒系风、火二毒。风者善行数变；火者生风动血，耗伤阴津。风毒偏盛，每多化火；火毒炽盛，极易生风。风火相扇，则邪毒鸱张，必客于营血或内陷厥阴，形成严重的全身性中毒症状	
病机	毒蛇咬伤人体后，风火邪毒壅滞不通，化热腐肌溶肉。风火相扇，蛇毒鸱张，则邪毒内陷。毒热炽盛，内传营血，耗血动血。火毒炽盛伤阴，而热毒炽盛，热极生风、神昏谵语、抽搐。若邪毒内陷厥阴，毒入心包，可发生邪毒蒙闭心包的闭证；或邪热耗伤心阳的脱症	
治疗措施	局部处理	毒蛇咬伤的局部常规处理，是指咬伤后在短时间内采取的紧急措施。包括早期结扎、扩创排毒、烧灼、针刺、火罐排毒、封闭疗法、局部用药等
	辨证论治	根据毒蛇咬伤的毒理、病理和症状，将毒蛇咬伤分为风毒证、火毒证、风火毒证、蛇毒内陷证四个证型进行辨证施治
	抗蛇毒血清治疗	抗蛇毒血清又名蛇毒抗毒素，有单价和多价两种。抗蛇毒血清特异性较高，效果确切，应用越早，疗效越好

必考热点

1. 毒蛇咬伤的神经毒表现为中医的风毒症状。
2. 蛇伤急救中，最早的治疗方法是早期结扎。

3. 根据毒蛇咬伤的毒理、病理和症状，将毒蛇咬伤分为风毒证、火毒证、风火毒证、蛇毒内陷证四个证型进行辨证施治。

第四节　破　伤　风

考点：破伤风的病因病机、临床表现和治疗原则

破伤风的病因病机、临床表现和治疗原则见表 7-12-6。

表 7-12-6　破伤风的病因病机、临床表现和治疗原则

病因		因皮肉破伤，感受风毒之邪所引起。破伤风的发生，必须具备创伤和感受风毒这两个因素
病机		创伤后，皮破血损，卫外失固，风毒之邪从伤口侵袭人体，从外达里而发病
临床表现	潜伏期	长短不一，一般为 4~14 天，短者 24 小时之内，长者数月或数年不等。潜伏期的长短，与创伤性质、部位和伤口的早期处理方式，以及是否接受过预防注射因素有关。潜伏期越短，病情越严重，预后也越差，死亡率也越高
	前驱期	一般 1~2 天，患者常有头痛、头晕、乏力、多汗、烦躁不安、打呵欠，下颌微感紧张酸胀，咀嚼无力，张口略感不便；伤口往往干陷无脓，周围皮肤暗红，创口疼痛并有紧张牵制感
	发作期	典型的发作症状是全身或局部肌肉强直性痉挛和阵发性抽搐。发作间歇期长短不一，在间歇期，疼痛稍减，但肌肉仍不能完全松弛。可有发热，大便秘结，小便短赤或尿闭，舌红或红绛，苔黄或黄浊，脉弦数等
		肌肉强直性痉挛：首先从头面部开始，进而延展至躯干四肢。其顺序为咀嚼肌、面肌、颈项肌、背腹肌、四肢肌群、膈肌和肋间肌
		阵发性抽搐：是在肌肉持续性痉挛的基础上，轻微的刺激，如声音、光亮、震动、饮水、注射等均可诱发强烈的阵发性抽搐
	后期	因长期肌肉痉挛和频繁抽搐，大量体力消耗，水、电解质紊乱或酸中毒，可致全身衰竭而死亡
治疗原则		以息风、镇痉、解毒为治疗原则。尽快消除毒素来源和中和体内毒素，有效地控制和解除痉挛，保持呼吸道通畅，必要时行气管切开，不能进食者可鼻饲，防止并发症等

必考热点

1. 破伤风的发生，必须具备创伤和感受风毒这两个因素。
2. 破伤风典型的发作症状是全身或局部肌肉强直性痉挛和阵发性抽搐。
3. 肌肉强直性痉挛是破伤风的典型症状之一，其首先出现的部位是头面部。
4. 破伤风发作期最先出现的症状是张口困难。
5. 破伤风以息风、镇痉、解毒为治疗原则。

第五节　肠　痈

考点：肠痈的病因病机与诊断

肠痈的病因病机与诊断见表 7-12-7。

表 7-12-7　肠痈的病因病机与诊断

病因病机	饮食不节暴饮暴食，嗜食生冷、油腻，损伤脾胃，导致肠道功能失调，糟粕积滞，湿热内生，积结肠道而成痈

续 表

临床表现	初期	腹痛多起于脐周或上腹部，数小时后，腹痛转移并固定在右下腹部，疼痛呈持续性、进行性加重。可伴有轻度发热，恶心纳减，舌苔白腻，脉弦滑或弦紧等
	酿脓期	若病情发展，渐至化脓，则腹痛加剧，右下腹明显压痛、反跳痛，局限性腹皮挛急；或右下腹可触及包块；壮热不退，恶心呕吐，纳呆，口渴，便秘或腹泻。舌红苔黄腻，脉弦数或滑数
	溃脓期	腹痛扩展至全腹，腹皮挛急，全腹压痛、反跳痛；恶心呕吐，大便秘结或似痢不爽；壮热自汗，口干唇燥。舌质红或绛，苔黄糙，脉洪数或细数等
检查	血常规检查	初期，多数患者白细胞计数及中性粒细胞比例升高，在酿脓期和溃脓期，白细胞计数常升至 18×10^9/L 以上
	尿常规	盲肠后位阑尾炎可刺激右侧输尿管，尿中可出现少量红细胞和白细胞
	辅助检查	诊断性腹腔穿刺检查和B型超声检查对诊断有一定帮助

必考热点

1. 肠痈初期，腹痛多起于脐周或上腹部。
2. 肠痈在酿脓期和溃脓期，白细胞计数常升至 18×10^9/L 以上。
3. 诊断肠痈，最具有诊断价值的体征是右下腹固定压痛。

考点：肠痈的辨证论治

1. 内治法　见表 7-12-8。

表 7-12-8　肠痈的内治

证型	证　候	治法	代表方
瘀滞证	转移性右下腹痛，呈持续性、进行性加剧，右下腹局限性压痛或拒按，伴恶心纳差，可有轻度发热。苔白腻，脉弦滑或弦紧	行气活血，通腑泄热	大黄牡丹汤合红藤煎剂加减
湿热证	腹痛加剧，右下腹或全腹压痛、反跳痛、腹皮挛急；右下腹可摸及包块；壮热，纳呆，恶心呕吐，便秘或腹泻。舌红苔黄腻，脉弦数或滑数	通腑泄热，解毒利湿透脓	复方大柴胡汤加减
热毒证	腹痛剧烈，全腹压痛、反跳痛、腹皮挛急；高热不退或恶寒发热，时时汗出，烦渴，恶心呕吐，腹胀，便秘或似痢不爽。舌红绛而干，苔黄厚干燥或黄糙，脉洪数或细数	通腑排脓，养阴清热	大黄牡丹汤合透脓散加减

2. 外治法　见表 7-12-9。

表 7-12-9　肠痈的外治

中药外敷	无论脓已成或未成，均可选用金黄散、玉露散或双柏散，用水或蜜调成糊状，外敷右下腹。如阑尾周围脓肿形成后，可先行脓肿穿刺抽脓，注入抗生素（2~3 天抽脓 1 次），用金黄膏或玉露膏外敷
中药灌肠	采用通里攻下、清热解毒等中药，如大黄牡丹汤、复方大柴胡汤等煎剂 150~200ml，直肠内缓慢滴入（滴入管插入肛门内 15cm 以上，药液 30 分钟左右滴完），以达到通腑泄热排毒的目的

必考热点

1. 治疗肠痈瘀滞证首选的内服方为大黄牡丹汤合红藤煎剂。
2. 治疗肠痈湿热证首选的内服方为复方大柴胡汤。
3. 治疗肠痈热毒证首选的内服方为大黄牡丹汤。

第八部分

中医妇科学

第一单元　绪　　论

考点：各历史时期中医妇科主要著作及对中医妇科学发展的重要影响

各历史时期中医妇科主要著作及对中医妇科学发展的重要影响见表 8-1-1。

表 8-1-1　各历史时期中医妇科主要著作及对中医妇科学发展的重要影响

著作名称	作者	成书时间	意　义
《经效产宝》	唐·昝殷	公元 853 年	本书是我国现存的第一部产科专著。主张妊娠期以养胎、保胎为要，治疗上重视调理气血、补益脾肾
《妇人大全良方》	宋·陈自明	公元 1237 年	本书对经、孕、产、带等 8 门所属诸病，均先明生理、病理，后列诊断、治疗以及防护等，对后世有一定影响和启发
《邯郸遗稿》	明·赵献	公元 1617 年	本书重视脾肾，倡命门学说，认为妇科病与气血失调、中气虚弱、肝脾肾三脏功能失调有关，而以命门水火的盛衰为主，治疗上以六味、八味丸为主滋水养火
《景岳全书·妇人规》	明·张介宾	公元 1624 年	学术观点“阳非有余，阴常不足”是张介宾对人体阴阳状态的著名观点，强调阴阳相互为用，相互转化，“阴以阳为主，阳以阴为根”“阴不可以无阳，阳不可以无阴”。这些论述对妇科的影响颇深，治疗妇科疾病侧重滋补精血调经。书中自己行之有效的经验方，现仍为临床所常用
《叶氏女科证治》	原作者不详，托名清·叶桂撰	公元 1746 年	全书论女科病证较全面，方药俱备，切于实用。某些病的论述能对世俗说法加以批驳
《女科要旨》	清·陈修园	公元 1803 年	该书调经重脾胃，胎前善养血健脾、清热舒气，产后、杂病多效法《金匮要略》
《傅青主女科》	明末清初傅山	17 世纪	该书学术立论着眼于肝、脾、肾三脏，治疗侧重于培补气血、调理脾胃

必考热点

1.《经效产宝》是我国现存的第一部产科专著。
2.《经效产宝》主张妊娠期以养胎、保胎为要，治疗上重视调理气血、补益脾肾。
3. 学术观点“阳非有余，阴常不足”是张介宾对人体阴阳状态的著名观点。
4.《傅青主女科》学术立论着眼于肝、脾、肾三脏，治疗侧重于培补气血、调理脾胃。

第二单元　女性生殖器官

第一节　外生殖器

考点：阴户的位置及功能

阴户的位置及功能见表 8-2-1。

表 8-2-1　阴户的位置及功能

位置	阴户又名四边，是女性外生殖器官的解剖术语，系指女性外阴，包括阴蒂、大小阴唇、阴唇系带及前庭部位
功能	防御外邪入侵的第一道门户，是排月经、泌带下、排恶露之出口，是合阴阳之入口，又是娩出胎儿、胎盘之产门

必考热点

1. 阴户系指女性外阴，包括阴蒂、大小阴唇、阴唇系带及前庭部位。
2. 阴户是防御外邪入侵的第一道门户，又是娩出胎儿、胎盘之产门。

第二节　内生殖器

考点：阴道和子门的位置及功能

阴道和子门的位置及功能见表 8-2-2。

表 8-2-2　阴道和子门的位置及功能

阴道	位置	位于子宫与阴户之间，是阴户连接子宫的通道
	功能	是防御外邪入侵的关口，是排出月经、分泌带下的通道，是阴阳交合的器官，又是娩出胎儿的路径
子门	位置	又名子户，指子宫颈口的部位
	功能	是排出月经和娩出胎儿的关口

必考热点

1. 阴道是阴户连接子宫的通道，位于子宫与阴户之间。
2. 子门又名子户，指子宫颈口的部位。
3. 子门是排出月经和娩出胎儿的关口。

考点：子宫的位置形态及功能和特性

子宫的位置形态及功能和特性见表 8-2-3。

表 8-2-3　子宫的位置形态及功能和特性

位置形态	位于带脉之下，小腹正中，膀胱之后，直肠之前，下口连接阴道。形如合钵，如倒置的梨形
功能	为“奇恒之腑”，主要功能是产生、排出月经；孕育、分娩胎儿。另外还有排出余血浊液、分泌生理性带下的功能

续 表

生理特点	具有明显的周期性、节律性
特性	定期藏泻，“亦脏亦腑，非脏非腑”。《内经》称“奇恒之腑”

必考热点

1. 子宫形如合钵，如倒置的梨形。
2. 子宫的生理特点具有明显的周期性、节律性。
3. 子宫的主要功能是产生、排出月经，孕育、分娩胎儿。

第三单元 女性生殖生理

第一节 女性一生各期的生理特点

考点：女性一生各期的生理特点

女性一生各期的生理特点见表 8-3-1。

表 8-3-1 女性一生各期的生理特点

胎儿期	从受精后及受精卵在子宫内种植、生长、发育、成熟的时期为胎儿期。需 10 个妊娠月，即 280 天。胎儿期为人生之始，中医有“慎始”“胎教”理论，是胎儿期的早期教育
新生儿期	婴儿出生后的 4 周内，称为新生儿期。女婴在母体内受性腺和胎盘所产生的性激素影响，有的女婴出生时乳房可略呈隆起或少许泌乳，外阴较丰满；出生后脱离胎盘，血中女性激素水平迅速下降，极少数女婴可出现少量阴道出血
儿童期	新生儿期以后至 12 岁左右的阶段为儿童期。7 岁之后、10 岁之前，是肾气始盛的时期，齿更发茂，身体持续增长和发育，但生殖器官仍为幼稚型；约 10 岁始，第二性征开始发育
青春期	从月经初潮至生殖器官逐渐发育成熟的时期称青春期。世界卫生组织（WHO）规定青春期为 10~19 岁。
	①全身发育、身高、体形已渐发育为女性特有的体形。②内外生殖器官发育渐趋成熟，第二性征发育，呈现女性特有的体态。③月经来潮是青春期开始的一个重要标志。④具有生育能力。此时期整个生殖系统的功能虽尚未完善，但已有生育能力
性成熟期	又称生育期。一般自 18 岁左右开始，历时 30 年。此期生殖功能由成熟、旺盛，至后期又从旺盛逐渐走向衰退，经过成熟、旺盛、开始衰退的生理过程
围绝经期	此期肾气渐虚，冲任二脉虚衰，天癸渐竭，生殖器官及乳房也逐渐萎缩
老年期	一般指 60 岁以后的妇女。此期肾气虚，天癸已衰竭，生殖器官萎缩，骨质疏松而易发生骨折，心、脑功能亦随之减退，全身功能处于衰退期

必考热点

1. 从受精后及受精卵在子宫内种植、生长、发育、成熟的时期为胎儿期。
2. 胎儿期为人生之始，中医有“慎始”“胎教”理论，是胎儿期的早期教育。
3. 新生儿期以后至 12 岁左右的阶段为儿童期。
4. 月经来潮是青春期开始的一个重要标志。

第二节　月经的生理

考点：月经的生理现象

月经是指有规律的、周期性的子宫出血，月月如期，经常不变。月经是女性最显著的生理特点，月经初潮，标志着青春期的到来，已具有生殖功能。初潮后30~35年间，一般每月行经一次，信而有期。月经的生理现象见表8-3-2。

表8-3-2　月经的生理现象

月经初潮	是指妇女一生中第1次月经来潮。初潮年龄一般为13~15岁，平均14岁
月经周期	月经有月节律的周期性，出血的第1天为月经周期的开始，两次月经第1天的间隔时间称为一个月经周期，一般28~30天
经期	即月经持续时间，正常经期为3~7天，多数为3~5天
月经的量、色、质	月经量一般以20~60ml为适中。经色暗红，经质不稀不稠，不凝固，无血块，无特殊臭气
月经期表现	行经前，可出现胸乳略胀，小腹略坠，腰微酸，情绪易波动，一般经来自消
绝经	妇女一生中最后1次行经后，停闭1年以上，称为绝经。一般为45~55岁，平均49.5岁
月经的特殊生理现象	身体无病而月经定期两个月来潮一次者，称为并月；三个月一潮者，称为“居经”或“季经”；1年一行者称为“避年”；还有终生不潮而却能受孕者，称为“暗经”；受孕初期仍能按月经周期有少量出血而无损于胎儿者，称为“激经”，又称“盛胎”或“垢胎”

必考热点

1. 月经是女性最显著的生理特点。
2. 月经初潮标志着女性青春期的到来，已具有生殖功能。
3. 月经定期三月一行者，称为居经。

考点：月经产生的机理

月经产生的机理见表8-3-3。

表8-3-3　月经产生的机理

脏腑与月经	五脏之中，肾藏精，肝藏血，脾生血，心主血，肺主气，气帅血，在月经产生中各司其职，如肾气旺盛，使天癸泌至；肝血充足，气机条达，则经候如期；脾胃健运，则血海充盈，血循常道。故在月经产生的机理中，与肾、肝、脾关系尤为密切
	在月经产生的过程中以肾为主导。①肾藏精，主生殖。②肾为天癸之源。③肾为冲任之本。④肾为气血之根。⑤肾与胞宫相系。⑥肾与脑髓相通。⑦肾为五脏阴阳之本
	肝藏血，主疏泄，喜条达，恶抑郁。肝具有储藏血液、调节血量和疏泄气机的作用，脏腑所化生之血，除营养周身外，则储藏于肝。在月经的产生中，肝血下注冲脉，司血海之定期蓄溢，参与月经周期、经期及经量的调节
	脾胃为后天之本，气血生化之源。又脾主运化，主中气，其气主升，具有统摄血液，固摄子宫之权。脾气健运，血循常道，血旺而经调。胃主受纳，为水谷之海，乃多气多血之腑，足阳明胃经与冲脉会于气街，故有“冲脉隶于阳明”之说。胃中水谷盛，则冲脉之血盛，月事以时下
	心主血脉，心气有推动血液在经脉内运行的作用。心气下通于肾，心肾相交，血脉流畅，月事如常
	肺主气，朝百脉而输精微，如雾露之溉，下达精微于胞宫，参与月经的产生与调节

续　表

天癸与月经	天癸来源于先天肾气，靠后天水谷精气的滋养而逐渐趋于成熟，此后又随肾气的虚衰而竭止。对妇女来说，“天癸至”，则“月事以时下，故有子”“天癸竭，地道不通，故形坏而无子也”
气血与月经	气为血之帅，血为气之母，血赖气的升降出入运动而周流。气血均来源于脏腑。在月经产生的机理中，血是月经的物质基础，气能生血，又能行血、摄血。气血和调，经候如常
经络与月经	经络是经脉和络脉的总称，是运行全身气血，联络脏腑形体官窍，沟通上下内外，感应传导信息的通路系统。与妇女的生理、病理关系最大的是奇经八脉中的冲、任、督、带。其生理功能主要是通过起源、循行路线和各自的功能对十二经脉气血运行起蓄溢和调节作用，并联系子宫、脑、髓等奇恒之府
胞宫与月经	胞宫是化生月经和受孕育胎的内生殖器官。其生理由肾、天癸、气血、冲任调节，并主司子宫藏泻，胞宫周期性变化主要表现为子宫的周期性出血

综上所述，脏腑、天癸、气血、冲、任、督、带与胞宫，是月经产生的生理基础，其中肾、天癸、冲任、胞宫是产生月经的中心环节，各环节之间互相联系，不可分割，现代中医妇科学家称之为“肾-天癸-冲任-胞宫生殖轴”。

必考热点

1. 月经的产生，是女子发育到成熟年龄阶段后，脏腑、天癸、气血、经络协调作用于胞宫的生理现象。
2. 精藏于肾，依赖于肾气的贮藏作用和施泄作用发挥其主生殖的生理功能。
3. 肝具有储藏血液、调节血量和疏泄气机的作用。
4. 胞宫周期性变化主要表现为子宫的周期性出血。

考点：月经的周期变化与调节

1. 月经周期节律　月经具有周期性、节律性，是女性生殖生理过程中肾阴阳消长、气血盈亏规律性变化的体现。月经有行经期、经后期、经间期、经前期 4 个不同时期的生理节律，形成月经周期。现以 28 天为一月经周期，阐述如下。月经周期节律见表 8-3-4。

表 8-3-4　月经周期节律

行经期	行经第 1~4 天，此期子宫泻而不藏，排出经血，既是本次月经的结束，又是新周期开始的标志，呈现“重阳转阴”特征
经后期	指月经干净后至经间期前，为周期的第 5~13 天，此期血海空虚渐复，子宫藏而不泻，呈现阴长的动态变化。重阴即是指月经周期阴阳消长节律中的阴长高峰时期
经间期	周期第 14~15 天，也称氤氲之时，或称“的候”“真机”时期（即西医所称的“排卵期”）。在正常月经周期中，此期正值两次月经中间，故称之为经间期。是重阴转阳、阴盛阳动之际，正是种子的时候
经前期	即经间期之后，为月经周期的第 15~28 天。此期阴盛阳生渐至重阳。重阳即是指月经周期阴阳消长节律中阳生的高峰时期，此时阴阳俱盛，以备种子育胎

2. 月经周期的调节机理　见表 8-3-5。

表 8-3-5　月经周期的调节机理

天人相应说	《素问·八正神明论》认为月经的节律与月亮运动的节律一致。妇女的性周期以月为节律，故明代李时珍、张介宾以此取类比象推论月经调节为：上应月相，下应海潮，是天人相应的现象
肾阴阳转化说	月经出现周期性的藏泻，是肾阴、肾阳转化，气血盈亏变化的结果。经后期血海空虚，肾阴增长，阴中有阳，此时表现为“藏而不泻”；经间期，是肾之阴精发展到重阴转阳的转化时期；经前期，是肾阳增长，阳中有阴，肾阴阳平衡中阳的功能渐趋充旺时期；行经期，是“重阳则开”阶段，在阳气的转化中推动经血的排出，子宫表现为“泻而不藏”，除旧生新，出现新的周期

续　表

肾-天癸-冲任-胞宫生殖轴说	对肾气、天癸、冲任、胞宫之间的关系及其调节进行了有关研究，逐渐形成了中医学的女性生殖轴概念，月经周期即由此生殖轴进行调节
脑-肾-天癸-冲任-胞宫轴说	“中医天癸古今论”根据“古今对天癸的认识及脑为元神之府和肾主髓通脑的理论，提出脑-肾-天癸-冲任-胞宫（女）、睾丸（男）轴为性生殖机能调节系统”的新概念，由这一轴心主司月经生理

必考热点

1. 月经有行经期、经后期、经间期、经前期4个不同时期的生理节律，形成月经周期。
2. 行经第1~4天既是本次月经的结束，又是新周期开始的标志，呈现“重阳转阴”特征。
3. 在月经周期的调节中，肾气、天癸、冲任、气血、胞宫有着规律性的变化。
4. 月经出现周期性的藏泻是肾阴、肾阳转化，气血盈亏变化的结果。

第三节　带下生理

考点：带下的生理现象及作用

带下的生理现象及作用见表8-3-6。

表8-3-6　带下的生理现象及作用

带下属津液	津液广泛地存在于脏腑、形体、官窍等器官的组织之内和组织之间，起着滋润、濡养作用。也是维持人体生命活动的基本物质之一
带下有周期性月节律	随肾气和天癸的调节，带下呈现周期性的变化并与生殖有关。在月经前后、经间期，带下的量稍有增多。经间期带下质清，晶莹而透明，具韧性可拉长；其余时间略少
带下量随妊娠期增多	妊娠后阴血下聚，使冲任、胞宫气血旺盛，故带液较未孕时略多
带下润泽胞宫、阴道	带下生而即有，发育成熟后与月经同步，有周期性的月节律，经断后肾气渐虚，天癸将竭，带下亦明显减少，但不能断绝。带下伴随女性一生，以滋润胞宫、阴道

必考热点

1. 津液广泛地存在于脏腑、形体、官窍等器官的组织之内和组织之间，起着滋润、濡养作用。
2. 经间期带下质清，晶莹而透明，具韧性可拉长。

考点：带下产生的机理

带下的产生是脏腑、津液、经络协调作用于胞宫的结果。带下产生的机理见表8-3-7。

表8-3-7　带下产生的机理

脏腑与带下	生理性的带下是由肾精所化，禀肾气藏泻，布露于子宫，润泽于阴道；脾为气血津液生化之源，主运化，赖脾气之升清，将胃肠吸收的谷气和津液上输于肺，而后由肺宣发和肃降，使津液输布全身而灌溉脏腑、形体和诸窍，其泌布于胞宫、阴道者，为生理性带下的组成部分
津液与带下	带下源于津液

续 表

经络与带下	带下为阴液，而任脉为阴脉之海，主一身之阴液，任脉出胞中循阴器，任脉与带下的生理、病理直接相关。带脉环腰一周，约束诸经，与冲、任、督三脉纵横交错，络胞而过。任脉所司之阴液，若失去督脉的温化，则化为湿浊之邪，伤于带脉则为带下病。带脉约束带液，使带液的量泌有常
胞宫与带下	白带出自胞宫。带下由胞宫渗润阴道，并能防御外邪入侵

可见，生理性带下的产生与调节，是以脏腑功能正常为基础的，是脏腑、津液、经络协调作用于胞宫的生理现象。

必考热点

1. 带下的产生是脏腑、津液、经络协调作用于胞宫的结果。
2. 生理性的带下是由肾精所化，禀肾气藏泄，布露于子宫，润泽于阴道。
3. 带下为阴液，而任脉为阴脉之海，主一身之阴液。

第四节 妊娠生理

考点：妊娠的生理现象

妊娠的生理现象见表 8-3-8。

表 8-3-8 妊娠的生理现象

月经停闭	生育期的妇女，月经一贯正常而突然停闭，首先应考虑妊娠。妊娠后，阴血下注冲任、子宫以养胎，上营乳房以化乳，子宫行使其藏精气而不泻的功能，月经停闭不来
脉滑	妊娠后出现脉滑，是中医候胎重要依据之一。妊娠脉滑轻取流利，中取鼓指，重按不绝。但若肾气虚弱，气血不足，或年岁已高的妇女有孕，滑脉常不明显。精血不足者，孕后反可出现沉涩或弦细脉
妊娠反应	孕后常出现胃纳不香或饱胀不思饮食或恶心欲呕、择食的早孕反应。气血下注，冲脉相对较旺，机体气血相对不足，则易出现倦怠、思睡、头晕等不适
子宫增大	孕后子宫育胎，变化最大。早孕 40 多天，可扪及子宫增大变软，子宫颈紫蓝色质软。非孕时子宫容量为 5ml，至妊娠足月约 5000ml，增加 1000 倍。子宫重量，非孕时 50g，至足月妊娠约 1000g，增加 20 倍
乳房变化	乳房自孕早期开始增大、发胀。乳头增大变黑，易勃起。乳晕加大变黑，乳晕外周散在褐色小结节状隆起。妊娠 4～5 个月，挤压乳头可有少量乳汁
下腹膨隆	妊娠 3 个月以后，可于下腹部手测子宫底高度以候胎之长养

必考热点

1. 生育期的妇女，月经一贯正常而突然停闭，首先应考虑妊娠。
2. 妊娠后出现脉滑，是中医候胎重要依据。
3. 妊娠 3 个月以后，可于下腹部手测子宫底高度以候胎之长养。

考点：预产期的计算方法

妊娠全程 40 周，即 280 天。预产期的计算，现代推算的公式：从末次月经的第一天算起，月数加 9（或减 3）日数加 7（阴历则加 14）。

必考热点

预产期现代推算的公式是：从末次月经的第一天算起，月数加9（或减3），日数加7（阴历则加14）。

第五节　产褥生理

考点：临产先兆和正产现象

临产先兆和正产现象见表8-3-9。

表8-3-9　临产先兆和正产现象

临产先兆	释重感	妊娠末期胎头入盆后，孕妇骤然释重，呼吸变得轻松，但可能感到行走不便和尿频
	弄胎（假宫缩）	《医宗金鉴·妇科心法要诀》云："若月数已足，腹痛或作或止，腰不痛者，此名弄胎。"
正产现象	见红	接近分娩发动或分娩已发动时，阴道有少量血性分泌物和黏液
	离经脉	临产时可扪得产妇中指本节有脉搏跳动，称为离经脉
	阵痛	从有规律的宫缩开始至产门开全（子宫颈口完全扩张）的腹部阵发性疼痛，称阵痛，开始时阵痛间隔时间约15分钟，逐渐缩短为5~6分钟，最后为2~3分钟，这一现象称开口期，分娩正式发动

必考热点

1. 释重感和弄胎属于临产先兆。
2. 临产时可扪得产妇中指本节有脉搏跳动，称为离经脉。
3. 分娩正式发动时表现为阵痛。

考点：产褥期生理

产褥期生理见表8-3-10。

表8-3-10　产褥期生理

概念	分娩结束后，产妇逐渐恢复到孕前状态，需要6~8周，此期称为"产褥期"，又称"产后"。产后1周称"新产后"，产后1月称"小满月"，产后百日称"大满月"，即所谓"弥月为期""百日为度"
生理特点	产褥期的生理特点是"多虚多瘀"
恶露	恶露是产后自子宫排出的余血浊液，先是暗红色的血性恶露，也称红恶露，持续3~4天干净；后渐变淡红，量由多渐少，称为浆液性恶露，7~10天干净；继后渐为不含血色的白恶露，2~3周干净。如果血性恶露10天以上仍未干净，应考虑子宫复旧不良或感染，当予以诊治

必考热点

1. 产褥期的生理特点是"多虚多瘀"。
2. 恶露的进行过程为红恶露、浆液性恶露、白恶露。

第六节 哺乳生理

乳汁由精血、津液所化，赖气以行。精血津液充足，能化生足够的乳汁哺养婴儿，哺乳次数按需供给。

顺产者，产后30分钟即可在产床上开始哺乳，令新生儿吮吸乳头，以刺激乳头尽早泌乳，促进母体宫缩，减少产后出血，建立母子亲密的感情。并让婴儿吸吮免疫价值极高的初乳，增强抗病能力，促进胎粪排出。

哺乳时间一般以8个月为宜。3个月后婴儿适当增加辅食。哺乳期大多月经停闭，少数也可有排卵，月经可来潮，故要采取工具避孕法避孕。必须指出的是，在停止哺乳后，务必用药物回乳，以免长期溢乳发生经、乳疾病。

必考热点

1. 乳汁由精血、津液所化，赖气以行。
2. 哺乳时间一般以8个月为宜。
3. 3个月后婴儿适当增加辅食。

第四单元 妇科疾病的病因病机

第一节 病 因

考点：寒热湿邪

寒热湿邪见表8-4-1。

表8-4-1 寒热湿邪

寒邪	寒邪致病，有外寒、内寒之分。外寒入侵冲任、子宫，进而发生经行发热、经行身痛、痛经、月经后期、月经过少、闭经、产后身痛、不孕症等病证。内寒，是机体阳气虚衰，命火不足，或阴寒之气不散，故内寒的产生与肾脾阳虚关系最大。内寒致病常导致闭经、多囊卵巢综合征、月经后期、痛经、带下病、子肿、宫寒不孕
热邪	热邪致病，也有外热、内热之异。外热为外感火热之邪，尤其是月经期、孕期、产褥期，热邪易乘虚而入，损伤冲任，发为经行发热、经行头痛、月经先期、月经过多、崩漏、妊娠小便淋痛、产后发热等病证；热邪结聚冲、任、胞中，使气血壅滞，“热盛则肿”“热盛肉腐”，则发为产褥感染、盆腔炎或盆腔脓肿、阴疮、孕痈等病证。内热又称“火热内生”，若伤及冲任，迫血妄行，可发为月经先期、月经过多、经行吐衄、经行头痛、经行情志异常、恶阻、胎漏、子烦、子痫、产后发热、阴疮等病证
湿邪	湿邪致病，也有内湿、外湿之分，外湿致病，导致带下、阴痒或盆腔炎等。内湿，又称湿浊内生，主要发生经行浮肿、经行泄泻、闭经、多囊卵巢综合征、带下病、子肿、子满、产后身痛、不孕症等

必考热点

1. 内寒的产生与肾脾阳虚关系最大。
2. 内寒致病常导致闭经、多囊卵巢综合征、月经后期、痛经、带下病、子肿、宫寒不孕。
3. 热邪易乘虚而入损伤冲任引起的病证有经行发热、经行头痛、月经先期、月经过多、崩漏、妊娠小便淋痛、产后发热等。
4. 外湿致病导致的病证有带下、阴痒或盆腔炎等。

考点：情志因素

七情内伤导致妇科病，以怒、思、恐为害尤甚。怒，抑郁忿怒，使气郁气逆，可致月经后期、闭经、痛经、不孕、癥瘕；思，忧思不解，每使气结，发为闭经、月经不调、痛经；恐，惊恐伤肾，每使气下，可致月经过多、闭经、崩漏、胎动不安、不孕。

必考热点

七情内伤导致妇科病，以怒、思、恐为害尤甚。

考点：生活因素

导致妇科疾病的生活因素见表 8-4-2。

表 8-4-2　导致妇科疾病的生活因素

房劳多产	房事与五脏的功能密切相关，尤以肾为主。孕期房劳可致流产、早产或产褥感染。在经期、产后，余血未净而阴阳交合，精浊与血相结为邪，影响冲任、胞宫，易发生妇科疾病
饮食不节	凡过食寒凉生冷、辛辣燥热、暴饮暴食、偏食嗜食均可导致脏腑功能失常。若饮食不节，更易发生月经过少、闭经、胎萎不长、妊娠贫血等
劳逸失常	过劳可导致月经过多、经期延长、崩漏；孕期过劳可致流产、早产；产后过劳可导致恶露不绝、缺乳和子宫脱垂。过于安逸又影响气血的运行，“逸则气滞”，发生月经不调或难产
跌仆损伤	妇女在月经期，尤其是孕期生活不慎，跌仆损伤，撞伤腰腹部，可致堕胎、小产或胎盘早期剥离；若撞伤头部，可引起经行头痛、闭经或崩漏；若跌仆损伤阴户，可致外阴血肿或撕裂
调摄失宜	过度节食减肥和长期药物减肥都会对女性身心造成伤害，可致月经后期、月经过少，甚至闭经。口服短效避孕药，有时会发生不规则阴道出血，甚则闭经

必考热点

1. 引起妇科疾病的生活因素有房劳多产、饮食不节、劳逸失常、跌仆损伤、调摄失宜。
2. 房事与五脏的功能密切相关，尤以肾为主。

考点：体质因素

妇产科疾病与体质关系密切。如妇女先天肾气不足，在青春期常发生肾虚为主的子宫发育不良、月经迟发、原发性闭经、崩漏、痛经、月经过少、多囊卵巢综合征；在生育期容易发生月经稀发、闭经、崩漏、胎动不安、滑胎、不孕症；更年期易出现早发绝经的早衰现象。妇女素性忧郁，性格内向者，易发生以肝郁为主的月经先后不定期、经前诸证、痛经、经断前后诸证、子晕、子痫、不孕、阴痛等；素体脾虚气弱，常导致脾虚为主的月经先期、月经过多、崩漏、带下病、子肿等病证。

必考热点

妇女素性忧郁，性格内向者，易发生以肝郁为主的月经先后不定期、经前诸证、痛经、经断前后诸证、子晕、子痫、不孕、阴痛等；素体脾虚气弱，常导致脾虚为主的月经先期、月经过多、崩漏、带下病、子肿等病证。

第二节 病 机

考点：脏腑功能失常

人体是以五脏为中心的有机整体，脏腑生理功能的紊乱和脏腑气血阴阳的失调，均可导致妇产科疾病，其中关系最密切的是肾、肝、脾三脏。脏腑功能失常见表8-4-3。

表8-4-3 脏腑功能失常

肾的病机	肾气虚	肾气虚，封藏失职，冲任不固，可致月经先期、月经过多、崩漏、产后恶露不绝；肾气虚，胎失所系，冲任不固，可致胎漏、胎动不安、滑胎；肾气虚，摄纳或系胞无力，则致胎动不安、子宫脱垂
肾的病机	肾阳虚	肾阳虚，命门火衰，冲任失于温煦，下不能暖宫，胞宫虚寒，可致妊娠腹痛、产后腹痛、宫寒不孕；肾阳虚，命门火衰，上不能暖土，水湿下注，发为经行浮肿、经行泄泻、子肿、子满；肾阳虚，气化失司，水液代谢失常，湿聚成痰，痰浊阻滞冲任、胞宫，可致月经后期、闭经、不孕；肾阳虚，气化失常，水湿下注任、带，使任脉不固，带脉失约，发为带下病；肾阳虚，兴奋施泻功能减退，可出现性冷淡、闭经、无排卵性不孕症；肾阳虚，血失温运而迟滞成瘀，血瘀阻碍生机加重肾虚，而发生肾虚血瘀，导致子宫内膜异位症、多囊卵巢综合征等更为错综复杂的妇产科病证
肾的病机	肾阴虚	肾阴虚，精血不足，冲任血虚，血海不能按时由满而溢，可致月经后期、月经过少、闭经；肾阴虚，冲任、胞宫胞脉失养，可致痛经、妊娠腹痛或不孕症；若阴虚生内热，热伏冲任，迫血妄行，发为崩漏、经间期出血、胎漏、胎动不安；若肾阴虚，孕后阴血下聚冲任以养胎元，致令阴虚益甚，肝失所养，肝阳上亢，发为妊娠眩晕，甚或子痫等
肝的病机	肝气郁结	肝气郁结，则血为气滞，冲任不畅，发生月经先后无定期、痛经、经行乳房胀痛、闭经、妊娠腹痛、缺乳、不孕症、盆腔炎；肝郁化热化火，火热之邪下扰冲任血海，迫血妄行，可致月经先期、月经过多、崩漏、胎漏、产后恶露不绝；气火上炎，则发为经行头痛、经行吐衄、经行情志异常、乳汁自出；肝郁犯胃，经前、孕期冲脉气盛，夹胃气上逆，可发生经前呕吐、妊娠恶阻
肝的病机	肝经湿热	肝郁乘脾，脾失健运，湿从内生，湿郁化热，湿热之邪下注任、带，使任脉不固，带脉失约，可发生带下病、阴痒。湿热蕴结胞中，或湿热瘀结，阻滞冲任，冲任不畅，发生不孕、盆腔炎、癥瘕等
肝的病机	肝阴不足	肝阴不足，冲任失养，血海不盈，可致月经过少、闭经、不孕症等；肝血不足，经前、经时、孕期阴血下注冲任血海，阴血益虚，血虚生风化燥，发生经行风疹块、妊娠身痒
肝的病机	肝阳上亢	肝阳偏亢，出现经前头痛、经行眩晕、子晕；阴虚阳亢，阳化风动，肝火愈炽，风火相扇，发为子痫
脾的病机	脾失健运	脾虚气弱，健运失常，气血生化不足而脾虚血少，冲任失养，血海不盈，可出现月经后期、月经过少、闭经、胎萎不长、产后缺乳；或素体阳虚，或寒凉生冷，膏粱厚味损伤脾阳，脾阳不振，运化失职，水湿流溢下焦，湿聚成痰，痰湿壅滞冲任、胞宫，可出现月经过少、闭经、不孕、癥瘕、多囊卵巢综合征等；脾失健运，湿邪内生，损伤任、带，失于固约，发生带下病
脾的病机	脾失统摄	脾气虚弱，中气不足，统摄无权，冲任不固，可出现月经过多、经期延长、崩漏、胎漏、产后恶露不绝、乳汁自出
脾的病机	脾虚下陷	脾气虚而下陷，则可见经崩、子宫脱垂；如脾胃虚弱，孕后冲气偏盛，上逆犯胃，胃失和降，发为恶阻
心的病机	若忧愁思虑，积想在心，心气不得下通于肾，胞脉闭阻，可出现闭经、月经不调、不孕；心火偏亢，肾水不足，则水火失济，出现脏躁、产后抑郁等	
肺的病机	肺主气、主肃降，朝百脉而输精微，通调水道。若阴虚火旺，经行阴血下注冲任，肺阴益虚，虚火灼伤肺络，则出现经行吐衄；若肺失宣降，不能通调水道，可引起子嗽或妊娠小便异常、产后小便异常	

必考热点

1. 人体是以五脏为中心的有机整体，其中关系最密切的是肾、肝、脾三脏。
2. 肾的病机临床上可分为肾气虚、肾阳虚、肾阴虚。

3. 肝的病机常见有肝气郁结、肝经湿热、肝阴不足、肝阳上亢。
4. 脾的病机主要有脾失健运、脾失统摄、脾虚下陷。

考点：气血失调

气血失调见表 8-4-4。

表 8-4-4　气血失调

气分病机	气虚	肺气虚，卫外不固，易出现经行感冒、产后自汗、产后发热；中气虚或肾气虚，均可致冲任不固，发生月经先期、月经过多、崩漏、胎漏、乳汁自出
	气陷	是指中气虚而下陷的病理，可发生子宫脱垂、崩漏
	气滞	肝气郁结，疏泄失调，冲任血海阻滞，可发生痛经、闭经、月经先后无定期、不孕等；气行不畅，津液停滞，可致水湿不化，痰湿内生，发生经行浮肿、子肿、闭经、不孕症；气郁化火，火热之邪上扰神明，下迫冲任血海，可发生经行情志异常、产后抑郁、脏躁、月经先期、月经过多、崩漏、胎漏等
	气逆	肺主气，主肃降，肺气上逆，可发生子嗽。胃气宜降，若胃气上逆，可致经行呕吐、恶阻
血分病机	血虚	血虚致冲任血海匮乏不能由满而溢，或失于濡养，可发生月经后期、月经过少、闭经、痛经、妊娠腹痛、胎动不安、滑胎、胎萎不长、产后缺乳、产后身痛、产后血劳、不孕
	血瘀	血瘀可发生痛经、闭经、崩漏、月经过多、经期延长、胎动不安、异位妊娠、产后腹痛、恶露不绝、产后发热、不孕、癥瘕等
	血热	血热是指血分伏热，热伏冲任，迫血妄行而出现月经过多、月经先期、崩漏、经行吐衄、胎漏、产后发热；若肝郁化热，热性炎上，可致经行头痛、经行情志异常；若阴虚生内热，热扰冲任，冲任不固，发生月经先期、崩漏、胎动不安、产后恶露不绝
	血寒	血为寒凝，冲任失畅，功能减退，发生痛经、月经后期、月经过少、闭经、妊娠腹痛、产后腹痛、产后身痛、宫寒不孕等

气血互相资生、互相依存，故在病机上往往气病及血，血病及气，血气不和，气血同病，虚实错杂，常见气滞血瘀、气虚血瘀、气血两虚等。

必考热点

1. 气分病机有气虚、气陷、气滞、气逆。
2. 气陷是指中气虚而下陷的病理，可发生子宫脱垂、崩漏。
3. 肺主气，主肃降，肺气上逆，可发生子嗽。
4. 病在血分，有血虚、血瘀、血热、血寒之分。

考点：冲任督带损伤

冲任督带损伤见表 8-4-5。

表 8-4-5　冲任督带损伤

冲任损伤	主要表现为冲任不固、冲任不足、冲任失调、冲任血热、冲任寒凝和冲任阻滞等
督脉虚损	督脉与肾、心、肝的关系尤为密切，称督脉为“阳脉之海”，总督诸阳。督脉与任脉同起于胞宫，二脉协同调节人身阴阳脉气的平衡，维持胞宫的生理功能。督脉虚损、阴阳平衡失调可致闭经、崩漏、经断前后诸证、绝经妇女骨质疏松症
带脉失约	带脉的功能主要是健运水湿，提摄子宫，约束诸经。带脉失约可导致带下病、胎动不安、滑胎、子宫脱垂等

必考热点

1. 冲任督带损伤的常见病机是冲任损伤、督脉虚损、带脉失约。
2. 冲任损伤主要表现为冲任不固、冲任不足、冲任失调、冲任血热、冲任寒凝和冲任阻滞等。
3. 督脉与肾、心、肝的关系最为密切。
4. 督脉与任脉同起于胞宫，二脉协同调节人身阴阳脉气的平衡，维持胞宫的生理功能。
5. 督脉虚损、阴阳平衡失调可致闭经、崩漏、经断前后诸证、绝经妇女骨质疏松症。
6. 带脉的功能主要是健运水湿、提摄子宫、约束诸经。

考点：胞宫、胞脉、胞络受损

胞宫、胞脉、胞络受损见表 8-4-6。

表 8-4-6 胞宫、胞脉、胞络受损

子宫形质异常	多由先天发育不良和后天损伤所致，可出现幼稚子宫、子宫畸形、子宫过度屈曲、子宫肌瘤或手术损伤子宫等，致发生月经不调、痛经、滑胎、癥瘕、不孕等病证。若手术损伤子宫可致急腹症
子宫藏泻失司	若先天肾气不足或房劳多产，久病大病失血伤精，精血不充，使冲任不能通盛，子宫蓄藏阴精匮乏，藏而不泻可发生月经后期、闭经、带下过少、胎死不下、滞产、难产、过期妊娠；若肾气不固，肝气疏泄太过，或脾虚不摄，导致子宫藏纳无权，泻而不藏，可发生流产、早产、经期延长、带下病、恶露不绝
子宫闭阻	是指病邪客于子宫后，使子宫闭塞或阻滞而产生妇科疾病的病机。瘀、痰有形之邪使子宫闭阻是妇科常见的病机之一。子宫内膜息肉、黏膜下肌瘤、宫腔手术后部分粘连，均可瘀阻生化之机，导致月经过少、闭经、崩漏、不孕等病证

胞脉、胞络是脏腑联系胞宫的脉络。若胞脉胞络受损，同样可发生闭经、痛经、崩漏、不孕等病。胞宫、胞脉、胞络虽各有自身受损的病机，但它们之间又是互相联系不可分割的整体，常相互影响。

必考热点

1. 子宫形质异常多由先天发育不良和后天损伤所致。
2. 胞脉、胞络是脏腑联系胞宫的脉络。

考点：肾-天癸-冲任-胞宫轴失调

肾-天癸-冲任-胞宫生殖轴，以肾气为主导，由天癸来调节，通过冲任的通盛、相资，由胞宫体现经、带、胎、产的生理特点。其中任何一个环节失调都会引起生殖轴功能失调，发生崩漏、闭经、迟发或“早发”绝经、流产、不孕症等妇科病。而调经、种子、安胎的关键就是调整肾-天癸-冲任-胞宫生殖轴的功能及其相互间的平衡协调，其中补肾气、资天癸最为关键。所以肾-天癸-冲任-胞宫生殖轴失调又是妇科疾病的主要发病机理。

必考热点

1. 肾-天癸-冲任-胞宫生殖轴，以肾气为主导，由天癸来调节，通过冲任的通盛、相资，由胞宫体现经、带、胎、产的生理特点。
2. 调经、种子、安胎的关键是调整肾-天癸-冲任-胞宫生殖轴的功能及其相互间的平衡协调。

第五单元　妇科疾病的诊断与辨证

第一节　四　诊

考点：问诊

妇科疾病的问诊见表 8-5-1。

表 8-5-1　妇科疾病的问诊

问年龄	在初诊时先要询问年龄
问主诉	了解患者最感痛苦的症状、体征及持续时间
问现病史	围绕主诉询问发病诱因，疾病发生发展过程，检查、治疗情况和结果，目前自觉症状等
问月经史	需询问月经初潮年龄，月经周期、月经持续时间、经量多少、经色、经质稀或稠或有无血块、气味，末次月经日期及伴随月经周期而出现的症状（如乳房胀痛、头痛、腹痛、腹泻、浮肿、吐衄、发热等）。中老年妇女应了解是否绝经和绝经年龄，以及绝经后有无阴道出血、骨质疏松症状
问带下史	了解带下量、色、质、味，以及伴随症状
问婚育史	若未婚者，应了解有无性生活史、人工流产史；对已婚者，需了解性生活情况、妊娠胎次、分娩次数，有无堕胎、小产、人工流产。孕妇应了解妊娠过程，有无妊娠疾病
问产后	询问分娩情况，有无难产，产后出血量多少、输血与否。了解恶露量多少、颜色、性质、气味，有无产后疾病史，以及避孕情况
问既往史	如继发性痛经患者，应询问无人工流产术、剖宫产术、盆腔炎史。对原发性痛经者应询问家族史，其母系有无痛经史，个人饮食嗜好，居住环境。对不孕者需了解有无盆腔炎、人工流产史、腹部手术史。对闭经、月经过少者，需询问有无结核史、产后大出血史，工作环境，生活、饮食嗜好、环境迁移等个人史

必考热点

1. 在初诊时先要询问年龄。
2. 问月经史首先要注意月经的期、量、色、质。
3. 问带下史首先要了解带下量、色、质、味，以及伴随症状。
4. 问产后应询问分娩情况，有无难产，产后出血量多少、输血与否。

考点：望诊

妇科疾病的望诊见表 8-5-2。

表 8-5-2　妇科疾病的望诊

望神形	头晕眼花，神疲乏恶，出汗肢冷，神志淡漠，甚至昏不知人，可见于崩漏、胎堕不全等妇科失血重证。妇科痛证如异位妊娠、急性盆腔炎、痛经、卵巢囊肿蒂扭转、流产等，常伴见形体蜷曲，两手捧腹，表情痛苦、辗转不安之态。妊娠晚期或产时、产后突发手足搐搦、全身强直、双目上视、昏不知人或四肢抽搐、项背强直、角弓反张等多为妇科痉证，如子痫、产后痉病
望面色	妇科疾病若见面色淡白无华，多属血虚证或失血证，如月经过多、产后出血、崩漏、堕胎等；见面色㿠白虚浮，多属阳虚水泛，可见于妊娠肿胀、经行浮肿、经行泄泻等；面色青而紫暗，多属瘀血停滞；若面色萎黄，多属脾虚，可见于月经后期、月经过少、带下、闭经等；面赤，属实热证，可见于月经先期、月经过多、经行吐衄、经行情志异常、产后发热等证；面暗黑或面颊有暗斑，多属肾虚，可见于闭经、不孕、绝经前后诸证、崩漏、滑胎等

续 表

望体形	重在观察形体的发育，体质的强弱，体形的胖瘦。如年逾14岁，月经未来潮，第二性征尚未发育，身材矮小，多为先天肾气未充。若成熟女子，虽然月经已来潮，但身材瘦长或瘦小，第二性征发育不完善，乳房平坦，多为肾虚。若形体肥胖，皮肤粗糙，毛发浓密，多为脾虚痰湿阻滞，可见不孕症、闭经、月经不调、癥瘕、多囊卵巢综合征等
望舌	舌质淡为气血两虚，可见于月经过多、月经后期、崩漏、闭经。舌质红为血热，可见于崩漏、月经先期、月经过多、产后恶露不绝等。舌质暗或瘀点多有血瘀。苔白主寒，薄白腻而润多为寒湿凝滞，苔白厚腻多属痰湿阻滞。苔黄主热，薄黄为微热，苔黄厚而干燥多为热重，黄厚而腻为湿热。苔薄而舌燥为伤津，苔灰黑而润为阳虚有寒，苔黑而燥为火炽伤津
望月经	经量多、经色淡红、质稀，多为气虚；经量少、色淡暗、质稀，多为肾阳虚；经量少、色淡红、质稀，多为血虚；若经量多、色深红、质稠，多为血热；经色鲜红、质稠，多为阴虚血热；经色紫暗、有血块，多为血瘀；经量时多时少，多为气郁
望带下	观察带下量、色、质是带下病诊断及辨证的重要依据。若带下量多，色白质清多为脾虚、肾虚；带下量少失润，多为津液不足；带下色黄，量多质黏稠，多为湿热；带下色赤或赤白相兼，或稠黏如脓，多为湿热或热毒
望恶露	产后望恶露量之多少、颜色、性质亦是产后病辨证的重要内容。若恶露量多、色淡红、质稀，多为气虚；色红、质稠为血热；色紫暗、有血块，多为血瘀。色暗若败酱，应注意是否感染邪毒
望阴户、阴道	主要观察阴户、阴道形态、肤色。若见解剖异常者，属先天性病变。若有阴户肿块，伴红、肿、热、痛，黄水淋沥，多属热毒；无红肿热痛，多属寒凝。阴户皮肤发红，甚至红肿，多属肝经湿热或虫蚀；阴户肌肤色白，或灰白、粗糙增厚，或皲裂，多属肾精亏损、肝血不足。若阴户中有块脱出，常见于子宫脱垂或阴道前后壁膨出

必考热点

1. 妇科疾病若见面色淡白无华，多属血虚证或失血证。
2. 舌质淡为气血两虚，可见于月经过多、月经后期、崩漏、闭经；舌质红为血热，可见于崩漏、月经先期、月经过多、产后恶露不绝等。
3. 观察带下量、色、质是带下病诊断及辨证的主要依据。

考点：闻诊

妇科疾病的闻诊见表8-5-3。

表8-5-3 妇科疾病的闻诊

听声音	主要听患者的语音、气息的高低、强弱，以及呼吸、咳嗽、嗳气、太息等声音。如语音低微，多为气虚；语音洪亮有力，多属实证；时时叹息，多为肝郁气滞；妇女孕后嗳气频频，甚则恶心呕吐，多为胃气上逆
听胎心	妊娠20周后，运用听诊器可在孕妇腹壁相应部位听到胎心音
闻气味	主要了解月经、带下、恶露的气味。如月经、带下、恶露秽臭，多为湿热或瘀热；若腐臭气秽，多为热毒；若恶臭难闻，需注意子宫颈癌的可能性；妊娠剧吐致酸中毒，患者口腔有烂苹果味，多属气阴两虚

必考热点

1. 妇科闻诊包括三个方面，即听声音、听胎心、闻气味。
2. 妊娠20周后，运用听诊器可在孕妇腹壁相应部位听到胎心音。
3. 闻气味主要是了解月经、带下、恶露的气味。
4. 妊娠剧吐致酸中毒，患者口腔有烂苹果味，多属气阴两虚。

考点：切诊

妇科疾病的切诊见表 8-5-4。

表 8-5-4　妇科疾病的切诊

切脉	月经脉	脉多显滑象为月经常脉。若脉滑数而有力者，多为热伏冲任。脉沉迟而细多为阳虚内寒、生化不足。脉细数为虚热伤津、阴亏血少。脉缓弱无力多为气虚，尺脉微涩多为血虚，尺脉滑多为血实。崩中下血或漏下不止，脉应虚小缓滑，反见浮洪而数者，多属重证
	妊娠脉	女子妊娠 6 周左右易见脉滑有力或滑数，尺脉按之不绝，此为妊娠常脉。若脉细软或欠滑利或沉细无力，常见于胎动不安、堕胎、胎萎不长、胎死腹中等病之虚证。若妊娠晚期，脉弦滑劲急多为阴虚肝旺、肝风内动之象，当警惕发生子晕、子痫等
	临产脉	若孕妇双手中指两旁从中节至末节，均可扪及脉之搏动，为临产之脉
	产后脉	分娩之际，失血耗气伤津，新产血气未复，脉常滑数而重按无力。三五日后，脉渐平和而呈虚缓之势，此属产后常脉。若产后脉见浮大虚数，应注意是否气虚血脱；脉浮滑而数，可能是阴血未复，阳气外浮或为外感之征
按肌肤	肌肤寒冷，特别是四肢不温，多为阳虚；四肢厥冷、大汗淋漓，多属亡阳危候。手足心热多为阴虚内热。头面四肢浮肿，按之凹陷不起为水肿；按之没指，随按随起为气肿	
扪腹部	腹痛喜按多为虚证，拒按多为实证，喜温多为寒证。下腹包块质坚、推之不动多为癥疾；腹块时有时不明显、按之不坚、推之可动，多属瘕证	
	腹形明显小于孕周，胎儿存活，可能为胎萎不长；腹形明显大于妊娠周数，可能为胎水肿满、多胎妊娠等	

必考热点

1. 妇科切诊包括切脉、按肌肤、扪腹部三部分。
2. 月经将至或正值月经期，脉多显滑象，为月经常脉。
3. 妊娠常脉表现为脉滑有力或滑数，尺脉按之不绝。
4. 临产之脉表现为孕妇双手中指两旁从中节至末节，均可扪及脉之搏动。
5. 下腹包块质坚、推之不动多为癥疾；腹块时有时不明显、按之不坚、推之可动多属瘕证。

第二节　辨证要点

考点：常用辨证方法

妇科疾病的常用辨证方法见表 8-5-5。

表 8-5-5　妇科疾病的常用辨证方法

脏腑辨证	肾病辨证	肾病主要表现为虚证，包括肾气虚、肾阴虚、肾阳虚、肾阴阳两虚，可导致多种妇科疾病，如月经先期、月经后期、月经先后无定期、崩漏、闭经、绝经前后诸证、带下病、胎漏、胎动不安、堕胎、小产、滑胎、子肿、阴挺、不孕症等
	心病辨证	心病在现代妇科疾病谱也多见，如心神不宁，可见烦躁失眠、多梦、月经过少、闭经、胎动不安。心血瘀阻可见月经量少、闭经、痛经、产后腹痛、癥瘕等。心火上炎又可见烦躁易怒、口舌生疮、崩漏、月经延长、经间期出血、胎漏等
	肝病辨证	肝病主要表现为实证和虚中夹实证，包括肝气郁结、肝郁化火、肝经湿热、肝阳上亢、肝风内动等，可引起月经先期、月经先后无定期、痛经、闭经、崩漏、带下病、阴痒、妊娠恶阻、子晕、子痫、缺乳、不孕症等疾病
	脾病辨证	脾病主要表现为虚证或虚中夹实证，包括脾气虚（胃虚）、脾阳虚（痰湿）等，可导致月经先期、月经后期、月经过多、崩漏、闭经、经行泄泻、带下病、妊娠恶阻、胎动不安、子肿、阴挺、不孕等
	肺病辨证	肺病在妇科较少见，可见于经行吐衄、妊娠咳嗽、妊娠小便不通、产后小便不通等

续 表

气血辨证	气病辨证	气虚证	以全身功能活动低下为主要特征。气虚可导致月经先期，月经过多、崩漏、胎动不安、产后恶露不绝、阴挺等。气虚证常见"气短懒言，神疲乏力，舌淡苔薄，脉缓弱"。气虚证与脾虚证有一定联系，但在证候上有所区别
		气滞证	以全身或局部的气机不畅与阻滞为主要特征，气滞可引起月经后期、痛经、经行乳房胀痛、子肿、难产、缺乳等。气滞证常见"胸闷不舒，小腹胀痛，脉弦"。气滞证与肝郁证有一定联系，但在证候上也有所区别
		气逆证	气滞证进一步发展可出现气逆证，引起妊娠恶阻等。在气滞证的基础上，兼见咳逆喘息，或恶心呕吐，或头晕胀痛等症
		气陷证	气虚证进一步发展可引起气陷证，导致崩漏、阴挺等。在气虚证的基上有头晕目眩、小腹空坠等症
	血病辨证	血虚证	以血虚不荣、全身虚弱为主要特征。血虚可导致月经后期、月经过少、闭经、胎动不安、胎萎不长、产后腹痛、不孕症等。血虚证常见"头晕眼花，心悸少寐，皮肤不润，面色萎黄或苍白，舌淡苔少，脉细无力
		血瘀证	血瘀可引起崩漏、闭经、痛经、产后腹痛、产后恶露不绝、胞衣不下等。血瘀证常见"刺痛拒按，痛有定处，腹内积块，舌紫暗或有瘀斑、瘀点，脉沉涩或弦涩"
		血热证	血热可导致月经先期、月经过多、崩漏、胎动不安、产后恶露不绝等。血热证常见"心胸烦闷，渴喜冷饮，小便黄赤，大便秘结，舌红苔黄，脉滑数"
		血寒证	血寒可引起月经后期、月经过少、痛经、闭经、胞衣不下、不孕症等。血寒证常"小腹绞痛或冷痛、得温痛减，畏寒肢冷，面色青白，舌暗苔白，脉沉紧"

必考热点

1. 脏腑辨证是以脏腑的生理、病理为基础进行辨证分析。
2. 肝阳上亢为虚中夹实证，可见头晕头痛，目眩心烦，舌红苔少，脉弦细或弦而有力。
3. 气虚证以全身功能活动低下为主要特征。
4. 气滞证与肝郁证有一定联系，但在证候上也有所区别。
5. 气滞证进一步发展可出现气逆证，引起妊娠恶阻等。
6. 多虚多瘀为产后病机特点。

考点：月经病、带下病、妊娠病、产后病的辨证要点

月经病、带下病、妊娠病、产后病的辨证要点见表8-5-6。

表8-5-6 月经病、带下病、妊娠病、产后病的辨证要点

月经病	月经病的辨证以月经期、量、色、质的变化结合全身症状、舌脉作为辨证的依据
带下病	带下病的辨证应以带下量、色、质、气味的变化结合全身症状、舌脉作为依据
妊娠病	妊娠病的辨证首先应分清属母病或胎病
产后病	多虚多瘀为产后病机特点，产后病辨证应四诊八纲结合"产后三审"，即根据恶露的量、色、质和气味；乳汁多少、色质；饮食多少和产后大便、腹痛状况并结合全身证候舌脉为辨证依据

必考热点

1. 月经病的辨证以月经期、量、色、质的变化结合全身症状、舌脉，作为辨证的依据。

2. 带下病的辨证应以带下量、色、质、气味的变化结合全身症状、舌脉作为依据。
3. 多虚多瘀为产后病机特点。
4. 产后病辨证应四诊八纲结合“产后三审”为辨证依据。

考点：辨病与辨证

辨病和辨证是两个密切相关的思维过程，也是中医诊断学的核心。病是整体，证是当前病位与病性的本质，病和证之间存在着千丝万缕的联系。辨病与辨证，又可分中医辨病与辨证结合和中医辨证与辨西医病结合。妇科疾病的辨病与辨证见表 8-5-7。

表 8-5-7　妇科疾病的辨病与辨证

中医辨病与辨证结合	是指先辨中医之病，后辨中医之证。如妇科临床诊治时，通过四诊所得到的临床资料，进行分析，以明确是什么病，然后根据中医辨证体系，运用脏腑辨证、气血辨证、冲任督带与胞宫辨证等方法，辨证明确后施以治疗	
中医辨证与辨西医病结合	辨病基础上分型治疗	先西医诊病，然后根据中医理论以中医学术体系为基础选择脏腑、气血、经络等辨证方法分型治疗
	按中医病因病机本质论治西医疾病	中医辨证与西医辨病的结合需注意病与证之间的密切关系，既从整体调治，又从局部病损施治，特别要抓住该病的病机本质治其本
	中医辨证论治与分阶段论治结合	临床根据疾病发展及演变特点进行分阶段辨证论治
	辨西医病因病理专方论治	在疑难疾病的中医辨证论治中，均可根据其病的特点及病因病理设专方治疗

必考热点

1. 辨病和辨证是两个密切相关的思维过程，也是中医诊断学的核心。
2. 中医辨病与辨证结合是指先辨中医之病，后辨中医之证。
3. 辨病基础上分型治疗是指先西医诊病，然后根据中医理论以中医学术体系为基础选择脏腑、气血、经络等辨证方法分型治疗。

第六单元　妇科疾病的治疗

第一节　常用内治法

考点：调补脏腑

妇科疾病常用内治法：调补脏腑（表 8-6-1）。

表 8-6-1　妇科疾病常用内治法：调补脏腑

	方法	常用方剂
滋肾补肾	补益肾气	寿胎丸、肾气丸、归肾丸、加减苁蓉菟丝子丸、补肾固冲丸
	温补肾阳	右归丸、右归饮、温胞饮等
	滋肾益阴	左归丸、补肾地黄汤、六味地黄丸

续 表

	方法	常用方剂
疏肝养肝	疏肝解郁	柴胡疏肝散、逍遥散、乌药汤
	疏肝清热	丹栀逍遥散、宣郁通经汤
	养血柔肝	一贯煎、杞菊地黄丸、三甲复脉汤
	疏肝清热利湿	龙胆泻肝汤、清肝止淋汤、四逆四妙散
健脾和胃	健脾养血	八珍汤、人参养荣丸、圣愈汤
	健脾除湿	白术散、完带汤、参苓白术散
	补气摄血	固本止崩汤、安冲汤
	健脾升阳	补中益气汤、举元煎
	和胃降逆	香砂六君子汤、干姜人参半夏丸
	清胃泄热	瓜石汤、玉女煎

必考热点

1. 温补肾阳法治疗妇科病常用的方剂是右归丸、右归饮、温胞饮等。

2. 疏肝解郁法治疗妇科病常用的方剂有柴胡疏肝散、逍遥散、乌药汤。

3. 疏肝清热法治疗妇科病常用的方剂有丹栀逍遥散、宣郁通经汤。

4. 患者，女，34岁。性多郁，复为情志所伤，致月经紊乱，经量或多或少，乳房胀痛不适，嗳气食少，苔薄，脉弦，辨证属肝郁。该患者宜采用疏肝解郁法。

5. 肝热与脾湿相合，或肝经湿热下注冲任或任带二脉，治疗宜疏肝清热利湿。

考点：调理气血

妇科疾病常用内治法：调理气血（表8-6-2）。

表8-6-2 妇科疾病常用内治法：调理气血

	方法	常用方剂
理气法	理气行滞	与疏肝解郁法同用，柴胡疏肝散、逍遥散、乌药汤
	调气降逆	与和胃法同用，香砂六君子汤、干姜人参半夏丸
	补气升提	与健脾法同用，补中益气汤
调血法	补血养血	四物汤、人参养荣汤、滋血汤
	清热凉血	清经散、保阴煎、知柏地黄汤
	清热解毒	五味消毒饮、银甲丸、银翘红酱解毒汤
	活血化瘀	桃红四物汤、少腹逐瘀汤、生化汤、大黄䗪虫丸

必考热点

1. 妇科病呈现气虚不足诸证，以脾、肾两脏为主。

2. 理气行滞法常与疏肝解郁法同用；调气降逆法常与和胃法同用；补气升提法常与健脾法同用。

3. 理气行滞法的常用方剂有柴胡疏肝散、逍遥散、乌药汤。
4. 补血养血法的常用方剂有四物汤、人参养荣汤、滋血汤。

考点：温经散寒

寒邪客于冲任、胞络，影响血气运行，致瘀血形成或不通则痛，应以温经散寒法主之。常选用肉桂、桂枝、吴茱萸、小茴香、乌药、补骨脂、细辛、艾叶诸药，方如温经汤、少腹逐瘀汤、艾附暖宫丸等，其中均体现有温经散寒与化瘀止痛之品同用的治法。

寒之所生，亦有内外、虚实之别，妇科病中以阳虚而阴寒内盛者为多，故温经扶阳散寒法尤为常用。阳虚而寒者，又易导致脏腑生化功能下降，继发血气不足之证，即景岳所云“阳气不足则寒从中生而生化失期”之意，故温经扶阳散寒法中又常佐以补气、养血之品。

此外，寒邪又易与风、湿之邪合并为风寒、寒湿为患，治此之时，又当温经散寒与祛风、除湿法合用。

必考热点

1. 寒邪客于冲任、胞络，影响血气运行，致瘀血形成或不通则痛，应以温经散寒法主之。
2. 寒之所生，亦有内外、虚实之别，妇科病中以阳虚而阴寒内盛者为多，故温经扶阳散寒法尤为常用。

考点：利湿祛痰

妇科疾病常用内治法：利湿祛痰（表 8-6-3）。

表 8-6-3　妇科疾病常用内治法：利湿祛痰

方法	常用方剂
清热利湿	伤于外，止带方、萆薢渗湿汤
	因于内，龙胆泻肝汤、四逆四妙散、三妙红藤汤
温化水湿	白术散、健固汤
燥湿化痰	苍附导痰丸、启宫丸

必考热点

1. 伤于外，如带下病、阴痒的湿热证，以止带方、萆薢渗湿汤主之。
2. 温化水湿的常用方剂有白术散、健固汤。

考点：调理冲任督带

妇科疾病常用内治法：调理冲任督带（表 8-6-4）。

表 8-6-4　妇科疾病常用内治法：调理冲任督带

方法	常用方剂
调补冲任	固冲汤、补肾固冲丸、鹿角菟丝子丸、大补元煎
温化冲任	温冲汤、温经汤、艾附暖宫丸

续 表

方法	常用方剂
清泄冲任	清经散、保阴煎、清热固经汤、清海丸、解毒活血汤
疏通冲任	少腹逐瘀汤、四逆四妙散、苍附导痰丸、桃红四物汤、柴胡疏肝散
和胃降冲	小半夏加茯苓汤、紫苏饮
扶阳温督（温阳补督）	二仙汤、右归丸
健脾束带	完带汤、健固汤、补中益气汤

必考热点

1. 调理冲任督带中，和胃降冲方有小半夏加茯苓汤、紫苏饮。
2. 调补冲任的常用方剂有固冲汤、补肾固冲丸、鹿角菟丝子丸、大补元煎。
3. 冲任虚寒或寒湿客于冲任，以致月经过少、痛经、带下病、不孕症等，宜温化冲任。

考点：调治胞宫

妇科疾病常用内治法：调治胞宫（表 8-6-5）。

表 8-6-5　妇科疾病常用内治法：调治胞宫

方法	常用方剂
温肾暖宫	艾附暖宫丸、温胞饮
补肾育宫	加减苁蓉菟丝子丸、滋肾育胎丸、五子衍宗丸、育宫片
补血益宫	四二五合方
补肾固胞	大补元煎、寿胎丸
益气举胞	补中益气汤、益气升提汤、升麻汤
逐瘀荡胞	桂枝茯苓丸、生化汤、桃红四物汤、脱花煎、逐瘀止崩汤、大黄䗪虫丸
泄热清胞	清经散、清热调血汤、清热固经汤、银翘红酱解毒汤
散寒温胞	温经汤、少腹逐瘀汤、艾附暖宫丸

必考热点

1. 温肾暖宫的常用方剂有艾附暖宫丸、温胞饮。
2. 补血益宫的代表方为四二五合方。
3. 补肾固胞的代表方有大补元煎，寿胎丸。
4. 益气举胞的代表方有补中益气汤、益气升提汤、升麻汤。

考点：调节肾-天癸-冲任-胞宫生殖轴

1. 中药人工周期疗法　是按照中医妇科学的基础理论，结合月经周期中在经后期、经间期、经前期、行经期不同时期的阴阳转化、消长节律，采取周期性用药的治疗方法。中药人工周期疗法见表 8-6-6。

表 8-6-6　中药人工周期疗法

经后期	滋肾益阴养血
经间期	活血化瘀
经前期	温肾暖宫辅以滋肾益阴之药
行经期	理气活血调经

2. 针刺调治促进排卵　是通过针刺、电针或激光针等方法刺激某些穴位，引起排卵的一种方法。针刺促排卵具有一定的调整肾-天癸-冲任-胞宫轴的作用。

必考热点

1. 中药人工周期疗法的用药思路在于：月经（或阴道出血）后血海空虚，治法上以滋肾益阴养血为主；经间期为重阴转化期，主以活血化瘀以疏通冲任血气，并配合激发兴奋肾阳，使之施泻而促排卵；经前期又为阳长期，治宜阴中求阳，温肾暖宫辅以滋肾益阴之药；行经期为重阳转化期，血海满盈而溢下，治宜活血调经，推动气血运行，子宫排经得以通畅。
2. 针刺促排卵具有一定的调整肾-天癸-冲任-胞宫轴的作用。

第二节　常用外治法

考点：坐浴

妇科疾病常用外治法：坐浴（表 8-6-7）。

表 8-6-7　妇科疾病常用外治法：坐浴

适应证	阴疮、阴痒、阴痛、外阴白色病变、带下量多、小便淋痛、子宫脱垂合并感染
药物	白花蛇舌草、大黄、黄柏、连翘、苦参、土茯苓、蛇床子为主
方剂	蛇床子散、溻痒汤、狼牙汤
方法	中药煎取汤液 1000～2000ml，趁热置于盆器内，患者先熏后坐浸于药液中
治疗作用	清热解毒、杀虫止痒、消肿止痛及软化局部组织
禁忌	阴道出血、患处溃烂出血、月经期禁用，妊娠期慎用
注意事项	浴具分开，以防交叉感染

必考热点

1. 坐浴常以清热解毒药物为主，方剂有蛇床子散、溻痒汤、狼牙汤。
2. 中药煎取汤液坐浴起到清热解毒、杀虫止痒、消肿止痛及软化局部组织的治疗作用。
3. 阴道出血、患处溃烂出血、月经期禁用坐浴。

考点：外阴、阴道冲洗

妇科疾病常用外治法：外阴、阴道冲洗（表 8-6-8）。

表 8-6-8　妇科疾病常用外治法：外阴、阴道冲洗

治疗作用	清洁阴道、解毒杀虫、止带止痒
适应证	外阴炎、阴道炎、宫颈炎、盆腔炎等引起带下病、阴痒，及阴道手术前的准备

续　表

方剂	术前准备，可用1‰新洁尔灭
方法	以药液直接冲洗外阴、阴道，药液常用量为每次500ml左右，倾入阴道冲洗器具内每日1~2次，连续冲洗至自觉症状消失
禁忌	月经期停用，妊娠期慎用
注意事项	治疗期间应避免性生活，注意内裤、浴具的清洁消毒

必考热点

1. 外阴、阴道冲洗法常用于外阴炎、阴道炎、宫颈炎、盆腔炎等引起带下病、阴痒的治疗，以及阴道手术前的准备。
2. 外阴、阴道冲洗法有清洁阴道、解毒杀虫、止带止痒的治疗作用。
3. 外阴、阴道冲洗术前准备可使用1‰浓度新洁尔灭。

考点：阴道纳药

妇科疾病常用外治法：阴道纳药（表8-6-9）。

表8-6-9　妇科疾病常用外治法：阴道纳药

治疗作用	清热解毒、杀虫止痒、除湿止带、祛腐生肌
适应证	带下病、阴痒、阴道炎、宫颈糜烂或肥大、宫颈原位癌、子宫脱垂
药物	湿热型带下病，可择用黄柏、黄连、大黄、苦参、地肤子、白鲜皮、千里光、青黛、虎杖等清热除湿药，制成栓、片或泡腾剂
	宫颈糜烂欲解毒祛腐，可酌加百部、白矾、蛇床子、硼砂
	收敛生肌选用白及、珍珠粉、炉甘石等
方法	将中药研为细末或制成栓剂、片剂、泡腾剂、胶囊剂、涂剂、膏剂等剂型，纳入阴道

必考热点

1. 阴道纳药有清热解毒、杀虫止痒、除湿止带、祛腐生肌的治疗作用。
2. 收敛生肌选用的阴道纳药药物有白及、珍珠粉、炉甘石等。

考点：贴敷法

妇科疾病常用外治法：贴敷法（表8-6-10）。

表8-6-10　妇科疾病常用外治法：贴敷法

治疗作用	清热解毒、行气活血、温经散寒、消肿散结、通络止痛、生肌排脓
适应证	可用于外阴血肿、溃疡、脓肿切开，也可用于乳痈或回乳，还应用于痛经、产后腹痛、妇产科术后腹痛、不孕症、癥瘕等
方剂	痛经膏、痛经贴、麝香壮骨膏

续　表

方法	将外治用药的水剂或制成的散剂、膏剂、糊剂，直接或用无菌纱布贴敷于患处。水剂者，多以无菌纱布浸透药液贴敷；散剂则可直接撒于创面；膏剂常先涂于无菌纱布，再敷贴患处；若属痛经膏、痛经贴、麝香壮骨膏等中药橡皮膏剂，则可直接贴于患处或经络穴位点；还有将药物制成粗末，加入致热物质，袋装密封，制成热敷剂；或以药物粗末制成湿药包，隔水蒸 15~20 分钟，趁热敷置患处或借用热水袋、电热器、理疗仪甚至食盐、砂土炒热作为热源起热敷作用

必考热点

1. 贴敷法可用于外阴血肿、溃疡、脓肿切开，也可用于乳痈或回乳，还应用于痛经、产后腹痛、妇产科术后腹痛、不孕症、癥瘕等。
2. 贴敷法常选用清热解毒、行气活血、温经散寒、消肿散结、通络止痛、生肌排脓类中药。

考点：宫腔注入

妇科疾病常用外治法：宫腔注入（表 8-6-11）。

表 8-6-11　妇科疾病常用外治法：宫腔注入

治疗作用	活血化瘀通络，清热解毒
适应证	宫腔及输卵管粘连、阻塞造成的月经不调、痛经、不孕症
药物	丹参、当归、川芎、红花、莪术、鱼腥草等
方剂	复方丹参注射液、复方当归注射液、鱼腥草注射液
方法	将中药制成注射剂，常规外阴、阴道、宫颈消毒后，将药剂注入宫腔及输卵管腔内
注意事项	注射时观察有无阻力、药液回流、患者有无腹痛等情况。本法应在月经干净后 3~7 天内进行，可隔 2~3 天 1 次，经后至术前禁止性生活

必考热点

1. 宫腔注入有活血化瘀通络，清热解毒的治疗作用。
2. 宫腔注入适用于宫腔及输卵管粘连、阻塞造成的月经不调、痛经、不孕症的治疗。
3. 宫腔注入应在月经干净后 3~7 天内进行，可隔 2~3 天 1 次。

考点：直肠导入

妇科疾病常用外治法：直肠导入（表 8-6-12）。

表 8-6-12　妇科疾病常用外治法：直肠导入

治疗作用	润肠通腑、清热解毒、凉血活血、消癥散结
适应证	盆腔、胞中癥积、慢性盆腔炎、盆腔淤血综合征，以及产后发热、大便秘结
方法	将药物制成栓剂纳入肛内，或浓煎后保留灌肠。若为中药保留灌肠，可用尿管或小口肛管或一次性灌肠袋，插入肛中 14cm 左右，将温度适中的药液 100ml 徐徐灌入，保留 30 分钟以上；临睡前注入，保留至次晨疗效更佳
禁忌证	月经期、阴道出血时及妊娠期需慎用

必考热点

1. 直肠导入法可使药物在直肠吸收，增加盆腔血循环中的药物浓度，有利于盆腔、胞中癥积、慢性盆腔炎、盆腔瘀血综合征，以及产后发热、大便秘结等病证的治疗。

2. 直肠导入的导管应插入肛中14cm左右。

考点：中药离子导入

妇科疾病常用外治法：中药离子导入（表8-6-13）。

表8-6-13　妇科疾病常用外治法：中药离子导入

治疗作用	清热解毒、活血化瘀
适应证	慢性盆腔炎、输卵管阻塞、妇科术后盆腔粘连、子宫内膜异位症、陈旧性宫外孕、外阴炎
方剂	1%黄连素或复方丹参注射液
方法	使用时用纸吸透药液，置于消毒的布垫上，放在外阴，接通阳极，另用无药的湿布垫放在腰骶部，接通阴极，开动治疗仪，电流为5~10mA，药物离子从阳极导入。每次20分钟，每日1次，疗程据病情拟定

必考热点

1. 中药离子导入法多选择清热解毒、活血化瘀类药组方，药味少而精，一般2~3味为宜，也可用1%黄连素或复方丹参注射液。

2. 中药离子导入有清热解毒、活血化瘀的治疗作用。

考点：介入治疗

妇科疾病常用外治法：介入治疗（表8-6-14）。

表8-6-14　妇科疾病常用外治法：介入治疗

治疗特点	定位准确、微创性、见效快、疗效高、并发症发生率低、可重复应用
方法	在医学影像设备（如放射、超声）的引导下，经皮穿刺或经自然孔道至靶器官局部给予介质进行治疗
应用	经阴道、子宫、输卵管注射药物，经阴道后穹隆穿刺术、经皮穿刺局部灌注或注射药物等

必考热点

介入疗法以其所具定位准确、微创性、见效快、疗效高、并发症发生率低和可重复应用的特点及治疗优势，在临床医学中应用日益广泛地进行。

第三节　中医妇科急症治疗

考点：血崩证

血崩证的概念及辨证、辨病、西药治疗见表8-6-15。

表 8-6-15　血崩证的概念及辨证、辨病、西药治疗

概念	是指以阴道急剧而大量出血为主症，大量阴道出血可导致厥脱	
辨证用药	血热而崩	选用牛膝注射液、贯众注射液、断血流片
	血瘀而崩	选用三七注射液
	脾虚气弱或肾阳不足	选用生脉注射液静脉注射或静脉滴注，或参附注射液静脉滴注
	属肾阴虚	选用生脉或参麦注射液
辨病施治	妊期、产后或妇科杂病引起的崩下血证	首应辨病识证，采取药物止血或方法急治之
	堕胎、小产胞胎殒堕不全	以下胎益母，必要时当刮宫清除宫腔内残留之妊娠物
	产后血崩	属气虚、血瘀，可辨证急治，若因胎盘、胎膜部分残留，或软产道损伤所引起，应及时手术止血
	绒癌或恶性葡萄胎转移瘤或子宫颈癌引起血崩	采取压迫止血救急
	外伤失血	查清部位、伤势、伤情而处理
西药治疗	血崩者，因证情急重，必要时中西药结合治疗。常用西药有止血环酸、止血芳酸、止血敏等，静脉缓注或肌内注射。对功能失调性子宫出血者，也可采用激素止血。而子宫收缩乏力性产后出血，又可应用催产素、麦角新碱类宫缩剂减少出血	

必考热点

1. 妇科血崩证以阴道急剧而大量出血为主症。

2. 血热而崩者，可选用牛膝注射液、贯众注射液、断血流片；血瘀而崩者，常选用三七注射液；脾虚气弱或肾阳不足者，选用生脉注射液静脉注射或静脉滴注，或参附注射液静脉滴注；属肾阴虚者，可选用生脉或参麦注射液。

3. 妊期、产后或妇科杂病引起的崩下血证，首先应辨病识证，采取药物止血或方法急治之。

4. 治疗血崩证的常用西药有止血环酸、止血芳酸、止血敏等，静脉缓注或肌内注射。

考点：痛证

痛证的辨证用药及针灸治疗见表 8-6-16。

表 8-6-16　痛证的辨证用药及针灸治疗

辨证用药	注射治疗	血瘀而痛	可选用田七痛经胶囊、血竭胶囊口服，或丹参注射液、川芎嗪注射液静脉滴注，延胡索注射液肌肉或穴位注射
	中药治疗	寒凝致痛	可用当归注射液肌肉或足三里、三阴交穴位注射，或参附注射液静脉滴注
		湿热壅滞	可用野木瓜注射液肌内注射或清开灵注射液静脉滴注
		寒痛	治以温经止痛，药用艾叶、小茴香、肉桂、乌药、吴茱萸、高良姜、荔枝核、细辛、白芷等
		滞痛	治以行气止痛，药用香附、郁金、川芎、木香、青皮、沉香、九香虫、佛手等
		瘀痛	治以化瘀止痛，药用川芎、延胡索、三七、当归、没药、乳香、五灵脂、王不留行等
		热痛	治以清热止痛，药用川楝子、牡丹皮、赤芍、红藤、败酱草、雪胆等
针灸	气滞	针气海、太冲、血海、三阴交	
	寒凝	于中极、地机、关元、水道，针灸并施	
	湿热	针阳陵泉、行间、次髎	

必考热点

1. 痛证血瘀而痛者，可选用田七痛经胶囊、血竭胶囊口服，或丹参注射液、川芎嗪注射液静脉滴注，延胡索注射液肌肉或穴位注射。

2. 痛证寒痛，治以温经止痛；滞痛，治以行气止痛；瘀痛，治以化瘀止痛；热痛，治以清热止痛。

考点：高热证

高热证的药物治疗及手术治疗见表8-6-17。

表8-6-17 高热证的药物治疗及手术治疗

中药治疗	感冒清热冲剂、重感灵等中成药口服，柴胡注射液、青蒿素注射液、鱼腥草注射液、鱼金注射液、板蓝根注射液等肌注，清开灵注射液、穿琥宁注射液静脉滴注解热。冷湿毛巾或冷袋冷敷，25%~50%乙醇擦浴等物理降温可配合使用
中西药结合治疗	高热持续，体温达40℃左右，宜中西药结合治疗。如用氯丙嗪25~50mg溶于5%葡萄糖注射液或生理盐水中，静脉滴注；或地西泮（安定）10~20mg，静滴；可同时予以地塞米松5~10mg，加入50%葡萄糖注射液20ml，静脉注射后，继以10~20mg加入5%葡萄糖注射液500ml中，静脉滴注
手术治疗	属乳腺炎已成乳腺脓肿者、确诊盆腔脓肿者，应及时切开引流；感染性流产者，可据阴道出血量及感染控制的情况，择时手术清除残留组织

必考热点

1. 可以肌注治疗高热证的药物有柴胡注射液、青蒿素注射液、鱼腥草注射液、鱼金注射液、板蓝根注射液。

2. 中西药结合治疗高热证使用氯丙嗪时，使其溶于5%葡萄糖注射液或生理盐水中，静脉滴注。

考点：厥脱证

厥脱证的概念及中、西药治疗见表8-6-18。

表8-6-18 厥脱证的概念及中、西药治疗

概念	厥脱证，常继发于妇科急性血崩、急性下腹痛或高热证之后	
中药治疗	血崩而厥脱	急用参附注射液、参附丹参注射液、生脉注射液、丽参注射液、枳实注射液等加入5%葡萄糖注射液中静脉注射或静脉滴注
	高热证而致厥脱	参附青注射液、升压灵注射液、清开灵注射液、醒脑净注射液等加入葡萄糖注射液或生理盐水中静脉滴注；或安宫牛黄丸鼻饲给药
西医药处理	失血性休克	争取就地急救，患者保持平卧位，或头胸部和下肢均抬高体位，保持呼吸道通畅，常规给氧。尽快针对出血原因，采取有效止血措施；快速补充血容量；注意纠正酸中毒和预防肾衰，保护肾功能
	感染性休克	积极有效地控制感染；适当地补液扩容；纠正酸中毒；在补充血容量和纠正酸中毒的基础上加用扩血管药如多巴胺、阿拉明或氢溴酸山莨菪碱；有心肌乏力乃至心衰表现应给予快速强心剂；严重的感染性休克，在有效抗感染药物已经输入后，应用大剂量皮质激素；同时注意预防肾衰，保护肾功能

必考热点

1. 厥脱证常继发于妇科急性血崩、急性下腹痛或高热证之后。
2. 治疗厥脱证感染性休克时，在补充血容量和纠正酸中毒的基础上加用扩血管药如多巴胺、阿拉明或氢溴酸山莨菪碱。

第七单元　月　经　病

第一节　概　　述

考点：月经病的定义、病因病机及诊断

月经病的定义、病因病机及诊断见表 8-7-1。

表 8-7-1　月经病的定义、病因病机及诊断

概念	月经病是指以月经的周期、经期、经量异常为主症，或伴随月经周期，或于绝经前后出现明显症状为特征的疾病
病因	寒热湿邪侵袭、内伤七情、房劳多产、饮食不节、劳倦过度和体质因素
病机	脏腑功能失常，血气不和，冲任二脉损伤以及肾-天癸-冲任-胞宫轴失调
诊断	多以四诊收集的临床表现为依据，以主要症状而命名
鉴别诊断	与月经后期、闭经等与生理性停经（如妊娠）相鉴别；与经期延长、月经过多、崩漏等与妊娠病、产后病、杂病等引起的阴道出血症相鉴别；与发生在月经期间的内、外科病证相鉴别

必考热点

1. 月经病的主要病因是寒热湿邪侵袭、内伤七情、房劳多产、饮食不节、劳倦过度和体质因素。
2. 月经病的诊断多以四诊收集的临床表现为依据，以主要症状而命名。

考点：月经病的辨证及治疗原则

月经病的辨证及治疗原则见表 8-7-2。

表 8-7-2　月经病的辨证及治疗原则

辨证	着重注意月经的期、量、色、质的异常及伴随月经周期或经断前后出现明显不适的症状，同时结合全身证候，运用四诊八纲辨其脏腑、气血、经络的寒热虚实。临证时还要根据月经周期不同阶段的阴阳转化和气血盈亏的变化规律进行综合分析	
治疗原则	重在治本调经	治本即是消除导致月经病的病因和病机，调经是通过治疗使月经病恢复正常
	分清先病和后病的论治原则	如因经不调而后生他病者，当先调经，若因他病而致经不调者，当先治他病
	本着“急则治其标，缓则治其本”的原则	如痛经剧烈，应以止痛为主；若经血暴下，当以止血为先

必考热点

1. 月经病的治疗原则重在治本调经。
2. 月经病的产生和调节以肾为主导。
3. 治疗月经病应本着“急则治其标，缓则治其本”的原则。

考点：治疗中应注意的问题

月经病治疗中应注意的问题见表 8-7-3。

表 8-7-3　月经病治疗中应注意的问题

顺应月经周期中阴阳气血的变化规律	经期血室正开，宜和血调气，或引血归经，过寒过热、大辛大散之剂宜慎，以免滞血或动血；经后血海空虚，宜予调补，即经后勿滥攻；经前血海充盈，宜予疏导，即经前勿滥补
顺应不同年龄阶段论治的规律	青春期少年重治肾，生育期中年重治肝，更年期或老年重治脾
掌握虚实补泻规律	治疗虚证月经病多以补肾扶脾养血为主，治疗实证月经病多以疏肝理气活血为主

必考热点

治疗虚证月经病多以补肾扶脾养血为主，治疗实证月经病多以疏肝理气活血为主。

第二节　月经先期

考点：月经先期的定义、病因病机和鉴别诊断

月经先期的定义、病因病机和鉴别诊断见表 8-7-4。

表 8-7-4　月经先期的定义、病因病机和鉴别诊断

定义	主症是月经周期提前 7 天以上，甚至 10 余日一行，连续两个周期以上者称为“月经先期”，又称为“经期超前”“经行先期”“经早”“经水不及期”等
病因	气虚和血热
病机	冲任不固，经血失于约制
与经间期出血的鉴别	经间期出血常发生在月经周期第 12~16 天，出血量较少，或表现为透明黏稠的白带中夹有血丝，出血常持续数小时以至 2~7 天自行停止，西医称排卵期出血。经间期出血量较月经期出血量少，临床常表现为出血量一次多、一次少的现象，结合 BBT 测定，即可确诊。月经先期则每次出血量大致相同，且出血时间不在排卵期内，持续时间一般与正常月经基本相同

必考热点

1. 月经先期的病因主要是气虚和血热。
2. 月经先期的病机是冲任不固，经血失于约制。
3. 经间期出血结合 BBT 测定，即可确诊。

考点：月经先期的辨证论治

月经先期的辨证论治见表 8-7-5。

表 8-7-5 月经先期的辨证论治

证型		主要证候	治法	方药
气虚证	脾气虚证	月经周期提前，或经血量多，色淡红，质清稀；神疲肢倦，气短懒言，小腹空坠，纳少便溏；舌淡红，苔薄白，脉细弱	补脾益气，摄血调经	补中益气汤
	肾气虚证	周期提前，经量或多或少，色淡暗，质清稀；腰膝酸软，头晕耳鸣，面色晦暗或有暗斑；舌淡暗，苔白润，脉沉细	补益肾气，固冲调经	固阴煎
血热证	阳盛血热证	经来先期，量多，色深红或紫红，质黏稠；或伴心烦，面红口干，小便短黄，大便燥结；舌质红，苔黄，脉数或滑数	清热凉血调经	清经散
	阴虚血热证	经来先期，量少或量多，色红，质稠；或伴两颧潮红，手足心热，咽干口燥；舌质红，苔少，脉细数	养阴清热调经	两地汤
	肝郁血热证	月经提前，量或多或少，经色深红或紫红，质稠，经行不畅，或有块；或少腹胀痛，或胸闷胁胀，或乳房胀痛，或烦躁易怒，口苦咽干；舌红，苔薄黄，脉弦数	疏肝清热，凉血调经	丹栀逍遥散

必考热点

1. 气虚可分为脾气虚和肾气虚；血热分为阳盛血热、阴虚血热、肝郁血热。
2. 治疗月经先期阴虚血热证的方药是两地汤。
3. 治疗月经先期肝郁血热证的方剂是丹栀逍遥散。
4. 患者，女，36 岁。素嗜辛辣助热之食，月经两旬一行，量多，色紫红，胸闷心烦，口干溲赤，舌质红，脉数。该患者证属阳盛血热证。

第三节 月经后期

考点：月经后期的定义、病因病机和鉴别诊断

月经后期的定义、病因病机和鉴别诊断见表 8-7-6。

表 8-7-6 月经后期的定义、病因病机和鉴别诊断

定义	月经周期延后 7 天以上，甚至 3~5 个月一行者，称为“月经后期”，也称为“经行后期”“月经延后”“月经落后”“经迟”等。一般需连续出现两个周期以上
病因病机	虚者多因肾虚、血虚、虚寒导致精血不足，冲任不充，血海不能按时满溢而经迟
	实者多因血寒、气滞、痰湿等导致血行不畅，冲任受阻，血海不能如期满盈，致使月经后期而来
与早孕的鉴别	育龄期妇女月经过期未来，应首先排除妊娠。早孕者，有早孕反应，妇科检查宫颈着色，子宫体增大、变软，妊娠试验阳性，B 超检查可见子宫腔内有孕囊。月经后期者则无以上表现，且以往多有月经失调病史

必考热点

1. 月经后期是指月经周期延后7天以上，甚至3~5个月一行。

2. 育龄期妇女月经过期未来，应首先排除妊娠。

3. 早孕者，有早孕反应，妇科检查宫颈着色，子宫体增大、变软，妊娠试验阳性，B超检查可见子宫腔内有孕囊。

考点：月经后期的辨证论治

月经后期的辨证论治见表8-7-7。

表8-7-7 月经后期的辨证论治

证型		主要证候	治法	方药
肾虚证		周期延后，量少，色暗淡，质清稀，或带下清稀；腰膝酸软，头晕耳鸣，面色晦暗，或面部暗斑；舌淡，苔薄白，脉沉细	补肾养血调经	当归地黄饮
血虚证		周期延后，量少，色淡红，质清稀，或小腹绵绵作痛；或头晕眼花，心悸少寐，面色苍白或萎黄；舌质淡红，脉细弱	补血益气调经	大补元煎
血寒证	虚寒证	月经延后，量少，色淡红，质清稀，小腹隐痛，喜暖喜按；腰酸无力，小便清长，大便稀溏；舌淡，苔白，脉沉迟或细弱	扶阳祛寒调经	温经汤
	实寒证	月经周期延后，量少，色暗有块，小腹冷痛拒按，得热痛减；畏寒肢冷，或面色青白；舌质淡暗，苔白，脉沉紧	温经散寒调经	温经汤
气滞证		月经周期延后，量少或正常，色暗红，或有血块，小腹胀痛；或精神抑郁，胸胁乳房胀痛；舌质正常或红，苔薄白或微黄，脉弦或弦数	理气行滞调经	乌药汤
痰湿证		经期错后，量少，色淡，质黏，头晕体胖，心悸气短，脘闷恶心，带下量多；舌淡胖，苔白腻，脉滑	燥湿化痰，活血调经	苍附导痰丸

必考热点

1. 治疗月经后期肾虚证的方剂是当归地黄饮。

2. 月经后期血虚证应采用补血益气调经的治疗方法。

3. 治疗月经后期实寒证的方剂是温经汤。

4. 患者，女，30岁。月经周期延后，量少，有血块，小腹胀痛，胸胁乳房胀痛，舌质正常，苔薄白，脉弦。该患者最佳的治疗方法是理气行滞调经。

5. 痰湿证月经后期的治法是燥湿化痰，活血调经。

第四节 月经先后无定期

考点：月经先后无定期的定义、病因病机和鉴别诊断

月经先后无定期的定义、病因病机和鉴别诊断见表8-7-8。

表8-7-8 月经先后无定期的定义、病因病机和鉴别诊断

定义	月经周期或提前时或延后7天以上，连续3个周期以上者，称为“月经先后无定期”，又称“经水先后无定期”“月经愆期”“经乱”等

续　表

病因	多为肝郁、肾虚
病机	肝、肾功能失调，冲任功能紊乱，血海蓄溢失常
与崩漏的鉴别	本病以月经周期紊乱为特征，一般经期正常，经量不多。崩漏是以月经周期、经期、经量同时发生严重紊乱为特征的病证，除见周期紊乱，并同时出现阴道出血或量多如注，或淋沥不断

必考热点

1. 月经先后无定期以月经周期紊乱为特征。
2. 月经先后无定期的病因多为肝郁、肾虚。
3. 月经先后无定期常见的转归为崩漏。

考点：月经先后无定期的辨证论治

月经先后无定期的辨证论治见表 8-7-9。

表 8-7-9　月经先后无定期的辨证论治

证型	主要证候	治法	方药
肝郁证	经来先后无定，经量或多或少，色暗红或紫红，或有血块，或经行不畅；胸胁、乳房、少腹胀痛，脘闷不舒，时叹息，嗳气食少；苔薄白或薄黄，脉弦	疏肝理气调经	逍遥散
肾虚证	经行或先或后，量少，色淡暗，质清；或腰骶酸痛，或头晕耳鸣；舌淡，苔白，脉细弱	补肾调经	固阴煎
	肝郁肾虚者，症见月经先后无定，经量或多或少，色暗红或暗淡，或有块；经行乳房胀痛，腰膝酸软，或精神疲惫；舌淡，苔白，脉弦细	补肾疏肝调经	定经汤

必考热点

1. 患者，女，35 岁。月经先后无定期，经量或多或少，色紫红，有血块，经行不畅，脘闷不舒，嗳气食少，苔薄脉弦。该患者首选逍遥散治疗。
2. 治疗月经先后无定期肾虚证的方剂是固阴煎。
3. 经行或先或后，量少，色淡暗，质清，舌淡苔白，脉细弱。治宜补肾调经。

第五节　月经过多

考点：月经过多的定义及病因病机

月经过多的定义及病因病机见表 8-7-10。

表 8-7-10　月经过多的定义及病因病机

定义	月经量较正常明显增多，超过 80ml，而周期基本正常者，称为“月经过多”，或“经水过多”。本病与周期、经期异常并发，如月经先期、月经后期、经期延长伴量多，尤以前者为多见。本病相当于西医学排卵性功能失调性子宫出血、子宫肌瘤、子宫肥大症、盆腔炎、子宫内膜异位症等疾病及宫内节育器引起的月经过多

续 表

病因	气虚、血热、血瘀
病机	气虚，血失统摄；血热，热扰冲任；血瘀，瘀阻冲任，血不归经，冲任不固，经血失于制约

必考热点

1. 一般认为月经量以20~60ml为适宜，超过80ml为月经过多。
2. 月经过多的常见病因有气虚、血热、血瘀。
3. 月经过多与周期、经期异常并发，如月经先期、月经后期、经期延长伴量多，尤以月经先期为多见。

考点：月经过多的辨证论治

月经过多的辨证论治见表8-7-11。

表8-7-11 月经过多的辨证论治

证型	主要证候	治法	方药
气虚证	经行量多，色淡红，质清稀；神疲肢倦，气短懒言，小腹空坠，面色㿠白；舌淡，苔薄，脉细弱	补气摄血固冲	举元煎
血热证	经行量多，色鲜红或深红，质黏稠，或有小血块；伴口渴心烦，尿黄便结；舌红，苔黄，脉滑数	清热凉血，固冲止血	保阴煎加地榆、茜草
血瘀证	经行量多，色紫暗，有血块；经行腹痛，或平时小腹胀痛；舌紫暗或有瘀点，脉涩	活血化瘀止血	失笑散加益母草、三七、茜草

必考热点

1. 月经过多气虚证应采用补气摄血固冲的治疗方法。
2. 治疗月经过多气虚证的方剂是举元煎。
3. 月经量多，色鲜红，质稠黏，心烦口渴，舌红苔黄，脉滑数。选用保阴煎加地榆、茜草。
4. 治疗月经过多血瘀证的主方为失笑散。

第六节 月经过少

考点：月经过少的定义、病因病机和鉴别诊断

月经过少的定义、病因病机和鉴别诊断见表8-7-12。

表8-7-12 月经过少的定义、病因病机和鉴别诊断

定义	月经周期正常，月经量明显减少，或行经时间不足2天，甚或点滴即净者，称为“月经过少”，又称“经水涩少”“经水少”“经量过少”。一般认为月经量少于20ml为月经过少。本病相当于西医学中子宫发育不良、性腺功能低下等疾病及计划生育手术后导致的月经过少。本病伴见月经后期者，常可发展为闭经
病因	以肾虚、血虚、血瘀、痰湿为多见
病机	虚者多因精亏血少，冲任血海亏虚，经血乏源；实者多由瘀血内停，或痰湿阻滞，冲任壅塞，血行不畅而月经过少
与激经的鉴别	激经是受孕早期，月经仍按月来潮，血量少，无损胎儿发育，可伴有早孕反应，妊娠试验阳性，B超检查可见子宫腔内有孕囊、胚芽或胎心搏动等

必考热点

1. 一般认为月经量少于 20ml 为月经过少。
2. 月经过少的病因临床以肾虚、血虚、血瘀、痰湿为多见。
3. 激经 B 超检查可见子宫腔内有孕囊、胚芽或胎心搏动等。

考点：月经过少的辨证论治

月经过少的辨证论治见表 8-7-13。

表 8-7-13　月经过少的辨证论治

证型	主要证候	治法	方药
肾虚证	经量素少或渐少，色暗淡，质稀；腰膝酸软，头晕耳鸣，足跟痛，或小腹冷，或夜尿多；舌淡，脉沉弱或沉迟	补肾益精，养血调经	归肾丸
血虚证	经来血量渐少，或点滴即净，色淡，质稀；或伴小腹空坠，头晕眼花，心悸怔忡，面色萎黄；舌淡红，脉细	养血益气调经	滋血汤
血瘀证	经行涩少，色紫暗，有血块；小腹胀痛，血块排出后胀痛减轻；舌紫暗，或有瘀斑、瘀点，脉沉弦或沉涩	活血化瘀调经	桃红四物汤
痰湿证	经行量少，色淡红，质黏腻如痰；形体肥胖，胸闷呕恶，或带多黏腻；舌淡，苔白腻，脉滑	化痰燥湿调经	苍附导痰丸

必考热点

1. 患者，女，30 岁。月经量少，色淡质稀，腰脊酸软足跟痛，或夜尿多，舌淡，脉沉弱。该患者可采取补肾益精、养血调经的治疗方法。
2. 治疗月经过少肾虚证的方药为归肾丸。
3. 治疗月经过少血瘀证的主方是桃红四物汤。
4. 患者，月经量少，色淡红，质黏腻，胸闷呕恶，带多，舌淡苔白腻，脉滑。该患者首选苍附导痰丸。

第七节　经期延长

考点：经期延长的定义及病因病机

经期延长的定义及病因病机见表 8-7-14。

表 8-7-14　经期延长的定义及病因病机

定义	月经周期基本正常，行经时间超过 7 天以上，甚或淋沥半月方净者，称为“经期延长”，又称“月水不断”“经事延长”。本病相当于西医学的排卵性功能失调性子宫出血病的黄体萎缩不全、盆腔炎等疾病及计划生育手术后引起的经期延长
病因	气虚、血热、血瘀
病机	多由气虚冲任失约；或热扰冲任，血海不宁；或瘀阻冲任，血不循经所致

必考热点

1. 某女，月经周期为33~35天，经来淋漓至14天始净，该患者可诊断为经期延长。
2. 经期延长的病因为气虚、血热、血瘀。

考点：经期延长的辨证论治

经期延长的辨证论治见表8-7-15。

表8-7-15 经期延长的辨证论治

证型	主要证候	治法	方药
气虚证	经血过期不净，量多，色淡，质稀；倦怠乏力，气短懒言，小腹空坠，面色皖白；舌淡，苔薄，脉缓弱	补气摄血，固冲调经	举元煎加阿胶、炒艾叶、乌贼骨
虚热证	经行时间延长，量少，色鲜红，质稠；咽干口燥，或见潮热颧红，或手足心热；舌红，少苔，脉细数	养阴清热止血	两地汤合二至丸
血瘀证	经行时间延长，量或多或少，经色紫暗，有块；经行小腹疼痛，拒按；舌质紫暗或有瘀点，脉弦涩	活血祛瘀止血	桃红四物汤合失笑散加味

必考热点

1. 治疗经期延长气虚证的方药为举元煎加阿胶、炒艾叶、乌贼骨。
2. 治疗经期延长虚热证的首选方是两地汤合二至丸。
3. 某妇人行经时间延长，量或多或少，经色紫暗，有块，经行小腹疼痛，拒按，舌质紫暗，脉弦涩。最佳选方是桃红四物汤合失笑散。

第八节　经间期出血

考点：经间期出血的定义、病因病机和鉴别诊断

经间期出血的定义、病因病机和鉴别诊断见表8-7-16。

表8-7-16 经间期出血的定义、病因病机和鉴别诊断

定义	月经周期基本正常，在两次月经中间，即氤氲之时，出现周期性的少量阴道出血者，称为经间期出血。本病相当于西医学排卵期出血，若出血量增多，出血期延长、失治误治则常可发展为崩漏	
病因病机	经间期是月经周期中一次重要的转化。若体内阴阳调节功能正常者，自可适应此种变化，无特殊证候。若肾阴不足，或脾气虚弱，或湿热内蕴，或瘀阻胞络，当阳气内动之时，阴阳转化不协调，阴络易伤，损及冲任，血海固藏失职，血溢于外，酿成经间期出血	
鉴别诊断	与月经先期的鉴别	月经先期的出血时间非经间期，个别也有恰在经间期这一时间段出现，周期提前，经量正常或时多时少，基础体温由高温下降呈低温开始时出血；而经间期出血较月经量少，出血时间规律地发生于基础体温低高温交替时
	与月经过少的鉴别	月经过少周期尚正常，仅量少，甚或点滴而下；经间期出血，常发生在两次月经的中间时期
	与赤带的鉴别	赤带排出无周期性，持续时间较长，或反复发作，可有接触性出血史，妇科检查常见宫颈糜烂、赘生物或子宫、附件区压痛明显；经间期出血有明显的周期性，一般2~3天可自行停止

必考热点

1. 两次月经中间，即氤氲之时，出现周期性的少量阴道出血者，称为经间期出血。
2. 经间期出血较月经量少，出血时间规律地发生于基础体温低高温交替时。

考点：经间期出血的辨证论治

经间期出血的辨证论治见表 8-7-17。

表 8-7-17　经间期出血的辨证论治

证型	主要证候	治法	方药
肾阴虚证	两次月经中间，阴道少量出血或稍多，色鲜红，质稍稠；头晕腰酸，夜寐不宁，五心烦热，便艰尿黄；舌体偏小质红；脉细数	滋肾养阴，固冲止血	两地汤合二至丸或加减一阴煎
脾气虚证	经间期出血，量少，色淡，质稀，神疲体倦，气短懒言，食少腹胀，舌淡，苔薄，脉缓弱	健脾益气，固冲摄血	归脾汤
湿热证	两次月经中间，阴道出血量稍多，色深红，质黏腻，无血块。平时带下量多色黄，小腹时痛；神疲乏力，骨节酸楚，胸闷烦躁，口苦咽干，纳呆腹胀，小便短赤；舌质红，苔黄腻，脉细弦或滑数	清利湿热，固冲止血	清肝止淋汤去阿胶、红枣，加小蓟、茯苓
血瘀证	经间期出血量少或多少不一，色紫黑或有血块，少腹两侧或一侧胀痛或刺痛；情志抑郁，胸闷烦躁；舌紫暗或有瘀点；脉细弦	化瘀止血	逐瘀止血汤

必考热点

1. 经间期出血属肾阴虚证时宜选用滋肾养阴，固冲止血的治疗方法。
2. 经间期出血属湿热证时应选用清利湿热，固冲止血的治疗方法。
3. 患者，女，28 岁。经间期出血，量少，色鲜红，质稠，腰膝酸软，手足心热，夜寐不宁，舌红，苔少，脉细数。该患者治疗的代表方为两地汤合二至丸。
4. 患者，女，35 岁。每两次月经之间阴道少量出血，色紫黑有块，少腹刺痛，胸闷烦躁。最佳选方是逐瘀止血汤。

第九节　崩　　漏

考点：崩漏的定义及病因病机

崩漏的定义及病因病机见表 8-7-18。

表 8-7-18　崩漏的定义及病因病机

定义	崩漏是指经血非时暴下不止或淋沥不尽，前者谓之崩中，后者谓之漏下。崩与漏出血情况虽不同，然二者常交替出现，且其病因病机基本一致，故概称崩漏。本病是因肾-天癸-冲任-胞宫生殖轴严重紊乱，引起月经的周期、经期、经量严重失调，可导致不孕症
病因	常见病因有脾虚、肾虚、血热和血瘀
病机	发病是肾-天癸-冲任-胞宫生殖轴的严重失调。其主要病机是冲任不固，不能制约经血，使子宫藏泻失常

必考热点

1. 崩漏是因肾-天癸-冲任-胞宫生殖轴严重紊乱，引起月经的周期、经期、经量严重失调。
2. 崩漏的主要机理是冲任不固，不能制约经血。
3. 导致崩漏的常见病因有脾虚、肾虚、血热和血瘀。

考点：崩漏的诊断与鉴别诊断

崩漏的诊断与鉴别诊断见表 8-7-19。

表 8-7-19 崩漏的诊断与鉴别诊断

诊断	病史	注意患者的年龄及月经史，尤需询问以往月经的周期、经期、经量有无异常，有无崩漏史，有无口服避孕药或其他激素，有无宫内节育器及输卵管结扎术史等。还要询问有无内科出血病史
	临床表现	月经周期紊乱，行经时间超过半月以上，甚或数月断续不休；亦有停闭数月又突然暴下不止或淋沥不尽；常有不同程度的贫血
	妇科检查	生殖器官有无明显器质性病变，有无妊娠因素等
	辅助检查	主要是排除生殖器肿瘤、炎症或全身性疾病（如再生障碍性贫血等）引起的阴道出血，可根据病情需要选做 B 超、MRI、宫腔镜检查，或诊断性刮宫、基础体温测定等
鉴别诊断	与月经先期、月经过多、经期延长鉴别	月经先期是周期缩短，月经过多是经量过多如崩，经期延长是行经时间长似漏。这种周期、经期、经量的各自改变与崩漏的周期、经期、经量的同时严重失调易混淆，但上述各病各自有一定的周期、经期和经量可作鉴别
	与月经先后无定期鉴别	月经先后无定期主要是周期或先或后，但多在 1~2 周内波动，即提前或推后 7 天以上 2 周以内，经期、经量基本正常
	与经间期出血鉴别	崩漏与经间期出血都是非时而下，但经间期出血发生在两次月经中间，颇有规律，且出血时间仅 2~3 天，不超过 7 天自然停止。而崩漏是周期、经期、经量的严重失调，出血不能自止
	与赤带鉴别	赤带与漏下的鉴别要询问病史和进行检查，赤带以带中有血丝为特点，月经正常
	与胎产出血鉴别	崩漏应与妊娠早期的出血性疾病如胎漏、胎动不安，尤其是异位妊娠相鉴别，询问病史、做妊娠试验和 B 超检查可以明确诊断。产后病出血尤以恶露不绝为多见，可询问病史，从发病时间来看，恶露不绝发生在产后可作鉴别
	与生殖器肿瘤出血鉴别	生殖器肿瘤出血临床可表现如崩似漏的阴道出血，必须通过妇科检查或结合 B 超、MRI 检查或诊断性刮宫才可明确诊断以鉴别
	与生殖系炎症鉴别	生殖系炎症如宫颈息肉、宫内膜息肉、子宫内膜炎、盆腔炎。生殖系炎症的临床常表现如漏下不止，可通过妇科检查或诊断性刮宫或宫腔镜检查以助鉴别
	与外阴外伤出血鉴别	外阴阴道外伤性出血一般有诸如跌仆损伤、暴力性交等病史，询问病史和妇科检查后可鉴别
	与内科血液病鉴别	内科出血性疾病如再生障碍性贫血、血小板减少，在阴道出血期可由原发内科血液病导致血量过多，甚则暴下如注，或淋沥不尽。通过血液分析、凝血因子检查或骨髓细胞分析不难鉴别

必考热点

1. 患者，女，25 岁。已婚。月经周期先后不定，量多如注，持续十余日不净，婚后 1 年半，未避孕未孕。患者可诊断为崩漏。
2. 生殖器肿瘤出血必须通过妇科检查或结合 B 超、MRI 检查或诊断性刮宫才可明确诊断加以鉴别。
3. 赤带与漏下的鉴别要询问病史和进行检查，赤带以带中有血丝为特点，月经正常。

考点：崩漏的治疗原则及塞流、澄源、复旧的含义

崩漏的治疗原则及塞流、澄源、复旧的含义见表 8-7-20。

表 8-7-20　崩漏的治疗原则及塞流、澄源、复旧的含义

治疗原则	急则治其标，缓则治其本	
含义	塞流	即止血，用于暴崩之际，急当塞流止血防脱
	澄源	即正本清源，亦是求因治本，是治疗崩漏的重要阶段。一般用于出血减缓后的辨证论治
	复旧	即固本善后，是巩固崩漏治疗的重要阶段，用于止血后恢复健康，调整月经周期，或促排卵。治法或补肾，或扶脾，或疏肝

必考热点

1. 崩漏的治疗原则是急则治其标，缓则治其本。
2. 塞流即是止血，用于暴崩之际，急当塞流止血防脱。
3. 澄源即正本清源，亦是求因治本，是治疗崩漏的重要阶段。
3. 复旧即固本善后，是巩固崩漏治疗的重要阶段。

考点：崩漏的辨证论治

崩漏的辨证论治见表 8-7-21。

表 8-7-21　崩漏的辨证论治

证型		主要证候	治法	方药
脾虚证		经血非时暴下不止，或淋沥日久不尽，血色淡，质清稀；面色㿠白，神疲气短，或面浮肢肿，小腹空坠，四肢不温，纳呆便溏；舌质淡胖，边有齿印，苔白，脉沉弱	补气摄血，固冲止崩	固本止崩汤
肾虚证	肾气虚证	经乱无期，出血量多势急如崩，或淋沥日久不净，或由崩而漏，由漏而崩反复发作，色淡红或淡暗，质清稀；面色晦暗，眼眶暗，小腹空坠，腰脊酸软；舌淡暗，苔白润，脉沉弱	补肾益气，固冲止血	加减苁蓉菟丝子丸加党参、黄芪、阿胶
	肾阳虚证	经乱无期，出血量多或淋沥不尽，或停经数月后又暴下不止，血色淡红或淡暗质稀；面色晦暗，肢冷畏寒，腰膝酸软，小便清长，夜尿多；眼眶暗，舌淡暗，苔白润，脉沉细无力	温肾益气，固冲止血	右归丸加党参、黄芪
	肾阴虚证	经乱无期，出血量少淋沥累月不止，或停闭数月后又突然暴崩下血，经色鲜红，质稍稠；头晕耳鸣，腰膝酸软，五心烦热，夜寐不宁；舌红，少苔或有裂纹，脉细数	滋肾益阴，固冲止血	左归丸合二至丸
血热证	虚热证	经来无期，量少淋沥不尽或量多势急，血色鲜红；面颊潮红，烦热少寐，咽干口燥，便结，舌红，少苔，脉细数	养阴清热，固冲止血	上下相资汤
	实热证	经来无期，经血突然暴崩如注，或淋沥日久难止，血色深红，质稠；口渴烦热，便秘溺黄；舌红，苔黄，脉滑数	清热凉血，固冲止血	清热固经汤
血瘀证		经血非时而下，量时多时少，时出时止，或淋沥不断，或停闭数月又突然崩中，继之漏下，经色暗，有血块；小腹疼痛或胀痛；舌质紫暗或尖边有瘀点，脉弦细或涩	活血化瘀，固冲止血	逐瘀止血汤

必考热点

1. 患者，女，30岁。经血非时暴下，或淋沥日久不尽将近两月，血色淡，质清稀，面色苍白，神疲气短，面浮肢肿，小腹空坠，四肢不温，纳呆便溏，舌淡胖，脉细弱。该患者首选固本止崩汤。

2. 患者，女，28岁。经乱无期，阴道出血累月不尽，经色鲜红，质稍稠，头晕耳鸣，腰膝酸软，五心烦热，夜寐不宁，舌红少苔，脉细数。该患者可诊断为崩漏肾阴虚证。

3. 崩漏肾阴虚证的首选方是左归丸合二至丸。

4. 崩漏虚热证的首选方剂是上下相资汤；崩漏实热证的首选方剂是清热固经汤。

考点：崩漏血止后的治疗

崩漏血止后的治疗见表8-7-22。

表8-7-22 崩漏血止后的治疗

辨证论治	寒热虚实均可导致崩漏，针对病因病机进行辨证论治以复旧。可参照出血期各证型辨证论治，但应去除各方中的止血药
中药人工周期疗法	对青春期、生育期患者的复旧目标，主要是调整肾-天癸-冲任-胞宫生殖轴，以达到调整月经周期或同时建立排卵功能。常可采用中药人工周期疗法：分别按卵泡期、排卵期、黄体期、行经期设计，以补肾为主的促卵泡汤、促排卵汤、促黄体汤、调经活血汤进行序贯治疗，一般连用3个月经周期以上
先补后攻法	根据月经产生的机理，同样以补肾为主，多从止血后开始以滋肾填精，养血调经为主，常选左归丸或归肾丸、定经汤等先补3周左右，第4周在子宫蓄经渐盈的基础上改用攻法，即活血化瘀通经，多选桃红四物汤加香附、枳壳、益母草、川牛膝
健脾补血法	主要运用于更年期崩漏患者，尽快消除因崩漏造成的贫血和虚弱症状。可选大补元煎或人参养荣汤
手术治疗	对于生育期和更年期久治不愈的顽固性崩漏，或已经诊刮子宫内膜送病理检查，提示有恶变倾向者，宜手术治疗，手术方法分别选择诊刮术、宫内膜切除术或全子宫切除术
促绝经法	对于年龄超过55周岁仍未绝经，崩漏反复发作又无须手术者，可选用中药或西药促其绝经

必考热点

1. 治愈崩漏的关键是崩漏止血后的治疗。

2. 健脾补血法主要运用于更年期崩漏患者，可选大补元煎或人参养荣汤。

3. 对于生育期和更年期久治不愈的顽固性崩漏，或已经诊刮子宫内膜送病理检查，提示有恶变倾向者，宜手术治疗，手术方法分别选择诊刮术、宫内膜切除术或全子宫切除术。

第十节 闭　经

考点：闭经的概述及病因病机

闭经的概述及病因病机见表8-7-23。

表8-7-23 闭经的概述及病因病机

概述	原发性闭经是指女性年逾16岁，虽有第二性征发育但无月经来潮，或年逾14岁，尚无第二性征发育及月经。继发性闭经是指月经来潮后停止3个周期或6个月以上

续　表

病因病机	虚者，多因肾气不足，冲任虚弱；或肝肾亏损，精血不足；或脾胃虚弱，气血乏源；或阴虚血燥等，导致精亏血少，冲任血海空虚，源断其流，无血可下，而致闭经；实者，多为气血阻滞，或痰湿流注下焦，使血流不通，冲任受阻，血海阻隔，经血不得下行而成闭经。临床常见有气血虚弱、肾气亏虚、阴虚血燥、气滞血瘀、痰湿阻滞、寒凝血瘀或虚实错杂的复合病机

必考热点

继发性闭经是指月经来潮后停止3个周期或6个月以上。

考点：闭经的诊断、鉴别诊断及治疗原则

闭经的诊断、鉴别诊断及治疗原则见表8-7-24。

表8-7-24　闭经的诊断、鉴别诊断及治疗原则

<table>
<tr><td rowspan="11">诊断</td><td>病史</td><td colspan="2">了解停经前月经情况，停经前有无诱因；经闭时间，经闭后出现症状。原发闭经需了解生长发育情况，幼年时健康情况，曾否患过某些急慢性疾病，其母在妊娠过程中情况，同胞姐妹月经情况等</td></tr>
<tr><td>临床表现</td><td colspan="2">女子已逾16周岁未有月经初潮；或月经初潮1年余，或已建立月经周期后，现停经已达6个月以上。同时应注意有无周期性下腹胀痛、头痛及视觉障碍，有无溢乳、厌食、恶心等，有无体重变化（增加或减轻）、畏寒或潮红或阴道干涩等症状</td></tr>
<tr><td>全身检查</td><td colspan="2">观察患者体质、发育、营养状况，全身毛发分布，第二性征发育情况</td></tr>
<tr><td>妇科检查</td><td colspan="2">了解外阴、子宫、卵巢发育情况，有无缺失、畸形和肿块。对原发性闭经者尤需注意外阴发育情况，处女膜有无闭锁，有无阴道、子宫、卵巢缺如</td></tr>
<tr><td rowspan="7">辅助检查</td><td>基础体温（BBT）、阴道脱落细胞检查、宫颈黏液结晶检查</td><td>均可间接了解卵巢功能。BBT变化可显示卵巢有无排卵，闭经者BBT单相，阴道脱落细胞检查及宫颈黏液结晶检查无周期变化</td></tr>
<tr><td>血清性激素测定</td><td>包括FSH（卵泡刺激素）、LH（黄体生成激素）、E_2（雌二醇）、P（孕酮）、T（睾酮）、PRL（催乳激素）等。通过以上性激素测定可协助判断闭经内分泌原因</td></tr>
<tr><td>B超检查</td><td>可排除先天性无子宫、子宫发育不良或无卵巢所致闭经</td></tr>
<tr><td>头颅蝶鞍摄片或CT、MRI检查</td><td>可以排除垂体肿瘤致闭经</td></tr>
<tr><td>内镜检查、宫腔镜检查</td><td>可直接观察子宫内膜及宫腔情况，以排除宫腔粘连所致闭经。腹腔镜检查加病理活检可提示多囊卵巢综合征、卵巢不敏感综合征</td></tr>
<tr><td>诊断性刮宫</td><td>可了解性激素分泌情况、子宫颈与宫腔有无粘连、子宫内膜有无结核</td></tr>
<tr><td colspan="2"></td></tr>
<tr><td rowspan="5">鉴别诊断</td><td>少女停经</td><td colspan="2">月经初潮后，有一段时间月经停闭，为正常现象。因此时正常性周期尚未建立，但绝大部分可在1年内建立，一般无须治疗。闭经是月经周期已建立而出现的月经停闭6个月以上</td></tr>
<tr><td>妊娠期停经</td><td colspan="2">闭经为生育妇女月经停闭达6个月以上者，妊娠期月经停闭，可伴有厌食、择食、恶心呕吐等早孕反应，乳头着色、乳房增大等妊娠体征。妇科检查颈着色、质软，子宫增大、质软，B超检查提示子宫增大，宫腔内见胚芽，甚至胚胎或胎儿。闭经者停经前大部分有月经紊乱，继而闭经，无妊娠反应和其他妊娠变化</td></tr>
<tr><td>哺乳期停经</td><td colspan="2">产妇分娩后进行哺乳，月经持续停闭不行，属于正常的生理性闭经，停止哺乳后月经一般可以恢复正常</td></tr>
<tr><td>围绝经前停经</td><td colspan="2">患者停经年龄已进入围绝经期，月经或正常或紊乱，继而闭经，可伴有面部烘热汗出、心烦心悸失眠、心神不宁等围绝经期症状。妇科检查子宫大小正常或稍小，血清性激素可出现围绝经期变化</td></tr>
<tr><td>避年、暗经</td><td colspan="2">前者指月经一年一行无不适，不影响生育，后者指终身不行经，但能生育也无不适。避年和暗经均为极少见的月经特殊生理现象</td></tr>
<tr><td>治疗原则</td><td colspan="3">根据病证，虚者补而通之。通过补益之法，使气血恢复，脏腑平衡，血海充盛，则经自行。若因病而致经闭，又当先治原发疾病，经仍未复潮者，再辨证治之</td></tr>
</table>

必考热点

1. 闭经者基础体温（BBT）单相，阴道脱落细胞检查及宫颈黏液结果检查无周期变化。
2. 血清性激素测定可以协助判断闭经内分泌原因。
3. 头颅蝶鞍摄片或CT、MRI检查可以排除垂体肿瘤致闭经。
4. 闭经的治疗原则应根据病证，虚者补而通之，实者泻而通之。

考点：闭经的辨证论治

闭经的辨证论治见表8-7-25。

表8-7-25 闭经的辨证论治

证型	主要证候	治法	方药
气血虚弱证	月经周期延迟、量少、色淡红、质薄，渐至经闭不行；神疲肢倦，头晕眼花，心悸气短，面色萎黄；舌淡，苔薄，脉沉缓或细弱	益气养血调经	人参养荣汤
肾气亏损证	年逾16岁尚未行经，或月经初潮偏迟，时有月经停闭，或月经周期建立后，由月经周期延后、经量减少渐至月经停闭；或体质虚弱，全身发育欠佳，第二性征发育不良，或腰腿酸软，头晕耳鸣，倦怠乏力，夜尿频多；舌淡暗，苔薄白，脉沉细	补肾益气，调理冲任	加减苁蓉菟丝子丸加淫羊藿、紫河车
阴虚血燥证	月经周期延后、经量少、色红质稠，渐至月经停闭不行；五心烦热，颧红唇干，盗汗甚至骨蒸劳热，干咳或咳嗽唾血；舌红，少苔，脉细数	养阴清热调经	加减一阴煎加丹参、黄精、女贞子、制香附
气滞血瘀证	月经停闭不行，胸胁、乳房胀痛，精神抑郁，少腹胀痛拒按，烦躁易怒；舌紫暗，有瘀点，脉沉弦而涩	理气活血，祛瘀通经	血府逐瘀汤
痰湿阻滞证	月经延后、经量少、色淡质黏腻，渐至月经停闭；伴形体肥胖，胸闷泛恶，神疲倦怠，纳少，痰多，或带下量多、色白；苔腻，脉滑	健脾燥湿化痰，活血调经	苍附导痰丸
寒凝血瘀证	月经停闭数月，小腹冷痛拒按，得热则痛缓，形寒肢冷，面色青白；舌紫暗，苔白，脉沉紧	温经散寒，活血调经	温经汤

必考热点

1. 治疗气血虚弱证闭经的方药是人参养荣汤。
2. 肾气亏损型闭经应采用补肾益气、调理冲任的治疗方法
3. 患者，女，29岁。已婚。近1年月经后期量少，现已停经4个月，伴五心烦热，潮热颧红，舌红少苔，脉细数。尿妊娠试验阴性。其治法是养阴清热调经。
4. 患者，女，29岁。因生气，经半年未行，烦躁易怒，少腹胀痛拒按，舌暗有瘀点，脉涩。该患者应采用理气活血、祛瘀通经的治疗方法。

第十一节 痛 经

考点：痛经的定义、病因病机和辨证要点

痛经的定义、病因病机和辨证要点见表8-7-26。

表 8-7-26　痛经的定义、病因病机和辨证要点

定义	痛经是指妇女正值经期或经行前后出现周期性小腹疼痛或痛引腰骶，甚至剧痛晕厥者，又称“经行腹痛”。西医妇产科学将痛经分为原发性痛经和继发性痛经。原发性痛经又称功能性痛经，是指生殖器官无器质性病变者；由于盆腔器质性疾病如子宫内膜异位症、子宫腺肌病、盆腔炎或宫颈狭窄等所引起的属继发性痛经。原发性痛经以青少年女性多见，继发性痛经则常见于育龄期妇女	
病因	经期前后，血海由满盈而泻溢，气血由盛实而骤虚，子宫、冲任气血变化较平时急剧，易受致病因素干扰，加之体质因素的影响，导致子宫、冲任气血运行不畅或失于濡养，不通或不荣而痛	
病机	以“不通则痛”或“不荣则痛”为主要病机。实者可由气滞血瘀、寒凝血瘀、湿热瘀阻导致子宫的气血运行不畅，“不通则痛”；虚者主要由于气血虚弱、肾气亏损致子宫失于濡养，“不荣则痛”	
辨证要点	疼痛时间	痛发于经前或经行之初，多属实；月经将净或经后始作痛者，多属虚
	疼痛部位	痛在少腹一侧或双侧多属气滞，病在肝；痛在小腹正中常与子宫瘀滞有关；痛及腰脊多属病在肾
	疼痛性质和程度	隐痛、疗痛、坠痛、喜揉喜按属虚；掣痛、绞痛、灼痛、刺痛、拒按属实。灼痛得热反剧属热，绞痛、冷痛得热减轻属寒。痛甚于胀，持续作痛属血瘀；胀甚于痛，时痛时止属气滞

必考热点

1. 原发性痛经以青少年女性多见，继发性痛经常见于育龄期妇女。
2. 痛经病位在子宫、冲任，以“不通则痛”或“不荣则痛”为主要病机。
3. 根据疼痛发生的时间、部位、性质以及疼痛的程度辨虚实寒热。

考点：痛经的辨证论治

痛经的辨证论治见表 8-7-27。

表 8-7-27　痛经的辨证论治

证型	主要证候	治法	方药
气滞血瘀证	经前或经期小腹胀痛拒按，经血量少，行而不畅，血色紫暗有块，块下痛暂减；乳房胀痛，胸闷不舒；舌质紫暗或有瘀点，脉弦	理气行滞，化瘀止痛	膈下逐瘀汤
寒凝血瘀证	经前或经期小腹冷痛拒按，得热痛减；月经或见推后，量少，经色暗而有瘀块；面色青白，肢冷畏寒；舌暗，苔白，脉沉紧	温经散寒，化瘀止痛	少腹逐瘀汤
湿热瘀阻证	经前或经期小腹疼痛或胀痛不适，有灼热感，或痛连腰骶，或平时小腹疼痛，经前加剧；经血量多或经期长，色暗红，质稠或夹较多黏液；平素带下量多，色黄质稠有臭味；或伴有低热起伏，小便黄赤；舌质红，苔黄腻，脉滑数或弦数	清热除湿，化瘀止痛	清热调血汤加车前子、薏苡仁、败酱草或银甲丸
气血虚弱证	经期或经后小腹隐隐作痛，喜按，或小腹及阴部空坠不适；月经量少，色淡，质清稀；面色无华，头晕心悸，神疲乏力；舌质淡，脉细无力	益气养血，调经止痛	圣愈汤
肾气亏损证	经期或经后 1～2 天内小腹绵绵作痛，伴腰骶酸痛；经色暗淡，量少，质稀薄；头晕耳鸣，面色晦暗，健忘失眠；舌质淡红，苔薄，脉沉细	补肾益精，养血止痛	益肾调经汤或调肝汤
阳虚内寒证	经期或经后小腹冷痛，喜按，得热则舒，经量少，经色暗淡，腰腿酸软，小便清长。舌淡胖，苔白润，脉沉	温经扶阳，暖宫止痛	温经汤加附子、艾叶、小茴香

必考热点

1. 治疗痛经气滞血瘀证，应首选膈下逐瘀汤。

2. 寒凝血瘀而致痛经，经期最佳治法是温经散寒，化瘀止痛。

3. 气血虚弱而致痛经，经期最佳治法是益气养血，调经止痛。

4. 经后小腹隐隐作痛，月经量少，色淡，腰膝酸楚，头晕耳鸣，舌淡，苔薄，脉沉细。最佳治法是补肾益精，养血止痛。

第十二节　经行乳房胀痛

考点：经行乳房胀痛的定义及病因病机

经行乳房胀痛的定义及病因病机见表 8-7-28。

表 8-7-28　经行乳房胀痛的定义及病因病机

定义	每于行经前后，或正值经期，出现乳房作胀，或乳头胀痒疼痛，甚至不能触衣者，称"经行乳房胀痛"
病因病机	经行乳房胀痛的发生，根据其发病部位、发病时间等应与肝、胃、肾密切关系。肝藏血，主疏泄，本病发生多在经前或经期，此时气血下注冲任血海，易使肝血不足，气偏有余，肝失条达或肝肾失养所致。七情内伤，肝气郁结，气血运行不畅，脉络欠通，不通则痛；或肝肾亏虚，乳络失于濡养而痛；或脾胃虚弱，运化失职，水湿聚而成痰，冲气夹痰湿阻络，乳络不畅，遂致乳房胀痛或乳头痒痛

必考热点

1. 经行乳房胀痛的发生，根据其发病部位、发病时间等应与肝、胃、肾有密切关系。

2. 经行乳房胀痛多发生在经前或经期，此时气血下注冲任血海，易使肝血不足，气偏有余，肝失条达或肝肾失养所致。

考点：经行乳房胀痛的辨证论治

经行乳房胀痛的辨证论治见表 8-7-29。

表 8-7-29　经行乳房胀痛的辨证论治

证型	主要证候	治法	方药
肝气郁结证	经前或经行期乳房胀满疼痛，或乳头痒痛，甚则痛不可触衣。经行不畅，血色暗红，小腹胀痛；胸闷胁胀，精神抑郁，时叹息；苔薄白，脉弦	疏肝理气，和胃通络	柴胡舒肝散
肝肾亏虚证	经行或经后期两乳作胀作痛，乳房按之柔软无块，月经量少，色淡；两目干涩，咽干口燥，五心烦热；舌淡或舌红，少苔，脉细数	滋肾养肝，和胃通络	一贯煎
胃虚痰滞证	经前或经期乳房胀痛或乳头痒痛，痛甚不可触衣，胸闷痰多，食少纳呆，平素带下量多，色白稠黏，月经量少，色淡；舌淡胖，苔白腻，脉缓滑	健胃祛痰，活血止痛	四物汤合二陈汤去甘草

必考热点

1. 经行乳房胀痛的证型有肝气郁结证、肝肾亏虚证、胃虚痰滞证。

2. 患者经前或经行乳房胀满疼痛，甚至不能触衣，经行不畅，血色暗红，小腹胀痛，胸闷胁胀，精神抑郁，苔薄白，脉弦。该患者最佳选方是柴胡舒肝散。

3. 肝肾亏虚型经行乳房胀痛应采用滋肾养肝，和胃通络的治疗方法。
4. 治疗胃虚痰滞型经行乳房胀痛的方药为四物汤合二陈汤去甘草。

第十三节 经行头痛

考点：经行头痛的定义及病因病机

经行头痛的定义及病因病机见表 8-7-30。

表 8-7-30 经行头痛的定义及病因病机

定义	每遇经期或行经前后，出现以头痛为主要症状，经后辄止者，称为“经行头痛”
病因	常见的病因有情志内伤，肝郁化火，上扰清窍；或瘀血内阻，络脉不通；或痰湿上扰，阻滞脑络；或素体血虚，经行时阴血益感不足，脑失所养
病机	头为诸阳之会，五脏六腑之气皆上荣于头，足厥阴肝经会于巅，肝为藏血之脏，经行时气血下注冲任而为月经，阴血相对不足，故凡外感、内伤均可在此时引起脏腑气血失调而为患

必考热点

经行头痛常见的病因有情志内伤，肝郁化火，上扰清窍，或瘀血内阻，络脉不通，或痰湿上扰，阻滞脑络，或素体血虚，经行时阴血益感不足，脑失所养。

考点：经行头痛的辨证论治

经行头痛的辨证论治见表 8-7-31。

表 8-7-31 经行头痛的辨证论治

证型	主要证候	治法	方药
肝火证	经行头痛，甚或巅顶掣痛，头晕目眩，月经量稍多，色鲜红；烦躁易怒，口苦咽干；舌质红，苔薄黄，脉弦细数	清热平肝息风	羚角钩藤汤
血瘀证	每逢经前、经期头痛剧烈，痛如锥刺，经色紫暗有块；伴小腹疼痛拒按，胸闷不舒；舌暗或尖边有瘀点，脉细涩或弦涩	化瘀通络	通窍活血汤
痰湿中阻证	经前或经期头痛，头晕目眩，形体肥胖，胸闷泛恶，平日带多稠黏，月经量少，色淡，面色不华；舌淡胖，苔白腻，脉滑	燥湿化痰，通络止痛	半夏白术天麻汤加葛根、丹参
血虚证	经期或经后头晕，头部绵绵作痛，月经量少，色淡，质稀；心悸少寐，神疲乏力；舌淡，苔薄，脉虚细	养血益气	八珍汤加首乌、蔓荆子

必考热点

1. 肝火型经行头痛应采用清热平肝息风的治疗方法。
2. 患者，女性，每逢经前、经期头痛剧烈，痛如锥刺，经色紫暗有块；伴小腹疼痛拒按，胸闷不舒；舌暗或尖边有瘀点，脉细涩或弦涩，此患者属于血瘀型经行头痛。
3. 患者，经期或经后头晕，头部绵绵作痛，月经量少，色淡，质稀；心悸少寐，神疲乏力；舌淡，苔薄，脉虚细。该患者应采用养血益气的治疗方法。

第十四节 经行感冒

考点：经行感冒的定义及病因病机

经行感冒的定义及病因病机见表 8-7-32。

表 8-7-32 经行感冒的定义及病因病机

定义	每值经行前后或正值经期，出现感冒症状，经后逐渐缓解者，称“经行感冒”
病因	风寒、风热、邪入少阳
病机	多由素体气虚，卫阳不密，经行阴血下注于胞宫，体虚益甚，此时血室正开，腠理疏松，卫气不固，风邪乘虚侵袭；或素有伏邪，随月经周期反复乘虚而发。经后因气血渐复，则邪去表解而缓解

必考热点

经行感冒的常见病因有风寒、风热、邪入少阳。

考点：经行感冒的辨证论治

经行感冒的辨证论治见表 8-7-33。

表 8-7-33 经行感冒的辨证论治

证型	主要证候	治法	方药
风寒证	每至经行期间，发热，恶寒，无汗，鼻塞流涕，咽喉痒痛，咳嗽痰稀，头痛身痛；舌淡红，苔薄白，脉浮紧。	解表散寒，和血调经	荆穗四物汤
风热证	每于经行期间，发热身痛，微恶风，头痛汗出，鼻塞咳嗽，痰稠，口渴欲饮；舌红，苔黄，脉浮数	疏风清热，和血调经	桑菊饮加当归、川芎
邪入少阳证	每于经期即出现寒热往来，胸胁苦满，口苦咽干，心烦欲呕，头晕目眩，不欲饮食；舌红，苔薄白或薄黄，脉弦或弦数	和解表里	小柴胡汤

必考热点

1. 经行感冒邪入少阳证的首选方药是小柴胡汤。
2. 治疗风寒型经行感冒的方药为荆穗四物汤。
3. 患者，每至经行期间，发热，恶寒，无汗，鼻塞流涕，咽喉痒痛，咳嗽痰稀，头痛身痛；舌淡红，苔薄白，脉浮紧。该患者应采用解表散寒，和血调经的治疗方法。
4. 经行感冒风热证的治法是疏风清热，和血调经。

第十五节 经行身痛

考点：经行身痛的定义及病因病机

经行身痛的定义及病因病机见表 8-7-34。

表 8-7-34　经行身痛的定义及病因病机

定义	每遇经行前后或正值经期，出现以身体疼痛为主症者，称“经行身痛”
病因病机	病机是素体正气不足，营卫失调，筋脉失养，不荣而痛；或因宿有寒湿留滞，经行时气血下注冲任，因寒凝血瘀，经脉阻滞，以致气血不通而身痛

必考热点

1. 每遇经行前后或正值经期，出现以身体疼痛为主症者，称“经行身痛”。
2. 经行身痛的主要病机是素体正气不足，营卫失调，筋脉失养，不荣而痛。

考点：经行身痛的辨证论治

经行身痛的辨证论治见表 8-7-35。

表 8-7-35　经行身痛的辨证论治

证型	主要证候	治法	方药
血虚证	经行时肢体疼痛麻木，肢软乏力，月经量少，色淡，质薄；面色无华；舌质淡红，苔白，脉细弱	养血益气，柔筋止痛	当归补血汤加白芍、鸡血藤、丹参、玉竹
血瘀证	经行时腰膝、肢体、关节疼痛，得热痛减，遇寒疼甚，月经推迟，经量少，色暗，或有血块；舌紫暗，或有瘀斑，苔薄白，脉沉紧	活血通络，益气散寒止痛	趁痛散

必考热点

1. 治疗经行身痛血瘀证的方药是趁痛散。
2. 经行身痛血虚证应采用养血益气，柔筋止痛的治疗方法。
3. 患者，经行时肢体疼痛麻木，肢软乏力，月经量少，色淡，质薄，面色无华，舌质淡红，苔白，脉细弱。该患者的治疗应首选当归补血汤。
4. 经行身痛血瘀证应采用活血通络，益气散寒止痛的治法。

第十六节　经行泄泻

考点：经行泄泻的定义及病因病机

经行泄泻的定义及病因病机见表 8-7-36。

表 8-7-36　经行泄泻的定义及病因病机

定义	每值行经前后或经期，大便溏薄，甚或水泻，日解数次，经净自止者，称为“经行泄泻”。本病以泄泻伴随月经周期而出现为主要特点，临床也有平素有慢性腹泻，遇经行而发作尤甚者
病因	脾肾虚弱
病机	脾主运化，肾主温煦，为胃之关，主司二便。若二脏功能失于协调，脾气虚弱或肾阳不足，则运化失司，水谷精微不化，水湿内停。经行之际，气血下注冲任，脾肾益虚而致经行泄泻

必考热点

1. 经行泄泻以泄泻伴随月经周期而出现为主要特点。

2. 经行泄泻的发生主要责之于脾肾虚弱。

考点：经行泄泻的辨证论治

经行泄泻的辨证论治见表 8-7-37。

表 8-7-37　经行泄泻的辨证论治

证型	主要证候	治法	方药
脾虚证	月经前后，或正值经期，大便溏泄，经行量多，色淡质薄；脘腹胀满，神疲肢软，或面浮肢肿；舌淡红，苔白，脉濡缓	健脾渗湿，理气调经	参苓白术散
肾虚证	经行或经后，大便泄泻，或五更泄泻，经色淡，质清稀；腰膝酸软，头晕耳鸣，畏寒肢冷；舌淡，苔白，脉沉迟	温阳补肾，健脾止泻	健固汤合四神丸

必考热点

1. 治疗经行泄泻肾虚证的方药是健固汤合四神丸。
2. 患者，女，32 岁。月经前后，或正值经期，大便溏泄，经行量多，色淡质薄；脘腹胀满，神疲肢软，或面浮肢肿；舌淡红，苔白，脉濡缓。治疗首选方药是参苓白术散。
3. 经行泄泻肾虚证应采取温阳补肾，健脾止泻的治法。

第十七节　经行浮肿

考点：经行浮肿的定义及病因病机

经行浮肿的定义及病因病机见表 8-7-38。

表 8-7-38　经行浮肿的定义及病因病机

定义	每逢经行前后，或正值经期，头面四肢浮肿者，称为经行浮肿
病因病机	脾主运化，脾虚则运化功能失职，水湿为患，泛溢肌肤则为肿。而肾主水，为水脏，体内水液有赖肾阳的蒸腾气化，才能正常运行敷布排泄。肾虚则气化失职，不能化气行水，水液溢于肌肤而为肿。经前、经行时气血下注于胞宫，若素体脾肾虚损，值经行则脾肾更虚，气化运行失司，水湿生焉，因而出现经行浮肿

考点：经行浮肿的辨证论治

经行浮肿的辨证论治见表 8-7-39。

表 8-7-39　经行浮肿的辨证论治

证型	主要证候	治法	方药
脾肾阳虚证	经行面浮肢肿，按之没指，晨起头面肿甚，月经推迟，经行量多，色淡，质薄；腹胀纳减，腰膝酸软，大便溏薄；舌淡，苔白腻，脉沉缓，或濡细	温肾化气，健脾利水	肾气丸合苓桂术甘汤
气滞血瘀证	经行肢体肿胀，按之随手而起，经血色暗有块，脘闷胁胀，善叹息；舌紫暗，苔薄白，脉弦涩	理气行滞，养血调经	八物汤加泽泻、益母草

必考热点

1. 治疗气滞血瘀所致经行浮肿的最佳药方是八物汤加泽泻、益母草。

2. 患者，女，33岁。已婚。经行面浮肢肿，按之没指，晨起头面肿甚，月经推迟，经行量多，色淡，质薄；腹胀纳减，腰膝酸软，大便溏薄；舌淡，苔白腻，脉沉缓，或濡细。该患者的首选药方是肾气丸合苓桂术甘汤。

第十八节　经行吐衄

考点：经行吐衄的定义及病因病机

经行吐衄的定义及病因病机见表8-7-40。

表8-7-40　经行吐衄的定义及病因病机

定义	每逢经行前后，或正值经期，出现周期性的吐血或衄血者，称"经行吐衄"。常伴经量减少，好像是月经倒行逆上，亦有"倒经""逆经"之称。本病相当于西医学的"代偿性月经"
病因	由血热而冲气上逆，迫血妄行所致
病机	出于口者为吐，出于鼻者为衄。临床以鼻衄为多。常见肝经郁火、肺肾阴虚

必考热点

1. 经行吐衄相当于西医学的"代偿性月经"。
2. 经行吐衄临床以鼻衄为多，常见肝经郁火、肺肾阴虚。
3. 经行吐衄的发病机制主要是血热冲气上逆。

考点：经行吐衄的辨证论治

经行吐衄的辨证论治见表8-7-41。

表8-7-41　经行吐衄的辨证论治

证型	主要证候	治法	方药
肝经郁火证	经前或经期吐血、衄血，量较多，色鲜红，月经可提前、量少甚或不行；心烦易怒，或两胁胀痛，口苦咽干，头晕耳鸣，尿黄便结；舌红，苔黄，脉弦数	清肝调经	清肝引经汤
肺肾阴虚证	经前或经期吐血、衄血，量少，色暗红，月经每先期、量少；平素可有头晕耳鸣，手足心热，两颧潮红，潮热咳嗽，咽干口渴；舌红或绛，苔滑剥或无苔，脉细数	滋阴养肺	顺经汤

必考热点

1. 治疗经行吐衄肝经郁火证的最佳方剂是清肝引经汤。
2. 经行吐衄肺肾阴虚证应采用滋阴养肺的治疗方法。

第十九节　经行口糜

考点：经行口糜的定义和病因病机

经行口糜的定义和病因病机见表8-7-42。

表8-7-42　经行口糜的定义和病因病机

定义	每值经前或经行时，口舌糜烂，如期反复发作，经后渐愈者，称“经行口糜”。本病以口舌、牙龈等处的糜烂和疮疡周期性发生于经前或经期为特点。病灶随经净而能自愈或基本自愈
病因病机	病机多由心、胃之火上炎所致。其热有阴虚火旺，热乘于心者；有胃热炽盛而致者，每遇经行阴血下注，其热益盛，随冲气上逆而发

必考热点

1. 经行口糜以口舌、牙龈等处的糜烂和疮疡周期性发生于经前或经期为特点。
2. 经行口糜的病机多由心、胃之火上炎所致。

考点：经行口糜的辨证论治

经行口糜的辨证论治见表8-7-43。

表8-7-43　经行口糜的辨证论治

证型	主要证候	治法	方药
阴虚火旺证	经期口舌糜烂，口燥咽干，月经量少，色红；五心烦热，尿少色黄；舌红，少苔，脉细数	滋阴降火	知柏地黄汤
胃热熏蒸证	经行口舌生疮，口臭，月经量多，色深红；口干喜饮，尿黄便结；舌苔黄厚，脉滑数	清胃泄热	凉膈散

必考热点

1. 患者经期口舌糜烂，口燥咽干，月经量少，色红，五心烦热，尿少色黄，舌红，少苔，脉细数。治疗方法宜采用滋阴降火。
2. 经行口糜胃热熏蒸证应采用清胃泄热的治疗方法。
3. 治疗经行口糜胃热熏蒸证的首选方药是凉膈散。

第二十节　经行风疹块

考点：经行风疹块的定义和病因病机

经行风疹块的定义和病因病机见表8-7-44。

表 8-7-44 经行风疹块的定义和病因病机

定义	每值临经时或行经期间，周身皮肤突起红疹，或起风团，瘙痒异常，经净渐退者，称“经行风疹块”，或称“经行瘾疹”
病因	常见病因有血虚、风热
病机	多因风邪为患，缘于素体本虚，适值经行，气血益虚，风邪乘虚而入，郁于皮肤肌腠之间而诱发本病。本病有内风、外风之别，内风者，由血虚生风所致，外风者由风邪乘经期、产后、体虚之时，袭于肌腠所致

必考热点

1. 经行风疹块有内风、外风之别，内风者，由血虚生风所致，外风者由风邪乘经期、产后、体虚之时，袭于肌腠所致。
2. 经行风疹块的常见病因有血虚、风热。

考点：经行风疹块的辨证论治

经行风疹块的辨证论治见表 8-7-45。

表 8-7-45 经行风疹块的辨证论治

证型	主要证候	治法	方药
血虚证	经行风疹频发，瘙痒难忍，入夜尤甚，月经多推迟、量少色淡；面色不华，肌肤枯燥；舌淡红，苔薄，脉虚数	养血祛风	当归饮子
风热证	经行身发红色风团、疹块，瘙痒不堪，感风遇热，其痒尤甚，月经多提前、量多色红；口干喜饮，尿黄便结；舌红苔黄，脉浮数	疏风清热	消风散

必考热点

1. 经行风疹块血虚证应采用养血祛风的治疗方法。
2. 治疗经行风疹块血虚证的首选方药是当归饮子。
3. 治疗经行风疹块风热证的首选方药是消风散。

第二十一节 经行发热

考点：经行发热的定义和病因病机

经行发热的定义和病因病机见表 8-7-46。

表 8-7-46 经行发热的定义和病因病机

定义	每值经期或行经前后，出现以发热为主症者，称“经行发热”
病因病机	本病主要发病机理是气血营卫失调，值月经的生理改变而发。临床常见有肝肾阴虚、血气虚弱、瘀热壅阻发热

必考热点

1. 经行发热属于内伤发热范畴，主要发病机理是气血营卫失调。

2. 经行发热临床常见有肝肾阴虚、血气虚弱、瘀热壅阻发热。

考点：经行发热的辨证论治

经行发热的辨证论治见表8-7-47。

表8-7-47 经行发热的辨证论治

证型	主要证候	治法	方药
肝肾阴虚证	经期或经后，午后潮热，月经量少，色红；两颧红赤，五心烦热，烦躁少寐；舌红而干，脉细数	滋养肝肾，育阴清热	蒿芩地丹四物汤
血气虚弱证	经行或经后发热，热势不扬，动则自汗出，经量多，色淡质薄；神疲肢软，少气懒言；舌淡，苔白润，脉虚缓	补益血气，甘温除热	补中益气汤
瘀热壅阻证	经前或经期发热，腹痛，经色紫暗，夹有血块；舌暗或尖边有瘀点，脉沉弦数	化瘀清热	血府逐瘀汤加牡丹皮

必考热点

1. 患者经期或经后，午后潮热，月经量少，色红，两颧红赤，五心烦热，烦躁少寐，舌红而干，脉细数。治疗方法宜采用滋养肝肾，育阴清热。

2. 治疗经行发热瘀热壅阻证的首选方药是血府逐瘀汤加牡丹皮。

第二十二节 经行情志异常

考点：经行情志异常的定义及病因病机

经行情志异常的定义及病因病机见表8-7-48。

表8-7-48 经行情志异常的定义及病因病机

定义	每值行经前后，或正值经期，出现烦躁易怒，悲伤啼哭，或情志抑郁，喃喃自语，或彻夜不眠，甚或狂躁不安，经后复如常人者，称为“经行情志异常”
病因病机	主要机理多由于情志内伤，肝气郁结，痰火内扰，遇经行气血骤变，扰动心神而致。常见分型有心血不足、肝经郁热、痰火上扰证

必考热点

1. 经行情志异常以经前情绪易于失控，无端悲伤、易怒，而月经周期的其他时间精神、情绪又完全正常为特点。

2. 经行情志异常的临床常见分型有心血不足、肝经郁热、痰火上扰证。

考点：经行情志异常的辨证论治

经行情志异常的辨证论治见表8-7-49。

表 8-7-49　经行情志异常的辨证论治

证型	主要证候	治法	方药
心血不足证	经前或经期，精神恍惚，心神不宁，无故悲伤，心悸失眠，月经量少，色淡；舌淡，苔薄白，脉细	补血养心，安神定志	甘麦大枣汤合养心汤去川芎、半夏曲
肝经郁热证	经前或经期，烦躁易怒，或抑郁不乐，头晕目眩，口苦咽干，胸胁胀满，不思饮食，月经量多，色深红；舌红，苔黄，脉弦数	清肝泄热，解郁安神	丹栀逍遥散酌加川楝子、生龙齿、赭石
痰火上扰证	经前或经期精神狂躁，烦乱不安，或语无伦次，头痛失眠，或面红目赤，溲黄便结，或心胸烦闷，不思饮食，月经量或偏少，色红或深红，质稠黏，或夹小血块；舌质红，苔黄腻，脉滑数有力	清热化痰，宁心安神	生铁落饮加郁金、黄连

必考热点

1. 经行情志异常心血不足证应采用补血养心，安神定志的治疗方法。
2. 治疗经行情志异常痰火上扰证的方药为生铁落饮加郁金、黄连。

第二十三节　绝经前后诸证

考点：绝经前后诸证的定义及病因病机

绝经前后诸证的定义及病因病机见表 8-7-50。

表 8-7-50　绝经前后诸证的定义及病因病机

定义	妇女在绝经期前后，围绕月经紊乱或绝经出现明显不适证候，如烘热汗出、烦躁易怒、潮热面红、眩晕耳鸣、心悸失眠、腰背酸楚、面浮肢肿、情志不宁等症状，称为绝经前后诸证，亦称“经断前后诸证”
病因	肾阴阳平衡失调
病机	主要病机以肾虚为主，常见的有肾阴虚、肾阳虚、肾阴阳俱虚证

必考热点

1. 绝经前后诸证是由于肾阴阳平衡失调所导致。
2. 绝经前后诸证的主要病机以肾虚为主，常见的有肾阴虚、肾阳虚、肾阴阳俱虚证。

考点：绝经前后诸证的辨证论治

绝经前后诸证的辨证论治见表 8-7-51。

表 8-7-51　绝经前后诸证的辨证论治

证型	主要证候	治法	方药
肾阴虚证	绝经前后，月经紊乱，月经提前量少或量多，或崩或漏，经色鲜红；头晕目眩，耳鸣，头部面颊阵发性烘热，汗出，五心烦热，腰膝酸疼，足跟疼痛，或皮肤干燥、瘙痒，口干便结，尿少色黄；舌红，少苔，脉细数	滋养肾阴，佐以潜阳	左归丸加减

续 表

证型	主要证候	治法	方药
肾阳虚证	经断前后，经行量多，经色淡暗，或崩中漏下；精神萎靡，面色晦暗，腰背冷痛，小便清长，夜尿频数，或面浮肢肿；舌淡，或胖嫩边有齿印，苔薄白，脉沉细弱	温肾扶阳	右归丸加减
肾阴阳俱虚证	经断前后，月经紊乱，量少或多；乍寒乍热，烘热汗出，头晕耳鸣，健忘，腰背冷痛；舌淡，苔薄，脉沉弱	阴阳双补	二仙汤加减
心肾不交证	绝经前后，心烦失眠，心悸易惊，甚至情志失常，月经周期紊乱，量少或多，经色鲜红，头晕健忘，腰酸乏力；舌红，苔少，脉细数	滋阴补血，养心安神	天王补心丹

必考热点

1. 肾阴虚绝经前后诸证应采用滋养肾阴，佐以潜阳的治疗方法。
2. 治疗肾阳虚绝经前后诸证的方药是右归丸。
3. 患者，女，49岁。月经紊乱，时而畏寒，时而烘热汗出，头晕耳鸣，腰背冷痛，舌苔薄，脉沉弱，治以补肾扶阳，益养冲任。

第二十四节　经断复来

考点：经断复来的定义、病因病机和鉴别诊断

经断复来的定义、病因病机和鉴别诊断见表8-7-52。

表8-7-52　经断复来的定义、病因病机和鉴别诊断

定义	绝经期妇女月经停止1年及1年以上，又再次出现子宫出血，称为经断复来。亦称为“年老经水复行”，或称为“妇人经断复来”	
病因病机	经断复来见于老年妇女，当进入老年期后，肾阴虚逐渐影响他脏，或脾虚肝郁、冲任失固，或湿热下注，或血热，或湿毒瘀结损伤冲任以致经断复行	
鉴别诊断	宫颈癌	阴道不规则出血，常为接触性出血，或见血性带下，量时多时少，也可大量出血；严重者可见下腹胀痛，腰痛，一侧或两侧下腹痉挛性疼痛；妇科检查见宫颈糜烂严重或呈菜花样改变；需行宫颈TCT检查，阴道镜检查及活检以确诊
	宫颈炎	表现为宫颈糜烂或息肉时均可见接触性出血，宫颈刮片细胞学检查示巴氏Ⅰ~Ⅱ级。TCT呈良性反应
	宫颈结核	表现为阴道不规则出血，伴白带增多，局部见多个溃疡，甚至呈菜花样赘生物。可局部活检以确诊
	子宫肉瘤或子宫内膜癌	子宫出血反复量多，子宫增大等，需作诊刮以确诊

必考热点

1. 宫颈癌妇科检查见宫颈糜烂严重或呈菜花样改变。
2. 宫颈癌的确诊检查为宫颈TCT检查，阴道镜检查及活检。
3. 宫颈结核表现为阴道不规则出血，伴白带增多，局部见多个溃疡，甚至呈菜花样赘生物。

考点：经断复来的辨证论治

经断复来的辨证论治见表 8-7-53。

表 8-7-53　经断复来的辨证论治

证型	主要证候	治法	方药
脾虚肝郁证	经断后阴道出血，量少，色淡，质稀，气短懒言，神疲肢倦，食少腹胀，胁肋胀满；舌苔薄白，脉弦无力	健脾调肝，安冲止血	安老汤
肾阴虚证	经断后阴道出血，量少，色鲜红，质稠，腰膝酸软，潮热盗汗，头晕耳鸣，口咽干燥；舌质偏红，少苔，脉细数	滋阴清热，安冲止血	知柏地黄丸加阿胶、龟甲
湿热下注证	绝经后阴道出血，色红或紫红，量较多，平时带下色黄有臭味，外阴及阴道瘙痒，口苦咽干，疲惫无力，纳谷不馨，大便不爽，小便短赤；舌质偏红，苔黄腻，脉弦细数	清热利湿，止血凉血	易黄汤加黄芩、茯苓、泽泻、侧柏叶、大小蓟
血热证	自然绝经2年以上经水复来，色深红，质稠，带下增多，色黄，有臭味，口苦口干，小便短赤，大便秘结；舌红，苔黄，脉弦滑	清热凉血，固冲止血	益阴煎加生牡蛎、茜根、地榆
湿毒瘀结证	绝经后复见阴道出血，量少，淋沥不断，夹有杂色带下，恶臭，小腹疼痛，低热起伏，神疲，形体消瘦；舌质暗，或有瘀斑，苔白腻，脉细弱	利湿解毒，化瘀散结	萆薢渗湿汤合桂枝茯苓丸去滑石，加黄芪、三七

必考热点

1. 治疗经断复来脾虚肝郁证的方药是安老汤。
2. 患者，女，50岁。经断1年后，近3月阴道出血，量少，色鲜红，质黏稠，伴有五心烦热，烘热汗出，咽干口燥，便秘，潮热盗汗，舌质偏红，苔少，脉细数。患者可诊断为经断复来肾阴虚证。
3. 患者自然绝经2年以上经水复来，色深红，质稠，带下增多，色黄，有臭味，口苦口干，小便短赤，大便秘结，舌红，苔黄，脉弦滑。治疗方法宜采用清热凉血，固冲止血。

第八单元　带　下　病

第一节　概　　述

考点：带下病的定义及治疗原则

带下病的定义及治疗原则见表 8-8-1。

表 8-8-1　带下病的定义及治疗原则

定义	带下病是指带下量明显增多或减少，色、质、气味发生异常，或伴有全身或局部症状者。带下明显增多者称为带下过多；带下明显减少者称为带下过少。妇女在月经期前后、排卵期、妊娠期其带下量增多而无其他不适者，为生理性带下	
治疗原则	带下过多	治疗以除湿为主。一般治脾宜运、宜升、宜燥；治肾宜补、宜固、宜涩；湿热和热毒宜清、宜利；阴虚夹湿则补清兼施。虚实夹杂证及实证治疗还需配合外治法
	带下过少	治疗重在滋补肝肾之阴精，佐以养血、化瘀等

必考热点

1. 带下病是指带下量明显增多或减少，色、质、气味发生异常，或伴有全身或局部症状者。
2. 带下过多的治疗以除湿为主；带下过少的治疗重在滋补肝肾之阴精，佐以养血、化瘀等。
3. 妇女在月经期前后、排卵期、妊娠期其带下量增多而无其他不适者，为生理性带下。

第二节　带下过多

考点：带下过多的定义、病因病机和辨证要点

带下过多的定义、病因病机和辨证要点见表 8-8-2。

表 8-8-2　带下过多的定义、病因病机和辨证要点

定义	带下过多是指带下量明显增多，色、质、气味异常，或伴有局部及全身症状者。古代有“白沃”“赤白沥”“下白物”等名称
病因	湿邪是导致本病的主要原因。脾肾肝三脏功能失调是产生内湿之因。外湿多因久居湿地，或涉水淋雨，或摄生不洁，或不洁性交等，以致感受湿热毒虫邪。常见病因有脾虚、肾阳虚、阴虚夹湿、湿热下注、热毒蕴结
病机	湿邪伤及任带二脉，使任脉不固，带脉失约
辨证要点	主要是根据带下的量、色、质、气味的异常以辨寒热虚实。带下色淡、质稀者为虚寒；色黄、质稠、有秽臭者为实热。临证时，结合全身症状、舌脉、病史等进行综合分析

必考热点

1. 带下过多的主要病机是湿邪伤及任带二脉，使任脉不固，带脉失约。
2. 湿邪是导致带下过多的主要原因。
3. 带下过多的常见病因有脾虚、肾阳虚、阴虚夹湿、湿热下注、热毒蕴结。
4. 带下过多的辨证要点主要是根据带下的量、色、质、气味的异常以辨寒热虚实。

考点：带下过多的辨证论治

带下过多的辨证论治见表 8-8-3。

表 8-8-3　带下过多的辨证论治

证型	主要证候	治法	方药
脾虚证	带下量多，色白或淡黄，质稀薄，或如涕如唾，绵绵不断，无臭；面色㿠白或萎黄，四肢倦怠，脘胁不舒，纳少便溏，或四肢浮肿；舌淡胖，苔白或腻，脉细缓	健脾益气，升阳除湿	完带汤
肾阳虚证	带下量多，绵绵不断，质清稀如水；腰酸如折，畏寒肢冷，小腹冷感，面色晦暗，小便清长，或夜尿多，大便溏薄；舌质淡，苔白润，脉沉迟	温肾培元，固涩止带	内补丸
阴虚夹湿证	带下量多，色黄或赤白相兼，质稠，有气味，阴部灼热感，或阴部瘙痒；腰酸腿软，头晕耳鸣，五心烦热，咽干口燥，或烘热汗出，失眠多梦；舌质红，苔少或黄腻，脉细数	滋肾益阴，清热利湿	知柏地黄汤

续　表

证型	主要证候	治法	方药
湿热下注证	带下量多，色黄或呈脓性，质黏稠，有臭气，或带下色白质黏，呈豆渣样，外阴瘙痒；小腹作痛，口苦口腻，胸闷纳呆，小便短赤；舌红，苔黄腻，脉滑数	清利湿热，佐以解毒杀虫	止带方
热毒蕴结证	带下量多，黄绿如脓，或赤白相兼，或五色杂下，质黏腻，臭秽难闻；小腹疼痛，腰骶酸痛，烦热头晕，口苦咽干，小便短赤，大便干结；舌红，苔黄或黄腻，脉滑数	清热解毒	五味消毒饮加土茯苓、败酱草、鱼腥草、薏苡仁

必考热点

1. 治疗带下过多脾虚证的方药为完带汤。
2. 带下过多脾虚证应采用健脾益气，升阳除湿的治疗方法。
3. 治疗带下过多阴虚夹湿证的首选方药是知柏地黄汤。
4. 治疗带下过多热毒蕴结证的主方为五味消毒饮。

第三节　带下过少

考点：带下过少的定义及病因病机

带下过少的定义及病因病机见表 8-8-4。

表 8-8-4　带下过少的定义及病因病机

定义	带下过少是指带下量明显减少，导致阴中干涩痒痛，甚至阴部萎缩者
病因	肝肾亏损、血枯瘀阻
病机	阴液不足，不能渗润阴道

必考热点

1. 导致带下过少的主要原因是肝肾亏损、血枯瘀阻。
2. 带下过少的主要病机是阴液不足，不能渗润阴道。

考点：带下过少的辨证论治

带下过少的辨证论治见表 8-8-5。

表 8-8-5　带下过少的辨证论治

证型	主要证候	治法	方药
肝肾亏损证	带下过少，甚至全无，阴部干涩灼痛，或伴阴痒，阴部萎缩，性交疼痛，甚则性交干涩困难；头晕耳鸣，腰膝酸软，烘热汗出，烦热胸闷，夜寐不安，小便黄，大便干结；舌红，少苔，脉细数或沉弦细	滋补肝肾，养精益血	左归丸加知母、肉苁蓉、紫河车、麦冬

续 表

证型	主要证候	治法	方药
血枯瘀阻证	带下过少，甚至全无，阴中干涩，阴痒；或面色无华，头晕眼花，心悸失眠，神疲乏力，或经行腹痛，经色紫暗，有血块，肌肤甲错，或下腹有包块；舌质暗，边有瘀点瘀斑，脉细涩	补血益精，活血化瘀	小营煎加丹参、桃仁、牛膝

必考热点

1. 治疗带下过少肝肾亏损证的主方为左归丸。
2. 带下过少肝肾亏损型应采取滋补肝肾，养精益血的治疗方法。
3. 血枯带下过少血枯瘀阻证应采用补血益精，活血化瘀的治疗方法。

第九单元 妊娠病

第一节 概 述

考点：妊娠病的定义、范围、诊断、发病机理、治疗原则及用药注意事项

妊娠病的定义、范围、诊断、发病机理、治疗原则及用药注意事项见表 8-9-1。

表 8-9-1 妊娠病的定义、范围、诊断、发病机理、治疗原则及用药注意事项

定义	妊娠期间，发生与妊娠有关的疾病，称为“妊娠病”	
范围	包括妊娠恶阻、妊娠腹痛、异位妊娠、胎漏、胎动不安、堕胎、小产、滑胎、胎萎不长、胎死不下、子满、子肿、子晕、子痫、子嗽、妊娠小便淋痛、妊娠小便不通、妊娠瘙痒症、妊娠贫血、难产等	
诊断	首先要明确妊娠诊断。根据停经史、早孕反应、脉滑等临床表现，结合辅助检查，如妊娠试验、基础体温、B 超等判断是否妊娠。如需保胎可暂不进行妇科检查。如病情需要亦需择时进行妇科检查以明确诊断	
鉴别诊断	注意与激经、闭经、癥瘕等鉴别	
发病机理	阴血虚	阴血素虚，孕后阴血下聚以养胎元，阴血益虚，可致阴虚阳亢而发病
	脾肾虚	脾虚则气血生化乏源，胎失所养，若脾虚湿聚，则泛溢肌肤或水停胞中为病；肾虚则肾精匮乏，胎失所养。或肾气虚弱，胎失所系，胎元不固
	冲气上逆	孕后经血不泻，聚于冲任、子宫以养胎，冲脉气盛。冲脉隶于阳明，若胃气素虚，冲气上逆犯胃，胃失和降则呕恶。
	气滞	素多忧郁，气机不畅，腹中胎体渐大，易致气机升降失常，气滞则血瘀水停而致病
治疗原则	胎元正常者，宜治病与安胎并举。安胎之法，以补肾健脾、调理气血为主	
	胎元不正，胎堕难留，或胎死不下，或孕妇有病不宜继续妊娠者，则宜从速下胎以益母	
用药注意事项	凡峻下、滑利、祛瘀、破血、耗气、散气以及一切有毒药品，都应慎用或禁用	

必考热点

1. 根据停经史、早孕反应、脉滑等临床表现，结合辅助检查判断是否妊娠。
2. 妊娠病胎元正常者的治疗原则是治病与安胎并举。

第二节 妊娠恶阻

考点：妊娠恶阻的定义、病因病机及鉴别诊断

妊娠恶阻的定义、病因病机及鉴别诊断见表 8-9-2。

表 8-9-2 妊娠恶阻的定义、病因病机及鉴别诊断

定义	妊娠早期出现恶心呕吐、头晕倦怠，甚至食入即吐者，称为“恶阻”
病因	脾胃虚弱、肝胃不和，并可继发气阴两虚的恶阻重症
病机	冲脉之气上逆，胃失和降
鉴别诊断	本病应与葡萄胎、妊娠合并急性胃肠炎、孕痈相鉴别

必考热点

1. 妊娠恶阻发生的主要病机是冲脉之气上逆，胃失和降。
2. 妊娠恶阻临床常见的病因为脾胃虚弱、肝胃不和，并可继发气阴两虚的恶阻重症。
3. 妊娠恶阻应与葡萄胎、妊娠合并急性胃肠炎、孕痈相鉴别。

考点：妊娠恶阻的辨证论治

妊娠恶阻的辨证论治见表 8-9-3。

表 8-9-3 妊娠恶阻的辨证论治

证型	主要证候	治法	方药
脾胃虚弱证	妊娠早期，恶心呕吐不食，甚则食入即吐；口淡，呕吐清涎，头晕体倦，脘痞腹胀；舌淡，苔白，脉缓滑无力	健脾和胃，降逆止呕	香砂六君子汤
肝胃不和证	妊娠早期，恶心，呕吐酸水或苦水，恶闻油腻；烦渴，口干口苦，头胀而晕，胸满胁痛，嗳气叹息；舌淡红，苔微黄，脉弦滑	清肝和胃，降逆止呕	橘皮竹茹汤或苏叶黄连汤加姜半夏、枇杷叶、竹茹、乌梅
痰滞证	妊娠早期，呕吐痰涎；胸膈满闷，不思饮食，口中淡腻，头晕目眩，心悸气短；舌淡胖，苔白腻，脉滑	化痰除湿，降逆止呕	青竹茹汤

必考热点

1. 治疗妊娠恶阻脾胃虚弱证的方药是香砂六君子汤。

2. 患者，女性，26 岁。已婚。停经 2 个月，尿妊娠试验阳性。恶心呕吐 10 天，加重 3 天，食入即吐，口淡无味，时时呕吐清涎，倦怠嗜卧，舌淡苔白润，脉缓滑无力。患者可诊断为妊娠恶阻脾胃虚弱证。

3. 妊娠恶阻肝胃不和证应采取清肝和胃，降逆止呕的治疗方法。

第三节 异位妊娠

考点：异位妊娠的定义、病因病机、临床表现、诊断与鉴别诊断

异位妊娠的定义、病因病机、临床表现、诊断与鉴别诊断见表8-9-4。

表8-9-4 异位妊娠的定义、病因病机、临床表现、诊断与鉴别诊断

定义	凡孕卵在子宫体腔以外着床发育，称为“异位妊娠”，以输卵管妊娠为最常见，可造成急性腹腔内出血，俗称“宫外孕”。但两者含义稍有不同，异位妊娠包括输卵管妊娠、卵巢妊娠、腹腔妊娠、阔韧带妊娠、宫颈妊娠及子宫残角妊娠；宫外孕则仅指子宫以外的妊娠，不包括宫颈妊娠和子宫残角妊娠
病因病机	发病机理与少腹宿有瘀滞，冲任胞脉、胞络不畅，或先天肾气不足，后天脾气受损等因素有关。由于脾肾气虚，不能把孕卵及时运送至子宫，或由于瘀阻，运送孕卵受阻，不能移行至子宫，而在输卵管内发育，以致破损脉络，阴血内溢于少腹，发生血瘀、血虚、厥脱等一系列证候。病机的本质在于少腹血瘀实证
临床表现	多有停经史及早孕反应，未破损型多无明显腹痛，或仅有下腹一侧隐痛，已破损型可有腹痛、阴道不规则出血、晕厥与休克等表现，当输卵管破裂时患者突感下腹一侧撕裂样剧痛，可波及下腹或全腹，有的还引起肩胛部放射性疼痛
诊断	根据病史，临床表现有停经、阴道不规则出血、腹痛及相关体征，妇科检查、尿妊娠试验、B超、后穹隆穿刺可明确诊断
鉴别诊断	本病应与妊娠腹痛、胎动不安、黄体破裂、急性阑尾炎、急性盆腔炎、卵巢囊肿蒂扭转等相鉴别

必考热点

1. 异位妊娠以输卵管妊娠最为常见。
2. 异位妊娠破裂或流产的最主要临床表现是突然腹痛。
3. 异位妊娠的诊断要点包括有停经史、阴道出血、腹痛、尿妊娠试验阳性。
4. 患者，女，24岁。停经50天，阴道少量出血3天，小腹剧烈疼痛2小时，查尿HCG（+），血压70/40mmHg，面色苍白。其最可能的诊断是异位妊娠。

考点：异位妊娠的急症处理及手术适应证

异位妊娠的急症处理及手术适应证见表8-9-5。

表8-9-5 异位妊娠的急症处理及手术适应证

急症处理	患者平卧，立即监测生命体征，观察患者神志
	急查血常规、血型及交叉配血，备血，必要时输血
	立即给予输氧、补液。可用丽参注射液10ml配50%葡萄糖注射液20ml静推，或配5%葡萄糖注射液500ml静滴
	有条件者可同时服用参附汤回阳救逆，或服生脉散合宫外孕Ⅰ号方以益气固脱、活血化瘀
	若腹腔出血过多，或经以上处理休克仍不能纠正者，应立即手术治疗
	患者平卧，立即监测生命体征，观察患者神志
手术适应证	停经时间长，疑为输卵管间质部或残角子宫妊娠者
	休克严重，内出血量多或持续出血，虽经抢救而不易控制者
	妊娠试验持续阳性，包块继续长大，杀胚药无效者
	愿意同时施行绝育术者

必考热点

异位妊娠的手术适应证：①停经时间长，疑为输卵管间质部或残角子宫妊娠者。②休克严重，内出血量多或持续出血，虽经抢救而不易控制者。③妊娠试验持续阳性，包块继续长大，杀胚药无效者。④愿意同时施行绝育术者。

考点：异位妊娠的辨证论治

异位妊娠的辨证论治见表 8-9-6。

表 8-9-6　异位妊娠的辨证论治

证型		主要证候	治法	方药
未破损期		停经后可有早孕反应，或下腹一侧有隐痛，双合诊可触及一侧附件有软性包块，有压痛，尿妊娠试验为阳性，脉弦滑	活血化瘀，消癥杀胚	宫外孕Ⅱ号方加蜈蚣、全蝎、紫草
已破损期	休克型	突发下腹剧痛，面色苍白，四肢厥逆，或冷汗淋漓，恶心呕吐，血压下降或不稳定，有时烦躁不安，脉微欲绝或细数无力，并有腹部及妇科检查的体征	益气固脱，活血祛瘀	生脉散合宫外孕Ⅰ号方
	不稳定型	腹痛拒按，腹部有压痛及反跳痛，但逐渐减轻，可触及界线不清的包块，兼有少量阴道流血，血压平稳，脉细缓	活血祛瘀，佐以益气	宫外孕Ⅰ号方
	包块型	腹腔血肿包块形成，腹痛逐渐减轻，可有下腹坠胀或便意感，阴道出血逐渐停止，脉细涩	活血祛瘀消癥	宫外孕Ⅱ号方

必考热点

1. 异位妊娠未破损期的主要证候为停经后可有早孕反应，或下腹一侧有隐痛，双合诊可触及一侧附件有软性包块，有压痛，尿妊娠试验为阳性，脉弦滑。
2. 异位妊娠未破损期的主要治法是活血化瘀，消癥杀胚。
3. 异位妊娠已破损期包块型的治法是活血祛瘀消癥。

第四节　胎漏、胎动不安

考点：胎漏、胎动不安的定义、病因病机与鉴别诊断

胎漏、胎动不安的定义、病因病机与鉴别诊断见表 8-9-7。

表 8-9-7　胎漏、胎动不安的定义、病因病机与鉴别诊断

定义	妊娠期间阴道少量出血，时出时止，或淋沥不断，而无腰酸、腹痛、小腹下坠者，称为“胎漏”，亦称“胞漏”或“漏胎”。妊娠期间出现腰酸、腹痛、小腹下坠，或伴有少量阴道出血者，称为“胎动不安”。本病发生在妊娠早期，类似于西医学的先兆流产，若发生在妊娠中、晚期，则类似于西医学的前置胎盘
病因	肾虚、血热、气血虚弱、跌扑伤胎、癥瘕伤胎
病机	冲任损伤、胎元不固。妊娠是胚胎寄生于母体子宫内生长发育和成熟的过程。母体和胎儿必须互相适应，否则易发生流产。胎元包括胎气、胎儿、胎盘三个方面，任何一方有问题，均可发生胎漏、胎动不安
鉴别诊断	本病是以胚胎、胎儿存活为前提，首辨胚胎存活与否，并要与妊娠期间有阴道出血或腹痛的疾病相鉴别。此外，本病之阴道出血还要与各种原因所致的宫颈出血相鉴别，如宫颈息肉出血

必考热点

1. 妊娠期间出现腰酸、腹痛、小腹下坠，或伴有少量阴道出血者，称为胎动不安。
2. 胎漏、胎动不安的常见病因有肾虚、血热、气血虚弱、血瘀。
3. 胎漏、胎动不安的主要病机是冲任损伤、胎元不固。
4. 胎元包括胎气、胎儿、胎盘三个方面，任何一方有问题，均可发生胎漏、胎动不安。
5. 胎漏、胎动不安是以胚胎、胎儿存活为前提，首辨胚胎存活与否，并要与妊娠期间有阴道出血或腹痛的疾病相鉴别。

考点：胎漏、胎动不安的辨证论治

胎漏、胎动不安的辨证论治见表8-9-8。

表8-9-8 胎漏、胎动不安的辨证论治

证型	主要证候	治法	方药
肾虚证	妊娠期阴道少量下血，色淡暗，腰酸，腹痛下坠，或曾屡孕屡堕，头晕耳鸣，夜尿多，眼眶暗黑或有面部暗斑；舌淡，苔白，脉沉细滑尺脉弱	补肾健脾，益气安胎	寿胎丸加减
血热证	妊娠期阴道少量出血，色深红或鲜红，质稠，或腰酸，口苦咽干，心烦少寐，溲黄便结；舌红，苔黄，脉滑数	清热凉血，养血安胎	保阴煎加减
气血虚弱证	妊娠期阴道少量下血，色淡红，质稀薄，或小腹空坠而痛，腰酸，面色㿠白，心悸气短，神疲肢倦；舌淡，苔薄白，脉细弱略滑	补气养血，固肾安胎	胎元饮加减
跌仆伤胎证	妊娠外伤，腰酸，腹胀坠，或阴道下血，舌象正常，脉滑无力	补气和血，安胎	圣愈汤合寿胎丸
癥瘕伤胎证	宿有癥瘕，孕后阴道不时少量下血，色红或暗红，胸腹胀满，少腹拘急，甚则腰酸下坠，皮肤粗糙，口干不欲饮，舌暗红或边尖有瘀斑，苔白，脉沉弦或沉涩	祛瘀消癥，固冲安胎	桂枝茯苓丸合寿胎丸

必考热点

1. 治疗胎漏、胎动不安血瘀证的主方是桂枝茯苓丸。
2. 患者，停经52天，阴道有少许出血3天，色鲜红，腰酸痛，心烦不安，口干咽燥，尿黄便结，舌红苔黄干，脉滑数，尿妊娠试验阳性。该患者宜首选的方药为保阴煎。
3. 胎漏、胎动不安血瘀证应采取活血化瘀，补肾安胎的治疗方法。

第五节 堕胎、小产

考点：堕胎、小产的定义、病因病机和鉴别诊断

堕胎、小产的定义、病因病机和鉴别诊断见表8-9-9。

表8-9-9 堕胎、小产的定义、病因病机和鉴别诊断

定义	凡妊娠12周内胚胎自然殒堕者称"堕胎"，妊娠12~28周内胎儿已成形而自然殒堕者称"小产"或"半产"，分别相近于西医学的早期流产和晚期流产
病因	肾气虚弱、气血不足、热病伤胎和跌仆伤胎

续　表

病机	发病机理主要是冲任损伤，胎结不实，胎元不固，而致胚胎、胎儿自然殒堕离宫而下，多由胎漏、胎动不安发展而来
鉴别诊断	诊断的关键是妊娠物是否完全堕出或产出，需与异位妊娠、葡萄胎相鉴别，经妇科检查、B超、后穹隆穿刺多可区分

必考热点

1. 堕胎、小产多由胎漏、胎动不安发展而来。
2. 堕胎、小产的发病机理主要是冲任损伤，胎结不实，胎元不固。
3. 堕胎、小产的常见病因有肾气虚弱、气血不足、热病伤胎和跌仆伤胎。
4. 堕胎、小产诊断的关键是妊娠物是否完全堕出或产出。

考点：堕胎、小产的辨证论治

堕胎、小产的辨证论治见表8-9-10。

表8-9-10　堕胎、小产的辨证论治

证型	主要证候	治法		方药
胎堕难留证	妊娠早期，阴道流血逐渐增多，色红有块，小腹坠胀疼痛，或妊娠中晚期，小腹疼痛，阵阵紧逼，会阴逼胀下坠，或有羊水溢出，继而阴道下血量多，或伴心悸气短，面色苍白，头晕目眩；舌质正常或紫暗，舌边尖有瘀点，脉滑或涩	下胎益母	祛瘀下胎	脱花煎或生化汤加益母草
胎堕不全证	胎殒之后，尚有部分组织残留于子宫，阴道流血不止，甚至出血如崩，腹痛阵阵紧逼；舌淡红，苔薄白，脉沉细无力		活血化瘀，佐以益气	脱花煎加人参、益母草、炒蒲黄

必考热点

1. 堕胎、小产的治疗原则以下胎益母为主，若胎堕完全者应按产后处理，宜调养气血为主。
2. 治疗堕胎、小产胎堕难留证的主方为脱花煎。

第六节　滑　　胎

考点：滑胎的定义、病因病机和诊断

滑胎的定义、病因病机和诊断见表8-9-11。

表8-9-11　滑胎的定义、病因病机和诊断

定义	凡堕胎或小产连续发生3次或3次以上者，称为“滑胎”，亦称“数堕胎”“屡孕屡堕”
病因	肾虚、脾肾虚弱、气血两虚、血热和血瘀
病机	主要机理为母体冲任损伤和胎元不健。若母体脾肾不足，气血虚弱，或宿有癥瘕之疾，或孕后跌仆闪挫，伤及冲任均可导致胎元不固而致滑胎。先天禀赋不足，胎元不健，致使胚胎损伤或不能成形，或成形易损，则发生屡孕屡堕

续 表

诊断	病史	诊断时注意其连续性和自然陨堕的特点。多数滑胎患者，往往发生在妊娠后的相同月份，但也有部分患者滑胎不在相同月份。
	妇科检查	了解子宫发育，有无子宫肌瘤、子宫畸形及盆腔肿物等
	实验室检查	查男女双方染色体。男子因诸多因素所导致的精子数目、活动力、畸形率的异常。女方查黄体功能、胎盘内分泌功能、ABO抗原、血清抗体效价、抗心磷脂抗体等
	辅助检查	通过B超或子宫-输卵管造影观察子宫形态、大小，有无畸形、宫腔粘连、子宫肌瘤、盆腔肿物，宫颈内口情况。特别是大月份小产者更应重视是否存在宫颈机能不全情况，若宫颈内口达1.9cm以上者可诊断为宫颈内口松弛

必考热点

1. 患者，女，30岁。停经50余天，阴道下血量少，色淡，曾自然堕胎3次，脉沉滑尺弱，腰痛如折可诊断为滑胎。
2. 滑胎的主要机理为母体冲任损伤和胎元不健。
3. 滑胎诊断时应注意其连续性和自然陨堕的特点。

考点：滑胎的辨证论治

滑胎的辨证论治见表8-9-12。

表8-9-12　滑胎的辨证论治

证型		主要证候	治法	方药
肾虚证	肾气不足证	屡孕屡堕，甚或应期而堕；孕后腰酸膝软，头晕耳鸣，夜尿频多，面色晦暗；舌质淡，苔薄白，脉细滑尺脉沉弱	补肾健脾，固冲安胎	补肾固冲丸
	肾阳亏虚证	屡孕屡堕；腰膝酸软，甚则腰痛如折，头晕耳鸣，畏寒肢冷，小便清长，夜尿频多，大便溏薄；舌淡，苔薄而润，脉沉迟或沉弱	温补肾阳，固冲安胎	肾气丸去泽泻，加菟丝子、杜仲、白术
	肾精亏虚证	屡孕屡堕；腰酸膝软，甚或足跟痛，头晕耳鸣，手足心热，两颧潮红，大便秘结；舌红，少苔，脉细数	补肾填精，固冲安胎	育阴汤
气血虚弱证		屡孕屡堕；头晕目眩，神疲乏力，面色㿠白，心悸气短；舌质淡，苔薄白，脉细弱	益气养血，固冲安胎	泰山磐石散
血热证		屡孕屡堕；孕后阴道出血，色深红质稠，腰酸腹痛，面赤唇红，口干咽燥，便结尿黄；舌红苔黄，脉弦滑数	清热养血，滋肾安胎	保阴煎合二至丸加白术
血瘀证		素有癥瘤之疾，孕后屡孕屡堕；肌肤无华；舌质紫暗或有瘀斑，脉弦滑或涩	祛瘀消癥，固冲安胎	桂枝茯苓丸合寿胎丸

必考热点

1. 滑胎肾气不足证应采用补肾健脾，固冲安胎的治疗方法。
2. 治疗滑胎肾气不足证的方药为补肾固冲丸。
3. 治疗滑胎肾精亏虚证的首选方药是育阴汤。

4. 患者，屡孕屡堕，头晕目眩，神疲乏力，面色㿠白，心悸气短，舌质淡，苔薄白，脉细弱。该患者应首选泰山磐石散。

第七节　胎萎不长

考点：胎萎不长的定义和病因病机

胎萎不长的定义和病因病机见表 8-9-13。

表 8-9-13　胎萎不长的定义和病因病机

定义	妊娠 4~5 个月后，孕妇腹形与宫体增大明显小于正常妊娠月份，胎儿存活而生长迟缓者，称为“胎萎不长”，亦称为“妊娠胎萎燥”“妊娠胎不长”
病因	主要病因有气血虚弱、脾肾不足、血寒宫冷
病机	主要机理是气血不足以荣养其胎，而致胎儿生长迟缓

必考热点

1. 胎萎不长的主要病因有气血虚弱、脾肾不足、血寒宫冷。
2. 胎萎不长的主要机理是气血不足以荣养其胎，而致胎儿生长迟缓。

考点：胎萎不长的辨证论治

本病辨证以虚证为多。本病的治疗原则，当求因治本，去其所病，重在补脾肾、益气血，使其精血充足，则胎有所养。胎萎不长的辨证论治见表 8-9-14。

表 8-9-14　胎萎不长的辨证论治

证型	主要证候	治法	方药
气血虚弱证	妊娠 4~5 个月后，腹形和宫体增大明显小于妊娠月份，胎儿存活，面色萎黄或㿠白，身体羸弱，头晕心悸，少气懒言；舌质淡嫩，苔少，脉稍滑细弱无力	补气益血养胎	胎元饮
脾肾不足证	妊娠腹形明显小于妊娠月份，胎儿存活，腰膝酸软，纳少便溏，或形寒畏冷，手足不温；舌质淡，苔白，脉沉迟	补益脾肾，养胎长胎	寿胎丸合四君子汤
血寒宫冷证	妊娠腹形明显小于妊娠月份，胎儿存活，形寒怕冷，腰腹冷痛，四肢不温；舌淡苔白，脉沉迟滑	温肾扶阳，养血育胎	长胎白术散加巴戟天、艾叶

必考热点

1. 胎萎不长的治疗原则，当求因治本，去其所病，重在补脾肾、益气血，使其精血充足，则胎有所养。
2. 胎萎不长气血虚弱证应采取补气益血养胎的治疗方法。
3. 治疗胎萎不长脾肾不足证的首选方药是寿胎丸合四君子汤。
4. 胎萎不长血寒宫冷证应采取温肾扶阳，养血育胎的治疗方法。

第八节 子 满

考点：子满的定义和病因病机

子满的定义和病因病机见表8-9-15。

表8-9-15 子满的定义和病因病机

定义	妊娠5~6月后出现腹大异常，胸膈满闷，甚则遍身俱肿，喘息不得卧者，称“子满”，又称“胎水肿满”
病因病机	脾胃虚弱，土不制水，水渍胞中，或因胎元缺陷，发展为畸胎

必考热点

子满多由脾胃虚弱，土不制水，水渍胞中所致。

考点：子满的辨证论治

本病为本虚标实证，治宜标本兼顾，本着治病与安胎并举的治则，健脾消水而不伤胎。子满的辨证论治见表8-9-16。

表8-9-16 子满的辨证论治

主要证候	治法	方药
妊娠中期后，腹部增大异常，胸膈满闷，呼吸短促，神疲体倦，四肢不温，小便短少，甚则喘不得卧；舌淡胖，苔白，脉沉滑无力	健脾利水，养血安胎	鲤鱼汤加黄芪、桑白皮或当归芍药散

必考热点

1. 子满应本着治病与安胎并举的治则，健脾消水而不伤胎。
2. 子满的治疗方法为健脾利水，养血安胎。

第九节 子 肿

考点：子肿、子气、皱脚、脆脚的含义和子肿的病因病机

子肿、子气、皱脚、脆脚的含义和子肿的病因病机见表8-9-17。

表8-9-17 子肿、子气、皱脚、脆脚的含义和子肿的病因病机

定义	子肿	妊娠中晚期，孕妇出现肢体面目肿胀者，又称为“妊娠肿胀”
	子气	自膝至足肿，小水长者
	皱脚	两脚肿而肤厚者
	脆脚	两脚肿而皮薄者

续　表

病因病机	子肿多发生在妊娠5~6月以后，此时胎体逐步长大，升降之机为之不利，若脏器本虚，胎碍脏腑，因孕重虚。因此，脾肾阳虚、水湿不化，或气滞湿停为妊娠肿胀的主要发病机理，脾肾两脏功能失常往往互相影响，或相继出现

必考热点

1. 妊娠中晚期孕妇出现肢体面目肿胀称为子肿。
2. 两脚肿而肤厚者称为“皱脚”，两脚肿而皮薄者称为“脆脚”。
3. 脾肾阳虚、水湿不化，或气滞湿停为妊娠肿胀的主要发病机理。

考点：子肿的辨证论治

子肿的辨证论治见表8-9-18。

表8-9-18　子肿的辨证论治

证型	主要证候	治法	方药
脾虚证	妊娠数月，面目四肢浮肿，或遍及全身，皮薄光亮，按之凹陷不起，面色㿠白无华，神疲气短懒言，口淡而腻，脘腹胀满，厌食，小便短小，大便溏薄；舌淡体胖，边有齿痕，舌苔白润或腻，脉缓滑	健脾利水	白术散加砂仁
肾虚证	妊娠数月，面浮肢肿，下肢尤甚，按之如泥，腰酸乏力，下肢逆冷，小便不利；舌淡，苔白润，脉沉迟	补肾温阳，化气利水	真武汤或肾气丸
气滞证	妊娠3~4月后，肢体肿胀，始于两足，渐延于腿，皮色不变，随按随起，胸闷胁胀，头晕胀痛；苔薄腻，脉弦滑	理气行滞，除湿消肿	天仙藤散或正气天香散

必考热点

1. 治疗子肿脾虚证的主方为白术散。

2. 患者，女，孕6个月余。面目四肢浮肿，下肢尤甚，按之没指，心悸气短，腰酸无力，舌淡，苔白润，脉沉迟。该患者治疗应首选真武汤。

3. 患者，女，孕6个月。脚肿渐及于腿，皮色不变，按之即起，头晕胸闷，舌苔薄腻脉弦滑。患者应属于气滞证。

第十节　子　晕

考点：子晕的定义和病因病机

子晕的定义和病因病机见表8-9-19。

表8-9-19　子晕的定义和病因病机

定义	妊娠期出现以头晕目眩，状若眩冒为主症，甚或眩晕欲厥，称为“子晕”，又称“妊娠眩晕”。子晕发生在妊娠中后期，多属重证，往往伴有视物模糊、恶心欲吐头痛等，多为子痫先兆
病因病机	主要机理是阴血不足、肝阳上亢或痰浊上扰。脏气本虚，孕后精血下注养胎，阴分必亏，阴不潜阳，肝阳化火生风；或妊娠中期后，胎体渐大，影响气机升降，气郁犯脾，脾虚湿聚，化为痰浊，肝阳夹痰浊上扰清窍。阴虚肝旺、脾虚肝旺属子晕重证，尤应预防子痫的发生

必考热点

1. 子晕又称妊娠眩晕，是指妊娠期出现以头晕目眩，状若眩冒为主症，甚至眩晕欲厥。
2. 子晕发生的主要机理是阴血不足、肝阳上亢或痰浊上扰。

考点：子晕的辨证论治

子晕的辨证论治见表 8-9-20。

表 8-9-20　子晕的辨证论治

证型	主要证候	治法	方药
阴虚肝旺证	妊娠中后期，头晕目眩，视物模糊，耳鸣失眠，心中烦闷，颜面潮红，口干咽燥，手足心热；舌红或绛，少苔，脉弦数	育阴潜阳	杞菊地黄丸加石决明、龟甲、钩藤、白蒺藜、天麻
脾虚肝旺证	妊娠中晚期，头晕头重目眩，胸闷心烦，呕逆泛恶，面浮肢肿，倦怠嗜睡；苔白腻，脉弦滑	健脾化湿，平肝潜阳	半夏白术天麻汤加钩藤、丹参、蔓荆子
气血虚弱证	妊娠后期头晕目眩，眼前发黑，心悸健忘，少寐多梦，神疲乏力，气短懒言，面色苍白或萎黄；舌淡，脉细弱	调补气血	八珍汤加首乌、钩藤、石决明

必考热点

1. 子晕阴虚肝旺证应采取育阴滋阳的治疗方法。
2. 治疗子晕脾虚肝旺证的主方为半夏白术天麻汤。
3. 治疗子晕气血虚弱证的主方为八珍汤。

第十一节　子　痫

考点：子痫的定义、诊断和急症处理原则

子痫的定义、诊断和急症处理原则见表 8-9-21。

表 8-9-21　子痫的定义、诊断和急症处理原则

定义	妊娠晚期或临产前及新产后，突然发生眩晕倒仆，昏不知人，两目上视，牙关紧闭，四肢抽搐，全身强直，须臾醒，醒复发，甚至昏迷不醒者，称为“子痫”，又称为“子冒”“妊娠痫病”	
诊断	病史	孕前可有或无高血压史、肾病史、糖尿病史、家族高血压病史；双胎、多胎妊娠，羊水过多，葡萄胎病史；子痫病史等
	临床表现	妊娠后期，或正值分娩时，或分娩后，忽然眩晕倒仆，昏不知人，两目上视，牙关紧闭，四肢抽搐，角弓反张，须臾醒，醒复发，甚或昏迷不醒。或者在先兆子痫的基础上出现抽搐昏迷症状为子痫
	检查	子痫发作前可明显升高≥160/110mmHg，蛋白尿≥5g/24h，或有血小板减少，血清转氨酶升高，凝血障碍等
急症处理原则	一经确诊，立即住院治疗，积极处理。治疗原则为解痉、降压、镇静、合理扩容，必要时利尿、适时中止妊娠，中西医配合抢救	

必考热点

子痫的治疗原则为解痉、降压、镇静、合理扩容，必要时利尿、适时中止妊娠，中西医配合抢救。

第十二节　妊娠小便淋痛

考点：妊娠小便淋痛的定义及病因病机

妊娠小便淋痛的定义及病因病机见表 8-9-22。

表 8-9-22　妊娠小便淋痛的定义及病因病机

定义	妊娠期间出现尿频、尿急、淋沥涩痛等症，称“妊娠小便淋痛”，或“妊娠小便难”，俗称“子淋”，类似于西医的妊娠合并泌尿系统感染
病因病机	病因总因于热，机理是热灼膀胱，气化失司，水道不利。其热有虚实之分，虚者阴虚内热；实者心火亢盛，湿热下注

必考热点

1. 妊娠小便淋痛是指妊娠期间出现尿频、尿急、淋沥涩痛等症。
2. 妊娠小便淋痛的发病机理是热灼膀胱，气化失司，水道不利。

考点：妊娠小便淋痛的辨证论治

妊娠小便淋痛的辨证论治见表 8-9-23。

表 8-9-23　妊娠小便淋痛的辨证论治

证型	主要证候	治法	方药
阴虚津亏证	妊娠期间，小便频数，淋沥涩痛，量少色淡黄，午后潮热，手足心热，大便干结，颧赤唇红；舌红少苔，脉细滑而数	滋阴清热，润燥通淋	知柏地黄丸加麦冬、五味子、车前子
心火偏亢证	妊娠期间，小便频数，尿短赤，艰涩刺痛，面赤心烦，渴喜冷饮，甚者口舌生疮；舌红欠润，少苔或无苔，脉细数	清心泻火，润燥通淋	导赤散加玄参、麦冬
湿热下注证	妊娠期间，突感尿频、尿急、尿痛，尿意不尽，欲解不能，小便短赤，小腹坠胀，胸闷食少，带下黄稠量多；舌红苔黄腻，脉弦滑数	清热利湿，润燥通淋	加味五苓散

必考热点

1. 治疗妊娠小便淋痛心火偏亢证的方药是导赤散加玄参、麦冬。
2. 妊娠小便淋痛心火偏旺证应采取清心泻火，润燥通淋的治疗方法。
3. 患者，女，28 岁。孕 4 个月。突感尿频、尿急、尿痛，尿意不尽，欲解不能，小便短赤，小腹坠胀，胸闷食少，带下黄稠量多，舌红苔黄腻，脉弦滑数。该患者治疗首选的方药是加味五苓散。
4. 患者，女，30 岁。怀孕 3 个月。近 3 天尿频、尿急、尿道灼热刺痛，两颧潮红，五心烦热，舌红苔薄黄，脉细滑数。该患者治疗应首选知柏地黄丸。

第十三节 妊娠小便不通

考点：妊娠小便不通的定义和病因病机

妊娠小便不通的定义和病因病机见表 8-9-24。

表 8-9-24 妊娠小便不通的定义和病因病机

定义	妊娠期间，小便不通，甚至小腹胀急疼痛，心烦不得卧，称“妊娠小便不通”，古称“转胞”或“胞转”。以妊娠晚期 7~8 个月时较为多见
病因病机	主要是胎气下坠，压迫膀胱，致膀胱不利，水道不通，溺不得出。属本虚标实证，临床有肾虚、气虚之分

必考热点

1. 妊娠小便不通以妊娠晚期7~8个月时较为多见。
2. 妊娠小便不通的病因病机主要是胎气下坠，压迫膀胱，致膀胱不利，水道不通，溺不得出。
3. 妊娠小便不通属本虚标实证，临床有肾虚、气虚之分。

考点：妊娠小便不通的辨证论治

本病治疗本着“急则治其标，缓则治其本”的原则，以补气升提助膀胱气化为主，不可妄投通利之品，以免影响胎元。妊娠小便不通的辨证论治见表 8-9-25。

表 8-9-25 妊娠小便不通的辨证论治

证型	主要证候	治法	方药
肾虚证	妊娠小便频数不畅，继则闭而不通，小腹胀满而痛，坐卧不安，腰膝酸软，畏寒肢冷；舌淡，苔薄润，脉沉滑无力	温肾补阳，化气行水	肾气丸去牡丹皮、附子，加巴戟天、菟丝子
气虚证	妊娠期间，小便不通，或频数量少，小腹胀急疼痛，坐卧不安，面色㿠白，神疲倦怠，头重眩晕；舌淡，苔薄白，脉虚缓滑	补中益气，导溺举胎	益气导溺汤

必考热点

1. 妊娠小便不通的治疗以补气升提助膀胱气化为主。
2. 妊娠小便不通肾虚证应采取温肾补阳，化气行水的治疗方法。
3. 治疗妊娠小便不通气虚证的首选方药是益气导溺汤。

第十单元 产 后 病

第一节 概 述

考点：产后病的概述

产后病的概述见表 8-10-1。

表 8-10-1 产后病的概述

“产后病”	产妇在产褥期内发生与分娩或产褥有关的疾病，称为“产后病”	
产后“三冲”	冲心、冲肺、充胃	
产后“三病”	病痉、病郁冒、大便难	
产后“三急”	呕吐、盗汗、泄泻	
病因病机	亡血伤津	由于分娩用力、出汗、产创和出血，而使阴血暴亡，虚阳浮散，变生他病
	元气受损	分娩是一个持续时间较长的体力持续消耗过程，若产程较长，产时用力耗气，产后操劳过早，或失血过多，气随血耗，而致气虚失摄、冲任不固
	瘀血内阻	分娩创伤，脉络受损，血溢脉外，离经成瘀。产后百节空虚，若起居不慎，感受寒热之邪，寒凝热灼成瘀；或胞衣、胎盘残留，瘀血内阻，败血为病
	外感六淫或饮食房劳	产后元气、津血俱伤，腠理疏松，所谓“产后百节空虚”，生活稍有不慎或调摄失当，均可致气血不调，营卫失和，脏腑功能失常，冲任损伤而变生产后诸疾
诊断与产后“三审”	产后疾病的诊断在运用四诊的基础上，根据新产特点，还需注意“三审”，即先审小腹痛与不痛，以辨有无恶露的停滞；次审大便通与不通，以验津液之盛衰，三审乳汁的行与不行及饮食之多少，以察胃气的强弱。同时还应根据病证，了解产妇体质，产前、产时、产后情况，参以脉证，必要时配合妇科检查及相应的实验室检查、辅助检查进行全面综合的分析	
治疗原则	本着“勿拘于产后，亦勿忘于产后”的原则，结合病情进行辨证论治。常用的具体治法有补虚化瘀、清热解毒、益气固表、调理肾肝脾等	
产后用药“三禁”	禁大汗以防亡阳；禁峻下以防亡阴；禁通利小便以防亡津液	

必考热点

1. 产后“三冲”是指冲心、冲肺、充胃；产后“三病”是指病痉、病郁冒、大便难；产后“三急”是指呕吐、盗汗、泄泻。

2. 产后病的发病机理可以概括为四个方面，即亡血伤津、元气受损、瘀血内阻、外感六淫或饮食房劳所伤。

3. 产后“三审”是指先审小腹痛与不痛，次审大便通与不通，三审乳汁的行与不行及饮食之多少。

4. 产后用约“三禁”是指禁大汗、禁峻下、禁通利小便。

第二节 产后血晕

考点：产后血晕的定义、病因病机、鉴别诊断和急症处理

产后血晕的定义、病因病机、鉴别诊断和急症处理见表 8-10-2。

表 8-10-2 产后血晕的定义、病因病机、鉴别诊断和急症处理

定义	产妇分娩后突然头晕眼花，不能起坐，或心胸满闷，恶心呕吐，痰涌气急，心烦不安，甚则神昏口噤，不省人事，称为“产后血晕”。可与西医“产后出血”和“羊水栓塞”互参	
病因病机	虚者多由阴血暴亡，心神失守而发；实者多因瘀血上攻，扰乱心神所致	
鉴别诊断	产后郁冒	都可见眩晕症状。产后郁冒是因产后亡血复汗感受寒邪所致，症见头眩目瞀，郁闷不舒，呕不能食，大便反坚，但头汗出；而产后血晕则多由产后阴血暴亡，心神失养，或瘀血停滞，气逆攻心所致，晕来势急，病情严重，临床诊断时以不省人事，口噤，甚则昏迷不醒为其特点
	产后痉病	口噤不开为二病的相似之处，但产后痉病多由产时创伤，感染邪毒，或产后亡血伤津，筋脉失养所致，其发病时间较产后血晕缓慢，其症状以四肢抽搐、项背强直、角弓反张为主，二者易于鉴别
	产后子痫	都可见神志不清。产后子痫除了产前有头晕目眩、头面及四肢浮肿、高血压、蛋白尿等病史以外，尚有典型的抽搐症状，可与产后血晕相鉴别

续 表

急症处理	立即将产妇置于头低脚高的仰卧体位，同时予以保温	
	针刺眉心、人中、涌泉等穴，强刺激以促速醒	
	丽参注射液、参麦注射液、参附注射液静脉推注或点滴，迅速补充血容量以抗休克	
	结合西医有关“产后出血”原因，即子宫收缩乏力、胎盘因素、软产道裂伤、凝血功能障碍，进行中西医结合的抢救	

必考热点

1. 患者，女，31岁。在分娩后突然头晕眼花、不能坐起、半身不遂、泛恶欲吐、甚至昏厥不省人事中。患者产后血晕的特点不包括半身不遂。

2. 产后郁冒是因产后亡血复汗感受寒邪所致，症见头眩目瞀，郁闷不舒，呕不能食，大便反坚，但头汗出。

3. 产后血晕临床诊断时以不省人事，口噤，甚则昏迷不醒为其特点。

4. 产后痉病的症状以四肢抽搐、项背强直、角弓反张为主。

第三节 产后发热

考点：产后发热的定义、病因病机、诊断和急症处理

产后发热的定义、病因病机、诊断和急症处理见表 8-10-3。

表 8-10-3 产后发热的定义、病因病机、诊断和急症处理

定义	产褥期内，出现发热持续不退，或突然高热寒战，并伴有其他症状者，称为“产后发热”	
病因	感染邪毒、外感、血瘀、血虚	
病机	致病机理与产后“正气易虚，易感病邪，易生瘀滞”的特殊生理状态密切相关。由于产后胞脉空虚，邪毒乘虚直犯胞宫，正邪交争，正气亏虚，易感外邪，败血停滞，营卫不通，阴血亏虚，阳气浮散，均可致发热	
诊断	病史	妊娠晚期不节房事，或产程不顺（难产、滞产），接生不慎，产创护理不洁；或产后失血过多；或产后不禁房事；或当风感寒；或冒暑受热；或有情志不遂史
	临床表现	产褥期内，尤以新产后出现发热为主，表现为持续发热，或突然寒战高热，或发热恶寒，或乍寒乍热，或低热缠绵等症状。若产后24小时之后至10天内出现体温≥38℃，大多数情况下表示有产褥感染。除发热之外，常伴有恶露异常和小腹疼痛，尤其以恶露异常为辨证要点
	妇科检查	软产道损伤，局部可见红肿化脓。盆腔呈炎性改变，恶露秽臭
	辅助检查	血常规检查见白细胞总数及中性粒细胞增多。宫腔分泌物或血培养可找到致病菌。B超检查见盆腔有液性暗区，提示有炎症或脓肿。彩色多普勒、CT、磁共振等检测，能对感染形成的包块、脓肿及静脉血栓作出定位和定性。产后发热的关键是早期诊断，以排除感染邪毒证，因此证最急最重，常危及生命
急症处理	支持疗法	加强营养，纠正水、电解质平衡紊乱，病情严重者或贫血者，多次少量输血或输血浆
	热入营血	高热不退，心烦汗出，斑疹隐隐，舌红绛，苔黄燥，脉弦细数。治宜解毒清营，凉血养阴。方药用清营汤加味。或用清开灵注射液，每日20~40ml，加入5%葡萄糖注射液或生理盐水内静脉滴注，以清热解毒、醒神开窍
	热入心包	高热不退，神昏谵语，甚则昏迷，面色苍白，四肢厥冷，脉微而数。治宜凉血托毒，清心开窍。方药用清营汤送服安宫牛黄丸或紫雪丹。或醒脑静注射液，肌内注射，每次2~4ml，每日1~2次，或每次20ml稀释于10%葡萄糖注射液200ml或生理盐水100ml内，静脉点滴

续　表

急症处理	热深厥脱	冷汗淋漓，四肢厥冷，脉微欲绝等亡阳证候，急当回阳救逆，方用独参汤、生脉散或参附汤。或用参附注射液肌内注射，每次 2~4ml，每日 1~2 次，或每次 10~20ml 稀释于 5%或 10%葡萄糖注射液 20ml 内，静脉推注，以回阳救逆、益气固脱。此时病情复杂，势急症重，必须根据病情，配合西医治疗，给予足够的抗生素，或皮质激素，纠正电解质紊乱，抗休克，及时处理伤口。若有盆腔脓肿，应切开引流。当病情稳定后，再检查原因，及时处理

必考热点

1. 产后发热除发热外，常伴有恶露异常和小腹疼痛，尤以恶露异常为辨证要点。
2. 产后发热的关键是早期诊断，以排除感染邪毒证。
3. 患者，产后高热不退，心烦汗出，斑疹隐隐，舌红绛，苔黄燥，脉弦细数。治宜解毒清营，凉血养阴。
4. 患者，产后高热不退，神昏谵语，有时昏迷，面色苍白，四肢厥冷，脉微而数。该患者应选用的方药为清营汤送服安宫牛黄丸或紫雪丹。

考点：产后发热的辨证论治

产后发热的辨证论治见表 8-10-4。

表 8-10-4　产后发热的辨证论治

证型	主要证候	治法	方药
感染邪毒证	产后高热寒战，热势不退，小腹疼痛拒按，恶露量或多或少，色紫暗如败酱，气臭秽；心烦口渴，尿少色黄，大便燥结；舌红苔黄，脉数有力	清热解毒，凉血化瘀	五味消毒饮合失笑散加减或解毒活血汤加减
外感证	产后恶寒发热，鼻流清涕，头痛，肢体酸痛，无汗；舌苔薄白，脉浮紧	养血祛风，疏解表邪	荆穗四物汤加减
血瘀证	产后寒热时作，恶露不下或下亦甚少，色紫暗有块，小腹疼痛拒按；舌质紫暗或有瘀点，脉弦涩	活血化瘀，和营退热	生化汤加味或桃红消瘀汤
血虚证	产后低热不退，腹痛绵绵，喜按，恶露量或多或少，色淡质稀，自汗，头晕心悸；舌质淡，苔薄白，脉细数	补血益气，和营退热	八珍汤加减

必考热点

1. 治疗产后发热外感证的应采取养血祛风，疏解表邪的治疗方法。
2. 治疗产后发热感染邪毒证应采取清热解毒，凉血化瘀的治疗方法。
3. 患者，女，24 岁。已婚。产后 10 天，高热 3 天，下腹疼痛拒按，恶露量少、色紫暗，有臭味，心烦口渴，尿少色黄，舌红苔黄，脉数有力。其证候是产后发热感染邪毒证。
4. 治疗产后发热血瘀证的方药为生化汤或桃红消瘀汤。

第四节　产后腹痛

考点：产后腹痛的定义、病因病机和鉴别诊断

产后腹痛的定义、病因病机和鉴别诊断见表 8-10-5。

表 8-10-5 产后腹痛的定义、病因病机和鉴别诊断

定义	产妇在产褥期内，发生与分娩或产褥有关的小腹疼痛，称为产后腹痛。其中因瘀血引起者，称“儿枕痛”。本病以新产后多见
病因	血虚、血瘀
病机	冲任、胞宫的不荣而痛和不通则痛
鉴别诊断	本疾病与产后伤食腹痛、产褥感染腹痛、产后痢疾鉴别

必考热点

1. 产后腹痛以新产后多见。
2. 产后腹痛的原因有血虚、血瘀。
3. 产后腹痛应与产后伤食腹痛、产褥感染腹痛、产后痢疾进行鉴别。

考点：产后腹痛的辨证论治

产后腹痛的辨证论治见表 8-10-6。

表 8-10-6 产后腹痛的辨证论治

证型	主要证候	治法	方药
气血两虚证	产后小腹隐隐作痛数日不止，喜按喜揉，恶露量少，色淡红，质稀无块，面色苍白，头晕眼花，心悸怔忡，大便干结；舌质淡，苔薄白，脉细弱	补血益气，缓急止痛	肠宁汤
瘀滞子宫证	产后小腹疼痛，拒按，得热痛减；恶露量少，涩滞不畅，色紫暗有块，块下痛减；面色青白，四肢不温，或伴胸胁胀痛；舌质紫暗，脉沉紧或弦涩	活血化瘀，温经止痛	生化汤加益母草

必考热点

1. 患者，女性。产后小腹隐痛，喜按，恶露量少色淡，头晕心悸，大便干结，舌淡红，苔薄白，脉细弱。方选肠宁汤。
2. 产后腹痛瘀滞子宫证应采取活血化瘀，温经止痛的治疗方法。

第五节 产 后 身 痛

考点：产后身痛的定义、病因病机和鉴别诊断

产后身痛的定义、病因病机和鉴别诊断见表 8-10-7。

表 8-10-7 产后身痛的定义、病因病机和鉴别诊断

定义	产妇在产褥期内，出现肢体或关节酸楚、疼痛、麻木、重着者，称为“产后身痛”。又称“产后遍身疼痛”“产后关节痛”“产后痹证”“产后痛风”，俗称“产后风”
病因	血虚、风寒、血瘀、肾虚
病机	产后营血亏虚，经脉失养或风寒湿邪乘虚而入，稽留关节、经络

续　表

鉴别诊断	痹证	本病外感风寒型与痹证的发病机理相近，临床表现也相类似，二者病位都在肢体关节。但本病只发生在产褥期，与产褥生理有关，痹证则任何时候均可发病。若产后身痛日久不愈，迁延至产褥期后，则不属本病，当属痹证论治
	痿证	二者症状均在肢体关节。产后身痛以肢体、关节疼痛、重着、屈伸不利为特点，有时亦兼麻木不仁或肿胀，但无瘫痿的表现；痿证则以肢体痿弱不用、肌肉瘦削为特点，肢体关节一般不痛

必考热点

1. 产后身痛的常见病因有血虚、风寒、血瘀、肾虚。
2. 产后身痛只发生在产褥期，与产褥生理有关，痹证则任何时候均可发病。
3. 产后身痛以肢体、关节疼痛、重着、屈伸不利为特点，有时亦兼麻木不仁或肿胀。
4. 痿证以肢体痿弱不用、肌肉瘦削为特点，肢体关节一般不痛。

考点：产后身痛的辨证论治

产后身痛的辨证论治见表 8-10-8。

表 8-10-8　产后身痛的辨证论治

证型	主要证候	治法	方药
血虚证	产后遍身关节酸楚、疼痛，肢体麻木；面色萎黄，头晕心悸；舌淡苔薄，脉细弱	养血益气，温经通络	黄芪桂枝五物汤加当归、秦艽、丹参、鸡血藤
外感证	产后肢体关节疼痛，屈伸不利，或痛无定处，或冷痛剧烈，宛如针刺，得热则舒，或关节肿胀，麻木，重着，伴恶寒怕风；舌淡苔薄白，脉濡细	养血祛风，散寒除湿	独活寄生汤
血瘀证	产后身痛，尤见下肢疼痛、麻木、发硬、重着、肿胀明显，屈伸不利，小腿压痛；恶露量少，色紫暗夹血块，小腹疼痛，拒按；舌暗，苔白，脉弦涩	养血活血，化瘀祛湿	身痛逐瘀汤加毛冬青、忍冬藤、益母草、木瓜
肾虚证	产后腰膝、足跟疼痛，艰于俯仰，头晕耳鸣，夜尿多；舌淡暗，脉沉细弦	补肾养血，强腰壮骨	养荣壮肾汤加秦艽、熟地黄

必考热点

1. 治疗产后身痛血瘀证的主方为身痛逐瘀汤。

2. 患者，产后腰膝、足跟疼痛，艰于俯仰，头晕耳鸣，夜尿多，舌淡暗，脉沉细弦。宜采用的治疗方法是补肾养血、强腰壮骨。

3. 患者，产后 1 周，遍身关节酸楚、疼痛，肢体麻木，头晕心悸。舌淡苔薄，脉细弱。治宜养血益气，温通经络。

第六节　产后恶露不绝

考点：产后恶露不绝的定义、病因病机和鉴别诊断

产后恶露不绝的定义、病因病机和鉴别诊断见表 8-10-9。

表 8-10-9　产后恶露不绝的定义、病因病机和鉴别诊断

定义	产后血性恶露持续 10 天以上，仍淋沥不尽者，称“产后恶露不绝”。又称“恶露不尽”“恶露不止”	
病因	气虚、血热、血瘀	
病机	胞宫藏泻失度，冲任不固，血海不宁	
鉴别诊断	子宫黏膜下肌瘤	产后阴道出血淋沥不尽，B 超提示宫内无胎盘胎膜残留，或可提示黏膜下肌瘤，HCG 阴性
	绒毛膜癌	本病 25% 发生于正常妊娠足月产 2~3 个月后，除产后阴道出血淋沥不尽外，有时可见转移症状，如咯血、阴道紫蓝色结节，可拍胸片，查尿 HCG、B 超、诊刮等辅助诊断，如 HCG 阳性，B 超提示宫内无胎盘胎膜残留、子宫增大而软，或有子宫壁肿瘤，或卵巢黄素化囊肿。诊断性刮宫，组织物病理检查见坏死组织间夹有增生活跃且异型性滋养细胞，则可确诊

必考热点

1. 产后恶露不绝是指产后血性恶露持续 10 天以上仍淋沥不尽者。
2. 产后恶露不绝的主要病机是胞宫藏泻失度，冲任不固，血海不宁。
3. 诊断性刮宫，组织物病理检查见坏死组织间夹有增生活跃且异形性滋养细胞，则可确诊为绒毛膜癌。

考点：产后恶露不绝的辨证论治

产后恶露不绝的辨证论治见表 8-10-10。

表 8-10-10　产后恶露不绝的辨证论治

证型	主要证候	治法	方药
气虚证	恶露过期不尽，量多，色淡，质稀，无臭气；面色皖白，神疲懒言，四肢无力，小腹空坠；舌淡苔薄白，脉细弱	补气摄血固冲	补中益气汤加艾叶、阿胶、益母草
血瘀证	恶露过期不尽，量时多或时少，色暗有块，小腹疼痛拒按；舌紫暗或边有瘀点，脉沉涩	活血化瘀止血	生化汤加益母草、炒蒲黄
血热证	产后恶露过期不止，量较多，色紫红，质黏稠，有臭秽气；面色潮红，口燥咽干；舌质红，脉细数	养阴清热止血	保阴煎加益母草、七叶一枝花、贯众

必考热点

1. 治疗产后恶露不绝气虚证的方药为补中益气汤加艾叶、阿胶、益母草。
2. 患者，产后 29 天，恶露不止，量较多，色紫红，质黏稠有臭味，面色潮红，口燥咽干，舌质红，脉细数。该患者的治疗主方为保阴煎。
3. 治疗产后恶露不绝血瘀证的方药为生化汤加益母草、炒蒲黄。

第七节　缺　　乳

考点：缺乳的定义和病因病机

缺乳的定义和病因病机见表 8-10-11。

表 8-10-11　缺乳的定义和病因病机

定义	产后哺乳期内，产妇乳汁甚少或无乳可下者，称“缺乳”，又称“产后乳汁不行”
病因	气血虚弱、肝郁气滞、痰浊阻滞
病机	气血虚弱，生化之源不足，或肝郁气滞，乳络不畅所致

必考热点

1. 乳汁为血所化生，来源于中焦脾胃。
2. 乳汁的分泌是否畅通，还有赖于肝气的疏泄。
3. 缺乳的常见病因有气血虚弱、肝郁气滞、痰浊阻滞。

考点：缺乳的辨证论治

缺乳的辨证论治见表 8-10-12。

表 8-10-12　缺乳的辨证论治

证型	主要证候	治法	方药
气血虚弱证	产后乳汁少甚或全无，乳汁稀薄，乳房柔软无胀感；面色少华，倦怠乏力；舌淡苔薄白，脉细弱	补气养血，佐以通乳	通乳丹
肝郁气滞证	产后乳汁分泌少，甚或全无，乳房胀硬、疼痛，乳汁稠；伴胸胁胀满，情志抑郁，厌食；舌质正常，苔薄黄，脉弦或弦滑	疏肝解郁，通络下乳	下乳涌泉散
痰浊阻滞证	乳汁甚少或无乳可下，乳房硕大或下垂不胀满，乳汁不稠；形体肥胖，胸闷痰多，纳少便溏，或食多乳少；舌淡胖，苔腻，脉沉细	健脾化痰通乳	苍附导痰丸合漏芦散

必考热点

1. 缺乳气血虚弱证应采取补气养血，佐以通乳的治疗方法。
2. 治疗缺乳气血虚弱证的方药为通乳丹。
3. 患者，产后 2 天，乳汁涩少，质浓，乳房胀硬而痛。其使用的最佳方药为下乳涌泉散。
4. 缺乳痰浊阻滞证应采取健脾化痰通乳的治疗方法。

第八节　产后抑郁

考点：产后抑郁的定义和病因病机

产后抑郁的定义和病因病机见表 8-10-13。

表 8-10-13　产后抑郁的定义和病因病机

定义	产后抑郁是以产妇在分娩后出现情绪低落、精神抑郁为主要症状的病证，是产褥期精神综合征中最常见的一种类型。西医称之为“产褥期抑郁症”
病因	本病的发生与产妇的个性特征、体质因素及产后多虚多瘀的生理变化有关。常见病因有心脾两虚、瘀血内阻、肝郁气结
病机	血虚或血瘀导致心神不守

必考热点

1. 产后抑郁的常见病因有心脾两虚、瘀血内阻、肝郁气结。
2. 产后抑郁的主要病机是血虚或血瘀导致心神不守。

考点：产后抑郁的辨证论治

产后抑郁的辨证论治见表 8-10-14。

表 8-10-14 产后抑郁的辨证论治

证型	主要证候	治法	方药
心脾两虚证	产后焦虑，忧郁，心神不宁，常悲伤欲哭，情绪低落，失眠多梦，健忘，精神萎靡；伴神疲乏力，面色萎黄，纳少便溏，脘闷腹胀；舌淡，苔薄白，脉细弱	健脾益气，养心安神	归脾汤
瘀血内阻证	产后抑郁寡欢，默默不语，失眠多梦，神志恍惚；恶露淋沥日久，色紫暗有块，面色晦暗；舌暗，有瘀斑，苔白，脉弦或涩	活血逐瘀，镇静安神	调经散或芎归泻心汤
肝郁气结证	产后心情抑郁，心神不安，夜不如寐，或噩梦纷纭，惊恐易醒；恶露量或多或少，色紫暗有块；胸闷纳呆，善太息；苔薄，脉弦	疏肝解郁，镇静安神	逍遥散加首乌藤、合欢皮、磁石、柏子仁

必考热点

1. 产后抑郁心脾两虚证应采取健脾益气，养心安神的治疗方法。
2. 治疗产后抑郁瘀血内阻证的首选方药是调经散或芎归泻心汤。
3. 患者，产后心情抑郁，心神不安，夜不如寐；恶露量多，色紫暗有块；胸闷纳呆，善太息；苔薄，脉弦。该患者应采取疏肝解郁，镇静安神的治疗方法。

第九节 产后小便不通

考点：产后小便不通的定义和病因病机

产后小便不通的定义和病因病机见表 8-10-15。

表 8-10-15 产后小便不通的定义和病因病机

定义	新产后产妇发生排尿困难，小便点滴而下，甚则闭塞不通，小腹胀急疼痛者，称为“产后小便不通”，又称“产后癃闭”
病因	气虚、肾虚和血瘀
病机	膀胱气化失司。若肺脾气虚，肾阳不足，气机阻滞或瘀血阻滞，可导致膀胱气化失常，发为小便不通

必考热点

1. 产后小便不通的常见病因有气虚、肾虚和血瘀。
2. 产后小便不通的主要病机是膀胱气化失司所致。

考点：产后小便不通的辨证论治

产后小便不通的辨证论治见表 8-10-16。

表 8-10-16　产后小便不通的辨证论治

证型	主要证候	治法	方药
气虚证	产后小便不通，小腹胀急疼痛，或小便清白，点滴而下，倦怠乏力，少气懒言，语音低微，面色少华；舌质淡，苔薄白，脉缓弱	补气升清，化气行水	补中益气汤去升麻，加桔梗、茯苓、通草
肾虚证	产后小便不通，小腹胀急疼痛或小便色白而清，点滴而下，面色晦暗，腰膝酸软；舌质淡，苔白，脉沉细无力	温补肾阳，化气行水	济生肾气丸或金匮肾气丸
血瘀证	产程不顺，产时损伤膀胱，产后小便不通或点滴而下，尿色略混浊带血丝，小腹胀满疼痛；舌正常或暗，脉涩	活血化瘀，行气利水	加味四物汤或小蓟饮子

必考热点

1. 患者，产后小便不通，小腹胀急疼痛或小便色白而清，点滴而下，面色晦暗，腰膝酸软，舌质淡，苔白，脉沉细无力。该患者宜采用温补肾阳，化气行水的治疗方法。
2. 治疗产后小便不通血瘀证的首选方药是加味四物汤。
3. 治疗产后小便不通肾虚证的首选方药是济生肾气丸。

第十节　产后小便淋痛

考点：产后小便淋痛的定义和病因病机

产后小便淋痛的定义和病因病机见表 8-10-17。

表 8-10-17　产后小便淋痛的定义和病因病机

定义	产后出现尿频、尿急、淋沥涩痛等症状称为“产后小便淋痛”。又称“产后淋”“产后溺淋”
病因	湿热蕴结、肾阴亏虚、肝经郁热
病机	膀胱气化失司，水道不利。肾与膀胱相表里，肾阴亏虚，阴虚火旺，热灼膀胱，或湿热客于脬中，热迫膀胱，或肝郁化热，移热膀胱，膀胱气化不利致小便淋沥涩痛

必考热点

1. 产后小便淋痛是指产后出现尿频、尿急、淋沥涩痛等症状。
2. 产后小便淋痛常见的病因有湿热蕴结、肾阴亏虚、肝经郁热。
3. 产后小便淋痛的主要病机是膀胱气化失司，水道不利。

考点：产后小便淋痛的辨证论治

产后小便淋痛的辨证论治见表 8-10-18。

表 8-10-18 产后小便淋痛的辨证论治

证型	主要证候	治法	方药
湿热蕴结证	产时不顺，产后突感小便短涩，淋沥灼痛，尿黄赤或混浊，口渴不欲饮，心烦；舌红，苔黄腻，脉滑数	清热利湿通淋	加味五淋散加益母草，或八正散，或分清饮
肾阴亏虚证	产后小便频数，淋沥不爽，尿道灼热疼痛，尿少色深黄，伴腰酸膝软，头晕耳鸣，手足心热；舌红，苔少，脉细数	滋肾养阴通淋	知柏地黄汤
肝经郁热证	产后小便艰涩而痛，余沥不尽，尿色红赤色，情志抑郁或心烦易怒，小腹胀满，甚或两胁胀痛，口苦而干，大便干结；舌红，苔黄，脉弦数	疏肝清热通淋	沉香散

必考热点

1. 治疗产后小便淋痛湿热蕴结证的主方是加味五淋散。
2. 产后小便淋痛肾阴亏虚证应采取滋肾养阴通淋的治疗方法。
3. 产后小便淋痛肝经郁热证应采取疏肝清热通淋的治疗方法。
4. 患者产后小便艰涩而痛，余沥不尽，尿色红赤色，情志抑郁或心烦易怒，小腹胀满，甚或两胁胀痛，口苦而干，大便干结，舌红，苔黄，脉弦数。患者选择的最佳方药为沉香散。

第十一单元 妇科杂病

第一节 概　　述

考点：妇科杂病的定义、范围、病因病机及治疗

妇科杂病的定义、范围、病因病机及治疗见表 8-11-1。

表 8-11-1 妇科杂病的定义、范围、病因病机及治疗

定义	凡不属经、带、胎、产和前阴疾病范畴，而又与女性解剖、生理特点有密切关系的疾病，称为“妇科杂病”
范围	常见的妇科杂病有癥瘕、盆腔炎、不孕症、阴痒、阴疮、子宫脱垂、妇人脏躁
病因	寒热湿邪、七情内伤、生活因素、体质因素诸多病因均可导致疾病的发生
病机	病机主要是肾、肝、脾功能失常，气血失调，直接或间接影响冲任、胞宫、胞脉、胞络而发生妇科杂病。最常见的病因病机是气滞血瘀，湿热瘀结，痰湿壅阻，肾虚，肝郁，脾虚，冲任、胞脉胞络损伤，及脏阴不足等
治疗	重点在整体调补肾、肝、脾功能，调理气血，调治冲任、胞宫，以恢复其生理功能，并注意祛邪。常用具体治法有补肾疏肝、健脾、益气、祛瘀、化痰、消癥、清热解毒、甘润滋养及外用杀虫止痒等

必考热点

1. 常见的妇科杂病有癥瘕、盆腔炎、不孕症、阴痒、阴疮、子宫脱垂、妇人脏躁。
2. 妇科杂病的病机主要是肾、肝、脾功能失常，气血失调，直接或间接影响冲任、胞宫、胞脉、胞络。
3. 妇科杂病常用的具体治法有补肾疏肝、健脾、益气、祛瘀、化痰、消癥、清热解毒、甘润滋养及外用杀虫止痒等。

第二节　癥　　瘕

考点：癥瘕的定义、病因病机和鉴别诊断

癥瘕的定义、病因病机和鉴别诊断见表 8-11-2。

表 8-11-2　癥瘕的定义、病因病机和鉴别诊断

定义	妇人下腹结块，伴有或胀，或痛，或满，或异常出血者，称为癥瘕。癥者有形可征，固定不移，痛有定处；瘕者假聚成形，聚散无常，推之可移，痛无定处。癥属血病，瘕属气病，但临床常难以划分，故并称癥瘕
病因	气滞血瘀、痰湿瘀结、湿热瘀阻和肾虚血瘀
病机	主要是由于机体正气不足，风寒湿热之邪内侵，或七情、房事、饮食内伤，脏腑功能失调，气机阻滞，瘀血、痰饮、湿浊等有形之邪凝结不散，停聚小腹，日月相积，逐渐而成。由于病程日久，正气虚弱，气、血、痰、湿互相影响，故多互相兼夹而有所偏重，极少出现单纯的气滞、血瘀或痰湿
鉴别诊断	首先应与妊娠子宫及尿潴留鉴别；然后识别妇科良性癥瘕所涉主要病种，如卵巢良性肿瘤、子宫肌瘤、盆腔炎性包块、陈旧性宫外孕

必考热点

1. 妇人下腹结块，伴有或胀，或痛，或满，或异常出血者，称为癥瘕。
2. 癥瘕的主要病因有气滞血瘀、痰湿瘀结、湿热瘀阻和肾虚血瘀。
3. 癥瘕首先应与妊娠子宫及尿潴留鉴别；然后识别妇科良性癥瘕所涉主要病种。

考点：癥瘕的辨证论治

癥瘕的辨证论治见表 8-11-3。

表 8-11-3　癥瘕的辨证论治

证型	主要证候	治法	方药
气滞血瘀证	下腹部结块，触之有形，按之痛或无痛，小腹胀满，月经先后不定，经血量多有块，经行难净，经色暗；精神抑郁，胸闷不舒，面色晦暗，肌肤甲错；舌质紫暗，或有瘀斑，脉沉弦涩。	行气活血，化瘀消癥	香棱丸或大黄䗪虫丸
痰湿瘀结证	下腹结块，触之不坚，固定难移，经行量多，淋沥难净，经间带下增多；胸脘痞闷，腰腹疼痛；舌体胖大，紫暗，有瘀斑、瘀点，苔白厚腻，脉弦滑或沉涩	化痰除湿，活血消癥	苍附导痰丸合桂枝茯苓丸
湿热瘀阻证	下腹部肿块，热痛起伏，触之痛剧，痛连腰骶，经行量多，经期延长，带下量多，色黄如脓，或赤白兼杂；兼见身热口渴，心烦不宁，大便秘结，小便黄赤；舌暗红，有瘀斑，苔黄，脉弦滑数	清热利湿，化瘀消癥	大黄牡丹汤
肾虚血瘀证	下腹部结块，触痛；月经量多或少，经行腹痛较剧，经色紫暗有块，婚久不孕或曾反复流产；腰酸膝软，头晕耳鸣；舌暗，脉弦细	补肾活血，消癥散结	补肾祛瘀方或益肾调经汤

必考热点

1. 患者，女性。下腹部有一包块，触之不坚，固定难移，经行量多，淋沥难净，经间带下增多，胸脘痞闷。苔白厚腻，脉弦滑。治疗方首选苍附导痰丸合桂枝茯苓丸。

2. 癥瘕痰湿瘀结证应采取化痰除湿，活血消癥的治疗方法。
3. 治疗癥瘕湿热瘀阻证的首选方药是大黄牡丹汤。

第三节 盆 腔 炎

考点：盆腔炎的定义及病因病机

盆腔炎的定义及病因病机见表 8-11-4。

表 8-11-4 盆腔炎的定义及病因病机

定义	女性内生殖器官及其周围结缔组织、盆腔腹膜发生的炎症，称为盆腔炎。分为急性盆腔炎和慢性盆腔炎。急性盆腔炎继续发展可引起弥漫性腹膜炎、败血症、感染性休克，严重者危及生命。若急性期未得到彻底治愈，则可转为慢性盆腔炎。盆腔的炎症可局限于一个部位，也可同时累及几个部位，最常见的是输卵管炎及输卵管卵巢炎，单纯的子宫内膜炎或卵巢炎较少见	
病因	急性盆腔炎	热毒炽盛、湿热瘀结
	慢性盆腔炎	湿热瘀结、气滞血瘀、寒湿凝滞、气虚血瘀
病机	急性盆腔炎多发在产后、流产后、宫腔内手术处置后，或经期卫生保健不当之际，邪毒乘虚侵袭，稽留于冲任及胞宫脉络，与气血相搏结，邪正交争，而发热疼痛，邪毒炽盛则腐肉酿脓，甚至泛发为急性腹膜炎、感染性休克	
	慢性盆腔炎常为急性盆腔炎未能彻底治疗，或患者体质虚弱，病程迁延所致；亦可无急性发病史，起病缓慢，病情顽固，反复不愈。病因病机主要是经行产后，胞门未闭，风寒湿热之邪，或虫毒乘虚内侵，与冲任气血相搏结，蕴积于胞宫，反复进退，耗伤气血，虚实错杂，缠绵难愈	

必考热点

1. 盆腔的炎症可局限于一个部位，也可同时累及几个部位，最常见的是输卵管炎及输卵管卵巢炎。
2. 急性盆腔炎的常见病因有热毒炽盛、湿热瘀结。
3. 慢性盆腔炎的常见病因有湿热瘀结、气滞血瘀、寒湿凝滞、气虚血瘀。

考点：盆腔炎的诊断和鉴别诊断

盆腔炎的诊断和鉴别诊断见表 8-11-5。

表 8-11-5 盆腔炎的诊断和鉴别诊断

诊断	急性盆腔炎	病史	近期有经行、产后、妇产科手术、房事不洁等发病因素
		临床表现	呈急性病容，辗转不安，面部潮红，高热不退，小腹部疼痛难忍，赤白带下或恶露量多，甚至如脓血，亦可伴有腹胀、腹泻、尿频、尿急等症状
		妇科检查	小腹部肌紧张，压痛、反跳痛；阴道充血，脓血性分泌物量多；宫颈充血，宫体触压痛拒按，宫体两侧压痛明显，甚至触及包块；盆腔形成脓肿，位置较低者则后穹隆饱满，有波动感
		辅助检查	血常规检查见白细胞增多，粒细胞更明显。阴道、宫腔分泌物或血培养可见致病菌。后穹隆穿刺可吸出脓液。B 超可见盆腔内有炎性渗出液或肿块
	慢性盆腔炎	病史	既往有急性盆腔炎、阴道炎、节育及妇科手术感染史或不洁性生活史
		临床表现	下腹部疼痛，痛连腰骶，可伴有低热起伏，易疲劳，劳则复发，带下增多，月经不调，甚至不孕
		检查	妇科子宫触压痛，活动受限，宫体一侧或两侧附件增厚、压痛，甚至触及炎性肿块。盆腔 B 超、子宫输卵管造影及腹腔镜检有助于诊断

续　表

鉴别诊断	急性盆腔炎	异位妊娠	输卵管妊娠流产、破裂者，腹腔内出血，临床表现为腹痛、阴道流血，甚至晕厥，与急性盆腔炎相似。盆腔炎者高热，白细胞明显增多。异位妊娠者 HCG（+）。后穹隆穿刺，异位妊娠者可吸出不凝固的积血，盆腔炎者则为脓液，可资鉴别
		急性阑尾炎	与急性盆腔炎都有身热、腹痛、白细胞增多。盆腔炎痛在下腹部两侧，病位较低，常伴有月经异常；急性阑尾炎多局限于右下腹部，有麦氏点压痛、反跳痛
		卵巢囊肿蒂扭转	常有突然腹痛，渐加重，甚至伴有恶心呕吐，一般体温不甚高。B 超检查或妇科盆腔检查可资鉴别
	慢性盆腔炎	子宫内膜异位症	以进行性加重的痛经为特征，病程长，与慢性盆腔炎相似。后者的特点是长期慢性疼痛，可有反复急性发作，低热，经行、性交、劳累后疼痛加重。子宫内膜异位症平时不通，或仅有轻微疼痛不适，经期则腹痛难忍，并呈进行性加重。腹腔镜检、B 超及抗子宫内膜抗体等检验有助于确诊
		卵巢囊肿	慢性盆腔炎形成输卵管积水，或输卵管卵巢囊肿者，需与卵巢囊肿者鉴别。前者有盆腔炎病史，肿块成腊肠形，囊壁较薄，周围有粘连，活动受限，卵巢囊肿多为圆形或椭圆形，周围无粘连，活动自如，常无明显自觉不适，偶于妇科体检中发现。B 超可资鉴别

必考热点

1. 输卵管异位妊娠流产、破裂者，腹腔内出血，临床表现为腹痛、阴道流血，甚至晕厥，与急性盆腔炎相似。
2. 后穹隆穿刺，异位妊娠者可吸出不凝固的积血，盆腔炎者则为脓液，可资鉴别。
3. 急性阑尾炎多局限于右下腹部，有麦氏点压痛、反跳痛。
4. 腹腔镜检、B 超及抗子宫内膜抗体等检验有助于对子宫内膜异位症进行确诊。

考点：盆腔炎的辨证论治

盆腔炎的辨证论治见表 8-11-6。

表 8-11-6　盆腔炎的辨证论治

证型		主要证候	治法	方药
急性盆腔炎	热毒炽盛证	高热腹痛，恶寒或寒战，下腹部疼痛拒按，咽干口苦，大便秘结，小便短赤，带下量多，色黄，或赤白兼杂，质黏稠，如脓血，味臭秽，月经量多或淋沥不净；舌红，苔黄厚，脉滑数	清热解毒，利湿排脓	五味消毒饮合大黄牡丹汤
	湿热瘀结证	下腹部疼痛拒按，或胀满，热势起伏，寒热往来，带下量多、色黄、质稠、味臭秽，经量增多，经期延长，淋沥不止，大便溏或燥结，小便短赤；舌红有瘀点，苔黄厚，脉弦滑	清热利湿，化瘀止痛	仙方活命饮加薏苡仁、冬瓜仁
慢性盆腔炎	湿热瘀结证	少腹部隐痛，或疼痛拒按，痛连腰骶，低热起伏，经行或劳累时加重，带下量多，色黄，质黏稠；胸闷纳呆，口干不欲饮，大便溏，或秘结，小便黄赤；舌体胖大，色红，苔黄腻，脉弦数或滑数	清热利湿，化瘀止痛	银甲丸或当归芍药散加丹参、毛冬青、忍冬藤、田七
	气滞血瘀证	少腹部胀痛或刺痛，经行腰腹疼痛加重，经血量多有块，瘀块排出则痛减，带下量多，婚久不孕；经行情志抑郁，乳房胀痛；舌体紫暗，有瘀斑、瘀点，苔薄，脉弦涩	活血化瘀，理气止痛	膈下逐瘀汤

续 表

证型		主要证候	治法	方药
慢性盆腔炎	寒湿凝滞证	小腹冷痛，或坠胀疼痛，经行腹痛加重，喜热恶寒，得热痛缓，经行错后，经血量少，色暗，带下淋沥；神疲乏力，腰骶冷痛，小便频数，婚久不孕；舌暗红，苔白腻，脉沉迟	祛寒除湿，活血化瘀	少腹逐瘀汤
	气虚血瘀证	下腹部疼痛结块，缠绵日久，通连腰骶，经行加重，经血量多有块，带下量多；精神不振，疲乏无力，食少纳呆；舌体暗红，有瘀点瘀斑，苔白，脉弦涩无力	益气健脾，化瘀散结	理冲汤

必考热点

1. 治疗慢性盆腔炎湿热瘀结证的主方是银甲丸或当归芍药散。
2. 治疗慢性盆腔炎气滞血瘀证的方药是膈下逐瘀汤。
3. 治疗慢性盆腔炎寒湿凝滞证的方药是少腹逐瘀汤。
4. 急性盆腔炎热毒炽盛证应采取清热解毒，利湿排脓的治疗方法。
5. 急性盆腔炎湿热瘀结证应采取清热利湿，化瘀止痛的治疗方法。

第四节 不 孕 症

考点：不孕症的定义、病因病机和诊断

不孕症的定义、病因病机和诊断见表 8-11-7。

表 8-11-7 不孕症的定义、病因病机和诊断

定义	女子婚后未避孕，有正常性生活，同居1年，而未受孕者；或曾有过妊娠，而后未避孕，又连续1年未再受孕者，称“不孕症”。前者为原发性不孕，古称“全不产”；后者为继发性不孕，古称“断绪”	
病因病机	虚者因冲任、胞宫失于濡养与温煦，难以成孕。引起其病机变化的主要因素有肾阳亏损和肾阴不足等诸端	
	实者因瘀滞内停，冲任受阻，不能摄精成孕。引起实证病机变化的主要因素有肝郁、痰湿和血瘀	
诊断	询问病史	结婚年龄、丈夫健康状况、性生活情况、月经史、既往史（有无结核、阑尾炎手术、甲状腺病等）、家族史、既往生育史。对继发不孕者尤需问清有无感染病史
	体格检查	注意第二性征的发育，内外生殖器的发育，有无畸形、炎症、包块及溢乳等
	卵巢功能检查	了解卵巢有无排卵及黄体功能状态。如BBT、B超监测排卵、阴道脱落细胞涂片检查、子宫颈黏液结晶检查、宫内膜活检、女性激素测定等
	输卵管通畅试验	常用输卵管通液术、子宫输卵管碘油（或碘水）造影及B超下输卵管过氧化氢溶液通液术。除检查子宫输卵管有无畸形、是否通畅、有无子宫内膜结核和肌瘤外，还有一定的分离粘连的治疗作用
	免疫因素检查	如抗精子抗体（AS-AB）、抗内膜抗体（EMAB）
	子宫腔镜检查	怀疑有宫腔或宫内膜病变时，可做宫腔镜检查或作宫腔粘连分离
	腹腔镜检查	腹腔镜检查可发现术前未发现的病变，如子宫内膜异位症等
	排除垂体病变	当怀疑垂体病变时，应作头CT、MRI检查，排除垂体病变引起不孕

必考热点

1. 婚后2年未孕者，未避孕，有正常性生活，可诊断为不孕症。
2. 不孕症引起虚者病机变化的主要因素有肾阳亏损和肾阴不足等诸端。
3. 不孕症引起实证病机变化的主要因素有肝郁、痰湿和血瘀。

考点：不孕症的辨证论治

不孕症的辨证论治见表 8-11-8。

表 8-11-8　不孕症的辨证论治

证型		主要证候	治法	方药
肾虚证	肾气虚证	婚久不孕，月经不调或停闭，经量或多或少，色暗；头晕耳鸣，腰膝酸软，精神疲倦，小便清长；舌淡，苔薄，脉沉细，两尺尤甚	补肾益气，温养冲任	毓麟珠
	肾阳虚证	婚久不孕，月经迟发，或月经后推，或停闭不行，经色淡暗，性欲淡漠，小腹冷，带下量多，清稀如水；或子宫发育不良；头晕耳鸣，腰膝酸软，夜尿多；眼眶暗，面部暗斑，或环唇暗；舌质淡暗，苔白，脉沉细尺弱	温肾暖宫，调补冲任	温胞饮或右归丸
	肾阴虚证	婚久不孕，月经常提前，经量少或月经停闭，经色较鲜红；或行经时间延长，甚则崩中或漏下不止；形体消瘦，头晕耳鸣，腰膝酸软，五心烦热，失眠多梦，眼花心悸，肌肤失润，阴中干涩；舌质稍红略干，苔少，脉细或细数	滋肾养血，调补冲任	养精种玉汤
肝气郁结证		婚久不孕，月经或先或后，经量多少不一，或经来腹痛；或经前烦躁易怒，胸胁乳房胀痛，精神抑郁，善太息；舌暗红或舌边有瘀斑，脉弦细	疏肝解郁，理血调经	开郁种玉汤加减
瘀滞胞宫证		婚久不孕，月经多推后或周期正常，经来腹痛，甚或呈进行性加剧，经量多少不一，经色紫暗，有血块，块下痛减；有时经行不畅，淋沥难净，或经间出血；或肛门坠胀不适，性交痛；舌质紫暗或舌边有瘀点，苔薄白，脉弦或弦细涩	逐瘀荡胞，调经助孕	少腹逐瘀汤加减
痰湿内阻证		婚久不孕，多自青春期始即形体肥胖，月经常推后、稀发，甚则停闭不行；带下量多，色白质黏无臭；头晕心悸，胸闷泛恶，面目虚浮或㿠白；舌淡胖，苔白腻，脉滑	燥湿化痰，行滞调经	苍附导痰丸

必考热点

1. 治疗不孕症肾气虚证的首选方药是毓麟珠。
2. 不孕症瘀滞胞宫证应采取逐瘀荡胞、调经助孕的治疗方法。
3. 不孕症痰湿内阻证应采取燥湿化痰，行滞调经的治疗方法。
4. 患者，婚久不孕，月经先期，经量多少不一，有时经来腹痛；经前烦躁易怒，胸胁乳房胀痛，精神抑郁，善太息；舌暗红或舌边有瘀斑，脉弦细。该患者应采取疏肝解郁，理血调经的治疗方法。

考点：不孕症的辨病与辨证结合

不孕症的辨病与辨证结合见表 8-11-9。

表 8-11-9　不孕症的辨病与辨证结合

排卵障碍性不孕	包括无排卵和黄体功能不全。伴发的病种如先天性卵巢发育不良、希恩综合征、无排卵性功能失调性子宫出血、多囊卵巢综合征、高催乳素血症、未破裂卵泡黄素化综合征、子宫内膜异位症、卵巢早衰等。无排卵者，治疗多以补益肾气，平衡肾阴阳，调整肾-天癸-冲任-胞宫生殖轴以促排卵，如促排卵汤。黄体功能不全者，治疗多以补肾疏肝为主。常见的证型有脾肾阳虚、肝肾阴虚、肾虚血瘀、肾虚痰湿和肾虚肝郁等
免疫性不孕	造成不孕的免疫反应可分为同种免疫、局部免疫及自身免疫三种。中医学认为引起免疫性不孕的常见病因病机是肾虚血瘀、阴虚火旺、气滞血瘀和湿热互结
输卵管阻塞性不孕	多因盆腔慢性炎症导致输卵管粘连、积水、僵硬、扭曲或闭塞，使输卵管丧失其输送精子、卵子和受精卵的功能，或造成精卵结合障碍而发为不孕。输卵管阻塞性不孕的中医常见证型为气滞血瘀、湿热瘀阻、肾虚血瘀、寒凝血瘀。治疗多以疏肝理气，化瘀通络为主，内服外治配合导管扩通可提高疗效

必考热点

1. 排卵障碍性不孕无排卵者的治疗多以补益肾气为主；黄体功能不全者的治疗多以补肾疏肝为主。
2. 排卵障碍性不孕的常见的证型有脾肾阳虚、肝肾阴虚、肾虚血瘀、肾虚痰湿和肾虚肝郁等。
3. 造成不孕的免疫反应可分为同种免疫、局部免疫、自身免疫三种。
4. 输卵管阻塞性不孕的中医常见证型有气滞血瘀、湿热瘀阻、肾虚血瘀、寒凝血瘀。

第五节　阴　　痒

考点：阴痒的定义、病因病机及诊断

阴痒的定义、病因病机及诊断见表 8-11-10。

表 8-11-10　阴痒的定义、病因病机及诊断

定义	妇女外阴及阴道瘙痒，甚则痒痛难忍，坐卧不宁，或伴带下增多等，称为“阴痒”	
病因	肝经湿热、肝肾阴虚	
病机	阴痒者，内因脏腑虚损，肝肾功能失常，外因多见会阴局部损伤，带下尿液停积，湿蕴而生热，湿热生虫，虫毒侵蚀，则致外阴痒痛难忍	
诊断	病史	有不良的卫生习惯，带下量多，长期刺激外阴部，或有外阴、阴道炎病史
	临床表现	妇人前阴部瘙痒时作，甚则难以忍受，坐卧不宁，亦可波及肛门周围或大腿内侧
	妇科检查	外阴部皮肤粗糙，有抓痕，色素蜕变，甚则皲裂、破溃、黄水淋沥
	实验室检查	白带镜检正常或可见念珠菌、滴虫等

必考热点

1. 阴痒的常见病因有肝经湿热、肝肾阴虚。
2. 阴痒的内因是脏腑虚损，肝肾功能失常，外因多见会阴局部损伤，带下尿液停积，湿蕴而生热，湿热生虫，虫毒侵蚀，则致外阴痒痛难忍。
3. 阴痒白带镜检正常或可见念珠菌、滴虫等。

考点：阴痒的辨证论治

阴痒的辨证论治见表 8-11-11。

表 8-11-11　阴痒的辨证论治

证型	主要证候	治法	方药
肝经湿热证	阴部瘙痒难忍，坐卧不宁，外阴皮肤粗糙增厚，有抓痕，黏膜充血破溃，或带下量多，色黄如脓，或呈泡沫米泔样，或灰白如凝乳，味腥臭；伴心烦易怒，胸胁满痛，口苦口腻，厌食，小便黄赤；舌体胖大，色红，苔黄腻，脉弦滑	清热利湿，杀虫止痒	龙胆泻肝汤或萆薢渗湿汤，外用蛇床子散
肝肾阴虚证	阴部瘙痒难忍，干涩灼热，夜间加重，或会阴部肤色变浅白，皮肤粗糙，皲裂破溃；眩晕耳鸣，五心烦热，烘热汗出，腰酸腿软，口干不欲饮；舌红苔少，脉细数无力	滋阴补肾，清肝止痒	知柏地黄汤加当归、栀子、白鲜皮

必考热点

1. 治疗阴痒肝经湿热证的首选方药是龙胆泻肝汤。
2. 治疗阴痒肝肾阴虚证的首选方药是知柏地黄汤。
3. 患者，女性。阴部瘙痒，干涩灼热，五心烦热，头晕目眩，耳鸣，腰酸。舌红苔少，脉细数无力。患者应采取滋阴补肾，清肝止痒的治疗方法。

第六节　阴　疮

考点：阴疮的定义和病因病机

阴疮的定义和病因病机见表 8-11-12。

表 8-11-12　阴疮的定义和病因病机

定义	妇人外阴部结块红肿，或溃烂成疮，黄水淋沥，局部肿痛，甚则溃疡如虫蚀者称为“阴疮”，又称“阴蚀”“阴蚀疮”。本病多见于西医的“外阴溃疡”“前庭大腺脓肿”
病因	热毒、寒湿
病机	热毒炽盛或寒湿凝滞，侵蚀外阴部肌肤

必考热点

1. 阴疮多见于西医的外阴溃疡、前庭大腺脓肿。
2. 阴疮的常见病因有热毒、寒湿。
3. 阴疮的病机主要由热毒炽盛或寒湿凝滞，侵蚀外阴部肌肤所致。

考点：阴疮的辨证论治

阴疮的辨证论治见表 8-11-13。

表 8-11-13 阴疮的辨证论治

证型	主要证候	治法	方药
热毒证	外阴部皮肤局限性鲜红肿胀，破溃糜烂，灼热结块，脓苔稠黏，或脓水淋沥；全身见身热心烦，口干纳少，便秘尿黄；舌红苔黄腻，脉弦滑数	清热利湿，解毒消疮	龙胆泻肝汤
寒湿证	阴部肌肤肿溃，触之坚硬，色晦暗不泽，日久不愈，脓水淋沥，疼痛绵绵；伴面色㿠白，精神不振，疲乏无力，畏寒肢冷，食少纳呆；舌淡苔白腻，脉沉细缓	温经散寒，除湿消疮	阳和汤或托里消毒散

必考热点

1. 阴疮热毒证应采取清热利湿，解毒消疮的治疗方法。
2. 治疗阴疮寒湿证的首选方药是龙胆泻肝汤。
3. 治疗阴疮寒湿证的首选方药是阳和汤。

第七节 阴 挺

考点：阴挺的定义、病因病机和诊断及分度

阴挺的定义、病因病机和诊断及分度见表 8-11-14。

表 8-11-14 阴挺的定义、病因病机和诊断及分度

定义	子宫从正常位置沿阴道下降，宫颈外口达坐骨棘水平以下，甚至子宫全部脱出于阴道口以外，称“阴挺”。常合并阴道前壁和后壁膨出。也称“阴脱”“阴菌”“阴痔”“产肠不收”“葫芦颓”。本病相类于西医的“子宫脱垂”		
病因	气虚、肾虚		
病机	分娩损伤有关。产伤未复，中气不足，或肾气不固，带脉失约，日渐下垂脱出。亦见于长期慢性咳嗽、便秘、年老体衰之体，冲任不固，带脉固摄无力而子宫脱出		
诊断	根据病史及检查所见容易确诊		
分度	Ⅰ度	轻型	宫颈外口距处女膜缘<4cm，未达处女膜缘
		重型	宫颈已达处女膜缘，阴道口可见子宫颈
	Ⅱ度	轻型	宫颈脱出阴道口，宫体仍在阴道内
		重型	部分宫体脱出阴道口
	Ⅲ度	宫颈与宫体全部脱出阴道口外	

必考热点

1. 阴挺类似于西医的子宫脱垂。
2. 阴挺的常见病因有气虚、肾虚。
3. 子宫脱垂与分娩损伤有关。
4. 子宫脱垂Ⅰ度轻型表现为宫颈外口距处女膜缘<4cm，未达处女膜缘。
5. 子宫脱垂Ⅲ度表现为宫颈与宫体全部脱出阴道口外。

考点：阴挺的辨证论治

阴挺的辨证论治见表 8-11-15。

表 8-11-15　阴挺的辨证论治

证型	主要证候	治法	方药
气虚证	子宫下移或脱出阴道口外，阴道壁松弛膨出，劳则加重，小腹下坠；身倦懒言，面色不华，四肢乏力，小便频数，带下量多，质稀色淡；舌淡苔薄，脉缓弱	补中益气，升阳举陷	补中益气汤加金樱子、杜仲、续断
肾虚证	子宫下脱，日久不愈；头晕耳鸣，腰膝酸软冷痛，小腹下坠，小便频数，入夜尤甚，带下清稀；舌淡红，脉沉弱	补肾固脱，益气升提	大补元煎加黄芪

必考热点

1. 治疗阴挺气虚证的主方是补中益气汤。
2. 治疗阴挺肾虚证的主方是大补元煎。
3. 患者，子宫下移或脱出阴道口外，阴道壁松弛膨出，劳则加重，小腹下坠，身倦懒言，面色不华，四肢乏力，小便频数，带下量多，质稀色淡，舌淡苔薄，脉缓弱。该患者应采用补中益气，升阳举陷的治疗方法。

第十二单元　计划生育

第一节　避　　孕

考点：工具避孕

工具避孕见表 8-12-1。

表 8-12-1　工具避孕

原理		利用器具防止精液泄入阴道，阻止泄入阴道内的精子进入子宫腔，或改变子宫腔内的环境，以实现避孕目的
宫内节育器	适应证	已婚育龄妇女，愿意选用而无禁忌证者均可放置
	禁忌证	放置节育器前，必须排除妊娠的存在，如已发现妊娠者，应先终止妊娠
		生殖器官炎症，如急性盆腔炎、阴道炎、重度宫颈糜烂等
		月经紊乱，如近 3 个月月经过多、月经频发或不规则阴道出血、重度痛经等
		生殖器肿瘤、宫颈口过松、重度子宫脱垂等
		严重的全身性疾病，如心力衰竭、重度贫血等
		严重的出血性疾病
	放置时间	月经干净后 3~7 天
		人工流产术后，其经过顺利且宫腔在 10cm 以内，无感染或出血倾向者
		自然流产转经后
		足月产及孕中期引产后 3 个月或剖宫产后半年

续　表

宫内节育器	节育器的取出指征	放置年限已到需更换者
		计划再生育
		宫内节育器并发症较重，治疗无效者
		宫内节育器变形或异位者
		要求改用其他避孕措施或节育者
		已绝经半年以上，或丧偶、离婚者
		有感染化脓、嵌顿等并发症
	节育器的取出时间	月经干净后3~7天，或绝经后半年至一年为宜
		如因为盆腔肿瘤需取出，则随时可取
		带器妊娠者，妊娠终止时同时取出
		疑有感染者，术前、术后应给予抗生素治疗
	更换节育器	旧节育器取出后，可立即放置新的，或待下次月经干净后再放置
阴道隔膜		阴道隔膜俗称子宫帽，适于每次性交时使用
阴茎套		亦称避孕套，由男方掌握，适用每次性交时使用

必考热点

1. 工具避孕的方式有宫内节育器、阴道隔膜、阴茎套。
2. 宫内节育器的放置时间是月经干净后3~7天。
3. 宫内节育器的取器时间为月经干净后3~7天，或绝经后半年至一年为宜；如因为盆腔肿瘤需取出，则随时可取；带器妊娠者，妊娠终止时同时取出。

考点：药物避孕

药物避孕见表8-12-2。

表8-12-2　药物避孕

适应证	凡身体健康、愿意避孕且月经基本正常的育龄妇女均可使用
禁忌证	严重高血压、糖尿病、肝肾疾病及甲状腺功能亢进者不宜应用；血栓性疾病、充血性心力衰竭、血液病及哺乳期不宜应用；子宫肌瘤、恶性肿瘤或乳房内有肿块者不宜应用

必考热点

凡身体健康、愿意避孕且月经基本正常的育龄妇女均可使用药物避孕。

第二节　人工流产

考点：人工流产和药物流产的适应证和禁忌证

人工流产和药物流产的适应证和禁忌证见表8-12-3。

表 8-12-3　人工流产和药物流产的适应证和禁忌证

人工流产	适应证	妊娠 10 周内要求终止妊娠而无禁忌证者
		妊娠 10 周内因某种疾病而不宜继续妊娠者
	禁忌证	生殖器官急性炎症，如阴道炎、宫颈炎、盆腔炎等（治疗后方可手术）
		各种疾病的急性期，或严重的全身性疾病不能耐受手术者
		妊娠剧吐酸中毒尚未纠正者
		术前相隔 4 小时两次体温在 37.5℃以上者
药物流产	适应证	正常宫内妊娠 7 周以内
		自愿要求药物终止妊娠的健康妇女
		高危人工流产对象
		对手术流产有恐惧心理者
	禁忌证	肾上腺疾病或与内分泌有关的肿瘤
		心血管系统疾病、青光眼、胃肠功能紊乱、哮喘、高血压及贫血患者
		过敏体质者
		带器妊娠或疑宫外孕者
		妊娠剧吐
		生殖器官急性炎症
		长期服用下列药物：利福平、异烟肼、抗抑郁药、西咪替丁、前列腺素抑制剂、巴比妥类

必考热点

1. 人工流产的适应证有：①妊娠 10 周内要求终止妊娠而无禁忌证者。②妊娠 10 周内因某种疾病而不宜继续妊娠者。
2. 术前相隔 4 小时两次体温在 37.5℃以上者不宜进行人工流产。
3. 正常宫内妊娠 7 周以内的患者可以采取药物流产。

考点：人工流产并发症的诊断与防治

人工流产并发症的诊断与防治见表 8-12-4。

表 8-12-4　人工流产并发症的诊断与防治

人工流产综合征	诊断要点	头晕、恶心、呕吐、面色苍白、出冷汗甚至晕厥，心率减慢小于 60 次/分，心律不齐，血压下降
	预防	手术动作轻柔；扩张宫颈缓慢；负压不宜过高；勿反复、过度吸刮；过于紧张者术前予止痛处理
	治疗	平卧休息；心率过缓者给予阿托品 0.5mg 静注并吸氧
子宫穿孔	诊断要点	无底感，宫腔深度超过应有深度；吸引过程中突感阻力消失或有突破感、无底感；腹痛剧烈，甚至内脏牵拉感内出血或腹膜刺激征象；吸出物有脂肪、肠管等组织
	预防及治疗	子宫穿孔较小，穿孔后无吸引操作，症状较轻，宫腔内容物已清除干净，无内出血征象则可保守治疗。若上述征象在胚胎未吸出前发生，则应换有经验医师避开穿孔部分完成吸宫术，术后保守治疗，有内出血或内脏损伤征象可剖腹探查

续 表

人工流产不全	诊断要点	术后阴道持续或间断出血超过10天或出血量大于月经量，夹有黑血块或烂肉样组织；术后腰酸腹痛下坠感，且由阵发性腹痛后出血增加；妇检示子宫稍大，较软，宫口松弛；HCG阳性或未降至正常；B超示宫腔内有组织残留
	预防及治疗	流血不多可用抗生素加中药；流血多可清宫加抗生素加缩宫剂；合并大出血、休克应抢救休克，好转后清宫；伴有急性感染可应用大量抗生素，轻轻夹出大块组织，感染控制后清宫
宫颈或宫颈管内口粘连	诊断要点	术后闭经或月经过少，伴周期性下腹坠胀、肛门坠胀感；子宫稍大，压痛、宫颈举痛及附件压痛明显，探针探宫腔不顺，进入后流出暗紫色血液；继发不孕或反复流产或早产；子宫碘油造影示宫腔狭窄或充盈缺损或不显影；宫腔镜可观察粘连部分、形态及萎缩内膜面积
	预防	避免负压过高；吸管进出宫颈口不应带负压；怀疑感染时，尽早使用抗生素
	治疗	宫颈内口粘连可探针分离后使用宫颈扩张器扩张至7~8号；宫腔粘连可探针或4号扩张器伸入宫腔摇摆分离；或宫腔镜直视分离，然后置入宫内节育器，口服炔雌酚；抗生素预防感染
人工流产术后感染	诊断要点	术后2周内出现下腹疼痛、发热、腰痛、阴道分泌物混浊、白细胞增多、中性为主；妇检示子宫体稍大而软，压痛，双侧附件增厚或有包块压痛明显
	预防	严格把握适应证；术中注意无菌操作；术后注意外阴卫生；禁性交1月
	治疗	广谱抗生素1周以上

必考热点

1. 在人工流产综合征、子宫穿孔、人工流产后宫缩不良、人工流产不全、人工流产术后感染中，人工流产后宫缩不良不属人工流产并发症。

2. 患者，25岁。人工流产吸引术后，头晕、恶心、呕吐、面色苍白、出冷汗甚至晕厥，心跳过缓，每分钟60次，心律不齐，血压下降。该患者可诊断为人工流产综合征。

3. 患者，27岁。人工流产术后月经过少，伴周期性腹胀痛、肛门坠胀感。妇科检查：子宫稍大，压痛明显，宫颈举痛，附件压痛，探针探查宫腔时不能顺利进入，子宫碘油造影宫腔有狭窄。可诊断为宫颈或宫颈管内口粘连。

第三节　经腹输卵管结扎术

考点：绝育手术的适应证和禁忌证

绝育手术的适应证和禁忌证见表8-12-5。

表8-12-5　绝育手术的适应证和禁忌证

适应证	自愿接受绝育手术而无禁忌证者
	患有严重全身疾病不宜生育而行治疗性绝育术
禁忌证	急、慢性盆腔感染，腹壁皮肤感染等，应在感染治愈后再行手术
	24小时内有两次间隔4小时的体温在37.5℃或以上者
	全身情况不良不能耐受手术者
	严重的精神官能症者

必考热点

1. 绝育手术的适应证有：①自愿接受绝育手术而无禁忌证者。②患有严重全身疾病不宜生育而行治疗性绝育术。

2. 绝育手术的禁忌证有：①急、慢性盆腔感染，腹壁皮肤感染等，应在感染治愈后再行手术。②24 小时内有两次间隔 4 小时的体温在 37.5℃或以上者。③全身情况不良不能耐受手术者。④严重的精神官能症者。

第十三单元　女性生殖功能的调节与周期性变化

第一节　卵巢的功能及周期性变化

考点：卵巢功能的周期性变化

卵巢功能的周期性变化见表 8-13-1。

表 8-13-1　卵巢功能的周期性变化

卵泡的发育及成熟	新生儿出生时卵巢内可有 10 万～50 万个卵细胞。每个卵母细胞周围有一层原始的卵泡细胞，称颗粒细胞，两者之外还围有一层基膜而形成一个始基卵泡。由于垂体前叶促卵泡素（FSH）的作用，始基卵泡开始发育，在开始发育后的不同阶段部分自行退化、萎缩成闭锁卵泡，一般每月只有一个发育成熟而排卵。在妇女一生中，能发育至成熟而排卵的卵细胞有 400～500 个。青春期后，有的始基卵泡内的卵母细胞增大，其周围颗粒细胞增生成复层，细胞表面 FSH 受体增多，卵母细胞的周围形成一层透明膜，称透明带。透明带之外的颗粒细胞呈放射状排列，称放射冠。同时在 FSH 作用下卵泡的发育及成熟卵泡周围的间质细胞分化成内外两层卵泡膜细胞。卵泡膜细胞分泌雄激素，经颗粒细胞中已活化的芳香化酶的作用转化为雌激素。雌激素与 FSH 的协同作用又使卵泡膜细胞和颗粒细胞膜上合成黄体生成素（LH）受体。这些激素和血循环中渗出的液体及其他蛋白质等聚于颗粒细胞群之间隙中，称卵泡液。卵泡液逐渐增多，空隙随之增大，卵母细胞连同增殖的颗粒细胞层凸入空腔内形成卵丘。至此卵泡发育成熟，并移行至卵巢表面，呈透明的小泡状，称成熟卵泡。成熟卵泡 B 超仪显示直径为 18～25mm
排卵	成熟卵泡受垂体前叶黄体生成素（LH）的影响，卵泡膜溶解和破裂，卵泡液流出，成熟的卵母细胞及其周围之卵丘一并挤出卵巢，此过程称排卵。排卵一般发生在 28 天的月经周期中间，或下次月经前 14 天左右。排卵可由两侧卵巢轮流发生，或持续见于某一侧卵巢
黄体的形成和萎缩	排卵后卵泡壁塌陷，泡膜内血管破裂出血，于泡内凝成血块，称血体。其后卵泡壁的破口很快被纤维蛋白封闭而修复，血块被吸收形成黄体。卵泡内遗留的颗粒细胞、膜细胞积聚黄色的类脂质颗粒而形成黄体细胞。于排卵后的 7～8 天，黄体发育达最盛期，直径 1～3cm，色黄，突出于卵巢表面。若卵子受精，则黄体继续发育为妊娠黄体，到妊娠 10 周后其功能由胎盘取代。若卵子未受精，黄体于排卵后 9～10 天（即月经周期第 24～25 天）开始萎缩，黄体消退，细胞变性，性激素的分泌量也减退，约至周期的 28 天子宫内膜不能维持而脱落，形成月经来潮。萎缩的黄体历时 8～10 周后，最终转变成纤维化的白体，呈疤痕状

必考热点

1. 在妇女一生中，能发育至成熟而排卵的卵细胞有 400～500 个。

2. 卵泡膜细胞分泌雄激素，经颗粒细胞中已活化的芳香化酶的作用转化为雌激素。

3. 成熟卵泡受垂体前叶黄体生成素（LH）的影响，卵泡膜溶解和破裂，卵泡液流出，成熟的卵母细胞及其周围之卵丘一并挤出卵巢，此过程称排卵。

4. 排卵一般发生在 28 天的月经周期中间，或下次月经前 14 天左右。

5. 在排卵后的 7～8 天，黄体发育达最盛期，直径 1～3cm，色黄，突出于卵巢表面。

6. 卵子自卵巢排出后未受精，黄体开始萎缩是在排卵后的9~10天。

考点：卵巢分泌的激素及其功能

卵巢分泌的激素及其功能见表8-13-2。

表8-13-2 卵巢分泌的激素及其功能

雌激素	分泌过程	主要由卵泡的卵泡内膜细胞、颗粒细胞分泌。在卵泡开始发育时，雌激素分泌量较少，随着卵泡的发育成熟，分泌量逐渐增高，至排卵前24小时达高峰，雌二醇分泌量可达400mg，以后稍减。黄体发育过程中分泌量又渐增加，黄体成熟时分泌量达第二次高峰。以后逐渐减少，至月经来潮前急剧下降到最低水平
	生理作用	能促进卵泡的发育。如不足，将致卵泡发育停止而闭锁
		能促使子宫发育，子宫内膜增生，肌层增厚；能增加子宫平滑肌对催产素的敏感性和收缩力；能使子宫颈管黏液分泌量增多，质变稀薄，易拉成丝状，以利精子通过
		能促进输卵管发育，并加强输卵管节律性收缩，有利于孕卵的输送
		使阴道上皮细胞增生和角化，细胞内糖原增多，保持阴道呈弱酸性
		促进乳腺腺管细胞增生，乳头、乳晕着色，乳房组织中脂肪积聚，通过对催乳素分泌的抑制而抑制乳汁分泌
		对丘脑下部和垂体的反馈调节，有抑制性负反馈，也有促进性正反馈作用，即抑制脑垂体促卵泡素的分泌，促进脑垂体产生黄体生成素，因而间接对卵巢功能产生调节作用
		促进水与钠的潴留
		促进骨中钙的沉积，加速骨骺闭合
孕激素	分泌过程	为雄激素和雌激素合成的中间体，故卵巢、睾丸、肾上腺皮质和胎盘内均有孕激素存在，主要由排卵后的黄体细胞及卵泡内膜细胞分泌。在卵泡早期，孕激素在血中含量极微，至排卵前，因卵泡开始有黄素化，血中含量略有升高，排卵后随黄体的发育，孕激素分泌量显著增加，至排卵后7~8天黄体成熟时达高峰，每24小时分泌量可达30mg，以后逐渐下降，黄体的后半期急剧下降，月经来潮前达最低水平
	生理作用	使子宫内膜由增生期转变为分泌期，降低子宫肌肉的兴奋性，以利孕卵植入和胚胎发育
		抑制子宫颈内膜的黏液分泌，并使之黏稠
		抑制输卵管蠕动
		使阴道上皮细胞脱落、糖原沉积和阴道乳酸杆菌减少，酸性降低
		促进乳腺腺泡发育，大剂量孕激素对乳汁的分泌有一定抑制作用
		对正常的妇女有使体温轻度升高的作用，排卵后基础体温可上升0.3~0.5℃
		对丘脑下部和脑垂体仅有抑制性的负反馈作用，抑制脑垂体前叶黄体生成素和促卵泡素的释放
雄激素	来源	主要来源于肾上腺皮质，卵泡外膜细胞和卵巢间质细胞可以产生极少量雄激素
	生理作用	可促使阴毛、腋毛的生长，促进蛋白合成，促进肌肉生长和骨骼的发育，有促进红细胞生成的作用，提高性欲。大量雄激素与雌激素有拮抗的作用

必考热点

1. 卵巢主要合成及分泌两种性激素，即雌激素和孕激素，也分泌少量的雄激素。

2. 雌激素主要由卵泡的卵泡内膜细胞、颗粒细胞分泌。

3. 在促进卵泡发育、使阴道上皮细胞脱落加快、促使乳腺管细胞增生、促进水与钠的潴留、使阴道上皮细胞增生和角化中，使阴道上皮细胞脱落加快不属于雌激素的生理作用。

4. 孕激素为雄激素和雌激素合成的中间体。
5. 妇女体内的雄激素主要来源于肾上腺皮质。

第二节　子宫内膜的周期性变化

考点：子宫内膜的周期性变化

子宫内膜的周期性变化见表 8-13-3。

表 8-13-3　子宫内膜的周期性变化

增生期	增生早期	内膜的增生与修复在月经期即已开始。在月经周期的 5~7 日，此期内膜较薄，1~2mm
	增生中期	在月经周期的第 8~10 日，此期特征是间质水肿明显，腺体数增多、增长，呈弯曲形；腺上皮细胞表现增生活跃，细胞呈柱状，且有分裂象
	增生晚期	在月经周期的第 11~14 日，此期内膜增厚至 3~5mm，表面高低不平，略呈波浪形。组织内水肿明显，小动脉增生
分泌期	分泌早期	在月经周期的第 15~19 日。此期内膜腺体更长，弯曲更明显。腺上皮细胞开始出现含糖原的核下空泡，为该期的组织性特征，间质水肿，螺旋小动脉继续增生
	分泌中期	在月经周期的第 20~23 日。内膜较前更厚并呈锯齿状。腺体内的分泌上皮细胞顶端胞膜破碎，细胞内的糖原溢入腺腔，称为顶浆分泌。此期间质高度水肿、疏松，螺旋小动脉增生卷曲
	分泌晚期	在月经周期的第 24~28 日。此期为月经来潮前期。子宫内膜厚达 10mm，并呈海绵状。此期螺旋小动脉迅速增长超出内膜，厚度也更弯曲，血管管腔也扩张
月经期	在月经周期的第 1~4 日。体内雌孕激素水平下降，内膜中血循环障碍加剧，内膜功能层的螺旋小动脉持续痉挛，血流减少，组织变性，血管壁破裂形成血肿，促使组织坏死剥脱，变性、坏死脱落的内膜碎片与血液相混一起从阴道排出，形成月经血	

必考热点

1. 增生期和分泌期均可分为早、中、晚三期。
2. 增生早期在月经周期的 5~7 日，此期内膜较薄，为 1~2mm。
3. 分泌早期在月经周期的第 15~19 日；分泌中期在月经周期的第 20~23 日；分泌晚期在月经周期的第 24~28 日。

第三节　下丘脑-垂体-卵巢轴的相互关系

考点：反馈作用

女性的性周期是以月经的周期性变化为标志，而月经周期的调节是一个非常复杂的过程。其主要环节在于下丘脑下部-垂体-卵巢三者之间协调作用，因而称为下丘脑-垂体-卵巢轴（HPOA），又称女性性腺轴，是一个完整而协调的神经内分泌系统。性腺轴受中枢神经系统的调控，才能发挥正常生理功能。子宫内膜的周期性变化受卵巢激素的影响，卵巢功能受垂体控制，而垂体的活动又受下丘脑的调节，下丘脑又受大脑皮层的支配。卵巢所产生的激素还可以反过来影响下丘脑与垂体的功能。现将 HPOA 在月经周期中的变化简述如下。

下丘脑的神经分泌细胞分泌卵泡刺激素释放激素（FSH-RH）与黄体生成激素释放激素（LH-RH），二者可通过下丘脑与脑垂体之间的门静脉系统进入脑垂体前叶，脑垂体在其作用下，释放卵泡刺激素（FSH）与黄体生成激素（LH）。二者直接控制卵巢的发育和性激素的周期性变化。FSH、LH在整个月经周期中都有产生，但在排卵前1~2日水平最高，形成高峰，能刺激成熟的卵泡排卵，促使排卵后的卵泡变成黄体，并产生孕激素与刺激素。

此外，垂体前叶嗜酸性细胞能分泌一种纯蛋白质，称为催乳激素（PRL），其功能与刺激泌乳有关，其分泌的调节与下丘脑有关。下丘脑分泌的催乳激素抑制激素（PIH）能抑制催乳激素的分泌。

卵巢分泌的性激素反过来影响下丘脑的分泌功能，这种作用称为反馈作用。使下丘脑兴奋，分泌性激素增多者，称为正反馈；反之，使下丘脑抑制，分泌性激素减少者，称为负反馈。

必考热点

1. 女性的性周期是以月经的周期性变化为标志。
2. 女性月经周期调节的主要环节在于下丘脑下部—垂体—卵巢三者之间协调作用。
3. 下丘脑的神经分泌细胞分泌卵泡刺激素释放激素（FSH-RH）与黄体生成激素释放激素（LH-RH）。
4. FSH、LH在整个月经周期中都有产生，但在排卵前1~2日水平最高，形成高峰。

考点：调节功能

循环中雌激素当低于200pg/ml时对垂体FSH的分泌起抑制作用（负反馈）。因此，在卵泡期，随卵泡发育，由于卵巢分泌雌激素的增加，垂体释放FSH受抑制，使循环中FSH下降。当卵泡发育接近成熟，卵泡分泌雌激素使循环中雌激素达到高峰，循环中雌激素浓度达到或高于200mg/ml时，即刺激下丘脑GnRH和垂体LH、FSH大量释放（正反馈），形成循环中的LH、FSH排卵峰。成熟卵泡在LH、FSH排卵峰的作用下排卵，继后黄体形成，卵巢不仅分泌雌激素，还分泌孕酮。黄体形成期在雌、孕两种性激素的联合作用下，无论对垂体LH、FSH的释放还是合成均是抑制作用，使循环中LH、FSH下降，卵泡发育受抑制；黄体萎缩时，由于循环中雌激素和孕激素下降，使雌、孕激素对LH、FSH的抑制解除，故LH、FSH又回升，卵泡又开始发育，新的卵巢周期开始，如此周而复始。

可见下丘脑-垂体-卵巢轴分泌的激素的相互作用是女性生殖周期运转的机制，卵巢是调节女性生殖周期的生物钟。若未受孕，卵巢黄体萎缩，致使子宫内膜失去雌、孕激素的支持而萎陷、坏死，引起子宫内膜脱落和出血。因此月经来潮是一个生殖周期生殖失败，而一个新的生殖周期开始的标志。此外，月经周期还受外界环境、精神因素及体液的影响，大脑皮质也参与生殖内分泌活动的调节。

必考热点

1. 循环中雌激素当低于200pg/ml时对垂体FSH的分泌起抑制作用。
2. 下丘脑-垂体-卵巢轴分泌的激素的相互作用是女性生殖周期运转的机制。
3. 月经来潮是一个生殖周期生殖失败，而一个新的生殖周期开始的标志。

第十四单元 妇产科特殊检查与常用诊断技术

第一节 妇科检查

考点：妇科检查的方法

妇科检查的方法见表8-14-1。

表 8-14-1　妇科检查的方法

双合诊	盆腔检查中最重要、最常用的方法，检查者用一手的两指或一指放入阴道，另一手在腹部配合检查	
	用以检查子宫的位置、大小、质地、活动度以及有否压痛。附件区有无增厚、肿块或压痛，如有肿块尤需注意其位置、大小、形状、质地、活动度、与子宫的关系及有无压痛等。一般情况下输卵管不能扪及。若扪及索状物，提示输卵管有病变	
三合诊	即腹部、阴道、直肠联合检查，目的是弥补双合诊的不足	
	能更清楚地了解极度后位的子宫大小，发现子宫后壁、直肠子宫凹陷、骶韧带、骨盆腔内侧壁及后部病变。凡疑有生殖器结核、恶性肿瘤、子宫内膜异位症、炎性包块等，三合诊尤显重要	

必考热点

1. 双合诊是盆腔检查中最重要、最常用的方法。
2. 双合诊用以检查子宫的位置、大小、质地、活动度以及有否压痛。
3. 三合诊即腹部、阴道、直肠联合检查。
4. 三合诊的目的是弥补双合诊的不足。
5. 凡疑有生殖器结核、恶性肿瘤、子宫内膜异位症、炎性包块等，三合诊尤显重要。

第二节　妇科特殊诊断技术

考点：基础体温测定

基础体温测定见表 8-14-2。

表 8-14-2　基础体温测定

概念	基础体温（BBT）是指机体处于静息状态下的体温
临床应用	检查不孕原因，指导避孕和受孕，协助诊断妊娠，协助诊断月经失调

必考热点

基础体温是指机体处于静息状态下的体温。

考点：阴道脱落细胞检查

阴道脱落细胞检查见表 8-14-3。

表 8-14-3　阴道脱落细胞检查

应用	了解体内性激素水平，可用于闭经、功血诊断	
涂片种类及标本采集	阴道涂片	了解卵巢功能
		阴道壁刮片法：阴道前壁上三分之一处轻轻刮取分泌物及细胞作涂片，固定、镜检
		棉签采取法：未婚女子用无菌棉签蘸生理药水湿润，然后伸入阴道，在侧壁的上三分之一处轻擦后做涂片，固定，检测
	宫颈刮片（防癌涂片）	早期发现宫颈癌

必考热点

1. 阴道脱落细胞检查用于了解体内性激素水平，可用于闭经、功血诊断。
2. 宫颈刮片（防癌涂片）检查可用于早期发现宫颈癌。

考点：宫颈黏液检查

宫颈黏液检查见表 8-14-4。

表 8-14-4 宫颈黏液检查

宫颈黏液结晶检查	宫颈黏液结晶的分类与周期变化	Ⅰ型：典型羊齿状结晶，主梗直而粗硬，分支密而长
		Ⅱ型：类似Ⅰ型，但主梗弯曲较软，分支少而短，似树枝着雪后的形态
		Ⅲ型：不典型结晶，其特点为树枝形象较模糊，分支少而稀疏，呈离散状态
		Ⅳ型：主要为椭圆体或梭形物体，顺同一方向排列成行，比白细胞长 2~3 倍，但稍窄，透光度大
	临床应用	预测排卵期，借以指导避孕与受孕
宫颈黏液拉丝试验	与宫颈黏液结晶检查结合，作为了解卵巢功能的简便方法	

必考热点

1. 宫颈黏液检查有宫颈黏液结晶检查、宫颈黏液拉丝试验两种。
2. 宫颈黏液结晶Ⅰ型为典型羊齿状结晶，主梗直而粗硬，分支密而长。
3. 宫颈黏液结晶Ⅲ型不典型结晶，其特点为树枝形象较模糊，分支少而稀疏，呈离散状态。

考点：常用女性内分泌激素测定

常用女性内分泌激素测定见表 8-14-5。

表 8-14-5 常用女性内分泌激素测定

垂体促性腺激素测定	包括卵泡刺激素（FSH）和黄体生成激素（LH）。闭经患者测定垂体促性腺激素有助于鉴别垂体性闭经和卵巢性闭经。前者垂体促性腺激素水平低，后者垂体促性腺激素升高。卵巢功能不足（更年期、绝经期、绝经后期、双侧卵巢切除术后、卵巢发育不良、卵巢早衰），垂体促性腺激素水平均升高。如 LH/FSH 比值>3，提示多囊卵巢综合征	
垂体催乳素（PRL）测定	垂体肿瘤、空蝶鞍干扰多巴胺运输致 PRL 抑制因子减少，下丘脑疾病、颅咽管瘤等，原发性甲状腺功能低下、闭经-溢乳综合征、多囊卵巢综合征、卵巢早衰、黄体功能欠佳，药物作用如氯丙嗪、避孕药、雌激素、利血平等，神经精神刺激，长期哺乳等，均可引起 PRL 增高	
雌二醇（E_2）测定	监测卵巢功能	
	判断闭经原因	E_2 持续在早卵泡期或更低的水平，表明卵巢内几乎无卵泡发育，闭经可能由于卵巢功能早衰或继发于下丘脑、垂体功能失调、高催乳素血症或药物的抑制作用。E_2 水平符合正常的周期变化，表明卵泡发育正常，应考虑子宫性闭经
	诊断无排卵	E_2 持续在早、中卵泡期水平，无周期性变化，常见于无排卵性功能失调性子宫出血、多囊卵巢综合征等
	监测卵泡发育	使用药物诱导排卵时，测定血 E_2 作为监测卵泡发育、成熟的指标之一，用于指导 HCG 用药及确定取卵时间
	诊断女性性早熟	临床多以 8 岁以前出现第二性征发育诊断性早熟，血 E_2 水平升高，>275pmol/L 为诊断性早熟的激素的指标之一

续　表

孕酮（P）测定	临床应用主要作为排卵的标准之一，血 P 达到 16nmol/L 以上提示有排卵。若 P 测定符合有排卵，又无其他原因的不孕患者，需配合 B 超观察卵泡的发育及排卵过程，以除外未破卵泡黄素化综合征。黄体期 P 水平低于生理值或月经来潮 4~5 日仍高于生理水平，分别代表黄体功能不足及黄体萎缩不全。肾上腺皮质亢进或肿瘤时，孕酮可呈高值
睾酮（T）测定	卵巢男性化肿瘤，血 T 明显增高；用于鉴别两性畸形；评价多囊卵巢综合征的治疗效果，治疗后血 T 水平应有所下降；多毛症患者血 T 水平正常者，多考虑由于毛囊对雄激素敏感所致；肾上腺皮质增生或肿瘤，血 T 水平可异常升高

必考热点

1. 垂体促性腺激素测定包括卵泡刺激素和黄体生成激素。
2. 闭经患者测定垂体促性腺激素有助于鉴别垂体性闭经和卵巢性闭经。
3. 雌二醇（E_2）测定临床主要用于监测卵巢功能、判断闭经原因、诊断无排卵、监测卵泡发育、诊断女性性早熟。
4. 临床多以 8 岁以前出现第二性征发育诊断性早熟，血 E_2 水平升高，>275pmol/L 为诊断性早熟的激素的指标之一。
5. 孕酮（P）主要作为排卵的标准之一，血 P 达到 16nmol/L 以上提示有排卵。

考点：活体组织检查和后穹隆穿刺的适应证

活体组织检查和后穹隆穿刺的适应证见表 8-14-6。

表 8-14-6　活体组织检查和后穹隆穿刺的适应证

外阴活组织检查	确定外阴白色病变的类型及排除恶变
	外阴赘生物或久治不愈的溃疡需明确诊断及排除恶性病变者
宫颈活组织检查	宫颈溃疡或有赘生物需明确诊断者
	宫颈细胞学检查巴氏分级Ⅲ级以上者
	有宫颈接触性出血或可疑宫颈癌者
	宫颈特异性炎症
后穹隆穿刺	明确子宫直肠凹陷积液性质
	明确贴近阴道后穹隆的肿块性质

必考热点

宫颈细胞学检查巴氏分级Ⅲ级以上者可行宫颈活组织检查。

考点：诊断性刮宫

诊断性刮宫的适应证、禁忌证及注意事项见表 8-14-7。

表 8-14-7　诊断性刮宫的适应证、禁忌证及注意事项

适应证	子宫异常性出血，需排除或证实子宫内膜癌、宫颈癌者
	月经失调需了解子宫内膜变化及其对性激素的反应者
	不孕症，了解有无排卵
	疑有子宫内膜结核者
	因宫腔残留组织或子宫内膜脱落不完全导致长时间多量出血者

续 表

禁忌证	急性或亚急性生殖道炎症
	疑有妊娠要求继续妊娠者
	急性或严重的全身性疾病
	手术前体温大于37.5℃者
注意事项	不孕症或功血者，应在月经前或月经来潮12小时内诊刮，以判断有无排卵或黄体功能不良
	术前查清子宫位置及大小，术中注意无菌操作，轻柔操作，切忌反复刮宫
	双子宫、双角子宫或纵隔子宫，应将两处宫内膜全部刮除
	术前有阴道出血者，术前术后应予预防感染治疗
	术后两周内禁止性生活、盆浴

必考热点

1. 手术前体温大于37.5℃者禁忌进行诊断性刮宫。
2. 不孕症或功血者应在月经前或月经来潮12小时内诊刮，以判断有无排卵或黄体功能不良。

考点：输卵管通畅检查

输卵管通畅检查见表8-14-8。

表8-14-8　输卵管通畅检查

输卵管通液术	有手感通液术、B超下通液术、腹腔镜下通液术、治疗性通液术4种方法	
子宫输卵管造影术	适应证	经输卵管通液术检查，显示输卵管不通或通而不畅者；输卵管整复或粘堵手术后，观察手术效果
	禁忌证	检查有无宫颈内口松弛或子宫畸形
		确定生殖器畸形的类别
		急性或亚急性生殖道炎症；严重的全身性疾病；产后、流产后、刮宫术后6周内；停经不能排除妊娠者；过敏性体质或碘过敏者

必考热点

输卵管通液术主要有手感通液术、B超下通液术、腹腔镜下通液术、治疗性通液术四种方法。

考点：超声检查

妇科超声检查见表8-14-9。

表8-14-9　妇科超声检查

方法	常用的方法有B型显像法、多普勒超声法两种。其中最广泛使用的是B型超声经腹壁及经阴道探查法
临床应用	鉴别增大的子宫；鉴别胎儿存活或死亡；胎儿头径测量；探测多胎妊娠；探测胎儿畸形；胎盘定位；探测羊水量；探查宫内节育器；盆、腹腔包块的定位和（或）定性

必考热点

超声检查常用的方法有B型显像法、多普勒超声法两种。使用最广泛的是B型超声经腹壁及阴道探查法。

考点：宫腔镜及腹腔镜检查的适应证与禁忌证

宫腔镜及腹腔镜检查的适应证与禁忌证见表8-14-10。

表8-14-10　宫腔镜及腹腔镜检查的适应证与禁忌证

宫腔镜检查	适应证	异常子宫出血
		可疑宫腔粘连及畸形
		可疑妊娠物残留
		影像学检查提示宫腔内占位病变
		原因不明的不孕或反复流产
		宫内节育器异常
		宫腔内异物
		宫腔镜术后相关评估
	手术适应证	子宫内膜息肉
		子宫黏膜下肌瘤及部分影响宫腔形态的肌壁间肌瘤
		宫腔粘连
		纵隔子宫
		子宫内膜切除
		宫腔内异物取出，如嵌顿节育器及流产残留物等
		宫腔镜引导下输卵管插管通液、注药及绝育术
	绝对禁忌证	急性、亚急性生殖道感染
		心、肝、肾衰竭急性期及其他不能耐受手术者
	相对禁忌证	体温>37.5℃
		子宫颈瘢痕，不能充分扩张者
		近期（3个月内）有子宫穿孔史或子宫手术史者
		浸润性子宫颈癌、生殖道结核未经系统抗结核治疗者
腹腔镜检查	适应证	急腹症（如异位妊娠、卵巢囊肿破裂、卵巢囊肿蒂扭转等）
		盆腔包块
		子宫内膜异位症
		确定不明原因急慢性腹痛和盆腔痛的原因
		不孕症
		计划生育并发症（如寻找和取出异位宫内节育器、子宫穿孔等）
		有手术指征的各种妇科良性疾病
		子宫内膜癌分期手术和早期子宫颈癌根治术

续 表

腹腔镜检查	绝对禁忌证	严重的心脑血管疾病及肺功能不全
		严重的凝血功能障碍
		绞窄性肠梗阻
		大的腹壁疝或膈疝
		腹腔内大出血
	相对禁忌证	盆腔肿块过大
		妊娠>16周
		腹腔内广泛粘连
		晚期或广泛转移的妇科恶性肿瘤

必考热点

1. 腹腔镜手术是微创手术方式，具有创伤小、恢复快、住院时间短等优点。

2. 宫腔镜检查的绝对禁忌证有：急性、亚急性生殖道感染；心、肝、肾衰竭急性期及其他不能耐受手术者。

第九部分

中医儿科学

第一单元　儿科学基础

第一节　小儿年龄分期

考点：年龄分期的标准及特点

年龄分期的标准及特点见表 9-1-1。

表 9-1-1　年龄分期的标准及特点

胎儿期	从男女生殖之精相合而受孕，直至分娩断脐，胎儿出生	妊娠早期 12 周的胚胎期，从受精卵细胞至基本形成胎儿，最易受到各种病理因素，如感染、药物、劳累、物理、营养缺乏以及不良心理因素等伤害，造成流产、死胎或先天畸形。妊娠中期 15 周，胎儿各器官迅速增长，功能也渐成熟。妊娠晚期 13 周，胎儿以肌肉发育和脂肪积累为主，体重增长快。后两个阶段若胎儿受到伤害，易发生早产
新生儿期	从出生后脐带结扎到出生后 28 天	新生儿对外界的适应能力和御邪能力都较差，加上胎内、分娩及生后护理不当等原因损伤胎儿，可导致产伤、窒息、硬肿、脐风等疾病
婴儿期	从出生后至满 1 周岁，此期包括新生儿期	此期间生长发育迅速，机体发育快，营养需求高。但是，婴儿脾胃运化力弱，肺卫娇嫩未固，受之于母体的免疫能力逐渐消失，自身免疫力尚未健全，容易发生肺系疾病、脾系疾病及各种传染病
幼儿期	从 1 周岁至满 3 周岁	此期间由于断乳后食物品种转换，小儿容易发生吐泻、疳证等脾系疾病；户外活动增多，接触面扩大，传染病发病率增高；幼儿识别危险、自我保护能力差，故易于发生中毒、烫伤等意外事故
学龄前期	从 3 周岁后到入小学前（6~7 岁）	此期要加强思想品德教育，培养良好的生活习惯，以保障儿童的身心健康。学龄前期儿童容易发生意外伤害，如溺水、烫伤、坠床、误服药物中毒等，应注意防护
学龄期	从 6~7 周岁入小学至青春期来临（女 12 岁，男 13 岁）	此期间急性疾病的发病率下降，但应注意保护视力，防止近视；养成良好个人卫生习惯，防治龋齿；注意情绪和行为变化，减少精神行为障碍的发病率
青春期	女孩从 11 ~ 12 岁到 17 ~ 18 岁，男孩从 13 ~ 14 岁到 18~20 岁	体格发育出现第二次高峰。由于此期生理变化大，社会接触增多，容易出现各种身心疾病，如月经紊乱、性心理障碍、酗酒等。应做好此期生理卫生教育，进行正确的心理引导，保障青春期的身心健康

必考热点

1. 从男女生殖之精相合而受孕，直至分娩断脐，胎儿出生，称为胎儿期。
2. 妊娠早期 12 周的胚胎期最易受到各种病理因素伤害，造成流产、死胎或先天畸形。
3. 从出生后脐带结扎到出生后 28 天，称为新生儿期。
4. 在青春期，儿童体格发育出现第二次高峰。

第二节 小儿生长发育

考点：体重测量方法、正常值及临床意义

体重测量方法、正常值及临床意义见表9-1-2。

表9-1-2 体重测量方法、正常值及临床意义

测量方法	在清晨空腹、排空大小便、仅穿单衣的状况下进行。平时于进食后2小时称量为佳
正常值	出生时体重约为3kg，出生后的前半年平均每月增长约0.7kg，后半年平均每月增长约0.5kg；1周岁以后平均每年增加约2kg
计算公式	≤6个月：体重（kg）=出生时体重+0.7×月龄
	7~12个月：体重（kg）=6+0.25×月龄
	1岁以上：体重（kg）=8+2×年龄
临床意义	体重是衡量小儿体格生长和营养状况的指标之一
	体重是临床计算用药量的主要依据之一
	体重增长过速可能为肥胖症；体重低于正常均值的85%者为营养不良

必考热点

1. 测量体重，应在清晨空腹、排空大小便、仅穿单衣的状况下进行。
2. 平时测量体重于进食后2小时称量为佳。
3. 6个月以内小儿体重的计算公式：体重（kg）=出生时体重+0.7×月龄。

考点：身长（高）测量方法、正常值及临床意义

身长（高）测量方法、正常值及临床意义见表9-1-3。

表9-1-3 身长（高）测量方法、正常值及临床意义

测量方法	3岁以下小儿仰卧位以量床测量从头顶至足底的长度
	3岁以上可用身高计或固定于墙上的软尺测量身高
正常值	出生时身长约为50cm。生后第一年身长增长最快，约25cm，其中前3个月约增长12cm。第二年身长增长速度减慢，约10cm。2周岁后至青春期身高（长）增长平稳，每年约7cm
计算公式	2岁后至12岁儿童的身高计算公式：身高（cm）=75+7×年龄
临床意义	身高（长）是反映骨骼发育的重要指标之一，其增长与种族、遗传、体质、营养、运动、疾病等因素有关
	身高的显著异常是疾病的表现，如身高低于正常均值的70%，应考虑侏儒症、克汀病、营养不良等

必考热点

1. 小儿出生时身长约为50cm。
2. 小儿生后第一年身长增长最快，约25cm，其中前3个月约增长12cm。
3. 2岁后至12岁儿童的身高（cm）=75+7×年龄。

4. 身高低于正常均值的70%，应考虑侏儒症、克汀病、营养不良等。

考点：囟门测量方法、闭合时间及临床意义

囟门测量方法、闭合时间及临床意义见表9-1-4。

表9-1-4　囟门测量方法、闭合时间及临床意义

测量方法	前囟是额骨和顶骨之间的菱形间隙，以囟门对边中点间的连线距离表示
	后囟是顶骨和枕骨之间的三角形间隙
闭合时间	前囟出生时为1.5~2.0cm，至12~18个月闭合
	后囟部分小儿在出生时就已闭合，未闭合者正常情况应在生后2~4个月内闭合
临床意义	囟门早闭且头围明显小于正常者，为头小畸形
	囟门迟闭及头围大于正常者，常见于解颅（脑积水）、佝偻病、先天性甲状腺功能减低症等
	囟门凹陷多见于阴伤液竭之失水或极度消瘦者，称囟陷
	囟门凸出反映颅内压增高，多见于热炽气营之脑炎、脑膜炎等，称囟填

必考热点

1. 前囟是额骨和顶骨之间的菱形间隙，以囟门对边中点间的连线距离表示。
2. 前囟在出生时为1.5~2.0cm，至12~18个月闭合。
3. 囟门早闭且头围明显小于正常者为头小畸形。

考点：头围的测量方法、正常值及临床意义

头围的测量方法、正常值及临床意义见表9-1-5。

表9-1-5　头围的测量方法、正常值及临床意义

测量方法	是指自双眉弓上缘处，经过枕骨结节绕头一周的长度
正常值	足月儿出生时头围为33~34cm，出生后前3个月和后9个月各增长6cm，1周岁时约为46cm，2周岁时约为48cm，5周岁时约增长至50cm，15岁时接近成人，为54~58cm
临床意义	头围的大小与脑和颅骨的发育有关。头围小者提示脑发育不良
	头围增长过速常提示为解颅

必考热点

小儿头围的大小与脑和颅骨的发育有关。

考点：胸围的测量方法、正常值及临床意义

胸围的测量方法、正常值及临床意义见表9-1-6。

表9-1-6　胸围的测量方法、正常值及临床意义

测量方法	用软尺由乳头下缘（乳腺已发育的女孩，固定于胸骨中线第4肋间）向背后绕两侧肩胛角下缘1周，取呼气和吸气时的平均值

续 表

正常值	新生儿胸围约32cm；1岁时约44cm，接近头围；2岁后胸围渐大于头围，其差数（cm）约等于其岁数减1
临床意义	胸围反映胸廓、胸背的肌肉、皮下脂肪及肺的发育程度。一般营养不良或缺少锻炼的小儿胸廓发育差，胸围超过头围的时间较晚；反之，营养状况良好的小儿，胸围超过头围的时间较早

必考热点

小儿的胸围反映胸廓、胸背的肌肉、皮下脂肪及肺的发育程度。

考点：乳牙和恒牙的萌出时间、数目正常值及临床意义

乳牙和恒牙的萌出时间、数目正常值及临床意义见表9-1-7。

表9-1-7 乳牙和恒牙的萌出时间、数目正常值及临床意义

牙齿萌出时间	生后4~10个月乳牙开始萌出，出牙顺序是先下颌后上颌，自前向后依次萌出，唯尖牙例外。乳牙在2.0~2.5岁出齐。6~7岁乳牙按萌出先后逐个脱落，代之以恒牙，最后一颗恒牙（第三磨牙）一般在20~30岁时出齐，也有终生不出者
正常值	乳牙出齐为20颗，恒牙出齐为32颗
计算公式	2岁以内乳牙颗数推算公式：乳牙数=月龄-4（或6）
临床意义	出牙时间推迟或出牙顺序混乱，常见于佝偻病、呆小病、营养不良等

必考热点

1. 生后4~10个月乳牙开始萌出，出牙顺序是先下颌后上颌，自前向后依次萌出，唯尖牙例外。
2. 乳牙在2.0~2.5岁出齐。
3. 人一生有两副牙齿，即乳牙和恒牙，乳牙出齐为20颗，恒牙出齐为32颗。
4. 出牙时间推迟或出牙顺序混乱，常见于佝偻病、呆小病、营养不良等。

考点：呼吸、脉搏、血压的正常值及与年龄增长的关系

呼吸、脉搏、血压的正常值及与年龄增长的关系见表9-1-8。

表9-1-8 呼吸、脉搏、血压的正常值及与年龄增长的关系

呼吸、脉搏与年龄的关系	年龄越小，呼吸及脉搏越快
血压与年龄的关系	收缩压（mmHg）= 80+2×年龄；舒张压（mmHg）= 收缩压×2/3

必考热点

1. 不同年龄小儿收缩压正常值的计算公式：收缩压（mmHg）= 80+2×年龄。
2. 不同年龄小儿舒张压正常值的计算公式：舒张压（mmHg）= 收缩压×2/3。

考点：感知、运动、语言、性格发育特点

感知、运动、语言、性格发育特点见表9-1-9。

表 9-1-9　感知、运动、语言、性格发育特点

感知发育	视觉	新生儿在 15~20cm 距离处最清晰，可短暂地注视和反射地跟随近距离内缓慢移动的物体；2 个月起可协调地注视物体，初步有头眼协调；3 个月时头眼协调好，可追寻活动的物体或人；4~5 个月开始能认识母亲，见到奶瓶表示喜悦；6 个月时能转动身体协调视觉；9 个月时出现视深度感觉，能看到小物体；1 岁半时能区别各种形状；2 岁时能区别垂直线与横线，目光跟踪落地的物体；5 岁时可区别各种颜色；6 岁时视力才达到 1.0
	听觉	新生儿出生 3~7 天听觉已相当良好；3 个月时可转头向声源；4 个月时听到悦耳声音会有微笑；5 个月时对母亲语声有反应；8 个月时能区别语声的意义；9 个月时能寻找来自不向方向的声源；1 岁时听懂自己的名字；2 岁时听懂简单的吩咐；4 岁时听觉发育完善
	嗅觉和味觉	嗅觉和味觉出生时已基本发育成熟；3、4 个月时能区别好闻和难闻的气味；5 个月时对食物味道的微小改变很敏感
	皮肤感觉	新生儿的触觉以嘴唇、手掌、脚掌、前额和眼睑等部位最敏感；痛觉出生时已存在，疼痛可引起全身或局部的反应；温度觉也很灵敏，尤其对冷的反应。2~3 岁时小儿能通过皮肤觉与手眼协调一致的活动区分物体的大小、软硬和冷热等。5 岁时能分辨体积相同重量不同的物体
	知觉	小儿 1 岁末开始有空间和时间知觉；3 岁能辨上下；4 岁辨前后，开始有时间概念；5 岁能辨别自身的左右
运动发育	动作发育规律	发育顺序是由上向下、由粗到细、由不协调到协调进展的
	粗动作	新生儿仅有反射性活动（如吮吸、吞咽等）和不自主的活动；1 个月小儿睡醒后常做伸欠动作；2 个月时扶坐或侧卧时能勉强抬头；4 个月时可用手撑起上半身；6 个月时能独坐片刻；7 个月会翻滚；8 个月会爬；10 个月可站立扶走；12 个月后能独走；18 个月可跑步和倒退行走；24 个月时可双足并跳；36 个月会骑三轮车
	细动作	新生儿时双手握拳；3~4 个月时可自行玩手，并企图抓东西；5 个月时眼与手的动作取得协调，能有意识地抓取面前的物品；5~7 个月时出现换手与捏、敲等探索性的动作；9~10 个月时可用拇指、示指拾东西；12~15 个月时学会用钥匙，乱涂画；18 个月时能摆放 2~3 块方积木；2 岁时会粗略地翻书页；3 岁时会穿简单的衣服
语言发育	新生儿已会哭叫；2 个月能发出和谐喉音；3 个月发出咿呀之声；4 个月能发出笑声；7~8 个月会发复音，如“妈妈”“爸爸”等；1 岁时能说出简单的生活用语，如吃、走、拿等，通过视觉、触觉、体位感等与听觉的联系逐步理解一些日常用品，如“奶瓶”“电灯”等名称；1 岁半时能用语言表达自己的要求；2 岁后能简单地交谈；5 岁后能用完整的语言表达自己的意思	
性格发育	婴儿期	建立的是以相依情感为突出表现的性格。2~3 个月的小儿以笑、停止啼哭、伸手、眼神或发出声音等表示见到父母的愉快；3~4 个月会对外界感到高兴的事情表现出大笑；7~8 个月会对不熟悉的人表现出认生；9~12 个月会对外界不同的事情做出许多不同的面部表情反应
	幼儿期	能独立行走、自己进食，并且具备了一定的语言表达能力，产生一种自主感。性格的相依性较前减弱，表现为相依情感与自主情感或行为交替出现的性格特征。如果家长对小儿的行为限制过多、批评过多或者惩罚过多，易使小儿产生羞耻感或自卑感
	学龄前期	运动、言语能力发展较快，具有一定的独立性、主动性，如果家长经常嘲笑儿童的活动，就会令他们对自己的活动产生内疚感
	学龄期	如果在学习方面经常得到别人的表扬，会变得越来越勤奋上进。反之，如果学习上遭到失败，受到批评，则易形成厌学、自卑感
	青春期	生理发育逐渐成熟，心理适应能力有很大发展，有明确的身份意识及未来目标。如果在感情问题、伙伴关系、职业选择、道德价值等问题上处理不当，则易产生身份紊乱

必考热点

1. 智能发育指神经心理发育，包括感知、运动、语言、性格等方面。
2. 新生儿的触觉很敏感，尤其以嘴唇、手掌、脚掌、前额和眼睑等部位最敏感。
3. 小儿动作发育遵循一定的规律，发育顺序是由上向下、由粗到细、由不协调到协调进展的。
4. 小儿语言发育要经过发音、理解与表达三个阶段。
5. 小儿婴儿期建立的是以相依情感为突出表现的性格。
6. 小儿幼儿期表现的是相依情感与自主情感或行为交替出现的性格特征。

第三节　小儿生理、病因、病理特点

考点：小儿生理、病因、病理特点

小儿生理、病因、病理特点见表 9-1-10。

表 9-1-10　小儿生理、病因、病理特点

生理特点	脏腑娇嫩，形气未充	“稚阴稚阳”：小儿脏腑娇嫩，形气未充，骨骼、肌肉筋脉、皮毛及精神意识等与成年人相比纯属不足，以肺、脾、肾三脏不足更为突出
	生机蓬勃，发育迅速	“纯阳”：小儿生机旺盛，发育迅速，犹如旭日之初升、草木之方萌，蒸蒸日上、欣欣向荣
病因特点	外感因素	年龄越小，对六淫邪气的易感程度越高
	乳食因素	小儿“脾常不足”，且饮食不知自调，易于为乳食所伤
	先天因素	是指小儿出生之前已作用于胎儿的致病因素。遗传病因是小儿先天因素中的主要病因，妇女受孕以后，不注意养胎护胎，也是导致小儿出现先天性疾病的常见原因
	情志因素	小儿心怯神弱，最常见的情志所伤是惊恐
	意外因素	小儿没有或者缺少生活自理能力，没有或者缺乏对周围环境安全或危险状况的判断能力，因而容易受到意外伤害
	其他因素	环境污染，食品污染，或农药、激素含量超标
病理特点	发病容易，传变迅速	小儿“肺常不足”“脾常不足”“肾常虚”，疾病的寒热虚实容易相互转化演变或同时并见，即具有“易虚易实，易寒易热”的特点
	脏气清灵，易趋康复	小儿体禀纯阳，生机蓬勃，脏气清灵，活力充沛，对各种治疗反应灵敏；小儿宿疾较少，病因相对单纯，疾病过程中情志因素的干扰和影响相对较少。因此，只要辨证准确，治疗及时，护理适宜，病情好转的速度较成人为快，疾病治愈的可能也较成人为大

必考热点

1. 小儿的脏腑娇嫩，是指小儿五脏六腑的形与气皆属不足，其中又以肺、脾、肾三脏不足更为突出。
2. 古人将脏腑娇嫩、形气未充这一生理特点归纳为“稚阴稚阳”。
3. 中医学称小儿为“纯阳之体”，其含义是发育迅速。
4. 小儿为纯阳之体，伤于外邪以热性病证为多，其原因是六气易于化火。
5. 小儿心怯神弱，最常见的情志所伤是惊恐。

第四节　儿科四诊特点

考点：望诊特点及临床意义

1. 望神色及望形态　见表 9-1-11。

表 9-1-11　望神色及望形态特点及临床意义

望神色	面呈白色	气血不荣，络脉空虚所致，多见于虚证、寒证
	面色红赤	血液充盈脉络皮肤所致，多见于热证
	面色黄	脾虚失运，水谷、水湿不化所致，多见于虚证或湿证
	面色青	气血不畅，经脉阻滞所致，多见于寒证、痛证、瘀证、惊痫
	面色黑	阳气虚衰，水湿不化，气血凝滞所致，多见于寒证、痛证、瘀证、水饮证
望形态	头小顶尖，颅缝闭合过早	见于头小畸形
	头方发稀，囟门宽大，当闭不闭	见于五迟证
	头大颌缩，前囟宽大，头缝开解，目睛下垂	见于解颅
	前囟及眼窝凹陷，皮肤干燥	见于婴幼儿泄泻阴伤液脱
	头发稀细，色枯无泽	多是肾气亏虚或阴血内亏
	发细结穗，色黄不荣	多是气血亏虚，积滞血瘀
	头发脱落，见于枕部	为气虚多汗之枕秃
	脱落成片，界限分明	是为血虚血瘀之斑秃
	面容瘦削，气色不华	是为气血不足
	面部浮肿，睑肿如蚕	是为水湿泛溢
	耳下腮部肿胀	是为邪毒窜络之痄腮或发颐
	颌下肿胀热痛	多为热毒壅结之臖核肿大
	五官不正，眼距缩小，鼻梁扁平，口张舌伸	见于先天禀赋异常之痴呆
	口角歪斜，眼睑不合，偏侧流涎，表情不对称	见于风邪留络之面瘫
	面呈苦笑貌	风毒从创口内侵之破伤风
	面肌抽搐	是风邪走窜经络之惊风或痫症
	小儿面部表情异常，眨眼、搐鼻、咧嘴、龇牙、多咽	多属抽动障碍
	胸廓前凸形如鸡胸	可见于佝偻病、哮喘
	腹部膨大，肢体瘦弱，发稀，额上有青筋显现	疳积

2. 审苗窍　见表 9-1-12。

表 9-1-12　审苗窍特点及临床意义

察舌	舌体	舌体胖嫩，舌边齿痕显著	脾肾阳虚，或有水饮痰湿内停
		舌体肿大，色泽青紫	气血瘀滞
		舌体强硬	热盛伤津
		急性热病中出现舌体短缩，舌干绛者	热甚津伤，经脉失养而挛缩
	舌质	舌质淡白	气血虚亏
		舌质绛红，舌面红刺	温热病邪入营入血
		舌质红少苔，甚则无苔而干	阴虚火旺
		舌质紫暗或紫红	气血瘀滞
		舌起粗大红刺，状如草莓者	丹痧、皮肤黏膜淋巴结综合征
	舌苔	舌苔白腻	寒湿内滞，或寒痰与积食所致
		舌苔黄腻	湿热内蕴，或乳食积滞化热
		舌苔花剥，状如地图，时隐时现，经久不愈	胃之气阴不足所致
		舌苔厚腻垢浊，属宿食内滞的表现	常见于积滞、便秘等疾病
察目	眼睑浮肿		水肿之象
	眼睑开阖无力		元气虚惫
	寐时眼睑张开而不闭		脾虚气弱之露睛
	平时眼睑不能开阖自如		气血两虚之睑废
	两目呆滞，转动迟钝		肾精不足，或为惊风之先兆
	两目直视，瞪目不活		肝风内动
	白睛黄染		黄疸
	目赤肿痛		风热上攻
	目眶凹陷，啼哭无泪		阴津大伤
察鼻	鼻塞流清涕		风寒感冒
	鼻流黄浊涕		风热客肺
	长期鼻流浊涕，气味腥臭		肺经郁热
	鼻孔干燥		肺经燥热伤阴
	鼻衄鲜红		肺热迫血妄行
	气急喘促，鼻翼扇动		肺气郁闭
察口	唇色淡白		气血不足
	唇色淡青		风寒束表
	唇色红赤		热
	唇色红紫		瘀热互结
	唇色樱红		暴泻伤阴
	唇白而肿		唇风
	面颊潮红，唯口唇周围苍白		丹痧征象
	口腔破溃糜烂		心脾积热之口疮
	口内白屑成片		鹅口疮
	两颊黏膜有针头大小的白色小点，周围红晕		麻疹黏膜斑

续　表

察口	上下臼齿间腮腺管口红肿如粟粒	按摩肿胀腮部无脓水流出者为痄腮，有脓水流出者为发颐
	牙龈红肿，齿缝出血而疼痛	胃火上炎
	牙齿萌出延迟	肾气不足
	咽红乳蛾肿痛	外感风热或肺胃之火上炎
	乳蛾红肿溢脓	热壅肉腐
	乳蛾大而不红	瘀热未尽，或气虚不敛
	咽痛微红，有灰白色假膜，不易拭去	白喉之症
察耳	耳壳薄软，耳舟不清	先天肾气未充的症候
	耳内疼痛流脓	肝胆火盛之证
	以耳垂为中心的腮部漫肿疼痛	痄腮之表现
察二阴	阴囊肿大透亮，状如水晶	水疝
	阴囊中有物下坠，时大时小，上下可移	小肠下坠之狐疝
	腹痛啼哭而将睾丸收引入腹	俗称“走肾”，多为厥阴受寒
	女孩前阴部潮红灼热瘙痒	湿热下注，注意是否有蛲虫病
	婴儿肛门周围潮湿红痛	尿布皮炎
	脱肛色鲜红，有血渗出	肺热下迫
	脱肛色淡而无血	气虚下陷
	肛门开裂出血	大便秘结，热迫大肠所致

3. 辨斑疹　见表 9-1-13。

表 9-1-13　辨斑疹特点及临床意义

麻疹	发热 3~4 天出疹，疹形细小，状如麻粒，口腔黏膜出现“麻疹黏膜斑”
风痧	低热出疹，分布稀疏，色泽淡红，出没较快
奶麻	发热三四天后热退疹出，疹细稠密，如玫瑰红色
丹痧或皮肤黏膜淋巴结综合征	壮热，肤布疹点，舌绛如草莓
瘾疹	斑丘疹大小不一，如云出没，瘙痒难忍
水痘	丘疹、疱疹、结痂并见，疱疹内有水液色清
脓疱疮	疱疹相对较大，疱液混浊，疱壁薄而易破，流出脓水

4. 察二便及察指纹　见表 9-1-14。

表 9-1-14　察二便及察指纹特点及临床意义

察二便	大便	大便燥结	为内有实热或津伤内热
		大便稀薄，夹有白色凝块	内伤乳食
		大便稀薄，色黄秽臭	肠腑湿热
		下利清谷，洞泄不止	脾肾阳虚
		大便赤白黏冻	湿热积滞，常见于痢疾
		婴幼儿大便呈果酱色，伴阵发性哭闹	肠套叠
		大便色泽灰白不黄	胆道阻滞

续 表

察二便	小便	小便黄褐如浓茶，伴身黄、目黄	湿热黄疸
		小便色鲜红色	血热妄行
		小便淡红色	气不摄血
		小便红褐色	瘀热内结
		小便暗红色	阴虚内热
		小便混浊如米泔水	脾胃虚弱，饮食不调所致，常见于积滞与疳证
察指纹	适用于3岁以下小儿。指纹的辨证纲要归纳为“浮沉分表里，红紫辨寒热，淡滞定虚实，三关测轻重”		
	纹色鲜红浮露		外感风寒
	纹色紫红		邪热郁滞
	纹色淡红		内有虚寒
	纹色青紫		瘀热内结
	纹色深紫		瘀滞络闭，病情深重
	指纹色淡，推之流畅		主气血亏虚
	指纹色紫，推之滞涩，复盈缓慢		主实邪内滞，如瘀热、痰湿、积滞等
	纹在风关		病邪初入，病情轻浅
	纹达气关		病邪入里，病情较重
	纹进命关		病邪深入，病情加重
	纹达指尖		示病情重危

必考热点

1. 小儿诊法既主张四诊合参，又特别重视望诊。
2. 小儿望诊时，面色黄，常因脾虚失运，水谷、水湿不化所致，多为虚证或湿证。
3. 小儿头发稀细，色枯无泽，多是肾气亏虚或阴血内亏；发细结穗，色黄不荣，多是气血亏虚，积滞血瘀。
4. 小儿舌体肿大，色泽青紫，可见于气血瘀滞；舌体强硬，多为热盛伤津。
5. 小儿舌起粗大红刺，状如草莓者，常见于丹痧、皮肤黏膜淋巴结综合征。
6. 小儿耳壳薄软，耳舟不清，是先天肾气未充的症候。
7. 婴幼儿大便呈果酱色，伴阵发性哭闹，常为肠套叠。
8. 婴幼儿大便赤白黏冻，为湿热积滞，常见于痢疾。
9. 婴幼儿若小便混浊如米泔水，为脾胃虚弱，饮食不调所致，常见于积滞与疳证。
10. 指纹的辨证纲要归纳为“浮沉分表里，红紫辨寒热，淡滞定虚实，三关测轻重”。
11. 正常小儿的指纹大多淡紫隐隐在风关以内。
12. 小儿纹在风关，示病邪初入，病情轻浅；纹达气关，示病邪入里，病情较重；纹进命关，示病邪深入，病情加重；纹达指尖，称透关射甲，若非一向如此，则示病情重危。

考点：闻诊特点及临床意义

闻诊特点及临床意义见表9-1-15。

表 9-1-15　闻诊特点及临床意义

听声音	啼哭声	哭声尖锐，阵作阵缓，弯腰曲背	腹痛所致
		啼哭声嘶，呼吸不利	急喉风
		夜卧啼哭，睡卧不宁	夜啼或积滞
	呼吸声	呼吸气粗有力	外感实证，肺蕴痰热
		呼吸急促，喉间哮鸣	风痰束肺，是为哮喘
		呼吸急迫，甚则鼻煽，咳嗽频作	肺气闭郁
		呼吸窘迫，面青呛咳	异物堵塞气道
	咳嗽声	干咳无痰或痰少黏稠	燥邪犯肺，或肺阴受损
		咳声清高，鼻塞声重	为外感
		干咳无痰，咳声响亮	咽炎所致
		咳嗽频频，痰稠难咯，喉中痰鸣	肺蕴痰热，或肺气闭塞
		咳声嘶哑如犬吠	白喉、急喉风
		连声咳嗽，夜咳为主，咳而呕吐，伴鸡鸣样回声	顿咳
	语言声	妄言乱语，语无伦次，声音粗壮	谵语，多属心气大伤
		语声低弱，多语无力	气虚心怯
		语声重浊，伴有鼻塞	风寒束肺
		语声嘶哑，呼吸不利	毒结咽喉
		小儿惊呼尖叫	剧痛、惊风
		语声謇涩	热病高热伤津，或痰湿蒙蔽心包
嗅气味	口气	口气臭秽	胃热
		嗳气酸腐	伤食
		口气腥臭	血证，如齿衄
		口气如烂苹果味	酸中毒
	便臭	大便臭秽	湿热积滞
		大便酸臭而稀	伤食
		下利清谷，无明显臭味	脾肾两虚
	尿臭	小便短赤，气味臊臭	湿热下注
		小便清长少臭	脾肾虚寒
	呕吐物气味	吐物酸臭	食滞化热
		吐物臭秽如粪	肠结气阻，秽粪上逆

必考热点

1. 小儿哭声尖锐，阵作阵缓，弯腰曲背，多为腹痛；啼哭声嘶，呼吸不利，谨防急喉风；夜卧啼哭，睡卧不宁，为夜啼或积滞。

2. 小儿呼吸气粗有力，多为外感实证，肺蕴痰热；若呼吸急促，喉间哮鸣者，为风痰束肺，哮喘；呼吸急迫，甚则鼻扇，咳嗽频作者，是为肺气闭郁；呼吸窘迫，面青呛咳，常为异物堵塞气道。

3. 小儿干咳无痰或痰少黏稠，多为燥邪犯肺，或肺阴受损；咳声清高，鼻塞声重，多为外感；干咳无痰，咳声响亮，常为咽炎所致；咳嗽频频，痰稠难咯，喉中痰鸣，多为肺蕴痰热，或肺气闭塞；咳声嘶哑如犬吠者，常见于白喉、急喉风；连声咳嗽，夜咳为主，咳而呕吐，伴鸡鸣样回声者，为顿咳。

4. 小儿口气如烂苹果味，为酸中毒的表现。

考点：问诊特点及临床意义

问诊特点及临床意义见表 9-1-16。

表 9-1-16 问诊特点及临床意义

问年龄	新生儿应问明出生天数，2 岁以内的小儿应问明实足月龄，2 岁以上的小儿应问明实足岁数及月数		
问病情	问寒热	恶寒发热无汗	外感风寒
		发热有汗	外感风热
		寒热往来	邪郁少阳
		热不寒	里热
		寒不热	里寒
		大热、大汗、口渴不已	阳明热盛
		发热持续，热势枭张，身热不扬，午后热盛，面黄苔腻	湿热内蕴
		夜间发热，腹壁及手足心热，胸满不食	内伤乳食
	问出汗	白天不活动或稍动即汗出	自汗，是气虚所致
		入睡后汗出，醒后汗止	盗汗，是阴虚或气阴两虚
		热病中汗出热不解	表邪入里
		口渴、烦躁、脉洪、大汗	里热实证
	问头身	头痛而兼发热恶寒	外感风寒
		头痛呕吐，高热抽搐	邪热入营，属急惊风
		头晕而兼发热	外感
		头晕而兼面白乏力	气血不足
		头痛如刺，痛有定处	瘀阻脑络
		关节疼痛，屈伸不利	痹证
		肢体瘫痪不用，强直屈伸不利	硬瘫，多为风痰入络，血瘀气滞
		肢体瘫痪不用，痿软屈伸不能	软瘫，多因肝肾亏虚，筋骨失养
	问二便	大便酸臭，或如败卵，完谷不化，或腹痛则泻，泻后痛减	内伤乳食
		大便溏薄不化，或先干后溏，次数较多，或食后欲便	脾虚运化失职
		便泻日久，形瘦脱肛	中气下陷
		便次多而量少，泻下黏冻，或见脓血，并伴里急后重	痢疾
		小便频数短赤，伴尿急尿痛	湿热下注膀胱之热淋
		排尿不畅或突然中断，或见尿血鲜红，或排出砂石	湿热煎熬之石淋
	问饮食	厌食，腹部胀满，嗳气吞酸	伤乳伤食
		多吃多便，形体消瘦	疳证中之胃强脾弱
		渴欲饮水，口舌干燥	胃热津伤
		渴不欲饮，或饮亦不多	湿热内蕴
	问睡眠	白天如常，夜不能寐，啼哭不休，或定时啼哭	夜啼
		睡卧不安，烦躁不宁	邪热内蕴，心经郁热
		睡中龂齿	胃热兼风或虫积
		寐而不宁，肛门瘙痒	蛲虫病
		睡中露睛	脾气虚弱
问个人史	包括胎产史、喂养史、生长发育史、预防接种史等		

必考热点

1. 小儿恶寒发热无汗，多为外感风寒；发热有汗，多为外感风热。

2. 小儿头痛而兼发热恶寒，为外感风寒；头痛呕吐，高热抽搐，为邪热入营，属急惊风；头晕而兼发热，多因外感；头晕而兼面白乏力，多为气血不足；头痛如刺，痛有定处，多为瘀阻脑络。

3. 小儿肢体瘫痪不用，强直屈伸不利为硬瘫，多为风痰入络，血瘀气滞；痿软屈伸不能为软瘫，多因肝肾亏虚，筋骨失养。

4. 小儿小便频数短赤，伴尿急尿痛，多为湿热下注膀胱之热淋；排尿不畅或突然中断，或见尿血鲜红，或排出砂石者，为湿热煎熬之石淋。

5. 小儿渴欲饮水，口舌干燥，为胃热津伤；渴不欲饮，或饮亦不多，多为湿热内蕴。

考点：切诊特点及临床意义

切诊特点及临床意义见表 9-1-17。

表 9-1-17 切诊特点及临床意义

脉诊	小儿病理脉象主要有浮、沉、迟、数、无力、有力六种基本脉象，分别表示疾病的表、里、寒、热、虚、实。浮主表证，沉主里证；迟脉主寒，数脉主热；有力为实，无力为虚		
按诊	按头囟	囟门凹陷	囟陷，多见于阴伤液竭之失水或极度消瘦者
		囟门隆凸，按之紧张	囟填，多见于热炽气营之脑炎、脑膜炎等
		颅骨开解，头缝四破，头大颌缩，囟门宽大	解颅，多属先天肾气不足，或后天髓热膨胀之故
	按颈腋	耳下腮部肿胀疼痛，咀嚼障碍	痄腮
		触及质地较硬之圆形肿块，推之可移，头面口咽有炎症感染	痰热壅结之臖核肿痛
		仅见增大，按之不痛，质坚成串	瘰疬
	按胸腹	胸骨高突，按之不痛	“鸡胸”
		脊背高突，弯曲隆起，按之不痛	“龟背”
		胸胁触及串珠，两肋外翻	佝偻病
		剑突下疼痛	胃脘痛
		脐周疼痛，按之痛减，并可触及条索状包块	蛔虫症
		腹部胀满，叩之如鼓者	气胀
		腹部胀满，叩之音浊，按之有液体波动之感	腹水
		右下腹按之疼痛，兼发热，右下肢拘急	肠痈
	按四肢	四肢厥冷	阳虚
		手足心热	阴虚内热或内伤乳食
		高热时四肢厥冷	热深厥甚
		四肢厥冷，面白唇淡	虚寒
		四肢厥冷，唇舌红赤	真热假寒之象
	按皮肤	肤热无汗	热炽所致
		肌肤肿胀，按之随手而起	阳水水肿
		肌肤肿胀，按之凹陷难起	阴水水肿

必考热点

1. 小儿病理脉象主要有浮、沉、迟、数、无力、有力六种基本脉象，分别表示疾病的表、里、寒、热、虚、实。

2. 小儿囟门凹陷者为囟陷，多见于阴伤液竭之失水或极度消瘦者；囟门隆凸，按之紧张，为囟填，多见于热炽气营之脑炎、脑膜炎等；颅骨开解，头缝四破，头大颌缩，囟门宽大者，为解颅，多属先天肾气不足，或后天髓热膨胀之故。

3. 小儿脐周疼痛，按之痛减，并可触及条索状包块者，多为蛔虫症。

4. 小儿右下腹按之疼痛，兼发热，右下肢拘急者，多属肠痈。

第五节　儿科辨证概要

考点：小儿常用的辨证方法

小儿常用的辨证方法见表 9-1-18。

表 9-1-18　小儿常用的辨证方法

脏腑辨证	以五脏、六腑、奇恒之腑的生理功能、病理特点为临床分析辨证的依据
八纲辨证	在八纲辨证时一般首先分清寒热，危急重证当辨识虚、实。寒热之辨，主要从唇、舌、咽部颜色及二便的变化来分。虚实之辨，多注意了解病情的缓急、病程的久暂、神色变化、体温、脉搏、呼吸、血压、哭声、先后天情况等
卫气营血辨证	适用于多种温病，是小儿温病病机辨证的基本方法
气血津液辨证	是八纲辨证在气血津液不同层面的深化和具体化，也是对病因辨证的不可或缺的补充，常与脏腑辨证结合应用
病因辨证	中医学病因的内容，除外邪致病的六淫（风、寒、暑、湿、燥、火）、疠疫，内伤致病的七情（喜、怒、忧、思、悲、恐、惊）、饮食不节、劳倦过度等因素外，还包括疾病过程中的病理产物如痰饮、瘀血、积滞等，对儿科亦有重要的意义
其他辨证方法	还有三焦辨证、六经辨证等

必考热点

1. 儿科常用的辨证方法有脏腑辨证、八纲辨证、卫气营血辨证、气血津液辨证、病因辨证。
2. 脏腑辨证以五脏、六腑、奇恒之腑的生理功能、病理特点为临床分析辨证的依据。
3. 在八纲辨证时一般首先分清寒热，危急重证当辨识虚、实。

第六节　儿科治法概要

考点：儿科常用内治法的用药原则、给药剂量及方法

儿科常用内治法的用药原则、给药剂量及方法见表 9-1-19。

表 9-1-19　儿科常用内治法的用药原则、给药剂量及方法

用药原则	治疗及时准确	辨证准确，掌握有利时机，及时采取有效措施，争取主动，力求及时控制病情的发展变化
	方药精简灵巧	在治疗时处方用药应力求精简，以“药味少、剂量轻、疗效高”为儿科处方原则。尤应注意不得妄用攻伐，对于大苦、大寒、大辛、大热、峻下、毒烈之品，均当慎用
	重视先证而治	见微知著，先证而治，挫病势于萌芽之时，挽病机于欲成未成之际
	注意顾护脾胃	合理调护均有利于康复，其中以调理脾胃为主
	掌握用药剂量	对一些辛热、苦寒、攻伐和药性较猛烈的药物，如麻黄、附子、细辛、乌头、大黄、巴豆、芒硝等，在应用时则需控制剂量。中药汤剂可采用下列比例用药：新生儿用成人量的1/6，乳婴儿用成人量的1/3，幼儿用成人量的1/2，学龄期儿童用成人量的2/3或接近成人量
给药方法	口服给药法	根据年龄不同，每剂内服中药煎剂总药量为：新生儿，10~30ml；婴儿，50~100ml；幼儿及学龄前期儿童，120~240ml；学龄期儿童，250~300ml。服用汤剂，一般1日1剂，分2~3次温服，但应根据病情、病位、病性和药物的特点来决定不同的服药方法
	鼻饲给药法	重危昏迷患儿反应差，无吞咽动作，可鼻饲给药
	蒸气及气雾暖入法	是用蒸气吸入器或气雾吸入器，使水蒸气或气雾由病儿口鼻吸入的一种疗法，常用于肺炎喘嗽、咳嗽、哮喘、感冒、鼻渊等肺系疾病。一般不可用汤剂作雾化吸入，常用中药注射液，如炎琥宁注射液、清开灵注射液等
	直肠给药法	肛管插入前先用凡士林滑润头部，徐徐插入肛门，依年龄大小，插入5~15cm。治疗便秘，可将药液装入底部连接肛管的量杯内直接灌入。治疗其他疾病，常采用直肠点滴灌注法。此法在一定程度上避免了小儿服药难的问题，而且对于外感发热、肠胃疾病、水毒内闭等有较好的疗效
	注射给药法	将供肌内注射、静脉滴注的中药制剂，按要求给予肌内注射、静脉注射或静脉点滴。肌内注射或静脉注射给药，使用便捷，给药准确，作用迅速，但应注意配药及使用要求，避免不良反应发生

必考热点

1. 小儿在治疗时处方用药应力求精简，以“药味少、剂量轻、疗效高”为儿科处方原则。
2. 中药汤剂的用药比例为：新生儿用成人量的1/6，乳婴儿用成人量的1/3，幼儿用成人量的1/2，学龄期儿童用成人量的2/3或接近成人量。
3. 根据年龄不同，每剂内服中药煎剂总药量：新生儿10~30ml；婴儿50~100ml；幼儿及学龄前期儿童120~240ml；学龄期儿童250~300ml。
4. 儿科比较理想的给药方法是肌内注射或静脉注射给药。

考点：儿科常用内治法及其适应病证

儿科常用内治法及其适应病证见表 9-1-20。

表 9-1-20　儿科常用内治法及其适应病证

疏风解表法	适用于外邪侵袭肌表所致的表证，如感冒、咳嗽、咽喉肿痛等。可用疏散风邪的药物，使郁于肌表的邪毒从汗而解
止咳平喘法	适用于邪郁肺经，痰阻肺络所致的咳喘证，如咳嗽、哮喘、肺炎喘嗽等。寒痰内伏可用温肺散寒、化痰平喘的药物；热痰内蕴可用清热化痰、宣肺平喘的药物
清热解毒法	适用于热毒炽盛的实热证，如温热病、湿热病、斑疹、血证、丹毒、疮痈、痄腮、黄疸、痢疾等
消食导滞法	适用于小儿乳食不调，饮食内积之证，如积滞、伤食吐泻、疳证、厌食等
利水消肿法	适用于水湿停聚，小便短少而水肿的患儿，可治水肿、小便不利，以及泄泻、痰饮等
驱虫安蛔法	适用于小儿各种肠道寄生虫病，如蛔虫病、蛲虫病等

续　表

镇惊息风法	适用于小儿窍闭神昏，抽搐之证，如惊风、痫病、小儿暑温等
补脾健脾法	适用于脾虚证，是通过补益脾气、滋养脾血、补益脾阴、温补脾阳，治疗脾胃气、血、阴、阳不足病证的治法
调脾助运法	适用于脾运失健证，是通过运脾化湿、运脾开胃、理气助运、温运脾阳，消除影响脾运的各种病理因素，治疗湿困于脾、乳食积滞、中焦气滞等各种原因所致脾运胃纳功能失健病证的治法
培元补肾法	适用于小儿胎禀不足，肾气虚弱，及肾不纳气之证，如胎怯、五迟、五软、遗尿、解颅、哮喘等
凉血止血法	适用于小儿各种出血证候，如鼻衄、齿衄、紫癜、血尿、便血等。血证急性者多由于热入血分、迫血妄行引起，用清热凉血法治疗居多
活血化瘀法	适用于各种血瘀之证，如肺炎喘嗽时见口唇青紫，肌肤瘀斑瘀点，以及腹痛如针刺，痛有定处、按之有痞块等
回阳救逆法	适用于小儿元阳虚衰之危重证候，临床可见面色苍白，神疲肢厥，冷汗淋漓，气息奄奄，脉微欲绝等。此时必须用峻补阳气、救逆固脱的方剂加以救治

必考热点

1. 疏风解表法适用于外邪侵袭肌表所致的表证，如感冒、咳嗽、咽喉肿痛等。

2. 止咳平喘法适用于邪郁肺经，痰阻肺络所致的咳喘证，如咳嗽、哮喘、肺炎喘嗽等。

3. 补脾健脾法适用于脾虚证，是通过补益脾气、滋养脾血、补益脾阴、温补脾阳，治疗脾胃气、血、阴、阳不足病证的治法。

4. 培元补肾法适用于小儿胎禀不足，肾气虚弱及肾不纳气之证，如胎怯、五迟、五软、遗尿、解颅、哮喘等。

考点：儿科常用外治法及其临床应用

儿科常用外治法及其临床应用见表 9-1-21。

表 9-1-21　儿科常用外治法及其临床应用

熏洗法	是将药物煎成药液，熏蒸、浸泡、洗涤、沐浴患者局部或全身的治疗方法
	熏蒸法用于麻疹、感冒的治疗及呼吸道感染的预防等，如麻疹初期透疹，用生麻黄、浮萍、芫荽子、西河柳煎煮，加黄酒擦洗皮肤
	浸洗法用于痹证、痿证、外伤、泄泻、脱肛、冻疮及多种皮肤病，常与熏法同用，先熏后洗，如石榴皮、五倍子、明矾煎汤先熏后洗治疗脱肛
	药浴法用于感冒、麻疹、痹证、五迟、五软、紫癜及瘾疹、湿疹、白疕等多种皮肤病，如苦参汤温浴治全身瘙痒症，香樟木汤揩洗治疗瘾疹等
涂敷法	是用新鲜的中药捣烂成药糊，或用药物研末加入水或醋调匀成药液，涂敷于体表局部或穴位处的一种外治法。如白芥子、胡椒、细辛研末，生姜汁调糊，涂敷肺俞穴，治寒喘；鲜马齿苋、青黛、鲜丝瓜叶等任选一种，调敷于腮部，治疗痄腮
罨包法	是用药品置于局部肌肤，并加以包扎的一种外治法。如用皮硝包扎于脐部，用治饮食不节，食积中脘，腹胀腹满，嗳腐酸臭、时有呕恶、舌苔厚腻等症。用大蒜头适量，捣烂后包扎于足心涌泉穴和脐部，有温经止泻的作用，防治慢性泄泻。用五倍子粉醋调罨包脐内治疗盗汗等
热熨法	是将药炒热后，用布包裹以熨肌表的一种外治法。如炒热食盐熨腹部治疗寒证腹痛。用生葱、食盐炒热，熨脐周围及少腹，治疗尿癃。用葱白、生姜、麸皮，热炒后用布包好，熨腹部，治疗内寒积滞的腹部胀痛。用吴茱萸炒热，布包熨腹部，治风寒腹痛等
敷贴法	是将药物制成软膏、药饼，或研粉撒于普通膏药上，敷贴于局部的一种外治法。如炒白芥子、面粉等份研末水调，纱布包裹，敷贴于背部第 3~4 胸椎处，每次 15 分钟，皮肤发红则去药，治疗肺炎后期湿性啰音经久不消。用丁香、肉桂等药粉，撒于普通膏药上贴于脐部，以治婴儿泄泻。在夏季三伏天，用延胡索、白芥子、甘遂、细辛研末，以生姜汁调成药饼，敷于肺俞、膏肓、百劳穴上，治疗寒性哮喘等

续　表

擦拭法	是用药液或药末擦拭局部的一种外治法。如用金银花、甘草煎汤，或用野菊花煎汤，洗涤口腔，治疗口疮和鹅口疮
药袋疗法	是将药物研末装袋，制成香囊给小儿佩挂，或做成兜肚系挂，或做成枕头的外治法。如用茴香、艾叶、甘松、官桂、丁香等制成的暖脐兜肚治疗脾胃虚寒性腹痛吐泻；苍术、冰片、白芷、藁本、甘松等制成的防感香囊，有降低复感儿发病率的作用
推拿疗法	具有促进气血循行、经络通畅、神气安定、脏腑调和的作用，常用于治疗脾系疾病，如泄泻、呕吐、腹痛、疳证、厌食、积滞、口疮等；肺系疾病，如感冒、咳嗽、肺炎喘嗽、哮喘等；杂病，如遗尿、痿证、痹证、惊风、肌性斜颈、五迟、五软等。推拿疗法禁忌证如急性出血性疾病、急性外伤、脊背皮肤感染等

必考热点

1. 儿科常用外治法包括熏洗法、涂敷法、罨包法、热熨法、敷贴法、擦拭法、药袋疗法、推拿疗法等。
2. 熏洗法是将药物煎成药液，熏蒸、浸泡、洗涤、沐浴患者局部或全身的治疗方法。
3. 熏蒸法用于麻疹、感冒的治疗及呼吸道感染的预防等。
4. 浸洗法用于痹证、痿证、外伤、泄泻、脱肛、冻疮及多种皮肤病，常与熏法同用。
5. 用大蒜头适量，捣烂后包扎于足心涌泉穴和脐部，有温经止泻的作用，防治慢性泄泻。
6. 用金银花、甘草煎汤，或用野菊花煎汤，洗涤口腔，可治疗口疮和鹅口疮。

第二单元　儿童保健

第一节　胎儿期保健

考点：养胎护胎的主要内容

胎儿期养胎护胎的主要内容见表 9-2-1。

表 9-2-1　胎儿期养胎护胎的主要内容

饮食调养，嗜好有节	孕妇的饮食，以富于营养、清淡可口、易于消化为宜，禁忌过食生冷、辛热、肥甘等食物，以免酿生胎寒、胎热、胎肥、胎毒等病证。戒除烟酒
调适寒温，防感外邪	孕妇要顺应四时气温的变化，适时增减衣服，注意居室环境卫生，保持空气新鲜，少去公共场所，避免各种感染性疾病的发生
劳逸结合，适当活动	妊娠期间，孕妇应动静相兼，劳逸结合
精神内守，调畅情志	孕妇当精神内守，喜怒哀乐适可而止，避免强烈的精神刺激，怡养性情，陶冶情操，方能安养胎儿
避免外伤，节制房事	妊娠期间，孕妇要谨防跌仆损伤，注意保护腹部，避免受到挤压和冲撞。噪声会损害胎儿的听觉，放射线能诱发基因突变，造成染色体异常，都可能导致流产或胎儿发育畸形。妊娠期间要控制房事，节欲保胎
审慎用药，避其药毒	毒性药类，如乌头、附子、南星、野葛、水银、轻粉、铅粉、砒石、硫黄、雄黄、斑蝥、蜈蚣等
	破血药类，如水蛭、虻虫、干漆、麝香、瞿麦等
	攻逐药类，如巴豆、牵牛子、大戟、芫花、皂荚、藜芦、冬葵子等

必考热点

1. 孕妇的饮食，以富于营养、清淡可口、易于消化为宜，禁忌过食生冷、辛热、肥甘等食物，以免发生胎寒、胎热、胎肥、胎毒等病证。

2. 妊娠禁忌使用的毒性药类有乌头、附子、南星、野葛、水银、轻粉、铅粉、砒石、硫黄、雄黄、斑蝥、蜈蚣等。

3. 妊娠禁忌使用的破血药类有水蛭、虻虫、干漆、麝香、瞿麦等。

4. 妊娠禁忌使用的攻逐药类有巴豆、牵牛子、大戟、芫花、皂荚、藜芦、冬葵子等。

第二节 婴儿期保健

考点：新生儿的特殊生理现象

新生儿的特殊生理现象见表9-2-2。

表9-2-2 新生儿的特殊生理现象

螳螂子	新生儿两侧颊部各有一个脂肪垫隆起，称为“螳螂子”，有助吮乳，不能挑割
马牙	新生儿上腭中线和齿龈部位有散在黄白色、碎米大小隆起颗粒，称为“马牙”，会于数周或数月自行消失，不需挑刮
乳房隆起	女婴生后3~5天乳房隆起如蚕豆到鸽蛋大小，可在2~3周后消退，不应处理或挤压
假月经	女婴生后5~7天阴道有少量流血，持续1~3天自止者，是为假月经，一般不必处理
生理性黄疸	属于新生儿的特殊生理状态

必考热点

1. 新生儿两侧颊部各有一个脂肪垫隆起，称为“螳螂子”，有助吮乳，不能挑割。

2. 新生儿上腭中线和齿龈部位有散在黄白色、碎米大小隆起颗粒，称为“马牙”，会于数周或数月自行消失，不需挑刮。

考点：新生儿护养的主要措施

新生儿护养的主要措施见表9-2-3。

表9-2-3 新生儿护养的主要措施

拭口洁眼	新生儿刚出生，在开始呼吸前，应清除口腔内黏液。同时，要拭去眼睛、耳朵中的污物。新生儿皮肤表面附有一层厚薄不均的胎脂，对皮肤有一定的保护作用，不要马上拭去。但皮肤皱褶处及前后二阴应当用纱布沾消毒植物油轻轻擦拭，去除多余的污垢
断脐护脐	新生儿娩出1~2分钟，就要结扎脐带后剪断，处理时必须无菌操作，脐带残端要用干法无菌处理，然后用无菌敷料覆盖。断脐后还需护脐。脐部要保持清洁、干燥，让脐带残端在数天后自然脱落
洗浴衣着	新生儿出生后，当时用消毒纱布将体表污物、血渍揩拭干净，稍后即可用温开水洗澡。新生儿的衣着应选择柔软、浅色、吸水性强的纯棉织物。衣服式样宜简单，容易穿脱，宽松而少接缝，不用纽扣、松紧带，以免损伤娇嫩的皮肤。寒冷季节需做好防寒保暖
祛除胎毒	主要指热毒。胎毒重者，初生时多有面红目赤眵多、烦闹多啼、大便秘结等表现，易发生丹毒、痈疖、湿疹、胎黄、胎热、口疮等病证
	临床常用的祛胎毒法：①银花甘草法：金银花6g，甘草2g。煎汤。用此药液拭口，并以少量喂服初生儿。②豆豉法：淡豆豉10g。浓煎取汁，频频饮服。适用于胎弱之初生儿。③黄连法：黄连2g。用水浸泡令汁出，取汁滴入小儿口中。黄连性寒，适用于热毒重者，胎禀气弱者勿用。④大黄法：生大黄3g。沸水适量浸泡或略煮，取汁滴入小儿口中。胎粪通下后停服。脾虚气弱者勿用

必考热点

1. 新生儿刚出生，在开始呼吸前，应清除口腔内黏液。
2. 新生儿的衣着应选择柔软、浅色、吸水性强的纯棉织物。
3. 胎毒为胎中禀受之毒，主要指热毒。
4. 临床常用的祛胎毒法有银花甘草法、豆豉法、黄连法、大黄法。

考点：新生儿的喂养方式

新生儿的喂养方式见表 9-2-4。

表 9-2-4　新生儿的喂养方式

母乳喂养	生后 6 个月之内以母乳为主要食品者，称为母乳喂养。母乳喂养的方法，以按需喂哺为原则	
	优点	母乳中含有最适合婴儿生长发育的各种营养素，易于消化和吸收，是婴儿期前 4~6 个月最理想的食物。母乳含不饱和脂肪酸较多，有利于脑发育
		母乳中含有丰富的抗体、活性细胞和其他免疫活性物质，可增强婴儿抗感染能力
		母乳温度及泌乳速度适宜，新鲜无细菌污染，直接喂哺，简便经济
		母乳喂养有利于增进母子感情，又便于观察小儿变化，随时照料护理
		产后哺乳可促进母体子宫收缩复原，推迟月经复潮，不易怀孕，减少乳母患乳腺癌和卵巢肿瘤的可能性
	注意事项	若母亲患有严重疾病，如急慢性传染病、活动性肺结核、慢性肾小球肾炎、糖尿病、恶性肿瘤、精神病、癫痫或心功能不全等，应停止哺乳。乳头皲裂、急性感染等可暂停哺乳，但要定时吸出乳汁，以免乳量减少
	断奶适宜时间	断奶时间视母婴情况而定。小儿 4~6 个月起应逐渐添加辅食，12 个月左右为最合适的断母乳时间
人工喂养	4 个月以内的婴儿由于各种原因不能进行母乳喂养，完全采用配方乳或牛乳、羊乳等喂养婴儿，称为人工喂养	
混合喂养	因母乳不足需添加牛乳、羊乳或其他代乳品时，称为混合喂养，亦称部分母乳喂养	
	补授法	补授时，每日母乳喂养的次数照常，每次先哺母乳，将两侧乳房吸空后，再补充一定量代乳品，“缺多少补多少”，直到婴儿吃饱。补授法可因经常吸吮刺激而维持母乳的分泌，因而较代授法为优
	代授法	代授法是一日内有一至数次完全用乳品或代乳品代替母乳
添加辅食	原则	由少到多，由稀到稠，由细到粗，由一种到多种，在婴儿健康、消化功能正常时逐步添加

必考热点

1. 婴儿喂养方法分为母乳喂养、人工喂养、混合喂养三种。
2. 母乳喂养的方法，以按需喂哺为原则。
3. 母乳喂养最适合婴儿需要，故大力提倡。
4. 母乳中含有最适合婴儿生长发育的各种营养素，易于消化和吸收，是婴儿期前 4~6 个月最理想的食物。
5. 小儿 4~6 个月起应逐渐添加辅食，12 个月左右为最合适的断母乳时间。
6. 混合喂养的方法有两种，即补授法与代授法。
7. 婴儿添加辅食的原则为由少到多，由稀到稠，由细到粗，由一种到多种。

第三单元　新生儿疾病

第一节　胎　　怯

考点：胎怯的概述、病因病机、诊断要点与鉴别诊断及治疗原则

胎怯的概述、病因病机、诊断要点与鉴别诊断及治疗原则见表9-3-1。

表9-3-1　胎怯的概述、病因病机、诊断要点与鉴别诊断及治疗原则

<table>
<tr><td>概念</td><td colspan="2">胎怯又称“胎弱”，是指新生儿体重低下，身材短小，脏腑形气均未充实的一种病证</td></tr>
<tr><td>概述</td><td colspan="2">胎怯临床以出生低体重为特点，以出生体重低于2500g为客观指标，包括早产儿和小于胎龄儿。胎怯多因先天不足，脾肾两虚而致，患儿出生后难以适应出生后的变化，易并发硬肿症、败血症、新生儿窒息、黄疸等疾病。出生体重越低，器官发育越不成熟，死亡率越高</td></tr>
<tr><td>病因</td><td colspan="2">先天禀赋不足，病变脏腑主要在肾与脾</td></tr>
<tr><td>病机</td><td colspan="2">先天禀赋不足，化源未充，涵养不足，肾脾两虚，五脏失养</td></tr>
<tr><td rowspan="2">诊断要点</td><td colspan="2">有早产、多胎，孕妇体弱、疾病、胎养不周等造成先天不足的各种病因，及胎盘、脐带异常等</td></tr>
<tr><td colspan="2">新生儿出生时形体瘦小，肌肉瘠薄，面色无华，精神萎软，气弱声低，吮乳无力，筋弛肢软。一般体重低于2500g，身长少于46cm</td></tr>
<tr><td rowspan="3">鉴别诊断</td><td colspan="2">胎怯多数为低出生体重儿，常见于早产儿和小于胎龄儿。两者区别主要在于胎龄，还可以从皮肤、头发、耳壳等外型去区别</td></tr>
<tr><td>早产儿</td><td>胎龄未满37周，大多数体重低于2500g，身长不足46cm。皮肤薄，甚至水肿，皮肤发亮，有毳毛，胎脂多，头发乱如绒线头，耳壳软、缺乏软骨，耳舟不清，指（趾）甲软，多未达到指（趾）端</td></tr>
<tr><td>小于胎龄儿</td><td>又称足月小样儿，胎龄满37~42周，体重低于2500g，身长、头围大多在正常范围内。皮肤极薄、干燥、脱皮，无毳毛，胎脂少，头发细丝状，清晰可数，耳软骨已发育，耳舟已形成，指（趾）甲稍软，已达到指（趾）端</td></tr>
<tr><td>治疗原则</td><td colspan="2">补肾培元</td></tr>
</table>

必考热点

1. 胎怯临床以出生低体重为特点，以出生体重低于2500g为客观指标。
2. 胎怯多因先天不足，脾肾两虚而致，患儿出生后难以适应出生后的变化，易并发硬肿症、败血症、新生儿窒息、黄疸等疾病。
3. 胎怯的病变脏腑主要在肾与脾。
4. 早产儿和小于胎龄儿的区别主要在于胎龄，还可以从皮肤、头发、耳壳等外形去区别。
5. 胎怯的治疗以补肾培元为基本原则。

考点：胎怯的辨证论治

胎怯的辨证论治见表9-3-2。

表 9-3-2　胎怯的辨证论治

证型	主要证候	治法	方药
肾精薄弱证	体短形瘦，头大囟张，头发稀黄，耳壳软，哭声低微，肌肤不温，指甲软短，骨弱肢柔，或有先天性缺损畸形，指纹淡	益精充髓，补肾温阳	补肾地黄丸
脾肾两虚证	啼哭无力，多卧少动，皮肤干皱，肌肉瘠薄，四肢不温，吮乳乏力，呛乳溢乳，腹胀腹泻，甚而水肿，指纹淡	健脾益肾，温运脾阳	保元汤

必考热点

1. 胎怯的证型有肾精薄弱证、脾肾两虚证。
2. 胎怯肾精薄弱证应采取益精充髓，补肾温阳的治疗方法。
3. 治疗胎怯肾精薄弱证的方药为补肾地黄丸。
4. 新生儿啼哭无力，多卧少动，皮肤干皱，肌肉瘠薄，四肢不温，吮乳乏力，呛乳溢乳，腹胀腹泻，甚而水肿，指纹淡。治疗方药为保元汤。

第二节　硬　肿　症

考点：硬肿症的概述、病因病机、诊断要点与鉴别诊断及治疗原则

硬肿症的概述、病因病机、诊断要点与鉴别诊断及治疗原则见表 9-3-3。

表 9-3-3　硬肿症的概述、病因病机、诊断要点与鉴别诊断及治疗原则

概念	又称为新生儿寒冷损伤综合征，是由于寒冷或/和多种疾病引起的皮肤和皮下脂肪组织硬化及水肿，常伴有低体温及多器官功能损伤的综合征	
概述	本病主要发生在寒冷季节，尤以我国北方各省发病率及病死率较高。若由于早产或感染所引起，也可发生于夏季和南方地区。硬肿症多发生在生后 7~10 天的新生儿，以胎怯儿多见。低体温和皮肤硬肿是本病的主要表现。新生儿硬肿症重症预后较差，病变过程中可并发肺炎和败血症，严重者常合并肺出血、休克及多脏器功能衰竭等而引起死亡	
病因	内因是肾阳虚衰，外因是感受寒邪	
病机	先天禀赋不足，阳气虚衰，若护养保暖不当，复感寒邪，或感受他病，则气机不畅，血脉不行，不能温煦肌肤，营于四末，故肌肤僵硬，肤色紫暗，身冷肢厥。同时，脾阳不振，水湿不化，则见水肿；严重者血络瘀滞，可致血不循经而外溢，导致肺出血等重症；阳气虚极而渐衰亡，可见气息微弱、全身冰冷、脉微欲绝之危症	
诊断要点	寒冷季节，环境温度低，保温不够，早产儿或足月小样儿，或有感染、窒息、产伤、热量摄入不足史等	
	低体温，全身或手足冰凉，体温<35℃，严重者<30℃，腋-肛温差由正值变为负值。硬肿为对称性，依次为双下肢、臀、面颊、两上肢、背、腹、胸部等，可有凹陷性水肿。患儿不吃、不哭、少动，严重者可伴有休克、肺出血及多脏器功能衰竭等	
	实验室检查：血常规血细胞比容增高，血小板减少。由于缺氧与酸中毒，血气分析 pH 降低、PaO_2 降低、$PaCO_2$ 增高。由于心肌损害，心电图呈低电压、QT 延长、T 波低平或 ST 段下移	
鉴别诊断	新生儿水肿	可由先天性心脏病、心功能不全、新生儿溶血、低蛋白血症、肾功能障碍、维生素 B_1 或维生素 E 缺乏等引起。生后任何时候均可发生，表现为凹陷性浮肿，但不硬，常见于眼睑、足背、外阴等处，皮肤不红，无体温下降
	新生儿皮下坏疽	常由金黄色葡萄球菌、链球菌感染引起，多见于背、臀、骶等受压部位，局部皮肤变硬、发红、边缘不清，病变中央初期较硬以后软化，先呈暗红色，以后变为黑色，重者可有出血和溃疡形成
治疗原则	温阳散寒、活血化瘀	

病情分度见表 9-3-4。

表 9-3-4 新生儿硬肿症诊断分度标准

分度	体温		硬肿范围	器官功能改变
	肛温（℃）	腋-肛温差		
轻度	≥35	正值	<20%	无或轻度功能低下
中度	<35	0 或正值	20%~50%	功能损害明显
重度	<30	负值	>50%	功能衰竭，DIC，肺出血

注：硬肿范围估算：头颈部 20%，双上肢 18%，前胸及腹部 14%，背部及腰骶部 14%，臀部 8%，双下肢 26%。

必考热点

1. 硬肿症主要发生在寒冷季节。
2. 硬肿症多发生在生后 7~10 天的新生儿，以胎怯儿多见。
3. 硬肿症的内因是肾阳虚衰，外因是感受寒邪。
4. 硬肿症的主要表现为低体温和皮肤硬肿。
5. 硬肿症的硬肿为对称性，依次为双下肢、臀、面颊、两上肢、背、腹、胸部等，可有凹陷性水肿。
6. 硬肿症的心电图呈现低电压、QT 延长、T 波低平或 ST 段下移。
7. 新生儿水肿可由先天性心脏病、心功能不全、新生儿溶血、低蛋白血症、肾功能障碍、维生素 B_1 或维生素 E 缺乏等引起。
8. 新生儿水肿在生后任何时候均可发生，表现为凹陷性浮肿，但不硬，常见于眼睑、足背、外阴等处，皮肤不红，无体温下降。
9. 新生儿皮下坏疽常由金黄色葡萄球菌、链球菌感染引起，多见于背、臀、骶等受压部位。
10. 硬肿症的治疗原则为温阳散寒、活血化瘀。

考点：硬肿症的辨证论治

硬肿症的辨证论治见表 9-3-5。

表 9-3-5 硬肿症的辨证论治

证型	主要证候	治法	方药
寒凝血涩证	全身欠温，四肢发凉，肌肤硬肿，难以捏起，硬肿多局限于臀、小腿、臂、面颊等部位，色暗红、青紫，或红肿如冻伤，哭声较低，精神萎靡，反应尚可，或伴呼吸不匀，气息微弱，指纹紫滞	温经散寒，活血通络	当归四逆汤
阳气虚衰证	全身冰冷，肌肤板硬而肿，范围波及全身，气息微弱，僵卧少动，哭声低怯，吸吮困难，反应极差，皮肤暗红，尿少或无，面色苍白，唇舌色淡，指纹淡红不显	益气温阳，通经活血	参附汤

必考热点

1. 硬肿症临床主要从虚、实、寒、瘀辨证。
2. 硬肿症寒凝血涩证应采取温经散寒，活血通络的治疗方法。
3. 治疗硬肿症寒凝血涩证的方药为当归四逆汤。
4. 患儿全身冰冷，肌肤板硬而肿，范围波及全身，气息微弱，僵卧少动，哭声低怯，吸吮困难，反应极差，皮肤暗红，尿少或无，面色苍白，唇舌色淡，指纹淡红不显。应使用益气温阳，通经活血的治疗方法。

考点：硬肿症的其他疗法

硬肿症的其他疗法见表 9-3-6。

表 9-3-6 硬肿症的其他疗法

中药外敷	生葱、生姜、淡豆豉各 30g。捣碎混匀，酒炒，热敷于局部。用于寒凝血涩证
	当归、红花、川芎、赤芍、透骨草各 15g，丁香、川乌、草乌、乳香、没药、肉桂各 7g。研末，加羊毛脂 100g，凡士林 900g，拌匀成膏。油膏均匀涂于纱布上，加温后敷于患处。1 日 1 次。用于阳气虚衰证
推拿疗法	万花油含红花、独活、三棱等 20 味药，功效为消肿散瘀，舒筋活络。施术者先洗净双手，手涂万花油，在患儿安静时用温暖双手推拿硬肿部位
复温疗法	轻度者先置于远红外线辐射台，调节温度至 34℃，利用远红外线辐射复温。30 分钟后置于预热到 32℃ 的暖箱中，恒温复温。中重度者，先置于远红外线辐射台上，以同样的温度和方法配合按摩复温，60～90 分钟后移入到预热好的 32℃ 暖箱中，每小时升高箱温 0.5～1.0℃（箱温不超过 34℃），恒温复温。轻中度患儿于 6～12 小时内、重度患儿于 12～24 小时内恢复正常体温

必考热点

1. 生葱、生姜、淡豆豉捣碎混匀，酒炒，热敷于局部可用于治疗硬肿症寒凝血涩证。
2. 推拿疗法治疗硬肿症具有消肿散瘀，舒筋活络的功效。

第三节 胎 黄

考点：胎黄的概述、病因病机、诊断与鉴别诊断

胎黄的概述、病因病机、诊断与鉴别诊断见表 9-3-7。

表 9-3-7 胎黄的概述、病因病机、诊断与鉴别诊断

概念	胎黄以婴儿出生后皮肤、面目出现黄疸为特征，因与胎禀因素有关，故称“胎黄”或“胎疸”		
概述	胎黄相当于西医学新生儿黄疸，包括了新生儿生理性黄疸和病理性高胆红素血症，如溶血性黄疸、肝细胞性黄疸、阻塞性黄疸、新生儿溶血症、胆汁淤阻、母乳性黄疸等。本病多见于早产儿、多胎儿、素体虚弱的新生儿。我国 50%足月儿及 80%早产儿可见黄疸。部分高未结合胆红素血症可引起胆红素脑病（核黄疸），一般多留有后遗症，严重者可死亡		
病因	新生儿病理性黄疸发生的原因很多，主要为胎禀湿蕴，如湿热郁蒸、寒湿阻滞，久则气滞血瘀		
病机	病变脏腑在肝胆、脾胃，其发病机制主要为脾胃湿热或寒湿内蕴，肝失疏泄，胆汁外溢而致发黄，日久则气滞血瘀而黄疸日深难退		
诊断要点	临床表现	病理性黄疸	黄疸出现早（生后 24 小时以内）、发展快（血清总胆红素每日上升幅度>85.5μmol/L 或每小时上升幅度>8.5μmol/L）、程度重（足月儿血清总胆红素>221μmol/L，早产儿>257μmol/L）、消退迟（黄疸持续时间足月儿>2 周，早产儿>4 周）或黄疸退而复现。伴随各种临床症状
	实验室检查	血清学检查	血清总胆红素（TBIL）升高，直接胆红素（DBIL）和/或间接胆红素（IBIL）升高，血清总胆汁酸（TBA）升高
		尿常规	尿胆红素、尿胆原阳性
		肝功能	谷丙转氨酶（GPT）、γ-谷氨酰转肽酶（γ-GT）、碱性磷酸酶（ALP）等可升高

续　表

鉴别诊断	生理性黄疸	生后第2~3日出现黄疸，第4~6日达高峰。足月儿在生后2周消退，早产儿可延迟至3~4周消退。黄疸程度轻，足月儿血清总胆红素≤221μmol/L，早产儿≤257μmol/L。在此期间，小儿一般情况良好，除偶有轻微厌食外，不伴有其他临床症状
	溶血性黄疸	生后24小时内出现黄疸并迅速加重，可有贫血及肝脾大，重者可见水肿及心力衰竭。严重者合并胆红素脑病，早产儿更易发生。见于母婴ABO血型不合和Rh血型不合溶血病、葡萄糖-6-磷酸脱氢酶缺乏症、遗传性球形红细胞增多症、地中海贫血等疾病
	新生儿感染性黄疸	表现为黄疸持续不退或2~3周后又出现。细菌感染是导致新生儿高胆红素血症的一个重要原因，以金黄色葡萄球菌、大肠杆菌引起的败血症多见；病毒所致感染多为宫内感染，如巨细胞病毒、乙肝病毒等
	阻塞性黄疸	常见原因为先天性胆道畸形，如先天性胆道闭锁、胆总管囊肿等。生后1~4周时出现黄疸，以结合胆红素升高为主；大便颜色渐变浅黄或白陶土色；尿色随黄疸加重而加深，尿胆红素阳性；肝脾大，肝功能异常；腹部B超、同位素胆道扫描、胆道造影可确诊
	母乳性黄疸	纯母乳喂养，生长发育好；除外其他引起黄疸的因素；试停母乳喂养48~72小时，胆红素下降30%~50%
治疗原则	生理性黄疸一般不需治疗。病理性黄疸以利湿退黄为基本治疗原则	

必考热点

1. 胎黄以婴儿出生后皮肤、面目出现黄疸为特征，与胎禀因素有关。
2. 胎黄多见于早产儿、多胎儿、素体虚弱的新生儿。
3. 新生儿病理性黄疸发生的原因很多，主要为胎禀湿蕴，久则气滞血瘀。
4. 胎黄的病变脏腑在肝胆、脾胃。其发病机制主要为脾胃湿热或寒湿内蕴，肝失疏泄，胆汁外溢而致发黄，日久则气滞血瘀而黄疸日深难退。
5. 溶血性黄疸见于母婴ABO血型不合和Rh血型不合溶血病、葡萄糖-6-磷酸脱氢酶缺乏症、遗传性球形红细胞增多症、地中海贫血等疾病。
6. 生理性黄疸患者可在生后第2~3日出现黄疸，第4~6日达到高峰。
7. 病理性黄疸患者的黄疸出现早、发展快、程度重、消退迟或黄疸退而复现。
8. 细菌感染是导致新生儿高胆红素血症的一个重要原因，以金黄色葡萄球菌、大肠杆菌引起的败血症多见。
9. 病理性黄疸以利湿退黄为基本治疗原则。

考点：胎黄的辨证论治

胎黄的辨证论治见表9-3-8。

表9-3-8　胎黄的辨证论治

证型		主要证候	治法	方药
常证	湿热郁蒸证	面目皮肤发黄，色泽鲜明如橘，哭声响亮，不欲吮乳，口渴唇干，或有发热，大便秘结，小便深黄，舌质红，苔黄腻	清热利湿退黄	茵陈蒿汤
	寒湿阻滞证	面目皮肤发黄，色泽晦暗，持久不退，精神委靡，四肢欠温，纳呆，大便溏薄色灰白，小便短少，舌质淡，苔白腻	温中化湿退黄	茵陈理中汤
	气滞血瘀证	面目皮肤发黄，颜色逐渐加深，晦暗无华，右胁下痞块质硬，肚腹膨胀，青筋显露，或见瘀斑、衄血，唇色暗红，舌见瘀点，苔黄	行气化瘀消积	血府逐瘀汤

续　表

证　型		主要证候	治　法	方　药
变证	胎黄动风证	黄疸迅速加重，嗜睡，神昏，抽搐，舌质红，苔黄腻	平肝息风，利湿退黄	羚角钩藤汤
	胎黄虚脱证	黄疸迅速加重，伴面色苍黄，浮肿，气促，神昏，四肢厥冷，胸腹欠温，舌淡苔白	大补元气，温阳固脱	参附汤合生脉散

必考热点

1. 患者面目皮肤发黄，颜色逐渐加深，晦暗无华，右胁下痞块质硬，肚腹膨胀，青筋显露，或见瘀斑、衄血，唇色暗红，舌见瘀点，苔黄。可使用的代表方剂是血府逐瘀汤。
2. 胎黄湿热郁蒸证应采取清热利湿退黄的治疗方法。
3. 治疗胎黄湿热郁蒸证的方药为茵陈蒿汤。
4. 治疗胎黄寒湿阻滞证的方药为茵陈理中汤。
5. 治疗胎黄气滞血瘀证采取行气化瘀消积的治疗方法。

考点：胎黄的其他疗法

胎黄的其他疗法见表 9-3-9。

表 9-3-9　胎黄的其他疗法

<table>
<tr><td rowspan="2">中药成药</td><td>茵栀黄口服液（颗粒）</td><td colspan="2">用于湿热郁蒸证</td></tr>
<tr><td>茵栀黄注射液</td><td colspan="2">每次 10~20ml，加 10%葡萄糖注射液，静脉滴注，1 日 1 次。用于湿热郁蒸证</td></tr>
<tr><td rowspan="2">药物外治</td><td>灌肠疗法</td><td colspan="2">茵陈蒿 10g，栀子 4g，大黄 3g，黄芩 4g，薏苡仁 10g，郁金 4g。水煎 2 次，浓缩过滤成 25ml，每日 1 剂，直肠滴注，连用 7 日</td></tr>
<tr><td>泡浴疗法</td><td colspan="2">茵陈蒿 30g，白头翁 30g，大黄 15g，黄柏 20g，黄芩 20g。煎水去渣，水温适宜时，让患儿浸浴，反复擦洗 10 分钟，1 日 1 次，连用 3 日</td></tr>
<tr><td rowspan="8">西医治疗</td><td rowspan="4">光照治疗</td><td colspan="2">最好选择蓝光。双面光疗法及非溶血性黄疸，采用 10~12 小时间断光疗；单面光疗法及溶血性黄疸，采用 24 小时持续光疗</td></tr>
<tr><td colspan="2">尽量裸露，用黑布遮盖，保护眼睛和生殖器</td></tr>
<tr><td colspan="2">光疗时不显性失水增加，因此光疗时液体入量需增加 15%~20%</td></tr>
<tr><td colspan="2">光疗时可出现发热、腹泻、皮疹、青铜症等，停止光疗可痊愈</td></tr>
<tr><td rowspan="4">病因治疗</td><td>感染性黄疸</td><td>选用有效抗生素，如羟氨苄青霉素、头孢氨噻肟、头孢三嗪等</td></tr>
<tr><td>肝细胞性黄疸</td><td>选用保肝利胆药，如肝泰乐、考来烯胺（消胆胺）</td></tr>
<tr><td>溶血性黄疸</td><td>光照疗法，肝酶诱导剂，输大剂量丙种球蛋白、血浆或白蛋白。严重时给予换血疗法</td></tr>
<tr><td>胆道闭锁</td><td>手术治疗</td></tr>
</table>

必考热点

1. 茵栀黄口服液（颗粒）和茵栀黄注射液用于胎黄湿热郁蒸证的治疗。
2. 使用蓝光治疗胎黄时，注意用黑布遮盖，保护眼睛和生殖器。
3. 使用蓝光治疗胎黄时可出现发热、腹泻、皮疹、青铜症等，停止光疗可痊愈。

第四单元　肺系病证

第一节　感　　冒

考点：感冒的概述、病因病机、诊断要点与鉴别诊断及治疗原则

感冒的概述、病因病机、诊断要点与鉴别诊断及治疗原则见表 9-4-1。

表 9-4-1　感冒的概述、病因病机、诊断要点与鉴别诊断及治疗原则

概述	以发热、鼻塞流涕、喷嚏、咳嗽为主要临床特征。一年四季均可发生，以气候骤变及冬春时节发病率较高。任何年龄皆可发病，婴幼儿更为多见。小儿具有肺脏娇嫩、脾常不足、肝火易亢的生理特点，患感冒后易出现夹痰、夹滞、夹惊的兼夹证
病因	以感受风邪为主，常兼杂寒、热、暑、湿、燥邪等，亦有感受时邪疫毒所致者。病变部位主要在肺，可累及肝脾
病机	肺卫失宣
诊断要点	气候骤变，冷暖失调，感受外邪，或有与感冒患者接触史
	发热、恶风寒、鼻塞流涕、喷嚏、咳嗽等为主症
	感冒伴兼夹证者，可见咳嗽加剧，喉间痰鸣；或脘腹胀满，不思饮食，呕吐酸腐，大便失调；或睡卧不宁，惊惕抽搐
	血常规检查：病毒感染者白细胞总数正常或偏少；细菌感染者白细胞总数及中性粒细胞均增多
	病原学检查：鼻咽分泌物病毒分离、咽拭子培养等可明确病原
与急性传染病早期鉴别诊断	多种急性传染病的早期都有类似感冒的症状，如麻疹、奶麻、丹痧、水痘等，应根据流行病学史、临床特点、实验室检查等加以鉴别
治疗原则	疏风解表

必考热点

1. 小儿感冒以发热、鼻塞流涕、喷嚏、咳嗽为主要临床特征。
2. 小儿感冒一年四季均可发生，以气候骤变及冬春时节发病率较高。
3. 小儿患感冒后易出现夹痰、夹滞、夹惊的兼夹证。
4. 小儿感冒的病因以感受风邪为主，常兼杂寒、热、暑、湿、燥邪等，亦有感受时邪疫毒所致者。
5. 小儿感冒的病变部位主要在肺，可累及肝脾。
6. 小儿感冒的病机关键为肺卫失宣。
7. 可明确小儿感冒病原的病原学检查方法为鼻咽分泌物病毒分离、咽拭子培养。
8. 小儿感冒以疏风解表为基本治疗原则。

考点：感冒的辨证论治

感冒的辨证论治见表 9-4-2。

表 9-4-2　感冒的辨证论治

证型			主要证候	治法	方药
主证	风寒感冒证		发热轻，恶寒重，无汗，头痛，流清涕，喷嚏，咳嗽，口不渴，咽不红，舌淡红，苔薄白，脉浮紧或指纹浮红	辛温解表，疏风散寒	荆防败毒散
	风热感冒证		发热重，恶风，有汗或少汗，头痛，鼻塞，流浊涕，喷嚏，咳嗽，痰稠色白或黄，咽红肿痛，口渴，舌质红，苔薄黄，脉浮数或指纹浮紫	辛凉解表，疏风清热	银翘散
	暑邪感冒证		发热，无汗或汗出热不解，头晕，头痛，鼻塞，身重困倦，胸闷泛恶，口渴心烦，厌食，或有呕吐、泄泻，小便短黄，舌质红，苔黄腻，脉数或指纹紫滞	清暑解表，化湿和中	新加香薷饮
	时邪感冒证		起病急骤，全身症状重，高热，恶寒，无汗或汗出热不解，头痛，心烦，目赤咽红，肌肉酸痛，腹痛，或有恶心、呕吐，舌质红，苔黄，脉数	清瘟解表消毒	银翘散合普济消毒饮
兼证	感冒夹痰证	风寒夹痰证	感冒兼见咳嗽较剧，痰多，喉间痰鸣	辛温解表，宣肺化痰	二陈汤、三拗汤
		风热夹痰证		辛凉解表，清肺化痰	桑菊饮、黛蛤散
	感冒夹滞证		感冒兼见脘腹胀满，不思饮食，呕吐酸腐，口气秽浊，大便酸臭，或腹痛泄泻，或大便秘结，舌苔厚腻	解表兼以消食导滞	加用保和丸
	感冒夹惊证		感冒兼见惊惕哭闹，睡卧不宁，甚至骤然抽风，舌质红，脉浮弦	解表兼以清热镇惊	加用镇惊丸

必考热点

1. 风寒感冒证应采用辛温解表、疏风散寒的治疗方法。
2. 治疗风寒感冒证的代表方剂为荆防败毒散；治疗风热感冒证的代表方剂为银翘散。
3. 感冒夹滞证应采用解表兼以消食导滞的治疗方法。
4. 感冒夹惊证的主要证候表现为感冒兼见惊惕哭闹，睡卧不宁，甚至骤然抽风，舌质红，脉浮弦。
5. 治疗感冒风寒夹痰证的方药为二陈汤、三拗汤；治疗感冒风热夹痰证的方药为桑菊饮、黛蛤散。
6. 治疗暑邪感冒证的代表方剂为新加香薷饮。

第二节　乳　　蛾

考点：乳蛾的概述、病因病机、诊断要点与鉴别诊断及治疗原则

乳蛾的概述、病因病机、诊断要点与鉴别诊断及治疗原则见表 9-4-3。

表 9-4-3　乳蛾的概述、病因病机、诊断要点与鉴别诊断及治疗原则

概述	乳蛾为小儿常见肺系疾病，因喉核红肿，形似乳头或蚕蛾，故称乳蛾，溃烂化脓为烂乳蛾，临床以咽痛、喉核红肿，甚则溃烂化脓为特征。据病程可分为急乳蛾和慢乳蛾
病因	外感风热，或平素过食辛辣炙煿之品，肺胃蕴热
病机	外感风热之邪犯肺，邪毒循经上逆，风热搏结与咽喉，导致喉核赤肿疼痛。若风热犯肺失治，化热入里，或素体肺胃热盛，复感外邪，循经上攻，搏结喉核，热毒炽盛，故见喉核溃烂化脓。因风热搏结或热毒炽盛之余，耗伤肺胃之阴，肺胃阴虚，虚火上炎，搏结咽喉，则喉核肿大，日久不消

续 表

诊断要点	以咽痛、吞咽困难为主要症状。急乳蛾有发热，慢乳蛾不发热或有低热
	急乳蛾起病较急，病程较短；反复发作则转化为慢乳蛾，病程较长
	咽部检查：急乳蛾可见扁桃体充血呈鲜红或深红色，肿大，表面可有脓点，严重者有小脓肿；慢乳蛾可见扁桃体肿大，充血呈碚红色，或不充血，表面或有脓点，或挤压后有少许脓液溢出
	实验室检查：急乳蛾及部分慢乳蛾者可见血白细胞总数及中性粒细胞增多
与感冒鉴别诊断	感冒以发热恶寒、鼻塞流涕、喷嚏、咳嗽为主要表现，也可有咽喉红赤。若以咽红、喉核红肿疼痛，甚至溃烂化脓等局部表现为主者，则诊断为乳蛾
治疗原则	清热解毒、利咽消肿

必考热点

1. 乳蛾的主要症状为咽痛、吞咽困难。
2. 急乳蛾在咽部检查中可见扁桃体充血呈鲜红或深红色，肿大，表面可有脓点，严重者有小脓肿。
3. 急乳蛾及部分慢乳蛾者在实验室检查中可见血白细胞总数及中性粒细胞增多。
4. 乳蛾以清热解毒、利咽消肿为基本治疗原则。

考点：乳蛾的辨证论治

乳蛾的辨证论治见表 9-4-4。

表 9-4-4 乳蛾的辨证论治

证型	主要证候	治法	方药
风热搏结证	喉核赤肿，咽喉疼痛，或咽痒不适，吞咽不利，发热重，恶寒轻，鼻塞流涕，头痛身痛，舌红，苔薄白或黄，脉浮数或指纹浮紫	疏风清热，利咽消肿	银翘马勃散
热毒炽盛证	喉核赤肿明显，甚至溃烂化脓，吞咽困难，壮热不退，口干口臭，大便干结，小便黄少，舌红，苔黄，脉数或指纹青紫	清热解毒，利咽消肿	牛蒡甘桔汤
肺胃阴虚证	喉核肿大暗红，咽干咽痒，日久不愈，干咳少痰，大便干结，小便黄少，舌质红，苔少，脉细数或指纹淡紫	养阴润肺，软坚利咽	养阴清肺汤

必考热点

1. 治疗乳蛾风热搏结证的代表方剂为银翘马勃散。

2. 患者，女性，表现为喉核赤肿明显，甚至溃烂化脓，吞咽困难，壮热不退，口干口臭，大便干结，小便黄少，舌红，苔黄，脉数或指纹青紫。该患者应首选牛蒡甘桔汤进行治疗。

3. 治疗乳蛾肺胃阴虚证的代表方剂为养阴清肺汤。

第三节 咳 嗽

考点：咳嗽的概述、病因病机、诊断要点与鉴别诊断及治疗原则

咳嗽的概述、病因病机、诊断要点与鉴别诊断及治疗原则见表 9-4-5。

表 9-4-5 咳嗽的概述、病因病机、诊断要点与鉴别诊断及治疗原则

概念	有声无痰为咳，有痰无声为嗽，有声有痰谓之咳嗽	
概述	一年四季均可发生，以冬春二季发病率高。任何年龄小儿皆可发病，以婴幼儿为多见。小儿咳嗽有外感和内伤之分，临床上小儿的外感咳嗽多于内伤咳嗽	
病因	主要外因为感受风邪，主要内因为肺脾虚弱	
病机	病变部位在肺，常涉及脾，基本病机为肺失宣肃	
诊断要点	病史	好发于冬春二季，常因气候变化而发病，病前多有感冒病史
	临床表现	以咳嗽、咯痰为主症。肺部听诊两肺呼吸音粗糙，可闻及干啰音或不固定的粗湿啰音
	辅助检查	X 线检查：胸片显示肺纹理增粗模糊，肺门阴影增深
		血常规：病毒感染者血白细胞总数正常或偏低；细菌感染者血白细胞总数及中性粒细胞增高
		病原学检查：取鼻咽或气管分泌物标本作病毒分离或桥联酶标法检测，有助于病毒学的诊断。血肺炎支原体抗体 IgG、IgM 检测用于肺炎支原体感染诊断。痰细菌培养，可作为细菌学诊断
鉴别诊断	肺炎喘嗽	以气喘、咳嗽、痰壅、发热为主症，双肺听诊吸气末可闻及固定的中细湿性啰音，胸部 X 线检查可见肺纹理增粗、紊乱及斑片状阴影
	原发型肺结核	以低热、咳嗽、盗汗为主要临床症状。多有结核病接触史，结核菌素试验阳性，气道排出物中可找到结核菌，胸部 X 线检查显示活动性原发型肺结核改变，纤维支气管镜检查可见明显的支气管结核病变
	支气管异物	有异物吸入史，突然出现呛咳，胸部 X 线检查可见纵隔摆动，纤维支气管镜检查可确定诊断
治疗原则	宣通肺气	

必考热点

1. 小儿咳嗽一年四季均可发生，以冬春二季发病率高。
2. 小儿咳嗽的主要外因为感受风邪，主要内因为肺脾虚弱。
3. 小儿咳嗽的病变部位在肺，常涉及脾，基本病机为肺失宣肃。
4. 小儿咳嗽的基本治疗原则为宣通肺气。

考点：咳嗽的辨证论治

咳嗽的辨证论治见表 9-4-6。

表 9-4-6 咳嗽的辨证论治

证型		主要证候	治法	方药
外感咳嗽	风寒咳嗽证	咳嗽频作、声重，咽痒，痰白清稀，鼻塞流清涕，恶寒无汗，发热头痛，全身酸痛，舌苔薄白，脉浮紧或指纹浮红	疏风散寒，宣肺止咳	杏苏散、金沸草散
	风热咳嗽证	咳嗽不爽，痰黄黏稠，不易咯出，口渴咽痛，鼻流浊涕，伴有发热恶风，头痛，微汗出，舌质红，苔薄黄，脉浮数或指纹浮紫	疏风解热，宣肺止咳	桑菊饮
	风燥咳嗽证	咳嗽痰少，或痰黏难咯，或干咳无痰，鼻燥咽干，口干欲饮，咽痒咽痛，皮肤干燥，或伴发热、鼻塞、咽痛等表证，大便干，舌质红，苔少乏津，脉浮数或指纹浮紫	疏风清肺，润燥止咳	清燥救肺汤、桑杏汤

续 表

证型		主要证候	治法	方药
内伤咳嗽	痰热咳嗽证	咳嗽痰多，色黄黏稠，难以咯出，甚则喉间痰鸣，或伴发热口渴，烦躁不安，小便黄少，大便干结，舌质红，苔黄腻，脉滑数或指纹青紫	清热化痰，宣肺止咳	清金化痰汤、清气化痰汤
	痰湿咳嗽证	咳声重浊，痰多壅盛，色白清稀，胸闷纳呆，困倦乏力，舌淡红，苔白腻，脉滑	燥湿化痰，宣肺止咳	二陈汤
	气虚咳嗽证	咳嗽反复不已，痰白清稀，面白无华，气短懒言，语声低微，自汗畏寒，平素易感冒，舌淡嫩，边有齿痕，脉细无力	健脾补肺，益气化痰	六君子汤
	阴虚咳嗽证	干咳无痰，或痰少而黏，或痰中带血，不易咯出，口渴咽干，喉痒，声音嘶哑，潮热盗汗，手足心热，大便干结，舌红，少苔，脉细数	滋阴润燥，养阴清肺	沙参麦冬汤

必考热点

1. 风寒咳嗽证应采用疏风散寒、宣肺止咳的治疗方法。

2. 治疗风寒咳嗽证的代表方剂为杏苏散、金沸草散；治疗风热咳嗽证的代表方剂为桑菊饮；治疗风燥咳嗽证的代表方剂为清燥救肺汤、桑杏汤。

3. 患儿，男，5岁。咳嗽痰多，色黄黏稠，难以咯出，甚则喉间痰鸣，或伴发热口渴，烦躁不安，小便黄少，大便干结，舌质红，苔黄腻，脉滑数或指纹青紫。该患者应采用清热化痰、宣肺止咳的治疗方法。

4. 治疗痰热咳嗽证的方剂为清金化痰汤、清气化痰汤；治疗痰湿咳嗽证的方剂为二陈汤；治疗气虚咳嗽证的方剂为六君子汤；治疗阴虚咳嗽证的方剂为沙参麦冬汤。

第四节　肺 炎 喘 嗽

考点：肺炎喘嗽的概述、病因病机、诊断要点与鉴别诊断及治疗原则

肺炎喘嗽的概述、病因病机、诊断要点与鉴别诊断及治疗原则见表9-4-7。

表9-4-7　肺炎喘嗽的概述、病因病机、诊断要点与鉴别诊断及治疗原则

概述	临床以发热、咳嗽、痰壅、气喘，肺部闻及中细湿啰音，X线胸片见炎性阴影为主要表现，重者可见张口抬肩、呼吸困难、面色苍白、口唇青紫等症。本病一年四季均可发生，但多见于冬春季节。好发于婴幼儿，年龄越小，发病率越高。本病若治疗及时得当，一般预后良好。病情较重者，容易合并心阳虚衰及邪陷心肝等严重变证		
病因	外因为感受风邪，或由其他疾病传变而来		
	内因为小儿肺脏娇嫩，卫外不固		
病机	病变部位主要在肺，病机关键为肺气郁闭，痰热是其病理产物		
诊断要点	临床表现	起病急，有气喘、咳嗽、痰鸣、发热等症	
		肺部听诊可闻及中、细湿啰音	
		新生儿患肺炎时，常以不乳、精神萎靡、口吐白沫等症状为主，而无上述典型表现	
	实验室及特殊检查	胸部X线	小斑片状阴影，也可出现不均匀的大片状阴影，或为肺纹理增多、紊乱，肺部透亮度增强或降低
		病原学检查	细菌培养、病毒学检查、肺炎支原体检测等可获得相应的病原学诊断
		血常规检查	细菌性肺炎，白细胞总数可升高，中性粒细胞增多。病毒性肺炎，白细胞总数正常或偏低
治疗原则	宣肺开闭，化痰平喘		

必考热点

1. 肺炎喘嗽临床以发热、咳嗽、痰壅、气喘，肺部闻及中细湿啰音，X线胸片见炎性阴影为主要表现。
2. 肺炎喘嗽的发病原因，外因为感受风邪，或由其他疾病传变而来。内因为小儿肺脏娇嫩，卫外不固。
3. 肺炎喘嗽的病变部位主要在肺，病机关键为肺气郁闭。
4. 新生儿患肺炎时，常以不乳、精神萎靡、口吐白沫等症状为主，而无其他典型表现。
5. 肺炎喘嗽的治疗，以宣肺开闭，化痰平喘为基本原则。

考点：肺炎喘嗽的辨证论治

肺炎喘嗽的辨证论治见表 9-4-8。

表 9-4-8　肺炎喘嗽的辨证论治

证型		主要证候	治法	方药
常证	风寒闭肺证	恶寒发热，头身痛，无汗，鼻塞流清涕，呛咳频作，呼吸气急，痰稀色白，咽不红，口不渴，面色淡白，纳呆，舌淡红，苔薄白，脉浮紧，指纹浮红	辛温宣肺，化痰止咳	华盖散
	风热闭肺证	发热恶风，头痛有汗，鼻塞流浊涕，咳嗽，气促，咯吐黄痰，咽红肿，喉核红肿，纳呆，舌质红，苔薄黄，脉浮数，指纹浮紫	辛凉宣肺，化痰止咳	麻杏石甘汤
	痰热闭肺证	发热烦躁，咳嗽喘促，气急鼻煽，咯痰黄稠或喉间痰鸣，口唇紫绀，咽红肿，面色红赤，口渴欲饮，大便干结，小便短黄，舌质红，苔黄，脉滑数，指纹紫滞，显于气关	清热涤痰，开肺定喘	麻杏石甘汤合葶苈大枣泻肺汤
	毒热闭肺证	壮热不退，咳嗽剧烈，痰黄稠难咯或痰中带血，气急喘憋，呼吸困难，鼻翼扇动，胸高胁满，张口抬肩，鼻孔干燥，面色红赤，口唇紫绀，涕泪俱无，烦躁不安或嗜睡，甚至神昏谵语，口渴引饮，便秘，小便黄少，舌红少津，苔黄腻或黄燥，脉洪数，指纹紫滞	清热解毒，泻肺开闭	黄连解毒汤合麻杏石甘汤
	阴虚肺热证	咳喘持久，低热盗汗，手足心热，干咳少痰，面色潮红，口干便结，舌红少津，苔少或花剥，脉细数，指纹淡紫	养阴清肺，润肺止咳	沙参麦冬汤
	肺脾气虚证	久咳、咳痰无力，痰稀白易咯，多汗，易感冒，纳呆便溏，面白少华，神疲乏力，舌质淡红，舌体胖嫩，苔薄白，脉细无力，指纹淡	补肺益气，健脾化痰	人参五味子汤
变证	心阳虚衰证	面色苍白，唇指紫绀，呼吸浅促、困难，四肢不温，多汗，胁下痞块，心悸动数，虚烦不安，神委淡漠，小便减少，舌质淡紫，脉细弱疾数，指纹紫滞，可达命关	温补心阳，救逆固脱	参附龙牡救逆汤
	邪陷厥阴证	壮热不退，口唇紫绀，气促，喉间痰鸣，烦躁不安，神昏谵语，双目上视，四肢抽搐，舌红，苔黄，脉细数，指纹青紫，可达命关	清心开窍，平肝息风	羚角钩藤汤合牛黄清心丸

必考热点

1. 肺炎喘嗽风寒闭肺证应采用辛温宣肺，化痰止咳的治疗方法。
2. 治疗肺炎喘嗽风寒闭肺证的代表方剂为华盖散，治疗肺炎喘嗽风热郁肺证的代表方剂为麻杏石甘汤。
3. 治疗肺炎喘嗽阴虚肺热证的代表方剂为沙参麦冬汤。
4. 治疗肺炎喘嗽心阳虚衰证的代表方剂为参附龙牡救逆汤；治疗肺炎喘嗽邪陷厥阴证的代表方剂为羚角钩藤汤合牛黄清心丸。

5. 患儿咳喘持久，低热盗汗，手足心热，干咳少痰，面色潮红，口干便结，舌红少津，苔少或花剥，脉细数，指纹淡紫。患儿应采取养阴清肺，润肺止咳的治疗方法。

考点：肺炎合并心力衰竭的诊断与治疗

肺炎合并心力衰竭的诊断与治疗见表 9-4-9。

表 9-4-9 肺炎合并心力衰竭的诊断与治疗

诊断	心率突然加快，超过 180 次/分
	呼吸突然加快，超过 60 次/分
	突然发生极度烦躁不安
	面色明显发绀，皮肤苍白、发灰、发花、发凉，指（趾）甲微血管再充盈时间延长，尿少或无尿
	心音低钝，有奔马律，颈静脉怒张，X 线检查示心脏扩大
	肝脏迅速扩大
	颜面、眼睑或下肢水肿
治疗	一般处理：给氧、祛痰、止咳、镇静及病因治疗
	洋地黄类药物的使用：首选毛花苷丙或毒毛旋花子苷 K 或地高辛。毛花苷丙剂量为每次 0.01~0.015mg/kg，静脉推注或加入点滴小壶中，必要时 2~3 小时重复给一次，以后改为地高辛洋地黄化。不严重的病例，一开始即可应用地高辛，口服剂量为：<2 岁 0.04~0.06mg/kg，>2 岁 0.03~0.04mg/kg。首次用化量的 2/5，以后每 6~8 小时给 1/5 量；末次给药 12 小时后开始用维持量，维持量每日为化量的 1/5，分 2 次服。静脉注射为口服量的 3/4。危急者选用毒毛旋花子苷 K 时可先用饱和量的 2/3，必要时 2~4 小时后重复使用首剂的半量
	必要时可使用利尿剂及血管扩张剂

必考热点

1. 肺炎合并心力衰竭的心率突然加快，超过 180 次/分；呼吸突然加快，超过 60 次/分。
2. 肺炎合并心力衰竭的心音低钝，有奔马律，颈静脉怒张，X 线检查示心脏扩大。
3. 肺炎合并心力衰竭的一般处理为给氧、祛痰、止咳、镇静及病因治疗。
4. 治疗肺炎合并心力衰竭的洋地黄类药物首选毛花苷丙（西地兰）或毒毛旋花子苷 K 或地高辛。

第五节 哮 喘

考点：哮喘的概述、病因病机、诊断要点与鉴别诊断及治疗原则

哮喘的概述、病因病机、诊断要点与鉴别诊断及治疗原则见表 9-4-10。

表 9-4-10 哮喘的概述、病因病机、诊断要点与鉴别诊断及治疗原则

概念	哮指声响言，喘指气息言；哮必兼喘，故通称哮喘
概述	临床以反复发作，发作时喘促气急、喉间哮鸣、呼吸困难、张口抬肩、摇身撷肚为主要特征。有明显的遗传倾向，发病年龄以 1~6 岁为多见，大多在 3 岁以内初次发作。发作有明显的季节性，冬春二季及气候骤变时易于发作。多数病儿可经治疗缓解或自行缓解，部分儿童哮喘在青春发育期可完全消失
病因	内因责之于肺、脾、肾三脏功能不足，导致痰饮内伏，成为哮喘之夙根
	外因责之于感受外邪，接触异物、异味以及嗜食咸酸等

续　表

病机	哮喘的病机关键在痰伏于肺，形成夙根，遇触即发。夙痰久伏先造成哮喘反复发作。哮喘发作的机制，在于外因引动伏痰，痰气相合。发作之时，痰随气升，气因痰阻，相互搏结，壅塞气道，气息不畅，因而产生呼吸喘促，呼气延长，痰随呼吸气息升降，发出哮鸣之声	
诊断要点	多有婴儿期湿疹史、过敏史、家族哮喘史	
	有反复发作的病史。发作多与某些诱发因素有关，如气候骤变，受凉受热，进食或接触某些过敏物质。发作之前多有喷嚏、鼻塞、咳嗽等先兆	
	常突然发作，发作时咳嗽阵作，喘促，气急，喉间痰鸣，甚至不能平卧，烦躁不安，口唇青紫	
	肺部听诊两肺可闻及哮鸣音，以呼气时明显，呼气延长。若支气管哮喘有继发感染，可闻及湿啰音	
	实验室检查：外周血嗜酸粒细胞增多。肺功能测定、支气管激发试验及支气管舒张试验阳性均有助于确诊哮喘	
鉴别诊断	咳嗽变异性哮喘	咳嗽持续>4周，常在夜间和/或清晨及运动后发作或加重，以干咳为主
		临床上无感染征象，或经较长时间抗生素治疗无效
		抗哮喘药物诊断性治疗有效
		排除其他原因引起的慢性咳嗽
	毛细支气管炎	多由呼吸道合胞病毒感染所致。常见于2岁以下婴幼儿，尤以2~6个月婴儿最为多见。发病季节以寒冷时多发。常于上呼吸道感染后2~3天出现咳嗽，发热，呼吸困难，喘憋来势凶猛，但中毒症状轻微。肺部听诊可闻及多量哮鸣音、呼气性喘鸣，当毛细支气管接近完全梗阻时，呼吸音可明显减低，往往听不到湿啰音。胸部X线常见不同程度梗阻性肺气肿和支气管周围炎，有时可见小点片状阴影或肺不张
	支气管肺炎（肺炎喘嗽）	以发热、咳嗽、痰壅、气急、鼻煽为主症。肺部听诊可闻及细湿啰音，以脊柱两旁及肺底部为多。胸部X线可见斑点状或片状阴影
治疗原则	发作期	攻邪以治其标，治肺为主，分辨寒热虚实而随证施治
	缓解期	扶正以治其本，调其肺脾肾等脏腑功能，消除伏痰夙根

必考热点

1. 哮喘临床以反复发作，发作时喘促气急、喉间哮鸣、呼吸困难、张口抬肩、摇身撷肚为主要特征。
2. 哮喘的病机关键在痰伏于肺，形成夙根，遇触即发。
3. 哮喘肺部听诊两肺可闻及哮鸣音，以呼气时明显。
4. 哮喘肺功能测定显示换气率和潮气量降低，残气容量增加。
5. 咳嗽变异性哮喘咳嗽持续>4周，常在夜间和/或清晨及运动后发作或加重，以干咳为主。
6. 毛细支气管炎多由呼吸道合胞病毒感染所致，常见于2岁以下婴幼儿。
7. 毛细支气管炎胸部X线常见不同程度梗阻性肺气肿和支气管周围炎，有时可见小点片状阴影或肺不张。

考点：哮喘的辨证论治

哮喘的辨证论治见表9-4-11。

表 9-4-11 哮喘的辨证论治

证型		主要证候	治法	方药
发作期	寒性哮喘	气喘，喉间哮鸣，咳嗽，胸闷，痰稀色白有泡沫，喷嚏鼻塞，流清涕，唇青，形寒肢凉，无汗，口不渴，小便清长，大便溏薄，咽不红，舌质淡红，苔薄白或白滑，脉浮紧，指纹红	温肺散寒，涤痰定喘	小青龙汤合三子养亲汤
	热性哮喘	气喘，声高息涌，喉向哮鸣，咳嗽痰壅，痰黏色黄难咯，胸闷，呼吸困难，鼻塞，流涕黄稠，身热，面红唇干，夜卧不安，烦躁不宁，口渴，小便黄赤、大便干，咽红，舌质红，苔薄黄或黄腻，脉滑数，指纹紫	清肺涤痰，止咳平喘	麻杏石甘汤合苏葶丸
	外寒内热证	气喘，喉间哮鸣，咳嗽痰黏，色黄难咳，胸闷，喷嚏，鼻塞，流清涕，恶寒，发热，面色红赤，夜卧不安，无汗，口渴，小便黄赤，大便干，咽红，舌质红，苔薄白或黄，脉浮紧或滑数，指纹浮红或沉紫	解表清里，止咳定喘	大青龙汤
	肺实肾虚证	气喘，喉间哮鸣，持续较久，喘促胸满，动则喘甚，咳嗽，痰稀色白易咯，形寒肢冷，面色苍白或晦滞少华，神疲倦息，小便清长，舌质淡，苔薄白或白腻，脉细弱或沉迟，指纹淡滞	泻肺平喘，补肾纳气	偏于肺实者，用苏子降气汤。偏于肾虚者，用都气丸合射干麻黄汤
缓解期	肺脾气虚证	反复感冒，气短自汗，咳嗽无力，形体消瘦，神疲懒言，面白少华或萎黄，纳差，便溏，舌质淡胖，苔薄白，脉细软，指纹淡	补肺固表，健脾益气	玉屏风散合人参五味子汤
	脾肾阳虚证	喘促乏力，动则气喘，气短心悸，咳嗽无力，形体消瘦，形寒肢冷，腰膝酸软，面白少华，腹胀，纳差，夜尿多，便溏，发育迟缓，舌质淡，苔薄白，脉细弱，指纹淡	温补脾肾，固摄纳气	金匮肾气丸
	肺肾阴虚证	喘促乏力，动则气喘，干咳少痰，痰黏难咯，咳嗽无力，盗汗，形体消瘦，腰膝酸软，面色潮红，午后潮热，口咽干燥，手足心热，便秘，舌红少津，苔花剥，脉细数，指纹淡红	养阴清热，敛肺补肾	麦味地黄丸

必考热点

1. 寒性哮喘应采用温肺散寒，涤痰定喘的治疗方法。
2. 治疗哮喘外寒内热证的代表方为大青龙汤。
3. 患儿，男，6岁。反复感冒，气短自汗，咳嗽无力，形体消瘦，神疲懒言，面白少华或萎黄，纳差，便溏，舌质淡胖，苔薄白，脉细软，指纹淡。该患者应使用玉屏风散合人参五味子汤进行治疗。
4. 哮喘肺肾阴虚证应采用养阴清热，敛肺补肾的治疗方法。
5. 治疗哮喘脾肾阳虚证的方药为金匮肾气丸；治疗哮喘肺肾阴虚证的方药为麦味地黄丸。

考点：哮喘的其他疗法

哮喘的其他疗法见表 9-4-12。

表 9-4-12 哮喘的其他疗法

针灸疗法	体针	取定喘、天突、内关。咳嗽痰多者，加膻中、丰隆。针刺，1 日 1 次。用于发作期，取大椎、肺俞、足三里、肾俞、关元、脾俞。每次取 3~4 穴，针刺加灸，隔日 1 次。在好发季节前作预防性治疗
	耳针	选喘点、内分泌、交感、肺、肾。用于哮喘发作期
中药敷贴疗法	白芥子、延胡索、甘遂、细辛、共研细末，加生姜汁调膏，分别贴在肺俞、心俞、膈俞、膻中穴。适用于哮喘缓解期。每年夏季三伏及冬季三九贴敷	

第六节 反复呼吸道感染

考点：反复呼吸道感染的概述、病因病机、诊断要点与鉴别诊断及治疗原则

反复呼吸道感染的概述、病因病机、诊断要点与鉴别诊断及治疗原则见表 9-4-13。

表 9-4-13 反复呼吸道感染的概述、病因病机、诊断要点与鉴别诊断及治疗原则

概念	是指呼吸道感染（包括上呼吸道感染、下呼吸道感染）年发病在一定次数以上者。反复呼吸道感染患儿简称“复感儿”	
概述	以感冒、乳蛾、咳嗽、肺炎喘嗽在一段时间内反复感染经久不愈为主要临床特征。一年四季均可发生，以冬春气候变化剧烈时尤易反复不已。发病年龄多见于 6 个月 ~6 岁的小儿，1~3 岁的婴幼儿最为常见。若反复呼吸道感染治疗不当，容易发生咳喘、水肿、痹证等病证，严重影响小儿的生长发育与身心健康	
病因	内因是禀赋虚弱，肺脾肾三脏功能不足，卫外不固	
	外因是喂养不当，精微摄取不足；调护失宜，外邪乘虚侵袭；用药不当，损伤正气；疾病所伤，正气未复	
病机	病机主要在于正虚邪伏，病位主要在肺，常涉及脾肾	
诊断要点	按不同年龄每年呼吸道感染的次数诊断见表 9-4-14	
	按半年内呼吸道感染的次数诊断	半年内呼吸道感染≥6 次，其中下呼吸道感染≥3 次（其中肺炎≥1 次）
鉴别诊断	哮喘	反复发作，但发作时呼吸困难，呼气延长，伴有哮鸣音，其发作多由异物过敏引起，包括特异性体质的内因和变态反应性的外因所致。也可因呼吸道感染而诱发，或病程中兼有感染
	咳嗽变异性哮喘	咳嗽经久不愈，以干咳为主，常在夜间和/或清晨及运动后发作或加重；常伴有过敏性鼻炎、湿疹等过敏性疾病；抗生素治疗无效，但抗哮喘药物治疗有效
治疗原则	迁延期	以扶正为主，兼以祛邪
	恢复期	固本为要，或补气固表，或温卫和营，或温补脾肾，或滋养肺脾

表 9-4-14 反复呼吸道感染诊断条件（次/年）

年龄（岁）	上呼吸道感染	下呼吸道感染	
		气管支气管炎	肺炎
0~2	7	3	2
~5	6	2	2
~14	5	2	2

注：①两次感染间隔时间至少 7 日以上。②若上呼吸道感染次数不够，可以将上、下呼吸道感染次数相加，反之则不能。但若反复感染是以下呼吸道为主，则应定义为反复下呼吸道感染。③确定次数需连续观察 1 年。④肺炎需由肺部体征和影像学证实，两次肺炎诊断期间肺炎体征和影像学改变应完全消失。

必考热点

1. 反复呼吸道感染患儿简称“复感儿”。
2. 反复呼吸道感染以感冒、乳蛾、咳嗽、肺炎喘嗽在一段时间内反复感染经久不愈为主要临床特征。
3. 反复呼吸道感染的发病年龄多见于 6 个月 ~6 岁的小儿，1~3 岁的婴幼儿最为常见。
4. 反复呼吸道感染的内因是禀赋虚弱，肺脾肾三脏功能不足，卫外不固。
5. 反复呼吸道感染的病机主要在于正虚邪伏，病位主要在肺，常涉及脾肾。

考点：反复呼吸道感染的辨证论治

反复呼吸道感染的辨证论治见表9-4-15。

表9-4-15　反复呼吸道感染的辨证论治

证型	主要证候	治法	方药
肺脾气虚证	反复外感，面黄少华，形体消瘦，肌肉松软，少气懒言，气短，自汗多汗，食少纳呆，大便不调，舌质淡，苔薄白，脉无力，指纹淡	补肺固表，健脾益气	玉屏风散合六君子汤
营卫失调证	反复外感，恶风、恶寒，面色少华，四肢不温，多汗易汗，舌淡红，苔薄白，脉无力，指纹淡红	调和营卫，益气固表	黄芪桂枝五物汤
脾肾两虚证	反复外感，面白少华，形体消瘦，肌肉松软，鸡胸龟背，腰膝酸软，形寒肢冷，发育落后，动则气喘，少气懒言，多汗易汗，食少纳呆，大便稀溏，舌质淡，苔薄白，脉沉细无力	温补肾阳，健脾益气	金匮肾气丸合理中丸
肺脾阴虚证	反复外感，面白颧红少华，食少纳呆，口渴，盗汗自汗，手足心热，大便干结，舌质红，苔少或花剥，脉细数，指纹淡红	养阴润肺，益气健脾	生脉散合沙参麦冬汤
肺胃实热证	反复外感，咽微红，口臭，口舌易生疮，汗多而黏，夜寐欠安，大便干，舌质红，苔黄，脉滑数	清泻肺胃	凉膈散加减

必考热点

1. 反复呼吸道感染肺脾气虚证应采用补肺固表、健脾益气的治疗方法。
2. 治疗反复呼吸道感染营卫失调证的代表方剂为黄芪桂枝五物汤。
3. 某患儿，反复外感，面黄少华，形体消瘦，肌肉松软，少气懒言，气短，自汗多汗，食少纳呆，大便不调，舌质淡，苔薄白，脉无力，指纹淡。治疗可使用玉屏风散合六君子汤。
4. 治疗反复呼吸道感染脾肾两虚证的代表方剂为金匮肾气丸合理中丸。

第五单元　脾系病证

第一节　鹅　口　疮

考点：鹅口疮的概述、病因病机、诊断要点与鉴别诊断及治疗原则

鹅口疮的概述、病因病机、诊断要点与鉴别诊断及治疗原则见表9-5-1。

表9-5-1　鹅口疮的概述、病因病机、诊断要点与鉴别诊断及治疗原则

概念	鹅口疮是以口腔、舌上蔓生白屑为主要临床特征的一种口腔疾病。因其状如鹅口，故称鹅口疮；因其色白如雪片，故又名"雪口"
概述	本病一年四季均可发生。多见于初生儿，以及久病体虚婴幼儿
病因	胎热内蕴，口腔不洁，感受秽毒之邪
病机	主要病变在心脾，因舌为心之苗，口为脾之窍，脾脉络于舌，若感受秽毒之邪，循经上炎，则发为口舌白屑之症。病机关键是火热之邪循经上炎，熏灼口舌

续　表

诊断要点	多见于新生儿，久病体弱者，或长期使用抗生素、激素患者	
	舌上、颊内、牙龈或上腭散布白屑，可融合成片。重者可向咽喉处蔓延，影响吸奶与呼吸，偶可累及食管、肠道、气管等	
	取白屑少许涂片，加10%氢氧化钠液，置显微镜下，可见白色念珠菌孢子及菌丝	
鉴别诊断	白喉	是一种传染病。白喉假膜多起于扁桃体，渐次蔓延于咽或鼻腔等处，其色灰白，不易擦去，若强力擦去则易出血，多有发热、喉痛、疲乏等症状，病情严重
	残留奶块	其状与鹅口疮相似，但以温开水或棉签轻拭，即可除去奶块
治疗原则	实火证	清泄心脾积热
	虚火证	滋肾养阴降火

必考热点

1. 鹅口疮是以口腔、舌上蔓生白屑为主要临床特征的一种口腔疾病。
2. 鹅口疮的发病，可由胎热内蕴，口腔不洁，感受秽毒之邪所致。
3. 鹅口疮的主要病变在心脾。
4. 取鹅口疮白屑少许涂片，加10%氢氧化钠液，置显微镜下，可见白色念珠菌孢子及菌丝。
5. 白喉假膜多起于扁桃体，渐次蔓延于咽或鼻腔等处。
6. 鹅口疮根据虚实辨证治疗，实火证应治以清泄心脾积热；虚火证应治以滋肾养阴降火。

考点：鹅口疮的辨证论治和其他疗法

1. 辨证论治　见表9-5-2。

表9-5-2　鹅口疮的辨证论治

证型	主要证候	治法	方药
心脾积热证	口腔满布白屑，周围黏膜红赤较甚，面赤，唇红，或伴发热、烦躁、多啼，口干或渴，大便干结，小便黄赤，舌红，苔薄白，脉滑或指纹青紫	清心泻脾	清热泻脾散
虚火上浮证	口腔内白屑散在，周围红晕不著，形体瘦弱，颧红，手足心热，口干不渴，舌红，苔少，脉细或指纹紫	滋阴降火	知柏地黄丸

2. 其他疗法　见表9-5-3。

表9-5-3　鹅口疮的其他疗法

外治疗法	生石膏2.5g，青黛1g，黄连1g，乳香1g，没药1g，冰片0.3g。共研细末，瓶装贮存。每次少许涂患处，1日4~5次。用于心脾积热证
	冰硼散、青黛散、珠黄散。每次适量，涂敷患处，1日3次。用于心脾积热证
	吴茱萸15g，胡黄连6g，大黄6g，生南星3g。共研细末，用醋调成糊状，晚上涂于患儿两足心，外加包扎，晨起除去。用于各种证型
西医治疗	2%碳酸氢钠溶液于哺乳前后清洗口腔，制霉菌素甘油涂患处，1日3~4次

必考热点

1. 治疗鹅口疮虚火上浮证选用知柏地黄丸；治疗心脾积热证选用清热泻脾散。
2. 鹅口疮心脾积热证应采用清心泻脾的治疗方法；虚火上浮证应采用滋阴降火的治疗方法。
3. 患儿，男，4岁。口腔满布白屑，周围黏膜红赤较甚，面赤，唇红，或伴发热、烦躁、多啼，口干或渴，大便干结，小便黄赤，舌红，苔薄白，脉滑或指纹青紫。该患者可诊断为心脾积热证。

第二节　口　　疮

考点：口疮的概述、病因病机、诊断要点与鉴别诊断及治疗原则

口疮的概述、病因病机、诊断要点与鉴别诊断及治疗原则见表9-5-4。

表9-5-4　口疮的概述、病因病机、诊断要点与鉴别诊断及治疗原则

概述	以齿龈、舌体、两颊、上腭等处出现黄白色溃疡，疼痛流涎，或伴发热为特征。本病可单独发生，也可伴发于其他疾病之中。一年四季均可发病，无明显的季节性。发病年龄以2~4岁为多见，预后良好。若体质虚弱，则口疮可反复出现，迁延难愈	
病因	主要为外感风热之邪；或饮食不节，蕴积生热；或禀赋不足，气阴两虚	
病机	主要病变在心脾胃肾。病机关键为心、脾、胃、肾素蕴积热或阴虚火旺，复感邪毒熏蒸口舌	
诊断要点	有喂养不当、过食炙煿或外感发热的病史	
	齿龈、舌体、两颊、上腭等处出现黄白色溃疡点，大小不等，甚则满口糜腐，疼痛流涎，可伴发热或颌下淋巴结肿大、疼痛	
	血常规检查：白细胞总数及中性粒细胞偏多或正常	
鉴别诊断	鹅口疮	多发生于初生儿或体弱多病的婴幼儿。口腔及舌上满布白屑，周围有红晕，其疼痛、流涎一般较轻
	手足口病	多见于4岁以下小儿，春夏季流行。除口腔黏膜溃疡之外，伴手、足、臀部皮肤疱疹
治疗原则	实证	清热解毒，泻心脾积热
	虚证	滋防降火，引火归原

必考热点

1. 小儿口疮以齿龈、舌体、两颊、上腭等处出现黄白色溃疡，疼痛流涎，或伴发热为特征。
2. 小儿口疮的病因主要为外感风热之邪；或饮食不节，蕴积生热；或禀赋不足，气阴两虚。
3. 小儿口疮的主要病变在心脾胃肾。
4. 口疮的治疗，实证治以清热解毒，泻心脾积热；虚证治以滋阴降火，引火归原。

考点：口疮的辨证论治

口疮的辨证论治见表9-5-5。

表9-5-5　口疮的辨证论治

证型	主要证候	治法	方药
风热乘脾证	以口颊、上腭、齿龈、口角溃烂为主，甚则满口糜烂，周围黏膜焮红，疼痛拒食，烦躁不安，口臭，涎多，小便短赤，大便秘结，或伴发热，舌红，苔薄黄，脉脉浮数，指纹紫	疏风散火，清热解毒	银翘散

续 表

证型	主要证候	治法	方药
心火上炎证	舌上、舌边溃疡，色赤疼痛，饮食困难，心烦不安，口干欲饮，小便短黄，舌尖红，苔薄黄，脉数，指纹紫	清心凉血，泻火解毒	泻心导赤散
虚火上浮证	口腔溃疡或糜烂，周围色不红或微红，疼痛不甚，反复发作或迁延不愈，神疲颧红，口干不渴，舌红，苔少或花剥，脉细数，指纹淡紫	滋阴降火，引火归原	六味地黄丸加肉桂

必考热点

1. 口疮风热乘脾证临床主要以口颊、上腭、齿龈、口角溃烂为主，甚则满口糜烂，周围黏膜焮红，疼痛拒食，烦躁不安，口臭，涎多，小便短赤，大便秘结，或伴发热，舌红，苔薄黄，脉浮数，指纹紫。
2. 口疮风热乘脾证应采用疏风散火，清热解毒的治疗方法。
3. 治疗口疮风热乘脾证的代表方剂为银翘散。
4. 口疮心火上炎证应采用清心凉血，泻火解毒的治疗方法。
5. 治疗口疮心火上炎证的代表方剂为泻心导赤散。

第三节 泄　泻

考点：泄泻的概述、病因病机、诊断要点与鉴别诊断及治疗原则

泄泻的概述、病因病机、诊断要点与鉴别诊断及治疗原则见表 9-5-6。

表 9-5-6 泄泻的概述、病因病机、诊断要点与鉴别诊断及治疗原则

概述	以大便次数增多，粪质稀薄或如水样为特征。一年四季均可发生，以夏秋季节发病率为高。不同季节发生的泄泻，其证候表现有所不同。2 岁以下小儿发病率高
病因	感受外邪、伤于饮食、脾胃虚弱
病机	主要病变在脾胃。基本病机为脾虚湿困
诊断要点	有乳食不节、饮食不洁，或冒风受寒、感受时邪病史
	大便次数较平时明显增多，重症达 10 次以上。粪便呈淡黄色或清水样；或夹奶块、不消化物，如同蛋花汤；或黄绿稀溏，或色褐而臭，夹少量黏液。可伴有恶心、呕吐、腹痛、发热、口渴等症
	重症泄泻，可见小便短少、高热烦渴、神疲委软、皮肤干瘪、囟门凹陷、目眶下陷、啼哭无泪等脱水征，以及口唇樱红、呼吸深长、腹胀等酸碱平衡失调和电解质紊乱的表现
	大便镜检可有脂肪球或少量白细胞、红细胞
	大便病原学检查可有轮状病毒等病毒检测阳性，或致病性大肠杆菌等细菌培养阳性
与痢疾鉴别诊断	痢疾急性起病，便次频多，大便稀，有黏冻脓血，腹痛明显，里急后重。大便常规检查脓细胞、红细胞多，可找到吞噬细胞；大便培养有痢疾杆菌生长
治疗原则	运脾化湿

必考热点

1. 小儿泄泻以大便次数增多，粪质稀薄或如水样为特征。
2. 小儿泄泻发生的原因，以感受外邪、伤于饮食、脾胃虚弱为多见。

3. 小儿泄泻的主要病变在脾胃。
4. 小儿泄泻的治疗，以运脾化湿为基本原则。

考点：泄泻的辨证论治

泄泻的辨证论治见表 9-5-7。

表 9-5-7　泄泻的辨证论治

证型		主要证候	治法	方药
常证	湿热泻证	大便水样，或如蛋花汤样，泻下急迫，量多次频，气味秽臭，或见少许黏液，腹痛时作，厌食，或伴呕恶，神疲乏力，或发热烦躁，口渴，小便短黄，舌质红，苔黄腻，脉滑数，指纹紫	清肠解热，化湿止泻	葛根黄芩黄连汤
	风寒泻证	大便清稀，夹有泡沫，臭气不甚，肠鸣腹痛，或伴恶寒发热，鼻流清涕，咳嗽，舌质淡，苔薄白，脉浮紧，指纹淡红	疏风散寒，化湿和中	藿香正气散
	伤食泻证	大便稀溏，夹有乳凝块或食物残渣，气味酸臭，或如败卵，脘腹胀满，便前腹痛，泻后痛减，腹痛拒按，嗳气酸馊，或有呕吐，不思乳食，夜卧不安，舌苔厚腻，或微黄，脉滑实，指纹滞	运脾和胃，消食化滞	保和丸
	脾虚泻证	大便稀溏，色淡不臭，多于食后作泻，时轻时重，面色萎黄，形体消瘦，神疲倦怠，舌淡苔白，脉缓弱，指纹淡	健脾益气，助运止泻	参苓白术散
	脾肾阳虚泻证	久泻不止，大便清稀，澄澈清冷，完谷不化，或见脱肛，形寒肢冷，面色㿠白，精神萎靡，睡时露睛，舌淡苔白，脉细弱，指纹色淡	温补脾肾，固涩止泻	附子理中汤合四神丸
变证	气阴两伤证	泻下过度，质稀如水，精神萎软或心烦不安，目眶及囟门凹陷，皮肤干燥或枯瘪，啼哭无泪，口渴引饮，小便短少，甚至无尿，唇红而干，舌红少津，苔少或无苔，脉细数	益气养阴	人参乌梅汤
	阴竭阳脱证	泻下不止，次频量多，精神萎靡，表情淡漠，面色青灰或苍白，哭声微弱，啼哭无泪，尿少或无，四肢厥冷，舌淡无津，脉沉细欲绝	回阳固脱	生脉散合参附龙牡救逆汤

必考热点

1. 泄泻湿热泻证应采用清肠解热，化湿止泻的治疗方法。
2. 泄泻脾肾阳虚泻证应采用温补脾肾，固涩止泻的治疗方法。
3. 治疗泄泻湿热泻证的方药为葛根黄芩黄连汤，治疗泄泻风寒泻证的方药为藿香正气散，治疗泄泻伤食泻证的方药为保和丸，治疗泄泻脾虚泻证的方药为参苓白术散。
4. 泄泻气阴两伤证应采用益气养阴的治疗方法。

第四节　厌　　食

考点：厌食的概述、病因病机、诊断要点与鉴别诊断及治疗原则

厌食的概述、病因病机、诊断要点与鉴别诊断及治疗原则见表 9-5-8。

表 9-5-8　厌食的概述、病因病机、诊断要点与鉴别诊断及治疗原则

概述	临床以较长时期厌恶进食、食量减少为特征。本病可发生于任何季节，但夏季暑湿当令之时，可使症状加重。各年龄儿童均可发病，以1~6岁为多见。患儿除厌食外，一般无其他明显不适，预后良好，但长期不愈者，可使气血生化乏源，转化为疳证
病因	病因常见者有喂养不当、脾胃湿热、他病伤脾、禀赋不足、情志失调、邪毒犯胃等，均可损伤脾胃正常纳化功能，致脾胃失和，纳化失职，而成厌食
病机	病位在脾胃。病机关键为脾胃不和，纳化失职。脾胃为后天之本，胃司受纳，脾主运化，脾胃调和，则知饥欲食，食而能化
诊断要点	有喂养不当、病后失调、先天不足或情志失调史
	长期厌食，食量明显少于同龄正常儿童
	面色少华，形体偏瘦，但精神尚好，活动如常
	除外其他外感、内伤慢性疾病
与疰夏鉴别诊断	疰夏为夏季季节性疾病，有“春夏剧，秋冬瘥”的发病特点。临床表现除厌食外，可见精神倦怠，大便不调，或有发热等症
治疗原则	运脾开胃

必考热点

1. 厌食是小儿时期的一种常见病证，临床以较长时期厌恶进食、食量减少为特征。
2. 厌食病因常见者有喂养不当、脾胃湿热、他病伤脾、禀赋不足、情志失调、邪毒犯胃等。
3. 疰夏为夏季季节性疾病，有“春夏剧，秋冬瘥”的发病特点。
4. 厌食的治疗，以运脾开胃为基本原则。

考点：厌食的辨证论治

厌食的辨证论治见表 9-5-9。

表 9-5-9　厌食的辨证论治

证型	主要证候	治法	方药
脾失健运证	厌食，食而乏味，可伴胸脘痞闷，嗳气泛恶，大便不调，偶尔多食后则脘腹饱胀，形体尚可，精神正常，舌淡红，苔薄白或薄腻，脉尚有力	调和脾胃，运脾开胃	不换金正气散
脾胃气虚证	不思进食，食而不化，大便溏薄夹不消化食物，面色少华，形体偏瘦，肢倦乏力，舌质淡，苔薄白，脉缓无力	健脾益气，佐以助运	异功散
脾胃阴虚证	不思进食，食少饮多，皮肤失润，大便偏干，小便短黄，甚或烦躁少寐，手足心热，舌红少津，苔少或花剥，脉细数	滋脾养胃，佐以助运	养胃增液汤

必考热点

1. 患儿，女，7岁。不思进食，食而不化，大便溏薄夹不消化食物，面色少华，形体偏瘦，肢倦乏力，舌质淡，苔薄白，脉缓无力。该患者可诊断为厌食脾胃气虚证。
2. 厌食脾胃气虚证应采用健脾益气，佐以助运的治疗方法。
3. 治疗厌食脾胃阴虚证的代表方剂为养胃增液汤。
4. 治疗厌食脾失健运证的代表方剂为不换金正气散。

第五节 积 滞

考点：积滞的概述、病因病机、诊断要点与鉴别诊断及治疗原则

积滞的概述、病因病机、诊断要点与鉴别诊断及治疗原则见表9-5-10。

表9-5-10 积滞的概述、病因病机、诊断要点与鉴别诊断及治疗原则

概述	以不思乳食，食而不化，脘腹胀满，嗳气酸腐，大便溏薄或秘结酸臭为特征。既可单独出现，也可夹杂于其他疾病中。各种年龄均可发病，但以婴幼儿为多见。禀赋不足，脾胃素虚，人工喂养及病后失调者更易罹患
病因	喂养不当，伤及脾胃，或脾胃虚损，复伤乳食
病机	病变脏腑在脾胃。因胃主受纳，脾失运化，一纳一化，饮食物得以消化。若脾胃受损，纳化失和，乳食停聚不消，积而不化，气滞不行，则成积滞。若积久不消，迁延失治，则可进一步损伤脾胃，导致气血生化乏源，营养及生长发育障碍，形体日渐消瘦，而转为疳证
诊断要点	有伤乳、伤食史
	以不思乳食，食而不化，脘腹胀满，嗳气酸腐，大便溏泄或便秘，气味酸臭为特征
	可伴有烦躁不安、夜间哭闹或呕吐等症
	大便化验检查可见不消化食物残渣、脂肪滴
与厌食鉴别诊断	厌食长期厌食，厌恶进食，一般无脘腹胀满、大便酸臭等症
治疗原则	以消食化积、理气行滞为基本原则。实证以消食导滞为主。虚实夹杂者宜消补兼施

必考热点

1. 积滞是指小儿内伤乳食，停聚中焦，积而不化，气滞不行所形成的一种胃肠疾病。
2. 积滞以不思乳食，食而不化，脘腹胀满，嗳气酸腐，大便溏薄或秘结酸臭为特征。
3. 积滞大便化验检查可见不消化食物残渣、脂肪滴。
4. 积滞的治疗以消食化积、理气行滞为基本原则。

考点：积滞的辨证论治

积滞的辨证论治见表9-5-11。

表9-5-11 积滞的辨证论治

证型	主要证候	治法	方药
乳食内积证	不思乳食，嗳腐酸馊或呕吐食物、乳片，脘腹胀满疼痛，大便酸臭，烦躁啼哭，夜眠不安，手足心热，舌质红，苔白厚或黄厚腻，脉象弦滑，指纹紫滞	消乳化食，和中导滞	乳积者，选消乳丸；食积者，选保和丸
脾虚夹积证	面色萎黄，形体消瘦，神疲肢倦，不思乳食，食则饱胀，腹满喜按，大便稀溏酸腥，夹有乳片或不消化食物残渣，舌质淡，苔白腻，脉细滑，指纹淡滞	健脾助运，消食化滞	健脾丸

必考热点

1. 积滞乳食内积证应采用消乳化食，和中导滞的治疗方法。
2. 积滞脾虚夹积证应采用健脾助运，消食化滞的治疗方法。
3. 治疗积滞脾虚夹积证的代表方剂为健脾丸。

第六节　疳　　证

考点：疳证的概述、病因病机、诊断要点与鉴别诊断及治疗原则

疳证的概述、病因病机、诊断要点与鉴别诊断及治疗原则见表 9-5-12。

表 9-5-12　疳证的概述、病因病机、诊断要点与鉴别诊断及治疗原则

概述	临床以形体消瘦，面色无华，毛发干枯，精神萎靡或烦躁，饮食异常为特征。本病发病无明显季节性，各种年龄均可罹患，临床尤多见于 5 岁以下小儿	
病因	饮食不节、喂养不当、营养失调、疾病影响、药物过伤以及先天禀赋不足	
病机	主要病变脏腑在脾胃，脾胃受损、气血津液耗伤为其基本病理改变	
	脾胃为后天之本，气血生化之源。脾健胃和，纳化正常，则气血津液化生有源，五脏六腑、四肢肌肉、筋骨皮毛得以濡润滋养。若脾胃受损，纳化失健，生化乏源，气血津液亏耗，则脏腑、肌肉、筋骨、皮毛无以濡养，日久则形成疳证	
诊断要点	有喂养不当或病后饮食失调及长期消瘦史	
	形体消瘦，体重比正常同年龄儿童平均值低 15%以上，面色不华，毛发稀疏枯黄；严重者干枯羸瘦，体重可比正常平均值低 40%以上	
	饮食异常，有大便干稀不调或脘腹膨胀等明显脾胃功能失调症状	
	兼有精神不振，或好发脾气、烦躁易怒，或喜揉眉擦眼，或吮指磨牙等症	
	贫血者，血红蛋白及红细胞减少。出现肢体浮肿，属于疳肿胀（营养性水肿）者，血清总蛋白大多在 45g/L 以下，血清白蛋白常在 20g/L 以下	
鉴别诊断	厌食	由喂养不当，脾胃运化功能失调所致，以长期厌食、食量减少、厌恶进食为主证，无明显消瘦，精神尚好，病在脾胃，不涉及他脏，一般预后良好
	积滞	以不思乳食、食而不化、脘腹胀满、大便酸臭为特征，与疳证以形体消瘦为特征有明显区别。但两者也有密切联系，若积久不消，影响水谷精微化生，致形体日渐消瘦，可转化为疳证
治疗原则	健运脾胃	

必考热点

1. 疳证的主要病变脏腑在脾胃，脾胃受损、气血津液耗伤为其基本病理改变。
2. 疳证表现为饮食异常，有大便干稀不调或脘腹膨胀等明显脾胃功能失调症状。
3. 疳证的治疗原则以健运脾胃为主。

考点：疳证的辨证论治

疳证的辨证论治见表 9-5-13。

表 9-5-13　疳证的辨证论治

证型		主要证候	治法	方药
常证	疳气证	形体略瘦，面色少华，毛发稀疏，不思饮食，精神欠佳，性急易怒，大便干稀不调，舌质略淡，苔薄微腻，脉细有力	调脾健运	资生健脾丸
	疳积证	形体明显消瘦，面色萎黄，肚腹膨胀，甚则青筋暴露，毛发稀疏结穗，性情烦躁，夜卧不宁，或见揉眉挖鼻，吮指磨牙，动作异常，厌食，或善食易饥，或嗜食异物，舌淡苔腻，脉沉细而滑	消积理脾	肥儿丸
	干疳证	形体极度消瘦，皮肤干瘪起皱，大肉已脱，皮包骨头，貌似老人，毛发干枯，面色㿠白，精神萎靡，啼哭无力，腹凹如舟，杳不思食，大便稀溏或便秘，舌淡嫩，苔少，脉细弱	补益气血	八珍汤
兼证	眼疳证	两目干涩，畏光羞明，眼角赤烂，甚则黑睛混浊，白翳遮睛，或有夜盲等	养血柔肝，滋阴明目	石斛夜光丸
	口疳证	口舌生疮，甚或满口糜烂，秽臭难闻，面赤心烦，夜卧不宁，小便短黄，或吐舌、弄舌，舌质红，苔薄黄，脉细数	清心泻火，滋阴生津	泻心导赤散
	疳肿胀证	足踝浮肿，甚或颜面及全身浮肿，面色无华，神疲乏力，四肢欠温，小便短少，舌淡嫩，苔薄白，脉沉迟无力	健脾温阳，利水消肿	防己黄芪汤合五苓散

必考热点

1. 疳气证、疳积证、干疳证属于常证；眼疳证、口疳证、疳肿胀证属于疳证兼证。
2. 治疗疳气证的代表方剂为资生健脾丸；治疗疳积证的代表方剂为肥儿丸；治疗干疳证的代表方剂为八珍汤。
3. 疳气证应采用调脾健运的治疗方法；疳积证应采用消积理脾的治疗方法；干疳证应采用补益气血的治疗方法。
4. 疳肿胀证应采用健脾温阳、利水消肿的治疗方法。

第七节　腹　　痛

考点：腹痛的概述、病因病机、诊断要点与鉴别诊断

腹痛的概述、病因病机、诊断要点与鉴别诊断见表 9-5-14。

表 9-5-14　腹痛的概述、病因病机、诊断要点与鉴别诊断

概述	小儿腹痛是指小儿胃脘以下、脐周及耻骨以上部位发生的疼痛，具体可分为胃脘以下、脐部以上的大腹痛；脐周部位的脐腹痛；脐部以下正中部位的小腹痛；脐部以下小腹两侧或一侧的少腹痛。腹痛发病无季节性，任何年龄都可发生
病因	小儿腹痛的发病原因较多，或因腹部中寒，或因乳食积滞，或因胃肠结热，或因素体脾胃虚寒，或因瘀血内阻所致
病机	病位主要在脾、胃、大肠，亦与肝有关。总的病机为气机不畅，气血运行受阻。病初多以实证为主，若因素体虚弱气滞血瘀者，则属虚实夹杂或虚多实少之证

续 表

诊断要点	病史	患儿可有外感寒邪、伤于乳食、脾胃虚寒、情志不畅等病史或诱因
	临床表现	表现在胃脘部、脐周部位、小腹两侧或一侧部位、下腹部正中部位
		腹痛时作时止、时轻时重，常有反复发作、发作后自行缓解的特点
		疼痛的性质可有隐痛、钝痛、胀痛、刺痛、掣痛等
		除外腹部器官器质性病变、全身性疾病及腹部以外器官疾病引起的腹痛
	实验室及特殊检查	血、尿、便检查，腹部超声检查、X 线检查等有助于临床诊断及鉴别诊断。腹腔穿刺、胃镜、腹腔镜、CT 等，根据病情及临床需要选择
鉴别诊断	腹部器官与非腹部器官引起的腹痛鉴别	应排除肛门、尿道、四肢、腰背等疼痛，应注意全身查体，注意有腹泻、呕吐等胃肠症状。此外，须注意呼吸道感染、病毒性心肌炎、代谢性疾病以及腹型癫痫等均可致急性腹痛
	腹部器质性病变腹痛与功能性腹痛鉴别	器质性病变指某器官有病理解剖上的变化，如阑尾炎、肠梗阻、腹膜炎、消化性溃疡等。器质性病变引起的腹痛比较持续，体征较固定，只要病变继续存在，腹痛也存在，有时还可由于肠蠕动或暂时的痉挛而引起阵发性腹痛加剧
	急腹症的鉴别	急腹症包括腹腔内脏器急性炎症、腹膜炎、肠梗阻及腹部损伤等。腹腔内脏器急性炎症主要症状为腹痛，继之发热，白细胞升高，腹部出现局限范围的压痛、肌紧张、反跳痛。腹膜炎以腹部出现局限或全腹压痛、肌紧张、反跳痛，腹胀，肠鸣音减弱或消失为主要表现。肠梗阻的主要症状为阵发性腹绞痛、呕吐、无大便等。腹部损伤则多有外伤史及腹膜刺激征表现
治疗原则	以调理气机，和中缓急为基本治则。根据不同病因分别治以温中散寒、消食导滞、通腑泄热、温阳补虚、活血化瘀等法	

必考热点

1. 小儿腹痛是指小儿胃脘以下、脐周及耻骨以上部位发生的疼痛。
2. 小儿腹痛的病位主要在脾、胃、大肠，亦与肝有关。
3. 小儿腹痛总的病机为气机不畅，气血运行受阻。

考点：腹痛的辨证论治

腹痛的辨证论治见表 9-5-15。

表 9-5-15 腹痛的辨证论治

证 型	证 候	治 法	方 药
腹部中寒证	腹部疼痛，拘急疼痛，得温则舒，遇寒痛甚，痛处喜暖，面色苍白，痛甚者额冷汗出，唇色紫暗，肢冷不温，或兼吐泻，小便清长，舌淡，苔白滑，脉沉弦紧，指纹红	温中散寒，理气止痛	养脏汤
乳食积滞证	脘腹胀满，按之痛甚，嗳腐吞酸，不思乳食，矢气频作或腹痛欲泻，泻后痛减，或有呕吐，吐物酸馊，大便秽臭，夜卧不安，时时啼哭，舌红，苔厚腻，脉沉滑，指纹紫滞	消食导滞，行气止痛	香砂平胃散
胃肠结热证	腹痛胀满，疼痛拒按，大便秘结，烦躁口渴，手足心热，口唇舌红，舌苔黄燥，脉滑数或沉实，指纹紫滞	通腑泄热，行气止痛	大承气汤
脾胃虚寒证	腹痛绵绵，时作时止，痛处喜按，得温则舒，面白少华，精神倦怠，手足清冷，乳食减少，或食后腹胀，大便稀溏，舌淡苔白，脉沉缓，指纹淡红	温中理脾，缓急止痛	小建中汤合理中丸
气滞血瘀证	腹痛经久不愈，痛有定处，痛如针刺，或腹部癥块拒按，肚腹硬胀，青筋显露，舌紫暗或有瘀点，脉涩，指纹紫滞	活血化瘀，行气止痛	少腹逐瘀汤

必考热点

1. 腹痛腹部中寒证的治疗方法为温中散寒，理气止痛。
2. 治疗腹痛乳食积滞证的方药为香砂平胃散。

第八节 便 秘

考点：便秘的概述、病因病机、诊断要点与鉴别诊断及治疗原则

便秘的概述、病因病机、诊断要点与鉴别诊断及治疗原则见表 9-5-16。

表 9-5-16 便秘的概述、病因病机、诊断要点与鉴别诊断及治疗原则

概述	便秘是指大便干燥坚硬，秘结不通，排便时间间隔延长，或虽有便意但排出困难的一种病证。本病可发生于任何年龄，一年四季均可发病。由于排便困难，部分小儿可发生厌食，烦躁不安，或可由于便时努力，引起肛裂、痔疮或脱肛	
病因	饮食因素、情志因素、正虚因素及热病伤津	
病机	主要病位在大肠，与脾、肝、肾三脏相关，病机关键是大肠传导功能失常	
诊断要点	病史	患儿可有喂养不当、挑食、偏食、外感时邪、情志不畅、脏腑虚损等病史
	临床表现	不同程度的大便干燥，轻者仅大便前部干硬，重者大便坚硬，状如羊屎
		排便次数减少，间隔时间延长，常 2~3 日排便 1 次，甚者可达 6~7 日 1 次，或虽排便间隔时间如常，但排便艰涩或时间延长，或便意频频，难以排出或排净
		伴有腹胀、腹痛、厌食、排便哭闹等症。可因便秘而发生肛裂、便血、痔疮。部分患儿左下腹部可触及粪块
鉴别诊断	先天性巨结肠	主要表现为顽固性便秘，新生儿有胎便排出延迟，小儿便秘症状进行性加重，伴有严重腹胀、消瘦、生长发育落后等。钡剂灌肠检查显示近直肠一乙状结肠处狭窄，上段结肠异常扩大
	机械性肠梗阻	主要表现为急性便秘，伴阵发性剧烈腹痛腹胀、恶心呕吐、肠鸣音亢进，腹部 X 线检查显示多个扩张肠袢及较宽液平面，结肠远端及直肠无气
治疗原则	治疗以润肠通便为基本法则。临证应根据病因不同，分别采用消食导滞、清热润肠、理气通便、益气养血等治法	

必考热点

1. 便秘的病因包括饮食因素、情志因素、正虚因素及热病伤津。
2. 便秘的病机关键是大肠传导功能失常。
3. 便秘的治疗以润肠通便为基本法则。

考点：便秘的辨证论治

便秘的辨证论治见表 9-5-17。

表 9-5-17 便秘的辨证论治

证 型	证 候	治 法	方 药
食积便秘证	大便秘结，脘腹胀满，不思饮食，或恶心呕吐，或有口臭，手足心热，小便黄少，舌质红，苔黄厚，脉沉有力，指纹紫滞	消积导滞通便	枳实导滞丸

续 表

证 型	证 候	治 法	方 药
燥热便秘证	大便干结，排便困难，甚则便秘不通，面赤身热，腹胀或痛，小便短赤，或口干口臭，或口舌生疮，舌质红，苔黄燥，脉滑实，指纹紫滞	清热润肠通便	麻子仁丸
气滞便秘证	大便秘结，欲便不得，甚或胸胁痞满，腹胀疼痛，嗳气频作，舌质红，苔薄白，脉弦，指纹滞	理气导滞通便	六磨汤
气虚便秘证	时有便意，大便不干燥，仍努挣难下，排便时汗出气短，便后神疲乏力，面色少华，舌淡苔薄，脉虚弱，指纹淡红	益气润肠通便	黄芪汤
血虚便秘证	大便干结，艰涩难下，面白无华，唇甲色淡，心悸目眩，舌质淡嫩，苔薄白，脉细弱，指纹淡	养血润肠通便	润肠丸

必考热点

1. 食积便秘证的治疗方法为消积导滞通便。
2. 治疗燥热便秘证的方药为麻子仁丸。

第九节 营养性缺铁性贫血

考点：营养性缺铁性贫血的概述、病因病机、诊断要点与鉴别诊断及治疗原则

营养性缺铁性贫血的概述、病因病机、诊断要点与鉴别诊断及治疗原则见表 9-5-18。

表 9-5-18 营养性缺铁性贫血的概述、病因病机、诊断要点与鉴别诊断及治疗原则

概述	营养性缺铁性贫血，是由于体内铁缺乏致使血红蛋白合成减少而引起的一种小细胞低色素性贫血。多见于婴幼儿，尤以 6 个月~3 岁最常见。轻度贫血可无自觉症状，中度以上的贫血，可出现头晕乏力、纳呆、烦躁等症，并有不同程度的面色苍白及指甲口唇和睑结膜苍白	
病因病机	先天禀赋不足、后天喂养不当、诸虫耗气伤血、急慢性出血外伤	
诊断要点	有明确的缺铁病史，如铁供给不足、吸收障碍、需要增多或慢性失血等	
	发病缓慢，皮肤黏膜逐渐苍白或苍黄，以口唇、口腔黏膜及甲床最为明显，神疲乏力，食欲减退。年长儿有头晕等症状。部分患儿可有肝脾大	
	实验室检查	贫血为小细胞低色素性，平均血红蛋白浓度（MCHC）<31%，红细胞平均体积（MCV）<80fl，平均血红蛋白（MCH）<27pg
		3 个月~6 岁血红蛋白<110g/L，6 岁以上血红蛋白<120g/L
		血清铁、总铁结合力、运铁蛋白饱和度、红细胞原卟啉、血清铁蛋白等异常
		铁剂治疗有效。用铁剂治疗 6 周后，血红蛋白上升 20g/L 以上
	病情分度见表 9-5-19	
鉴别诊断	再生障碍性贫血	简称再障，又称全血细胞减少症，临床以贫血、出血、感染等为特征。外周血象检查呈全血减低现象。骨髓象多部位增生减低
	营养性巨幼红细胞性贫血	维生素 B_{12} 缺乏或/和叶酸缺乏为主要病因，临床除贫血表现外，并有神经系统表现，重则出现震颤、肌无力等。血象呈大细胞性贫血。骨髓象增生明显活跃，以红细胞系统增生为主，各期幼红细胞均出现巨幼变
治疗原则	补其不足、培其脾肾、化生气血	

表 9-5-19 病情分度

	血红蛋白计数（g/L）	红细胞计数（$\times 10^{12}$/L）
轻度	90~110（6个月~6岁），90~120（6岁以上）	3~4
中度	60~90	2~3
重度	30~60	1×2
极重度	<30	<1

必考热点

1. 营养性缺铁性贫血，是由于体内铁缺乏致使血红蛋白合成减少而引起的一种小细胞低色素性贫血。

2. 营养性缺铁性贫血发病缓慢，皮肤黏膜逐渐苍白或苍黄，以口唇、口腔黏膜及甲床最为明显，神疲乏力，食欲减退。

3. 3个月~6岁营养性缺铁性贫血患儿的血红蛋白<110g/L，6岁以上血红蛋白<120g/L。

4. 再生障碍性贫血临床以贫血、出血、感染等为特征。

5. 引起营养性巨幼红细胞性贫血的主要病因是维生素 B_{12} 缺乏或/和叶酸缺乏。

6. 营养性缺铁性贫血的治疗原则是补其不足、培其脾肾、化生气血。

考点：营养性缺铁性贫血的辨证论治

营养性缺铁性贫血的辨证论治见表 9-5-20。

表 9-5-20 营养性缺铁性贫血的辨证论治

证型	主要证候	治法	方药
脾胃虚弱证	长期纳食不振，神疲乏力，形体消瘦，面色苍黄，唇淡甲白，大便不调，舌淡苔白，脉细无力，指纹淡红	健运脾胃，益气养血	六君子汤
心脾两虚证	面色萎黄或苍白，唇淡甲白，发黄稀疏，时有头晕目眩，心悸心慌，夜寐欠安，语声不振甚至低微，气短懒言，体倦乏力，厌食，舌淡红，脉细弱，指纹淡红	补脾养心，益气生血	归脾汤
肝肾阴虚证	面色皮肤黏膜苍白，爪甲色白易脆，发育迟缓，头晕目涩，两颧潮红，潮热盗汗，毛发枯黄，四肢震颤抽动，舌红，苔少或光剥，脉弦数或细数	滋养肝肾，益精生血	左归丸
脾肾阳虚证	面色㿠白，唇舌爪甲苍白，精神萎靡不振，纳谷不馨，或有大便溏泄，发育迟缓，毛发稀疏，四肢不温，舌淡苔白，脉沉细无力，指纹淡	温补脾肾，益阴养血	右归丸

必考热点

1. 患儿长期纳食不振，神疲乏力，形体消瘦，面色苍黄，唇淡甲白，大便不调，舌淡苔白，脉细无力，指纹淡红。应采取健运脾胃，益气养血的治疗方法。

2. 治疗营养性缺铁性贫血脾胃虚弱证的代表方剂为六君子汤；治疗营养性缺铁性贫血心脾两虚证的代表方剂为归脾汤；治疗营养性缺铁性贫血肝肾阴虚证的代表方剂为左归丸；治疗营养性缺铁性贫血脾肾阳虚证的代表方剂为右归丸。

第六单元　心肝病证

第一节　夜　啼

考点：夜啼的概述、病因病机、诊断要点与鉴别诊断及治疗原则

夜啼的概述、病因病机、诊断要点与鉴别诊断及治疗原则见表 9-6-1。

表 9-6-1　夜啼的概述、病因病机、诊断要点与鉴别诊断及治疗原则

概述	小儿白天能安静入睡，入夜则啼哭不安，时哭时止，或每夜定时啼哭，甚则通宵达旦，称为夜啼。多见于新生儿及婴儿
病因病机	主要因脾寒、心热、惊恐所致。脾寒腹痛是导致夜啼的常见病因
诊断要点	婴儿难以查明原因的入夜啼哭不安，时哭时止，或每夜定时啼哭，甚则通宵达旦，而白天如常
	临证必须详细询问病史，仔细检查身体，必要时辅以有关实验室检查，排除外感发热、口疮、肠套叠、寒疝等疾病，以免贻误患儿病情
与不适、拗哭鉴别诊断	小儿夜间若哺食不足或过食，尿布潮湿未及时更换，环境及衣被过冷或过热，襁褓中夹有硬件异物等，均可引起婴儿不适而啼哭，采取相应措施后则婴儿啼哭即止。有些婴儿因不良习惯而致夜间拗哭，如夜间开灯方寐、摇篮中摇摆方寐、怀抱方寐、边走边拍方寐的习惯等，注意纠正不良习惯后啼哭可以停止
治疗原则	脾寒气滞——温脾行气
	心经积热——清心导赤
	惊恐伤神——镇惊安神

必考热点

1. 夜啼主要因脾寒、心热、惊恐所致。
2. 导致夜啼的常见病因是脾寒腹痛。
3. 夜啼因脾寒气滞者，治以温脾行气；因心经积热者，治以清心导赤；因惊恐伤神者，治以镇惊安神。

考点：夜啼的辨证论治

夜啼的辨证论治见表 9-6-2。

表 9-6-2　夜啼的辨证论治

证型	主要证候	治法	方药
脾寒气滞证	啼哭时哭声低弱，时哭时止，睡喜蜷曲，腹喜摩按，四肢欠温，吮乳无力，胃纳欠佳，大便溏薄，小便色清，面色青白，唇色淡红，舌苔薄白，指纹多淡红	温脾散寒，行气止痛	乌药散合匀气散
心经积热证	啼哭时哭声较响，见灯尤甚，哭时面赤唇红，烦躁不宁，身腹俱暖，大便秘结，小便短赤，舌尖红，苔薄黄，指纹多紫	清心导赤，泻火安神	导赤散
惊恐伤神证	夜间突然啼哭，似见异物状，神情不安，时作惊惕，紧偎母怀，面色乍青乍白，哭声时高时低，时急时缓，舌苔正常，脉数，指纹色紫	定惊安神，补气养心	远志丸

必考热点

1. 患儿，啼哭时哭声低弱，时哭时止，睡喜蜷曲，腹喜摩按，四肢欠温，吮乳无力，胃纳欠佳，大便溏薄，小便色清，面色青白，唇色淡红，舌苔薄白，指纹多淡红。该患儿可诊断为脾寒气滞证。
2. 脾寒气滞证应采取温脾散寒，行气止痛的治疗方法。
3. 治疗夜啼心经积热证的代表方剂为导赤散；治疗夜啼惊恐伤神证的代表方剂为远志丸。
4. 夜啼惊恐伤神证应采用定惊安神，补气养心的治疗方法。

第二节 汗 证

考点：汗证的概述、病因病机、诊断要点与鉴别诊断及治疗原则

汗证的概述、病因病机、诊断要点与鉴别诊断及治疗原则见表 9-6-3。

表 9-6-3 汗证的概述、病因病机、诊断要点与鉴别诊断及治疗原则

概述	在安静状态下，正常环境中，全身或局部出汗过多，甚则大汗淋漓。多发生于5岁以内的小儿	
病因	多由体虚所致。其主要病因为禀赋不足，调护失宜	
病机	表虚不固，卫失外护；营卫失调，腠理不密；气阴亏虚，汗液外泄；湿热迫蒸，外泄肌表	
诊断要点	小儿在安静状态下及正常环境中，全身或局部出汗过多，甚则大汗淋漓	
	寐则汗出，醒时汗止者，称为盗汗；不分寤寐而汗出过多者，称为自汗	
	排除因环境、活动等客观因素及风湿热、结核病等疾病引起的出汗	
鉴别诊断	脱汗	发生于病情危笃之时，出现大汗淋漓，或汗出如油，伴有肢冷、脉微、呼吸微弱，甚至神志不清等
	战汗	在恶寒发热时全身战栗，随之汗出淋漓，或但热不寒，或汗出身凉，常出现在热病病程中
	黄汗	汗色发黄，染衣着色如黄柏色，多见于黄疸及湿热内盛者
治疗原则	补虚	

必考热点

1. 汗证多发生于5岁以内的小儿。
2. 小儿汗证的主要病因为禀赋不足，调护失宜。
3. 汗证以虚为主，补虚是其基本治疗原则。

考点：汗证的辨证论治

汗证的辨证论治见表 9-6-4。

表 9-6-4 汗证的辨证论治

证型	主要证候	治法	方药
肺卫不固证	以自汗为主，或伴盗汗，以头颈、胸背部汗出明显，动则尤甚，神疲乏力，面色少华，平时易患感冒，舌质淡，苔薄白，脉细弱	益气固表	玉屏风散合牡蛎散
营卫失调证	以自汗为主，或伴盗汗，汗出遍身而抚之不温，畏寒恶风，不发热，或伴有低热，精神疲倦，胃纳不振，舌质淡红，苔薄白，脉缓	调和营卫	黄芪桂枝五物汤

续 表

证型	主要证候	治法	方药
气阴亏虚证	以盗汗为主，也常伴自汗，形体消瘦，汗出较多，神萎不振，心烦少寐，寐后汗多，或伴低热、口干、手足心灼热，哭声无力，口唇淡红，舌质淡，苔少或见剥苔，脉细弱或细数	益气养阴	生脉散、当归六黄汤
湿热迫蒸证	汗出过多，以额、心胸为甚，汗出肤热，汗渍色黄，口臭，口渴不欲饮，小便色黄，舌质红，苔黄腻，脉滑数	清热泻脾	泻黄散

必考热点

1. 汗证肺卫不固证以自汗为主，或伴盗汗，以头颈、胸背部汗出明显，动则尤甚，神疲乏力，面色少华，平时易患感冒，舌质淡，苔薄白，脉细弱。
2. 患儿，男，10 岁。以自汗为主，或伴盗汗，汗出遍身而抚之不温，畏寒恶风，不发热，或伴有低热，精神疲倦，胃纳不振，舌质淡红，苔薄白，脉缓。患者应采取调和营卫的治疗方法。
3. 治疗汗证气阴亏虚证的代表方剂为生脉散、当归六黄汤。
4. 汗证湿热迫蒸证应采用清热泻脾的治疗方法。
5. 治疗汗证湿热迫蒸证的代表方剂为泻黄散。

第三节 病毒性心肌炎

考点：病毒性心肌炎的概述、病因病机、诊断要点与鉴别诊断及治疗原则

病毒性心肌炎的概述、病因病机、诊断要点与鉴别诊断及治疗原则见表 9-6-5。

表 9-6-5 病毒性心肌炎的概述、病因病机、诊断要点与鉴别诊断及治疗原则

概述	是由病毒感染引起的以局限性或弥漫性心肌炎性病变为主的疾病。以神疲乏力、面色苍白、心悸、气短、肢冷、多汗为临床特征。本病发病以 3~10 岁小儿为多		
病因	小儿素体正气亏虚是发病之内因，温热邪毒侵袭是发病之外因		
病机	小儿肺脏娇嫩，卫外不固，脾常不足，易遭风热、湿热时邪所侵		
诊断要点	病史	发病前有感冒、泄泻、风疹等病史	
	临床表现	心功能不全、心源性休克或心脑综合征。明显心悸、胸闷、乏力、气短、面色苍白、肢冷、多汗、脉结代等表现	
		心脏听诊可有心音低钝，心率加快，心律不齐，奔马律等	
	辅助检查	X 线或超声心动图检查示心脏扩大；心电图示Ⅰ、Ⅱ、aVF、V5 导联中 2 个或 2 个以上 ST-T 改变持续 4 天以上，以及其他严重心律失常；血清肌酸激酶同工酶（CK-MB）升高，心肌肌钙蛋白（cTnI 或 cTnT）阳性	
	分期	急性期	新发病，症状及体征明显且多变，一般病程在半年以内
		迁延期	临床症状反复出现，客观检查指标迁延不愈，病程多在半年以上
		慢性期	进行性心脏增大，反复心力衰竭或心律失常，病情时轻时重，病程在 1 年以上

续 表

鉴别诊断	风湿性心肌炎	亦可出现发热、心悸、头晕、心律失常等类似本病的表现，但病前1~3周多有链球菌感染史，风湿活动期表现明显，如发热、关节炎、皮下结节、环形红斑、红细胞沉降率增快、抗链球菌溶血素“O”增高，心电图PR间期增长，病原学检测有助鉴别
	中毒性心肌炎	由非病毒性病原体，如细菌、真菌、立克次体、支原体等的毒素引起，可有类似本病的胸闷、憋气、心悸、乏力等表现，但几乎均见其原发病的特殊临床表现，如大叶性肺炎、支原体肺炎、伤寒等，而且中毒症状明显，如高热、苍白、神疲、白细胞及中性粒细胞增高等，以此鉴别
治疗原则	扶正祛邪，清热解毒；活血化瘀，温振心阳，养心固本	

必考热点

1. 病毒性心肌炎是由病毒感染引起的以局限性或弥漫性心肌炎性病变为主的疾病。
2. 病毒性心肌炎以神疲乏力、面色苍白、心悸、气短、肢冷、多汗为临床特征。
3. 病毒性心肌炎的发病内因是小儿素体正气亏虚，发病的外因是温热邪毒侵袭。
4. 病程早期患儿血中特异性IgM抗体阳性，结合临床表现可考虑心肌炎系病毒引起。
5. 病毒性心肌炎的治疗原则为扶正祛邪，清热解毒，活血化瘀，温振心阳，养心固本。

考点：病毒性心肌炎的辨证论治

病毒性心肌炎的辨证论治见表9-6-6。

表9-6-6 病毒性心肌炎的辨证论治

证型	主要证候	治法	方药
风热犯心证	发热，低热绵延，或不发热，鼻塞流涕，咽红肿痛，咳嗽有痰，肌痛肢楚，头晕乏力，心悸气短，胸闷胸痛，舌质红，舌苔薄，脉数或结代	清热解毒，宁心复脉	银翘散
湿热侵心证	寒热起伏，全身肌肉酸痛，恶心呕吐，腹痛泄泻，心悸胸闷，肢体乏力，舌质红，苔黄腻，脉濡数或结代	清热化湿，宁心复脉	葛根黄芩黄连汤
气阴亏虚证	心悸不宁，活动后尤甚，少气懒言，神疲倦怠，头晕目眩，烦热口渴，夜寐不安，舌光红少苔，脉细数或促或结代	益气养阴，宁心复脉	炙甘草汤合生脉散
心阳虚弱证	心悸怔忡，神疲乏力，畏寒肢冷，面色苍白，头晕多汗，甚则肢体浮肿，呼吸急促，舌质淡胖或淡紫，脉缓无力或结代	温振心阳，宁心复脉	桂枝甘草龙骨牡蛎汤
痰瘀阻络证	心悸不宁，胸闷憋气，心前区痛如针刺，脘闷呕恶，面色晦暗，唇甲青紫，舌体胖，舌质紫暗，或舌边尖见有瘀点，舌苔腻，脉滑或结代	豁痰化瘀，宁心通络	栝楼薤白半夏汤合失笑散

必考热点

1. 风热犯心证的临床证候表现为发热，低热绵延，或不发热，鼻塞流涕，咽红肿痛，咳嗽有痰，肌痛肢楚，头晕乏力，心悸气短，胸闷胸痛，舌质红，舌苔薄，脉数或结代。
2. 病毒性心肌炎风热犯心证应采用清热解毒，宁心复脉的治疗方法。
3. 治疗病毒性心肌炎风热犯心证的代表方剂为银翘散。
4. 病毒性心肌炎湿热侵心证应采用清热化湿，宁心复脉的治疗方法。
5. 治疗病毒性心肌炎心阳虚弱证的代表方剂为桂枝甘草龙骨牡蛎汤。

考点：病毒性心肌炎的西医治疗

1. 重症患儿应卧床休息以减轻心脏负担及减少耗氧量。心脏扩大及并发心力衰竭者，应延长卧床时间，至少3~6个月。

2. 针对心肌治疗 ①大剂量维生素C，100mg/kg，加入10%葡萄糖注射液100~150ml静脉点滴，1日1次。辅酶Q_{10}，每日1mg/kg，分2次口服。1,6-二磷酸果糖，每次100~250mg/kg，静脉点滴，1日1次。②免疫抑制剂。重症患儿可用地塞米松或氢化可的松静脉滴注。

3. 出现心力衰竭，可用强心剂如地高辛或毛花苷丙（西地兰），剂量为常规量的1/3~2/3，注意防止洋地黄中毒。

4. 严重心律失常，选用心律平、慢心律（美西律）等抗心律失常药。

必考热点

1. 心脏扩大及并发心力衰竭的病毒性心肌炎患者，最少应卧床休息3~6个月。
2. 病毒性心肌炎严重心律失常时，可选用心律平、慢心律等抗心律失常药。

第四节 注意力缺陷多动障碍

考点：注意力缺陷多动障碍的概述、病因病机、诊断要点与鉴别诊断及治疗原则

注意力缺陷多动障碍的概述、病因病机、诊断要点与鉴别诊断及治疗原则见表9-6-7。

表9-6-7 注意力缺陷多动障碍的概述、病因病机、诊断要点与鉴别诊断及治疗原则

概述	又称轻微脑功能障碍综合征，以注意力不集中，自我控制差，动作过多，情绪不稳，冲动任性，伴有学习困难，但智力正常或基本正常为主要临床特征。本病男孩多于女孩，多见于学龄期儿童。发病与遗传、环境、产伤等有一定关系
病因病机	病因主要有先天禀赋不足，或后天护养不当，外伤，病后，情志失调等。病机关键为脏腑功能失常，阴阳平衡失调
诊断要点	多见于学龄期儿童，男性多于女性
	注意力涣散，上课时思想不集中，话多，坐立不安，在不该动的场合乱跑乱爬，喜欢做小动作，活动过度，做事粗心大意，不能按要求做事，经常忘事
	情绪不稳，冲动任性，动作笨拙，学习成绩差，但智力正常
	翻手试验、指鼻试验、指指试验阳性
与正常顽皮儿童鉴别诊断	正常顽皮儿童虽有时出现注意力不集中，但大部分时间仍能正常学习，功课作业完成迅速。能遵守纪律，上课一旦出现小动作，指出即能自我制约停止
治疗原则	以调和阴阳为治疗原则。心肾不足者，治以补益心肾；肾虚肝亢者，治以滋肾平肝；心脾气虚者，治以补益心脾。病程中见有痰浊、痰火、瘀血等兼证，则佐以化痰、清热、祛瘀等治法

必考热点

1. 注意力缺陷多动症的病因主要有先天禀赋不足，或后天护养不当，外伤，病后，情志失调等。
2. 注意力缺陷多动症患儿的翻手试验、指鼻试验、指指试验阳性。
3. 注意力缺陷多动症以调和阴阳为治疗原则。

考点：注意力缺陷多动障碍的辨证论治

注意力缺陷多动障碍的辨证论治见表 9-6-8。

表 9-6-8　注意力缺陷多动障碍的辨证论治

证型	主要证候	治法	方药
肝肾阴虚证	多动难静，急躁易怒，冲动任性，难以自控，神思涣散，注意力不集中，难以静坐，或有记忆力欠佳、学习成绩低下，或有遗尿、腰酸乏力，或有五心烦热、盗汗、大便秘结，舌质红，舌苔薄，脉细弦	滋养肝肾，平肝潜阳	杞菊地黄丸
心脾两虚证	神思涣散，注意力不能集中，神疲乏力，形体消瘦或虚胖，多动而不暴躁，言语冒失，做事有头无尾，睡眠不实，记忆力差，伴自汗盗汗，偏食纳少，面色无华，舌质淡，苔薄白，脉虚弱	养心安神，健脾益气	归脾汤合甘麦大枣汤
痰火内扰证	多动多语，烦躁不宁，冲动任性，难以制约，兴趣多变，注意力不集中，胸中烦热，懊憹不眠，纳少口苦，便秘尿赤，舌质红，苔黄腻，脉滑数	清热泻火，化痰宁心	黄连温胆汤

必考热点

1. 患儿，男，8 岁。多动难静，急躁易怒，冲动任性，难以自控，神思涣散，注意力不集中，难以静坐，或有记忆力欠佳、学习成绩低下，或有遗尿、腰酸乏力，或有五心烦热、盗汗、大便秘结，舌质红，舌苔薄，脉细弦。该患儿可采取滋养肝肾，平肝潜阳的治疗方法。
2. 治疗注意力缺陷多动症肝肾阴虚证的代表方剂为杞菊地黄丸。
3. 治疗注意力缺陷多动症痰火内扰证的代表方剂为黄连温胆汤。

第五节　抽动障碍

考点：抽动障碍的概述、病因病机、诊断要点与鉴别诊断及治疗原则

抽动障碍的概述、病因病机、诊断要点与鉴别诊断及治疗原则见表 9-6-9。

表 9-6-9　抽动障碍的概述、病因病机、诊断要点与鉴别诊断及治疗原则

概述	主要表现为不自主、无目的、反复、快速的一个部位或多部位肌群运动抽动和发声抽动，并可伴发其他行为症状，包括注意力不集中、多动、自伤和强迫障碍等。起病在 2~12 岁，发病无季节性，男孩发病率较女孩约高 3 倍，病程不一，可自行缓解或加重，如长期持续，可成为慢性神经精神障碍
病因	与先天禀赋不足、产伤、窒息、感受外邪、情志失调等因素有关，多由五志过极，风痰内蕴而引发
病机	病位主要在肝，与心、脾、肾密切相关。肝风内动是本病的主要病理特征
诊断要点	起病年龄在 2~12 岁，可有疾病后及情志失调的诱因，或有家族史
	不自主的眼、面、颈、肩及上下肢肌肉快速收缩，以固定方式重复出现，无节律性，入睡后消失。在抽动时，可出现异常的发音，如咯咯、咳声、呻吟声或粗言秽语
	抽动能受意志遏制，可暂时不发作
	病状呈慢性过程，但病程呈明显波动性
	实验室检查多无特殊异常，脑电图正常或非特异性异常。智力测试基本正常

续　表

鉴别诊断	风湿性舞蹈病	6岁以后多见，女孩居多，是风湿热主要表现之一。常表现为四肢较大幅度的无目的而不规则的舞蹈样动作，生活经常不能自理，常伴肌力及肌张力减低，并可有风湿热其他症状。无发声抽动或秽语症状。抗链球菌溶血素"O"增高。抗风湿治疗有效
	肌阵挛	是癫痫发作的一个类型，表现为全身肌肉或某部肌肉突然、短暂、触电样收缩，可一次或多次发作，发作时常伴有意识障碍，脑电图异常。抗癫痫治疗可控制发作
	习惯性抽搐	4~6岁多见。往往只有一组肌肉抽搐，如眨眼、皱眉、龇牙或咳嗽声。发病前常有某些诱因，此症一般轻，预后较好。但此症与多发性抽搐症并无严格的界限，有些病儿能发展为多发性抽搐症
	注意力缺陷多动症	以注意力不集中、自我控制差、动作过多、情绪不稳、冲动任性，伴有学习困难，但智力正常或基本正常为主要临床特征
治疗原则	息风止动	

必考热点

1. 抽动障碍主要表现为不自主、无目的、反复、快速的一个部位或多部位肌群运动抽动和发声抽动，并可伴发其他行为症状。

2. 抽动障碍与先天禀赋不足、产伤、窒息、感受外邪、情志失调等因素有关，多由五志过极，风痰内蕴而引发。

3. 抽动障碍的病位主要在肝，与心、脾、肾密切相关。

4. 抽动障碍的主要病理特征是肝风内动。

5. 抽动障碍的治疗，以息风止动为基本原则。

考点：抽动障碍的辨证论治

抽动障碍的辨证论治见表9-6-10。

表9-6-10　抽动障碍的辨证论治

证　型	证　候	治　法	方　药
外风引动证	喉中异声或秽语，挤眉眨眼，每于感冒后症状加重，常伴鼻塞流涕，咽红咽痛，或有发热，舌淡红，苔薄白，脉浮数	疏风解表，息风止动	银翘散
肝亢风动证	摇头耸肩，挤眉眨眼，噘嘴踢腿，抽动频繁有力，不时喊叫，声音高亢，急躁易怒，自控力差，伴头晕头痛，面红目赤，或腹动胁痛，便干尿黄，舌红苔黄，脉弦数	平肝潜阳，息风止动	天麻钩藤饮
痰火扰神证	肌肉抽动有力，喉中痰鸣，异声秽语，偶有眩晕，睡眠多梦，喜食肥甘，烦躁易怒，口干口苦，大便秘结，小便短赤，舌红苔黄，脉滑数	清热化痰，息风止动	黄连温胆汤
脾虚肝旺证	抽动无力，时轻时重，眨眼皱眉，噘嘴搐鼻，腹部抽动，喉出怪声，精神倦怠，面色萎黄，厌食，形瘦性急，夜卧不安，大便不调，舌质淡，苔薄白或薄腻，脉细或细弦	扶土抑木，调和肝脾	缓肝理脾汤
阴虚风动证	挤眉弄眼，摇头扭腰，肢体抖动，咽干清嗓，形体偏瘦，性情急躁，两颧潮红，五心烦热，睡眠不安，大便偏干，舌质红少津，苔少或花剥，脉细数或弦细无力	滋水涵木，柔肝息风	大定风珠

必考热点

1. 抽动障碍外风引动证可采取疏风解表，息风止动的治疗方法。
2. 治疗抽动障碍肝亢风动证的代表方剂为天麻钩藤饮。
3. 治疗抽动障碍脾虚肝旺证的代表方剂为缓肝理脾汤。

第六节 惊 风

考点：急惊风的概述、病因病机、诊断要点及治疗原则

急惊风的概述、病因病机、诊断要点及治疗原则见表9-6-11。

表9-6-11 急惊风的概述、病因病机、诊断要点及治疗原则

概述	急惊风为痰、热、惊、风四证俱备，临床以高热、抽风、神昏为主要表现
病因病机	病位主要在心肝；病机关键为邪陷厥阴，蒙蔽心窍，引动肝风
诊断要点	多见于3岁以下婴幼儿，5岁以上则逐渐减少
	以四肢抽搐、颈项强直、角弓反张、神志昏迷为主要临床表现
	有接触疫疠之邪或暴受惊恐史
	有明显的原发疾病，如感冒、肺炎喘嗽、疫毒痢、流行性腮腺炎、流行性乙型脑炎等。中枢神经系统感染者，神经系统检查病理反射阳性
	必要时可做大便常规、大便细菌培养、血培养、脑脊液等检查，以协助诊断
治疗原则	清热、豁痰、镇惊、息风

必考热点

1. 急惊风为痰、热、惊、风四证俱备，临床以高热、抽风、神昏为主要表现。
2. 急惊风多由外感时邪、内蕴湿热和暴受惊恐而引发。
3. 急惊风以四肢抽搐、颈项强直、角弓反张、神志昏迷为主要临床表现。
4. 急惊风治疗应以清热、豁痰、镇惊、息风为基本原则。

考点：急惊风的辨证论治

急惊风的辨证论治见表9-6-12。

表9-6-12 急惊风的辨证论治

证型	主要证候	治法	方药
风热动风证	起病急骤，发热，头痛，鼻塞，流涕，咳嗽，咽痛，随即出现烦躁、神昏、惊风，舌苔薄白或薄黄，脉浮数	疏风清热，息风定惊	银翘散
气营两燔证	多见于盛夏之季，起病较急，壮热多汗，头痛项强，恶心呕吐，烦躁嗜睡，抽搐，口渴便秘，舌红苔黄，脉弦数。病情严重者高热不退，反复抽搐，神志昏迷，舌红，苔黄腻，脉滑数	清气凉营，息风开窍	清瘟败毒饮

续　表

证型	主要证候	治法	方药
邪陷心肝证	起病急骤，高热不退，烦躁口渴，谵语，神志昏迷，反复抽搐，两目上视，舌质红，苔黄腻，脉数	清心开窍，平肝息风	羚角钩藤汤
湿热疫毒证	持续高热，频繁抽风，神志昏迷，谵语，腹痛呕吐，大便黏腻或夹脓血，舌质红，苔黄腻，脉滑数	清热化湿，解毒息风	黄连解毒汤合白头翁汤
惊恐惊风证	暴受惊恐后惊惕不安，身体战栗，喜投母怀，夜间惊啼，甚至惊厥、抽风，神志不清，大便色青，脉律不整，指纹紫滞	镇惊安神，平肝息风	琥珀抱龙丸

必考热点

1. 急惊风气营两燔证应采用清气凉营，息风开窍的治疗方法。

2. 治疗急惊风风热动风证的代表方剂为银翘散；治疗急惊风气营两燔证的代表方剂为清瘟败毒饮；治疗急惊风邪陷心肝证的代表方剂为羚角钩藤汤；治疗急惊风惊恐惊风证的代表方剂为琥珀抱龙丸。

3. 患儿起病急骤，发热，头痛，鼻塞，流涕，咳嗽，咽痛，随即出现烦躁、神昏、惊风，舌苔薄白或薄黄，脉浮数。该患儿应采取疏风清热，息风定惊的治疗方法。

考点：慢惊风的概述、病因病机、诊断要点及治疗原则

慢惊风的概述、病因病机、诊断要点及治疗原则见表 9-6-13。

表 9-6-13　慢惊风的概述、病因病机、诊断要点及治疗原则

概述	慢惊风来势缓慢，抽搐无力，时作时止，反复难愈，常伴昏迷、瘫痪等症
病因病机	慢惊风多由脾胃虚弱，土虚木亢；或脾肾阳虚，失于温煦；或热病伤阴，不能濡养筋脉所致。病位在脾、肾、肝，病性以虚为主。主要包括脾胃虚弱、脾肾阳衰、阴虚风动
诊断要点	具有反复呕吐、长期泄泻、急惊风、解颅、佝偻病、初生不啼等病史
	多起病缓慢，病程较长。症见面色苍白，嗜睡无神，抽搐无力，时作时止，或两手颤动，筋惕肉瞤，脉细无力
	根据患儿的临床表现，结合血液生化、脑电图、脑脊液、头颅 CT 等检查，可以明确诊断原发病
治疗原则	以补虚治本为主，常用的治法有温中健脾，温阳逐寒，育阴潜阳，柔肝息风

必考热点

1. 慢惊风来势缓慢，抽搐无力，时作时止，反复难愈，常伴昏迷、瘫痪等症。

2. 慢惊风的病因病机是脾胃虚弱、脾肾阳衰、阴虚风动。

3. 慢惊风根据患儿的临床表现，结合血液生化、脑电图、脑脊液、头颅 CT 等检查，可以明确诊断原发病。

4. 慢惊风以补虚治本为主，常用的治法有温中健脾，温阳逐寒，育阴潜阳，柔肝息风。

考点：慢惊风的辨证论治

慢惊风的辨证论治见表 9-6-14。

表 9-6-14 慢惊风的辨证论治

证型	主要证候	治法	方药
脾虚肝亢证	精神萎靡，嗜睡露睛，面色萎黄，不欲饮食。大便稀溏，色带青绿，时有肠鸣，四肢不温，抽搐无力，时作时止，舌淡苔白，脉沉弱	温中健脾，缓肝理脾	缓肝理脾汤
脾肾阳衰证	精神萎顿，昏睡露睛，面白无华或灰滞，口鼻气冷，额汗不温，四肢厥冷，溲清便溏，手足蠕动震颤，舌质淡，苔薄白，脉沉微	温补脾肾，回阳救逆	固真汤合逐寒荡惊汤
阴虚风动证	精神疲惫，形容憔悴，面色萎黄或时有潮红，虚烦低热，手足心热，易出汗，大便干结，肢体拘挛或强直，抽搐时轻时重，舌绛少津，苔少或无苔，脉细数	育阴潜阳，滋肾养肝	大定风珠

必考热点

1. 治疗慢惊风脾虚肝亢证的代表方剂为缓肝理脾汤；治疗慢惊风脾肾阳衰证的代表方剂为固真汤合逐寒荡惊汤；治疗慢惊风阴虚风动证的代表方剂为大定风珠。

2. 慢惊风脾肾阳衰证应采取温补脾肾，回阳救逆的治疗方法；阴虚风动证应采取育阴潜阳，滋肾养肝的治疗方法。

第七节　痫　病

考点：痫病的概述、病因病机、诊断要点与鉴别诊断及治疗原则

痫病的概述、病因病机、诊断要点与鉴别诊断及治疗原则见表 9-6-15。

表 9-6-15 痫病的概述、病因病机、诊断要点与鉴别诊断及治疗原则

概述	以突然仆倒，昏不识人，口吐涎沫，两目上视，肢体抽搐，惊掣啼叫，喉中发出异声，片刻即醒，醒后一如常人为特征，具有反复发作特点的一种疾病。本病多发生于4岁以上的儿童，男女之比为（1.1~1.7）：1
病因	常见的病因有惊、风、痰、瘀等。后天因素有顽痰内伏、暴受惊恐、惊风频发、外伤血瘀
病机	病机关键为痰色逆乱，蒙蔽心窍，引动肝风
诊断要点	主症：①猝然仆倒，不省人事。②四肢抽搐，项背强直。③口吐涎沫，牙关紧闭。④目睛上视。⑤瞳仁散大，对光反射迟钝或消失
	反复发作，可自行缓解
	急性起病，经救治多可恢复，若日久频发，则可并发健忘、痴呆等症
	病发前常有先兆症状，发病可有诱因
	脑电图表现异常
	主症中有①、②、⑤，并具备第 2、3 两项条件者，结合先兆、诱因、脑电图等方面的特点，即可确定诊断
与惊风鉴别诊断	急惊风急性起病，以高热、神昏、抽风为主要表现；慢惊风则来势缓慢，抽搐无力，有体质羸弱的明显征象。痫病一般无发热，有反复发作史，发时抽搐、神昏，平时则如常人，脑电图检查可见癫痫波型
治疗原则	实证以治标为主，着重豁痰顺气，息风开窍定痫；虚证以治本为重，宜健脾化痰，柔肝缓急；癫痫持续状态可用中西医配合抢救

必考热点

1. 痫病以突然仆倒，昏不识人，口吐涎沫，两目上视，肢体抽搐，惊掣啼叫，喉中发出异声，片刻即醒，醒后一如常人为特征，具有反复发作的特点。

2. 痫病常见的病因有惊、风、痰、瘀等。

3. 痫病的主症有：①猝然仆倒，不省人事。②四肢抽搐，项背强直。③口吐涎沫，牙关紧闭。④目睛上视。⑤瞳仁散大，对光反射迟钝或消失。

4. 痫病实证以治标为主，着重豁痰顺气，息风开窍定痫；虚证以治本为重，宜健脾化痰，柔肝缓急。

考点：痫病的辨证论治

痫病的辨证论治见表 9-6-16。

表 9-6-16　痫病的辨证论治

证型	主要证候	治法	方药
惊痫病	起病前常有惊吓史。发作时惊叫，吐舌，急啼，神志恍惚，面色时红时白，惊惕不安，如人将捕之状，四肢抽搐，舌淡红，舌苔白，脉弦滑，乍大乍小，指纹色青	镇惊安神	镇惊丸
痰痫病	发作时痰涎壅盛，喉间痰鸣，瞪目直视，神志恍惚，状如痴呆、失神，或仆倒于地，手足抽搐不甚明显，或局部抽动，智力逐渐低下，或头痛、腹痛、呕吐、肢体疼痛，骤发骤止，日久不愈，舌苔白腻，脉弦滑	豁痰开窍	涤痰汤
风痫病	发作时突然仆倒，神志不清，颈项及全身强直，继而四肢抽搐，两目上视或斜视，牙关紧闭，口吐白沫，口唇及面部色青，舌苔白，脉弦滑	息风止痉	定痫丸
瘀血痫病	发作时头晕眩仆，神志不清，单侧或四肢抽搐，抽搐部位及动态较为固定，头痛，大便干硬如羊屎，舌红或见瘀点，舌苔少，脉涩，指纹沉滞	化瘀通窍	通窍活血汤
脾虚痰盛证	痫病发作频繁或反复发作，神疲乏力，面色无华，时作眩晕，食欲欠佳，大便稀薄，舌质淡，苔薄腻，脉细软	健脾化痰	六君子汤
脾肾两虚证	发病年久，屡发不止，瘛疭抖动，时有眩晕，智力迟钝，腰膝酸软，神疲乏力，少气懒言，四肢不温，睡眠不宁，大便稀溏，舌淡红，舌苔白，脉沉细无力	补益脾肾	河车八味丸

必考热点

1. 治疗惊痫病的方药为镇惊丸；治疗痰痫病的方药为涤痰汤；治疗风痫病的方药为定痫丸；治疗瘀血痫病的方药为通窍活血汤；治疗脾虚痰盛证的方药为六君子汤；治疗脾肾两虚证的方药为河车八味丸。

2. 惊痫病应采取镇惊安神的治疗方法，痰痫病应采取豁痰开窍的治疗方法，风痫病应采取息风止痉的治疗方法，瘀血痫病应采取化瘀通窍的治疗方法，脾虚痰盛证应采取健脾化痰的治疗方法，脾肾两虚证应采取补益脾肾的治疗方法。

第七单元　肾系病证

第一节　水　肿

考点：水肿的概述和病因病机

水肿的概述和病因病机见表 9-7-1。

表 9-7-1　水肿的概述和病因病机

概述	由多种病证引起的体内水液潴留，泛滥肌肤，引起面目、四肢甚则全身浮肿及小便短少，严重的可伴有胸腔积液、腹水，临床以肾脏疾病引发者多见。好发于 2~7 岁小儿，一年四季均可发病

续 表

病因	与体质稚弱，不慎感受外邪，导致肺的通调、脾的传输、肾的开阖及三焦、膀胱的气化异常，不能输布水津有关
病机	基本病机为水液泛滥，包括感受风邪、湿热内侵、肺脾气虚、脾肾阳虚及气阴两虚

必考热点

1. 水肿与体质稚弱，不慎感受外邪，导致肺的通调、脾的传输、肾的开阖及三焦、膀胱的气化异常，不能输布水津有关。

2. 水肿的基本病机是水液泛滥。

考点：水肿的诊断要点、鉴别诊断及治疗原则

水肿的诊断要点、鉴别诊断及治疗原则见表 9-7-2。

表 9-7-2 水肿的诊断要点、鉴别诊断及治疗原则

<table>
<tr><td rowspan="11">诊断要点</td><td rowspan="8">急性肾小球肾炎</td><td colspan="2">发病前 1~4 周多有呼吸道或皮肤感染、丹痧等链球菌感染或其他急性感染史</td></tr>
<tr><td colspan="2">急性起病，急性期一般为 2~4 周</td></tr>
<tr><td colspan="2">浮肿及尿量减少。浮肿为紧张性，浮肿轻重与尿量有关</td></tr>
<tr><td colspan="2">起病即有血尿，呈肉眼血尿或镜下血尿</td></tr>
<tr><td colspan="2">1/3~2/3 患儿病初有高血压，常为 120~150/80~110mmHg</td></tr>
<tr><td colspan="2">非典型病例可无水肿、高血压及肉眼血尿，仅发现镜下血尿</td></tr>
<tr><td colspan="2">重症早期可出现多种并发症。①高血压脑病：血压急剧增高，常见剧烈头痛及呕吐；继之出现视力障碍，嗜睡，烦躁，或阵发性惊厥，渐至昏迷；少数可见暂时偏瘫失语，严重时发生脑疝。具有高血压伴视力障碍、惊厥、昏迷三项之一者即可诊断。②严重循环充血：可见气急咳嗽，胸闷，不能平卧，肺底部湿啰音，肺水肿，肝大压痛，心率快、奔马律等。③急性肾功能衰竭：严重少尿或无尿患儿可出现血尿素氮及肌酐升高、电解质紊乱和代谢性酸中毒。一般持续 3~5 日，在尿量逐渐增多后，病情好转。若持续数周仍不恢复，则预后严重，可能为急进性肾炎</td></tr>
<tr><td colspan="2">尿检均有红细胞增多，尿红细胞形态为肾小球性红细胞，尿蛋白增高，可伴有不同程度的血清总补体及 C3 的一过性明显下降，抗链球菌溶血素“O”抗体（ASO）可增高</td></tr>
<tr><td rowspan="3">肾病综合征</td><td>单纯型肾病</td><td>具备四大特征，即：①全身水肿。②大量蛋白尿（尿蛋白定性常在+++以上，24 小时尿蛋白定量≥50mg/kg）。③低白蛋白血症（血浆白蛋白，儿童<30g/L，婴儿<25g/L）。④高脂血症（血浆胆固醇，儿童≥5.7mmol/L，婴儿≥5.2mmol/L）。其中以大量蛋白尿和低白蛋白血症为必备条件</td></tr>
<tr><td rowspan="2">肾炎型肾病</td><td rowspan="2">除单纯型肾病四大特征外，还具有以下四项中之一项或多项。①明显血尿，尿中红细胞≥10/HP（见于 2 周内 3 次离心尿标本）。②高血压持续或反复出现，学龄儿童血压≥130/90mmHg，学龄前儿童血压≥120/80mmHg，并排除激素所致者。③持续性氮质血症（血尿素氮≥10.7mmol/L），并排除血容量不足所致者。④血总补体量（CH_{50}）或血 C3 反复降低</td></tr>
<tr></tr>
<tr><td>鉴别诊断</td><td colspan="3">需要与肾病综合征与急性肾小球肾炎进行鉴别诊断。肾病综合征与急性肾小球肾炎均以浮肿及尿改变为主要特征，但肾病综合征以大量蛋白尿为主，且伴低白蛋白血症及高脂血症，浮肿多为指陷性。急性肾小球肾炎则以血尿为主，浮肿多为非指陷性</td></tr>
<tr><td>治疗原则</td><td colspan="3">利水消肿</td></tr>
</table>

必考热点

1. 急性肾小球肾炎在发病前 1~4 周多有呼吸道或皮肤感染、丹痧等链球菌感染或其他急性感染史。

2. 急性肾小球肾炎起病即有血尿，呈肉眼血尿或镜下血尿。
3. 单纯型肾病具备四大特征，即全身水肿、大量蛋白尿、低白蛋白血症、高脂血症。
4. 肾病综合征与急性肾小球肾炎均以浮肿及尿改变为主要特征。
5. 水肿总的治疗原则为利水消肿。

考点：水肿常证与变证的辨证论治

水肿常证与变证的辨证论治见表 9-7-3。

表 9-7-3 水肿常证与变证的辨证论治

证型		主要证候	治法	方药
常证	风水相搏证	水肿大都先从眼睑开始，继而四肢，甚则全身浮肿，来势迅速，颜面为甚，皮肤光亮，按之凹陷即起，尿少或有尿血，伴发热恶风，咽痛身痛，苔薄白，脉浮	疏风解表，利水消肿	麻黄连翘赤小豆汤合五苓散
	湿热内侵证	浮肿或轻或重，小便黄赤短少或见尿血，伴脓疱疮、疖肿、丹毒等，发热口渴，烦躁，头痛头晕，大便干结，舌红，苔黄腻，脉滑数	清热解毒，利水消肿	五味消毒饮合小蓟饮子
	肺脾气虚证	浮肿不著，或仅见面目浮肿，面色少华，倦怠乏力，纳少便溏，小便略少，汗自出，易感冒，舌质淡，苔薄白，脉缓弱	益气健脾，利水消肿	参苓白术散合玉屏风散
	脾肾阳虚证	全身浮肿，以腰腹、下肢为甚，按之深陷难起，畏寒肢冷，面白无华，神倦乏力，小便量少，甚或无尿，大便溏，舌淡胖，苔白滑，脉沉细	温肾健脾，利水消肿	真武汤
	气阴两虚证	面色无华，腰膝酸软，或有浮肿，耳鸣目眩，咽干口燥，舌稍红，苔少，脉细弱	益气养阴，利水消肿	六味地黄丸加黄芪
变证	水凌心肺证	肢体浮肿，尿少或尿闭，咳嗽气急，心悸胸闷，烦躁夜间尤甚，喘息不能平卧，口唇青紫，指甲发绀，苔白或白腻，脉细数无力	泻肺逐水，温阳扶正	己椒苈黄丸合参附汤
	邪陷心肝证	头痛眩晕，视物模糊，烦躁，甚则抽搐、昏迷，舌红，苔黄燥，脉弦	平肝息风，泻火利水	龙胆泻肝汤合羚角钩藤汤
	水毒内闭证	全身浮肿，尿少或尿闭，头晕，头痛，恶心呕吐，口中气秽，腹胀，甚或昏迷，苔腻，脉弦	辛开苦降，辟秽解毒	温胆汤合附子泻心汤

必考热点

1. 治疗水肿风水相搏证的首选方剂为麻黄连翘赤小豆汤合五苓散。
2. 水肿肺脾气虚证应采用益气健脾，利水消肿的治疗方法。
3. 治疗水肿脾肾阳虚证的首选方剂为真武汤。
4. 患儿全身浮肿，尿少或尿闭，头晕，头痛，恶心呕吐，口中气秽，腹胀，甚或昏迷，苔腻，脉弦。应采取的治疗方法为辛开苦降，辟秽解毒。

考点：水肿的西医治疗

水肿的西医治疗见表 9-7-4。

表 9-7-4 水肿的西医治疗

抗感染	急性肾小球肾炎患儿有咽部及皮肤感染灶者，应给予青霉素或其他敏感抗生素治疗 10~14 天。肾病患儿合并感染时，抗感染对症治疗
激素疗法	肾病综合征患儿采用肾上腺皮质激素治疗，多采用中、长程疗法。复发病例可延长隔日服药时间，即采用“拖尾疗法”，对于难治性肾病可使用免疫抑制剂治疗
利尿	急性肾小球肾炎患儿一般采用噻嗪类或者袢利尿剂。慎用保钾利尿剂及渗透性利尿剂。肾病综合征患儿利尿时常选用氢氯噻嗪、螺内酯、呋塞米等，必要时可予低分子右旋糖酐、血浆以扩容利尿
降压	可选用钙拮抗剂、血管紧张素转换酶抑制剂等
严重合并症	积极进行降压、利尿、止痉、强心等抢救方法

必考热点

1. 肾病综合征患儿采用肾上腺皮质激素治疗，多采用中、长程疗法。
2. 急性肾小球肾炎患儿一般采用噻嗪类或者袢利尿剂。慎用保钾利尿剂及渗透性利尿剂。

第二节 尿 频

考点：尿频的概述、病因病机、诊断要点与鉴别诊断及治疗原则

尿频的概述、病因病机、诊断要点与鉴别诊断及治疗原则见表 9-7-5。

表 9-7-5 尿频的概述、病因病机、诊断要点与鉴别诊断及治疗原则

概述	以小便频数为特征。多发于学龄前儿童，尤以婴幼儿发病率最高，女孩多于男孩	
病因病机	多由于湿热之邪蕴结下焦，也可因脾肾气虚，使膀胱气化功能失常所致，或病久不愈，损伤肾阴而致阴虚内热。主要病机为膀胱气化功能失常	
诊断要点	尿路感染	有外阴不洁或坐地嬉戏等湿热外侵病史
		起病急，以小便频数，淋沥涩痛，或伴发热、腰痛等为特征。小婴儿往往尿急、尿痛等局部症状不突出而表现为高热等全身症状
		实验室检查：尿常规白细胞增多或见脓细胞，可见白细胞管型。中段尿细菌培养阳性
	白天尿频综合征（神经性尿频）	多发生在婴幼儿时期
		醒时尿频，次数较多，甚者数分钟 1 次，点滴淋沥，但入寐消失。反复发作，无明显其他不适
		实验室检查：尿常规、尿培养无阳性发现
鉴别诊断	尿频为一种临床病证，临证时要明确其原发疾病。尿频本身要将尿路感染和白天尿频综合征鉴别开来。除此之外，泌尿系结石和肿瘤也可导致尿频，临床可结合 B 超和 CT 或泌尿系造影等影像学检查进行鉴别。此外，尿频还需与消渴相鉴别	
治疗原则	实证宜清热利湿，虚证宜温补脾肾或滋阴清热，病程日久或反复发作者，多为本虚标实、虚实夹杂之候，治疗要标本兼顾，攻补兼施	

必考热点

1. 尿频是以小便频数为特征的疾病。
2. 尿频多由于湿热之邪蕴结下焦，也可因脾肾气虚，使膀胱气化功能失常所致。
3. 尿频常见尿路感染和白天尿频综合征两种疾病。
4. 尿路感染起病急，以小便频数，淋沥涩痛，或伴发热、腰痛等为特征。

5. 尿频实证宜清热利湿，虚证宜温补脾肾或滋阴清热。

考点：尿频的辨证论治

尿频的辨证论治见表 9-7-6。

表 9-7-6　尿频的辨证论治

证型	主要证候	治法	方药
湿热下注证	起病较急，小便频数短赤，尿道灼热疼痛，尿液淋沥混浊，小腹坠胀，腰部酸痛，婴儿则时时啼哭不安，常伴有发热、烦躁口渴、头痛身痛、恶心呕吐，舌质红，苔薄腻微黄或黄腻，脉数有力	清热利湿，通利膀胱	八正散
脾肾气虚证	病程日久，小便频数，滴沥不尽，尿液不清，神倦乏力，面色萎黄，厌食，甚则畏寒怕冷，手足不温，大便稀薄，眼睑浮肿；舌质淡或有齿痕，苔薄腻，脉细弱	温补脾肾，升提固摄	缩泉丸
阴虚内热证	病程日久，小便频数或短赤，低热，盗汗，颧红，五心烦热，咽干口渴，唇干舌红，舌苔少，脉细数	滋阴补肾，清热降火	知柏地黄丸

必考热点

1. 治疗尿频湿热下注证的代表方剂为八正散；治疗尿频脾肾气虚证的代表方剂为缩泉丸；治疗尿频阴虚内热证的代表方剂为知柏地黄丸。

2. 患儿，病程日久，小便频数或短赤，低热，盗汗，颧红，五心烦热，咽干口渴，唇干舌红，舌苔少，脉细数。该患儿应采取滋阴补肾，清热降火的治疗方法。

第三节　遗　尿

考点：遗尿的概述、病因病机、诊断要点与鉴别诊断及治疗原则

遗尿的概述、病因病机、诊断要点与鉴别诊断及治疗原则见表 9-7-7。

表 9-7-7　遗尿的概述、病因病机、诊断要点与鉴别诊断及治疗原则

概述	又称尿床，是指 5 周岁以上的小儿睡中小便自遗，醒后方觉的一种病证。多见于 10 岁以下的儿童
病因病机	多与膀胱和肾的功能失调有关，其中尤以肾气不足、膀胱虚寒为多见。膀胱失约是遗尿的主要病机
诊断要点	发病年龄在 5 周岁以上，寐中小便自出，醒后方觉
	睡眠较深，不易唤醒，每夜或隔几天发生尿床，甚则每夜遗尿数次者
	尿常规及尿培养无异常发现
	部分患儿腰骶部 X 线摄片显示隐性脊柱裂
与热淋鉴别诊断	热淋（尿路感染）表现为尿频急、疼痛，白天清醒时小便也急迫难耐而尿出，裤裆常湿。小便常规检查有白细胞或脓细胞
治疗原则	温补下元、固摄膀胱。采用温肾阳、益脾气、补肺气、醒心神、固膀胱等法，偶需泻肝清热

必考热点

1. 遗尿又称尿床，是指3周岁以上的小儿睡中小便自遗，醒后方觉的一种病证。
2. 遗尿多与膀胱和肾的功能失调有关，其中尤以肾气不足、膀胱虚寒为多见。
3. 遗尿以温补下元、固摄膀胱为主要治疗原则。
4. 治疗遗尿可采用温肾阳、益脾气、补肺气、醒心神、固膀胱等法，偶需泻肝清热。

考点：遗尿的辨证论治

遗尿的辨证论治见表9-7-8。

表9-7-8 遗尿的辨证论治

证型	主要证候	治法	方药
肺脾气虚证	夜间遗尿，日间尿频而量多，经常感冒，面色少华，神疲乏力，厌食，大便溏薄，舌质淡红，苔薄白，脉沉无力	补肺益脾，固涩膀胱	补中益气汤合缩泉丸
肾气不足证	寐中多遗，可达数次，小便清长，面白少华，神疲乏力，智力较同龄儿稍差，肢冷畏寒，舌质淡，苔白滑，脉沉无力	温补肾阳，固涩膀胱	菟丝子散
心肾失交证	梦中遗尿，寐不安宁，烦躁叫扰，白天多动少静，难以自制，或五心烦热，形体较瘦，舌质红，苔薄少津，脉沉细而数	清心滋肾，安神固脬	交泰丸合导赤散
肝经湿热证	寐中遗尿，小便量少色黄，性情急躁，夜梦纷纭或寐中齘齿，性情急躁，目睛红赤，舌质红，苔黄腻，脉滑数	清热利湿，泻肝止遗	龙胆泻肝汤

必考热点

1. 治疗遗尿肾气不足证的代表方剂为菟丝子散；治疗遗尿心肾失交证的代表方剂为交泰丸合导赤散；治疗遗尿肝经湿热证的代表方剂为龙胆泻肝汤。
2. 遗尿心肾失交证应采取清心滋肾，安神固脬的治疗方法。
3. 遗尿肺脾气虚证应采取补肺益脾，固涩膀胱的治疗方法。

第四节 五迟、五软

考点：五迟、五软的概述、病因病机、诊断要点与鉴别诊断及治疗原则

五迟、五软的概述、病因病机、诊断要点与鉴别诊断及治疗原则见表9-7-9。

表9-7-9 五迟、五软的概述、病因病机、诊断要点与鉴别诊断及治疗原则

概念	五迟指立迟、行迟、齿迟、发迟、语迟；五软指头项软、口软、手软、足软、肌肉软
概述	五迟、五软病证既可单独出现，也可同时存在
病因病机	由于先天禀赋不足、后天调护失当引起

续　表

诊断要点	可有孕期调护失宜，药物损害，产伤，窒息，早产，以及喂养不当史，或有家族史，父母为近亲结婚者	
	小儿 2~3 岁还不能站立、行走，为立迟、行迟；初生无发或少发，随年龄增长，仍稀疏难长，为发迟；12 个月时尚未出牙以及此后牙齿萌出过慢，为齿迟，1~2 岁还不会说话，为语迟	
	小儿半岁前后颈项仍软弱下垂，为头项软；咀嚼无力，时流清涎，为口软；手臂不能握举，为手软；2 岁以后尚不能站立、行走，为足软；皮宽肌肉松软无力，为肌肉软	
	五迟、五软不一定悉具，但见一二症者可分别作出诊断。临床还应根据小儿生长发育规律，及早发现生长发育迟缓的变化	
鉴别诊断	智力低下	智能明显低于同龄儿童正常水平，即智商低于均值以下两个标准差，在 70 以下
		同时存在适应功能缺陷或损害，即与其年龄和群体文化相称的个体功能，如社会技能、社会责任、交谈、日常生活料理、独立和自给智力的缺陷或损害
		出现在发育年龄阶段，即 18 岁以下，其轻度者智商为 50~70，中度者为 35~49，重度者为 20~34，极重度者在 20 以下
		理化检查：某些疾病引起的智能低下，如苯丙酮尿症者，尿三氯化铁试验阳性；先天性愚型者，染色体检查有助诊断；甲状腺功能减低者，骨骼 X 线检查提示发育落后，甲状腺功能检查提示甲低
	脑性瘫痪	出生前到生后 1 个月以内各种原因（如早产、多胎、低体重、高龄妊娠、窒息、高胆红素血症）所致的非进行性脑损伤
		中枢性运动障碍及姿势异常，表现为多卧少动，颈项、肢体关节活动不灵，分为痉挛型（约占 2/3）、共济失调型、肌张力低下型、混合型等
		常伴有智力迟缓，视、听、感觉障碍及学习困难
		行头颅 X 线或 CT 检查，了解脑部有无异常、畸形，或异常钙化影等，脑电图有助于支持合并癫痫的诊断
治疗原则	五迟、五软多属于虚证，以补为其治疗大法	

必考热点

1. 五迟指立迟、行迟、齿迟、发迟、语迟；五软指头项软、口软、手软、足软、肌肉软。
2. 五迟、五软由于先天禀赋不足、后天调护失当引起。
3. 五迟、五软应与智力低下、脑性瘫痪进行鉴别。
4. 五迟、五软多属于虚证，以补为其治疗大法。

考点：五迟、五软的辨证论治

五迟、五软的辨证论治见表 9-7-10。

表 9-7-10　五迟、五软的辨证论治

证型	主要证候	治法	方药
肝肾亏损证	筋骨萎弱，发育迟缓，坐起、站立、行走、生齿等明显迟于正常同龄小儿，头项萎软，天柱骨倒，头型方大，目无神采，反应迟钝，囟门宽大，易惊，夜卧不安，舌质淡，舌苔少，脉沉细无力，指纹淡	补肾填髓，养肝强筋	加味六味地黄丸
心脾两虚证	语言发育迟滞，精神呆滞，智力低下，头发生长迟缓，发稀萎黄，四肢萎软，肌肉松弛，口角流涎，吮吸咀嚼无力，或见弄舌，纳食欠佳，大便秘结，舌淡胖，苔少，脉细缓，指纹色淡	健脾养心，补益气血	调元散
痰瘀阻滞证	失聪失语，反应迟钝，意识不清，动作不自主，或有吞咽困难，口流痰涎，喉间痰鸣，或关节强硬，肌肉软弱，或有痫病发作，舌体胖有瘀斑瘀点，苔腻，脉沉涩或滑，指纹暗滞	涤痰开窍，活血通络	通窍活血汤合二陈汤

必考热点

1. 患儿，筋骨痿弱，发育迟缓，坐起、站立、行走、生齿等明显迟于正常同龄小儿，头项萎软，天柱骨倒，头型方大，目无神采，反应迟钝，囟门宽大，易惊，夜卧不安，舌质淡，舌苔少，脉沉细无力，指纹淡。该患儿可采取补肾填髓，养肝强筋的治疗方法。

2. 治疗五迟、五软心脾两虚证的代表方剂为调元散。

3. 治疗五迟、五软痰瘀阻滞证的主方为通窍活血汤。

第八单元 传染病

第一节 麻疹

考点：麻疹的概述、病因病机、诊断要点与鉴别诊断及治疗原则

麻疹的概述、病因病机、诊断要点与鉴别诊断及治疗原则见表 9-8-1。

表 9-8-1 麻疹的概述、病因病机、诊断要点与鉴别诊断及治疗原则

<table>
<tr><td>概述</td><td colspan="2">临床以发热恶寒，咳嗽咽痛，鼻塞流涕，泪水汪汪，羞明畏光，口腔两颊近臼齿处可见麻疹黏膜斑，周身皮肤依序布发红色斑丘疹，皮疹消退时皮肤有糠状脱屑和棕色色素沉着斑为特征。一年四季均可发病，以冬春季多见，6 个月至 5 岁发病率较高，容易并发肺炎</td></tr>
<tr><td>病因</td><td colspan="2">感受麻疹时邪</td></tr>
<tr><td>病机</td><td colspan="2">病机为邪犯肺脾，肺脾热炽，外发肌肤。主要病变在肺脾。麻疹时邪由口鼻而入，侵犯肺脾，形成顺证。若因正虚、毒重、失治、护理不当等原因，均可致麻毒郁闭，出疹不顺，形成逆证</td></tr>
<tr><td rowspan="4">诊断要点</td><td colspan="2">易感儿，流行季节，近期有麻疹接触史</td></tr>
<tr><td colspan="2">初期发热，流涕，咳嗽，两目畏光多泪，口腔两颊黏膜近臼齿处可见麻疹黏膜斑</td></tr>
<tr><td colspan="2">典型皮疹自耳后发际及颈部开始，自上而下，蔓延全身，最后达于手足心。皮疹为玫瑰色斑丘疹，可散在分布，或不同程度融合。疹退后有糠麸样脱屑和棕褐色色素沉着</td></tr>
<tr><td colspan="2">实验室检查：血常规检查，白细胞总数正常或减少；鼻、咽、眼分泌物涂片，可见多核巨细胞。应用荧光标记的特异抗体，检测患儿鼻咽分泌物或尿沉渣涂片的麻疹病毒抗原，有助于早期诊断；非典型麻疹可在发病后 1 个月作血清学检查，血清抗体超过发病前 4 倍或抗体>1∶100 时可确诊</td></tr>
<tr><td rowspan="2">鉴别诊断</td><td>幼儿急疹（奶麻）</td><td>多见于 2 岁以下婴幼儿，突然高热，持续 3～5 天，身热始退或热退稍后即出现玫瑰红色皮疹，以躯干、腰部、臀部为主，面部及肘、膝关节等处较少。全身症状轻微，皮疹出现 1～2 天后即消退，疹退后无脱屑及色素沉着斑</td></tr>
<tr><td>风疹（风痧）</td><td>发热 1 天左右，皮肤出现淡红色斑丘疹，可伴耳后枕部淋巴结肿大。皮疹初见于头面部，迅速向下蔓延，1 天内布满躯干和四肢。出疹 2～3 天后，发热渐退，皮疹逐渐隐没，皮疹消退后，可有皮肤脱屑，但无色素沉着。无畏光、泪水汪汪和麻疹黏膜斑</td></tr>
<tr><td>治疗原则</td><td colspan="2">在治疗上，以透为顺，以清为要，故以“麻不厌透”“麻喜清凉”为指导原则。透疹宜取清凉。初热期以透表为主，见形期以清解为主，收没期以养阴为主。同时注意透发防耗伤津液，清解勿过于寒凉，养阴忌滋腻留邪。若是已成逆证，治在祛邪安正</td></tr>
</table>

必考热点

1. 麻疹发病的原因为感受麻疹时邪。
2. 麻疹的主要病变在肺脾。
3. 麻疹初期发热，流涕，咳嗽，两目畏光多泪，口腔两颊黏膜近白齿处可见麻疹黏膜斑。
4. 麻疹的典型皮疹自耳后发际及颈部开始，自上而下，蔓延全身，最后达于手足心。
5. 麻疹的皮疹为玫瑰色斑丘疹，可散在分布，或不同程度融合。
6. 非典型麻疹可在发病后 1 个月作血清学检查，血清抗体超过发病前 4 倍或抗体>1∶100 时可确诊。
7. 治疗麻疹时，在初热期以透表为主，见形期以清解为主，收没期以养阴为主。

考点：麻疹顺证与逆证的辨证论治

麻疹顺证与逆证的辨证论治见表 9-8-2。

表 9-8-2 麻疹顺证与逆证的辨证论治

证型		主要证候	治法	方药
顺证	邪犯肺卫证（初热期）	发热咳嗽，微恶风寒，喷嚏流涕，咽喉肿痛，两目红赤，泪水汪汪，畏光羞明，神烦哭闹，纳减口干，小便短少，大便不调。发热第 2~3 天，口腔两颊黏膜红赤，贴近臼齿处可见麻疹黏膜斑，周围红晕。舌质偏红，苔薄白或薄黄，脉象浮数	辛凉透表，清宣肺卫	宣毒发表汤
	邪入肺胃证（出疹期）	壮热持续，起伏如潮，肤有微汗，烦躁不安，目赤眵多，咳嗽阵作，皮疹布发，疹点由细小稀少而逐渐稠密，疹色先红后暗，皮疹凸起，触之碍手，压之褪色，大便干结，小便短少，舌质红赤，苔黄腻，脉数有力	清凉解毒，透疹达邪	清解透表汤
	阴津耗伤证（收没期）	麻疹出齐，发热渐退，咳嗽减轻，胃纳增加，皮疹依起发顺序渐回，皮肤可见糠麸样脱屑，并有色素沉着，舌红少津，苔薄净，脉细无力或细数	养阴益气，清解余邪	沙参麦冬汤
逆证	邪毒闭肺证	高热烦躁，咳嗽气促，鼻翼扇动，喉间痰鸣，疹点紫暗或隐没，甚则面色青灰，口唇紫绀，舌质红，苔黄腻，脉数	宣肺开闭，清热解毒	麻杏石甘汤
	邪毒攻喉证	咽喉肿痛，声音嘶哑，咳声重浊，声如犬吠，喉间痰鸣，甚则吸气困难，胸高胁陷，面唇紫绀，烦躁不安，舌质红，苔黄腻，脉滑数	清热解毒，利咽消肿	清咽下痰汤
	邪陷心肝证	高热不退，烦躁谵妄，皮肤疹点密集成片，色泽紫暗，甚则神昏、抽搐，舌质红绛起刺，苔黄糙，脉数	平肝息风，清心开窍	羚角钩藤汤

必考热点

1. 麻疹顺证的证型包括邪犯肺卫证、邪入肺胃证、阴津耗伤证。
2. 麻疹逆证的证型包括邪毒闭肺证、邪毒攻喉证、邪陷心肝证。
3. 治疗麻疹邪犯肺卫证的代表方剂为宣毒发表汤；治疗麻疹邪入肺胃证的代表方剂为清解透表汤；治疗麻疹阴津耗伤证的代表方剂为沙参麦冬汤。
4. 治疗麻疹邪毒闭肺证的代表方剂为麻杏石甘汤；治疗麻疹邪毒攻喉证的代表方剂为清咽下痰汤；治疗麻疹邪陷心肝证的代表方剂为羚角钩藤汤。

第二节 奶 麻

考点：奶麻的概述、病因病机、诊断要点与鉴别诊断及治疗原则

奶麻的概述、病因病机、诊断要点与鉴别诊断及治疗原则见表 9-8-3。

表 9-8-3 奶麻的概述、病因病机、诊断要点与鉴别诊断及治疗原则

概述	又称假麻，西医学称为幼儿急疹，是由人疱疹病毒 6 型感染而引起的一种急性出疹性传染病，临床以持续高热 3~5 天，热退疹出为特征。好发年龄为 6~18 个月小儿，3 岁以后少见。一年四季都可发病，多见于冬春两季。患病后可获持久免疫力，很少有两次得病者	
病因	感受幼儿急疹时邪	
病机	幼儿急疹时邪由口鼻而入，侵袭肺卫，郁于肌表，与气血相搏，其主要病变在肺脾。正邪相争，热蕴肺胃，正气抗邪，时邪出于肺卫，疹透于肌肤，邪毒外泄。部分患儿疹出后气阴耗损，调养后多能康复	
诊断要点	发病年龄多在 2 岁以内，尤以 6~12 个月婴儿多见	
	起病急骤，常突然高热，持续 3~4 天后热退，但全身症状轻微	
	身热始退，或热退稍后，即出现玫瑰红色皮疹	
	皮疹出现部位以躯干、腰部、臀部为主，面部及四肢较少。皮疹出现 1~2 天后即消退，疹退后无脱屑及色素沉着斑	
	血常规检查：白细胞总数正常或偏低，分类淋巴细胞增多	
鉴别诊断	麻疹	发热 3~4 天出疹，出疹时发热更高，玫瑰色斑丘疹自耳后发际到额面、颈部，到躯干，到四肢，3 天左右出齐。病程 2~3 天时可出现麻疹黏膜斑。疹退后遗留棕色色素斑、糠麸样脱屑
	猩红热（丹痧）	多见于 3~15 岁儿童，起病急骤，发热数小时至 1 天皮肤猩红，伴细小红色丘疹，自颈、胸、腋下、腹股沟处开始，2~3 天遍布全身。在出疹时可伴见口周苍白圈、皮肤线状疹、草莓舌等典型症状
治疗原则	解表清热	

必考热点

1. 奶麻是由人疱疹病毒 6 型感染引起的一种急性出疹性传染病。
2. 奶麻临床以持续高热 3~5 天，热退疹出为特征。
3. 奶麻的发病原因为感受幼儿急疹时邪。
4. 奶麻身热始退，或热退稍后，即出现玫瑰红色皮疹。
5. 奶麻的皮疹出现部位以躯干、腰部、臀部为主，面部及四肢较少。
6. 奶麻的治疗以解表清热为主。

考点：奶麻的辨证论治

奶麻的辨证论治见表 9-8-4。

表 9-8-4 奶麻的辨证论治

证型	主要证候	治法	方药
邪郁肌表证	骤发高热，持续 3~4 天，神情正常或稍有烦躁，饮食减少，偶有囟填，或见抽风，咽红，舌质偏红，苔薄黄，指纹浮紫	疏风清热，宣透邪毒	银翘散

续　表

证型	主要证候	治法	方药
毒透肌肤证	身热已退，肌肤出现玫瑰红色小丘疹，皮疹始见于躯干部，很快延及全身，经 1~2 天皮疹消退，肤无痒感，或有口干、纳差，舌质偏红，苔薄少津，指纹淡紫	清热生津，以助康复	银翘散合养阴清肺汤

必考热点

1. 治疗奶麻邪郁肌表证的代表方剂为银翘散；治疗奶麻毒透肌肤证的代表方剂为银翘散合养阴清肺汤。
2. 奶麻邪郁肌表证应采取疏风清热，宣透邪毒的治疗方法。

第三节　风　　痧

考点：风痧的概述、病因病机、诊断要点与鉴别诊断及治疗原则

风痧的概述、病因病机、诊断要点与鉴别诊断及治疗原则见表 9-8-5。

表 9-8-5　风痧的概述、病因病机、诊断要点与鉴别诊断及治疗原则

概述	即风疹，以轻度发热，咳嗽，全身皮肤出现细沙样玫瑰色斑丘疹，耳后及枕部臖核（淋巴结）肿大为特征。一年四季均可发生，冬春季节好发，且可造成流行。1~5 岁多见。患病后可获得持久性免疫。风痧疾病多轻，很少有并发症的发生，但是，孕妇在妊娠早期若患本病，常可影响胚胎的正常发育，引起流产，或导致先天性心脏病、白内障、脑发育障碍等疾病	
病因	感受风痧时邪	
病机	主要病变在肺卫。时邪自由鼻而入，与气血相搏，正邪相争，外泄于肌肤	
诊断要点	患儿有风痧接触史	
	初期类似感冒，发热 1 天左右，皮肤出现淡红色斑丘疹，经过 1 天后皮疹布满全身，出疹 1~2 天后，发热渐退，皮疹逐渐隐没，皮疹消退后，可有皮肤脱屑，但无色素沉着	
	一般全身症状较轻，但常伴耳后及枕部臖核肿大、左胁下痞块	
	血象检查可见白细胞总数减少，分类淋巴细胞相对增多	
	直接免疫荧光试验法可在咽部分泌物中查见病毒抗原	
	患儿恢复期血清学检测风疹病毒抗体增加 4 倍以上可确诊	
鉴别诊断	麻疹	发热 3~4 天出疹，出疹时发热更高，玫瑰色斑丘疹自耳后发际到额面、颈部，到躯干，到四肢，3 天左右出齐。疹退后遗留棕色色素斑、糠麸样脱屑
	猩红热（丹痧）	起病急骤，发热数小时至 1 天皮肤猩红，伴细小红色丘疹，自颈、胸、腋下、腹股沟处开始，2~3 天遍布全身。在出疹时可伴见口周苍白圈、皮肤线状疹、草莓舌等典型症状
治疗原则	疏风清热	

必考热点

1. 风痧即风疹，以轻度发热，咳嗽，全身皮肤出现细沙样玫瑰色斑丘疹，耳后及枕部臖核（淋巴结）肿大为特征。
2. 风痧的病因以感受风痧时邪为主。

3. 患儿恢复期血清学检测风疹病毒抗体增加4倍以上可对风痧进行确诊。
4. 风痧以疏风清热为基本原则。

考点：风痧的辨证论治

风痧的辨证论治见表 9-8-6。

表 9-8-6　风痧的辨证论治

证型	主要证候	治法	方药
邪犯肺卫证	发热恶风，喷嚏流涕，轻微咳嗽，精神倦怠，饮食欠佳，皮疹先起于头面、躯干，随即遍及四肢，分布均匀，疹点稀疏细小，疹色淡红，一般 2~3 日渐见消退，肌肤轻度瘙痒，耳后及枕部臖核肿大触痛，舌质偏红，苔薄白或薄黄，脉浮数	疏风清热透疹	银翘散
邪入气营证	壮热口渴，烦躁哭闹，疹色鲜红或紫暗，疹点稠密，甚至可见皮疹融合成片或皮肤猩红，小便短黄，大便秘结，舌质红赤，苔黄糙，脉洪数	清气凉营解毒	透疹凉解汤

必考热点

1. 治疗风痧邪犯肺卫证的代表方剂为银翘散；治疗邪入气营证的代表方剂为透疹凉解汤。
2. 风痧邪犯肺卫证应采取疏风清热透疹的治疗方法；邪入气营证应采取清气凉营解毒的治疗方法。

第四节　丹　　痧

考点：丹痧的概述、病因病机、诊断要点与鉴别诊断及治疗原则

丹痧的概述、病因病机、诊断要点与鉴别诊断及治疗原则见表 9-8-7。

表 9-8-7　丹痧的概述、病因病机、诊断要点与鉴别诊断及治疗原则

概述	临床以发热，咽喉肿痛或伴腐烂，全身布发猩红色皮疹，疹后脱屑脱皮为特征。一年四季都可发生，以冬春两季为多。任何年龄都可发病，2~8 岁儿童发病率较高。本病发生时多伴有咽喉肿痛、腐烂、化脓，全身皮疹细小如沙，其色丹赤猩红，又称为“烂喉痧”“烂喉丹痧”。西医学称为“猩红热”。本病若早期诊断，治疗及时，一般预后良好，但也有少数病例可并发心悸、水肿、痹证等疾病
病因	感受痧毒疫疠之邪
病机	痧毒疫疠之邪乘时令不正之气，寒暖失调之时，机体脆弱之机，从口鼻侵入人体，蕴于肺胃二经。主要病机为邪侵肺胃，热毒炽盛，内外充斥，外透肌肤
诊断要点	有与猩红热患者接触史
	起病急，突然高热，咽部红肿疼痛，并可化脓
	在起病 12~36 小时内开始出现皮疹，先于颈、胸、背及腋下、肘弯等处，迅速蔓延全身，其色鲜红细小，并见环口苍白和草莓舌
	皮疹出齐后 1~2 天，身热、皮疹渐退，伴脱屑或脱皮
	实验室检查：周围血象白细胞总数及中性粒细胞增多。咽拭子细菌培养可分离出 A 族乙型溶血性链球菌

续　表

鉴别诊断	几种出疹性疾病鉴别见表 9-8-8	
	金黄色葡萄球菌感染	金黄色葡萄球菌可产生红疹毒素，引起猩红热样皮疹。其皮疹比猩红热皮疹消退快，而且退疹后无脱皮现象，皮疹消退后全身症状不减轻。咽拭子、血培养可见金黄色葡萄球菌
	皮肤黏膜淋巴结综合征（川崎病）	可有草莓舌、猩红热样皮疹或多形性红斑皮疹。两者不同点是：川崎病婴儿多见持续高热 1~3 周，眼结膜充血，唇红皲裂，手足出现硬性水肿，掌、跖及指趾端潮红，持续 10 天左右始退，于甲床皮肤交界处出现特征性指趾端薄片状或膜状脱皮。有时可引起冠状动脉病变。青霉素等抗生素治疗无效
治疗原则	清热解毒、清利咽喉	

表 9-8-8　五种发疹性疾病鉴别表

病名	麻疹	奶麻	风痧	丹痧	药疹
潜伏期	6~12 天	7~17 天	5~25 天	1~7 天	
初期症状	发热，咳嗽，流涕，泪水汪汪	突然高热，一般情况好	发热，咳嗽流涕，枕部淋巴结肿大	发热，咽喉红肿，化脓疼痛	原发病症状
出疹与发热关系	发热 3~4 天出疹，出疹时发热更高	发热 3~4 天出疹，热退疹出	发热 1~2 天出疹	发热数小时~1 天出疹，出疹时热高	无发热，有用药史
特殊体征	麻疹黏膜斑	无	耳后、枕部淋巴结肿大	环口苍白圈，草莓舌，帕氏线	
皮疹特点	玫瑰色丘疹自耳后发际→额面、颈部→躯干→四肢，3 天左右出齐。疹退后遗留棕色色素斑、糠麸样脱屑	玫瑰色斑疹或斑丘疹，较麻疹细小，发疹无一定顺序，疹出后 1~2 天消退。疹退后无色素沉着，无脱屑	玫瑰色细小斑丘疹自头面→躯干→四肢，24 小时布满全身。疹退后无色素沉着，无脱屑	细小红色丘疹，皮肤猩红，自颈、腋下、腹股沟处开始，2~3 天遍布全身。疹退后无色素沉着，有大片脱皮	皮疹与用药有关，常反复出现，痒感明显，摩擦及受压部位多。皮疹呈斑丘疹、疱疹、猩红热样皮疹、荨麻疹
周围血象	白细胞总数减少，淋巴细胞增多	白细胞总数减少，淋巴细胞增多	白细胞总数减少，淋巴细胞增多	白细胞总数增多，中性粒细胞增多	

必考热点

1. 丹痧是因感受痧毒疫疠之邪所引起的急性时行疾病。
2. 丹痧临床以发热，咽喉肿痛或伴腐烂，全身布发猩红色皮疹，疹后脱屑脱皮为特征。
3. 丹痧的病因为感受痧毒疫疠之邪。
4. 丹痧在起病 12~36 小时内开始出现皮疹，先于颈、胸、背及腋下、肘弯等处，迅速蔓延全身，其色鲜红细小，并见环口苍白和草莓舌。
5. 丹痧咽拭子细菌培养可分离出 A 族乙型溶血性链球菌。
6. 金黄色葡萄球菌可产生红疹毒素，引起猩红热样皮疹。
7. 丹痧以清热解毒、清利咽喉为基本原则。

考点：丹痧的辨证论治

丹痧的辨证论治见表 9-8-9。

表 9-8-9　丹痧的辨证论治

证型	主要证候	治法	方药
邪侵肺卫证	发热骤起，头痛畏寒，肌肤无汗，咽喉红肿疼痛，常影响吞咽，皮肤潮红，痧疹隐隐，舌质红，苔薄白或薄黄，脉浮数有力	辛凉宣透，清热利咽	解肌透痧汤
毒炽气营证	壮热不解，烦躁口渴，咽喉肿痛，伴有糜烂白腐，皮疹密布，色红如丹，甚则色紫如瘀点，疹由颈、胸开始，继而弥漫全身，压之褪色，见疹后的 1~2 天舌苔黄糙，舌质起红刺，3~4 天后舌苔剥脱，舌面光红起刺，状如草莓，脉数有力	清气凉营，泻火解毒	凉营清气汤
疹后阴伤证	丹痧布齐后 1~2 天身热渐退，咽部糜烂疼痛减轻，或见低热，唇干口燥，或伴有干咳，厌食，舌红少津，苔剥脱，脉细数。约 2 周后可见皮肤脱屑、脱皮	养阴生津，清热润喉	沙参麦冬汤

必考热点

1. 丹痧属于瘟疫，以卫气营血为主要辨证方法。
2. 治疗丹痧邪侵肺卫证的代表方剂为解肌透痧汤；治疗丹痧毒炽气营证的代表方剂为凉营清气汤；治疗丹痧疹后阴伤证的代表方剂为沙参麦冬汤。
3. 丹痧疹后阴伤证应采取养阴生津，清热润喉的治疗方法。

考点：丹痧的西医治疗

丹痧的西医治疗见表 9-8-10。

表 9-8-10　丹痧的西医治疗

西医治疗	首选青霉素，每日 5 万~10 万 U/kg，分 2 次肌注，疗程 7~10 天。重症患者加大剂量，并给予静脉滴注。如青霉素过敏，可用红霉素或头孢菌素

必考热点

治疗丹痧的西药首选青霉素。

第五节　水　痘

考点：水痘的概述、病因病机、诊断要点与鉴别诊断及治疗原则

水痘的概述、病因病机、诊断要点与鉴别诊断及治疗原则见表 9-8-11。

表 9-8-11　水痘的概述、病因病机、诊断要点与鉴别诊断及治疗原则

概述	由水痘时邪引起，以发热，皮肤黏膜分批出现瘙痒性皮疹，丘疹、疱疹、结痂同时存在为主要特征。一年四季均可发生，以冬春二季发病率高。任何年龄小儿皆可发病，以 6~9 岁儿童最为多见。一次感染水痘大多可获终生免疫
病因	由水痘时邪引起
病机	主要病机为时邪蕴郁肺脾，湿热蕴蒸，透于肌表

续　表

诊断要点	起病 2~3 周前有水痘接触史	
	初起有发热、流涕、咳嗽、不思饮食等症，发热大多不高。在发热同时 1~2 天内即于头、面、发际及全身其他部位出现红色斑丘疹，以躯干部较多，四肢部位较少，疹点出现后很快为疱疹，大小不等，内含水液，周围有红晕，继而结成痂盖脱落，不留瘢痕	
	皮疹分批出现，此起彼落，在同一时期，丘疹、疱疹、干痂往往同时并见	
	血常规检查及刮取新鲜疱疹基底物检查等可协助诊断	
鉴别诊断	脓疱疮	好发于炎热夏季，多见于头面部及肢体暴露部位，病初为疱疹，很快成为脓疱，疱液混浊。疱液可培养出细菌
	水疥（丘疹样荨麻疹）	好发于婴儿，多有过敏史，多见于四肢，呈风团样丘疹，长大后其顶部略似疱疹，较硬，不易破损，数日后渐干或轻度结痂，瘙痒重，易反复出现
治疗原则	清热解毒利湿	

必考热点

1. 水痘以发热、皮肤黏膜分批出现瘙痒性皮疹，丘疹、疱疹、结痂同时存在为主要特征。
2. 水痘的主要病机为时邪蕴郁肺脾，湿热蕴蒸，透于肌表。
3. 水痘以躯干部较多，四肢部位较少。
4. 水痘以清热解毒利湿为基本治疗原则。

考点：水痘的辨证论治

水痘的辨证论治见表 9-8-12。

表 9-8-12　水痘的辨证论治

证型	主要证候	治法	方药
邪伤肺卫证	发热轻微，或无发热，鼻塞流涕，喷嚏，咳嗽，起病后 1~2 天出皮疹，疹色红润，疱浆清亮，根盘红晕，皮疹瘙痒，分布稀疏，此起彼伏，以躯干为多，舌苔薄白，脉浮数	疏风清热，利湿解毒	银翘散
邪炽气营证	壮热不退，烦躁不安，口渴欲饮，面红目赤，皮疹分布较密，、疹色紫暗，疱浆混浊，甚至可见出血性皮疹、紫癜，大便干结，小便短黄，舌红或绛，苔黄糙而干，脉数有力	清气凉营，解毒化湿	清胃解毒汤

必考热点

1. 患儿，男，9 岁。发热轻微，鼻塞流涕，喷嚏，咳嗽，起病后 1~2 天出皮疹，疹色红润，疱浆清亮，根盘红晕，皮疹瘙痒，分布稀疏，此起彼伏，以躯干为多，舌苔薄白，脉浮数。该患儿可采取疏风清热，利湿解毒的治疗方法。
2. 治疗水痘邪伤肺卫证的代表方剂为银翘散；治疗邪炽气营证的代表方剂为清胃解毒汤。
3. 水痘邪炽气营证应采取清气凉营，解毒化湿的治疗方法。

第六节　手足口病

考点：手足口病的概述、病因病机、诊断要点与鉴别诊断及治疗原则

手足口病的概述、病因病机、诊断要点与鉴别诊断及治疗原则见表 9-8-13。

表 9-8-13　手足口病的概述、病因病机、诊断要点与鉴别诊断及治疗原则

<table>
<tr><td>概述</td><td colspan="2">由感受手足口病时邪引起，临床以手足肌肤、口咽部发生疱疹为特征。一年四季均可发生，以夏秋季节多见。任何年龄均可发病，常见于5岁以下小儿。本病传染性强，易引起流行。一般预后较好，少数重症患儿可合并心肌炎、脑炎、脑膜炎等，甚或危及生命</td></tr>
<tr><td>病因</td><td colspan="2">感受手足口病时邪</td></tr>
<tr><td>病机</td><td colspan="2">病位主要在肺脾二经。其病机变化主要是邪犯肺脾、湿热蒸盛</td></tr>
<tr><td rowspan="4">诊断要点</td><td colspan="2">发病前1~2周有手足口病接触史</td></tr>
<tr><td colspan="2">多数患儿突然起病，于发病前1~2天或发病的同时出现发热，多在38℃左右，可伴头痛、咳嗽、流涕、口痛、纳差、恶心、呕吐、泄泻等症状。一般体温越高，病程越长，则病情越重</td></tr>
<tr><td colspan="2">主要表现为口腔及手足部发生疱疹。口腔疱疹多发生在硬腭、颊部、齿龈、唇内及舌部，破溃后形成小的溃疡，疼痛较剧，年幼儿常表现烦躁、哭闹、流涎、拒食等。在口腔疱疹出现后1~2天可见皮肤斑丘疹，呈离心性分布，以手足部多见，并很快变为疱疹，疱疹呈圆形或椭圆形扁平凸起，如米粒至豌豆大，质地较硬，多不破溃，内有混浊液体，周围绕以红晕。疱疹长轴与指、趾皮纹走向一致。少数患儿臂、腿、臀等部位也可出现疱疹，但躯干及颜面部极少。疱疹一般7~10天消退，疹退后无瘢痕及色素沉着</td></tr>
<tr><td colspan="2">血象检查：血白细胞计数正常，淋巴细胞和单核细胞比值相对升高</td></tr>
<tr><td rowspan="2">鉴别诊断</td><td>水痘</td><td>疱疹较手足口病稍大，呈向心性分布，躯干、头面多，四肢少，疱壁薄，易破溃结痂，疱疹多呈椭圆形，其长轴与躯体的纵轴垂直，且在同一时期同一皮损区斑丘疹、疱疹、结痂并见</td></tr>
<tr><td>疱疹性咽峡炎</td><td>多见于5岁以下小儿，起病较急，常突发高热、流涕、口腔疼痛甚或拒食，体检可见软腭、悬雍垂、舌腭弓、扁桃体、咽后壁等部位出现灰白色小疱疹，1~2天内疱疹破溃形成溃疡，颌下淋巴结可肿大，但很少累及颊黏膜、舌、龈以及口腔以外部位皮肤</td></tr>
<tr><td>治疗原则</td><td colspan="2">清热祛湿解毒</td></tr>
</table>

必考热点

1. 手足口病由感受手足口病时邪引起，临床以手足肌肤、口咽部发生疱疹为特征。
2. 手足口病的病机变化主要是邪犯肺脾、湿热蒸盛。
3. 口腔疱疹多发生在硬腭、颊部、齿龈、唇内及舌部，破溃后形成小的溃疡，疼痛较剧。
4. 手足口病以清热祛湿解毒为治疗原则。

考点：手足口病的辨证论治

手足口病的辨证论治见表 9-8-14。

表 9-8-14　手足口病的辨证论治

证型	主要证候	治法	方药
邪犯肺脾证	发热轻微，或无发热，或流涕咳嗽、纳差恶心、呕吐泄泻，1~2 天后或同时出现口腔内疱疹，破溃后形成小的溃疡，疼痛流涎，不欲进食。随病情进展，手掌、足跖部出现米粒至豌豆大斑丘疹，并迅速转为疱疹，分布稀疏，疹色红润，根盘红晕不著，疱液清亮，舌质红，苔薄黄腻，脉浮数	宣肺解表，清热化湿	甘露消毒丹
湿热蒸盛证	身热持续，烦躁口渴，小便黄赤，大便秘结，手、足、口部及四肢、臀部疱疹，痛痒剧烈，甚或拒食，疱疹色泽紫暗，分布稠密，或成簇出现，根盘红晕显著，疱液混浊，舌质红绛，苔黄厚腻或黄燥，脉滑数	清热凉营，解毒祛湿	清瘟败毒饮

必考热点

1. 治疗手足口病邪犯肺脾证的代表方剂为甘露消毒丹；治疗湿热蒸盛证的代表方剂为清瘟败毒饮。
2. 手足口病邪犯肺脾证应采取宣肺解表，清热化湿的治疗方法；湿热蒸盛证应采取清热凉营，解毒祛湿的治疗方法。

第七节　痄　　腮

考点：痄腮的概述、病因病机、诊断要点与鉴别诊断及治疗原则

痄腮的概述、病因病机、诊断要点与鉴别诊断及治疗原则见表 9-8-15。

表 9-8-15　痄腮的概述、病因病机、诊断要点与鉴别诊断及治疗原则

概述	西医学称为流行性腮腺炎，由痄腮时邪引起，以发热、耳下腮部肿胀疼痛为主要特征。一年四季均可发生，以冬春两季易于流行。多发于 3 岁以上儿童，2 岁以下婴幼儿少见。本病一般预后良好。感染本病后可获终生免疫
病因	感受痄腮时邪。当小儿机体抵抗力下降时，时邪乘虚侵入而致病
病机	主要病机为邪毒壅阻足少阳经脉，与气血相搏，凝滞于耳下腮部
诊断要点	发病前 2~3 周有流行性腮腺炎接触史
	发热，以耳垂为中心的腮部肿痛，边缘不清，触之有弹性感，压痛明显。常一侧先肿大，2~3 天后对侧亦可肿大。腮腺管口红肿。有时颌下腺出现肿痛
	血常规检查：白细胞总数可正常，或稍减少或稍增多，淋巴细胞可相对增多
	血清、尿淀粉酶增高
	可疑病例应做血清学检查及病原学检查以明确诊断
与化脓性腮腺炎鉴别诊断	化脓性腮腺炎中医名发颐。腮腺肿大多为一侧，表皮泛红，疼痛剧烈，拒按，按压腮部可见口腔内腮腺管口有脓液溢出，无传染性，血白细胞总数及中性粒细胞增多
治疗原则	清热解毒、软坚散结

必考热点

1. 痄腮是由痄腮时邪引起的一种急性传染病，以发热、耳下腮部肿胀疼痛为主要特征。
2. 痄腮的主要病机为邪毒壅阻足少阳经脉，与气血相搏，凝滞于耳下腮部。
3. 痄腮可疑病例应做血清学检查及病原学检查以明确诊断。
4. 痄腮以清热解毒、软坚散结为基本治疗原则。

考点：痄腮的辨证论治

痄腮的辨证论治见表 9-8-16。

表 9-8-16 痄腮的辨证论治

证型		主要证候	治法	方药
常证	邪犯少阳证	轻微发热恶寒，一侧或两侧耳下腮部漫肿疼痛，咀嚼不便，或有头痛、咽红、纳少，舌质红，苔薄白或薄黄，脉浮数	疏风清热，散结消肿	柴胡葛根汤
	热毒壅盛证	高热，一侧或两侧耳下腮部肿胀疼痛，坚硬拒按，张口咀嚼困难，或有烦躁不安，口渴欲饮，头痛，咽红肿痛，颌下肿块胀痛，纳少，大便秘结，尿少而黄，舌质红，舌苔黄，脉滑数	清热解毒，软坚散结	普济消毒饮
变证	邪陷心肝证	高热，耳下腮部肿痛，坚硬拒按，神昏，嗜睡，项强，反复抽搐，头痛，呕吐，舌红，苔黄，脉弦数	清热解毒，息风开窍	清瘟败毒饮
	毒窜睾腹证	腮部肿胀消退后，一侧或双侧睾丸肿胀疼痛，或脘腹、少腹疼痛，痛时拒按，舌红，苔黄，脉数	清肝泻火，活血止痛	龙胆泻肝汤

必考热点

1. 治疗痄腮邪犯少阳证应首选柴胡葛根汤；治疗热毒壅盛证应首选普济消毒剂。
2. 治疗痄邪陷心肝证应首选清瘟败毒饮；治疗毒窜睾腹证应首选龙胆泻肝汤。

第八节 顿 咳

考点：顿咳的概述、病因病机、诊断要点与鉴别诊断和治疗原则

顿咳的概述、病因病机、诊断要点与鉴别诊断和治疗原则见表 9-8-17。

表 9-8-17 顿咳的概述、病因病机、诊断要点与鉴别诊断和治疗原则

概述	由感受时行邪毒引起，临床以阵发性痉挛咳嗽，咳后有特殊的鸡鸣样吸气性吼声为特征。一年四季均可发生，以冬春季节多见。5 岁以下小儿最易发病，年龄愈小，病情大多愈重，10 岁以上儿童较少发病。病程较长，如不及时治疗，可持续 2~3 个月以上。重症或体弱婴儿易并发肺炎喘嗽；若痰热内陷心肝，则可致昏迷、抽搐之变证	
病因病机	外感时行邪毒侵入肺系，夹痰交结气道，导致肺失肃降	
	病变脏腑以肺为主，初犯肺卫，继则由肺而影响肝、胃、大肠、膀胱，重者可内陷心肝	
诊断要点	有百日咳接触史，且未接种过百日咳疫苗	
	发病初期感冒症状逐渐减轻，而咳嗽反增；阵发性痉咳，咳嗽末有鸡鸣样吸气性回声，日轻夜重；面目浮肿，目睛出血，舌系带溃疡等	
	实验室检查：血常规检查、细菌培养、免疫荧光检查、血清抗体检测可助确诊	
鉴别诊断	支气管炎、肺炎	无鸡鸣样吸气性吼声，常伴发热，肺部听诊有干性或湿性啰音，胸部 X 光片有炎症改变
	气管、支气管异物	有异物吸入史，起病突然，无鸡鸣样吸气性吼声
	百日咳综合征	副百日咳杆菌、肺炎支原体、腺病毒、呼吸道合胞病毒、副流感病毒等引起类似百日咳的痉挛性咳嗽，称为百日咳综合征。但其血常规中淋巴细胞增高不如百日咳明显，依靠病原体分离或血清学检查可进行鉴别
治疗原则	重在涤痰清火，泻肺降逆	

必考热点

1. 顿咳由感受时行邪毒引起，临床以阵发性痉挛咳嗽，咳后有特殊的鸡鸣样吸气性吼声为特征。
2. 顿咳的治疗重在涤痰清火，泻肺降逆。

考点：顿咳的辨证论治

顿咳的辨证论治见表 9-8-18。

表 9-8-18　顿咳的辨证论治

证型	主要证候	治法	方药
邪犯肺卫证（初咳期）	一般不发热或伴低热，鼻塞流涕，喷嚏咳嗽，2~3 天后咳嗽日渐加重，并渐显日轻夜重，咳痰稀白，量不多或痰稠不易咯出，咳声不畅，苔薄白或薄黄，脉浮紧或浮数，指纹浮红或浮紫在风关。历时约 1 周	疏风祛邪，宣肺止咳	三拗汤
痰火阻肺证（痉咳期）	咳嗽明显较前加重，咳呛不已，持续难止，日轻夜重，痉咳后伴有深吸气样鸡鸣声，吐出痰涎或食物后方暂止，不久可又发作。轻者每日咳 5~6 阵，重者多达 40~50 阵。每阵咳嗽可以自发，有时用力活动、进食、闻到刺激性气味等可诱发阵咳。痉咳 3 周后，常可伴有舌系带溃疡、两胁作痛、目睛红赤等。舌质红，苔薄黄，脉数，指纹紫达气关。历时一般持续 2~6 周，亦有达 8 周以上者	清热泻肺，涤痰镇咳	桑白皮汤合葶苈大枣泻肺汤
气阴耗伤证（恢复期）	痉咳缓解，咳嗽逐渐减轻，仍有干咳无痰，或痰少而稠，声音嘶哑，伴低热，午后颧红，烦躁，夜寐不宁，盗汗，口干，舌红，苔少或无苔，脉细数。或表现为咳声无力，痰白清稀，神倦乏力，气短懒言，纳差食少，自汗或盗汗，大便不实，舌淡，苔薄白，脉细弱。历时 2~4 周	养阴润肺，健脾益气	肺阴亏虚者用沙参麦冬汤，肺脾气虚证用人参五味子汤

必考热点

1. 顿咳可按初咳期、痉咳期、恢复期分阶段辨证。
2. 治疗顿咳邪犯肺卫证的代表方剂为三拗汤；治疗顿咳痰火阻肺证的代表方剂为桑白皮汤合葶苈大枣泻肺汤。
3. 顿咳邪犯肺卫证应采取疏风祛邪，宣肺止咳的治疗方法；痰火阻肺证应采取清热泻肺，涤痰镇咳的治疗方法；气阴耗伤证应采取养阴润肺，健脾益气的治疗方法。

考点：顿咳的西医治疗

顿咳的西医治疗见表 9-8-19。

表 9-8-19　顿咳的西医治疗

抗生素	早期应用，常用红霉素 40~50mg/(kg·d)，口服，疗程 1~2 周，或选用头孢克洛等
并发症治疗	并发百日咳脑病惊厥时，可用地西泮或苯巴比妥；有脑水肿者，可行脱水疗法；病危重者，可应用肾上腺皮质激素

必考热点

1. 顿咳早期应用抗生素，常用红霉素。
2. 顿咳并发百日咳脑病惊厥时，可用地西泮或苯巴比妥。

第九单元 虫 证

第一节 蛔 虫 病

考点：蛔虫病的概述、诊断要点及治疗原则

蛔虫病的概述、诊断要点及治疗原则见表9-9-1。

表9-9-1 蛔虫病的发病特点、诊断要点及治疗原则

概述	由感染蛔虫卵引起，以脐周疼痛，时作时止，饮食异常，大便下虫，或粪便镜检有蛔虫卵为主要特征。无明显的季节性。发生率农村高于城市，儿童高于成人，尤多见于3~10岁的儿童。本病不仅影响小儿的食欲及肠道功能，而且影响小儿的生长发育。重者可能出现并发症，其中以蛔厥证、虫瘕证多见
诊断要点	可有吐蛔、便蛔史
	反复脐周疼痛，时作时止，腹部按之有条索状物或团块，轻揉可散，食欲异常，形体消瘦，可见挖鼻、咬指甲、睡眠磨牙、面部白斑
	合并蛔厥、虫瘕，可见阵发性剧烈腹痛，伴恶心呕吐，甚或吐出蛔虫。蛔厥者，可伴有畏寒发热，甚至出现黄疸。虫瘕者，腹部可扪及虫团，按之柔软可动，多见大便不通
	大便病原学检查：应用直接涂片法，或厚涂片法，或饱和盐水浮聚法，检出粪便中蛔虫卵即可确诊，但粪检未查出虫卵也不能排除本病
治疗原则	以驱蛔杀虫为主，辅以调理脾胃之法。若病情较重，腹痛剧烈，或出现蛔厥、虫瘕等并发症者，先予酸、辛、苦等药味，以安蛔止痛治标，也可以标本兼施，安蛔、驱虫、通下并用，使胆腑、肠腑通利，腹痛较快缓解

必考热点

1. 蛔虫病由感染蛔虫卵引起，以脐周疼痛，时作时止，饮食异常，大便下虫，或粪便镜检有蛔虫卵为主要特征。
2. 蛔虫病重者可能出现并发症，其中以蛔厥证、虫瘕证多见。
3. 蛔虫病的治疗原则为以驱蛔杀虫为主，辅以调理脾胃之法。

考点：蛔虫病的辨证论治

蛔虫病的辨证论治见表9-9-2。

表9-9-2 蛔虫病的辨证论治

证型	主要证候	治法	方药
肠虫证	脐腹部疼痛，轻重不一，时作时止，或不思饮食，或嗜食异物，大便不调，或泄泻或便秘，或便下蛔虫，面色多黄滞，可见面部白斑，白睛蓝斑，唇内粟状白点，夜寐龂齿。甚者，腹部可扪及条索状物，时聚时散，形体消瘦，肚腹胀大，青筋显露。舌苔多见花剥或腻，舌尖红赤，脉弦滑	驱蛔杀虫，调理脾胃	使君子散

续　表

证型	主要证候	治法	方药
蛔厥证	有肠蛔虫症状，突然腹部绞痛，弯腰屈背，辗转不宁，肢冷汗出，恶心呕吐，常吐出胆汁或蛔虫。腹部绞痛呈阵发性，疼痛部位在右上腹或剑突下，疼痛可暂时缓解减轻，但又反复发作。重者腹痛持续而阵发性加剧，可伴畏寒发热，甚至出现黄疸。舌苔多黄腻，脉弦数或滑数	安蛔定痛，继则驱虫	乌梅丸
虫瘕证	有肠蛔虫症状，突然阵发性脐腹剧烈疼痛，部位不定，频繁呕吐，可呕出蛔虫，大便不下或量少，腹胀，腹部可扪及质软、无痛的可移动团块。病情持续不缓解者，见腹硬、压痛明显，肠鸣，无矢气。舌苔白或黄腻，脉滑数或弦数	行气通腑，散蛔驱虫	驱蛔承气汤

必考热点

1. 蛔虫病肠虫证应采取驱蛔杀虫，调理脾胃的治疗方法。
2. 治疗蛔虫病肠虫证的代表方剂为使君子散。
3. 治疗蛔虫病蛔厥证的代表方剂为乌梅丸。
4. 蛔虫病虫瘕证应采取行气通腑，散蛔驱虫的治疗方法。
5. 治疗蛔虫病虫瘕证的代表方剂为驱蛔承气汤。

第二节　蛲　虫　病

考点：蛲虫病的概述、诊断要点及治疗原则

蛲虫病的概述、诊断要点及治疗原则见表 9-9-3。

表 9-9-3　蛲虫病的概述、诊断要点及治疗原则

概述	由蛲虫寄生人体所致，以夜间肛门及会阴附近奇痒并见到蛲虫为特征。无明显的季节性。患儿是唯一的传染源。儿童感染率高于成人，2~9 岁儿童感染率最高，尤以集体机构的儿童高发。强调预防为主，防治结合，杜绝重复感染。无重复感染可自行痊愈
诊断要点	有喜以手摄取食物、吮手指等不良卫生习惯
	以夜间肛门及会阴部奇痒，睡眠不安为主要临床表现，可并见尿频、遗尿、腹痛等症。大便或肛周可见 8~13mm 长的白色线状成虫
	用肛门拭纸法检查虫卵，常用方法如下。①透明胶纸法：用透明胶纸黏擦肛门周围皮肤，虫卵即被黏于胶面，然后将纸平贴在玻璃片上，镜检虫卵。②棉签拭子法：用蘸有生理盐水的消毒棉签拭擦肛周，然后将拭擦物洗入饱和生理盐水，用漂浮法查虫卵
治疗原则	以驱虫为主，常内服、外治相结合。对病久脾胃虚弱者，在驱虫、杀虫时，应注意调理脾胃

必考热点

1. 蛲虫病由蛲虫寄生人体所致，以夜间肛门及会阴附近奇痒并见到蛲虫为特征。
2. 用肛门拭纸法检查虫卵的常用方法有透明胶纸法、棉签拭子法。
3. 蛲虫病的治疗以驱虫为主，常内服、外治相结合。

考点：蛲虫病的辨证论治

蛲虫病的辨证论治见表 9-9-4。

表 9-9-4 蛲虫病的辨证论治

主要证候	治法	方药
肛门、会阴部瘙痒，夜间尤甚，睡眠不宁，烦躁不安，或尿频、遗尿，或女孩前阴瘙痒，分泌物增多，或厌食，形体消瘦，面色苍黄。舌淡，苔白，脉无力	杀虫止痒，结合外治	驱虫粉

必考热点

蛲虫病应采取杀虫止痒，结合外治的治疗方法，治疗的代表方剂为驱虫粉。

第十单元 其他病证

第一节 夏 季 热

考点：夏季热的概述、病因病机、诊断要点与鉴别诊断及治疗原则

夏季热的概述、病因病机、诊断要点及治疗原则见表 9-10-1。

表 9-10-1 夏季热的概述、病因病机、诊断要点及治疗原则

概述	又称暑热症，临床以长期发热、口渴多饮、多尿、少汗或汗闭为特征。多见于6个月至3岁的婴幼儿，5岁以上者少见。我国南方气候炎热地区发病者较多。发病集中在6、7、8三个月，与气温升高、气候炎热有密切关系。本病若无并发症，预后良好	
病因	小儿体质不能耐受夏季炎暑	
病机	体弱小儿为暑气所伤，肌腠受灼，内侵肺胃。暑热内蕴，灼伤肺胃之津，则内热炽盛，故发热、水渴多饮。暑气伤于肺卫，腠理开阖失司，肌肤闭而失宣，又肺津为暑热所伤，津气两亏，水源不足，水液无以输布，故见少汗或汗闭。同时，小儿脾胃薄弱，加之暑伤脾气，中阳不振，气虚下陷，气不化水，使水液下趋膀胱而尿多	
诊断要点	发热	多数患儿表现为暑天渐渐起病，随着气温上升而体温随之上升，可在38℃~40℃之间，并随着气温升降而波动，发热期可达1~3个月，随着气候转为凉爽，体温自然下降至正常
	少汗或汗闭	虽有高热，但汗出不多，仅在起病时头部稍有汗出，甚或无汗
	多饮多尿	患儿口渴逐渐明显，饮水日增，24小时可饮水2000~3000ml，甚至更多。小便清长，次数频繁，每日可达20~30次，或随饮随尿
	其他症状	病初一般情况良好。发热持续不退时可伴食欲减退，形体消瘦，面色少华，或伴倦怠乏力，烦躁不安，但很少发生惊厥
	实验室检查	除部分患儿血常规可呈淋巴细胞百分数增高外，其他检查在正常范围
鉴别诊断	疰夏	多发生在长夏季节，主要表现为低热，一般无高热、汗闭、口渴多饮、多尿等症状，可伴有食欲减退，身困乏力
	湿温	系感受湿热时邪所致。主要发生于夏秋季节，发热持续不退，与夏季热相类似，但口渴不甚明显、尿不多，这是与夏季热的主要区别之处
治疗原则	清暑泄热、益气生津	

必考热点

1. 夏季热临床以长期发热、口渴多饮、多尿、少汗或汗闭为特征。

2. 夏季热的病因为小儿体质不能耐受夏季炎暑。
3. 夏季热的治疗以清暑泄热、益气生津为基本原则。

考点：夏季热的辨证论治

夏季热的辨证论治见表 9-10-2。

表 9-10-2　夏季热的辨证论治

证型	主要证候	治法	方药
暑伤肺胃证	入夏后体温渐高，发热持续，气温越高，体温越高，皮肤灼热，少汗或无汗，口渴引饮，小便频数，甚则饮一溲一，精神烦躁，口唇干燥，舌质稍红，苔薄黄，脉数	清暑益气，养阴生津	王氏清暑益气汤
上盛下虚证	发热日久不退，朝盛暮衰，精神萎靡或虚烦不安，面色苍白，下肢清冷，小便清长，频数无度，大便稀溏，口渴多饮，舌质淡，苔薄黄，脉细数无力	温补肾阳，清心护阴	温下清上汤

必考热点

1. 夏季热暑伤肺胃证应采取清暑益气，养阴生津的治疗方法，上盛下虚证应采取温补肾阳，清心护阴的治疗方法。
2. 治疗夏季热暑伤肺胃证的代表方药为王氏清暑益气汤；治疗上盛下虚证的代表方药为温下清上汤。

第二节　紫　　癜

考点：紫癜的概述、病因病机、诊断要点与鉴别诊断及治疗原则

紫癜的概述、病因病机、诊断要点与鉴别诊断及治疗原则见表 9-10-3。

表 9-10-3　紫癜的概述、病因病机、诊断要点与鉴别诊断及治疗原则

概述	是小儿常见的出血性疾病之一，以血液溢于皮肤、黏膜之下，出现瘀点瘀斑，压之不褪色为其临床特征，常伴鼻衄、齿衄，甚则呕血、便血、尿血。本病包括西医学的过敏性紫癜和血小板减少性紫癜。过敏性紫癜好发年龄为 3~14 岁，尤以学龄儿童多见，男性多于女性，春秋两季发病较多。血小板减少性紫癜发病年龄多在 2~5 岁，男女发病比例无差异，其死亡率约 1%，主要致死原因为颅内出血	
病因	发病内因是小儿素体正气亏虚，发病外因是外感风热时邪及其他异气	
病机	病位在心、肝、脾、肾。风热之邪与气血相搏，热伤血络，迫血妄行，溢于脉外，渗于皮下，发为紫癜	
诊断与鉴别诊断	过敏性紫癜	发病前可有上呼吸道感染或服食某些致敏食物、药物等诱因。紫癜多见于下肢伸侧及臀部、关节周围，为高出皮肤的鲜红色至深红色丘疹、红斑或荨麻疹，大小不一，多呈对称性，分批出现，压之不褪色。可伴有腹痛、呕吐、血便等消化道症状，游走性大关节肿痛，及血尿，蛋白尿等。血小板计数、出凝血时间、血块收缩时间均正常。应注意定期检查尿常规，可有镜下血尿、蛋白尿
	免疫性血小板减少症	皮肤、黏膜见瘀点、瘀斑，瘀点多为针尖样大小，一般不高出皮面，多不对称，可遍及全身，但以四肢及头面部多见。可伴有鼻衄、齿衄、尿血、便血等，严重者可并发颅内出血。血小板计数显著减少，急性型一般低于 $20\times10^9/L$，慢性型一般为（30~80）$\times10^9/L$。出血时间延长，血块收缩不良，束臂试验阳性
治疗原则	实证以清热凉血为主；虚证以益气摄血、滋阴降火为主	

必考热点

1. 紫癜是小儿常见的出血性疾病之一，以血液溢于皮肤、黏膜之下，出现瘀点瘀斑，压之不褪色为其临床特征。

2. 紫癜的主要致死原因为颅内出血。

3. 紫癜包括西医学的过敏性紫癜和血小板减少性紫癜。

4. 紫癜的发病内因是小儿素体正气亏虚，发病外因是外感风热时邪及其他异气。

5. 过敏性紫癜多见于下肢伸侧及臀部、关节周围，为高出皮肤的鲜红色至深红色丘疹、红斑或荨麻疹，大小不一，多呈对称性，分批出现，压之不褪色。

6. 紫癜的治疗，实证以清热凉血为主；虚证以益气摄血、滋阴降火为主。

考点：紫癜的辨证论治

紫癜的辨证论治见表9-10-4。

表9-10-4 紫癜的辨证论治

证型	主要证候	治法	方药
风热伤络证	起病较急，全身皮肤紫癜散发，尤以下肢及臀部居多，呈对称分布，色泽鲜红，大小不一，或伴痒感，可有发热、腹痛、关节肿痛、尿血等，舌质红，苔薄黄，脉浮数	疏风清热，凉血安络	连翘散
血热妄行证	起病较急，皮肤出现瘀点瘀斑，色泽鲜红，或伴鼻衄、齿衄、便血、尿血，血色鲜红或紫红，同时见心烦、口渴、便秘，或伴腹痛，或有发热，舌红，脉数有力	清热解毒，凉血止血	犀角地黄汤
气不摄血证	起病缓慢，病程迁延，紫癜反复出现，瘀斑、瘀点颜色淡紫，常有鼻衄、齿衄，面色苍黄，神疲乏力，厌食，头晕心慌，舌淡苔薄，脉细无力	健脾养心，益气摄血	归脾汤
阴虚火旺证	紫癜时发时止，鼻衄齿衄，血色鲜红，低热盗汗，心烦少寐，大便干燥，小便黄赤，舌光红，苔少，脉细数	滋阴降火，凉血止血	知柏地黄丸

必考热点

1. 治疗紫癜风热伤络证首选连翘散；治疗血热妄行证首选犀角地黄汤；治疗气不摄血证首选归脾汤；治疗阴虚火旺证首选知柏地黄丸。

2. 紫癜血热妄行证应采取清热解毒，凉血止血的治疗方法。

第三节 皮肤黏膜淋巴结综合征

考点：皮肤黏膜淋巴结综合征的概述、病因病机、诊断要点与鉴别诊断及治疗原则

皮肤黏膜淋巴结综合征的概述、病因病机、诊断要点与鉴别诊断及治疗原则见表9-10-5。

表9-10-5 皮肤黏膜淋巴结综合征的概述、病因病机、诊断要点与鉴别诊断及治疗原则

概述	又称川崎病，是以全身血管炎性病变为主要病理的急性发热性出疹性疾病，临床以持续发热、多形红斑、球结膜充血、草莓舌、颈淋巴结肿大、手足硬肿为特征。本病好发于婴幼儿，男女比例为（1.3~1.5）：1，病程多为6~8周。绝大多数患儿经积极治疗可以康复，但尚有1%~2%的死亡率，死亡原因多为心肌炎、动脉瘤破裂及心肌梗死。有些患儿的心血管症状可持续数月至数年

续　表

病因病机	本病为温热邪毒从口鼻而入，犯于肺卫，蕴于肌腠，内侵入气及营扰血而传变，尤以侵犯营血为甚，病变脏腑则以肺胃为主，可累及心肝肾诸脏
诊断要点	持续发热 5 天以上，抗生素治疗无效
	双侧球结合膜充血
	口唇鲜红、皲裂，杨梅舌，口咽黏膜弥漫充血
	手足硬肿，掌趾红斑，恢复期指趾脱皮
	躯干部多形性红斑样皮疹
	颈淋巴结肿大，多为单侧，很快消退
	以上 6 条中具备包括发热在内的 5 条即可确诊。不足 4 项，而有冠状动脉损害者，也可确诊
鉴别诊断	与幼年类风湿病进行鉴别诊断。幼年类风湿病发热时间较长，可持续数周或数月，对称性、多发性关节炎，尤以指趾关节受累比较突出，类风湿因子可为阳性
治疗原则	清热解毒、活血化瘀

必考热点

1. 皮肤黏膜淋巴结综合征又称川崎病，是一种以全身血管炎性病变为主要病理的急性发热性出疹性疾病，临床以持续发热、多形红斑、球结膜充血、草莓舌、颈淋巴结肿大、手足硬肿为特征。

2. 皮肤黏膜淋巴结综合征的死亡原因多为心肌炎、动脉瘤破裂及心肌梗死。

3. 幼年类风湿病发热时间较长，可持续数周或数月，对称性、多发性关节炎，尤以指趾关节受累比较突出，类风湿因子可为阳性。

4. 皮肤黏膜淋巴结综合征的治疗以清热解毒、活血化瘀为主。

考点：皮肤黏膜淋巴结综合征的辨证论治

皮肤黏膜淋巴结综合征的辨证论治见表 9-10-6。

表 9-10-6　皮肤黏膜淋巴结综合征的辨证论治

证型	主要证候	治法	方药
卫气同病证	发病急骤，持续高热，微恶风，口渴喜饮，目赤咽红，手掌足底潮红，躯干皮疹显现，颈部臖核肿大，或伴咳嗽，轻度泄泻，舌质红，苔薄，脉浮数	辛凉透表，清热解毒	银翘散
气营两燔证	壮热不退，昼轻夜重，咽红目赤，唇赤干裂，烦躁不安，或有嗜睡，肌肤斑疹，或见关节痛，或颈部臖核肿痛，手足硬肿，随后指趾端脱皮，舌质红绛，状如草莓，苔薄黄，脉数有力	清气凉营，解毒化瘀	清瘟败毒饮
气阴两伤证	身热渐退，倦怠乏力，动辄汗出，咽干唇裂，口渴喜饮，指趾端脱皮或潮红脱屑，心悸，纳少，舌质红，苔少，脉细弱不整	益气养阴，清解余热	沙参麦冬汤

必考热点

1. 治疗皮肤黏膜淋巴结综合征卫气同病证的代表方药为银翘散；治疗气营两燔证的代表方药为清瘟败毒饮；治疗气阴两伤证的代表方药为沙参麦冬汤。

2. 患儿，发病急骤，持续高热，微恶风，口渴喜饮，目赤咽红，手掌足底潮红，躯干皮疹显现，颈部臖核肿大，或伴咳嗽，轻度泄泻，舌质红，苔薄，脉浮数。该患儿应采取辛凉透表，清热解毒的治疗方法。

第四节　维生素D缺乏性佝偻病

考点：维生素D缺乏性佝偻病的概述、病因病机、诊断要点与鉴别诊断及治疗原则

维生素D缺乏性佝偻病的概述、病因病机、诊断要点与鉴别诊断及治疗原则见表9-10-7。

表9-10-7　维生素D缺乏性佝偻病的概述、病因病机、诊断要点与鉴别诊断及治疗原则

概述	简称佝偻病，是由于儿童体内维生素D不足，致使钙磷代谢失常的一种慢性营养性疾病，以正在生长的骨骺端软骨板不能正常钙化，造成骨骼病变为其特征。主要见于2岁以内婴幼儿。北方地区发病率高于南方地区，城市高于农村，人工喂养的婴儿发病率高于母乳喂养者。本病轻者如治疗得当，预后良好；重者如失治、误治，易导致骨骼畸形，留有后遗症，影响儿童正常生长发育	
病因	胎元失养、乳食失调、日照不足或体虚多病等，均可造成体质下降，脾肾不足	
病机	病机主要是脾肾虚亏，常累及心肺肝。若肾气不足则骨髓不充，骨骼发育障碍，出现颅骨软化，前囟晚闭，齿迟，甚至骨骼畸形；脾虚则面色欠华，纳呆，肌肉松弛，大便不实；脾虚及肺，卫外不固，则见多汗，反复感冒，甚至肺气闭塞而引起肺炎喘嗽；心气不足，心神不宁，脾虚失抑，肝木亢旺，因而夜惊、烦躁	
诊断要点	早期的多汗、烦躁等神经兴奋性增高的症状无特异性，因此仅根据临床表现诊断的准确率较低。要结合患儿年龄、季节、早产、日光照射或维生素D摄入不足以及母亲孕期情况等进行综合分析	
	可疑病例可做X线长骨检查和血清生化检测以助诊断	
鉴别诊断	先天性甲状腺功能低下	出生3个月后呈现生长发育迟缓，体格明显矮小，出牙迟，前囟大而闭合晚，神情呆滞，腹胀，厌食等。患儿智力低下，有特殊面容。血清TSH、T_4测定可资鉴别
	脑积水	中医学称“解颅”。发病常在出生后数月，前囟及头颅进行性增大，且前囟饱满紧张，骨缝分离，两眼下视，如“落日状”。X线片示颅骨穹隆膨大，颅骨变薄，囟门及骨缝宽大等
治疗原则	以调补脾肾为要	

必考热点

1. 佝偻病是由于儿童体内维生素D不足，致使钙磷代谢失常的一种慢性营养性疾病。
2. 佝偻病以正在生长的骨骺端软骨板不能正常钙化，造成骨骼病变为其特征。
3. 维生素D缺乏性佝偻病的病机主要是脾肾虚亏，常累及心肺肝。
4. 维生素D缺乏性佝偻病的治疗当以调补脾肾为要。

考点：维生素D缺乏性佝偻病的辨证论治

维生素D缺乏性佝偻病的辨证论治见表9-10-8。

表9-10-8　维生素D缺乏性佝偻病的辨证论治

证型	主要证候	治法	方药
肺脾气虚证	多汗夜惊，烦躁不安，发稀枕秃，囟门增大，伴有轻度骨骼改变，形体虚胖，肌肉松软，厌食，易反复感冒，舌淡苔薄白，脉细无力	健脾补肺	人参五味子汤
脾虚肝旺证	头部多汗，发稀枕秃，囟门迟闭，出牙延迟，坐立行走无力，夜啼不宁，易惊多惕，甚则抽搐，纳呆食少，舌淡苔薄，脉细弦	健脾助运，平肝息风	益脾镇惊散
肾精亏损证	有明显的骨骼改变症状，如头颅方大，肋软骨沟，肋串珠，手镯，足镯，鸡胸，漏斗胸等，O形或X形腿，出牙、坐立、行走迟缓，并有面白虚烦，多汗肢软，舌淡苔少，脉细无力	补肾填精，佐以健脾	补肾地黄丸

必考热点

1. 治疗维生素 D 缺乏性佝偻病肺脾气虚证的代表方剂为人参五味子汤；治疗脾虚肝旺证的代表方剂为益脾镇惊散；治疗肾精亏损证的代表方剂为补肾地黄丸。

2. 维生素 D 缺乏性佝偻病脾虚肝旺证应采取健脾助运，平肝息风的治疗方法。

第五节　传染性单核细胞增多症

考点：传染性单核细胞增多症的概述、病因病机、诊断与鉴别诊断及治疗原则

传染性单核细胞增多症的概述、病因病机、诊断与鉴别诊断及治疗原则见表 9-10-9。

表 9-10-9　传染性单核细胞增多症的概述、病因病机、诊断与鉴别诊断及治疗原则

概述	简称传单，由传单时邪（EB 病毒）引起。临床表现多样，以发热，咽峡炎，淋巴结肿大，肝脾大，外周血中淋巴细胞增多并出现异型淋巴细胞增多为特征。本病任何年龄均可发病，以年长儿及青少年为多见，四季均可发病，多散发或小流行。患病后可获得持久免疫力，预后一般良好	
病因	传单时邪	
病机	本病为疫邪致病，发病按卫气营血规律传变，病涉脏腑经络，主要病机为热痰瘀互结	
诊断要点	有传单接触史	
	不规则发热：热型不定，体温波动在 39℃左右，发热持续约 1 周，少数热程可达数周	
	咽峡炎：咽痛，咽部充血，扁桃体肿大、充血，可有灰白色假膜，或腭及咽部有小出血点及溃疡	
	淋巴结肿大：全身浅表淋巴结普遍受累，以颈部最为常见，腋下、腹股沟次之，中等硬度，无粘连及明显压痛，一般在发热退后数天或数周逐渐消退	
	肝脾大：约 1/3 患者有肝大，可有肝功能异常及黄疸。有半数患者脾大，偶有发生脾破裂	
	皮疹：约 10%的患者在病后 1 周出现皮疹，形态多样，可为斑疹、丘疹、猩红热样斑疹，多在躯干部位，1 周左右消退	
	累及心、肺、肾、脑时，可出现咳喘、惊厥、血尿、水肿、失语、偏瘫等症状	
	实验室检查：血常规白细胞计数增高，淋巴细胞和单核细胞增多，异型淋巴细胞 10%以上。嗜异凝集试验阳性，EB 病毒特异性抗体阳性	
鉴别诊断	溶血性链球菌感染引起的咽峡炎	传单早期发热、咽峡炎、淋巴结肿大，与链球菌性咽峡炎类似，但溶血性链球菌感染引起的咽峡炎血象示中性粒细胞增多，咽拭子细菌培养可得阳性结果，且青霉素治疗有效
	传染性淋巴细胞增多症	临床症状轻微，轻度发热，多无明显肝脾及淋巴结肿大。外周血白细胞总数可升高，分类中以成熟淋巴细胞为主，占 60%～90%，异常淋巴细胞并不增高，骨髓象正常，嗜异性凝集试验阴性
	急性淋巴细胞白血病	传单病程远较急性淋巴细胞白血病缓和，且嗜异性凝集试验阳性，血液异常淋巴细胞呈多形性，红细胞及血小板大多正常，骨髓象幼稚细胞比例不增高
治疗原则	清热解毒、化痰祛瘀	

必考热点

1. 传染性单核细胞增多症由 EB 病毒引起。

2. 传染性单核细胞增多症的临床表现多样，以发热，咽峡炎，淋巴结肿大，肝脾大，外周血中淋巴细胞增多并出现异型淋巴细胞增多为特征。

3. 传染性单核细胞增多症的主要病机为热痰瘀互结。
4. 传染性单核细胞增多症全身浅表淋巴结普遍受累，以颈部最为常见，腋下、腹股沟次之。
5. 传染性单核细胞增多症以清热解毒、化痰祛瘀为基本治疗原则。

考点：传染性单核细胞增多症的辨证论治

传染性单核细胞增多症的辨证论治见表 9-10-10。

表 9-10-10 传染性单核细胞增多症的辨证论治

证型	主要证候	治法	方药
邪犯肺胃证	发热，微恶风寒，鼻塞流涕，头痛咳嗽，咽红疼痛，恶心呕吐，不思饮食，颈淋巴结轻度肿大，或见皮肤斑丘疹，舌质红，苔薄白或薄黄，脉浮数	疏风清热，宣肺利咽	银翘散
气营两燔证	壮热烦渴，咽喉红肿疼痛，乳蛾肿大，甚则溃烂，口疮口臭，面红唇赤，红疹显露，便秘尿赤，淋巴结或肝脾大，舌质红，苔黄糙，脉洪数	清气凉营，解毒化痰	普济消毒饮
痰热流注证	发热，热型不定，颈、腋、腹股沟处浅表淋巴结肿大，以颈部为重，肝脾大，舌质红，苔黄腻，脉滑数	清热化痰，通络散瘀	清肝化痰丸
湿热蕴滞证	发热持续，缠绵不退，身热不扬，汗出不透，头身重痛，精神困倦，呕恶纳呆，口渴不欲饮，胸腹痞闷，面色苍黄，皮疹色红，大便黏滞不爽，小便短黄不利，舌偏红，苔黄腻，脉濡数	清热解毒，行气化湿	甘露消毒丹
正虚邪恋证	病程日久，发热渐退，或低热不退.，神疲气弱，口干唇红，大便或干或稀，小便短黄，咽部稍红，淋巴结、肝脾大逐渐缩小，舌红绛或淡红，或剥苔，脉细弱	益气生津，兼清余热	气虚邪恋，竹叶石膏汤；阴虚邪恋，青蒿鳖甲汤、沙参麦冬汤

必考热点

1. 传染性单核细胞增多症气营两燔证的治疗方法为清气凉营，解毒化痰。
2. 治疗传染性单核细胞增多症痰热流注证首选清肝化痰丸。

考点：传染性单核细胞增多症的西医治疗

传染性单核细胞增多症的西医治疗见表 9-10-11。

表 9-10-11 传染性单核细胞增多症的西医治疗

抗病毒治疗	阿昔洛韦或更昔洛韦有一定效果，也可应用 EBV 特异性免疫球蛋白
对症治疗	高热者可予物理降温，亦可用退热剂。注意口腔清洁和水、电解质平衡
	继发细菌性咽峡炎、肺炎者，应进行咽拭子培养，给予敏感抗生素
	对持续高热、重症肝炎伴黄疸、心肌炎、咽喉水肿、血小板减少、溶血性贫血及中枢系统严重合并症者，可用肾上腺皮质激素治疗
急症处理	脾破裂为本病最严重的并发症，常发生在疾病的第二周，触摸脾脏或轻微创伤均可引起。应及时确诊，迅速处理。宜迅速补充血容量，输血和脾切除。脾大患者应避免剧烈运动，防止腹部外伤，体检时亦应谨慎

必考热点

1. 脾破裂为传染性单核细胞增多症最严重的并发症。

2. 对持续高热、重症肝炎伴黄疸、心肌炎、咽喉水肿、血小板减少、溶血性贫血及中枢系统严重合并症的传染性单核细胞增多症患者，可用肾上腺皮质激素治疗。

第十部分
针 灸 学

第一单元 经络系统

第一节 经络系统的组成

考点：经络系统的组成

经络是经脉和络脉的总称，是人体内运行气血的通道。经，有路径的含义，经脉贯通上下，沟通内外，是经络系统中的主干；络，有网络的含义，络脉是经脉别出的分支。

经络系统由经脉和络脉组成，其中经脉包括十二经脉、奇经八脉，以及附属于十二经脉的十二经别、十二经筋、十二皮部；络脉包括十五络脉和难以计数的浮络、孙络等。

必考热点

1. 经脉贯通上下，沟通内外，是经络系统中的主干。
2. 经络系统中，经脉包括十二经脉、奇经八脉以及附属于十二经脉的十二经别、十二经筋、十二皮部。
3. 经络系统中，络脉包括十五络脉、浮络、孙络等。

第二节 十 二 经 脉

考点：十二经脉的名称

十二经脉的名称是根据手足、阴阳、脏腑来命名的。循行分布在上肢的为手经，循行分布于下肢的为足经。阴阳的确定，一是根据中医理论，内属阴，外属阳，脏属阴，腑属阳。因此，隶属于五脏、分布于四肢内侧的经脉称为阴经；隶属于六腑、分布于四肢外侧的经脉称为阳经。二是根据古人对阴阳消长衍化的认识、阴阳气的多寡分为三阴（太阴、少阴、厥阴）、三阳（阳明、太阳、少阳）。经脉与脏腑有联属的关系，根据经脉联属的脏腑进一步命名，如隶属于肺脏的为肺经，隶属于大肠腑的为大肠经。

十二经脉的名称分别为手太阴肺经、手阳明大肠经、足阳明胃经、足太阴脾经、手少阴心经、手太阳小肠经、足太阳膀胱经、足少阴肾经、手厥阴心包经、手少阳三焦经、足少阳胆经和足厥阴肝经。

必考热点

1. 十二经脉是手三阴经、手三阳经、足三阳经、足三阴经的总称，是经络系统的主体，又称为“正经”。
2. 十二经脉的名称是根据手足、阴阳、脏腑来命名的。
3. 阴阳，表示经脉的阴阳属性及阴阳气的多寡。经脉阴气盛衰从强到弱依次为太阴、少阴、厥阴；阳气盛衰从强到弱依次为阳明、太阳、少阳。

考点：十二经脉的分布规律

十二经脉左右对称地分布于头面、躯干和四肢，纵贯全身。与六脏相配属的六条阴经（六阴经），分布于四肢内侧和胸腹，上肢内侧为手三阴经，下肢内侧为足三阴经；与六腑相配属的六条阳经（六阳经），分布于四肢外侧和头面、躯干，上肢外侧为手三阳经，下肢外侧为足三阳经。十二经脉在四肢的分布呈现一定规律，具体表述为：按正立姿势，两臂下垂拇指向前的体位，将上下肢的内外侧分别分成前、中、后三条区线。手足阳经为阳明在前、少阳在中、太阳在后；手足阴经为太阴在前、厥阴在中、少阴在后。其中足三阴经在足内踝上 8 寸以下为厥阴在前、太阴在中、少阴在后，至内踝上 8 寸以上，太阴交出于厥阴之前。

必考热点

1. 十二经脉左右对称地分布于头面、躯干和四肢，纵贯全身。
2. 手足三阳经在四肢部的分布规律一般为阳明在前、少阳在中、太阳在后；手足三阴经在四肢部的分布规律一般为太阴在前、厥阴在中、少阴在后。
3. 足三阴经在足内踝上 8 寸以下的排列为厥阴在前、太阴在中、少阴在后。

考点：十二经脉属络表里关系

十二经脉“内属于腑脏，外络于肢节”，在体内与脏腑有明确的属络关系。其中阴经属脏络腑主里，阳经属腑络脏主表。手太阴肺经属肺络大肠，手阳明大肠经属大肠络肺，足阳明胃经属胃络脾，足太阴脾经属脾络胃，手少阴心经属心络小肠，手太阳小肠经属小肠络心，足太阳膀胱经属膀胱络肾，足少阴肾经属肾络膀胱，手厥阴心包经属心包络三焦，手少阳三焦经属三焦络心包，足少阳胆经属胆络肝，足厥阴肝经属肝络胆。

十二经脉之间存在着表里配对关系。如《素问·血气形志》所载：“足太阳与少阴为表里，少阳与厥阴为表里，阳明与太阴为表里，是为足阴阳也。手太阳与少阴为表里，少阳与心主为表里，阳明与太阴为表里，是为手之阴阳也。”即手太阴肺经与手阳明大肠经相表里，足阳明胃经与足太阴脾经相表里，手少阴心经与手太阳小肠经相表里，足太阳膀胱经与足少阴肾经相表里，手厥阴心包经与手少阳三焦经相表里，足少阳胆经与足厥阴肝经相表里。互为表里的经脉在生理上有密切联系，病理上相互影响，治疗时可相互为用。

必考热点

1. 手太阴肺经属肺络大肠，手阳明大肠经属大肠络肺，足阳明胃经属胃络脾，足太阴脾经属脾络胃，手少阴心经属心络小肠，手太阳小肠经属小肠络心，足太阳膀胱经属膀胱络肾，足少阴肾经属肾络膀胱，手厥阴心包经属心包络三焦，手少阳三焦经属三焦络心包，足少阳胆经属胆络肝，足厥阴肝经属肝络胆。
2. 十二经脉之间存在着表里配对关系。分别为手太阴肺经与手阳明大肠经相表里，足阳明胃经与足太阴脾经相表里，手少阴心经与手太阳小肠经相表里，足太阳膀胱经与足少阴肾经相表里，手厥阴心包经与手少阳三焦经相表里，足少阳胆经与足厥阴肝经相表里。

考点：十二经脉的循行走向、交接及气血循环流注规律

十二经脉的循行走向、交接及气血循环流注规律见表 10-1-1。

表 10-1-1 十二经脉的循行走向、交接及气血循环流注规律

循行走向规律	手三阴经从胸走手，手三阳经从手走头，足三阳经从头走足，足三阴经从足走腹（胸）
循行交接规律	相表里的阴经与阳经在手足末端交接，如手太阴肺经在食指端与手阳明大肠经相交接；手少阴心经在小指端与手太阳小肠经相交接；手厥阴心包经在环指端与手少阳三焦经相交接；足阳明胃经从足背上至大趾内端与足太阴脾经相交接；足太阳膀胱经在小趾端与足少阴肾经相交接；足少阳胆经从足背上分出，至大趾外端与足厥阴肝经相交接
	同名的阳经与阳经在头面部交接，如手足阳明经交接于鼻旁，手足太阳经皆通于目内眦，手足少阳经皆通于目外眦
	相互衔接的阴经与阴经在胸中交接，如足太阴经与手少阴经交接于心中，足少阴经与手厥阴经交接于胸中，足厥阴经与手太阴经交接于肺中
气血循环流注规律	从肺经开始，逐经相传，形成周而复始、如环无端的循环传注系统，将气血周流全身，使人体不断地得到营养物质而维持各脏腑组织器官的功能活动，其流注次序是：肺经、大肠经、胃经、脾经、心经、小肠经、膀胱经、肾经、心包经、三焦经、胆经、肝经，再由肝经相传肺经，流注不止

必考热点

1. 十二经脉的循行走向规律：手三阴经从胸走手，手三阳经从手走头，足三阳经从头走足，足三阴经从足走腹（胸）。

2. 十二经脉的循行交接规律：①相表里的阴经与阳经在手足末端交接。②同名的阳经与阳经在头面部交接。③相互衔接的阴经与阴经在胸中交接。

3. 十二经脉的气血循环流注次序：肺经、大肠经、胃经、脾经、心经、小肠经、膀胱经、肾经、心包经、三焦经、胆经、肝经，再由肝经相传肺经，流注不止。

第三节　奇经八脉

考点：奇经八脉的名称、循行分布、作用及临床意义

奇经八脉的名称、循行分布、作用及临床意义见表 10-1-2。

表 10-1-2 奇经八脉的名称、循行分布、作用及临床意义

名称	奇经八脉指督脉、任脉、冲脉、带脉、阴维脉、阳维脉、阴跷脉、阳跷脉八条经脉，因与十二经脉不同而别道奇行，故称为奇经八脉。奇经八脉与十二正经不同，既不直属脏腑，也无表里配合关系，且“别道奇行”	
循行分布	督脉行于腰背正中，上至头面，总督六阳经。任脉循行于胸腹正中，上抵颏部。冲脉与足少阴肾经相并上行，环绕口唇，且与任脉、督脉、足阳明经等有联系。督脉、任脉、冲脉皆起于胞中，同出会阴，称为“一源三歧”。带脉起于胁下，绕行腰间一周。阴维脉起于小腿内侧，沿腿股内侧上行，至咽喉与任脉会合。阳维脉起于足跗外侧，沿腿膝外侧上行，至项后与督脉相会。阴跷脉起于足跟内侧，随足少阴等经上行，至目内眦与阳跷脉会合。阳跷脉起于足跟外侧，伴足太阳等经上行，至目内眦与阴跷脉会合，再沿足太阳经上额，于项后会合足少阳经	
作用及临床意义	统率、主导作用	奇经八脉将部位相近、功能相似的经脉联系起来，达到统率有关经脉气血，协调阴阳的作用
	沟通、联络作用	奇经八脉在循行分布过程中，与其他各经相互交会沟通，也加强了十二经之间的相互联系。手足三阳经共会督脉于大椎，关元、中极为任脉与足三阴经交会之处，冲脉加强了足阳明与足少阴经之间的联系，带脉联系着纵行于躯干的各条经脉等
	蓄积、渗灌作用	奇经八脉犹如湖泊水库，而十二经脉之气则犹如江河之水。当十二经脉和脏腑之气旺盛时，奇经储蓄气血；当十二经脉生理功能需要时，奇经又能渗灌和供应气血

必考热点

1. 督脉、任脉、冲脉皆起于胞中，同出会阴，称为“一源三歧”。
2. 阳维脉主一身之表，阴维脉主一身之里，阴阳维脉具有维系一身阴经和阳经的作用。
3. 督脉为“阳脉之海”；任脉为“阴脉之海”；冲脉有“十二经脉之海”和“血海”之称。

第四节　十五络脉

考点：十五络脉的名称、分布、作用及临床意义

十五络脉的名称、分布、作用及临床意义见表 10-1-3。

表 10-1-3　十五络脉的名称、分布、作用及临床意义

名称	十二经脉和任、督二脉各自别出一络，加上脾之大络，总称十五络脉，或十五别络。十五络脉分别以其所别出处的腧穴命名
分布	十二经络脉在四肢肘膝关节以下本经络穴分出后，均走向其相表里的经脉，阴经络脉走向阳经，阳经络脉走向阴经，阴阳经的络脉相互交通连接。任脉的别络，从胸骨剑突下鸠尾分出后，散布于腹部；督脉的别络，从尾骨下长强分出后，散布于头部，并走向背部两侧的足太阳经；脾的大络，出于腋下大包穴，散布于胸胁部
作用	四肢部的十二经别络，加强了十二经中相表里两经的联系，沟通了表里两经的经气，补充了十二经脉循行的不足
	躯干部的任脉别络、督脉别络和脾之大络，分别沟通了腹、背和全身经气，输布气血以濡养全身组织
临床意义	根据络脉病候和络脉沟通表里两经的特点，可以选用络穴治疗络脉的虚实病证和相表里两经的病变
	络脉理论可用于诊察疾病，如通过诊察络脉颜色的变化，可测知脏腑经脉的相关病变
	根据络脉理论，可通过针刺放血治疗相应疾病，如用刺络拔罐法祛除络脉中的瘀积，达到通畅气血、治疗疾病的目的

必考热点

1. 十二经络脉在四肢肘膝关节以下本经络穴分出后，均走向其相表里的经脉，阴经络脉走向阳经，阳经络脉走向阴经，阴阳经的络脉相互交通连接。
2. 任脉的别络，从胸骨剑突下鸠尾分出后，散布于腹部；督脉的别络，从尾骨下长强分出后，散布于头部，并走向背部两侧的足太阳经。
3. 四肢部的十二经别络的作用：①加强十二经中相表里两经的联系。②沟通表里两经的经气。③补充十二经脉循行的不足。

第五节　十二经别

考点：十二经别的名称、分布、作用及临床意义

十二经别的名称、分布、作用及临床意义见表 10-1-4。

表 10-1-4　十二经别的名称、分布、作用及临床意义

名称	十二经别是十二正经别行深入体腔的支脉。其名称依十二经脉而定，即有手三阴、手三阳经别和足三阴、足三阳经别

续 表

分布	离	从四肢肘膝关节附近正经别出
	入	经过躯干深入体腔与相关的脏腑联系
	出	浅出体表上行头项部
	合	阳经经别合于本经的经脉，阴经的经别合于其相表里的阳经经脉
作用及临床意义	加强了表里两经的联系作用	
	加强了经脉与脏腑联系的作用	
	加强了十二经别与头部的联系的作用，扩大了手足三阴经穴位的主治范围	
	弥补了十二经脉分布的不足	

必考热点

1. 十二经别有手三阴、手三阳经别和足三阴、足三阳经别。
2. 十二经别的循行分布特点可用“离、入、出、合”来进行概括。
3. 十二经别通过“六合”作用使十二经脉表里两经之间增强了联系。
4. 十二经别的循行，多从四肢肘膝关节附近正经别出。

第六节 十二经筋

考点：十二经筋的名称、分布、作用及临床意义

十二经筋的名称、分布、作用及临床意义见表 10-1-5。

表 10-1-5 十二经筋的名称、分布、作用及临床意义

名称	十二经筋是十二经脉之气濡养筋肉骨节的体系，是附属于十二经脉的筋肉系统
分布	十二经筋均起于四肢末端，上行于头面胸腹部。行于体表，不入内脏。具有结、聚、散、络的特点
	手足三阳经筋分布于项背和四肢外侧，手足三阴经筋分布于胸腹和四肢内侧
	经筋还有刚筋、柔筋之分。刚（阳）筋分布于项背和四肢外侧，以手足阳经经筋为主；柔（阴）筋分布于胸腹和四肢内侧，以手足阴经经筋为主
作用	约束骨骼，利于关节屈伸活动，保持人体正常的运动功能
临床意义	针灸治疗经筋病多局部取穴，且多用燔针劫刺

必考热点

1. 十二经筋均起于四肢末端，上行于头面胸腹部。行于体表，不入内脏。
2. 十二经筋具有结、聚、散、络的特点。
3. 手足三阳经筋分布于项背和四肢外侧，手足三阴经筋分布于胸腹和四肢内侧。
4. 三阳经筋具有约束骨骼，利于关节屈伸活动，保持人体正常的运动功能。

第七节　十二皮部

考点：十二皮部的名称、分布、作用及临床意义

十二皮部的名称、分布、作用及临床意义见表 10-1-6。

表 10-1-6　十二皮部的名称、分布、作用及临床意义

名称	十二皮部是十二经脉功能活动反映于体表的部位和络脉之气在皮肤所散布的部位
分布	十二皮部的分布区域，是以十二经脉体表的分布范围为依据的，是十二经脉在皮肤上分属的部位
作用	保卫机体、抵御外邪和反映病候、协助诊断
临床意义	通过诊察皮部色泽、形态的变化，皮肤温度、感觉的异常等，可协助诊断
	各种灸法、拔罐、皮肤针、挑刺、刮痧法、敷贴等，都与皮部理论关系十分密切

必考热点

1. 十二皮部的分布区域，是以十二经脉体表的分布范围为依据的。
2. 十二皮部具有保卫机体、抵御外邪和反映病候、协助诊断的作用。

第二单元　经络的作用和经络学说的临床应用

第一节　经络的作用

考点：经络的作用

经络的作用见表 10-2-1。

表 10-2-1　经络的作用

联系脏腑，沟通内外	人体的五脏六腑、四肢百骸、五官九窍、皮肉筋骨等组织器官通过经络的联系而构成一个有机的整体，完成正常的生理活动。十二经脉及其分支等纵横交错、入里出表、通上达下联系了脏腑器官，奇经八脉沟通于十二经之间，经筋皮部联结了肢体筋肉皮肤，从而使人体的各脏腑组织器官有机地联系起来
运行气血，协调阴阳	气血必须通过经络的传注，才能输布全身，以濡润全身各脏腑组织器官，维持机体的正常功能
抗御病邪，反映病候	经络是传注病邪的途径，当体表受到病邪侵犯时，可通过经络由表及里，由浅入深。在此过程中，经络则抗邪于外，起到了卫外为固的作用。经络既是病邪传注的通路，又是反映病候的途径
传导感应，调整虚实	针刺过程中的得气和行气现象都是经络传导感应的功能表现。当经络或内脏功能失调时，通过针、灸等刺激体表的穴位，经络可以将刺激传导到有关的部位和脏腑，从而发挥调节人体脏腑气血的作用，使阴阳平复，达到治疗疾病的目的

必考热点

经络的作用有：①联系脏腑，沟通内外。②运行气血，协调阴阳。③抗御病邪，反映病候。④传导感应，调整虚实。

第二节　经络学说的临床应用

考点：经络学说的临床应用

经络学说的临床应用见表10-2-2。

表10-2-2　经络学说的临床应用

诊断方面	经络具有反映病候的特点：①可以通过辨析患者的症状、体征以及相关部位发生的病理变化，以确定疾病所在的经脉。②临床上常通过望诊、切诊以发现病理反应从而帮助诊断疾病	
治疗方面	指导针灸治疗：①指导针灸临床选穴。针灸临床通常根据经脉循行和主治特点进行循经取穴。②指导刺灸方法的选用	
	指导药物归经：中药治疗亦可通过经络，使药达病所，从而发挥其治疗作用	

必考热点

1. 经络学说的临床应用：说明病理变化，指导辨证归经、指导针灸治疗。
2. 针灸临床通常根据经脉循行和主治特点进行循经取穴。

第三单元　腧穴的分类

考点：十四经穴、经外奇穴、阿是穴

十四经穴、经外奇穴、阿是穴见表10-3-1。

表10-3-1　十四经穴、经外奇穴、阿是穴

十四经穴	指分布在十二经脉和任督二脉上的腧穴，即归属于十四经的穴位，总称“十四经穴”，简称“经穴”
	经穴具有固定的名称和位置，分布在十四经循行路线上，有明确的主治病证，是腧穴的主要组成部分
经外奇穴	指未归属于十四经穴范围，但有固定名称和位置的经验效穴，统称“经外奇穴”，简称“奇穴”
	奇穴是在“阿是穴”的基础上发展起来的，这类腧穴的主治范围比较单一，多数对某些病证有特殊疗效
阿是穴	又称天应穴、不定穴等，是以压痛或其他反应点作为刺灸的部位，既不是经穴，又不是奇穴，而是按压痛点取穴。阿是穴无一定数目

必考热点

1. 腧穴可分为十四经穴、奇穴、阿是穴三类。
2. 奇穴是在“阿是穴”的基础上发展起来的，这类腧穴的主治范围比较单一，多数对某些病证有特殊疗效。
3. 阿是穴又称天应穴、不定穴等，是以压痛或其他反应点作为刺灸的部位。

第四单元 腧穴的主治特点和规律

第一节 主治特点

考点：腧穴的主治特点

腧穴的主治特点见表 10-4-1。

表 10-4-1 腧穴的主治特点

近治作用	腧穴都能治疗其所在部位及邻近脏腑、组织、器官的病证。这是所有腧穴主治作用所具有的共同特点，即“腧穴所在，主治所在”
远治作用	某些腧穴不仅能治局部病证，而且能治本经循行所到达的远隔部位的脏腑、组织、器官的病证。具有远治作用的腧穴，主要指十二经脉在四肢肘、膝关节以下的经穴，即“经脉所过，主治所及”
特殊作用	某些腧穴具有双向的良性调整作用和相对的特异性治疗作用。所谓双向的良性调整作用，指同一腧穴对机体不同的病理状态，可以起到两种相反而有效的治疗作用

必考热点

1. 腧穴的主治特点主要表现在近治作用、远治作用、特殊作用。
2. 腧穴都能治疗其所在部位及邻近脏腑、组织、器官的病证是所有腧穴主治作用所具有的共同特点。
3. 具有远治作用的腧穴，主要指十二经脉在四肢肘、膝关节以下的经穴。

第二节 主治规律

考点：腧穴的主治规律

腧穴的主治规律见表 10-4-2。

表 10-4-2 腧穴的主治规律

分经主治规律	某一经脉所属的经穴均可治疗该经循行部位及其相应脏腑的病证，同经脉的不同经穴，可以治疗本经相同的病证
	手三阳、手三阴、足三阳、足三阴、任脉和督脉经穴既具有各自的分经主治规律，同时又在某些主治上有共同点
分部主治规律	处于身体某一部位的腧穴均可治疗该部位及某类病证

必考热点

1. 腧穴的主治规律，可以归纳为分经主治规律和分部主治规律。
2. 分部主治规律是指处于身体某一部位的腧穴均可治疗该部位及某类病证。

考点：腧穴的分经主治规律表

腧穴的分经主治规律见表 10-4-3 至表 10-4-7。

表 10-4-3　手三阴经腧穴主治规律表

经名	本经主治	二经相同主治	三经相同主治
手太阴经	肺、喉病		胸部病
手厥阴经	心、胃病	神志病	
手少阴经	心病		

表 10-4-4　手三阳经腧穴主治规律表

经名	本经主治	二经相同主治	三经相同主治
手阳明经	前头、鼻、口、齿病		目病、咽喉病、热病
手少阳经	侧头、胁肋病	目病、耳病	
手太阳经	后头、肩胛病、神志病		

表 10-4-5　足三阳经腧穴主治规律表

经名	本经主治	二经相同主治	三经相同主治
足阳明经	前头、口齿、咽喉病，胃肠病		神志病、热病
足少阳经	侧头、耳、项、胁肋病，胆病	眼病	
足太阳经	后头、项、背腰病，肛肠病		

表 10-4-6　足三阴经腧穴主治规律表

经名	本经主治	二经相同主治	三经相同主治
足太阴经	脾胃病		腹部病、妇科病
足厥阴经	肝病	前阴病	
足少阴经	肾病、肺病、咽喉病		

表 10-4-7　任脉、督脉腧穴主治规律表

经名	本经主治	二经相同主治
任脉	回阳、固脱、强壮作用	神志病、脏腑病、妇科病
	中风脱证、虚寒、下焦病	
督脉	中风、昏迷、热病、头面部病	

必考热点

1. 按分经治疗规律，手太阴经主治肺、喉病，手厥阴经主治心、胃病，手少阴经主治心病。
2. 按分经治疗规律，手厥阴经和手少阴经的相同主治为神志病。
3. 按分经治疗规律，手少阳经和手太阳经具有相同主治，即目病、耳病。

第五单元　特　定　穴

考点：五输穴、原穴、络穴、背俞穴、募穴、八脉交会穴、八会穴、郄穴、下合穴、交会穴的内容及临床应用

1. 五输穴　见表 10-5-1。

表 10-5-1　五输穴的概念、分布特点与组成及临床运用

概念	五输穴是指十二经脉位于肘膝关节以下的五个腧穴，称为井、荥、输、经、合
分布特点与组成	五输穴按井、荥、输、经、合的顺序，从四肢末端向肘、膝方向依次排列
	由于每条经有 5 个穴位属于五输穴，故人体共有五输穴 60 个
临床应用	按五输穴主病特点选用
	按五行生克关系选用：五输穴具有五行属性
	按时选用：经脉的气血运行和流注与季节和每日时辰的不同有密切的关系

2. 原穴、络穴　见表 10-5-2。

表 10-5-2　原穴、络穴的概念、分布特点与组成及临床应用

概念	十二经脉在腕、踝关节附近各有一个腧穴，是脏腑原气经过和留止的部位，称为原穴，又名“十二原”。络穴是指络脉从本经别出的部位。“络”，是联络的意思
分布特点与组成	原穴分布在腕、踝关节附近的十二经上
	十二经的络穴都位于肘膝关节以下，任脉之络穴鸠尾散于腹，督脉之络穴长强散于头上，脾之大络大包穴布于胸胁，共十五穴，故称为“十五络穴”
临床应用	原穴可用于诊断和治疗脏腑疾病
	十二经的络穴除可治疗本经脉的病证、本络脉的虚实病证外，还能治疗其相表里之经的病证
	原穴和络穴可单独使用，也可相互配合使用。临床上常把先病经脉的原穴和后病的相表里经脉的络穴相配合，称为“原络配穴法”或“主客原络配穴法”，是表里经配穴法的典型用法

3. 背俞穴、募穴　见表 10-5-3。

表 10-5-3　背俞穴、募穴的概念、分布特点与组成及临床应用

概念	背俞穴是脏腑之气输注于背腰部的腧穴。募穴是脏腑之气结聚于胸腹部的腧穴
分布特点和组成	背俞穴分布于背腰部的膀胱经第 1 侧线上，大体依脏腑所处位置的高低而上下排列，五脏六腑（加上心包）各有一相应的背俞穴，共十二个，依据脏腑的名称来命名
	募穴分布在胸腹部相关经脉上，又称为“腹募穴”。多位于脏腑附近的部位。五脏六腑（加上心包）各有一相应的募穴，共十二个
临床应用	主要用于治疗相关脏腑的病变
	背俞穴和募穴还可用于治疗与对应脏腑经络相联属的组织器官疾病
	临床上腑病多选其募穴治疗，脏病多选其背俞穴治疗

4. 八脉交会穴　见表 10-5-4。

表 10-5-4 八脉交会穴的概念、分布特点与组成及临床应用

概念	八脉交会穴是指与奇经八脉相通的十二经脉在四肢部的八个腧穴
分布特点和组成	分布于肘膝以下，包括公孙、内关、后溪、申脉、足临泣、外关、列缺、照海
临床应用	八脉交会穴可以单独应用，治疗各自相通的奇经病证

5. 八会穴 见表 10-5-5。

表 10-5-5 八会穴的概念、分布特点与组成及临床应用

概念	八会穴，是指脏、腑、气、血、筋、脉、骨、髓等精气所会聚的腧穴。“会”，是聚会的意思
分布特点和组成	八会穴分部在躯干部和四肢部，其中脏、腑、气、血、骨之会穴位于躯干部，筋、脉、髓之会穴位于四肢部
	八会穴的组成是：脏会章门，腑会中脘，气会膻中，血会膈俞，筋会阳陵泉，脉会太渊，骨会大杼，髓会绝骨
临床应用	八会穴对于各自所会的脏、腑、气、血、筋、脉、骨、髓相关的病证有特殊的治疗作用

6. 郄穴 见表 10-5-6。

表 10-5-6 郄穴的概念、分布特点与组成及临床应用

概念	十二经脉和奇经八脉中的阴跷脉、阳跷脉、阴维脉、阳维脉之经气深聚的部位称为郄穴
分布特点和组成	郄穴大多分布在四肢肘膝关节以下。十二经脉各有一个郄穴，阴阳跷脉及阴阳维脉也各有一个郄穴，合称为十六郄穴
临床应用	郄穴多用于治疗本经循行部位及所属脏腑的急性病证。一般来说，阴经郄穴多治疗血证，阳经郄穴多治疗急性痛证
	脏腑疾病也可在相应的郄穴上出现疼痛或压痛，有助于疾病的诊断

7. 下合穴 见表 10-5-7。

表 10-5-7 下合穴的概念、分布特点与组成及临床应用

概念	是指六腑之气下合于足三阳经的六个腧穴，又称六腑下合穴
分布特点和组成	下合穴共有六个，胃、大肠、小肠、胆、膀胱、三焦的下合穴依次为足三里、上巨虚、下巨虚、阳陵泉、委中、委阳
	胃、胆、膀胱三腑的下合穴和本经五输穴中的合穴为同一穴位。大肠、小肠的下合穴位于胃经，三焦的下合穴位于膀胱经。六个穴位都分布在足三阳经膝关节及以下部位
临床应用	合穴主要用于治疗六腑疾病，下合穴也可协助诊断

8. 交会穴 交会穴是指两经或数经相交会合的腧穴。交会穴多分布于头面、躯干部位。交会穴能治本经的疾病，也能兼治所交会经脉的疾病。

必考热点

1. 根据不同的分布特点、含义和治疗作用，特定穴可分为五输穴、原穴、络穴、郄穴、下合穴、背俞穴、募穴、八会穴、八脉交会穴和交会穴等10类。

2. 五输穴是指十二经脉位于肘膝关节以下的五个腧穴，称为井、荥、输、经、合。

3. 综合近代临床的应用情况，井穴多用于急救，荥穴多用于治疗热证，输穴多用于治疗关节疼痛，经穴治疗作用不典型，合穴多用于治疗相关脏腑病证。

第六单元 腧穴的定位方法

腧穴的定位方法见表 10-6-1。

表 10-6-1 腧穴的定位方法

常用骨度折量寸定位法	骨度分寸定位法是指以体表骨节为主要标志折量全身各部的长度和宽度，定出分寸，用于腧穴定位的方法，不论男女老幼、高矮胖瘦，一概以此标准折量作为量取腧穴的依据。折量分寸是以患者本人的身材为依据的	
体表解剖标志定位法	固定标志	指各部位由骨节、肌肉所形成的突起、凹陷及五官轮廓、发际、指（趾）甲、乳头、肚脐等，是在自然姿势下可见的标志，可以借助这些标志确定腧穴的位置
	活动标志	指各部的关节、肌肉、肌腱、皮肤随着活动而出现的空隙、凹陷、皱纹、尖端等，是在活动姿势下才会出现的标志，据此亦可确定腧穴的位置
手指同身寸定位法	中指同身寸	以患者的中指中节桡侧两端纹头（拇指、中指屈曲成环形）之间的距离作为 1 寸
	拇指同身寸	以患者拇指指间关节的宽度作为 1 寸
	横指同身寸	患者的食、中、环、小指四指并拢，以中指中节横纹为准，其四指的宽度作为 3 寸。四指相并名曰“一夫”，用横指同身寸量取腧穴，又名“一夫法”
简便定位法	常用的简便取穴方法有：两耳尖连线中点取百会；两虎口自然平直交叉，一手食指压在另一手腕后高骨的上方，当食指尽端处取列缺；半握拳，当中指端所指处取劳宫；垂肩屈肘，于平肘尖处取章门；立正姿势，两手下垂，于中指尖处取风市等	

必考热点

1. 骨度分寸定位法是指以体表骨节为主要标志折量全身各部的长度和宽度，定出分寸，用于腧穴定位的方法。

2. 手指同身寸定位法在具体取穴时，医者应在骨度分寸定位法的基础上，参照被取穴者自身的手指进行比量，以确定腧穴的标准定位。

3. 拇指同身寸是指以患者拇指指间关节的宽度作为 1 寸。

第七单元 手太阴肺经、腧穴

考点：经脉循行与主治概要

经脉循行与主治概要见表 10-7-1。

表 10-7-1 经脉循行与主治概要

经脉循行	起于中焦，向下联络大肠，再返回沿胃上口，穿过横膈，入属于肺。从肺系（气管、喉咙部）向外横行至腋窝下，沿上臂内侧下行，循行于手少阴与手厥阴经之前，下至肘中，沿着前臂内侧桡骨尺侧缘下行，经寸口动脉搏动处，行至大鱼际，再沿大鱼际桡侧缘循行直达拇指末端。其支脉，从手腕后分出，沿着食指桡侧直达食指末端
主治概要	胸、肺、咽喉部与肺脏有关病证，如咳嗽，气喘，咽喉肿痛，咯血，胸痛等
	经脉循行部位的其他病证，如肩背痛，肘臂挛痛，手腕痛等

必考热点

1. 手太阴肺经，起于中焦，向下联络大肠，再返回沿胃上口，穿过横膈，入属于肺。
2. 手太阴肺经的支脉，从手腕后分出，沿着食指桡侧直达食指末端。
3. 手太阴肺经主治胸、肺、咽喉部与肺脏有关病证及经脉循行部位的其他病证。

考点：常用腧穴的定位、主治要点和操作

常用腧穴的定位、主治要点和操作见表10-7-2。

表10-7-2　常用腧穴的定位、主治要点和操作

穴位	类　别	定　　位	主　治	操　作
中府	肺募穴；手、足太阴经交会穴	在胸部，横平第1肋间隙，锁骨下窝外侧，前正中线旁开6寸	①咳嗽、胸痛、咯血、肺胀痛、胸中烦满、气喘等肺胸病证。②肩臂痛	直刺0.8～1.2寸，或点刺出血
尺泽	合穴	在肘区，肘横纹上，肱二头肌腱桡侧缘凹陷中	①咳嗽、气喘、咽喉肿痛、咯血等肺系病证。②肘臂挛痛。③小儿惊风、急性腹痛、吐泻等急症	直刺0.8～1.2寸，或点刺出血
孔最	郄穴	在前臂前区，腕掌侧远端横纹上7寸，尺泽与太渊连线上	①咳嗽、气喘、咯血、鼻衄、咽喉肿痛等肺系病证。②肘臂挛痛。③痔疮出血	直刺0.5~1.0寸
列缺	络穴；八脉交会穴，通任脉	在前臂，腕掌侧远端横纹上1.5寸，拇短伸肌腱和拇长展肌腱之间，拇长展肌腱沟的凹陷中	①咳嗽、气喘、咽喉肿痛等肺系病证。②外感头痛、项强、齿痛、口歪等头面五官疾病。③手腕痛	向肘部斜刺0.5~0.8寸
太渊	输穴；原穴；八会穴之脉会	在腕前区，桡骨茎突与舟状骨之间，拇长展肌腱尺侧凹陷中	①咳嗽、气喘、咯血、喉痹等肺系疾证。②无脉症。③胸痛，缺盆中痛，腕臂痛	避开桡动脉，直刺0.3~0.5寸
鱼际	荥穴	在手外侧，第1掌骨桡侧中点赤白肉际处	①咳嗽、气喘、咯血、失音、喉痹、喉干等肺系病证。②外感发热，掌中热。③小儿疳积	直刺0.5~0.8寸
少商	井穴	在手指，拇指末节桡侧，指甲根角侧上方0.1寸	①咳嗽、气喘、咽喉肿痛、鼻衄等肺系实热病证。②中暑、发热。③昏迷，癫狂。④指肿，麻木	浅刺0.1寸，或点刺出血

必考热点

1. 尺泽主治：①咳嗽、气喘、咽喉肿痛、咯血等肺系病证。②肘臂挛痛。③小儿惊风、急性腹痛、吐泻等急症。
2. 列缺位于前臂，腕掌侧远端横纹上1.5寸，拇短伸肌腱和拇长展肌腱之间，拇长展肌腱沟的凹陷中。
3. 太渊主治：①咳嗽、气喘、咯血、喉痹等肺系疾证。②无脉症。③胸痛，缺盆中痛，腕臂痛。

第八单元　手阳明大肠经、腧穴

考点：经脉循行及主治概要

经脉循行及主治概要见表10-8-1。

表 10-8-1　经脉循行及主治概要

经脉循行	起于食指之尖端（桡侧），沿食指桡侧，经过第 1、2 掌骨之间，上行至腕后两筋之间，沿前臂外侧前缘，至肘部外侧，再沿上臂外侧前缘上行到肩部，经肩峰前，向上循行至背部，与诸阳经交会于大椎穴，再向前行进入缺盆，络于肺，下行穿过横膈，属于大肠。其支脉，从缺盆部上行至颈部，经面颊进入下齿之中，又返回经口角到上口唇，交会于人中（水沟穴），左脉右行，右脉左行，止于对侧鼻孔旁	
主治概要	头面五官病证	头痛、鼻衄、齿痛、咽喉肿痛、口眼歪斜、耳聋等
	肠腑病证	腹胀、腹痛、肠鸣、泄泻等
	皮肤病证	风疹、湿疹、瘾疹、荨麻疹、痤疮等
	神志病证	昏迷、癫狂等
	热病	发热、热病汗出等
	经脉循行部位的其他病证	手臂、肩部酸痛麻木、上肢不遂等

必考热点

1. 手阳明大肠经的支脉，从缺盆部上行至颈部，经面颊进入下齿之中，又返回经口角到上口唇，交会于人中（水沟穴），左脉右行，右脉左行，止于对侧鼻孔旁。

2. 手阳明大肠经经肩峰前，向上循行至背部，与诸阳经交会于大椎穴，再向前行进入缺盆，络于肺，下行穿过横膈，属于大肠。

考点：常用腧穴的定位、主治要点和操作

常用腧穴的定位、主治要点和操作见表 10-8-2。

表 10-8-2　常用腧穴的定位、主治要点和操作

穴位	类　别	定　　位	主　治	操　作
商阳	井穴	在手指，食指末节桡侧，指甲根角侧上方 0.1 寸	①热病，昏迷。②耳聋、青盲、咽喉肿痛、颐颔肿、齿痛等五官病证。③手指麻木	浅刺 0.1 寸，或点刺出血
合谷	原穴	在手背，第 2 掌骨桡侧的中点处	①头痛、齿痛、目赤肿痛、咽喉肿痛、牙关紧闭、口歪、鼻衄、耳聋、痄腮等头面五官病证。②发热恶寒等外感病。③热病。④无汗或多汗。⑤经闭、滞产、月经不调、痛经、胎衣不下、恶露不止、乳少等妇科病证。⑥上肢疼痛、不遂。⑦皮肤瘙痒、荨麻疹等皮肤科病证。⑧小儿惊风，痉证。⑨腹痛、痢疾、便秘等肠腑病证。⑩牙拔出术、甲状腺手术等面口五官及颈部手术针麻的常用穴	直刺 0.5~1.0 寸。孕妇不宜针
阳溪	经穴	在腕区，腕背侧远端横纹桡侧，桡骨茎突远端，解剖学“鼻烟窝”凹陷中	①头痛、目赤肿痛、咽喉肿痛、齿痛、耳聋、耳鸣等头面五官疾病。②手腕痛，手指胸急	直刺 0.5~0.8 寸
偏历	络穴	在前臂，腕背侧远端横纹上 3 寸，阳溪与曲池连线上	①目赤、咽喉肿痛、耳聋、鼻衄等五官病证。②水肿，小便不利。③手臂酸痛。④腹部胀满	直刺或斜刺 0.3~0.5 寸
手三里	—	在前臂，肘横纹下 2 寸，阳溪与曲池连线上	①手臂麻痛、肘挛不伸、上肢不遂等上肢病证。②腹胀、泄泻等肠腑病证。③齿痛颊肿	直刺 0.8~1.2 寸

续 表

穴位	类别	定位	主治	操作
曲池	合穴	在肘区，在尺泽与肱骨外上髁连线中点处	①目赤肿痛、齿痛、咽喉肿痛等五官热性病证。②热病。③手臂肿痛、上肢不遂等上肢病证。④风疹、瘾疹、湿疹、丹毒、瘰疬等皮肤科病证。⑤腹痛、吐泻、痢疾等肠腑病证。⑥头痛，眩晕。⑦癫狂等神志病证	直刺1.0~1.5寸
肩髃	手阳明经与阳跷脉的交会穴	在三角肌区，肩峰外侧缘前端与肱骨大结节两骨间凹陷中	①肩痛不举，上肢不遂。②瘰疬。③瘾疹	直刺或向下斜刺0.8~1.5寸
扶突		在胸锁乳突肌区，横平喉结，胸锁乳突肌前、后缘中间	①咽喉肿痛、暴喑、吞咽困难、呃逆等咽喉病证。②瘿气、瘰疬。③咳嗽、气喘。④颈部手术针麻用穴	直刺0.5~0.8寸。避开颈动脉，不可深刺。一般不使用电针，以免引起迷走神经反应
迎香		在面部，鼻翼外缘中点旁，鼻唇沟中	①鼻塞、鼻衄、鼻渊等鼻病。②口歪、面痒、面肿等口面部病证。③胆道蛔虫病	略向内上方斜刺或平刺0.3~0.5寸

必考热点

1. 商阳属于手阳明大肠经上的井穴。
2. 商阳位于手指食指末节桡侧，指甲根角侧上方0.1寸（指寸）。
3. 手三里主治：①手臂麻痛、肘挛不伸、上肢不遂等上肢病证。②腹胀、泄泻等肠腑病证。③齿痛颊肿。

第九单元　足阳明胃经、腧穴

考点：经脉循行及主治概要

经脉循行及主治概要见表10-9-1。

表10-9-1　经脉循行及主治概要

经脉循行	起于鼻旁，上行鼻根，与足太阳经脉相汇合，再沿鼻的外侧下行，入上齿龈中，返回环绕口唇，入下唇交会于承浆穴；再向后沿下颌下缘，至大迎穴处，再沿下颌角至颊车穴，上行到耳前，过足少阳经的上关穴处，沿发际至额颅部。其支脉，从大迎前下走人迎穴，沿喉咙入缺盆，下横膈，入属于胃，联络于脾。其直行的经脉，从缺盆沿乳房内侧下行，经脐旁到下腹部的气冲部；一支脉从胃口分出，沿腹内下行，至气冲部与直行经脉相汇合。由此经髀关、伏兔穴下行，至膝关节中。再沿胫骨外侧前缘下行，经足背到第2足趾外侧端（厉兑穴）；一支脉从膝下3寸处分出，下行到中趾外侧端；一支脉从足背分出，沿足大趾内侧直行到末端	
主治概要	脾胃肠病证	胃痛、呕吐、腹痛、腹胀、肠鸣、泄泻、便秘等
	头面五官病证	头痛、眩晕、面痛、口歪、眼睑瞤动、齿痛、目赤肿痛、近视等
	神志病证	癫狂、谵语、吐舌等
	热病	
	经脉循行部位的其他病证	下肢痿痹、中风瘫痪、足背肿痛、乳痈等

必考热点

1. 足阳明胃经的支脉从大迎前下走人迎穴，沿喉咙入缺盆，下横膈，入属于胃，联络于脾。

2. 足阳明胃经，起于鼻旁，上行鼻根，与足太阳经脉相汇合，再沿鼻的外侧下行，入上齿龈中，返回环绕口唇，入下唇交会于承浆穴；再向后沿下颌下缘，至大迎穴处，再沿下颌角至颊车穴，上行到耳前，过足少阳经的上关穴处，沿发际至额颅部。

考点：常用腧穴的定位、主治要点和操作

常用腧穴的定位、主治要点和操作见表10-9-2。

表10-9-2 常用腧穴的定位、主治要点和操作

穴位	类别	定位	主治	操作
承泣	足阳明经与任脉的交会穴	在面部，眼球与眶下缘之间，瞳孔直下	①目赤肿痛、迎风流泪、近视、夜盲等眼病。②口歪，眼睑瞤动等面部病证	以左手拇指向上轻推固定眼球，右手持针紧靠眶缘缓慢直刺0.5~1.0寸，不宜提插和大幅度捻转，以防刺破血管引起血肿。出针时稍加按压，以防出血；禁灸
四白		在面部，眶下孔处	①目赤肿痛、目翳、近视等眼病。②口歪、眼睑瞤动、头痛、眩晕等头面部病证	直刺或向上斜刺0.3~0.5寸
地仓	手、足阳明经与任脉的交会穴	在面部，口角旁约0.4寸	口歪、眼睑瞤动、流涎、齿痛、颊肿等头面五官病证	斜刺或平刺0.3~0.8寸，可向颊车穴透刺
颊车		在面部，下颌角前上方一横指（中指）	口歪、口噤、齿痛、面痛等面口病证	直刺0.3~0.5寸，或向地仓穴透刺1.5~2.0寸
下关		在面部，颧弓下缘中央与下颌切迹之间凹陷中	①牙关不利、面痛、齿痛、口歪等面口病证。②耳鸣、耳聋、聤耳等耳疾	直刺0.5~1.0寸
头维	足阳明经与足少阳经和阳维脉的交会穴	在头部，额角发际直上0.5寸，头正中线旁开4.5寸	头痛、眩晕、目痛、迎风流泪、眼睑瞤动等头面五官病证	平刺0.5~1.0寸
人迎		在颈部，横平喉结，胸锁乳突肌前缘，颈总动脉搏动处	①咽喉肿痛、瘿气、瘰疬等咽喉、颈部病证。②胸满、气喘。③原发性高血压。④假性延髓麻痹	避开颈总动脉，直刺0.3~0.8寸
梁门		在上腹部，脐中上4寸，前正中线旁开2寸	纳少、胃痛、呕吐、腹胀等脾胃病证	直刺0.8~1.2寸
天枢	大肠募穴	在腹部，横平脐中，前正中线旁开2寸	①绕脐腹痛、腹胀、便秘、泄泻、痢疾等脾胃肠病证。②癥瘕、月经不调、痛经等妇科病证	直刺1.0~1.5寸
归来		在下腹部，脐中下4寸，前正中线旁开2寸	①小腹胀痛，疝气。②月经不调、经闭、痛经、带下、阴挺等妇科病证	直刺1.0~1.5寸
梁丘	郄穴	在股前区，髌底上2寸，股外侧肌与股直肌肌腱之间	①急性胃痛。②膝肿痛、下肢不遂等下肢病证。③乳痈、乳痛等乳房病证	直刺1.0~1.2寸

续 表

穴位	类 别	定 位	主 治	操 作
足三里	合穴；胃下合穴	在小腿外侧，犊鼻下3寸，犊鼻与解溪连线上	①胃痛、呕吐、腹胀、泄泻、痢疾、便秘、肠痈等脾胃肠病证。②膝痛、下肢痿痹、中风瘫痪等下肢病证。③癫狂、不寐等神志病证。④气喘，痰多。⑤乳痈。⑥虚劳诸证，为强壮保健要穴	直刺1~2寸
上巨虚	大肠下合穴	在小腿外侧，犊鼻下6寸，犊鼻与解溪连线上	①肠鸣、腹中切痛、泄泻、便秘、肠痈等肠腑病证。②下肢痿痹、中风瘫痪等下肢病证	直刺1~2寸
条口		在小腿外侧，犊鼻下8寸，犊鼻与解溪连线上	①下肢痿痹、跗肿、转筋等下肢病证。②肩臂痛。③脘腹疼痛	直刺1.0~1.5寸
下巨虚	小肠下合穴	在小腿外侧，犊鼻下9寸，犊鼻与解溪连线上	①泄泻、痢疾、小腹痛等肠腑病证。②下肢痿痹。③乳痈	直刺1.0~1.5寸
丰隆	络穴	在小腿外侧，外踝尖上8寸，胫骨前肌的外缘	①头痛，眩晕等头部病证。②癫狂。③咳嗽、哮喘、痰多等肺系病证。④下肢痿痹	直刺1.0~1.5寸
解溪	经穴	在踝区，踝关节前面中央凹陷中，当踇长伸肌腱与趾长伸肌腱之间	①头痛，眩晕等头部病证。②癫狂、谵语等神志病证。③下肢痿痹、足踝肿痛、中下垂等下肢病主。④腹胀，便秘	直刺0.5~1.0寸
内庭	荥穴	在足背，第2、3趾间，趾蹼缘后方赤白肉际处	①胃痛、吐酸、泄泻、痢疾、便秘等胃肠病证。②足背肿痛。③齿痛、咽喉肿痛、鼻衄等五官病证。④热病	直刺或斜刺0.5~0.8寸，可灸
厉兑	井穴	在足趾，第2趾末节外侧，趾甲根角侧后方0.1寸（指寸）	①齿痛、咽喉肿痛、鼻衄等五官病证。②热病。③梦魇不宁、癫狂等神志病证	浅刺0.1寸

必考热点

1. 地仓位于面部，口角旁约0.4寸（指寸）。
2. 颊车主治口歪、口噤、齿痛、面痛等面口病证。
3. 天枢主治：①绕脐腹痛、腹胀、便秘、泄泻、痢疾等脾胃肠病证。②癥瘕、月经不调、痛经等妇科病证。

第十单元　足太阴脾经、腧穴

考点：经脉循行及主治概要

经脉循行及主治概要见表10-10-1。

表10-10-1　经脉循行及主治概要

经脉循行	起于足大趾末端，沿着大趾内侧赤白肉际，经过大趾本节后的第1跖趾关节后面，上行至内踝前面，再沿小腿内侧胫骨后缘上行，至内踝上8寸处交于足厥阴经之前，再沿膝股部内侧前缘上行，进入腹部，属脾，联络胃；再经过横膈上行，夹咽部两旁，系舌根，分散于舌下。其支脉，从胃上膈，注心中	
主治概要	脾胃病证	腹满、腹胀、食不化、胃痛、呕吐、腹痛、泄泻、痢疾等
	妇科病证	月经不调、痛经、经闭、崩漏等
	前阴病证	阴挺、遗尿、癃闭、阳痿、疝气等
	经脉循行部位的其他病证	胸胁胀痛、下肢痿痹、足踝肿痛等

必考热点

1. 足太阴脾经起于足大趾末端，沿着大趾内侧赤白肉际，经过大趾本节后的第 1 跖趾关节后面，上行至内踝前面。

2. 足太阴脾经主治脾胃病证、妇科病、前阴病证、经脉循行部位的其他病证。

考点：常用腧穴的定位、主治要点和操作

常用腧穴的定位、主治要点和操作见表 10-10-2。

表 10-10-2 常用腧穴的定位、主治要点和操作

穴位	类 别	定 位	主 治	操 作
隐白	井穴	在足趾，大趾末节内侧，趾甲根角侧后方 0.1 寸（指寸）	①月经过多、崩漏等妇科病证。②鼻衄、便血、尿血等出血证。③腹满、呕吐、泄泻等脾胃病证。④癫狂、多梦等神志病证。⑤惊风	浅刺 0.1 寸
太白	输穴；原穴	在跖区，第 1 跖趾关节近端赤白肉际凹陷中	①肠鸣、腹胀、泄泻、胃痛、便秘等脾胃病证。②足重、足肿等足部病证。③体重节痛	直刺 0.5~0.8 寸
公孙	络穴；八脉交会穴，通冲脉	在跖区，第 1 跖骨底的前下缘赤白肉际处	①胃痛、呕吐、肠鸣腹胀、腹痛、痢疾等脾胃病证。②心烦不寐、狂证等神志病证。③逆气里急，气上冲心（奔豚气）等冲脉病证	直刺 0.6~1.2 寸
三阴交	足三阴经的交会穴	在小腿内侧，内踝尖上 3 寸，胫骨内侧缘后际	①肠鸣腹胀、泄泻、便秘等脾胃肠病证。②月经不调、经闭、痛经、带下、阴挺、不孕、滞产等妇产科病证。③心悸、不寐、癫狂等神志病证。④小便不利、遗尿、遗精、阳痿等生殖、泌尿系统病证。⑤下肢痿痹。⑥湿疹、荨麻疹等皮肤病证。⑦阴虚诸证	直刺 1.0 ~ 1.5 寸；孕妇禁针
地机	郄穴	在小腿内侧，阴陵泉下 3 寸，胫骨内侧缘后际	①痛经、崩漏、月经不调、癥瘕等妇科病证。②腹胀、腹痛、泄泻等脾胃病证。③小便不利、水肿、遗精。④下肢痿痹	直刺 1~2 寸
阴陵泉	合穴	在小腿内侧，胫骨内侧髁下缘与胫骨内侧缘之间的凹陷中	①腹痛、泄泻、水肿、黄疸等脾湿证。②小便不利、遗尿、癃闭等泌尿系统病证。③遗精、阴茎痛等男科病证。④带下、妇人阴痛等妇科病证。⑤膝痛、下肢痿痹	直刺 1~2 寸
血海		在股前区，髌底内侧端上 2 寸，股内侧肌隆起处	①月经不调、痛经、经闭、崩漏等妇科病证。②湿疹、瘾疹、丹毒、皮肤瘙痒等皮外科病证。③膝股内侧痛	直刺 1.0~1.5 寸
大横	足太阴脾经与阴维脉的交会穴	在腹部，脐中旁开 4 寸	①腹痛、泄泻、便秘等脾胃病证。②肥胖症	直刺 1~2 寸
大包		在胸外侧区，第 6 肋间隙，在腋中线上	①气喘。②胸胁痛。③周身疼痛、四肢无力等肌肉病证	斜刺或向外平刺 0.5~0.8 寸

必考热点

1. 足太阴脾经的起始穴位是隐白。隐白位于足趾，大趾末节内侧，趾甲根角侧后方 0.1 寸（指寸）。

2. 三阴交主治：①肠鸣腹胀、泄泻、便秘等脾胃肠病证。②月经不调、经闭、痛经、带下、阴挺、不孕、滞产等妇产科病证。③心悸、不寐、癫狂等神志病证。④小便不利、遗尿、遗精、阳痿等生殖、泌尿系统病证。⑤下肢痿痹。⑥湿疹、荨麻疹等皮肤病证。⑦阴虚诸证。

3. 阴陵泉在小腿内侧，胫骨内侧髁下缘与胫骨内侧缘之间的凹陷中。

第十一单元 手少阴心经、腧穴

考点：经脉循行及主治概要

经脉循行及主治概要见表10-11-1。

表10-11-1 经脉循行及主治概要

经脉循行	起于心中，出属心系（心与其他脏器相连的组织）；下行经过横膈，联络小肠。其支脉，从心系向上，夹着食道上行，连于目系（眼球连接于脑的组织）。其直行经脉，从心系上行到肺部，再向外下到达腋窝部，沿着上臂内侧后缘，行于手太阴经和手厥阴经的后面，到达肘窝；再沿前臂内侧后缘，至掌后豌豆骨部，进入掌内，止于小指桡侧末端	
主治概要	心系病证	心痛、心悸、怔忡等
	神志病证	癫狂痫、癔症、不寐等
	经脉循行部位的其他病证	肩臂疼痛、胸胁痛、肘臂挛痛、小指疼痛等

必考热点

1. 手少阴心经，起于心中，出属心系；下行经过横膈，联络小肠。
2. 手少阴心经主治心、神志病和经脉循行部位的其他病证。

考点：常用腧穴的定位、主治要点和操作

常用腧穴的定位和主治要点见表10-11-2。

表10-11-2 常用腧穴的定位和主治要点

穴位	类 别	定 位	主 治	操 作
极泉		在腋区，腋窝正中，腋动脉搏动处	①心痛、心悸等心系病证。②胁肋疼痛。③肩臂疼痛、肘壁冷痛、上肢不遂等上肢病证。④瘰疬。⑤上肢针麻用穴	避开腋动脉，直刺或斜刺0.5~0.8寸
少海	合穴	在肘前区，横平肘横纹，肱骨内上髁前缘	①心痛、癔症、癫狂、痫病等心疾、神志病证。②肘臂挛痛、麻木，手颤。③腋胁痛，头项痛。④瘰疬	直刺0.5~1.0寸
通里	络穴	在前臂前区，腕掌侧远端横纹上1寸，尺侧腕屈肌腱的桡侧缘	①心悸、怔忡等心疾。②暴喑、舌强不语等舌窍病证。③肘臂挛痛、麻木、手颤等上肢病证	直刺0.5~1.0寸
阴郄	郄穴	在前臂前区，腕掌侧远端横纹上0.5寸，尺侧腕屈肌腱的桡侧缘	①心痛、心悸、惊恐等心疾。②吐血、衄血等血证。③骨蒸盗汗	直刺0.3~0.5寸
神门	输穴；原穴	在腕前区，腕掌侧远端横纹尺侧端，尺侧腕屈肌腱的桡侧缘	①心痛、心烦、惊悸、怔忡等心疾。②不寐、健忘、痴呆、癫狂痫等神志病证。③胸胁痛	直刺0.3~0.5寸
少冲	井穴	在手指，小指末节桡侧，指甲根角侧上方0.1寸（指寸）	①心悸、心痛等心疾。②癫狂、昏迷等神志病证。③目赤。④热病。⑤胸胁痛	浅刺0.1寸，或点刺出血

必考热点

1. 少海在肘前区，横平肘横纹，肱骨内上髁前缘。

2. 通里主治：①心悸、怔忡等心疾。②暴喑、舌强不语等舌窍病证。③肘臂挛痛、麻木、手颤等上肢病证。

3. 神门在腕前区，腕掌侧远端横纹尺侧端，尺侧腕屈肌腱的桡侧缘。

第十二单元　手太阳小肠经、腧穴

考点：经脉循行及主治概要

经脉循行及主治概要见表 10-12-1。

表 10-12-1　经脉循行及主治概要

经脉循行	起于手小指尺侧端，沿着手背外侧至腕部，出于尺骨茎突，直上沿着前臂外侧后缘，经尺骨鹰嘴与肱骨内上髁之间，沿上臂外侧后缘，到达肩关节，绕行肩胛部，交会于大椎，向下进入缺盆部，联络心，沿着食管，经过横膈，到达胃部，属于小肠。其支脉，从缺盆分出，沿着颈部，上达面颊，到目外眦，向后进入耳中。另一支脉，从颊部分出，上行目眶下，抵于鼻旁，至目内眦，斜行络于颧骨部	
主治概要	头面五官病证	头痛、眩晕、目翳、耳鸣、耳聋、咽喉肿痛等
	热病	
	神志病	癫、狂、痫等
	经脉循行部位的其他病证	肩臂酸痛、肘臂疼痛、颈项强痛、小指麻木疼痛等

必考热点

1. 手太阳小肠经，起于手小指尺侧端，沿着手背外侧至腕部，出于尺骨茎突，直上沿着前臂外侧后缘，经尺骨鹰嘴与肱骨内上髁之间，沿上臂外侧后缘，到达肩关节，绕行肩胛部，交会于大椎，向下进入缺盆部，联络心，沿着食管，经过横膈，到达胃部，属于小肠。

2. 手太阳小肠经的支脉，从缺盆分出，沿着颈部，上达面颊，到目外眦，向后进入耳中。

3. 手太阳小肠经的另一支脉，从颊部分出，上行目眶下，抵于鼻旁，至目内眦，斜行络于颧骨部。

考点：常用腧穴的定位、主治要点和操作

常用腧穴的定位、主治要点和操作见表 10-12-2。

表 10-12-2　常用腧穴的定位、主治要点和操作

穴位	类　别	定　　位	主　治	操　作
少泽	井穴	在手指，小指末节尺侧，指甲根角侧上方 0.1 寸（指寸）	①肩臂后侧痛、小指麻木疼痛等上肢病证。②乳痈、乳少、产后缺乳等乳房病证。③昏迷、癫狂等神志病证。④头痛、咽喉肿痛、目翳、胬肉攀睛、耳聋、耳鸣等头面五官病证	斜刺 0.1 寸或点刺出血。孕妇慎用

续 表

穴位	类 别	定 位	主 治	操 作
后溪	输穴；八脉交会穴，通督脉	在手内侧，第5掌指关节尺侧近端赤白肉际凹陷中	①头项强痛、腰背痛、手指及肘臂挛痛等痛证。②耳聋、目赤、咽喉肿痛等五官病证。③癫、狂、痫等神志病证。④疟疾	直刺0.5~1.0寸。治手指挛痛可透刺合谷穴
养老	郄穴	在前臂后区，腕背横纹上1寸，尺骨头桡侧凹陷中	①肩、背、肘、臂酸痛，项强等经脉循行所过部位病证。②急性腰痛。③目视不明	直刺或斜刺0.5~0.8寸
支正	络穴	在前臂后区，腕背侧远端横纹上5寸，尺骨尺侧与尺侧腕屈肌之间	①头痛、眩晕、项强等头项病证。②肘臂酸痛。③热病。④癫狂。⑤疣症	直刺或斜刺0.5~0.8寸
天宗		在肩胛区，肩胛冈中点与肩胛骨下角连线的上1/3与下2/3交点凹陷	①肩胛疼痛。②气喘。③乳痈、乳癖等乳房病证	直刺或斜刺0.5~1.0寸。遇到阻力不可强行进针
颧髎		在面部，颧骨下缘，目外眦直下凹陷中	口歪、眼睑瞤动、齿痛、面痛等头面五官病证	直刺0.3~0.5寸，斜刺或平刺0.5~1.0寸
听宫		在面部，耳屏正中与下颌骨髁状突之间的凹陷中	①耳鸣、耳聋、聤耳等耳部病证。②面痛、齿痛等口面病证。③癫、狂、痫等神志病证	微张口，直刺0.5~1.0寸

必考热点

1. 少泽在手指，小指末节尺侧，指甲根角侧上方0.1寸（指寸）。

2. 少泽主治：①肩臂后侧痛、小指麻木疼痛等上肢病证。②乳痈、乳少、产后缺乳等乳房病证。③昏迷、癫狂等神志病证。④头痛、咽喉肿痛、目翳、胬肉攀睛、耳聋、耳鸣等头面五官病证。

3. 养老在前臂后区，腕背横纹上1寸，尺骨头桡侧凹陷中。

第十三单元 足太阳膀胱经、腧穴

考点：经脉循行和主治概要

经脉循行和主治概要见表10-13-1。

表10-13-1 经脉循行和主治概要

经脉循行	起始于内眼角，向上过额部，与督脉交会于头顶。其支脉，从头顶分出到耳上角。其直行经脉，从头顶入颅内络脑，再浅出沿枕项部下行，从肩胛内侧脊柱两旁下行到达腰部，进入脊旁肌肉，入内络于肾，属于膀胱。一支脉从腰中分出，向下夹脊旁，通过臀部，进入腘窝中；一支脉从左右肩胛内侧分别下行，穿过脊旁肌肉，经过髋关节部，沿大腿外侧后缘下行，会合于腘窝内，向下通过腓肠肌，出外踝的后方，沿第5跖骨粗隆，至小趾的外侧末端	
主治概要	脏腑病证	背部第一侧线的背俞穴及第二侧线的腧穴，主治与其相关的脏腑病证和有关的组织器官病证
	神志病证	癫、狂、痫等
	头面五官病证	头痛、鼻塞、鼻衄、目视不明等
	经脉循行部位的其他病证	项、背、腰、下肢痹痛等

必考热点

1. 足太阳膀胱经，起始于内眼角，向上过额部，与督脉交会于头顶。

2. 足太阳膀胱经的支脉，从头顶分出到耳上角。
3. 足太阳膀胱经主治脏腑病证、神志病证、头面五官病证和经脉循行部位的其他病证。

考点：常用腧穴的定位、主治要点和操作

常用腧穴的定位、主治要点和操作见表 10-13-2。

表 10-13-2　常用腧穴的定位、主治要点和操作

穴位	类别	定位	主治	操作
睛明		在面部，目内眦内上方眶内侧壁凹陷中	①目赤肿痛、流泪、视物不明、目眩、近视、夜盲、色盲、目翳等眼病。②急性腰痛、坐骨神经痛。③心悸、怔忡等心疾	嘱患者闭目，医者左手轻推眼球向外侧固定，右手缓慢进针，紧靠眶缘直刺 0.5~1.0 寸。遇到阻力时，不宜强行进针，应改变进针方向或退针。不捻转，不提插（或只轻微地捻转和提插）。出针后按压针孔片刻，以防出血。针具宜细，消毒宜严。禁灸
攒竹		在面部，眉头凹陷中，额切迹处	①头痛、面痛、眉棱骨痛、面瘫等头面病证。②眼睑瞤动、上睑下垂、目视不明、流泪、目赤肿痛等眼疾。③呃逆。④急性腰扭伤	可向眉中或向眼眶内缘平刺或斜刺 0.5~0.8 寸，或直刺 0.2~0.3 寸。禁灸
天柱		在颈后区，横平第 2 颈椎棘突上际，斜方肌外缘凹陷中	①后头痛、项强、肩背痛。②眩晕、咽喉肿痛、鼻塞、目赤肿痛、近视等头面五官病证。③热病。④癫狂痫	直刺或斜刺 0.5~0.8 寸。不可向内上方深刺，以免伤及延髓
大杼	八会穴之骨会	在脊柱区，第 1 胸椎棘突下，后正中线旁开 1.5 寸	①咳嗽，发热。②项强，肩背痛。③颈椎病、腰椎病、膝骨关节炎、齿痛等骨病	斜刺 0.5~0.8 寸。本经背部诸穴，不宜深刺，以免伤及内部重要脏器
风门		在脊柱区，第 2 胸椎棘突下，后正中线旁开 1.5 寸	①感冒、发热、头痛、咳嗽、哮喘等外感病证、肺系病证。②项强、胸背痛	斜刺 0.5~0.8 寸。热证宜点刺放血
肺俞	肺之背俞穴	在脊柱区，第 3 胸椎棘突下，后正中线旁开 1.5 寸	①鼻塞、咳嗽、气喘、咯血等肺系病证。②骨蒸潮热、盗汗等阴虚病证。③背痛。④皮肤瘙痒，瘾疹	斜刺 0.5~0.8 寸。热证宜点刺放血
心俞	心之背俞穴	在脊柱区，第 5 胸椎棘突下，后正中线旁开 1.5 寸	①心痛、惊悸、不寐、健忘、癫痫等心神病证。②胸闷、胸痛、咳嗽、吐血等胸肺病证。③遗精、白浊等男科病证。④盗汗	斜刺 0.5~0.8 寸
膈俞	八会穴之血会	在脊柱区，第 7 胸椎棘突下，后正中线旁开 1.5 寸	①胃痛。②呕吐、呃逆、咳嗽、气喘等气逆之证。③贫血、吐血、便血等血证。④瘾疹、皮肤瘙痒等皮肤病证。⑤潮热、盗汗等阴虚证	斜刺 0.5~0.8 寸
肝俞	肝之背俞穴	在脊柱区，第 9 胸椎棘突下，后正中线旁开 1.5 寸	①胁痛、黄疸等肝胆病证。②目赤、目视不明、夜盲、迎风流泪等目疾。③眩晕，癫狂痫。④脊背痛，角弓反张，转筋	斜刺 0.5~0.8 寸
胆俞	胆之背俞穴	在脊柱区，第 10 胸椎棘突下，后正中线旁开 1.5 寸	①胁痛、黄疸、口苦等肝胆病证。②肺痨，潮热	斜刺 0.5~0.8 寸

续 表

穴位	类 别	定 位	主 治	操 作
脾俞	脾之背俞穴	在脊柱区，第11胸椎棘突下，后正中线旁开1.5寸	①腹胀、纳呆、呕吐、泄泻、痢疾、便血、多食善饥、身体消瘦等脾胃病证。②黄疸，水肿。③背痛	斜刺0.5~0.8寸
胃俞	胃之背俞穴	在脊柱区，第12胸椎棘突下，后正中线旁开1.5寸	胃痛、呕吐、腹胀、肠鸣、多食善饥、身体消瘦等脾胃病证	斜刺0.5~0.8寸
肾俞	肾之背俞穴	在脊柱区，第2腰椎棘突下，后正中线旁开1.5寸	①头晕、耳鸣、耳聋，慢性腹泻、气喘、腰酸痛、遗精、阳痿、不育等肾虚病证。②遗尿、癃闭等前阴病证。③月经不调、带下、不孕等妇科病证。④消渴	直刺0.5~1.0寸
大肠俞	大肠之背俞穴	在脊柱区，第4腰椎棘突下，后正中线旁开1.5寸	①腰痛。②腹胀、泄泻、便秘等肠腑病证	直刺0.8~1.2寸
膀胱俞	膀胱之背俞穴	在骶区，横平第2骶后孔，骶正中嵴旁开1.5寸	①石淋、癃闭、遗闭等膀胱气化功能失调病证。②腰骶痛。③腹泻，便秘等肠腑病	直刺或斜刺0.8~1.2寸
次髎		在骶区，正对第2骶后孔中	①月经不调、痛经、阴挺、带下等妇科病证。②遗精、阳痿等男科病证。③小便不利、癃闭、遗尿、疝气等前阴病证。④腰骶痛，下肢痿痹	直刺1~1.5寸
承扶		在股后区，臀沟的中点	①腰腿痛，下肢痿痹等下肢病证。②痔疾	直刺1~2寸
委阳	三焦之下合穴	在膝部，腘横纹上，股二头肌腱的内侧缘	①腹满，癃闭。②腰脊强痛，腿足挛痛	直刺1.0~1.5寸
委中	合穴；膀胱下合穴	在膝后区，腘横纹中点	①腰背痛、下肢痿痹等。②急性腹痛、急性吐泻等急症。③癃闭、遗尿等泌尿系病证。④丹毒、瘾疹、皮肤瘙痒、疔疮等血热病证	直刺1.0~1.5寸，或用三棱针点刺腘静脉出血。针刺不宜过快，过强、过深，以免损伤血管和神经
膏肓		在脊柱区，第4胸椎棘突下，后正中线旁开3寸	①咳嗽、气喘、肺痨等肺系虚损病证。②肩胛痛。③健忘、遗精、盗汗、羸瘦等虚劳诸证	斜刺0.5~0.8寸。此穴多用灸法
志室		在腰区，第2腰椎棘突下，后正中线旁开3寸	①遗精、阳痿、癃闭、遗尿、水肿等肾虚病证。②腰脊强痛	斜刺0.5~0.8寸
秩边		在骶区，横平第4骶后孔，骶正中嵴旁开3寸	①腰骶痛、下肢痿痹。②癃闭、便秘、痔疾等前后二阴病证	直刺1.5~3.0寸
承山		在小腿后区，腓肠肌两肌腹与肌腱交角处	①腰腿拘急、疼痛。②痔疾，便秘。③腹痛，疝气	直刺1~2寸。不宜过强地刺激，以免引起腓肠肌痉挛
飞扬	络穴	在小腿后区，昆仑直上7寸，腓肠肌外下缘与跟腱移行处	①头痛，眩晕，鼻塞，鼻衄。②颈痛，腰腿痛。③痔疾	直刺1.0~1.5寸
昆仑	经穴	在踝区，外踝尖与跟腱之间的凹陷中	①后头痛、目眩、项强等头项病证。②腰骶疼痛，足踝肿痛。③癫痫。④滞产	直刺0.5~0.8寸。孕妇禁用，经期慎用
申脉	八脉交会穴，通阳跷脉；足太阳经与阳跷脉的交会穴	在踝区，外踝尖直下，外踝下缘与跟骨之间凹陷中	①头痛、眩晕等头部疾病。②癫、狂、痫等神志病证。③嗜睡、不寐等眼睛开合不刮病证。④腰腿酸痛，下肢运动不利	直刺0.3~0.5寸
束骨	输穴	在跖区，第5跖趾关节的近端，赤白肉际处	①头痛、项强、目眩等头项部病证。②腰腿痛。③癫狂	直刺0.3~0.5寸
至阴	井穴	在足趾，小趾末节外侧，趾甲根角侧后方0.1寸（指寸）	①胎位不正、滞产、胞衣不下等胎产病证。②头痛、目痛、鼻塞、鼻衄等头面五官病证	浅刺0.1寸。胎位不正用灸法

必考热点

1. 睛明主治：①目赤肿痛、流泪、视物不明、目眩、近视、夜盲、色盲、目翳等眼病。②急性腰痛、坐骨神经痛。③心悸、怔忡等心疾。

2. 攒竹主治：①头痛、面痛、眉棱骨痛、面瘫等头面病证。②眼睑瞤动、上睑下垂、目视不明、流泪、目赤肿痛等眼疾。③呃逆。④急性腰扭伤。

3. 肾俞主治：①头晕、耳鸣、耳聋，慢性腹泻、气喘、腰酸痛、遗精、阳痿、不育等肾虚病证。②遗尿、癃闭等前阴病证。③月经不调、带下、不孕等妇科病证。④消渴。

第十四单元　足少阴肾经、腧穴

考点：经脉循行及主治概要

经脉循行及主治概要见表 10-14-1。

表 10-14-1　经脉循行及主治概要

经脉循行	起于足小趾下，斜走足心，行舟骨粗隆下，经内踝的后方，向下进入足跟中，沿小腿内侧上行，经腘窝内侧，沿大腿内侧后缘上行，贯脊柱，属于肾，络于膀胱（有穴通路还出于前，从横骨穴处上行于腹部前正中线旁 0.5 寸，胸部前正中线旁 2 寸，止于锁骨下缘俞府穴处）。其直行支脉，从肾脏向上经过肝、膈，进入肺脏，沿着喉咙，夹舌根旁；另一支脉，从肺分出，联络心，流注于胸中	
主治概要	头和五官病证	头痛，目眩，咽喉肿痛，齿痛，耳聋，耳鸣等
	妇科病证，前阴病证	月经不调，遗精，阳痿，小便频数等
	经脉循行部位的其他病证	下肢厥冷，内踝肿痛等

必考热点

1. 足少阴肾经，起于足小趾下，斜走足心，行舟骨粗隆下，经内踝的后方，向下进入足跟中，沿小腿内侧上行，经腘窝内侧，沿大腿内侧后缘上行，贯脊柱，属于肾，络于膀胱。

2. 足少阴肾经的直行支脉从肾脏向上经过肝、膈，进入肺脏，沿着喉咙，夹舌根旁；另一支脉，从肺分出，联络心，流注于胸中。

3. 足少阴肾经主治头和五官病证、妇科病证、前阴病证以及经脉循行部位的其他病证。

考点：常用腧穴的定位、主治要点和操作

常用腧穴的定位、主治要点和操作见表 10-14-2。

表 10-14-2　常用腧穴的定位、主治要点和操作

穴位	类　别	定　　位	主　治	操　作
涌泉	井穴	在足底，屈足卷趾时足心最凹陷中	①昏厥、中暑、小儿惊风等急症。②癫狂痫、头痛、头晕、目眩、失眠等神志病证。③咽喉肿痛、喉痹、失音等头面五官病证。④大便难、小便不利等前后二阴病证。⑤足心热。⑥奔豚气	直刺 0.5~1.0 寸。针刺时要防止刺伤足底动脉弓。临床常用灸法或药物贴敷

续 表

穴位	类 别	定 位	主 治	操 作
然谷	荥穴	在足内侧，足舟骨粗隆下方，赤白肉际处	①月经不调、阴痒、带下病、阴挺、白浊等妇科病证。②遗精、阳痿等男科病证。③癃闭、小便不利等泌尿系统病证。④咯血，咽喉肿痛。⑤消渴，泄泻。⑥下肢痿痹，足背痛。⑦小儿脐风，口噤	直刺0.5~0.8寸
太溪	输穴；原穴	在踝区，内踝尖与跟腱之间的凹陷中	①头晕目眩、不寐、健忘、遗精、阳痿、月经不调等肾虚证。②咽喉肿痛、齿痛、耳聋、耳鸣等阴虚性五官病证。③咳喘、胸痛、咯血等肺系病证。④消渴，小便频数，便秘。⑤腰脊痛，足跟痛，下肢厥冷	直刺0.5~0.8寸
大钟	络穴	在跟区，内踝后下方，跟骨上缘，跟腱附着部前缘凹陷中	①遗尿、癃闭、便秘等前后二阴病证。②咽痛，咯血，气喘。③痴呆。④腰脊强痛、足跟痛	直刺0.3~0.5寸
照海	八脉交会穴，通阴跷脉	在踝区，内踝尖下1寸，内踝下缘边际凹陷中	①月经不调、痛经、阴痒、赤白带下等妇科病证。②癫痫、不寐、嗜卧、癔症等神志病证。③咽喉干痛，目赤肿痛。④小便频数，癃闭。⑤便秘	直刺0.5~0.8寸
复溜	经穴	在小腿内侧，内踝尖上2寸，跟腱前缘	①腹胀，泄泻，癃闭，水肿。②盗汗、汗出不止或热病无汗等津液输布失调病证。③下肢痿痹，腰脊强痛	直刺0.5~1.0寸
肓俞	足少阴经与冲脉的交会穴	在腹部，脐中旁开0.5寸	①绕脐痛、腹胀、痢疾、泄泻、便秘等脾胃病证。②疝气。③月经不调	直刺0.8~1.2寸

必考热点

1. 涌泉在足底，屈足卷趾时足心最凹陷中。
2. 照海在踝区，内踝尖下1寸，内踝下缘边际凹陷中。
3. 复溜在小腿内侧，太溪穴上2寸，当跟腱的前缘。

第十五单元　手厥阴心包经、腧穴

考点：经脉循行及主治概要

经脉循行及主治概要见表10-15-1。

表10-15-1　经脉循行及主治概要

经脉循行	起于胸中，属心包络，向下经过横膈自胸至腹依次联络上、中、下三焦。其支脉，从胸部向外侧循行，至腋下3寸处，再向上抵达腋部，沿上臂内侧下行于手太阴、手少阴经之间，进入肘中，再向下到前臂，沿两筋之间，进入掌中，循行至中指的末端。一支脉从掌中分出，沿环指到指端	
主治概要	心胸、神志病证	心痛，心悸，心烦，胸闷，癫狂痫等
	胃腑病证	胃痛，呕吐等
	经脉循行部位的其他病证	上臂内侧痛，肘臂挛麻，腕痛，掌中热等

必考热点

1. 手厥阴心包经向下经过横膈自胸至腹依次联络上、中、下三焦。
2. 手厥阴心包经主治心胸、神志病证，胃腑病证以及经脉循行部位的其他病证。

考点：常用腧穴的定位、主治要点和操作

常用腧穴的定位、主治要点和操作见表 10-15-2。

表 10-15-2　常用腧穴的定位、主治要点和操作

穴位	类　别	定　　位	主　治	操　作
天池	手厥阴经与足少阳经的交会穴	在胸部，第 4 肋间隙，前正中线旁开 5 寸	①咳嗽、气喘、胸闷、痰多、胸痛等肺胸病证。②腋下肿痛，乳痈，乳少。③瘰疬	斜刺或平刺 0.3 ~ 0.5 寸，不可深刺，以免伤及心、肺
曲泽	合穴	在肘前区，肘横纹上，肱二头肌腱的尺侧缘凹陷中	①心痛、心悸、善惊等心疾。②胃痛、呕吐、泄泻等胃腑热性病证。③热病，中暑。④肘臂挛痛，上肢颤动	直刺 1.0 ~ 1.5 寸；或三棱针点刺出血
郄门	郄穴	在前臂前区，腕掌侧远端横纹上 5 寸，掌长肌腱与桡侧腕屈肌腱之间	①心痛、心悸、心烦、胸痛等心胸病证。②咯血、呕血、衄血等血证。③疔疮。④癫痫	直刺 0.5 ~ 1.0 寸
间使	经穴	在前臂前区，腕掌侧远端横纹上 3 寸，掌长肌腱与桡侧腕屈肌腱之间	①心痛、心悸等心疾。②胃痛、呕吐等胃腑病证。③热病，疟疾。④癫狂痫等神志病证。⑤肘臂挛痛	直刺 0.5 ~ 1.0 寸
内关	络穴；八脉交会穴，通阴维脉	在前臂前区，腕掌侧远端横纹上 2 寸，掌长肌腱与桡侧腕屈肌腱之间	①心痛、心悸、胸闷等心胸病证。②胃痛、呕吐、呃逆等胃腑病证。③不寐、郁病、癫狂痫等神志病证。④中风，眩晕，偏头痛。⑤胁痛，胁下痞块，肘臂挛痛	直刺 0.5 ~ 1.0 寸。注意穴位深层有正中神经
大陵	输穴；原穴	在腕前区，腕掌侧远端横纹中，掌长肌腱与桡侧腕屈肌腱之间	①心痛，心悸，胸胁胀痛等心胸病证。②胃痛、呕吐、口臭等胃腑病证。③喜笑悲恐、癫狂痫等神志病证。④手、臂挛痛	直刺 0.3 ~ 0.5 寸
劳宫	荥穴	在掌区，横平第 3 掌指关节近端，第 2、3 掌骨之间偏于第 3 掌骨。简便取穴：半握拳，中指尖下是穴	①中风昏迷、中暑等急症。②心痛、烦闷等心疾。③癫狂痫等神志病证。④口疮，口臭。⑤鹅掌风	直刺 0.3 ~ 0.5 寸。为急救要穴之一
中冲	井穴	在手指，中指末端最高点	①中风昏迷、舌强不语、中暑、昏厥、小儿惊风等急症。②高热。③舌下肿痛	浅刺 0.1 寸，或点刺出血。为急救要穴之一

必考热点

1. 曲泽在肘前区，肘横纹上，肱二头肌腱的尺侧缘凹陷中。
2. 内关在前臂前区，腕掌侧远端横纹上 2 寸，掌长肌腱与桡侧腕屈肌腱之间。
3. 中冲在手指中指末端最高点。
4. 内关主治：①心痛、心悸、胸闷等心胸病证。②胃痛、呕吐、呃逆等胃腑病证。③不寐、郁病、癫狂痫等神志病证。④中风，眩晕，偏头痛。⑤胁痛，胁下痞块，肘臂挛痛。
5. 劳宫简便取穴法：半握拳，中指尖下即是。

第十六单元　手少阳三焦经、腧穴

考点：经脉循行及主治概要

经脉循行及主治概要见表 10-16-1。

表 10-16-1　经脉循行及主治概要

经脉循行	起于环指尺侧末端，向上经小指与环指之间、手腕背侧，上达前臂外侧，沿桡骨和尺骨之间，过肘尖，沿上臂外侧上行至肩部，交出足少阳经之后，进入缺盆部，分布于胸中，散络于心包，向下通过横膈，从胸至腹，依次属上、中、下三焦。其支脉，从胸中分出，进入缺盆部，上行经颈项旁，经耳后直上，到达额角，再下行至面颊部，到达眼眶下部。另一支脉，从耳后分出，进入耳中，再浅出到耳前，经上关、面颊到目外眦	
主治概要	头面五官病证	头面五官病头、目、耳、颊、咽喉病等
	热病	
	经脉循行部位的其他病证	胁肋痛，肩臂外侧痛，上肢挛急、麻木、不遂等

必考热点

1. 手少阳三焦经，起于环指尺侧末端，从胸至腹，依次属上、中、下三焦。
2. 手少阳三焦经主治头面五官病证、热病、胃腑病证以及经脉循行部位的其他病证。

考点：常用腧穴的定位、主治要点和操作

常用腧穴的定位、主治要点和操作见表 10-16-2。

表 10-16-2　常用腧穴的定位、主治要点和操作

穴位	类　别	定　　位	主　治	操　作
关冲	井穴	在手指，第 4 指末节尺侧，指甲根角侧上方 0.1 寸（指寸）	①头痛、目赤、咽喉痛、耳鸣、耳聋、舌强等头面五官病证。②热病，中暑	浅刺 0.1 寸，或点刺出血
中渚	输穴	在手背，第 4、5 掌骨间，第 4 掌指关节近端凹陷中	①手指屈伸不利，肘臂肩背痛。②头痛、耳鸣、耳聋、聤耳、耳痛、目赤、咽喉肿痛等头面五官病证。③热病，疟疾	直刺 0.3~0.5 寸
阳池	原穴	在腕后区，腕背侧远端横纹中，指伸肌腱尺侧缘凹陷中	①手指屈伸不利、疼痛、麻木、腕痛，肘臂痉挛等上肢病证。②耳聋、目赤肿痛、咽喉肿痛、头痛等头面五官病证。③消渴	直刺 0.3~0.5 寸
外关	络穴；八脉交会穴，通阳维脉	在前臂后区，腕背侧远端横纹上 2 寸，尺骨与桡骨间隙中点	①耳鸣、耳聋、聤耳、耳痛、目赤肿痛、目生翳膜、目眩、咽喉肿痛、口噤、口祸、齿痛、面痛等头面五官病证。②头痛，颈项及肩部疼痛，胁痛，上肢痹痛。③热病，疟疾，伤风感冒。④瘰疬	直刺 0.5~1.0 寸
支沟	经穴	在前臂后区，腕背侧远端横纹上 3 寸，尺骨与桡骨间隙中点	①便秘。②热病。③耳鸣、耳聋、咽喉肿痛、暴喑、头痛等头面五官病证。④肘臂痛，胁肋痛，落枕。⑤瘰疬	直刺 0.5~1.0 寸

续 表

穴位	类 别	定 位	主 治	操 作
肩髎		在三角肌区，肩峰角与肱骨大结节两骨间凹陷中	①肩臂挛痛，不遂。②风疹	直刺 0.8~1.5 寸
翳风	手、足少阳经的交会穴	在颈部，耳垂后方，乳突下端前方凹陷中	①耳鸣、耳聋、聤耳等耳病。②眼睑瞤动、颊肿、口歪、牙关紧闭、齿痛等面口病证。③瘰疬	直刺 0.5~1.0 寸
角孙		在头部，耳尖正对发际处	①耳部肿痛、耳聋、目赤肿痛、视物不明、目翳等官窍病证。②偏头痛、项强。③颊肿，痄腮，齿痛	平刺 0.3~0.5 寸。治疗小儿腮腺炎常用灯草灸
耳门		在耳区，耳屏上切迹与下颌骨髁突之间的凹陷中	①耳鸣、耳聋、聤耳等耳病。②面痛、齿痛、牙关拘急、口歪等口面病证	直刺 0.3 ~ 0.5 寸，微张口
丝竹空	手、足少阳经的交会穴	在面部，眉梢凹陷中	①头痛、眩晕、目赤肿痛、眼睑瞤动、视物不清等头目病证。②癫痫。③齿痛，牙关拘急，口歪	平刺 0.3~0.5 寸；不灸

必考热点

1. 中渚在手背，第 4、5 掌骨间，第 4 掌指关节近端凹陷中。
2. 外关在前臂后区，腕背侧远端横纹上 2 寸，尺骨与桡骨间隙中点。
3. 肩髎在三角肌区，肩峰角与肱骨大结节两骨间凹陷中。

第十七单元　足少阳胆经、腧穴

考点：经脉循行及主治概要

经脉循行及主治概要见表 10-17-1。

表 10-17-1　经脉循行及主治概要

经脉循行	起于目外眦，上行额角部，下行至耳后，沿颈项部至肩上，下入缺盆。耳部分支，从耳后进入耳中，出走耳前到目外眦后方。外眦部支脉，从目外眦下走大迎，会合于手少阳经到达目眶下，行经颊车，由颈部下行，与前脉在缺盆部会合，再向下进入胸中，穿过横膈，络肝，属胆，再沿胁肋内下行至腹股沟动脉部，经过外阴部毛际横行入髋关节部。其直行经脉从缺盆下行，经腋部、侧胸部、胁肋部，再下行与前脉会合于髋关节部，再向下沿着大腿外侧、膝外缘下行，经腓骨之前，至外踝前，沿足背部，止于第 4 趾外侧端。足背部分支，从足背上分出，沿第 1、2 跖骨间，出于大趾端，穿过趾甲，出趾背毫毛部	
主治概要	头面五官病证	侧头、目、耳、咽喉病等
	肝胆病证	黄疸、口苦、胁痛等
	神志病证、热病	癫狂，发热等
	经脉循行部位的其他病证	胁肋痛，下肢痹痛、麻木、不遂等

必考热点

1. 足少阳胆经，起于目外眦，上行额角部，下行至耳后，沿颈项部至肩上，下入缺盆。
2. 足少阳胆经的直行经脉止于第 4 趾外侧端。
3. 足少阳胆经的足背部分支，从足背上分出，沿第 1、2 跖骨间，出于大趾端，穿过趾甲，出趾背毫毛部。

考点：常用腧穴的定位、主治要点和操作

常用腧穴的定位、主治要点和操作见表10-17-2。

表10-17-2 常用腧穴的定位、主治要点和操作

穴位	类别	定位	主治	操作
瞳子髎	手、足少阳经及手太阳经的交会穴	在面部，目外眦外侧0.5寸凹陷中	①目痛、目赤、目翳等目疾。②头痛、口歪、面痛等头面病证	平刺0.3~0.5寸，或用三棱针点刺出血
听会	手、足少阳经的交会穴	在面部，耳屏间切迹与下颌骨髁状突之间的凹陷中	①耳鸣、耳聋、聤耳等耳病。②齿痛，口歪，面痛等面口病证	张口，直刺0.5~1.0寸
完骨	足少阳经与足太阳经的交会穴	在头部，耳后乳突后下方凹陷中	①头痛、颈项强痛。②不寐。③齿痛、口歪、口噤不开、颊肿等面颊部病证	直刺0.5~0.8寸
阳白	足少阳经与阳维脉的交会穴	在头部，眉上1寸，瞳孔直上	①头痛，眩晕。②视物模糊、目痛等目疾。③眼睑瞤动、上睑下垂等目疾	平刺0.3~0.5寸
头临泣	足少阳经、足太阳经与阳维脉的交会穴	在头部，前发际上0.5寸，瞳孔直上	①头痛，眩晕。②流泪、鼻塞、鼻渊等头面五官病证。③癫痫等神志病证。④小儿惊风	平刺0.3~0.5寸
风池	足少阳经与阳维脉的交会穴	在颈后区，枕骨之下，胸锁乳突肌上端与斜方肌上端之间的凹陷中	①中风、头痛、眩晕、不寐、癫痫等内风所致病证。②恶寒发热、口眼歪斜等外风所致病证。③目赤肿痛、视物不明、鼻塞、鼻衄、鼻渊、耳鸣、咽喉肿痛等五官病证。④颈项强痛	向鼻尖方向斜刺0.8~1.2寸
肩井	手、足少阳经与阳维脉的交会穴	在肩胛区，第7颈椎棘突与肩峰最外侧点连线的中点	①头痛、眩晕、颈项强痛等头项部病证。②肩背疼痛，上肢不遂。③瘰疬。④乳晕、乳少、难产、胞衣不下等妇科病证	直刺0.3~0.5寸，切忌深刺、捣刺。孕妇禁用
日月	胆募穴；足少阳经、足太阴经与阳维脉的交会穴	在胸部，第7肋间隙中，前正中线旁开4寸	①黄疸、呕吐、吞酸等胆腑病证。②胁肋胀痛	斜刺或平刺0.5~0.8寸
带脉	足太阳经与带脉的交会穴	在侧腹部，第11肋骨游离端垂线与脐水平线的交点上	①带下、月经不调、阴挺、经闭、小腹痛等妇科病证。②疝气。③胁痛，腰痛	直刺0.8~1.0寸
环跳	足少阳经与足太阳经的交会穴	在臀区，股骨大转子最凸点与骶管裂孔连线的外1/3与内2/3交点处	①下肢痿痹，半身不遂，腰腿痛。②风疹	直刺2~3寸
风市		在股部，髌底上7寸。直立垂手，掌心贴于大腿时，中指尖所指凹陷中，髂胫束后缘	①下肢痿痹。②遍身瘙痒	直刺1~2寸
阳陵泉	合穴；胆下合穴；八会穴之筋会	在小腿外侧，腓骨头前下方凹陷中	①黄疸、口苦、呕吐、胁痛等胆腑病证。②下肢痿痹、膝髌肿痛、肩痛等筋病。③小儿惊风。④脚气	直刺1.0~1.5寸
光明	络穴	在小腿外侧，外踝尖上5寸，腓骨前缘	①目痛、夜盲、目视不明等目疾。②乳房胀痛，乳少等乳疾	直刺1.0~1.5寸
悬钟	八会穴之髓会	在小腿外侧，外踝尖上3寸，腓骨前缘	①中风、颈椎病、腰椎病等骨、髓病。②颈项强痛，偏头痛，咽喉肿痛。③胸胁胀痛。④下肢痿痹，脚气	直刺0.5~0.8寸
丘墟	原穴	在踝区，外踝的前下方，趾长伸肌腱的外侧凹陷中	①偏头痛，胸胁胀痛。②下肢痿痹，外踝肿痛，足下垂，脚气。③疟疾	直刺0.5~0.8寸

续　表

穴位	类　别	定　　位	主　治	操　作
足临泣	输穴；八脉交会穴，通带脉	在足背，第4、5跖骨底结合部的前方，第5趾长伸肌腱外侧凹陷中	①偏头痛、眩晕、目赤肿痛、目涩、耳鸣、耳聋等头面五官病证。②乳痈、乳胀、月经不调等妇科病证。③胁肋胀痛，足跗肿痛。④瘰疬。⑤疟疾	直刺0.3~0.5寸
侠溪	荥穴	在足背，第4、5趾间，趾蹼缘后方赤白肉际处	①头痛、眩晕、目赤肿痛、耳鸣、耳聋等头面五官病证。②胁痛。③乳痈。④热病	直刺0.3~0.5寸
足窍阴	井穴	在足趾，第4趾末节外侧，趾甲根角侧后方0.1寸（指寸）	①目赤肿痛、耳鸣、耳聋、咽喉肿痛等头面五官病证。②头痛、不寐、多梦。③热病。④胁痛，足跗肿痛	浅刺0.1~0.2寸，或点刺出血

必考热点

1. 听会在面部，耳屏间切迹与下颌骨髁突之间的凹陷中。
2. 阳白在头部，眉上1寸，瞳孔直上。
3. 悬钟在小腿外侧，外踝尖上3寸，腓骨前缘。
4. 足窍阴在足趾，第4趾末节外侧，趾甲根角侧后方0.1寸（指寸）。

第十八单元　足厥阴肝经、腧穴

考点：经脉循行及主治概要

经脉循行及主治概要见表10-18-1。

表10-18-1　经脉循行及主治概要

经脉循行	起于足大趾背毫毛部，沿足背经内踝前上行，至内踝上8寸处交于足太阴经之后，上经腘窝内缘，沿大腿内侧，上入阴毛中，环绕阴器；再上行抵达小腹，夹胃，属于肝，络于胆；再上行通过横膈，分布于胁肋部；继续上行经喉咙的后面，上入鼻咽部，连目系，从额部浅出，与督脉在巅顶部相会。其支脉，从目系下循面颊，环绕唇内。另一支脉，从肝部分出，穿过横膈，注于肺	
主治概要	肝胆病证	黄疸，胸胁胀痛，呕逆、中风、头痛、眩晕、惊风等
	妇科病和前阴病证	月经不调、痛经、崩漏、带下、遗尿、小便不利等
	经脉循行部位的其他病证	下肢痹痛、麻木、不遂等

必考热点

1. 足厥阴肝经，起于足大趾背毫毛部，沿足背经内踝前上行，至内踝上8寸处交于足太阴经之后。
2. 足厥阴肝经另一支脉，从肝部分出，穿过横膈，注于肺。

考点：常用腧穴的定位、主治要点和操作

常用腧穴的定位、主治要点和操作见表10-18-2。

表 10-18-2 常用腧穴的定位、主治要点和操作

穴位	类别	定位	主治	操作
大敦	井穴	在足趾，大趾末节外侧，趾甲根角侧后方 0.1 寸（指寸）	①疝气，少腹痛。②遗尿、癃闭、淋证等泌尿系病证。③月经不调、经闭、崩漏、阴挺等妇科病证。④癫痫	浅刺 0.1~0.2 寸，或点刺出血
行间	荥穴	在足背，第 1、2 趾之间，趾蹼缘后方赤白肉际处	①头痛、目眩、目赤肿痛、青盲、口歪等头面五官热性病证。②月经过多、崩漏、痛经、经闭、带下等妇科病证。③阴中痛，疝气。④小便不利，癃闭，尿痛。⑤胁痛，黄疸	直刺 0.5~0.8 寸
太冲	输穴；原穴	在足背，第 1、2 跖骨间，跖骨底结合部前方凹陷中，或触及动脉搏动处	①中风、癫狂痫、头痛、眩晕、口眼歪斜、小儿惊风等内风所致病证。②目赤肿痛、口歪、青盲、咽喉干痛、耳鸣、耳聋等头面五官热性病证。③月经不调、崩漏、痛经、难产等妇科病证。④黄疸、胁痛、腹胀、呕逆等肝胃病证。⑤下肢痿痹，足跗肿痛	直刺 0.5~1.0 寸
蠡沟	络穴	在小腿内侧，内踝尖上 5 寸，胫骨内侧面的中央	①睾丸肿痛、阳强挺长等男科病证。②月经不调、带下等妇科病证。③外阴瘙痒、小便不利、遗尿等前阴病证。④足胫疼痛	平刺 0.5~0.8 寸
曲泉	合穴	在膝部，腘横纹内侧端，半腱肌肌腱内缘凹陷中	①小便不利、淋证、癃闭等泌尿系病证。②月经不调、痛经、带下、阴挺、阴痒等妇科病证。③遗精、阳痿男科病证。④膝股疼痛	直刺 0.8~1.0 寸
章门	八会穴之脏会；脾募穴；足厥阴经与足少阳经的交会穴	在侧腹部，第 11 肋游离端的下际	①腹胀、泄泻、痞块等胃肠病。②胁痛、黄疸、痞块等肝脾病证	直刺 0.8~1.0 寸
期门	肝募穴；足厥阴经与足太阴经的交会穴	在胸部，第 6 肋间隙，前正中线旁开 4 寸	①胸胁胀痛。②腹胀、呃逆、吞酸等肝胃病证。③郁病，奔豚气。④乳痈	斜刺 0.5~0.8 寸

必考热点

1. 大敦在足趾，足大趾末节外侧，趾甲根角侧后方 0.1 寸（指寸）。
2. 太冲在足背，第 1、2 跖骨间，跖骨底结合部前方凹陷中，或触及动脉搏动。
3. 章门在侧腹部，第 11 肋游离端的下际。
4. 期门在胸部，第 6 肋间隙，前正中线旁开 4 寸。

第十九单元 督脉、腧穴

考点：经脉循行及主治概要

经脉循行及主治概要见表 10-19-1。

表 10-19-1 经脉循行及主治概要

经脉循行	起于小腹内，下行于会阴部，向后从尾骨端上行脊柱的内部，上达项后风府，进入脑内，上行至巅顶，沿前额下行鼻柱，止于上唇系带处

续　表

主治概要	脏腑病证	胸背腰段的腧穴主治与其相关的脏腑病证和有关的组织器官病证
	神志病	癫狂痫等
	热病	
	头面五官病证	头痛、口歪、面肿等
	经脉循行部位的其他病证	腰骶、背项疼痛等

必考热点

督脉，起于小腹内，下行于会阴部，向后从尾骨端上行脊柱的内部，上达项后风府，进入脑内，上行至巅顶，沿前额下行鼻柱，止于上唇系带处。

考点：常用腧穴的定位、主治要点和操作

常用腧穴的定位、主治要点和操作见表 10-19-2。

表 10-19-2　常用腧穴的定位、主治要点和操作

穴位	类　别	定　　位	主　治	操　作
长强	络穴；督脉与足少阴经、足少阳经的交会穴	在会阴区，尾骨下方，尾骨端与肛门连线的中点处	①便血、痔疾、脱肛等肠腑病证。②腰痛，尾骶骨痛，脊强反折。③癫狂痫等神志病证	斜刺，针尖向上与骶骨平行刺入 0.5～1.0 寸，不宜直刺，以免伤及直肠
腰阳关		在脊柱区，第 4 腰椎棘突下凹陷中，后正中线上	①月经不调、带下等妇科病证。②遗精、阳痿等男科病证。③腰骶疼痛，下肢痿痹	直刺或向上斜刺 0.5～1.0 寸
命门		在脊柱区，第 2 腰椎棘突下凹陷中，后正中线上	①月经不调、痛经、经闭、带下、不孕等妇科病证。②遗精、阳痿、不育等男科病证。③五更泄泻、小便频数、癃闭等肾虚病证。④腰脊强痛，下肢痿痹	向上斜刺 0.5～1.0 寸
至阳		在脊柱区，第 7 胸椎棘突下凹陷中，后正中线上	①胸胁胀满、黄疸。②咳嗽，气喘。③腰背疼痛，脊强	向上斜刺 0.5～1.0 寸
身柱		在脊柱区，第 3 胸椎棘突下凹陷中，后正中线上	①身热、头痛、咳嗽、气喘等外感病证。②惊厥、癫狂痫等神志病证。③脊背强痛。④疔疮发背	向上斜刺 0.5～1.0 寸
大椎	督脉与足三阳经的交会穴	在脊柱区，第 7 颈椎棘突下凹陷中，后正中线上	①恶寒发热、疟疾等外感病证。②热病，骨蒸潮热。③咳嗽、气喘等肺气失于宣降证。④癫狂痫、小儿惊风等神志病证。⑤风疹、痤疮等皮肤疾病。⑥项强、脊痛等脊柱病证	直刺或向上斜刺 0.5～1.0 寸
哑门	督脉与阳维脉的交会穴	在颈后区，第 2 颈椎棘突上际凹陷中，后正中线上	①暴喑，舌强不语，聋哑。②癫狂痫、癔症等神志病证。③头痛，项强	伏案正坐位，头微前倾，项肌放松，向下颌方向缓慢刺入 0.5～1.0 寸。不可向上斜刺或深刺，以免刺入枕骨大孔，伤及延髓

续 表

穴位	类 别	定 位	主 治	操 作
风府	督脉与阳维脉的交会穴	在颈后区，枕外隆凸直下，两侧斜方肌之间凹陷中	①中风、头痛、眩晕、痴呆等内风所致病证。②恶寒发热、项强等外感病证。③癫狂痫、癔症等神志病证。④目痛、鼻衄、咽喉肿痛、失音等五官病证	伏案正坐位，头微前倾，项肌放松，向下颌方向缓慢刺入0.5～1.0寸。不可向上斜刺或深刺，以免刺入枕骨大孔，伤及延髓
百会	督脉与足太阳经的交会穴	在头部，前发际正中直上5寸	①晕厥、中风、失语、痴呆等脑病。②癫狂、不寐、健忘等神志病。③头风、颠顶痛、眩晕、耳鸣等头面病证。④脱肛、阴挺、胃下垂等气虚下陷证	平刺0.5~0.8寸，升阳固脱多用灸法
上星		在头部，前发际正中直上1寸	①头痛、眩晕、目痛、鼻渊、鼻衄等头面五官病证。②癫狂。③热病，疟疾	平刺0.5~0.8寸
素髎		在面部，鼻尖的正中央	①惊厥、昏迷、晕厥、脱证等急症。②鼻渊、鼻衄等鼻病	向上斜刺0.3～0.5寸，或点刺出血
水沟	督脉与手、足阳明经的交会穴	在面部，人中沟的上1/3与中1/3交点处	①昏迷、晕厥、中风、中暑、脱证等急症，为急救要穴之一。②癫狂痫、癔症、急慢惊风等神志病。③闪挫腰痛，脊背强痛。④口歪、面肿、鼻塞、牙关紧闭等头面五官病证	向上斜刺0.3～0.5寸，强刺激；或指甲按掐
印堂		在头部，两眉毛内侧端中间的凹陷中	①不寐、健忘、痴呆、痫病、小儿惊风等神志病。②头痛、眩晕、鼻渊、鼻鼽、鼻衄等头面五官病证。③小儿惊风，产后血晕，子痫	平刺0.3～0.5寸，或三棱针点刺出血

必考热点

1. 腰阳关在脊柱区，第4腰椎棘突下凹陷中，后正中线上。
2. 百会在头部，前发际正中直上5寸。
3. 印堂在头部，两眉毛内侧端中间的凹陷中。

第二十单元　任脉、腧穴

考点：经脉循行及主治概要

经脉循行及主治概要见表10-20-1。

表10-20-1　经脉循行及主治概要

经脉循行	任脉起于小腹内，下出于会阴部，向前上行于阴毛部，循腹沿前正中线上行，经关元等穴至咽喉，再上行环绕口唇，经面部进入目眶下，联系于目	
主治概要	脏腑病	腹部、胸部相关内脏病
	妇科病、男科病及前阴病	月经不调，痛经，带下，遗精，阳痿，小便不利，遗尿等
	神志病	癫痫，失眠等
	虚证	部分腧穴有强壮作用，主治虚劳、虚脱等证
	经脉循行部位的其他病证	颈、头、胸、腹的局部病证

必考热点

任脉，起于小腹内，下出于会阴部，向前上行于阴毛部，循腹沿前正中线上行，经关元等穴至咽喉，再上行环绕口唇，经面部进入目眶下，联系于目。

考点：常用腧穴的定位、主治要点和操作

常用腧穴的定位、主治要点和操作见表10-20-2。

表10-20-2 常用腧穴的定位、主治要点和操作

穴位	类别	定位	主治	操作
中极	膀胱之募穴；任脉与足三阴经的交会穴	在下腹部，脐中下4寸，前正中线上	①遗尿、癃闭、尿频、尿急等泌尿系病证。②遗精、阳痿、不育等男科病证。③崩漏、月经不调、痛经、经闭、不孕、带下病等妇科病证	直刺1.0~1.5寸，应在排尿后针刺，以免伤及深部膀胱。孕妇慎用
关元	小肠之募穴；任脉与足三阴经的交会穴	在下腹部，脐中下3寸，前正中线上	①中风脱证、虚劳羸瘦、脱肛、阴挺等元气虚损所致病证。②遗精、阳痿、早泄、不育等男科病证。③崩漏、月经不调、痛经、闭经、不孕、带下等妇科病证。④遗尿、癃闭、尿频、尿急等泌尿系病证。⑤腹痛、泄泻、脱肛、便血等肠腑病证。⑥保健要穴	直刺1.0~1.5寸，应在排尿后针刺，以免伤及深部膀胱。孕妇慎用
气海		在下腹部，脐中下1.5寸，前正中线上	①中风脱证、虚劳羸瘦、脱肛、阴挺等气虚证。②遗精、阳痿、疝气、不育等男科病证。③崩漏、月经不调、痛经、经闭、不孕、带下等妇科病证。④遗尿、癃闭等泌尿系病证。⑤水谷不化、绕脐疼痛、便秘、泄泻等肠腑病证。⑥保健要穴	直刺1.0~1.5寸，孕妇慎用
神阙		在脐区，脐中央	①中风脱证、虚脱、脱肛、阴挺、胃下垂等元气虚损证。②腹胀、腹痛、肠鸣、泄泻、痢疾、便秘、水肿等脾肾虚损所致病证。③保健要穴	此穴禁针，多用艾条灸或隔盐灸
下脘	任脉与足太阴经的交会穴	在上腹部，脐中上2寸，前正中线上	胃痛、呕吐、完谷不化、厌食、腹胀、泄泻、小儿疳积等脾胃病证	直刺1.0~1.5寸
建里		在上腹部，脐中上3寸，前正中线上	①胃痛、呕吐、厌食、腹胀、腹痛等脾胃病证。②水肿，小便不利	直刺1.0~1.5寸
中脘	胃之募穴；八会穴之腑会；任脉与手少阳经、手太阳经、足阳明经的交会穴	在上腹部，脐中上4寸，前正中线上	①胃痛、呕吐、完谷不化、厌食、腹胀、泄泻、小儿疳积等脾胃病证。②癫痫、不寐等神志病。③黄疸	直刺1.0~1.5寸
上脘	任脉与手少阳经、足阳明经的交会穴	在上腹部，脐中上5寸，前正中线上	①胃痛、呕吐、呃逆、腹胀等脾胃病证。②癫痫	直刺1.0~1.5寸
膻中	心包之募穴；八会穴之气会	在胸部，横平第4肋间隙，前正中线上	①咳嗽、气喘、胸闷等胸肺气机不畅病证。②心痛、心悸等心疾。③产后乳少、乳痈、乳癖等乳病。④呕吐、呃逆等胃气上逆证	直刺0.3~0.5寸，或平刺

续 表

穴位	类 别	定 位	主 治	操 作
天突	任脉与阴维脉的交会穴	在颈前区，胸骨上窝正中央，前正中线上	①咳嗽、气喘、咽喉肿痛、胸痛等肺系病证。②暴喑、梅核气、瘿气等咽部病证	先直刺0.2寸，然后将针尖转向下方，紧靠胸骨后方、气管前缘缓慢刺入1.0~1.5寸。必须严格掌握针刺的角度和深度，以防刺伤肺和有关动、静脉
廉泉	任脉与阴维脉的交会穴	在颈前区，喉结上方，舌骨上缘凹陷中，前正中线上	中风舌强不语、舌缓流涎、舌下肿痛、咽喉肿痛、暴喑、吞咽困难、喉痹等咽喉口舌病证	向舌根斜刺0.5~0.8寸
承浆	任脉与督脉及手、足阳明经的交会穴	在面部，颏唇沟的正中凹陷处	①口歪、流涎、齿龈肿痛、口舌生疮等面口舌病证。②癫狂。③暴喑	斜刺0.3~0.5寸

必考热点

1. 中极在下腹部，脐中下4寸，前正中线上。
2. 任脉腧穴中，关元、气海、神阙是保健灸常用穴。
3. 气海在下腹部，脐中下1.5寸，前正中线上。

第二十一单元 奇 穴

考点：常用奇穴的定位、主治要点和操作

常用奇穴的定位、主治要点和操作见表10-21-1。

表10-21-1 常用奇穴的定位、主治要点和操作

穴位	定 位	主 治	操 作
四神聪	在头部，百会前后左右各旁开1寸，共4穴	①头痛、眩晕、健忘等头脑病证。②不寐、癫痫等神志病证	平刺0.5~0.8寸
太阳	在头部，眉梢与目外眦之间，向后约一横指的凹陷中	①头痛。②目赤肿痛，眼睑瞤动，色盲。③面瘫	直刺0.3~0.5寸，或点刺出血
金津、玉液	在口腔内，舌下系带的静脉上。左侧为金津，右侧为玉液	①舌强，舌肿，口疮，喉痹。②消渴，呕吐，泄泻。③失语	点刺出血
牵正	在面颊部，耳垂前0.5~1.0寸处	口歪，口疮	向前斜刺0.5~1.0寸
安眠	在项部，当翳风穴与风池穴连线的中点处	失眠，头痛，眩晕，心悸，癫狂等心神病	直刺0.5~1.0寸
三角灸	在下腹部，以患者两口角之间的长度为一边，作等边三角形，将顶角置于患者脐心，底边呈水平线，两底角处取穴	①疝气，奔豚，绕脐疼痛。②不孕症	艾炷灸5~7壮
定喘	在脊柱区，横平第7颈椎棘突下，后正中线旁开0.5寸	①哮喘，咳嗽。②肩背痛，落枕	直刺0.5~1.0寸

续 表

穴位	定 位	主 治	操 作
夹脊	在脊柱区，第1胸椎至第5腰椎棘突下两侧，后正中线旁开0.5寸，一侧17穴	上背部的夹脊穴治疗心肺及上肢病证，下背部的夹脊穴治疗胃肠病证，腰部的夹脊穴治疗腰腹及下肢病证	直刺0.5~1.0寸，或梅花针叩刺
胃脘下俞	在脊柱区，横平第8胸椎棘突下，后正中线旁开1.5寸	①消渴。②胃痛，腹痛，胸胁痛	斜刺0.3~0.5寸
腰眼	在腰区，横平第4腰椎棘突下，后正中线旁开约3.5寸凹陷中	①腰痛。②月经不调，带下。③虚劳	直刺0.5~1.0寸
腰痛点	在手背，第2、3掌骨及第4、5掌骨之间，腕背侧横纹远端与掌指关节中点处，一手2穴	急性腰扭伤	直刺0.3~0.5寸
外劳宫	在手背，第2、3掌骨间，掌指关节后0.5寸（指寸）凹陷中	①落枕。②手背红肿，手指麻木。③脐风	直刺0.5~0.8寸
八邪	在手背，第1~5指间，指蹼缘后方赤白肉际处，左右共8穴	①毒蛇咬伤。②手指疼、麻木、手背肿痛。③目痛，烦热	斜刺0.5~0.8寸，或点刺出血
四缝	在手指，第2~5指掌面的近侧指间关节横纹的中央，一手4穴	①小儿疳积。②百日咳	直刺0.1~0.2寸，点刺出血或挤出少许黄白色透明黏液
十宣	在手指，十指尖端，距指甲游离缘0.1寸（指寸），左右共10穴	①中风、昏迷、晕厥等神志病。②中暑、高热等急症。③咽喉肿痛。④手指麻木	直刺0.1~0.2寸，或点刺出血
内膝眼	在膝部，髌韧带内侧凹陷处的中央	①膝痛，腿痛。②脚气等下肢病证	向膝中斜刺0.5~1.0寸，或透刺对侧膝眼
胆囊	在小腿外侧，腓骨小头直下2寸	①胁痛、胆道蛔虫病等胆道病证。②下肢痿痹	直刺1.0~1.5寸
阑尾	在小腿外侧，髌韧带外侧凹陷下5寸，胫骨前嵴外一横指（中指）	①腹痛，胃痛，消化不良。②下肢痿痹	直刺1.0~1.5寸
八风	在足背，第1~5趾间，趾蹼缘后方赤白肉际处，左右共8穴	①足跗肿痛，足趾麻木无力。②毒蛇咬伤。③脚气	斜刺0.5~0.8寸，或点刺出血

必考热点

1. 四神聪在头部，百会前后左右各旁开1寸，共4穴。
2. 外劳宫在手背，第2、3掌骨间，掌指关节后0.5寸（指寸）凹陷中。
3. 阑尾穴在小腿前侧上部，当犊鼻下5寸，胫骨前缘旁开一横指。
4. 八风在足背，第1~5趾间，趾蹼缘后方赤白肉际处，左右共8穴。

第二十二单元 毫针刺法

第一节 针刺准备

考点：消毒及体位

1. 消毒 见表10-22-1。

表10-22-1 针刺消毒

针具消毒	高压蒸汽灭菌法；药液浸泡消毒法；煮沸消毒法
医师手指消毒	在针刺前，医者应先用肥皂水将手洗刷干净，干后再用75%酒精棉球擦拭，方可持针操作

续 表

针刺部位消毒	在穴位皮肤用75%酒精棉球擦拭消毒，或先用2%碘酊涂擦，稍干后，再用75%酒精棉球擦拭脱碘。擦拭时应从腧穴部位的中心点向外绕圈消毒
治疗室内消毒	针灸治疗室内的消毒，包括治疗台上的床垫、枕巾、毛毯、垫席等物品，要按时换洗晾晒。治疗室也应定期消毒净化，保持空气流通，环境卫生洁净

2. 体位　见表10-22-2。

表10-22-2　临床上针刺的常用体位

仰卧位	适宜于取头、面、胸、腹部腧穴和上下肢部分腧穴
侧卧位	适宜于取身体侧面少阳经腧穴和上、下肢部分腧穴
俯卧位	适宜于取头、项、背、腰骶部腧穴和下肢背侧及上肢部分腧穴
仰靠坐位	适宜于取前头，颜面和颈前等部位的腧穴
俯伏坐位	适宜于取后头和项、背部的腧穴
侧伏坐位	适宜于取头部的一侧、面颊及耳前后部位的腧穴

对初诊、精神紧张或年老、体弱、病重的患者，应尽量采取卧位，以防患者感到疲劳或晕针；对患有严重心脏病和严重呼吸系统疾病的患者应慎用俯卧位。

必考热点

1. 针具消毒方法有高压蒸汽灭菌法、药液浸泡消毒法、煮沸消毒法。
2. 药液浸泡消毒法是指将针具放入75%乙醇内浸泡30~60分钟，取出用无菌巾或无菌棉球擦干后使用。
3. 临床上针刺的常用体位有仰卧位、侧卧位、俯卧位、仰靠坐位、俯伏坐位、侧伏坐位。

第二节　进针方法

一般将持针的手称为“刺手”，辅助针刺的手称为“押手”。进针方法包括单手进针、双手进针、管针进针等方法。临床常用的双手进针法见表10-22-3。

表10-22-3　临床常用的双手进针法

临床常用的双手进针法	指切进针法，又称爪切进针法。适用于短针的进针
	夹持进针法，或称骈指进针法。适用于长针的进针
	舒张进针法。主要用于皮肤松弛部位的腧穴
	提捏进针法。主要用于皮肉浅薄部位的腧穴，如印堂穴

必考热点

1. 进针方法包括单手进针、双手进针、管针进针等方法。
2. 双手进针法中，指切进针法适用于短针的进针；夹持进针法适用于长针的进针。
3. 舒张进针法主要用于皮肤松弛部位的腧穴。

第三节　针刺的方向、角度和深度

考点：方向、角度及深度

1. 方向　针刺方向是指针刺时针尖所朝的方向。针刺方向是否正确，是决定针刺疗效的因素之一。确定针刺的方向主要根据以下三个方面。确定针刺方向的因素见表 10-22-4。

表 10-22-4　确定针刺方向的因素

依经脉循行定方向	根据治疗需要使用的针刺补泻手法，采用顺经脉循行方向而刺的补法，或逆经脉循行方向而刺的泻法。如“迎随补泻”手法，补法针尖须与经脉循行的方向一致；泻法针尖则与经脉循行的方向相反
依腧穴位置定方向	根据腧穴的局部解剖，针刺某些穴位时，必须朝向某一特定方向进针。如哑门穴，针尖应朝下颌方向缓慢刺入；廉泉穴，针尖应朝向舌根方向缓慢刺入；背部膀胱经第 1 侧线的腧穴，针尖一般朝向脊柱方向等
依病性定方向	根据病位的深浅、病性的虚实，选择针尖朝向阳经刺或朝向阴经刺
依病位定方向	为使针感达到病变所在的部位，即达到“气至病所”的目的，针尖应朝向病所

2. 角度　针刺角度是指针身与皮肤表面所形成的夹角。针刺角度见表 10-22-5。

表 10-22-5　针刺角度

直刺	是针身与皮肤表面成 90°刺入。此法适用于人体大部分腧穴
斜刺	是针身与皮肤表面约成 45°刺入。此法适用于肌肉浅薄处或内有重要脏器，或不宜直刺、深刺的腧穴
平刺	也称横刺、沿皮刺。是针身与皮肤表面成约 15°或沿皮以更小的角度刺入。此法适用于皮薄肉少部位的腧穴，如头部的腧穴等

3. 深度　针刺的深度是指针身刺入人体内的深浅度数，针刺的深浅必须得当。把握针刺深度的原则是既要得气，又不能伤及脏腑组织器官。临床上应结合患者的体质、年龄、病情、腧穴部位等具体情况加以确定。确定针刺深度的因素见表 10-22-6。

表 10-22-6　确定针刺深度的因素

年龄	年老体弱，气血衰退，小儿娇嫩，稚阴稚阳，均不宜深刺。中青年身强体壮者，可适当深刺
体质	对形瘦体弱者，宜相应浅刺；形盛体强者，宜深刺
病情	阳证、新病宜浅刺；阴证、久病宜深刺
病位	病在表、在肌肤宜浅刺；病在里、在筋骨、在脏腑宜深刺
腧穴部位	头面、胸腹及皮薄肉少处的腧穴宜浅刺；四肢、臀、腹及肌肉丰满处的腧穴可深刺
季节	一般原则是春夏宜浅、秋冬宜深

针刺的角度和深度相互关联，一般来说，深刺多用直刺，浅刺多用斜刺、平刺。

必考热点

1. 针刺角度是指针身与皮肤表面所形成的夹角。一般分为直刺、斜刺、平刺三种角度。
2. 平刺是针身与皮肤表面成约 15°或沿皮以更小的角度刺入。
3. 把握针刺深度的原则是既要得气，又不能伤及脏腑组织器官。
4. 不同季节对针刺深浅的要求不同，一般原则是春夏宜浅、秋冬宜深。

第四节　行针手法

考点：行针手法

行针手法见表 10-22-7。

表 10-22-7　行针手法

基本手法	提插法	即将针刺入腧穴一定深度后，施以上提下插的操作手法
	捻转法	即将针刺入腧穴一定深度后，施向前向后捻转动作，使针在腧穴内反复前后来回旋转的行针手法。操作时，指力要均匀，角度要适当，一般应掌握在180°~360°，不能单向捻针，否则针身易被肌纤维等缠绕，引起局部疼痛和导致滞针而使出针困难
辅助手法	循法	循法是医者用手指顺着经脉的循行径路，在腧穴的上下部轻柔地循按。本法可推动气血，激发经气，有催气、行气作用
	弹法	针刺后在留针过程中，以手指弹动针尾或针柄，使针体震摇，以加强针感，助气运行。本法有催气、行气的作用
	刮法	毫针刺入一定深度后，以拇指或食指的指腹抵住针尾，用拇指、食指或中指指甲，频频刮动针柄。本法在针刺不得气时用之可激发经气，如已得气者可以加强针刺感应的传导和扩散
	摇法	毫针刺入一定深度后，手持针柄，将针轻轻摇动。其法有二：一是直立针身而摇，以加强得气的感应；二是卧倒针身而摇，使经气向一定方向传导
	飞法	针后不得气者，用刺手拇、食指执持针柄，细细捻搓数次，然后张开两指，一搓一放，反复数次，状如飞鸟展翅，故称飞法。本法的作用在于催气、行气，并使针刺感应增强。宜在肌肉丰厚处施术
	震颤法	针刺入一定深度后，手持针柄，用小幅度、快频率的提插、捻转手法，使针身轻微震颤。本法可促使针下得气，增强针刺感应

必考热点

1. 行针的基本手法是毫针刺法的基本动作，主要有提插法、捻转法两种。

2. 使用捻转法操作时，指力要均匀，角度要适当，一般应掌握在 180°~360°，用力要均匀，勿时轻时重。

3. 临床常用的行针辅助手法有循法、弹法、刮法、摇法、飞法、震颤法。

第五节　得　　气

考点：得气的概念及临床意义

得气的概念及临床意义见表 10-22-8。

表 10-22-8　得气的概念及临床意义

概念	得气古称"气至"，近称"针感"，是指毫针刺入腧穴一定深度后，施以提插或捻转等行针手法，使针刺部位获得"经气"感应，谓之得气。针下是否得气，可以从患者对针刺的感觉和反应、医者对刺手指下的感觉等两方面加以判断。
临床意义	得气是施行针刺产生治疗作用的关键，是判断患者经气盛衰、取穴准确与否的依据，是施行守气、行气和补泻手法的基础。得气与否、气至的迟速，不仅关系到针刺的治疗效果，而且可以借此窥测疾病的预后

必考热点

得气是施行针刺产生治疗作用的关键，是判断患者经气盛衰、取穴准确与否的依据，是施行守气、行气和补泻手法的基础。

第六节 针刺补泻

考点：单式补泻手法

单式补泻手法见表10-22-9。

表10-22-9 单式补泻手法

捻转补泻	补法	针下得气后，捻转角度小，用力轻，频率慢，操作时间短，结合拇指向前、食指向后（左转用力为主）者为补法
	泻法	针下得气后，捻转角度大，用力重，频率快，操作时间长，结合拇指向后、食指向前（右转用力为主）者为泻法
提插补泻	补法	针下得气后，先浅后深，重插轻提，提插幅度小，频率慢，操作时间短者为补法
	泻法	针下得气后，先深后浅，轻插重提，提插幅度大，频率快，操作时间长者为泻法
疾徐补泻	补法	进针时徐徐刺入，少捻转，疾速出针者为补法
	泻法	进针时疾速刺入，多捻转，徐徐出针者为泻法
迎随补泻	补法	进针时针尖随着经脉循行去的方向刺入为补法
	泻法	进针时针尖迎着经脉循行来的方向刺入为泻法
呼吸补泻	补法	患者呼气时进针，吸气时出针为补法
	泻法	患者吸气时进针，呼气时出针为泻法
开阖补泻	补法	出针后迅速揉按针孔为补法
	泻法	出针时摇大针孔而不按为泻法
平补平泻	进针得气后，施行均匀的提插、捻转手法	

必考热点

1. 捻转补泻中，针下得气后，捻转角度小，用力轻，频率慢，操作时间短，结合拇指向前、食指向后（左转用力为主）者为补法。

2. 捻转补泻中，针下得气后，捻转角度大，用力重，频率快，操作时间长，结合拇指向后、食指向前（右转用力为主）者为泻法。

3. 疾徐补泻中，进针时徐徐刺入，少捻转，疾速出针者为补法；进针时疾速刺入，多捻转，徐徐出针者为泻法。

第七节 针刺异常情况

考点：晕针

晕针的原因、现象、处理及预防见表10-22-10。

表 10-22-10　晕针的原因、现象、处理及预防

原因	患者体质虚弱，精神紧张，或疲劳、饥饿、大汗、大泻、大出血之后或体位不当，或医者在针刺时手法过重
现象	突然出现精神疲倦、头晕目眩，面色苍白，恶心欲吐，多汗，心慌，四肢发冷，血压下降，脉象沉细，甚则神志昏迷，仆倒在地，唇甲青紫，二便失禁，脉微细欲绝
处理	立即停止针刺，将针全部起出。使患者平卧，注意保暖，轻者仰卧片刻，给饮温开水或糖水后，即可恢复正常。重者在上述处理基础上，可刺人中、素髎、内关、足三里、灸百会、关元、气海等穴，即可恢复。若仍不省人事，呼吸细微，脉细弱者，应配合其他治疗或采用急救措施
预防	对于晕针应注重于预防，措施得当，晕针是可以避免的。对初次接受针刺治疗或精神过度紧张，身体虚弱者，应先做好解释安抚，消除对针刺的顾虑和恐惧，同时选择舒适的体位，最好采用卧位，选穴宜少，手法要轻；若饥饿、疲劳、大渴时，应在进食、休息、饮水后再行针刺；医者在针刺治疗过程中，要精神专一，注意观察患者的神色，询问其感觉，一旦有不适等晕针先兆，可及早采取处理措施，防患于未然

必考热点

患者发生晕针后，应立即停止针刺，将针全部起出。使患者平卧，注意保暖，轻者仰卧片刻，给饮温开水或糖水后，即可恢复正常。重者在上述处理基础上，可刺人中、素髎、内关、足三里、灸百会、关元、气海等穴，即可恢复。

考点：滞针

滞针的原因、现象、处理及预防见表 10-22-11。

表 10-22-11　滞针的原因、现象、处理及预防

原因	精神紧张，当针刺入腧穴后，局部肌肉强烈收缩，或行针手法不当，向单一方向捻针太过，以致肌肉组织缠绕针体而成滞针。若留针时间过长，有时也可出现滞针
现象	针在体内，捻转不动，提插、出针均感困难，若勉强捻转、提插时，患者痛不可忍
处理	若患者精神紧张、局部肌肉过度收缩，可稍延长留针时间，或于滞针腧穴附近，进行循按或叩弹针柄，或在附近再刺一针，以宣散气血，而缓解肌肉的紧张。若行针不当，或单向捻针而致者，可向相反方向将针捻回，并用刮柄、弹柄法，使缠绕的肌纤维回释，即可消除滞针
预防	对精神紧张者，应先做好解释工作，消除患者不必要的顾虑。注意行针的操作手法和避免单向捻转，若用搓法时，应注意与提插法的配合，则可避免肌纤维缠绕针身，防止滞针的发生

必考热点

在针刺过程中，若行针不当，或单向捻针而致滞针者，可向相反方向将针捻回，并用刮柄、弹柄法，使缠绕的肌纤维回释，即可消除滞针。

考点：血肿

血肿的原因、现象、处理及预防见表 10-22-12。

表 10-22-12　血肿的原因、现象、处理及预防

原因	针尖弯曲带钩，使皮肉受损，或刺伤血管所致
现象	针刺过程中或出针后，针刺部位肿胀疼痛，继则皮肤呈现紫色

续 表

处理	若微量的皮下出血而局部小块青紫时，一般不必处理，可以自行消退。若局部肿胀疼痛较剧，青紫面积大而且影响到活动功能时，可先做冷敷止血后，再做热敷或在局部轻轻揉按，以促使局部瘀血消散吸收
预防	仔细检查针具，熟悉人体解剖部位，避开血管针刺，出针时立即用消毒干棉球揉按压迫针孔

考点：其他异常情况

针刺其他异常情况的原因、现象、检查及处理见表10-22-13。

表10-22-13 针刺其他异常情况的原因、现象、检查及处理

气胸	原因	主要是针刺胸部、背部和锁骨附近的穴位过深，针具刺穿了胸膜腔且伤及肺组织，气体积聚于胸膜腔
	现象	患者突感胸闷、胸痛、气短、心悸，严重者呼吸困难、发绀、冷汗、烦躁、恐惧，到一定程度会发生血压下降、休克等危急现象
	检查	患侧肋间隙变宽，胸廓饱满，叩诊鼓音，听诊肺呼吸音减弱或消失，气管可向健侧移位。如气窜至皮下，患侧胸部、颈部可出现握雪音，X线胸部透视可见肺组织被压缩现象
	处理	一旦发生气胸，应立即出针，采取半卧位休息，要求患者心情平静，切勿因恐惧而反转体位
刺伤其他内脏	原因	由于针刺的角度和深度不当，造成内脏损伤
	现象	主要症状是疼痛和出血
	处理	伤轻者，卧床休息后一般即可自愈
刺伤脑与脊髓	原因	针刺督脉腧穴及华佗夹脊时，针刺过深或进针方向不当，均可伤及脊髓，造成严重后果
	现象	如误伤延髓时，可出现头痛、恶心、呕吐、抽搐、呼吸困难、休克和神志昏迷等。如刺伤脊髓，可出现触电样感觉向肢端放射，引起暂时性瘫痪，有时可危及生命
	处理	立即出针
外周神经损伤	原因	使用粗针强刺激，或出现触电感后仍然大幅度的提插，造成神经及神经干的损伤
	症状	刺中神经干或神经根时，会出现触电样针感。当神经受损后，多出现麻木、灼痛等症状，甚至出现神经分布区域及所支配脏器的功能障碍或末梢神经炎等症状
	处理	一旦出现神经损伤症状，勿继续提插捻转，应缓慢出针。可应用B族维生素类药物治疗。严重者可在相应经络腧穴上进行B族维生素类药物穴位注射，或根据病情需要应用激素冲击疗法以对症治疗

必考热点

1. 患者，男，45岁。在针刺过程中，突感胸闷、胸痛、气短、心悸，呼吸困难、发绀、冷汗、烦躁、恐惧，到一定程度发生血压下降、休克等危急现象。此患者应考虑为气胸。

2. 针刺过程中发生气胸，如气窜至皮下，患侧胸部、颈部可出现握雪音，X线胸部透视可见肺组织被压缩现象。

3. 针刺过程中，如误伤延髓时，可出现头痛、恶心、呕吐、抽搐、呼吸困难、休克和神志昏迷等。如刺伤脊髓时，可出现触电样感觉向肢端放射，引起暂时性瘫痪，有时可危及生命。

第八节 针刺注意事项

针刺注意事项见表10-22-14。

表 10-22-14　针刺注意事项

患者状态的宜忌	过于饥饿、疲劳，精神过于紧张者不宜立即进行针刺
	年老体弱、针刺耐受程度差、初次针刺者，应使用卧位针刺，且不宜强刺激
	妇女行经时，若非为了调经，三阴交、合谷、昆仑、至阴等一些通经活血的腧穴应慎刺
	小儿囟门未闭时，头顶部的腧穴一般不宜针刺；对于不能合作的小儿，针刺时宜采用速针法，不宜留针
妊娠妇女针刺注意事项	妇女怀孕3个月以内者，不宜针刺小腹部的腧穴；若怀孕3个月以上者，腹部、腰骶部腧穴也不宜针刺
	三阴交、合谷、昆仑、至阴等腧穴，在怀孕期亦应予禁刺，此外，怀孕期需要针刺治疗者，应注意精简针刺穴位，不宜使用强刺激手法。习惯性流产的孕妇则应慎用针刺
颈项部位腧穴的针刺注意事项	针刺颈部的天突穴时，应注意针刺角度、方向和深度，避免刺伤气管、主动脉弓，针刺人迎穴要用押手拨开颈总动脉、缓慢进针。针刺项部的风府、哑门等腧穴，要注意掌握针刺角度、方向和深度，不宜大幅度提插、捻转，以免刺伤延髓
眼区腧穴的针刺注意事项	针刺眼区的睛明、承泣、上明、球后等腧穴，应注意针刺的方向、角度、深度，缓慢进针，仔细体察针下感觉，避免使用大幅度提插、捻转手法。出针时动作轻柔，出针后按压针孔以防止或减少出血
胸胁、腰背部腧穴的针刺注意事项	对胸、胁、腰、背脏腑所居之处的腧穴，不宜直刺、深刺，肝、脾大、肺气肿患者更应注意。如刺胸、背、腋、胁、缺盆等部位的腧穴，若直刺过深，都有伤及肺脏的可能，使空气进入胸膜腔，导致创伤性气胸。对此症应及时采取治疗措施。因此，医者在针刺过程中精神必须高度集中，令患者选择适当的体位，严格掌握进针的深度、角度，以防止事故的发生
腹部腧穴的针刺注意事项	上腹部近胸部的腧穴不宜深刺或向上斜刺，以免刺伤胃、肝或心脏。针刺下腹部腧穴时，应了解患者膀胱充盈状况，如有尿潴留时要掌握适当的针刺方向、角度、深度等，避免误伤膀胱。对于妇女，应注意询问其怀孕情况
不宜针刺的疾病	常有自发性出血或损伤后出血不止的患者，不宜针刺
	皮肤有感染、溃疡、瘢痕或肿瘤的部位，不宜针刺

必考热点

1. 妇女行经时，若非为了调经，三阴交、合谷、昆仑、至阴等一些通经活血的腧穴应慎针。
2. 妇女妊娠3个月以上者，腹部、腰骶部腧穴也不宜针刺。
3. 针刺项部的风府、哑门等腧穴，要注意掌握针刺角度、方向和深度，不宜大幅度提插、捻转，以免刺伤延髓。

第二十三单元　灸　　法

第一节　灸法的作用

考点：灸法的作用

灸法的作用见表 10-23-1。

表 10-23-1　灸法的作用

温经散寒	灸火的温和热力具有直接的温通经络、驱散寒邪之功。临床上常用于治疗寒凝血滞、经络痹阻所引起的寒湿痹痛、痛经、经闭、胃脘痛、寒疝腹痛、泄泻等。灸法更适合治疗寒性病证
扶阳固脱	灸火的热力具有扶助阳气、举陷固脱的功能。阳气下陷或欲脱之危证，皆可用灸法，以扶助虚脱之阳气。临床上多用于治疗虚寒证、寒厥证、脱证和中气不足、阳气下陷而引起的遗尿、脱肛、阴挺、崩漏、带下、久泄、久痢、痰饮等

续 表

消瘀散结	艾灸具有行气活血、消瘀散结的作用。灸能使气机通畅，营卫调和，从而消瘀散结。临床常用于治疗气血凝滞之疾，如乳痈初起、瘰疬、瘿瘤等
防病保健	灸法可以激发人体正气，增强抗病能力，无病时施灸有防病保健的作用。常灸关元、气海、命门、足三里有防病保健作用，今人称之为“保健灸”
引热外行	艾火的温热能使皮肤腠理开放，毛窍通畅，引热外行。灸法可用于治疗某些实热病证，如疖肿、带状疱疹、丹毒、甲沟炎等。对阴虚发热也可使用灸法

必考热点

1. 灸火的温和热力具有直接的温通经络、驱散寒邪之功。
2. 阳气下陷或欲脱之危证，皆可用灸法，以扶助虚脱之阳气。
3. 灸能使气机通畅，营卫调和，从而消瘀散结。

第二节 灸法的种类

考点：艾灸法的分类

艾灸法的分类见表 10-23-2。

表 10-23-2 艾灸法的分类

艾炷灸	直接灸	是将大小适宜的艾炷，直接放在皮肤上施灸的方法。又称明灸、着肤灸、着肉灸。若施灸时需将皮肤烧伤化脓，愈后留有瘢痕者，称为瘢痕灸；若不使皮肤烧伤化脓，不留瘢痕者，称为无瘢痕灸
	间接灸	是指用药物或其他材料将艾炷与施灸腧穴部位的皮肤隔开，进行施灸的方法，又称隔物灸。常用的有隔姜灸、隔蒜灸、隔盐灸、隔附子饼灸
艾条灸	悬起灸	施灸时将艾条悬放在距离穴位一定高度上进行熏烤，不使艾条点燃端直接接触皮肤，称为悬起灸。悬起灸根据其操作方法不同，分为温和灸、雀啄灸和回旋灸。温和灸多用于慢性病，雀啄灸、回旋灸多用于急性病
	实按灸	将点燃的艾条隔布或隔绵纸数层实按在穴位上，使热气透入皮肉，火灭热减后重新点火按灸，称为实按灸。实按灸分为太乙针灸、雷火针灸
温针灸	是针刺与艾灸结合应用的一种方法，适用于既需要留针而又适宜用艾灸的病证。操作方法是，将针刺入腧穴得气后并给予适当补泻手法而留针时，将纯净细软的艾绒捏在针尾上，或用艾条一段长约 2cm，插在针柄上，点燃施灸。待艾绒或艾条烧完后除去灰烬，将针取出。此法针灸并用、简便易行，可以发挥针和灸的双重作用，达到治疗疾病的目的	

必考热点

1. 艾灸法主要以艾绒为材料，包括艾炷灸、艾条灸、温针灸、温灸器灸。
2. 直接灸是将大小适宜的艾炷，直接放在皮肤上施灸的方法，又称明灸、着肤灸、着肉灸。
3. 悬起灸根据其操作方法不同，分为温和灸、雀啄灸和回旋灸。
4. 温和灸多用于慢性病，雀啄灸、回旋灸多用于急性病。

第三节 灸法的注意事项

考点：施灸的先后顺序、禁忌及灸后处理

施灸的先后顺序、禁忌及灸后处理见表 10-23-3。

表 10-23-3　施灸的先后顺序、禁忌及灸后处理

先后顺序	一般是先灸上部，后灸下部，先灸阳部，后灸阴部，壮数是先少而后多，艾炷是先小而后大。但脱肛时，可先灸长强以收肛，后灸百会以举陷
禁忌	对颜面、五官和有大血管的部位以及关节活动部位，不宜采用瘢痕灸
	孕妇的腹部和腰骶部也不宜施灸
	一般空腹、过饱、极度疲劳和对灸法恐惧者，应慎施灸
	对于体弱患者，灸治时艾炷不宜过大，刺激量不可过强，以防晕灸。一旦发生晕灸，应立即停止施灸，并做出及时处理，其方法同晕针
灸后处理	局部皮肤出现微红灼热，属于正常现象，无须处理
	局部出现小水疱，只要注意不擦破，可任其自然吸收。如水疱较大，可放出水液，再涂以烫伤油等，并以纱布包敷
	用化脓灸者，在灸疮化脓期间，可用敷料保护灸疮，以防污染，待其自然愈合

必考热点

1. 施灸的先后顺序一般是先灸上部，后灸下部，先灸阳部，后灸阴部，壮数是先少而后多，艾炷是先小而后大。

2. 对颜面、五官和有大血管的部位以及关节活动部位，不宜采用瘢痕灸。

第二十四单元　拔　罐　法

考点：拔罐的方法、作用、适应范围及注意事项

拔罐的方法、作用、适应范围及注意事项见表 10-24-1。

表 10-24-1　拔罐的方法、作用、适应范围及注意事项

拔罐方法	留罐法	又称坐罐。一般疾病均可应用，而且单罐、多罐皆可应用
	走罐法	亦称推罐法或拉罐法。此法适用于面积较大，肌肉丰厚部位，如脊背、腰臀、大腿等部位
	闪罐法	尤其适用于不宜留罐的部位，如小儿、年轻女性的面部
	刺血拔罐法	又称刺络拔罐法。多用于热证、实证、瘀血证及某些皮肤病，如神经性皮炎、痤疮、丹毒、扭伤、乳痈等
	留针拔罐法	简称针罐。此法能起到针罐配合的作用
作用	通经活络、行气活血、消肿止痛、祛风散寒	
适应范围	一般多用于风寒湿痹、腰背肩臂腿痛、关节痛、软组织闪挫扭伤、伤风感冒、头痛、咳嗽、哮喘、胃脘痛、呕吐、腹痛、痛经、中风偏枯、瘀血痹阻等。此外可用于防病保健、清除疲劳	
注意事项	拔罐操作时要做到动作稳、准、轻、快；患者体位要舒适，拔罐后不要移动体位；同时拔多个罐时，罐间距离不宜太近；拔针罐时应避免碰压针柄	
	留罐过程中，若出现疼痛可减压放气或立即起罐；起罐时不可强拉或旋转罐具，以免引起疼痛或损伤	
	拔罐时要选择适当体位和肌肉丰满的部位。若体位不当、移动、骨骼凸凹不平，毛发较多的部位，火罐容易脱落，均不适用	
	拔罐时要根据所拔部位的面积大小而选择大小适宜的罐	

续　表

注意事项	用火罐时应注意勿灼伤或烫伤皮肤。若烫伤或留罐时间太长而皮肤起水疱时，小的无须处理，仅敷以消毒纱布，防止擦破即可。水疱较大时，用消毒针将水放出，涂以烫伤油等，或用消毒纱布包敷，以防感染
	皮肤过敏、溃疡、水肿及心脏大血管分布部位，不宜拔罐；高热抽搐者，以及孕妇的腹部、腰骶部位，不宜拔罐；有自发性出血倾向疾病、高热、抽搐等禁止拔罐

必考热点

1. 常用的拔罐法有留罐法、走罐法、闪罐法、刺血拔罐法、留针拔罐法。
2. 留罐法是拔罐法中常用的一种方法，一般疾病均可应用，而且单罐、多罐皆可应用。
3. 刺血拔罐法多用于热证、实证、瘀血证及某些皮肤病，如神经性皮炎、痤疮、丹毒、扭伤、乳痈等。
4. 拔罐法具有通经活络、行气活血、消肿止痛、祛风散寒等作用。

第二十五单元　其他针法

考点：其他针法

其他针法见表 10-25-1。

表 10-25-1　其他针法

电针法	是将针刺入腧穴得气后，在针具上通以适量脉冲电流，利用针和电两种刺激相结合，以防治疾病的一种方法
	优点：节省人力，且能比较客观地控制刺激量
	适用范围：临床常用于各种痛症、痹证和心、胃、肠、胆、膀胱、子宫等器官的功能失调，癫狂，肌肉、韧带、关节的损伤性疾病等，并可用于针刺麻醉
三棱针法	针刺方法：一般分为点刺法、散刺法、刺络法、挑刺法四种
	适用范围：具有通经活络、开窍泻热、消肿止痛等作用。凡各种实证、热证、瘀血、疼痛等均可应用
皮肤针法	是指运用皮肤针叩刺人体一定部位或穴位，激发经络功能，调整脏腑气血，以达到防治疾病目的的方法。皮肤针的叩刺部位，一般可分循经叩刺、穴位叩刺、局部叩刺三种
	适应范围：临床各种病证均可应用，如近视、视神经萎缩、急性扁桃体炎、感冒、咳嗽、慢性肠胃病、便秘、头痛、失眠、腰痛、皮神经炎、斑秃、痛经等
火针法	是将特制的针具用火烧红针体后，迅速刺入人体的腧穴或一定部位，达到治疗疾病的目的的方法。火针常用刺法有点刺法、密刺法、散刺法、围刺法、刺络法
	适用范围：火针法具有温经散寒、活血化瘀、软坚散结、祛腐生肌、止痛缓急、清热解毒等作用。主要用于治疗疼痛类疾病
穴位注射法	是将药液注入穴位以防治疾病的一种治疗方法。穴位注射操作时应严格消毒、预防感染，注意所用药物的配伍禁忌、副作用、过敏反应；避免损伤神经干，避免将药物注入关节腔、脊髓腔和血管内
	适应范围：凡是针灸治疗的适应证大部分均可采用本法，如痹证、腰腿痛等

必考热点

1. 电针法的优点是节省人力，且能比较客观地控制刺激量。

2. 三棱针的针刺方法一般分为点刺法、散刺法、刺络法、挑刺法四种。

3. 三棱针疗法具有通经活络、开窍泻热、消肿止痛等作用，凡各种实证、热证、瘀血、疼痛等均可应用。

4. 皮肤针的叩刺部位，一般可分为循经叩刺、穴位叩刺、局部叩刺三种。

第二十六单元 头针、耳针

第一节 头 针

考点：标准头穴线的定位和主治

标准头穴线的定位和主治见表10-26-1。

表10-26-1 标准头穴线的定位和主治

	头穴线	定 位	主 治
额区	额中线	在额部正中，前发际上下各0.5寸，即从督脉神庭穴向下前1寸	头痛、强笑、自哭、失眠、健忘、多梦、癫狂痫、鼻病等
	额旁1线	在额部，直对目内眦，发际上下各半寸，即从膀胱经眉冲穴向下1寸	冠心病、心绞痛、支气管哮喘、支气管炎、失眠等
	额旁2线	在额部，直对瞳孔，发际上下各半寸，即从胆经头临泣穴向下1寸	急慢性胃炎、胃十二指肠溃疡、肝胆疾病等
	额旁3线	在额部，从胃经头维穴的内侧0.75寸处向下1寸	功能性子宫出血、阳痿、遗精、子宫脱垂、尿频、尿急等下焦病证
顶区	顶中线	在头顶正中线上，从督脉百会穴向前至前顶穴1.5寸	腰、腿、足病证（如瘫痪、麻木、疼痛），皮层性多尿，小儿夜尿，脱肛，胃下垂，子宫脱垂，高血压，头顶痛等
	顶颞前斜线	在头侧面，从督脉前顶穴至胆经悬厘穴的连线	对侧肢体中枢性运动功能障碍。将全线分成5等分，上1/5治疗对侧下肢中枢性瘫痪，中2/5治疗对侧上肢中枢性瘫痪，下2/5治疗对侧中枢性面瘫、运动性失语、流涎、脑动脉硬化等
	顶颞后斜线	在头侧面，从督脉百会穴至胆经曲鬓穴的连线	对侧肢体中枢性感觉障碍。将全线分成5等分，上1/5治疗对侧下肢感觉异常，中2/5治疗对侧上肢感觉异常，下2/5治疗对侧头面部感觉异常
	顶旁1线	在头顶部，顶中线左右各旁开1.5寸，从膀胱经承光穴向后1.5寸	腰、腿、足病证，如瘫痪、麻木、疼痛等
	顶旁2线	在头顶部，顶中线左右各旁开2.25寸，从胆经正营穴向后1.5寸	肩、臂、手病证，如瘫痪、麻木、疼痛等
颞区	颞前线	在头侧面，从胆经颔厌穴到悬厘穴	偏头痛、运动性失语、周围性面瘫、口腔疾病等
	颞后线	在头侧面，从胆经率谷穴到曲鬓穴	偏头痛、眩晕、耳聋、耳鸣等
枕区	枕上正中线	在枕部，枕外隆凸上方正中的垂直线。从督脉强间穴至脑户穴	眼病
	枕上旁线	在枕部，枕上正中线平行向外0.5寸	皮层性视力障碍、白内障、近视眼等
	枕下旁线	在枕部，从膀胱经玉枕穴向下引一直线，长2寸	小脑疾病引起的平衡障碍、后头痛

必考热点

1. 额中线主治头痛、强笑、自哭、失眠、健忘、多梦、癫狂痫、鼻病等。
2. 顶中线在头顶正中线上，从督脉百会穴向前至前顶穴 1.5 寸。
3. 顶颞后斜线将全线分成 5 等分，上 1/5 治疗对侧下肢感觉异常，中 2/5 治疗对侧上肢感觉异常，下 2/5 治疗对侧头面部感觉异常。

第二节　耳　　针

考点：常用耳穴的部位和主治

1. 耳轮穴位　耳轮分为 12 个区。耳轮穴位的部位和主治见表 10-26-2。

表 10-26-2　耳轮穴位的部位和主治

	部　位	主　治
耳中	在耳轮脚处，即耳轮 1 区	呃逆、荨麻疹、皮肤瘙痒症、小儿遗尿、咯血、出血性疾病
外生殖器	在对耳轮下脚前方的耳轮处，即耳轮 4 区	睾丸炎、附睾炎、外阴瘙痒症
耳尖	在耳郭向前对折的上部尖端处，即耳轮 6 区、7 区交界处	发热、高血压、急性结膜炎、睑腺炎（麦粒肿）、牙痛、失眠

2. 耳舟穴位　耳舟分为 6 等分。耳舟穴位的部位和主治见表 10-26-3。

表 10-26-3　耳舟穴位的部位和主治

	部　位	主　治
风溪	在耳轮结节前方，指区与腕区之间，即耳舟 1 区、2 区交界处	荨麻疹、皮肤瘙痒症、过敏性鼻炎
肘	在腕区的下方处，即耳舟 3 区	肱骨外上髁炎、肘部疼痛
肩	在肘区的下方处，即耳舟 4 区、5 区	肩关节周围炎、肩部疼痛

3. 对耳轮穴位　对耳轮分为 13 区。对耳轮穴位的部位和主治见表 10-26-4。

表 10-26-4　对耳轮穴位的部位和主治

	部　位	主　治
跟	在对耳轮上脚前上部，即对耳轮 1 区	足跟痛
膝	在对耳轮上脚中 1/3 处，即对耳轮 4 区	膝关节疼痛、坐骨神经痛
坐骨神经	在对耳轮下脚的前 2/3 处，即对耳轮 6 区	坐骨神经痛、下肢瘫痪
交感	在对耳轮下脚末端与耳轮内缘相交处，即对耳轮 6 区前端	胃肠痉挛、心绞痛、胆绞痛、输尿管结石、自主神经功能紊乱
腰骶椎	在腹区后方，即对耳轮 9 区	腰骶部疼痛

4. 三角窝穴位　三角窝穴位的部位和主治见表 10-26-5。

表 10-26-5 三角窝穴位的部位和主治

	部 位	主 治
内生殖器	在三角窝前 1/3 的下部，即三角窝 2 区	痛经、月经不调、白带过多、功能性子宫出血、阳痿、遗精、早泄
神门	在三角窝后 1/3 的上部，即三角窝 4 区	失眠、多梦、戒断综合征、癫痫、高血压、神经衰弱
盆腔	在三角窝后 1/3 的下部，即三角窝 5 区	盆腔炎、附件炎

5. 耳屏穴位 耳屏分成 4 区。耳屏穴位的部位和主治见表 10-26-6。

表 10-26-6 耳屏穴位的部位和主治

	部 位	主 治
外鼻	在耳屏外侧面中部，即耳屏 1 区、2 区之间	鼻前庭炎、鼻炎
肾上腺	在耳屏游离缘下部尖端，即耳屏 2 区后缘处	低血压、风湿性关节炎、腮腺炎、链霉素中毒、眩晕、哮喘、休克
咽喉	在耳屏内侧面上 1/2 处，即耳屏 3 区	声音嘶哑、咽炎、扁桃体炎、失语、哮喘
内鼻	在耳屏内侧面下 1/2 处，即耳屏 4 区	鼻炎、上颌窦炎、鼻衄

6. 对耳屏穴位 对耳屏分为 4 区。对耳屏穴位的部位和主治见表 10-26-7。

表 10-26-7 对耳屏穴位的部位和主治

	部 位	主 治
枕	在对耳屏外侧面的后部，即对耳屏 3 区	头晕、头痛、癫痫、哮喘、神经衰弱
皮质下	在对耳屏内侧面，即对耳屏 4 区	痛证、间日疟、神经衰弱、假性近视、失眠
缘中	在对耳屏游离缘上，对屏尖与轮屏切迹之中点处，即对耳屏 2 区、3 区、4 区交点处	遗尿、内耳眩晕症、尿崩症、功能性子宫出血
脑干	在轮屏切迹处，即对耳屏 3 区、4 区之间	眩晕、后头痛、假性近视

7. 耳甲穴位 将耳甲用标志点、线分为 18 个区。耳甲穴位的部位和主治见表 10-26-8。

表 10-26-8 耳甲穴位的部位和主治

	部 位	主 治
口	在耳轮脚下方前 1/3 处，即耳甲 1 区	面瘫、口腔炎、胆囊炎、胆石症、戒断综合征、牙周炎、舌炎
胃	在耳轮脚消失处，即耳甲 4 区	胃痉挛、胃炎、胃溃疡、失眠、牙痛、消化不良、恶心呕吐、前额痛
大肠	在耳轮脚及部分耳轮与 AB 线之间的前 1/3 处，即耳甲 7 区	腹泻、便秘、咳嗽、牙痛、痤疮
艇角	在对耳轮下脚下方前部，即耳甲 8 区	前列腺炎、尿道炎
膀胱	在对耳轮下脚下方中部，即耳甲 9 区	膀胱炎、遗尿、尿潴留、腰痛、坐骨神经痛、后头痛
肾	在对耳轮下脚下方后部，即耳甲 10 区	腰痛、耳鸣、神经衰弱、肾盂肾炎、遗尿、哮喘、月经不调、阳痿、遗精、早泄
胰胆	在耳甲艇的后上部，即耳甲 11 区	胆囊炎、胆石症、胆道蛔虫症、偏头痛、带状疱疹、中耳炎、耳鸣、急性胰腺炎
肝	在耳甲艇的后下部，即耳甲 12 区	胁痛、眩晕、经前期紧张症、月经不调、更年期综合征、高血压、假性近视、单纯性青光眼
脾	在 BD 线下方，耳甲腔的后上部，即耳甲 13 区	腹胀、腹泻、便秘、厌食、功能性子宫出血、白带过多、内耳眩晕症
心	在耳甲腔正中凹陷处，即耳甲 15 区	心动过速、心律不齐、心绞痛、无脉症、神经衰弱、癔症、口舌生疮

续 表

	部　位	主　治
肺	在心、气管区周围处，即耳甲 14 区	咳嗽、胸闷、声音嘶哑、皮肤瘙痒症、荨麻疹、便秘、戒断综合征
三焦	在外耳门后下，肺与内分泌区之间，即耳甲 17 区	便秘、腹胀、上肢外侧疼痛
内分泌	在屏间切迹内，耳甲腔的前下部，即耳甲 18 区	痛经、月经不调、更年期综合征、痤疮、间日疟、甲状腺功能减退或亢进症

8. 耳垂穴位　耳垂分为 9 区。耳垂穴位的部位和主治见表 10-26-9。

表 10-26-9　耳垂穴位的部位和主治

	部　位	主　治
牙	在耳垂正面前上部，即耳垂 1 区	牙痛、牙周炎、低血压
眼	在耳垂正面中央部，即耳垂 5 区	急性结膜炎、电光性眼炎、麦粒肿、假性近视
面颊	在耳垂正面与内耳区之间，即耳垂 5 区、6 区交界处	周围性面瘫、三叉神经痛、痤疮、扁平疣、面肌痉挛、腮腺炎
扁桃体	在耳垂正面下部，即耳垂 7 区、8 区、9 区	扁桃体炎、咽炎

9. 耳背穴位　将耳背分为 5 区。耳背穴位的部位和主治见表 10-26-10。

表 10-26-10　耳背穴位的部位和主治

	部　位	主　治
耳背沟	在对耳轮沟和对耳轮上下脚沟处	高血压、皮肤瘙痒症

必考热点

1. 耳中在耳轮脚处，即耳轮 1 区。
2. 外生殖器在对耳轮下脚前方的耳轮处，即耳轮 4 区。
3. 风溪在耳轮结节前方，指区与腕区之间，即耳舟 1 区、2 区交界处。
4. 腰骶椎在腹区后方，即对耳轮 9 区。
5. 外鼻在耳屏外侧面中部，即耳屏 1 区、2 区之间。
6. 脑干在轮屏切迹处，即对耳屏 3 区、4 区之间。

考点：临床选穴原则及注意事项

临床选穴原则及注意事项见表 10-26-11。

表 10-26-11　临床选穴原则及注意事项

选穴原则	按相应部位选穴、按脏腑辨证选穴、按经络辨证选穴、按西医学理论选穴、按临床经验选穴
注意事项	严格消毒，防止感染
	对扭伤和运动障碍的患者，进针后应嘱其适当活动患部，有助于提高疗效
	有习惯性流产的孕妇应禁针
	患有严重器质性病变和伴有高度贫血者不宜针刺，对严重心脏病、高血压者不宜行强刺激法
	耳针治疗时亦应注意防止发生晕针，一旦发生应及时处理

必考热点

耳穴的临床选穴原则：按相应部位选穴、按脏腑辨证选穴、按经络辨证选穴、按西医学理论选穴、按临床经验选穴。

第二十七单元 针灸治疗总论

第一节 针灸治疗原则

针灸治疗原则见表10-27-1。

表10-27-1 针灸治疗原则

补虚泻实	是针灸治疗的基本原则。是通过腧穴的选择和配伍、针灸补泻手法的不同等实现的，不同的针灸用具也有一定的偏补偏泻的作用。包括虚则补之，陷下则灸之；实则泻之，菀陈则除之；不盛不虚以经取之
清热温寒	清热是指治疗热证用清法，温寒是指治疗寒证用温法。“热则疾之，寒则留之”是针对热性病证和寒性病证制订的清热、温寒的治疗原则
治病求本	是指在治疗疾病时必须寻求疾病的本质，然后针对疾病的本质进行治疗。包括急则治标、缓则治本、标本同治
三因制宜	是指因人、因时、因地制宜，即根据治疗对象、地理环境、季节（包括时辰）等具体情况制订适宜的治疗方法。

必考热点

1. 针灸的治疗原则可归纳为补虚泻实、清热温寒、标本缓急、三因制宜。
2. 补虚泻实是针灸治疗的基本原则。
3. “热则疾之，寒则留之”是针对热性病证和寒性病证制定的清热、温寒的治疗原则。

第二节 针灸治疗作用

考点：针灸治疗作用

针灸治疗作用见表10-27-2。

表10-27-2 针灸治疗作用

疏通经络	指针灸通过调理经气，使瘀阻的经络通畅而发挥其正常生理功能，是针灸最基本和最直接的治疗作用
	在具体针灸方法上，可选择相应的腧穴，采用毫针刺、三棱针点刺出血，皮肤针叩刺、拔罐等
调和阴阳	指针灸可使机体从阴阳的失衡状态向平衡状态转化，是针灸治疗最终要达到的根本目的
扶正祛邪	针灸相关的经络、穴位，通过补虚泻实，既可以调和人体自身的气血，又可以祛除入侵的病邪，起到扶正祛邪的作用

必考热点

1. 针灸治疗具有疏通经络、调和阴阳、扶正祛邪的作用。
2. 疏通经络是针灸最基本和最直接的治疗作用。

3. 要疏通经络，临床中主要是通过经络、腧穴配伍和针灸方法的作用，使经络通畅，气血运行正常，从而达到治疗疾病的目的。

第三节　针灸处方

考点：选穴原则

针灸的选穴原则见表 10-27-3。

表 10-27-3　针灸的选穴原则

近部选穴	指选取病痛所在部位或邻近部位的腧穴。体现了“腧穴所在，主治所在”的治疗规律
远部选穴	指选取距离病痛较远处部位的腧穴。通常以肘膝关节以下的穴位为主。体现了“经脉所过，主治所及”的治疗规律
辨证选穴	应用时主要是针对不同的病因、病机、证型而选取不同的穴位
对症选穴	又称为经验选穴，是指针对疾病的个别突出的症状而选取穴位。是腧穴特殊治疗作用及临床经验在针灸处方中的具体运用，如发热取大椎、痰多取丰隆、哮喘取定喘、虫证取百虫窝、落枕取外劳宫、腰痛取腰痛点、面瘫取牵正、目赤取耳尖等

必考热点

1. 针灸的选穴原则主要包括近部选穴、远部选穴、辨证选穴、对症选穴。
2. 近部选穴这一选穴原则体现了“腧穴所在，主治所在”的治疗规律。
3. 远部选穴这一选穴原则体现了“经脉所过，主治所及”的治疗规律，是针灸处方选穴的基本方法。

考点：配穴方法

针灸的配穴方法见表 10-27-4。

表 10-27-4　针灸的配穴方法

按部配穴	是结合腧穴分布的部位进行穴位配伍的方法，主要包括远近配穴法、上下配穴法、前后配穴法、左右配穴法
按经配穴	是根据经脉理论和经脉之间的联系进行配穴的方法。主要包括本经配穴法、表里经配穴法、同名经配穴法等

必考热点

1. 按部配穴是结合腧穴分布的部位进行穴位配伍的方法，主要包括远近配穴法、上下配穴法、前后配穴法、左右配穴法。

2. 按经配穴是根据经脉理论和经脉之间的联系进行配穴的方法，主要包括本经配穴法、表里经配穴法、同名经配穴法等。

第二十八单元　内科病证的针灸治疗

第一节　头　　痛

考点：头痛

头痛的针灸治疗见表 10-28-1。

表 10-28-1　头痛的针灸治疗

经络辨证	枕部痛或下连于项者为太阳头痛；额痛或兼眉棱、鼻根部痛者为阳明头痛；两侧头部疼痛者为少阳头痛；巅顶痛或连于目系者为厥阴头痛	
主症	外感头痛	头痛较急，痛无休止，外感表证明显。若头痛连及项背，兼恶风畏寒，苔薄白，脉浮紧者为风寒头痛；头痛而胀，兼发热，苔黄，脉浮数者为风热头痛；头痛如裹，兼肢体困重，苔白腻，脉濡者为风湿头痛
	内伤头痛	头痛反复发作，时轻时重，常伴头晕，遇劳或情志刺激而发作、加重。若头胀痛、跳痛、掣痛或两侧、巅顶作痛，兼心烦易怒、口苦、脉弦者为肝阳上亢头痛；头痛昏蒙，兼胸闷脘胀，苔白腻，脉滑者为痰浊头痛；头痛迁延日久，或头部有外伤史，痛处固定不移，舌紫暗，脉细涩者为瘀血头痛；头空痛、昏痛，兼神疲无力，面色不华，舌淡苔白，脉细弱者为血虚头痛
治法	调和气血，通络止痛。根据头痛部位循经取穴和取阿是穴为主	
选穴	主穴	百会、太阳、风池、阿是穴、合谷
	配穴	太阳头痛配天柱、后溪、昆仑；阳明头痛配印堂、内庭；少阳头痛配率谷、外关、足临泣；厥阴头痛配四神聪、太冲、内关。风寒头痛配风门、列缺；风热头痛配曲池、大椎；风湿头痛配头维、阴陵泉；肝阳上亢头痛配太溪、太冲；痰浊头痛配中脘、丰隆；瘀血头痛配血海、膈俞；血虚头痛配脾俞、足三里
治疗操作	毫针虚补实泻法、耳针法、皮肤针法、穴位注射法	

必考热点

1. 头痛的治法为调和气血，通络止痛。

2. 治疗头痛的主穴有百会、太阳、风池、阿是穴、合谷。

3. 头痛配穴中，太阳头痛配天柱、后溪、昆仑；阳明头痛配印堂、内庭；少阳头痛配率谷、外关、足临泣；厥阴头痛配四神聪、太冲、内关。风寒头痛配风门、列缺；风热头痛配曲池、大椎；风湿头痛配头维、阴陵泉；肝阳上亢头痛配太溪、太冲；痰浊头痛配中脘、丰隆；瘀血头痛配血海、膈俞；血虚头痛配脾俞、足三里。

第二节　面　　痛

考点：面痛

面痛的针灸治疗见表 10-28-2。

表 10-28-2　面痛的针灸治疗

病因	本病病位在面部，与手、足三阳经密切相关。外感邪气、情志内伤、久病或外伤成瘀等，均可导致面部经络气血痹阻，经脉不通，从而产主面痛
主症	面部突然发作疼痛，呈闪电样、刀割样、针刺样、电灼样剧烈疼痛，痛时可引起面部肌肉抽搐，多伴有面部潮红、流泪、流涎、流涕等，常因说话、吞咽、刷牙、洗脸、冷刺激、情绪变化等诱发。一般持续数秒至数分钟。发作次数不定，间歇期无症状。疼痛以面颊、上下颌和舌部最明显，轻触鼻翼、颊部和舌可以诱发，称为扳机点
经络辨证	眼部痛属足太阳经病证；上颌、下颌部痛主要属手、足阳明和手太阳经病证
治法	疏通经络，祛风止痛。取面部腧穴、手足阳明和足太阳经穴为主
选穴	主穴：攒竹、四白、下关、地仓、合谷、太冲、内庭
	配穴：眼部疼痛配丝竹空、阳白、外关；上颌支痛配颧髎、迎香；下颌支痛配承浆、颊车、翳风。外感风寒配风池、列缺；外感风热配曲池、外关；气血瘀滞配内关、三阴交；肝胃郁热配行间、内庭；阴虚阳亢配风池、太溪

续 表

治疗操作	基本刺灸方法	毫针泻法。针刺时宜先取远端穴，重刺激。面部腧穴在急性期宜轻刺。风寒证可酌情加灸
	其他治疗	皮内针法：在面部寻找扳机点，将揿针刺入，外以胶布固定
		耳针法：取面颊、额、颌、神门。毫针刺或用埋针法或压丸法
		刺络拔罐法：取颧髎、地仓、颊车，用三棱针点刺后留罐

必考热点

1. 面痛表现为面部突然发作疼痛，呈闪电样、刀割样、针刺样、电灼样剧烈疼痛，痛时可引起面部肌肉抽搐。
2. 面痛的治法为疏通经络，祛风止痛。

第三节 腰 痛

考点：腰痛

腰痛的针灸治疗见表 10-28-3。

表 10-28-3 腰痛的针灸治疗

辨证要点	疼痛在腰脊中部者为督脉病证，疼痛在腰脊两侧者为足太阳经证。腰部冷痛重着，或拘挛不可俯仰，有明显腰部受寒史者为寒湿腰痛；腰部刺痛，痛有定处，腰部有明显损伤或陈伤史者为瘀血腰痛；腰痛起病缓慢，隐隐作痛，反复发作者为肾虚腰痛	
治法	通经止痛。取局部阿是穴及足太阳经穴为主	
选穴	主穴	大肠俞、阿是穴、委中
	配穴	督脉病证配后溪；足太阳经证配申脉；腰椎病变配腰夹脊。寒湿腰痛配命门、腰阳关；瘀血腰痛配膈俞、次髎；肾虚腰痛配肾俞、太溪
治疗操作	毫针虚补实泻法、耳针法、刺络拔罐法、穴位注射法	

必考热点

1. 治疗腰痛应通经止痛。取局部阿是穴及足太阳经穴为主。
2. 治疗腰痛的主穴为大肠俞、阿是穴、委中。
3. 根据疼痛部位进行经络辨证，疼痛在腰脊中部者为督脉病证，疼痛在腰脊两侧者为足太阳经证。
4. 腰痛患者，若督脉病证可配后溪；足太阳经证可配申脉。

第四节 痹 证

考点：痹证

痹证的针灸治疗见表 10-28-4。

表 10-28-4 痹证的针灸治疗

主症	关节肌肉疼痛，屈伸不利
治法	通络止痛。以局部穴位为主，配合循经取穴及辨证选穴

续 表

选穴	主穴	阿是穴、局部经穴
	配穴	行痹配膈俞、血海；痛痹配肾俞、关元；着痹配阴陵泉、足三里；热痹配大椎、曲池
治疗操作	毫针泻法或平补平泻、皮肤针法、拔罐法、穴位注射法	

必考热点

1. 痹证患者，行痹可配膈俞、血海；痛痹可配肾俞、关元；着痹可配阴陵泉、足三里；热痹可配大椎、曲池。
2. 痹证的主症表现为关节肌肉疼痛，屈伸不利。
3. 痹证的基本刺灸方法为毫针泻法或平补平泻。

第五节　坐骨神经痛

考点：坐骨神经痛

坐骨神经痛的针灸治疗见表10-28-5。

表10-28-5　坐骨神经痛的针灸治疗

主症	腰或臀、大腿后侧、小腿后外侧及足外侧的放射样、电击样、烧灼样疼痛。腰部病变使神经根受压迫或刺激引起者为根性坐骨神经痛；坐骨神经干受压迫或刺激引起者为干性坐骨神经痛	
治法	通经止痛。循经取足太阳、足少阳经穴为主	
选穴	主穴	足太阳经证：腰夹脊、秩边、委中、承山、昆仑、阿是穴
		足少阳经证：腰夹脊、环跳、阳陵泉、悬钟、丘墟、阿是穴
	配穴	寒湿证配命门、腰阳关；瘀血阻络证配血海、阿是穴；气血不足证配足三里、三阴交
治疗操作	毫针虚补实泻法	

必考热点

1. 坐骨神经痛主症表现为腰或臀、大腿后侧、小腿后外侧及足外侧的放射样、电击样、烧灼样疼痛。
2. 坐骨神经痛的治法为通经止痛。循经取足太阳、足少阳经穴为主。

第六节　中　　风

考点：中风

1. 中经络　中经络的针灸治疗见表10-28-6。

表10-28-6　中经络的针灸治疗

主症	意识清楚，半身不遂，口角歪斜，语言不利
治法	疏通经络，醒脑调神。取督脉、手厥阴及足太阴经穴为主

续　表

选穴	主穴	水沟、内关、三阴交、极泉、尺泽、委中
	配穴	肝阳暴亢配太冲、太溪；风痰阻络配丰隆、合谷；痰热腑实配曲池、内庭、丰隆；气虚血瘀配气海、血海、足三里；阴虚风动配太溪、风池。上肢不遂配肩髃、曲池、手三里、合谷；下肢不遂配环跳、足三里、风市、阳陵泉、悬钟、太冲。病侧肢体屈曲拘挛者，肘部配曲泽、腕部配大陵、膝部配曲泉、踝部配太溪；足内翻配丘墟透照海；足外翻配太溪、中封；足下垂配解溪。口角歪斜配地仓、颊车、合谷、太冲；语言謇涩配廉泉、通里、哑门；吞咽困难配廉泉、金津、玉液。复视配风池、睛明；便秘配天枢、丰隆；尿失禁、尿潴留配中极、关元

2. 中脏腑　中经络的针灸治疗见表 10-28-7。

表 10-28-7　中经络的针灸治疗

主症	突然昏仆，不省人事，或神志恍惚、嗜睡，兼见半身不遂，口角歪斜	
治法	闭证	平肝息风，醒脑开窍。取督脉、手厥阴和十二井穴为主
	脱证	回阳固脱。以任脉经穴为主
选穴	闭证	水沟、十二井、太冲、丰隆、劳宫
	脱证	关元、神阙

必考热点

1. 治疗中经络中风应疏通经络，醒脑调神。取督脉、手厥阴及足太阴经穴为主。
2. 治疗中经络中风证的主穴有水沟、内关、三阴交、极泉、尺泽、委中。
3. 中脏腑中风者，若为闭证，应平肝息风，醒脑开窍，取督脉、手厥阴和十二井穴为主；若为脱证，应回阳固脱，以任脉经穴为主。
4. 治疗中脏腑中风脱证的主穴为关元、神阙。

第七节　眩　　晕

考点：眩晕

眩晕的针灸治疗见表 10-28-8。

表 10-28-8　眩晕的针灸治疗

主症	头晕目眩、视物旋转。轻者如坐车船，飘摇不定，闭目少顷即可复常；重者两眼昏花缭乱，视物不明，旋摇不止，难以站立，昏昏欲倒，甚则跌仆	
治法	实证	平肝潜阳，化痰定眩。取足少阳、足厥阴经穴及督脉穴为主
	虚证	益气养血，填精定眩。以督脉穴和相应背俞穴为主
选穴	主穴	实证：百会、风池、太冲、内关
		虚证：百会、风池、肝俞、肾俞、足三里
	配穴	实证：肝阳上亢配行间、侠溪、太溪；痰湿中阻配头维、中脘、丰隆。高血压配曲池、足三里；颈性眩晕配风府、天柱、颈夹脊
		虚证：气血两虚配气海、脾俞、胃俞；肾精不足配太溪、悬钟、三阴交

续 表

治疗操作	基本刺灸方法：实证毫针用泻法，虚证百会、风池用平补平泻法，余穴用补法，可灸	
	其他治疗：①头针法：取顶中线、枕下旁线，用毫针沿头皮刺入，快速捻转，留针30分钟。②耳针法：取肾上腺、皮质下、枕、神门、额、内耳，每次取3~5穴，毫针刺或用压丸法。血压高者，可在降压沟、耳尖点刺放血。③三棱针法：取印堂、太阳、头维、百会等穴，用三棱针点刺出血数滴	

必考热点

1. 治疗眩晕实证应平肝潜阳、化痰定眩。取足少阳、足厥阴经穴及督脉穴为主。
2. 治疗眩晕虚证应益气养血、填精定眩。以督脉穴和相应背俞穴为主。
3. 治疗眩晕实证的主穴为百会、风池、太冲、内关；虚证的主穴为百会、风池、肝俞、肾俞、足三里。

第八节 面 瘫

考点：面瘫

面瘫的针灸治疗见表10-28-9。

表10-28-9 面瘫的针灸治疗

主症	以口眼歪斜为特点。通常急性发作，常在睡眠醒来时发现一侧面部肌肉板滞、麻木、瘫痪，额纹消失，眼裂变大，露睛流泪，鼻唇沟变浅，口角下垂歪向健侧，病侧不能皱眉、蹙额、闭目、露齿、鼓颊；部分患者初起时有耳后疼痛，还可出现患侧舌前2/3味觉减退或消失，听觉过敏等症状。部分患者病程迁延日久，可因瘫痪肌肉出现挛缩，口角反牵向患侧，甚则出现面肌痉挛，形成“倒错”现象	
治法	祛风通络，疏调经筋。取局部穴、手足阳明经穴为主	
选穴	主穴	攒竹、阳白、四白、颧髎、颊车、地仓、合谷、太冲
	配穴	风寒外袭配风池、风府；风热侵袭配外关、关冲；气血不足配足三里、气海。眼睑闭合不全配鱼腰、申脉；鼻唇沟变浅配迎香；人中沟歪斜配水沟；颏唇沟歪斜配承浆；乳突部疼痛配翳风；舌麻、味觉减退配廉泉、足三里；听觉过敏配听宫、中渚
治疗操作	平补平泻、皮肤针法、电针法、刺络拔罐法	

必考热点

1. 治疗面瘫应采取祛风通络、疏调经筋的方法。取局部穴、手足阳明经穴为主。
2. 治疗面瘫的主穴有攒竹、阳白、四白、颧髎、颊车、地仓、合谷、太冲。
3. 面瘫患者，风寒外袭配风池、风府；风热侵袭配外关、关冲；气血不足配足三里、气海。

第九节 萎 证

考点：萎证

萎证的针灸治疗见表10-28-10。

表 10-28-10 萎证的针灸治疗

主症	肢体软弱无力，筋脉弛缓，甚则肌肉萎缩或瘫痪	
治法	祛邪通络，濡养筋脉。以手足阳明经穴和夹脊穴为主	
选穴	主穴	上肢：肩髃、曲池、外关、合谷颈、胸段夹脊穴
		下肢：髀关、足三里、阳陵泉、悬钟、三阴交、解溪、腰部夹脊穴
	配穴	肺热津伤配尺泽、大椎；湿热浸淫配阴陵泉、内庭；脾胃虚弱配脾俞、胃俞；肝肾亏虚配肝俞、肾俞
治疗操作	毫针虚补实泻法、皮肤针法、电针法、穴位注射法	

必考热点

1. 治疗痿证应祛邪通络，濡养筋脉。以手足阳明经穴和夹脊穴为主。
2. 痿证肺热津伤配尺泽、大椎；湿热浸淫配阴陵泉、内庭；脾胃虚弱配脾俞、胃俞；肝肾亏虚配肝俞、肾俞。

第十节 痫　病

考点：痫病

痫病的针灸治疗见表 10-28-11。

表 10-28-11 痫病的针灸治疗

症状	发作期	大发作：发作前常有眩晕头痛，胸闷不舒，神疲乏力等先兆，旋即突然昏仆，不省人事，两目上视，牙关紧闭，四肢抽搐，口吐白沫，或发怪叫，二便自遗，发作后平复如常人
		小发作：动作突然中断，手中物件落地，头部低垂，两目瞪视，呼之不应，数秒至数分钟后即可恢复
	间歇期	兼急躁易怒，咳痰不爽，舌红，苔黄腻，脉弦滑而数者为痰火扰神；兼胸闷，痰多，舌淡，苔白腻，脉弦滑者为风痰闭阻；兼头部刺痛，或有脑部外伤史，舌质紫暗，脉涩者为瘀阻脑络；兼神疲乏力，面色苍白，舌淡，苔白腻，脉沉弱者为心脾两虚；兼神志恍惚，两目干涩，腰膝酸软，舌红，苔薄黄，脉细数者为肝肾阴虚
治法	发作期	醒脑开窍。以督脉、手厥阴经穴为主
	间歇期	化痰息风，理气通络。取任脉、督脉及手足厥阴经穴为主
选穴	主穴	发作期：水沟、百会、后溪、内关、涌泉
		间歇期：印堂、鸠尾、间使、太冲、丰隆、腰奇
	配穴	痰火扰神配神门、行间、内庭；风痰闭阻配合谷、风池、阴陵泉；瘀阻脑络配膈俞、内关、血海；心脾两虚配心俞、脾俞、足三里；肝肾阴虚配肝俞、肾俞、三阴交
治疗操作	基本刺灸方法：发作期，用毫针泻法，水沟宜强刺激；间歇期，太冲、丰隆行泻法，其余主穴行平补平泻法	
	其他疗法：耳针法和穴位注射法	

必考热点

1. 治疗痫病发作期应醒脑开窍。以督脉、手厥阴经穴为主。
2. 治疗痫病间歇期应化痰息风，理气通络。取任脉、督脉及手足厥阴经穴为主。
3. 治疗痫病发作期的主穴为水沟、百会、后溪、内关、涌泉。

第十一节 不寐

考点：不寐

不寐的针灸治疗见表 10-28-12。

表 10-28-12 不寐的针灸治疗

<table>
<tr><td>主症</td><td colspan="2">不能获得正常睡眠。轻者入寐困难或寐而易醒，醒后不寐；重者彻夜难眠</td></tr>
<tr><td>治法</td><td colspan="2">舒脑宁心，安神利眠。取督脉、手少阴、足太阳经及八脉交会穴为主</td></tr>
<tr><td rowspan="2">选穴</td><td>主穴</td><td>百会、安眠、神门、三阴交、照海、申脉</td></tr>
<tr><td>配穴</td><td>心脾两虚配心俞、脾俞；心肾不交配太溪、肾俞；心胆气虚配心俞、胆俞；肝火扰神配行间、侠溪；脾胃不和配足三里、内关。噩梦多配厉兑、隐白；头晕配风池、悬钟；重症不寐配夹脊、四神聪</td></tr>
<tr><td>治疗操作</td><td colspan="2">毫针平补平泻法，耳针法，皮肤针法，拔罐法</td></tr>
</table>

必考热点

1. 不寐应采用舒脑宁心、安神利眠的治疗方法，取督脉、手少阴、足太阳经及八脉交会穴为主。
2. 治疗不寐的主穴有百会、安眠、神门、三阴交、照海、申脉。
3. 不寐患者，噩梦多配厉兑、隐白；头晕配风池、悬钟。

第十二节 郁证

考点：郁证

郁证的针灸治疗见表 10-28-13。

表 10-28-13 郁证的针灸治疗

<table>
<tr><td>主症</td><td colspan="2">精神抑郁善忧，情绪不宁或易怒易哭</td></tr>
<tr><td>治法</td><td colspan="2">调神解郁，疏利气机。取督脉、手足厥阴、手少阴经穴为主</td></tr>
<tr><td rowspan="2">选穴</td><td>主穴</td><td>百会、印堂、水沟、内关、神门、太冲</td></tr>
<tr><td>配穴</td><td>肝气郁结配膻中、期门；气郁化火配行间、侠溪；痰气郁结配丰隆、阴陵泉、天突；心神惑乱配通里、心俞、三阴交；心脾两虚配心俞、脾俞、足三里、三阴交；肝肾阴虚配肝俞、肾俞、太溪、三阴交。咽部异物哽塞感明显者配天突、照海</td></tr>
<tr><td>治疗操作</td><td colspan="2">基本刺灸方法：水沟行泻法，其余主穴行平补平泻法
其他方法：耳针法、电针法和穴位注射法</td></tr>
</table>

必考热点

1. 治疗郁证应调神解郁，疏利气机。取督脉、手足厥阴、手少阴经穴为主。
2. 治疗郁证的主穴为百会、印堂、水沟、内关、神门、太冲。
3. 郁证的基本刺灸方法：水沟行泻法，其余主穴行平补平泻法。

第十三节 痴 呆

考点：痴呆

痴呆的针灸治疗见表 10-28-14。

表 10-28-14 痴呆的针灸治疗

主症	呆傻愚笨。轻者神情淡漠，寡言少语，反应迟钝，记忆减退等；重者神情呆滞，言辞颠倒，行为怪僻，记忆障碍，智力衰退，生活不能自理等	
治法	醒脑调神，充髓益智。取督脉、手厥阴、足少阴经穴为主	
选穴	主穴	百会、印堂、四神聪、内关、太溪、悬钟
	配穴	肝肾亏虚配肝俞、肾俞；气血不足配足三里、气海、血海；痰浊蒙窍配丰隆、中脘；瘀血阻络配膈俞、内关
治疗操作	基本刺灸方法：太溪、悬钟行补法，其余主穴平补平泻。还有耳针法、头针法	

必考热点

1. 治疗痴呆应醒脑调神，充髓益智。取督脉、手厥阴、足少阴经穴为主。
2. 治疗痴呆的主穴为百会、印堂、四神聪、内关、太溪、悬钟。
3. 痴呆的基本刺灸方法：太溪、悬钟行补法，其余主穴平补平泻。

第十四节 心 悸

考点：心悸

心悸的针灸治疗见表 10-28-15。

表 10-28-15 心悸的针灸治疗

主症	自觉心中悸动，惊惕不安，甚则不能自主	
治法	宁心安神，定悸止惊。取手少阴、手厥阴经穴及脏腑俞募穴为主	
选穴	主穴	内关、神门、郄门、心俞、巨阙
	配穴	心胆虚怯配胆俞；心脾两虚配脾俞、足三里；阴虚火旺配太溪、肾俞；水气凌心配气海、阴陵泉；心脉瘀阻配膻中、膈俞
治疗操作	毫针平补平泻法、刺络拔罐法、耳针法、穴位注射法、皮肤针法	

必考热点

1. 心悸的治法为宁心安神，定悸止惊。取手少阴、手厥阴经穴及脏腑俞募穴为主。
2. 治疗心悸的主穴为内关、神门、郄门、心俞、巨阙。

第十五节 感 冒

考点：感冒

感冒的针灸治疗见表 10-28-16。

表 10-28-16　感冒的针灸治疗

主症	恶寒发热，鼻塞流涕，咳嗽，头痛，周身酸楚不适	
治法	祛风解表。取手太阴、手阳明经穴及督脉穴为主	
选穴	主穴	列缺、合谷、风池、大椎、太阳
	配穴	风寒感冒配风门、肺俞；风热感冒配曲池、尺泽；夹湿配阴陵泉；夹暑配委中。体虚感冒配足三里；咽喉疼痛配少商、商阳
治疗操作	毫针泻法、刺络拔罐法、三棱针法、耳针法	

必考热点

1. 治疗感冒应祛风解表。取手太阴、手阳明经穴及督脉穴为主。
2. 治疗感冒的主穴为列缺、合谷、风池、大椎、太阳。

第十六节　咳　嗽

考点：咳嗽

1. 外感咳嗽　外感咳嗽的针灸治疗见表 10-28-17。

表 10-28-17　外感咳嗽的针灸治疗

主症	咳嗽起病急，病程短，常伴肺卫表证	
治法	疏风解表，宣肺止咳。取手太阴、手阳明经穴为主	
选穴	主穴	肺俞、列缺、合谷
	配穴	风寒袭肺配风门、太渊；风热犯肺配大椎、曲池。咽喉痛配少商
治疗操作	毫针泻法、拔罐法、皮肤针法	

2. 内伤咳嗽　内伤咳嗽的针灸治疗见表 10-28-18。

表 10-28-18　内伤咳嗽的针灸治疗

主症	咳嗽反复发作，病程长，可伴他脏兼症	
治法	肃肺理气，止咳化痰。取手、足太阴经穴为主	
选穴	主穴	肺俞、太渊、三阴交
	配穴	痰湿阻肺配丰隆、阴陵泉；肝火灼肺配行间、鱼际；肺阴亏虚配膏肓。咯血配孔最，胁痛配阳陵泉；咽喉干痒配太溪；盗汗配阴郄；气短乏力配足三里、气海
治疗操作	毫针平补平泻、拔罐法、皮肤针法	

必考热点

1. 治疗外感咳嗽应疏风解表，宣肺止咳。取手太阴、手阳明经穴为主。
2. 治疗内伤咳嗽应肃肺理气，止咳化痰。取手、足太阴经穴为主。
3. 治疗外感咳嗽的主穴为肺俞、列缺、合谷；治疗内伤咳嗽的主穴为肺俞、太渊、三阴交。

第十七节　哮　　喘

考点：哮喘

1. 实证　哮喘实证的针灸治疗见表 10-28-19。

表 10-28-19　哮喘实证的针灸治疗

主症	病程短，或当发作期，哮喘声高气粗，呼吸深长有余，呼出为快，体质较强，脉象有力	
治法	祛邪肃肺，化痰平喘。取手太阴经穴及相应背俞穴为主	
选穴	主穴	列缺、尺泽、肺俞、中府、定喘
	配穴	风寒外袭配风门、合谷；痰热阻肺配丰隆、曲池；喘甚者配天突
治疗操作	毫针泻法、穴位贴敷法、皮肤针法、穴位埋线法、耳针法	

2. 虚证　哮喘虚证的针灸治疗见表 10-28-20。

表 10-28-20　哮喘虚证的针灸治疗

主症	病程长，反复发作或当缓解期，哮喘声低气怯，气息短促，深吸为快，体质虚弱，脉弱无力	
治法	补益肺肾，止哮平喘。取相应背俞穴及手太阴、足少阴经穴为主	
选穴	主穴	肺俞、膏肓、肾俞、太渊、太溪、足三里、定喘
	配穴	肺气虚配气海；肾气虚配关元
治疗操作	毫针补法、穴位贴敷法、皮肤针法、穴位埋线法、耳针法	

必考热点

1. 治疗哮喘实证，应祛邪肃肺、化痰平喘。取手太阴经穴及相应背俞穴为主。
2. 治疗哮喘虚证，应补益肺肾、止哮平喘，取相应背俞穴及手太阴、足少阴经穴为主。
3. 治疗哮喘实证的主穴有列缺、尺泽、肺俞、中府、定喘。
4. 治疗哮喘虚证的主穴有肺俞、膏肓、肾俞、太渊、太溪、足三里、定喘。

第十八节　呕　　吐

考点：呕吐

呕吐的针灸治疗见表 10-28-21。

表 10-28-21　呕吐的针灸治疗

主症	实证一般发病急，呕吐量多，吐出物多酸臭味；虚证病程较长，发病较缓，时作时止，吐出物不多，腐臭味不甚	
治法	和胃理气，降逆止呕。取胃的募穴及足阳明经穴为主	
选穴	主穴	中脘、足三里、内关
	配穴	寒邪客胃配上脘、胃俞；热邪内蕴配合谷、金津、玉液；饮食停滞配梁门、天枢；肝气犯胃配期门、太冲；痰饮内停配丰隆、公孙；脾胃虚寒配脾俞、胃俞
治疗操作	基本刺灸方法为主穴毫针平补平泻法。其他治疗有穴位注射法、耳针法	

必考热点

1. 治疗呕吐的主穴为中脘、足三里、内关。
2. 治疗呕吐应和胃理气、降逆止呕。取胃的募穴及足阳明经穴为主。

第十九节 胃 痛

考点：胃痛

胃痛的针灸治疗见表10-28-22。

表10-28-22 胃痛的针灸治疗

主症	实证病势较急，痛势较剧，痛处拒按，食后痛增；虚证病势较缓，痛势较轻，痛处喜按，空腹痛甚	
治法	和胃止痛。取胃的募穴、足阳明经穴为主	
选穴	主穴	中脘、足三里、内关
	配穴	寒邪客胃配胃俞；饮食伤胃配梁门、下脘；肝气犯胃配期门、太冲；瘀血停胃配膈俞、三阴交；脾胃虚寒配关元、脾俞、胃俞；胃阴不足配胃俞、三阴交、内庭
治疗操作	毫针补泻法、耳针法、穴位注射法	

必考热点

1. 治疗胃痛应和胃止痛，取胃的募穴、足阳明经穴为主。
2. 治疗胃痛的主穴为中脘、足三里、内关。
3. 胃痛患者，若寒邪客胃可配胃俞；饮食伤胃配梁门、下脘；肝气犯胃配期门、太冲；瘀血停胃配膈俞、三阴交；脾胃虚寒配关元、脾俞、胃俞；胃阴不足配胃俞、三阴交、内庭。

第二十节 泄 泻

考点：泄泻

1. 急性泄泻　急性泄泻的针灸治疗见表10-28-23。

表10-28-23 急性泄泻的针灸治疗

主症	发病势急，病程短，泄泻次数多，多属实证	
治法	除湿导滞，通调腑气。取足阳明、足太阴经穴为主	
选穴	主穴	天枢、上巨虚、阴陵泉、水分
	配穴	寒湿内盛配神阙；肠腑湿热配内庭、曲池；食滞肠胃配中脘。泻下脓血配曲池、三阴交、内庭
治疗操作	基本刺灸方法：神阙穴用隔盐灸或隔姜灸，其他腧穴常规针刺；寒湿及脾虚、肾虚证针灸并用	
	其他治疗：穴位注射法、穴位贴敷法、耳针法	

2. 慢性泄泻　慢性泄泻的针灸治疗见表10-28-24。

表 10-28-24 慢性泄泻的针灸治疗

<table>
<tr><td>主症</td><td colspan="2">发病势缓，病程较长，便泻次数较少，呈间歇性发作，多为虚证或虚实夹杂</td></tr>
<tr><td>治法</td><td colspan="2">健脾温肾，固本止泻。取任脉、足阳明、足太阴经穴为主</td></tr>
<tr><td rowspan="2">选穴</td><td>主穴</td><td>神阙、天枢、足三里、公孙</td></tr>
<tr><td>配穴</td><td>脾气虚弱配脾俞、太白；肾阳虚衰配肾俞、关元；肝气乘脾配肝俞、太冲。久泻虚陷者配百会</td></tr>
<tr><td rowspan="2">治疗操作</td><td colspan="2">基本刺灸方法：神阙穴用隔盐灸或隔姜灸，其他腧穴常规针刺；寒湿及脾虚、肾虚证针灸并用</td></tr>
<tr><td colspan="2">其他治疗：穴位注射法、穴位贴敷法、耳针法</td></tr>
</table>

必考热点

1. 治疗急性泄泻应除湿导滞，通调腑气。取足阳明、足太阴经穴为主。
2. 治疗急性泄泻的主穴为天枢、上巨虚、阴陵泉、水分。
3. 治疗慢性泄泻应健脾温肾，固本止泻。取任脉、足阳明、足太阴经穴为主。
4. 治疗慢性泄泻的主穴为神阙、天枢、足三里、公孙。

第二十一节 便 秘

考点：便秘

便秘的针灸治疗见表 10-28-25。

表 10-28-25 便秘的针灸治疗

<table>
<tr><td>主症</td><td colspan="2">大便秘结不通，排便艰涩难解</td></tr>
<tr><td>治法</td><td colspan="2">理肠通便。取大肠的背俞穴、募穴及下合穴为主</td></tr>
<tr><td rowspan="2">选穴</td><td>主穴</td><td>天枢、大肠俞、上巨虚、支沟</td></tr>
<tr><td>配穴</td><td>热秘配合谷、曲池；气秘配太冲、中脘；冷秘配神阙、关元；虚秘配足三里、脾俞、气海，兼阴伤津亏者加照海、太溪</td></tr>
<tr><td>治疗操作</td><td colspan="2">毫针实泻补虚法、耳针法、穴位注射法</td></tr>
</table>

必考热点

1. 治疗便秘的主穴有天枢、大肠俞、上巨虚、支沟。
2. 治疗便秘的基本刺灸方法为毫针实泻虚补。
3. 便秘患者，若热秘可配合谷、曲池；气秘可配太冲、中脘；冷秘可配神阙、关元；虚秘可配足三里、脾俞、气海，兼阴伤津亏者加照海、太溪。

第二十二节 癃 闭

考点：癃闭

癃闭的针灸治疗见表 10-28-26。

表 10-28-26　癃闭的针灸治疗

主症	排尿困难	
治法	实证	清热利湿，行气活血。以足太阳、足太阴经穴及相应俞募穴为主
	虚证	温补脾肾，益气启闭。以足太阳、任脉穴及相应背俞穴为主
选穴	主穴	实证：中极、膀胱俞、秩边、阴陵泉、三阴交
		虚证：关元、脾俞、肾俞、三焦俞、秩边
	配穴	实证：膀胱湿热配委阳；肺热壅盛配尺泽；肝郁气滞配太冲；浊瘀阻塞配次髎、血海
		虚证：脾虚气弱配气海、足三里；肾气亏虚配太溪、命门
治疗操作	基本刺灸方法：膀胱充盈者，中极、关元等小腹部穴不能直刺，应向下斜刺、浅刺；虚证可用温针灸	
	其他治疗：耳针法、穴位敷贴法	

必考热点

1. 治疗癃闭实证应清热利湿，行气活血。以足太阳、足太阴经穴及相应俞募穴为主。
2. 治疗癃闭虚证应温补脾肾，益气启闭。以足太阳、任脉穴及相应背俞穴为主。
3. 治疗癃闭实证的主穴为中极、膀胱俞、秩边、阴陵泉、三阴交。
4. 治疗癃闭虚证的主穴为关元、脾俞、肾俞、三焦俞、秩边。

第二十三节　消　渴

考点：消渴

消渴的针灸治疗见表 10-28-27。

表 10-28-27　消渴的针灸治疗

主症	多饮，多食，多尿，形体消瘦，或尿有甜味	
治法	养阴生津，清热润燥。取相应脏腑背俞穴及足太阴、足少阴经穴为主	
选穴	主穴	胃脘下俞、肺俞、脾俞、肾俞、太溪、三阴交
	配穴	肺燥津伤配太渊、少府；胃热津伤配内庭、地机；肾阴亏虚配复溜、太冲；阴阳两虚配关元、命门。上肢疼痛或麻木配肩髃、曲池、合谷；下肢疼痛或麻木配风市、阳陵泉、解溪；皮肤瘙痒配风池、曲池、血海
治疗操作	基本刺灸方法：肾俞、太溪行毫针补法，其余主穴行平补平泻法。阴阳两虚者可配合灸法	
	其他治疗：耳针法、穴位注射法	

必考热点

1. 治疗消渴应养阴生津，清热润燥。取相应脏腑背俞穴及足太阴、足少阴经穴为主。
2. 治疗消渴的主穴为胃脘下俞、肺俞、脾俞、肾俞、太溪、三阴交。
3. 消渴的基本刺灸方法：肾俞、太溪行毫针补法，其余主穴行平补平泻法。

第二十九单元　妇儿科病证的针灸治疗

第一节　月经不调

考点：月经不调

1. 月经先期　月经先期的针灸治疗见表 10-29-1。

表 10-29-1　月经先期的针灸治疗

主症	月经周期提前 7 天以上，甚至十余日一行，连续 2 个月经周期以上。月经量多，色红或紫，质黏有块，兼心胸烦热，舌红，苔黄，脉数者为实热证；月经色红质稠，两颧潮红，手足心热，舌红，苔少，脉细数者为虚热证；月经量少或量多，色淡质稀，神疲气短，舌淡，脉细弱者为气虚证	
治法	月经先期调理冲任，清热调经。取任脉、足太阴经穴为主	
选穴	主穴	关元、三阴交、血海
	配穴	实热配行间；虚热配太溪；气虚配足三里、脾俞。月经过多配隐白
治疗操作	基本刺灸方法：毫针刺，实证用泻法，虚证可加灸	
	其他治疗：耳针法、艾灸法	

2. 月经后期　月经后期的针灸治疗见表 10-29-2。

表 10-29-2　月经后期的针灸治疗

主症	月经周期推迟 7 天以上，甚至 40~50 日一潮，连续 2 个周期以上。月经量少，或有血块，小腹冷痛，舌暗或胖，苔薄白，脉沉紧为寒凝证；月经色淡质稀，面色少华，腹痛喜按，舌淡，苔薄，脉细者为血虚证	
治法	月经后期温经散寒，行血调经。以任脉、足太阴经穴为主	
选穴	主穴	气海、三阴交、归来
	配穴	寒凝配关元、命门；血虚配足三里、血海
治疗操作	基本刺灸方法：毫针补法，关元可加隔姜灸	
	其他治疗：耳针法、艾灸法	

3. 月经先后无定期　月经先后无定期的针灸治疗见表 10-29-3。

表 10-29-3　月经先后无定期的针灸治疗

主症	月经周期或提前或延后 7 天以上，连续 2 个周期以上。经量或多或少，色暗有块，胸胁作胀，喜太息，苔薄，脉弦为肝郁证；经量少，色淡质稀，腰骶酸痛，舌淡，苔白，脉沉细弱为肾虚证	
治法	月经先后无定期调补肝肾，理血调经。以任脉、足太阴经穴为主	
选穴	主穴	关元、三阴交、肝俞
	配穴	肝郁配期门、太冲；肾虚配肾俞、太溪
治疗操作	基本刺灸方法：毫针虚补实泻法	
	其他治疗：耳针法、艾灸法	

必考热点

1. 治疗月经不调以任脉、足太阴经穴为主。
2. 治疗月经先期的主穴为关元、三阴交、血海。
3. 月经先期，实热配行间；虚热配太溪；气虚配足三里、脾俞。月经过多配隐白。
4. 治疗月经后期的主穴为气海、三阴交、归来。

第二节 痛经

考点：痛经

1. 实证 痛经实症的针灸治疗见表10-29-4。

表10-29-4 痛经实症的针灸治疗

主症	疼痛发于经前或经行之初，以绞痛、灼痛、刺痛为主，疼痛拒按，月经量少，质稠，行而不畅，血色紫暗有块，块下痛缓	
治法	行气活血，调经止痛。取任脉、足太阴经穴为主	
选穴	主穴	中极、次髎、地机、三阴交、十七椎
	配穴	气滞血瘀配太冲、血海；寒凝血瘀配关元、归来
治疗操作	基本刺灸方法：毫针泻法，寒凝者加艾灸	
	其他治疗：耳针法、艾灸法、穴位注射法	

2. 虚证 痛经虚症的针灸治疗见表10-29-5。

表10-29-5 痛经虚症的针灸治疗

主症	月经将净或经后始作痛者，以隐痛、坠痛为主，喜按喜揉，量少色淡或色暗	
治法	调补气血，温养冲任。取任脉、足太阴、足阳明经穴为主	
选穴	主穴	关元、足三里、三阴交、十七椎
	配穴	气血虚弱配气海、脾俞；肾气亏损配太溪、肾俞
治疗操作	基本刺灸方法：毫针补法，可加灸	
	其他治疗：耳针法、艾灸法、穴位注射法	

必考热点

1. 治疗痛经实证应行气活血、调经止痛，取任脉、足太阴经穴为主。
2. 治疗痛经实证的主穴为中极、次髎、地机、三阴交、十七椎。
3. 痛经实证中，气滞血瘀配太冲、血海；寒凝血瘀配关元、归来。
4. 治疗痛经虚证应调补气血、温养冲任，取任脉、足太阴、足阳明经穴为主。

第三节 崩漏

考点：崩漏

1. 实证 崩漏实症的针灸治疗见表10-29-6。

表 10-29-6 崩漏实症的针灸治疗

主症	经血非时暴下，量多势急，经血色红质稠	
治法	清热利湿，固经止血。取任脉、足太阴经穴为主	
选穴	主穴	关元、三阴交、隐白
	配穴	血热配中极、血海；血瘀配血海、膈俞；湿热配中极、阴陵泉；气郁配膻中、太冲
治疗操作	基本刺灸方法：毫针刺，关元用平补平泻法，其余穴位用泻法，隐白艾炷灸	
	其他治疗：耳针法、皮肤针法	

2. 虚证 崩漏虚症的针灸治疗见表 10-29-7。

表 10-29-7 崩漏虚症的针灸治疗

主症	久崩久漏，淋沥难尽，经血色淡质稀	
治法	健脾补肾，固冲止血。取任脉及足太阴、足阳明经穴为主	
选穴	主穴	气海、三阴交、肾俞、足三里
	配穴	脾虚配百会、脾俞；肾虚配肾俞、太溪
治疗操作	基本刺灸方法：毫针补法，可灸	
	其他治疗：耳针法、皮肤针法	

必考热点

1. 治疗崩漏实证应清热利湿、固经止血，取任脉、足太阴经穴为主。
2. 治疗崩漏实证的主穴为关元、三阴交、隐白。
3. 崩漏实证患者，血热可配中极、血海；血瘀可配血海、膈俞；湿热可配中极、阴陵泉；气郁可配膻中、太冲。

第四节 绝经前后诸证

考点：绝经前后诸证

绝经前后诸证的针灸治疗见表 10-29-8。

表 10-29-8 绝经前后诸证的针灸治疗

主症	月经紊乱，潮热出汗，心悸，情绪不稳定	
治法	滋补肝肾，调理冲任。取任脉、足太阴经穴及相应背俞穴为主	
选穴	主穴	肾俞、肝俞、太溪、气海、三阴交
	配穴	肾阴虚配照海、阴谷；肾阳虚配关元、命门；肝阳上亢配风池、太冲；痰气郁结配中脘、丰隆。烦躁失眠配心俞、神门；纳少便溏配中脘、阴陵泉
治疗操作	基本刺灸方法：毫针补法或平补平泻法	
	其他治疗：耳针法、电针法	

必考热点

1. 治疗绝经前后诸证的主穴为肾俞、肝俞、太溪、气海、三阴交。
2. 治疗绝经前后诸证应采取滋补肝肾、调理冲任的方法。取任脉、足太阴经穴及相应背俞穴为主。
3. 绝经前后诸证患者，烦躁失眠可配心俞、神门；纳少便溏可配中脘、阴陵泉。

第五节 带 下 病

考点：带下病

带下病的针灸治疗见表10-29-9。

表10-29-9 带下病的针灸治疗

主症	带下量多，色黄或赤，质稠，有臭味，兼阴部瘙痒，为湿热下注；带下色白质黏无臭，绵绵不断，舌淡，苔薄，脉细者，为脾虚；带下清冷，稀薄如水，兼腰酸肢冷，舌淡，苔薄，脉沉细，为肾虚	
治法	利湿化浊，固摄带脉。取足少阳、足太阴穴为主	
选穴	主穴	带脉、中极、白环俞、三阴交
	配穴	湿热下注配阴陵泉、水道、次髎；脾虚配气海、足三里、脾俞；肾虚配关元、肾俞、照海。阴痒配蠡沟、太冲
治疗操作	毫针平补平泻法、耳针法、艾灸法	

必考热点

1. 治疗带下病应利湿化浊，固摄带脉。取足少阳、足太阴穴为主。
2. 治疗带下病的主穴为带脉、中极、白环俞、三阴交。

第六节 缺 乳

考点：缺乳

缺乳的针灸治疗见表10-29-10。

表10-29-10 缺乳的针灸治疗

主症	产后乳少，乳房松软不胀，或乳腺细小者多属虚证；产后乳少，乳房胀满而痛，乳腺胀硬，或乳房虽松软，但躯体肥盛者多属实证。乳少汁稀，兼面色少华、倦怠乏力者为气血虚弱；乳少汁稠，兼胸胁胀满，情志抑郁者为肝郁气滞	
治法	调理气血，疏通乳络。取局部腧穴、足阳明穴为主	
选穴	主穴	乳根、膻中、少泽
	配穴	气血虚弱配足三里、脾俞、胃俞；肝郁气滞配太冲、内关
治疗操作	基本刺灸方法、耳针法、艾灸法	

必考热点

1. 治疗缺乳应调理气血，疏通乳络。取局部腧穴、足阳明穴为主。

2. 治疗缺乳的主穴为乳根、膻中、少泽。

第七节　遗　尿

考点：遗尿

遗尿的针灸治疗见表 10-29-11。

表 10-29-11　遗尿的针灸治疗

主症	睡中经常遗尿，多则一夜数次，醒后方觉	
治法	调理膀胱，温肾健脾。取任脉、足太阴经穴及膀胱的背俞穴、募穴为主	
选穴	主穴	关元、中极、膀胱俞、三阴交
	配穴	肾气不足配肾俞、命门、太溪；脾肺气虚配肺俞、气海、足三里；肝经郁热配行间、阳陵泉。夜梦多配百会、神门
治疗操作	毫针补法或平补平泻法、耳针法、皮肤针法、穴位贴敷法	

必考热点

1. 治疗遗尿应采取调理膀胱、温肾健脾的治疗方法。取任脉、足太阴经穴及膀胱的背俞穴、募穴为主。
2. 治疗遗尿的主穴为关元、中极、膀胱俞、三阴交。
3. 遗尿患者，夜梦多可配百会、神门。

第八节　小儿多动症

考点：小儿多动症

小儿多动症的针灸治疗见表 10-29-12。

表 10-29-12　小儿多动症的针灸治疗

主症	注意力不集中、活动过多、情绪不稳、冲动任性，伴有不同程度的学习困难，但智力正常或基本正常	
治法	调和阴阳，安神定志。取督脉及手少阴、手厥阴经穴为主	
选穴	主穴	印堂、四神聪、太溪、风池、神门、内关
	配穴	阴虚阳亢，配三阴交、太冲；心脾两虚，配心俞、脾俞。烦躁不安，配照海、神庭；记忆力差，配悬钟；盗汗，配阴郄、复溜；纳少，配中脘、足三里；遗尿，配中极、膀胱俞
治疗操作	基本刺灸方法	毫针刺，虚补实泻
	其他治疗	耳针法、皮肤针法、头针法

必考热点

1. 小儿多动症的治法为调和阴阳，安神定志。取督脉及手少阴、手厥阴经穴为主。
2. 小儿多动症阴虚阳亢，配三阴交、太冲；心脾两虚，配心俞、脾俞。

第三十单元　皮外伤科病证的针灸治疗

第一节　瘾　　疹

考点：瘾疹

瘾疹的针灸治疗见表10-30-1。

表10-30-1　瘾疹的针灸治疗

<table>
<tr><td>主症</td><td colspan="2">起病急骤，皮肤突发瘙痒不止，可见大小不等、形状各异的风团，融合成片或孤立散在，淡红或白色，边界清楚，此伏彼起。一日之内可发作数次者，病情较急；反复发作，缠绵不愈，风团时多时少时无者，病情较缓</td></tr>
<tr><td>治法</td><td colspan="2">疏风和营。取手阳明、足太阴经穴为主</td></tr>
<tr><td rowspan="2">选穴</td><td>主穴</td><td>曲池、合谷、血海、膈俞、委中、三阴交</td></tr>
<tr><td>配穴</td><td>风热犯表配大椎、风门；风寒束表配风门、肺俞；胃肠积热配天枢、足三里；血虚风燥配脾俞、足三里。呼吸困难配天突，恶心呕吐配内关</td></tr>
<tr><td>治疗操作</td><td colspan="2">毫针泻法、皮肤针法、拔罐法、耳针法</td></tr>
</table>

必考热点

1. 治疗瘾疹应采取疏风和营的方法，取手阳明、足太阴经穴为主。
2. 治疗瘾疹的主穴为曲池、合谷、血海、膈俞、委中、三阴交。
3. 瘾疹患者，呼吸困难配天突，恶心呕吐配内关。

第二节　蛇　串　疮

考点：蛇串疮

蛇串疮的针灸治疗见表10-30-2。

表10-30-2　蛇串疮的针灸治疗

<table>
<tr><td>主症</td><td colspan="2">初起时患部皮肤灼热刺痛、发红，继则出现簇集性粟粒大小丘状疱疹，多呈带状排列，多发生于身体一侧，以腰、胁部最为常见。疱疹消失后部分患者可遗留疼痛，可持续数月或更久</td></tr>
<tr><td>治法</td><td colspan="2">泻火解毒、清热利湿。取局部阿是穴及相应夹脊穴为主</td></tr>
<tr><td rowspan="2">选穴</td><td>主穴</td><td>局部阿是穴、夹脊穴</td></tr>
<tr><td>配穴</td><td>肝胆火盛配行间、侠溪；脾胃湿热配阴陵泉、内庭；瘀血阻络配血海、三阴交。便秘配天枢；心烦配神门</td></tr>
<tr><td>治疗操作</td><td colspan="2">毫针泻法、皮肤针法、刺络拔罐法、耳针法</td></tr>
</table>

必考热点

1. 蛇串疮多呈带状排列，多发生于身体一侧，以腰、胁部最为常见。

2. 治疗蛇串疮应采取泻火解毒、清热利湿的方法，取局部阿是穴及相应夹脊穴为主。
3. 蛇串疮便秘配天枢；心烦配神门。

第三节 神经性皮炎

考点：神经性皮炎

神经性皮炎的针灸治疗见表 10-30-3。

表 10-30-3 神经性皮炎的针灸治疗

主症	发病初期，仅有瘙痒而无皮疹，或丘疹呈正常皮色或红色，食辛辣食物加重，舌红，苔薄黄，脉浮数者为风热侵袭；兼心烦易怒，每因情志刺激后诱发或加重，舌红，苔薄黄，脉弦者为肝郁化火；病久丘疹融合成片，皮肤增厚，干燥粗糙，色素沉着，或有灰白鳞屑，夜间瘙痒加剧，舌淡，苔白，脉细者为血虚风燥	
治法	祛风止痒，清热润燥。取局部阿是穴及手阳明、足太阴经穴为主	
选穴	主穴	阿是穴、曲池、合谷、血海、膈俞
	配穴	风热侵袭配外关、风池；肝郁化火配太冲、肝俞；血虚风燥配脾俞、三阴交、足三里
治疗操作	基本刺灸方法、皮肤针法、耳针法	

必考热点

1. 治疗神经性皮炎应祛风止痒，清热润燥。取局部阿是穴及手阳明、足太阴经穴为主。
2. 治疗神经性皮炎的主穴为阿是穴、曲池、合谷、血海、膈俞。

第四节 乳 癖

考点：乳癖

乳癖的针灸治疗见表 10-30-4。

表 10-30-4 乳癖的针灸治疗

主症	乳房肿块和胀痛随喜怒消长，兼急躁易怒，经行不畅，舌红，苔薄黄，脉弦滑者为肝郁气滞；乳房肿块胀痛，兼胸闷不舒，恶心欲呕，苔腻，脉滑者为痰浊凝结；乳房肿块和疼痛在月经前加重，兼腰酸乏力，月经失调，色淡量少，舌淡，脉沉细者为冲任失调	
治法	理气化痰，调理冲任。取局部腧穴、足阳明、足厥阴经穴为主	
选穴	主穴	膻中、乳根、屋翳、期门、足三里、太冲
	配穴	肝郁气滞配肝俞、内关；痰浊凝结配丰隆、中脘；冲任失调配关元、肝俞、肾俞
治疗操作	毫针泻法、耳针法、电针法	

必考热点

1. 治疗乳癖应理气化痰，调理冲任。取局部腧穴、足阳明、足厥阴经穴为主。
2. 乳癖肝郁气滞配肝俞、内关；痰浊凝结配丰隆、中脘；冲任失调配关元、肝俞、肾俞。

第五节　颈　椎　病

考点：颈椎病

颈椎病的针灸治疗见表10-30-5。

表10-30-5　颈椎病的针灸治疗

主症	头枕、颈项、肩背、上肢等部位疼痛以及进行性肢体感觉和运动功能障碍	
治法	通经止痛。取局部腧穴和手足三阳经穴、督脉穴为主	
选穴	主穴	颈夹脊、天柱、风池、曲池、悬钟、阿是穴
	配穴	手太阳经证配申脉；手阳明经证配合谷；督脉、足太阳经证配后溪。外邪内侵配合谷、列缺；气滞血瘀配膈俞、合谷；肝肾不足配肝俞、肾俞。上肢麻、痛配合谷、手三里；头晕头痛配百会或四神聪；恶心、呕吐配中脘、内关；耳鸣、耳聋配听宫、外关
治疗操作	平补平泻及泻法、刺络拔罐法、穴位注射法、电针法	

必考热点

1. 治疗颈椎病的主穴有颈夹脊、天柱、风池、曲池、悬钟、阿是穴。
2. 颈椎病患者，上肢麻、痛配合谷、手三里；头晕头痛配百会或四神聪；恶心、呕吐配中脘、内关；耳鸣、耳聋配听宫、外关。
3. 颈椎病患者，外邪内侵配合谷、列缺；气滞血瘀配膈俞、合谷；肝肾不足配肝俞、肾俞。

第六节　落　　枕

考点：落枕

落枕的针灸治疗见表10-30-6。

表10-30-6　落枕的针灸治疗

主症	项背部强痛，低头加重，项背部压痛明显者，病在督脉与太阳经；颈肩部疼痛，头部歪向患侧，颈肩部压痛明显者，病在少阳经。有明显的感受风寒史，颈项疼痛重着，或伴恶寒发热、头痛者为风寒袭络；颈项部刺痛，固定不移，且有明显的夜卧姿势不当或颈项外伤史者为气滞血瘀	
治法	疏经活络，调和气血。取局部阿是穴和手太阳、足少阳经穴为主	
选穴	主穴	外劳宫、天柱、阿是穴、后溪、悬钟
	配穴	督脉与太阳经证配大椎、束骨；少阳经证配肩井、外关。风寒袭络配风池、合谷；气滞血瘀配内关、合谷。肩痛配肩髃；背痛配天宗
治疗操作	毫针泻法、拔罐法、耳针法	

必考热点

1. 治疗落枕的主穴为外劳宫、天柱、阿是穴、后溪、悬钟。

2. 落枕患者，项背部强痛，低头加重，项背部压痛明显者，病在督脉与太阳经；颈肩部疼痛，头部歪向患侧，颈肩部压痛明显者，病在少阳经。

3. 落枕患者，督脉与太阳经证可配大椎、束骨；少阳经证可配肩井、外关。

第七节　漏　肩　风

考点：漏肩风

漏肩风的针灸治疗见表 10-30-7。

表 10-30-7　漏肩风的针灸治疗

主症	疼痛以肩前外部为主者为手阳明经证，以肩外侧为主者为手少阳经证，以肩后部为主者为手太阳经证，以肩前部为主者为手太阴经证。有明显感受风寒史、遇风痛增者为外邪内侵；肩部有外伤或劳作过度史，疼痛拒按者为气滞血瘀；肩部以酸痛为主，劳累加重，或伴眩晕乏力者为气血虚弱	
治法	通经活络，舒筋止痛。取局部穴位为主，配合循经远端取穴	
选穴	主穴	肩髃、肩髎、肩贞、阿是穴、阳陵泉、条口透承山
	配穴	手阳明经证配合谷；手少阳经证配外关；手太阳经证配后溪；手太阴经证配列缺。外邪内侵配合谷、风池；气滞血瘀配内关、膈俞；气血虚弱配足三里、气海
治疗操作	毫针泻法或平补平泻法、刺络拔罐法、穴位注射法、小针刀疗法	

必考热点

1. 漏肩风患者，疼痛以肩前外部为主者为手阳明经证，以肩外侧为主者为手少阳经证，以肩后部为主者为手太阳经证，以肩前部为主者为手太阴经证。

2. 漏肩风患者外邪内侵配合谷、风池；气滞血瘀配内关、膈俞；气血虚弱配足三里、气海。

第八节　扭　伤

考点：扭伤

扭伤的针灸治疗见表 10-30-8。

表 10-30-8　扭伤的针灸治疗

主症	新伤疼痛肿胀，活动不利者为气滞血瘀；若为陈伤，遇天气变化反复发作者为寒湿侵袭，瘀血阻络	
治法	祛瘀消肿，舒筋通络。取扭伤局部腧穴为主	
选穴	主穴	阿是穴、扭伤局部经穴
		腰部：阿是穴、大肠俞、腰痛点、委中
		颈部：阿是穴、风池、绝骨、后溪
		肩部：阿是穴、肩髃、肩髎、肩贞
		肘部：阿是穴、曲池、小海、天井
		腕部：阿是穴、阳溪、阳池、阳谷
		髋部：阿是穴、环跳、秩边、居髎
		膝部：阿是穴、膝眼、膝阳关、梁丘
		踝部：阿是穴、申脉、解溪、丘墟

续 表

选穴	配穴	根据病位配合循经远端腧穴。急性腰扭伤督脉病证配水沟或后溪；足太阳经筋病证配昆仑或后溪；手阳明经筋病证配手三里或三间 根据病位在其上下循经邻近取穴，如膝内侧扭伤，病在足太阴脾经，可在扭伤部位其上取血海，其下取阴陵泉
		根据手足同名经配穴法进行配穴。如踝关节外侧昆仑穴、申脉穴处扭伤，病在足太阳经，可在对侧腕关节手太阳经养老穴、阳谷穴处寻找最明显的压痛的穴位针刺
治疗操作	毫针泻法、耳针法、刺络拔罐法	

必考热点

1. 治疗踝部扭伤的主穴为阿是穴、申脉、解溪、丘墟。

2. 根据病位配合循经远端腧穴。急性腰扭伤督脉病证配水沟或后溪；足太阳经筋病证配昆仑或后溪；手阳明经筋病证配手三里或三间。

第九节　肘　劳

考点：肘劳

肘劳的针灸治疗见表 10-30-9。

表 10-30-9　肘劳的针灸治疗

主症	肘关节外上方（肱骨外上髁周围）明显压痛者，俗称网球肘，为手阳明经筋证；肘关节内下方（肱骨内上髁周围）明显压痛者，俗称高尔夫球肘，为手太阳经筋证；肘关节外部（尺骨鹰嘴处）明显压痛者，俗称学生肘或矿工肘，为手少阳经筋证	
治法	舒筋通络。取局部阿是穴为主	
选穴	主穴	阿是穴
	配穴	手阳明经证配曲池、手三里；手太阳经证配阳谷、小海；手少阳经证配外关、天井
治疗操作	毫针泻法、穴位注射法、艾灸法、火针法	

必考热点

1. 网球肘是指肘关节外上方明显压痛者，属于手阳明经筋证；高尔夫球肘是指肘关节内下方明显压痛者，属于手太阳经筋证；学生肘是指肘关节外部明显压痛者，属于手少阳经筋证。

2. 治疗肘劳应采取舒筋活络的治疗方法。

第三十一单元　五官科病证的针灸治疗

第一节　目 赤 肿 痛

考点：目赤肿痛

目赤肿痛的针灸治疗见表 10-31-1。

表 10-31-1　目赤肿痛的针灸治疗

主症	目赤肿痛，羞明，流泪，眵多	
治法	疏风散热，消肿止痛。以局部腧穴及手阳明、足厥阴经穴为主	
选穴	主穴	睛明、太阳、风池、合谷、太冲
	配穴	外感风热配少商、外关；肝胆火盛配行间、侠溪
治疗操作	毫针泻法、挑刺法、耳针法	

必考热点

1. 目赤肿痛的主症表现为目赤肿痛，羞明，流泪，眵多。
2. 目赤肿痛应采取疏风散热、消肿止痛的治疗方法。以局部腧穴及手阳明、足厥阴经穴为主。
3. 治疗目赤肿痛的主穴为睛明、太阳、风池、合谷、太冲。

第二节　耳鸣耳聋

考点：耳鸣耳聋

1. 实证　耳鸣耳聋实证的针灸治疗见表 10-31-2。

表 10-31-2　耳鸣耳聋实证的针灸治疗

主症	暴病耳聋，或耳中觉胀，耳鸣如潮，鸣声隆隆不断，按之不减	
治法	疏风泻火，通络开窍。取局部腧穴及手足少阳经穴为主	
选穴	主穴	听会、翳风、中渚、侠溪
	配穴	外感风邪配外关、合谷；肝胆火盛配行间、丘墟；痰火郁结配丰隆、阴陵泉
治疗操作	基本刺灸方法、头针法、耳针法、穴位注射法	

2. 虚证　耳鸣耳聋虚证的针灸治疗见表 10-31-3。

表 10-31-3　耳鸣耳聋虚证的针灸治疗

主症	久病耳聋，耳鸣如蝉，时作时止，劳累则加剧，按之鸣声减弱	
治法	补肾养窍。取局部腧穴及足少阴经穴为主	
选穴	主穴	听宫、翳风、太溪、肾俞
	配穴	脾胃虚弱配气海、足三里
治疗操作	基本刺灸方法、头针法、耳针法、穴位注射法	

必考热点

1. 治疗耳鸣耳聋实证应取局部腧穴及手足少阳经穴为主；治疗虚证应取局部腧穴及足少阴经穴为主。
2. 治疗耳鸣耳聋实证的主穴为听会、翳风、中渚、侠溪；治疗耳鸣耳聋虚证的主穴为听宫、翳风、太溪、肾俞。
3. 耳鸣耳聋实证外感风邪配外关、合谷；肝胆火盛配行间、丘墟；痰火郁结配丰隆、阴陵泉。

第三节 鼻 鼽

考点：鼻鼽

鼻鼽的针灸治疗见表10-31-4。

表10-31-4 鼻鼽的针灸治疗

主症	鼻痒，打喷嚏，流清涕，鼻塞	
治法	调补正气，通利鼻窍。取局部腧穴、手足阳明经穴为主	
选穴	主穴	迎香、印堂、风池、合谷、足三里
	配穴	肺气虚寒，配肺俞、气海；脾气虚弱，配脾俞、气海、胃俞；肾阳亏虚，配肾俞、命门
治疗操作	基本刺灸方法	毫针平补平泻法
	其他治疗	耳针法、穴位敷贴法、皮肤针法

必考热点

1. 鼻鼽的治法为调补正气，通利鼻窍。取局部腧穴、手足阳明经穴为主。
2. 鼻鼽肺气虚寒，配肺俞、气海；脾气虚弱，配脾俞、气海、胃俞；肾阳亏虚，配肾俞、命门。

第四节 牙 痛

考点：牙痛的辨证要点

牙痛的针灸治疗见表10-31-5。

表10-31-5 牙痛的针灸治疗

主症	牙齿疼痛。若起病急，牙痛甚而龈肿，伴形寒身热，脉浮数者为风火牙痛；牙痛剧烈，齿龈红肿或出脓血，口臭，口渴，便秘，舌红，苔黄燥，脉洪数者为胃火牙痛；起病较缓，牙痛隐作，时作时止，牙龈微红肿或见萎缩，齿浮动，舌红，少苔，脉细数者为虚火牙痛	
治法	祛风泻火，通络止痛。取手、足阳明经穴为主	
选穴	主穴	合谷、颊车、下关
	配穴	风火牙痛配外关、风池；胃火牙痛配内庭、二间；虚火牙痛配太溪、行间
治疗操作	毫针泻法或平补平泻、耳针法、穴位敷贴法	

必考热点

1. 牙痛应采取祛风泻火、通络止痛的治疗方法。取手、足阳明经穴为主。
2. 治疗牙痛的主穴为合谷、颊车、下关。
3. 风火牙痛者可配外关、风池；胃火牙痛者可配内庭、二间；虚火牙痛者可配太溪、行间。

第五节 咽喉肿痛

考点：咽喉肿痛

咽喉肿痛的针灸治疗见表 10-31-6。

表 10-31-6 咽喉肿痛的针灸治疗

主症	咽喉部红肿疼痛、吞咽不适	
治法	实证	清热利咽，消肿止痛。取手太阴、手阳明经穴为主
	虚证	滋阴降火，利咽止痛。取手太阴、足少阴经穴为主
选穴	实证	主穴：少商、合谷、尺泽、关冲
		配穴：外感风热配风池、外关；肺胃热盛配内庭、鱼际
	虚证	主穴：太溪、照海、列缺、鱼际
治疗操作	基本刺灸方法：实证用泻法，少商、关冲点刺出血；虚证用补法或平补平泻法，列缺、照海行针时可配合做吞咽动作	
	其他治疗：三棱针法、皮肤针法、耳针法	

必考热点

1. 治疗咽喉肿痛实证取手太阴、手阳明经穴为主；治疗虚证取足少阴经穴为主。
2. 治疗咽喉肿痛实证的主穴为少商、合谷、尺泽、关冲。
3. 治疗咽喉肿痛虚证的主穴为太溪、照海、列缺、鱼际。

第六节 近 视

考点：近视

近视的针灸治疗见表 10-31-7。

表 10-31-7 近视的针灸治疗

主症	视近清晰，视远模糊，视力减退。兼见眼易疲劳，神疲乏力，面色不华，头晕心悸，纳呆便溏，舌淡，脉细者为心脾两虚；兼见目干涩，耳鸣腰酸，舌红，少苔，脉细者为肝肾不足	
治法	调气活血，养肝明目。以局部腧穴及足太阳、足少阳经穴为主	
选穴	主穴	睛明、承泣、风池、光明
	配穴	心脾两虚配心俞、脾俞、足三里；肝肾不足配肝俞、肾俞、太溪、太冲
治疗操作	基本刺灸方法：主穴宜平补平泻，配穴均用补法，可加灸	
	其他治疗：皮肤针法、耳针法	

必考热点

1. 治疗近视的主穴为睛明、承泣、风池、光明。
2. 治疗近视心脾两虚配心俞、脾俞、足三里；肝肾不足配肝俞、肾俞、太溪、太冲。

第三十二单元 急症及其他病证的针灸治疗

第一节 晕 厥

考点：晕厥

晕厥的针灸治疗见表10-32-1。

表10-32-1 晕厥的针灸治疗

主症	突然昏仆，兼面色苍白，四肢厥冷，舌淡，苔薄白，脉细缓无力者为虚证；素体健壮，偶因外伤、恼怒等致突然昏仆，兼呼吸急促，牙关紧闭，舌淡，苔薄白，脉沉弦者为实证	
治法	苏厥醒神。以督脉穴为主	
选穴	主穴	水沟、百会、内关、足三里
	配穴	虚证配气海、关元；实证配合谷、太冲
治疗操作	毫针虚补实泻法、耳针法、三棱针法、指针法	

必考热点

1. 治疗晕厥应采取苏厥醒神的治疗方法。以督脉穴为主。
2. 治疗晕厥的主穴为水沟、百会、内关、足三里。
3. 晕厥患者，虚证可配气海、关元；实证可配合谷、太冲。

第二节 内脏绞痛

考点：内脏绞痛

1. 心绞痛 心绞痛的针灸治疗见表10-32-2。

表10-32-2 心绞痛的针灸治疗

主症	七情诱发，胸闷及心区压榨性疼痛，烦躁不宁，脉弦紧者为气滞血瘀；遇寒诱发，唇甲青紫，心痛如刺，心痛彻背，舌质紫暗，脉涩者为寒邪凝滞；胸中痞闷而痛，痛彻肩背，喘不得卧，喉中痰鸣，舌胖，苔腻，脉滑者为痰浊阻络；面色苍白或表情淡漠，甚至心痛彻背，大汗淋漓，气促息微，四肢厥冷，唇甲青紫或淡白，舌淡红，苔薄白，脉沉细微者为阳气虚衰	
治法	通阳行气，活血止痛。以手厥阴、手少阴经穴为主	
选穴	主穴	内关、郄门、阴郄、膻中
	配穴	气滞血瘀配太冲、血海；寒邪凝滞配神阙、至阳；痰浊阻络配中脘、丰隆；阳气虚衰配心俞、至阳
治疗操作	毫针泻法、耳针法	

2. 胆绞痛 胆绞痛的针灸治疗见表10-32-3。

表 10-32-3　胆绞痛的针灸治疗

主症	突然作痛，呈持续性并阵发性加剧，疼痛常放射至右肩胛区，兼恶心呕吐，黄疸，舌苔黄腻，脉滑数者为肝胆湿热；兼胁肋胀痛，走窜不定，脉弦者为肝胆气滞；突发剧烈绞痛，有钻顶感，呈阵发性，脉紧者为蛔虫妄动	
治法	疏肝利胆，行气止痛。以足少阳经穴、胆的俞募穴为主	
选穴	主穴	胆囊穴、阳陵泉、胆俞、日月
	配穴	肝胆湿热配内庭、阴陵泉；肝胆气滞配太冲、丘墟；蛔虫妄动配迎香透四白
治疗操作	毫针泻法。日月、胆俞注意针刺方向，勿深刺。耳针法	

3. 肾绞痛　肾绞痛的针灸治疗见表 10-32-4。

表 10-32-4　肾绞痛的针灸治疗

主症	突发绞痛，疼痛从后腰肾区，向腹部、同侧阴囊、大腿内侧放射，兼小便时有中断，尿血，舌红，苔黄腻，脉弦滑数者为下焦湿热；尿痛已久，兼排尿无力，小便断续，舌质淡，苔薄白，脉弦紧者为肾气不足	
治法	清利湿热，通淋止痛。以足太阴经穴与背俞穴为主	
选穴	主穴	肾俞、膀胱、俞中极、三阴交、阴陵泉
	配穴	下焦湿热配委阳、合谷；肾气不足配气海、关元
治疗操作	毫针泻法、耳针法	

必考热点

1. 心绞痛应采取通阳行气、活血止痛的治疗方法。以手厥阴、手少阴经穴为主。
2. 肾绞痛应采取清利湿热、通淋止痛的治疗方法。以足太阴经穴与背俞穴为主。
3. 治疗胆绞痛的主穴为胆囊穴、阳陵泉、胆俞、日月。

第三节　肥　胖　症

考点：肥胖症

肥胖症的针灸治疗见表 10-32-5。

表 10-32-5　肥胖症的针灸治疗

主症	形体壮硕者属实，肥胖臃肿虚浮者属虚；肌肤紧而结实者为实，肌肤松弛者为虚。兼消谷善饥，大便干燥，舌质红，苔黄腻，脉滑数者为胃肠积热；兼厌食，大便溏薄，舌淡，苔薄，脉细弱者为脾胃虚弱；兼畏寒怕冷，头晕腰酸，月经不调或阳痿早泄，舌淡，苔薄，脉沉细者为肾阳亏虚	
治法	祛湿化痰，通经活络。取任脉穴及手足阳明、足太阴经穴为主	
选穴	主穴	曲池、天枢、阴陵泉、丰隆、太冲
	配穴	胃肠积热配上巨虚、内庭；脾胃虚弱配脾俞、足三里；肾阳亏虚配肾俞、关元。心悸配神门、内关；胸闷配膻中、内关；嗜睡配照海，申脉；腹部肥胖配归来、下脘、中极；便秘配支沟；性功能减退配关元、肾俞；下肢水肿配三阴交、水分
治疗操作	毫针虚补实泻法、耳针法、皮肤针法、电针法	

必考热点

1. 治疗肥胖症的主穴为曲池、天枢、阴陵泉、丰隆、太冲。
2. 心悸配神门、内关；胸闷配膻中、内关；嗜睡配照海，申脉。

第十一部分

诊断学基础

第一单元　症　状　学

第一节　发　　热

考点：发热的概念、病因和临床表现

发热的概念、病因和临床表现见表 11-1-1。

表 11-1-1　发热的概念、病因和临床表现

概念	发热是指机体在致热原的作用下，或各种原因引起体温调节中枢功能障碍，导致体温升高超出正常范围	
病因	感染性发热	临床最多见，各种病原体所引起的急、慢性感染均能引起感染性发热
	非感染性发热	无菌性坏死物质吸收：如大手术、内出血、大面积烧伤、恶性肿瘤、白血病、急性溶血、急性心肌梗死或肢体坏死等
		抗原-抗体反应：如风湿热、血清病、药物热、系统性红斑狼疮、皮肌炎、类风湿关节炎等
		内分泌与代谢障碍：如甲状腺功能亢进症、重度脱水等
		皮肤散热减少：如广泛性皮炎、鱼鳞癣、慢性心力衰竭等
		体温调节中枢功能失常：如脑出血、脑外伤、中暑、安眠药中毒等直接损害体温调节中枢，使其功能失常而发热
		自主神经功能紊乱：影响正常的体温调节过程，使产热大于散热，属功能性发热，多为低热
临床分度	以口腔温度为标准，可将发热分为：低热：37.3～38.0℃；中等度热：38.1～39.0℃；高热：39.1～41.0℃；超高热：41℃以上	
临床经过	体温上升期	临床表现为疲乏无力、肌肉酸痛、畏寒或寒战、皮肤苍白、干燥、无汗等。体温上升有骤升型和缓升两种方式
	高热持续期	临床表现为皮肤潮红而灼热，呼吸加快加强，心率增快，常出汗。此期可持续数小时（如疟疾）、数日（如肺炎、流感）或数周（如伤寒极期）
	体温下降期	表现为出汗多、皮肤潮湿。降温的方式有骤降渐降两种方式
热型与临床意义	稽留热	体温持续于 39℃以上，24 小时波动范围不超过 1℃，达数日或数周。见于肺炎链球菌肺炎、伤寒、斑疹伤寒高热期
	弛张热	体温在 39℃以上，但波动幅度大，24 小时内体温差达 2℃以上，最低时仍高于正常水平。常见于败血症、风湿热、重症肺结核、化脓性炎症等
	间歇热	高热期与无热期交替出现，体温波动幅度可达数度，无热期（间歇期）可持续 1 日至数日，反复发作。见于疟疾、急性肾盂肾炎等

续 表

热型与临床意义	回归热	体温骤然升至39℃以上，持续数日后又骤然下降至正常水平，高热期与无热期各持续若干日后即有规律地交替一次。见于回归热、霍奇金淋巴瘤等
	波状热	体温逐渐升高达39℃或以上，数天后逐渐下降至正常水平，数天后再逐渐升高，如此反复多次。见于布鲁菌病
	不规则热	发热无一定规律，可见于结核病、风湿热、支气管肺炎、渗出性胸膜炎、感染性心内膜炎等

必考热点

1. 高热持续期的临床表现为皮肤潮红而灼热，呼吸加快加强，心率增快，常出汗。
2. 稽留热见于肺炎链球菌肺炎、伤寒、斑疹伤寒等的发热极期。
3. 疟疾、急性肾盂肾炎的热型为间歇热。

考点：发热的问诊要点及临床意义

发热的问诊要点及临床意义见表11-1-2。

表11-1-2 发热的问诊要点及临床意义

病史	有无传染病接触史、外伤史、药物或毒物接触史、手术史等	
临床特点	起病缓急、发热程度、持续时间等	
伴随症状	伴寒战	见于肺炎链球菌肺炎、败血症、急性溶血性疾病、急性胆囊炎、疟疾等
	伴头痛、呕吐或昏迷	见于乙型脑炎、流行性脑脊髓膜炎、脑型疟疾、脑出血、蛛网膜下腔出血、中毒性痢疾等
	伴关节痛	常见于结核病、结缔组织病等
	伴淋巴结及肝脾大	可见于血液病、恶性肿瘤、黑热病、传染性单核细胞增多症等
	伴尿频、尿急、尿痛	提示尿路感染
	伴咳嗽、咳痰、胸痛	常见于支气管炎、肺炎、胸膜炎、肺结核等
	伴恶心、呕吐、腹痛、腹泻	见于急性胃肠炎、细菌性痢疾等
	伴皮肤黏膜出血	见于肾综合征出血热、钩端螺旋体病、急性白血病、急性再生障碍性贫血、败血症、重症麻疹及病毒性肝炎等
	伴随结膜充血	见于肾综合征出血热、斑疹伤寒、钩端螺旋体病等
	伴口唇单纯疱疹	见于肺炎链球菌肺炎、流行性脑脊髓膜炎、间日疟、流行性感冒等

必考热点

1. 发热伴淋巴结及肝脾大可见于血液病、恶性肿瘤、黑热病、传染性单核细胞增多症等。
2. 发热伴随结膜充血见于肾综合征出血热、斑疹伤寒、钩端螺旋体病等。
3. 发热伴关节痛常见于结核病、结缔组织病等。

第二节　头　　痛

考点：头痛的概念、病因、问诊要点及临床意义

头痛是指局限于头颅上半部的疼痛，主要有额、顶、颞及枕部的疼痛，是临床常见的症状之一。

1. 病因　见表11-1-3。

表11-1-3　头痛的病因

颅内病变	见于脑出血、蛛网膜下腔出血、脑肿瘤、颅脑外伤、流行性脑脊髓膜炎、偏头痛等
颅外病变	见于颈椎病、三叉神经痛、眼、耳、鼻和齿等疾病所致的头痛
全身性疾病	见于各种感染发热、高血压病、中毒、中暑、月经期及绝经期头痛等
神经症	见于神经衰弱及癔症性头痛等

2. 问诊要点及临床意义　见表11-1-4。

表11-1-4　头痛的问诊要点及临床意义

病史		询问患者有无颅外伤史、感染、发热、中毒、高血压、青光眼、鼻窦炎、偏头痛、脑炎、脑膜炎、颅脑肿瘤、使用药物史及精神病史等
特点	头痛的病因及诱因	眼疲劳引起的头痛发生在用眼过度，尤其是较长时间近距离用眼时；紧张性头痛多因过度紧张、劳累而诱发或加重；女性偏头痛在月经期时容易发作；感染或中毒可引发头痛，并且随病情变化而减轻或加重；高血压头痛多在血压未得到控制时出现或加重；头颅外伤头痛发生在受伤后；颅脑病变头痛可发生在典型症状或诊断明确前，常与病变过程伴随
	头痛的部位	大脑半球的病变疼痛多位于病变的同侧，以额部为多，并向颞部放射；小脑幕以下病变引起的头痛多位于后枕部；青光眼引起的头痛多位于眼的周围或眼上部
	头痛的性质	三叉神经痛表现为颜面部发作性电击样疼痛；舌咽神经痛的特点是咽后部发作性疼痛并向耳及枕部放射；血管性头痛为搏动样头痛
	头痛的时间	鼻窦炎引起的头痛多为上午重下午轻；紧张性头痛多在下午或傍晚出现；颅内占位性头痛在早上起床时较明显；丛集性头痛常在夜间发生；药物引起的头痛一般出现在用药后15~30分钟，持续时间与药物半衰期有关
伴随症状	伴发热	体温升高与头痛同时出现见于脑炎、脑膜炎等感染，先头痛后出现发热见于脑出血、脑外伤等
	伴呕吐	见于脑膜炎、脑炎、脑肿瘤等引起的颅内压增高等；头痛在呕吐后减轻可见于偏头痛
	伴意识障碍	见于脑炎、脑膜炎、脑出血、蛛网膜下腔出血、脑肿瘤、脑外伤、一氧化碳中毒等
	伴眩晕	见于小脑肿瘤、椎-基底动脉供血不足等
	伴脑膜刺激征	见于脑膜炎、蛛网膜下腔出血

必考热点

1. 大脑半球的病变疼痛多位于病变的同侧，以额部为多，并向颞部放射；小脑幕以下病变引起的头痛多位于后枕部；青光眼引起的头痛多位于眼的周围或眼上部。

2. 药物引起的头痛一般出现在用药后15~30分钟，持续时间与药物半衰期有关。

3. 头痛伴呕吐见于脑膜炎、脑炎、脑肿瘤等引起的颅内压增高等。

第三节　胸　　痛

考点：胸痛的概念、病因、问诊要点及临床意义

胸痛是指颈部与上腹之间的不适或疼痛，主要是由胸部疾病引起，有时腹腔疾病也可引起胸痛。胸痛的程度因个体痛阈差异而不同，与病情轻重程度不完全一致。

1. 病因　见表11-1-5。

表11-1-5　胸痛的病因

胸壁疾病	皮肤及皮下组织病变，如蜂窝织炎、乳腺炎等
	肌肉病变，如外伤、劳损、肌炎等
	肋骨病变，如肋软骨炎、肋骨骨折等
	肋间神经病变，如肋间神经炎、带状疱疹等
心血管疾病	心绞痛、心肌梗死等
	急性心包炎、肥厚型心肌病等
	血管病变，如胸主动脉瘤、主动脉夹层、肺梗死等
	心脏神经症
呼吸系统疾病	支气管及肺部病变，如原发性支气管肺癌、肺炎、肺结核等累及胸膜
	胸膜病变，如急性胸膜炎、自发性气胸、胸膜肿瘤等
其他	食管疾病，如食管炎、食管癌等
	纵隔疾病，如纵隔气肿、纵隔肿瘤
	腹部疾病，如肝脓肿、胆囊炎、胆石症、膈下脓肿等

2. 问诊要点及临床意义　见表11-1-6。

表11-1-6　胸痛的问诊要点及临床意义

发病年龄与病史	青壮年胸痛，应注意各种病因引起的胸膜炎、自发性气胸、心肌病等；40岁以上者应多考虑心绞痛、心肌梗死与肺癌等
胸痛的部位	胸痛的部位，经常是胸部病变的部位
胸痛的性质	带状疱疹呈阵发性的灼痛或刺痛；肌痛常呈酸痛；骨痛呈刺痛；食管炎常呈灼痛或灼热感；心绞痛常呈压榨样痛，可伴有窒息感；心肌梗死则疼痛更为剧烈，并有恐惧、濒死感；干性胸膜炎常呈尖锐刺痛或撕裂痛，呼吸时加重，屏气时消失；原发性肺癌、纵隔肿瘤可有胸部闷痛；肺梗死为突然的剧烈刺痛或绞痛，常伴有呼吸困难与发绀
胸痛持续时间	平滑肌痉挛或血管狭窄缺血所致的疼痛为阵发性，心绞痛的发作时间短暂，而心肌梗死的疼痛持续时间长且不易缓解；炎症、肿瘤、栓塞或梗死所致的疼痛呈持续性
胸痛的诱因与缓解因素	心绞痛常因劳力而诱发，含服硝酸甘油可迅速缓解；心肌梗死的胸痛含服硝酸甘油不能缓解；心脏神经症的胸痛在体力活动后反而减轻；胸膜炎、自发性气胸的胸痛则可因深呼吸与咳嗽而加剧；胸壁疾病所致的胸痛常在局部有压痛；食管疾病常于吞咽时出现或加剧；反流性食管炎在服用抗酸剂后减轻或消失
伴随症状	伴咳嗽、咳痰见于急慢性支气管炎、肺炎、支气管扩张症、肺脓肿等
	伴咯血见于肺结核、肺炎、肺脓肿、肺梗死或支气管肺癌
	伴呼吸困难见于肺炎链球菌肺炎、自发性气胸、渗出性胸膜炎、心绞痛、心肌梗死、急性心包炎、主动脉夹层等
	伴吞咽困难见于食管癌等
	伴面色苍白、大汗、血压下降或休克多考虑急性心肌梗死、主动脉夹层或大块肺栓塞等

必考热点

1. 青壮年胸痛，应注意各种病因引起的胸膜炎、自发性气胸、心肌病等；40 岁以上者应多考虑心绞痛、心肌梗死与肺癌等。

2. 平滑肌痉挛或血管狭窄缺血所致的疼痛为阵发性；炎症、肿瘤、栓塞或梗死所致的疼痛呈持续性。

3. 心绞痛常因劳力而诱发，含服硝酸甘油可迅速缓解。

第四节　腹　　痛

考点：腹痛的病因及问诊要点

腹痛为临床常见症状，多由腹部脏器疾病所致，少数也可由腹腔外及全身性疾病引起。按性质可分为器质性和功能性两种，按病情缓急可分为急性腹痛和慢性腹痛。

1. 病因　见表 11-1-7。

表 11-1-7　腹痛的病因

腹部疾病	急性腹膜炎：由胃、肠穿孔引起者最常见，伴有腹部压痛、反跳痛与腹肌紧张，肠蠕动音减弱或消失
	腹腔脏器炎症：如急性或慢性胃炎、肠炎、胰腺炎、阑尾炎和盆腔炎等。一般腹痛部位与病变脏器的体表投影相符
	空腔脏器痉挛或梗阻：如胆石症、胆道蛔虫病、尿道结石、肠梗阻等
	脏器扭转或破裂：如肠扭转、肠系膜或大网膜扭转、卵巢囊肿扭转、急性内脏破裂（如肝脾破裂、异位妊娠破裂等）
	腹膜粘连或脏器包膜牵张：如手术后或炎症后腹膜粘连；实质性脏器因病变肿胀，导致包膜张力增加而发生腹痛（如肝炎、肝淤血、肝癌等）
	化学性刺激：消化性溃疡，可因胃酸作用而发生刺痛或灼痛
	肿瘤压迫与浸润：如胃癌、结肠癌、直肠癌等
	腹腔内血管疾病：如缺血性肠病、腹主动脉瘤及门静脉血栓形成等
胸腔疾病的牵涉痛	如肺炎、心绞痛、急性心肌梗死、急性心包炎、肺梗死、胸膜炎等，疼痛可牵涉腹部，类似急腹症
全身性疾病	如尿毒症时毒素刺激腹腔浆膜而引起腹痛。少数糖尿病酮症酸中毒可引起腹痛，酷似急腹症。铅中毒时则引起肠绞痛
其他原因	如荨麻疹时胃肠黏膜水肿、腹型过敏性紫癜时的肠管浆膜下出血等

2. 问诊要点及临床意义　见表 11-1-8。

表 11-1-8　腹痛的问诊要点及临床意义

病史及年龄	消化性溃疡常有反复发作的节律性上腹痛病史，多发生在青壮年；胆绞痛、肾绞痛常有胆道、尿道结石史；腹膜粘连性腹痛常与结核性腹膜炎、腹部手术史有关；儿童腹痛多见于肠道蛔虫病、肠套叠；急性阑尾炎多见于青壮年；中老年人腹痛应警惕恶性肿瘤
腹痛的部位	胃、十二指肠疾病及急性胰腺炎疼痛多在中上腹部；肝、胆疾病疼痛位于右上腹；急性阑尾炎早期疼痛在脐周或上腹部，数小时后转移至右下腹；小肠绞痛位于脐周；结肠疾病疼痛多位于下腹或左下腹；膀胱炎、盆腔炎症及异位妊娠破裂引起的疼痛在下腹部；空腔脏器穿孔后引起弥漫性腹膜炎则为全腹痛；结核性腹膜炎、腹膜转移癌、腹膜粘连等腹痛呈弥漫性与不定位性

续 表

腹痛的性质与程度	消化性溃疡常有慢性、周期性、节律性中上腹隐痛或灼痛，如突然呈剧烈的刀割样、烧灼样持续性疼痛，可能并发急性穿孔；并发幽门梗阻者为胀痛，于呕吐后减轻或缓解；胆石症、尿道结石及肠梗阻时呈剧烈绞痛；剑突下钻顶样痛是胆道蛔虫梗阻的特征；肝癌疼痛多呈进行性锐痛；慢性肝炎与淤血性肝大多为持续性胀痛；肝或脾破裂、异位妊娠破裂可出现腹部剧烈绞痛或持续性疼痛；持续性、广泛性剧烈腹痛伴腹肌紧张或板状腹，提示为急性弥漫性腹膜炎
诱发、加重或缓解腹痛的因素	胆囊炎或胆石症发作前常有进油腻食物史；急性胰腺炎发作前常有暴饮暴食、酗酒史；十二指肠溃疡腹痛多发生在空腹时，进食或服碱性药后缓解；胃溃疡腹痛发生在进食后半小时左右，至下次进餐前缓解；反流性食管炎在直立时可减轻；肠炎引起的腹痛常于排便后减轻；肠梗阻腹痛于呕吐或排气后缓解
腹痛的伴随症状	伴寒战、高热，可见于急性化脓性胆管炎、肝脓肿、腹腔脏器脓肿等
	伴黄疸，提示肝、胆、胰腺疾病，以及急性溶血等
	伴血尿，多见于尿路结石
	伴休克，常见于腹腔内脏大出血、急性胃肠穿孔、急性心肌梗死、中毒性菌痢等
	伴腹胀、呕吐隔餐或隔日食物，见于幽门梗阻；伴腹胀、呕吐、停止排便排气，提示肠梗阻
	伴腹泻，见于急性肠炎、急性细菌性痢疾，以及慢性胰腺及肝脏疾病的吸收不良等
	伴血便，急性者见于急性细菌性痢疾、肠套叠、绞窄性肠梗阻、急性出血性坏死性结肠炎、过敏性紫癜等；慢性者可见于慢性菌痢、肠结核、结肠癌等；柏油样便提示上消化道出血；鲜血便提示下消化道出血
	直肠病变的疼痛常伴里急后重

必考热点

1. 急性腹膜炎由胃、肠穿孔引起者最常见，伴有腹部压痛、反跳痛与腹肌紧张，肠蠕动音减弱或消失。

2. 胆绞痛、肾绞痛常有胆道、尿道结石史；腹膜粘连性腹痛常与结核性腹膜炎、腹部手术史有关；儿童腹痛多见于肠道蛔虫病、肠套叠。

3. 十二指肠溃疡腹痛多发生在空腹时，进食或服碱性药后缓解；胃溃疡腹痛发生在进食后半小时左右，至下次进餐前缓解。

第五节　咳嗽与咳痰

考点：咳嗽与咳痰的概念、病因、问诊要点及临床意义

咳嗽是机体的防御性神经反射，有利于清除呼吸道分泌物、吸入物和异物。痰是气管、支气管的病理性分泌物或肺泡内渗出液，借助咳嗽反射将其排出体外称为咳痰。

1. 咳嗽的病因　见表11-1-9。

表11-1-9　咳嗽与咳痰的病因

呼吸道疾病	如急慢性咽炎、扁桃体炎、喉炎、急慢性支气管炎、肺炎、肺结核、肺癌、支气管扩张、气道异物以及其他化学性气味刺激等，均可刺激呼吸道黏膜的迷走神经、舌咽神经和三叉神经的感觉纤维而引起咳嗽
胸膜疾病	胸膜炎或胸膜受刺激（如自发性气胸、胸膜炎）等
心血管疾病	如二尖瓣狭窄或其他原因所致的肺淤血与肺水肿
中枢神经因素	如脑炎、脑膜炎、脑出血、脑肿瘤等也可出现咳嗽

2. 咳嗽与咳痰的问诊要点及临床意义　见表11-1-10。

表 11-1-10　咳嗽与咳痰的问诊要点及临床意义

咳嗽的性质	干性咳嗽见于急性咽喉炎、急性支气管炎初期、气管受压、支气管异物、支气管肿瘤、胸膜炎、二尖瓣狭窄、肺癌等
	湿性咳嗽见于慢性支气管炎、支气管扩张症、肺炎、肺脓肿、空洞性肺结核等
咳嗽的时间与节律	突然发生的咳嗽，常见于吸入刺激性气体所致的急性咽喉炎、气管与支气管异物；阵发性咳嗽见于支气管异物、支气管哮喘、支气管肺癌、百日咳等；长期慢性咳嗽见于慢性支气管炎、支气管扩张症、慢性肺脓肿、空洞性肺结核等；晨咳或夜间平卧时（即改变体位时）加剧并伴咳痰，常见于慢性支气管炎、支气管扩张症和肺脓肿等；左心衰竭、肺结核则夜间咳嗽明显
咳嗽的音色	声音嘶哑的咳嗽多见于声带炎、喉炎、喉癌，以及喉返神经受压迫；犬吠样咳嗽多见于喉头炎症水肿或气管受压；无声（或无力）咳嗽可见于极度衰弱或声带麻痹的患者；带有鸡鸣样吼声常见于百日咳；金属调的咳嗽可由于纵隔肿瘤或支气管癌等直接压迫气管所致
痰的性质与量	支气管扩张症与肺脓肿患者痰量多时，痰可出现分层现象：上层为泡沫，中层为浆液或浆液脓性，下层为坏死性物质。痰有恶臭气味者，提示有厌氧菌感染
伴随症状	伴发热多见于呼吸道感染、胸膜炎、肺结核等
	伴胸痛见于肺炎、胸膜炎、支气管肺癌、自发性气胸等
	伴喘息见于支气管哮喘、喘息型慢性支气管炎、心源性哮喘等
	伴呼吸困难见于喉头水肿、喉肿瘤、慢性阻塞性肺疾病、重症肺炎以及重症肺结核、大量胸腔积液、气胸、肺淤血、肺水肿等
	伴咯血常见于肺结核、支气管扩张症、肺脓肿、支气管肺癌及风湿性二尖瓣狭窄

必考热点

1. 干性咳嗽见于急性咽喉炎、急性支气管炎初期、气管受压、支气管异物、支气管肿瘤、胸膜炎、二尖瓣狭窄、肺癌等。
2. 支气管扩张症与肺脓肿患者痰量多时，痰可出现分层现象。
3. 声音嘶哑的咳嗽多见于声带炎、喉炎、喉癌，以及喉返神经受压迫。
4. 金属调的咳嗽可由于纵隔肿瘤或支气管癌等直接压迫气管所致。

第六节　咯　　血

考点：咯血的概念、病因、问诊要点及临床意义

喉及喉部以下的呼吸道及肺脏等任何部位的出血，经咳嗽动作从口腔咯出称为咯血。少量咯血可表现为痰中带血，大咯血时血液从口鼻涌出，常可阻塞呼吸道，造成窒息死亡。

1. 病因　见表 11-1-11。

表 11-1-11　咯血的病因

支气管疾病	常见于支气管扩张症、支气管肺癌、支气管内膜结核和慢性支气管炎等
肺部疾病	肺结核、肺炎链球菌肺炎、肺脓肿等。肺结核为我国最常见的咯血原因
心血管疾病	如风湿性心脏病、二尖瓣狭窄所致的咯血等
其他	如血小板减少性紫癜、白血病、血友病、肺出血型钩端螺旋体病、肾综合征出血热等

2. 问诊要点及临床意义　见表 11-1-12。

表 11-1-12　咯血的问诊要点及临床意义

病史及年龄	有无心、肺、血液系统疾病，有无结核病接触史、吸烟史等；中年以上，咳血痰或小量咯血，特别是有多年吸烟史的男性患者，除考虑慢性支气管炎外，尚须警惕支气管肺癌的可能
咯血的量及其性状	大量咯血（每日超过 500ml）常见于空洞性肺结核、支气管扩张症和肺脓肿；中等咯血（每日 100~500ml）可见于二尖瓣狭窄；其他原因所致的咯血多为小量咯血（每日在 100ml 内），或仅为痰中带血。咳粉红色泡沫痰为急性左心衰竭的表现
咯血的伴随症状	伴发热见于肺结核、肺炎链球菌肺炎、肺脓肿、肺出血型钩端螺旋体病、肾综合征出血热等；伴胸痛可见于肺炎链球菌肺炎、肺梗死、肺结核、支气管肺癌等；伴脓痰可见于支气管扩张症、肺脓肿、空洞性肺结核并发感染、化脓性肺炎等；伴皮肤黏膜出血应考虑钩端螺旋体病、肾综合征出血热、血液病等

必考热点

1. 肺结核为我国最常见的咯血原因。

2. 大量咯血（每日超过 500ml）常见于空洞性肺结核、支气管扩张症和肺脓肿；中等量咯血（每日 100~500ml）可见于二尖瓣狭窄；其他原因所致的咯血多为小量咯血（每日在 100ml 内），或仅为痰中带血。

3. 咳粉红色泡沫痰为急性左心衰竭的表现。

第七节　呼 吸 困 难

考点：呼吸困难的概念、病因及临床表现

呼吸困难是指患者主观上感到空气不足，呼吸费力；客观上表现为呼吸频率、节律与深度的异常，严重时出现鼻翼扇动、发绀、端坐呼吸及辅助呼吸肌参与呼吸活动。

1. 病因　见表 11-1-13。

表 11-1-13　呼吸困难的病因

呼吸系统疾病	呼吸道疾病，肺部疾病，胸膜、胸壁疾病
循环系统疾病	各种原因所致的急慢性左心衰竭、心脏压塞、原发性肺动脉高压等
全身中毒	如一氧化碳中毒、亚硝酸盐中毒、使用镇静药或麻醉药过量、糖尿病酮症酸中毒以及尿毒症等
血液系统疾病	如严重贫血、高铁血红蛋白血症等
神经、精神及肌肉病变	中枢神经系统疾病、周围神经疾病、精神疾病、肌肉病变
腹部病变	如急性弥漫性腹膜炎、腹腔巨大肿瘤、大量腹水、麻痹性肠梗阻等

2. 临床表现　见表 11-1-14。

表 11-1-14　呼吸困难的临床表现

肺源性呼吸困难	吸气性呼吸困难	表现为胸骨上窝、锁骨上窝、肋间隙在吸气时明显凹陷，称为“三凹征”，常伴有频繁干咳及高调的吸气性喘鸣音。见于急性喉炎、喉水肿、喉痉挛、白喉、喉癌、气管异物、支气管肿瘤或气管受压等
	呼气性呼气困难	呼气显著费力，呼气时间延长而缓慢，伴有广泛哮鸣音。常见于支气管哮喘、喘息性慢性支气管炎、慢性阻塞性肺气肿等
	混合性呼吸困难	吸气与呼气均感费力，呼吸频率浅而快。见于重症肺炎、重症肺结核、大面积肺不张、大块肺梗死、大量胸腔积液和气胸等

续 表

心源性呼吸困难	劳力性呼吸困难	在体力活动时出现或加重，休息时减轻或缓解
	端坐呼吸	常表现为平卧时加重，端坐位时减轻，故被迫采取端坐位或半卧位以减轻呼吸困难的程度
	夜间阵发性呼吸困难	左心衰竭时，因肺淤血常出现阵发性呼吸困难，多在夜间入睡后发生。发作时，患者被迫坐起喘气和咳嗽，重者面色青紫、大汗、呼吸有哮鸣声，咳浆液性粉红色泡沫样痰，两肺底湿啰音，心率增快，此种呼吸又称为心源性哮喘。常见于高血压性心脏病、冠状动脉粥样硬化性心脏病、风湿性心脏病、心肌炎等引起的左心衰竭
中毒性呼吸困难	代谢性酸中毒	呼吸深大而规则，可伴有鼾声，称 Kussmaul 呼吸。见于尿毒症、糖尿病酮症酸中毒
	药物及中毒	如吗啡、巴比妥类等药物及有机磷农药中毒时，可抑制呼吸中枢，致呼吸减慢，也可呈潮式呼吸。一氧化碳、氰化物中毒时均可引起呼吸加快
中枢性呼吸困难	脑出血、颅内压增高、颅脑外伤等，呼吸变慢而深，并常伴有呼吸节律的异常	
精神或心理性呼吸困难	见于癔症、抑郁症患者，特点是呼吸非常频速和表浅，并常因换气过度而发生呼吸性碱中毒，出现口周、肢体麻木和手足搐搦，经暗示疗法可使呼吸困难减轻或消失	

必考热点

1. 吸气性呼吸困难表现为胸骨上窝、锁骨上窝、肋间隙在吸气时明显凹陷，称为“三凹征”，常伴有频繁干咳及高调的吸气性喘鸣音。
2. 心源性呼吸困难主要由左心衰竭引起，表现为劳累性呼吸困难、端坐呼吸、夜间阵发性呼吸困难。
3. 心源性呼吸困难患者常被迫采取端坐位或半卧位以减轻呼吸困难的程度。
4. 代谢性酸中毒表现为呼吸深大而规则，可伴有鼾声，称 Kussmaul 呼吸。

考点：呼吸困难的问诊要点及临床意义

呼吸困难的问诊要点及临床意义见表 11-1-15。

表 11-1-15 呼吸困难的问诊要点及临床意义

发病情况	注意询问是突发性还是渐进性，是吸气困难、呼气困难或吸气和呼气均困难，还应询问有无药物、毒物摄入史及外伤史	
发病诱因	劳力后出现呼吸困难，常见于心力衰竭早期、慢性阻塞性肺疾病、肺尘埃沉着病和先天性心脏病；呼吸困难于卧位时加重见于心力衰竭，直立时加重而仰卧位时缓解见于左房黏液瘤，健侧卧位时加重见于胸腔积液	
伴随症状	伴发热	见于肺炎、肺脓肿、胸膜炎、肺结核、急性心包炎等
	伴咳嗽、咳痰	见于慢性支气管炎、阻塞性肺气肿合并感染、肺脓肿等
	伴咳粉红色泡沫样痰	见于急性左心衰竭
	伴大量咯血	常见于肺结核、支气管扩张症、肺癌等
	伴胸痛	见于肺炎链球菌肺炎、渗出性胸膜炎、自发性气胸、支气管肺癌、肺梗死、急性心肌梗死、纵隔肿瘤等
	伴意识障碍	见于脑出血、脑膜炎、尿毒症、肝性脑病、肺性脑病、各种中毒等

必考热点

1. 劳力后出现呼吸困难，常见于心力衰竭早期、慢性阻塞性肺疾病、肺尘埃沉着病和先天性心脏病。
2. 呼吸困难伴咳粉红色泡沫样痰见于急性左心衰竭。

第八节 水 肿

考点：水肿的概念、病因、临床表现、问诊要点及临床意义

人体组织间隙有过多液体积聚，导致组织肿胀称为水肿。可分为全身性水肿和局部性水肿。当体腔内有液体积聚时称为积液，如胸腔积液、心包积液、腹水等，是水肿的特殊形式。

1. 病因 见表 11-1-16。

表 11-1-16 水肿的病因

全身性水肿	心源性水肿：见于右心衰竭、缩窄性心包炎等
	肾源性水肿：见于各种肾炎、肾病综合征等
	肝源性水肿：见于肝硬化、重症肝炎等
	营养不良性水肿：见于低蛋白血症和维生素 B_1 缺乏
	内分泌源性水肿：见于甲状腺功能减退症、腺垂体功能减退症等
局部性水肿	见于各种组织炎症、静脉回流受阻（静脉血栓形成、静脉炎等）、淋巴回流受阻（丝虫病、淋巴管炎、肿瘤压迫等）及血管神经性水肿

2. 临床表现 见表 11-1-17。

表 11-1-17 水肿的临床表现

全身性水肿	心源性水肿：特点是下垂性水肿，严重者可出现胸腔积液、腹水等，常伴有呼吸困难、心脏扩大、心率加快、颈静脉怒张、肝颈静脉反流征阳性等表现
	肾源性水肿：特点为早晨起床后眼睑或颜面水肿，以后发展为全身水肿，伴有血尿、少尿、高血压、贫血等表现
	肝源性水肿：常伴有肝功能受损及门静脉高压等表现，可见肝掌、蜘蛛痣等
	营养不良性水肿：患者往往有贫血、乏力、消瘦等营养不良的表现
	内分泌源性水肿：见于甲状腺功能减退症等黏液性水肿，特点是按压形成后的皮肤凹陷在按压结束后很快恢复，患者常伴有精神萎靡、食欲缺乏
局部性水肿	水肿主要出现在病变局部或病变侧肢体，可见局部肿胀明显，或伴有静脉曲张

3. 问诊要点及临床意义 见表 11-1-18。

表 11-1-18 水肿的问诊要点及临床意义

问诊要点	水肿开始的部位及蔓延情况
	既往疾病史，尤其是心、肝、肾及内分泌等疾病史。是否有使用肾上腺皮质激素、睾酮、雌激素等药物史
	伴随症状。伴颈静脉怒张、肝大和压痛、肝颈静脉反流征阳性，见于心源性水肿；伴高血压、蛋白尿、血尿、管型，见于肾源性水肿；伴肝掌、蜘蛛痣、黄疸、腹壁静脉曲张、脾大，见于肝源性水肿
	女性患者应注意水肿与月经、妊娠、体位的关系

必考热点

1. 心源性水肿的特点是下垂性水肿，严重者可出现胸腔积液、腹水等，常伴有呼吸困难、心脏扩大、心率加快、颈静脉怒张、肝颈静脉反流征阳性等表现。

2. 肝源性水肿常伴有肝功能受损及门静脉高压等表现，可见肝掌、蜘蛛痣等。

3. 内分泌源性水肿患者常伴有精神萎靡、食欲缺乏。

第九节　恶心与呕吐

考点：恶心与呕吐的病因、问诊要点及临床意义

1. 病因　见表 11-1-19。

表 11-1-19　恶心与呕吐的病因

反射性呕吐	消化系统疾病	胃源性呕吐，如急慢性胃炎、消化性溃疡、胃肿瘤、幽门梗阻、非溃疡性消化不良等引起的呕吐常与进食有关，多伴有恶心先兆，吐后感轻松；肠源性呕吐见于急性肠炎、急性阑尾炎、肠梗阻等，肠梗阻者常伴腹痛、肛门停止排便排气；急慢性肝炎、急慢性胆囊炎、胆石症、胆道蛔虫病、急性胰腺炎、急性腹膜炎等呕吐的特点是有恶心先兆，呕吐后不觉轻松
	其他	如异味刺激、急慢性咽炎、肺炎、急性胸膜炎、肺梗死、急性心肌梗死、充血性心力衰竭、急性肾小球肾炎、泌尿系统结石、急性肾盂肾炎、尿毒症、急性盆腔炎等也可引起呕吐
中枢性呕吐	中枢神经系统疾病	①脑血管疾病：如高血压脑病、脑梗死、脑出血、椎-基底动脉供血不足等。②颅内感染：如脑炎、脑膜炎、脑脓肿、脑寄生虫等
	全身疾病	①感染。②内分泌与代谢紊乱：如早孕反应、甲状腺危象、Addison 病危象、糖尿病酮症酸中毒、尿毒症、水电解质及酸碱平衡紊乱等。③其他：如休克、缺氧、中暑、急性溶血
	药物反应与中毒	药物反应常见于洋地黄、吗啡、雌激素、雄激素、环磷酰胺等；中毒常见于有机磷中毒、毒蕈中毒、酒精中毒、食物中毒等
前庭障碍性呕吐	常见于迷路炎、梅尼埃病、晕动病	
精神因素引起的呕吐	常见于胃肠神经症、癔症等	

2. 问诊要点及临床意义　见表 11-1-20。

表 11-1-20　恶心与呕吐的问诊要点及临床意义

呕吐与进食的关系	进食后出现的呕吐多见于胃源性呕吐。如餐后骤起而集体发病见于急性食物中毒
呕吐发生的时间	晨间呕吐发生在育龄女性要考虑早孕反应。服药后出现呕吐应考虑药物反应。乘飞机、车、船发生呕吐常提示晕动病。餐后 6 小时以上呕吐多见于幽门梗阻
呕吐的特点	有恶心先兆，呕吐后感轻松者多见于胃源性呕吐。喷射状呕吐多见于颅内高压，常无恶心先兆，吐后不感轻松，常伴剧烈头痛、血压升高、脉搏减慢、视神经盘水肿。无恶心，呕吐不费力，全身状态较好者多见于神经性呕吐
呕吐物的性质	呕吐物呈咖啡色，见于上消化道出血。呕吐隔餐或隔日食物，并含腐酵气味，见于幽门梗阻。呕吐物含胆汁者多见于十二指肠乳头以下的十二指肠或空肠梗阻。呕吐物有粪臭者提示低位肠梗阻。呕吐物中有蛔虫者见于胆道蛔虫病、肠道蛔虫病
伴随症状	伴发热见于全身或中枢神经系统感染、急性细菌性食物中毒
	伴剧烈头痛见于颅内高压、偏头痛、青光眼
	伴眩晕及眼球震颤见于前庭器官疾病
	伴腹泻见于急性胃肠炎、急性中毒、霍乱等
	伴腹痛见于急性胰腺炎、急性阑尾炎及空腔脏器梗阻等
	伴黄疸见于急性肝炎、胆道梗阻、急性溶血
	伴贫血、水肿、蛋白尿见于肾衰竭

必考热点

1. 前庭障碍性呕吐常见于迷路炎、梅尼埃病、晕动病。
2. 进食后出现的呕吐多见于胃源性呕吐。
3. 恶心与呕吐伴剧烈头痛见于颅内高压、偏头痛、青光眼。
4. 药物反应与中毒可引起中枢性呕吐。

第十节　呕血与黑便

考点：呕血与黑便的概念、病因、临床表现、问诊要点及临床意义

呕血是因上消化道及其邻近器官/组织疾病，或全身性疾病导致上消化道出血，血液经口腔呕出。黑便是血液经过肠道时，血红蛋白中的铁与肠内硫化物结合，生成硫化铁而使粪便呈黑色。呕血和黑便是上消化道出血的主要症状，呕血均伴有黑便，但黑便不一定伴有呕血。

1. 病因　见表11-1-21。

表11-1-21　呕血与黑便的病因

食管疾病		食管炎、食管癌、食管贲门黏膜撕裂、食管异物、食管裂孔疝。食管异物刺穿主动脉。可造成大量呕血，危及生命
胃及十二指肠疾病		最常见的原因是消化性溃疡。非甾体抗炎药及应激所致的胃黏膜病变出血也较常见。其他病因有胃肿瘤、急性及慢性胃炎、胃黏膜脱垂症、十二指肠炎等
肝、胆、胰的疾病		肝硬化、门静脉高压引起的食管与胃底静脉曲张破裂是引起上消化道出血的常见病因。胆道感染、胆石症、胆道肿瘤可引起胆道出血。胰腺癌、急性重症胰腺炎也可引起上消化道出血，但均少见
全身性疾病	血液疾病	如白血病、再生障碍性贫血、血小板减少性紫癜、过敏性紫癜、弥散性血管内凝血（DIC）等
	急性传染病	肾综合征出血热、钩端螺旋体病、急性重型肝炎等
	其他	尿毒症、肺源性心脏病、结节性多动脉炎等

上消化道大出血前4位的病因：消化性溃疡、食管-胃底静脉曲张破裂、急性胃黏膜病变及胃癌。

2. 呕血与黑便的临床表现　幽门以上的出血常表现为呕血和黑便，出血量大，呕吐物呈鲜红色或暗红色，常混有血块；出血量少，呕吐物呈咖啡色或棕褐色，或只有黑便。幽门以下的出血常无呕血，只表现为黑便。上消化道大出血时，可出现头晕、心悸、乏力、口渴、出冷汗、心率加快、血压下降等循环衰竭的表现。

3. 问诊要点及临床意义　见表11-1-22。

表11-1-22　呕血与黑便的问诊要点及临床意义

是否为上消化道出血	呕血应与咯血及口、鼻、咽喉部位出血鉴别。黑便应与食动物血、铁剂、铋剂等造成的黑便鉴别
估计出血量	出血量5ml以上可出现大便隐血试验阳性；60ml以上可出现黑便；胃内蓄积血量达300ml可出现呕血；出血量一次500ml以上可出现头晕、口干乏力、皮肤苍白、心悸不安、出冷汗，甚至昏倒；出血量达1000ml以上可出现周围循环衰竭。评估出血量还应参考血压、脉搏情况及贫血程度等
诱因	如饮食不节、饮酒及服用某些药物、严重创伤等
既往病史	重点询问有无消化性溃疡、肝炎、肝硬化以及长期服药史
伴随症状	伴慢性、周期性、节律性上腹痛，见于消化性溃疡
	伴蜘蛛痣、肝掌、黄疸、腹壁静脉曲张、腹水、脾大，见于肝硬化门静脉高压
	伴皮肤黏膜出血者，见于血液病及急性传染病
	伴右上腹痛、黄疸、寒战高热者，见于急性梗阻性化脓性胆管炎

必考热点

1. 在胃及十二指肠疾病中，呕血与黑便的最常见原因是消化性溃疡。
2. 肝硬化、门静脉高压引起的食管与胃底静脉曲张破裂是引起上消化道出血的常见病因。
3. 上消化道大出血前四位病因是消化性溃疡、食管-胃底静脉曲张破裂、急性胃黏膜病变、胃癌。
4. 出血量 5ml 以上可出现大便隐血试验阳性。

第十一节 黄疸

考点：胆红素的正常代谢途径

胆红素的正常代谢途径见表 11-1-23。

表 11-1-23 胆红素的正常代谢途径

来源	血中胆红素主要来源于血红蛋白。正常情况下，衰老的红细胞被单核-巨噬细胞系统破坏，释放出血红蛋白并分解为胆红素、铁、珠蛋白。此时的胆红素为不溶于水的、非结合状态的胆红素，称为非结合胆红素或游离胆红素（UCB），非结合胆红素随血流到达肝脏
肝内转变	游离胆红素在肝细胞内与葡糖醛酸结合形成葡糖醛酸胆红素，称为结合胆红素（CB）。结合胆红素为水溶性，可通过肾小球滤过后从尿中排出
排泄	进入毛细胆管的结合胆红素随胆汁经胆道进入肠道，在肠道内细菌的作用下，还原为无色的尿胆原（又称粪胆原）。大部分尿胆原自粪便排出。小部分尿胆原在肠内被重吸收入血液，经门静脉回肝脏，大部分在肝细胞内再变成结合胆红素，随胆汁排入肠道，形成“胆红素的肠肝循环”；其中小部分回肝的尿胆原则经体循环由肾脏排出，遇空气被氧化为尿胆素

必考热点

1. 血中胆红素主要来源于血红蛋白。
2. 结合胆红素为水溶性，可通过肾小球滤过后从尿中排出。

考点：各型黄疸的病因、临床表现及实验室检查特点

各型黄疸的病因、临床表现及实验室检查特点见表 11-1-24。

表 11-1-24 各型黄疸的病因、临床表现及实验室检查特点

溶血性黄疸	病因	先天性溶血性贫血和后天溶血性贫血
	临床表现	黄疸较轻，呈浅柠檬色。急性溶血时，起病急骤，出现寒战、高热、头痛、腰痛、呕吐，尿呈酱油色或茶色。严重者出现周围循环衰竭及急性肾衰竭。慢性溶血常有贫血、黄疸、脾大三大特征
	实验室检查特点	血清总胆红素增多，以非结合胆红素为主，结合胆红素基本正常或轻度增高，尿胆原增多，尿胆红素阴性，大便颜色变深。具有溶血性贫血的改变，如贫血、网织红细胞增多、血红蛋白尿、骨髓红细胞系增生旺盛等
肝细胞性黄疸	病因	病毒性肝炎、中毒性肝炎、肝硬化、肝癌、钩端螺旋体病、败血症、伤寒
	临床表现	黄疸呈浅黄至深黄，有乏力、食欲缺乏、恶心呕吐，甚至出血等肝功能受损的症状及肝脾大等体征
	实验室检查特点	血清结合及非结合胆红素均增多。尿中尿胆原通常增多，尿胆红素阳性。大便颜色通常改变不明显。有转氨酶升高等肝功能受损的表现

续　表

胆汁淤积性黄疸	病因	肝外梗阻、肝内胆汁淤积
	临床表现	黄疸深而色泽暗，甚至呈黄绿色或褐绿色。胆酸盐反流入血，刺激皮肤可引起瘙痒，刺激迷走神经可引起心动过缓。粪便颜色变浅或呈白陶土色
	实验室检查特点	血清结合胆红素明显增多。尿胆原减少或阴性，尿胆红素阳性。尿色深，大便颜色变浅。反映胆道梗阻的指标改变，如血清碱性磷酸酶及总胆固醇增高等

必考热点

1. 黄疸的类型有溶血性黄疸、肝细胞性黄疸、胆汁淤积性黄疸。
2. 溶血性黄疸慢性溶血常有贫血、黄疸、脾大三大特征。
3. 胆汁淤积性黄疸的粪便颜色变浅或呈白陶土色。

第十二节　抽　　搐

考点：抽搐的概念、病因、问诊要点及临床意义

抽搐是指一块或一组肌肉快速、重复性、不自主的阵挛性或强直性收缩。抽搐发作时一般是全身性的，伴有或不伴有意识丧失。

1. 病因　见表11-1-25。

表11-1-25　抽搐的病因

颅脑疾病	感染性疾病	如各种脑炎及脑膜炎、脑脓肿、脑寄生虫病等
	非感染性疾病	外伤、肿瘤、血管性疾病、癫痫
全身性疾病	感染性疾病	中毒性肺炎、中毒性菌痢、败血症、狂犬病、破伤风、小儿高热惊厥等
	非感染性疾病	缺氧、中毒、代谢性疾病、心血管疾病、物理损伤、癔症性抽搐

2. 问诊要点及临床意义　见表11-1-26。

表11-1-26　抽搐的问诊要点及临床意义

病史及发病年龄	有无产伤史、产后窒息史、癫痫史、颅脑疾病史、长期服药史以及心、肺、肝、肾及内分泌疾病史等
发作情况	有无诱因及先兆、意识丧失及大小便失禁、发作时肢体抽动次序及分布
伴随症状	伴高热，见于颅内与全身的感染性疾病、小儿高热惊厥等
	伴高血压，见于高血压脑病、高血压脑出血、妊娠期高血压疾病等
	伴脑膜刺激征，见于各种脑膜炎及蛛网膜下腔出血等
	伴瞳孔散大、意识丧失、大小便失禁，见于癫痫大发作
	不伴意识丧失，见于破伤风、狂犬病、低钙抽搐、癔症性抽搐
	伴肢体偏瘫者，见于脑血管疾病及颅内占位性病变

必考热点

1. 抽搐伴高血压，见于高血压脑病、高血压脑出血、妊娠期高血压疾病等。

2. 抽搐伴肢体偏瘫者，见于脑血管疾病及颅内占位性病变。

第十三节　意识障碍

考点：意识障碍的概念、病因、临床表现、问诊要点及临床意义

意识障碍是指当弥漫性大脑皮质或脑干网状结构发生损害或功能抑制时，机体对自身状态和客观环境的识别与觉察能力出现障碍。

1. 病因　见表 11-1-27。

表 11-1-27　意识障碍的病因

颅脑疾病	感染性疾病	见于各种脑炎、脑膜炎、脑脓肿、脑寄生虫感染等
	非感染性疾病	占位性病变、脑血管疾病、颅脑外伤、癫痫
全身性疾病	感染性疾病	见于全身严重感染性疾病
	非感染性疾病	心血管疾病、内分泌与代谢性障碍以及其他可导致昏迷的疾病、电解质及酸碱平衡紊乱、外源性中毒、物理性损伤

2. 临床表现　见表 11-1-28。

表 11-1-28　意识障碍的临床表现

嗜睡	是最轻的意识障碍，患者处于病理的睡眠状态，表现为持续性的睡眠。轻刺激如推动或呼唤患者，可被唤醒，醒后能回答简单的问题或做一些简单的活动，但反应迟钝，刺激停止后，又迅速入睡
昏睡	指患者近乎不省人事，处于熟睡状态，不易唤醒。虽在强刺激下（如压迫眶上神经）可被唤醒，但不能回答问题或答非所问，而且很快又再入睡
昏迷	是最严重的意识障碍，患者意识丧失，任何强大的刺激都不能唤醒。按程度不同可分为浅昏迷、中度昏迷、深昏迷
意识模糊	是一种常见的轻度意识障碍，意识障碍程度较嗜睡重。具有简单的精神活动，但定向力有障碍，表现为对时间、空间、人物失去了正确的判断力
谵妄	是一种以兴奋性增高为主的急性高级神经中枢活动失调状态。表现为意识模糊，定向力障碍，伴错觉、幻觉、躁动不安、谵语。谵妄常见于急性感染的高热期，也可见于某些中毒（急性酒精中毒）、代谢障碍（肝性脑病）等

3. 问诊要点及临床意义　见表 11-1-29。

表 11-1-29　意识障碍的问诊要点及临床意义

既往史	询问有无高血压、心脏病、肝脏病、肾脏病、糖尿病、甲状腺功能亢进症、慢性阻塞性肺疾病、颅脑外伤、肿瘤、癫痫等病史，有无手术、外伤、中毒及药物过敏史等	
发病诱因	询问糖尿病患者降糖药或胰岛素的用量、肝脏病患者应用镇静药等情况，有无在高温或烈日下工作等诱因	
伴随症状	伴发热	先发热后有意识障碍，见于脑膜炎、脑炎、败血症等；先有意识障碍后发热，见于脑出血、蛛网膜下腔出血、脑肿瘤、脑外伤等
	伴呼吸缓慢	见于吗啡、巴比妥类、有机磷杀虫药等中毒、颅内高压等
	伴瞳孔散大	见于脑疝、脑外伤，颠茄类、酒精、氰化物等中毒，癫痫，低血糖昏迷等
	伴瞳孔缩小	见于脑桥出血，吗啡类、巴比妥类及有机磷杀虫药等中毒
	伴高血压	见于高血压脑病、脑梗死、脑出血、尿毒症等
	伴心动过缓	见于颅内高压症、房室传导阻滞、甲状腺功能减退症、吗啡类中毒等
	伴脑膜刺激征	见于各种脑膜炎、蛛网膜下腔出血等

必考热点

1. 意识障碍临床表现为嗜睡、昏睡、昏迷、意识模糊、谵妄。

2. 昏迷是最严重的意识障碍，患者意识丧失，任何强大的刺激都不能唤醒。

3. 意识障碍伴呼吸缓慢见于吗啡或巴比妥类中毒、颅内高压等；伴呼吸深大见于尿毒症、糖尿病酮症酸中毒等。

第二单元　问　　诊

考点：问诊的方法与注意事项

问诊的方法与注意事项见表11-2-1。

表11-2-1　问诊的方法与注意事项

问诊的方法	医师对患者首先从礼节性谈话开始，自我介绍，明确患者本次就诊目的，根据不同患者的具体情况，采用不同类型的提问方式，语言要通俗易懂，避免使用医学术语，可用开放性或直接提问，避免诱导式或暗示性、责难性、连续性提问及杂乱无章的重复提问。每一部分病史询问结束时要进行归纳总结。对危重患者询问要简明扼要，迅速，并立即进行抢救
问诊的注意事项	问诊时环境要安静；仪表、礼节和友善的举止；态度要和蔼、亲切、同情和耐心，应对患者适当微笑或赞许地点头示意；交谈时采取适当的姿势表示对患者的尊重和理解；不乱解释，不要不懂装懂，也不要简单回答“不知道”，可以提供自己所知道的情况供患者参考；问诊时记录要尽量简单、快速，并与患者作必要的眼神交流；问诊结束时，应感谢患者的合作

考点：问诊的内容

问诊的内容见表11-2-2。

表11-2-2　问诊的内容

一般项目	包括姓名、性别、年龄、婚否、出生地黄、民族、工作单位、职业、现住址、就诊或入院日期、病史记录日期、病史叙述者等
主诉	指患者就诊的主要原因，是感觉最明显、最痛苦的症状或体征及持续时间
现病史	①起病情况：起病时间、起病急缓、有无病因或诱因等。②主要症状特征：包括症状的部位、性质、持续时间和程度等。③病因和诱因：应询问与本次发病有关的病因（如外伤、中毒、感染、遗传、过敏等）和诱因（如气候变化、环境改变、情绪激动或抑郁、饮食起居失调等）。④病情发展与演变过程：起病后主要症状的变化是持续性还是发作性，是进行性加重还是逐渐好转，缓解或加重的因素等。⑤伴随症状。⑥诊治经过。⑦患者的一般情况
既往史	以往健康状况的评价、预防接种及药物过敏史、患过何种疾病等
个人史	①出生地黄及居住地：注意出生地黄及居住地区与某种传染病或地方病的关系。②生活与饮食习惯。③过去及现在的职业及工种。④冶游及性病史
婚姻史	询问患者的婚姻状况，是未婚、已婚，还是离异等
月经生育史	女性应询问其月经初潮年龄、月经周期和经期天数，经血量和颜色，有无痛经，闭经日期和绝经年龄。记录为：初潮年龄 $\frac{\text{行经期(天)}}{\text{月经周期(天)}}$ 末次月经时间(或绝经年龄)。生育史包括妊娠、生育次数，人工或自然流产次数，有无早产、剖宫产、死胎、产褥感染及计划生育情况等
家族史	询问患者家族中是否有相同疾病患者，有无患遗传相关的疾病，如血友病、糖尿病、高血压病、卒中、癫痫、恶性肿瘤、哮喘、精神病等

必考热点

1. 问诊的内容包括一般项目、主诉、现病史、既往史、个人史、婚姻史、月经生育史和家族史。
2. 主诉是指患者就诊的主要原因，是感觉最明显、最痛苦的症状或体征及持续时间。
3. 家族史应重点针对血友病、糖尿病、高血压病、卒中、癫痫、恶性肿瘤、哮喘等变态反应性疾病等。

第三单元　体格检查

第一节　基本检查法

考点：视诊、触诊、叩诊和嗅诊

1. 视诊　见表 11-3-1。

表 11-3-1　视诊的内容和方法

内容	视诊既能观察全身的一般状态，如年龄、发育、营养、意识状态、面容与表情、体位、姿态、步态等，又能观察局部体征，如皮肤、黏膜、五官、头颈、胸廓、腹部、脊柱、肌肉、骨骼、关节等外形特点。但对特殊部位则需借助特殊仪器进行检查
方法	应在间接日光下或灯光下进行，但观察皮疹或黄疸时必须在自然光线下进行，观察搏动、肿物、某些器官的轮廓时以侧面光线为宜
	在温暖环境中进行，被检者采取适宜的体位，裸露全身或检查部位，如需要可配合做某些动作
	应按一定顺序，系统、全面而细致地对比观察
	应结合触诊、叩诊、听诊、嗅诊等检查方法，综合分析、判断，使检查结果更具有临床意义

2. 触诊　见表 11-3-2。

表 11-3-2　触诊

浅部触诊	主要用于检查体表浅在病变，如关节，软组织，浅部的动脉、静脉、神经，阴囊和精索等
深部触诊	主要用于腹腔内病变和脏器的检查
	深部滑行触诊：主要适用于腹腔深部包块和胃肠病变的检查
	双手触诊：适用于肝、脾、肾、子宫和腹腔肿物的检查
	深压触诊：用于探测腹腔深在病变的部位或确定腹腔压痛点，如阑尾压痛点、胆囊压痛点等。检查反跳痛时，在深压的基础上迅速将手抬起，并询问患者疼痛感觉是否加重或观察患者面部是否有痛苦表情
	冲击触诊：又称浮沉触诊法，适用于大量腹水而肝、脾难以触及时

3. 叩诊　见表 11-3-3。

表 11-3-3　叩诊的方法和常见叩诊音

方法	间接叩诊法	叩诊时左手中指第 2 指节紧贴于叩诊部位，其余手指稍微抬起，勿与体表接触；右手各指自然弯曲，以右手中指指端叩击左手中指第 2 指骨的前端。叩击方向应与叩诊部位的体表垂直，主要活动腕关节与掌指关节进行叩诊，避免肘关节及肩关节参加活动。叩击动作要灵活、短促并富有弹性。叩击后右手中指应立即抬起，以免影响音响的振幅与频率。在一个部位每次只需连续叩击 2~3 下，如印象不深，可再连续叩击 2~3 下，不间断地连续叩击反而不利于对叩诊音的分辨。叩击用力要均匀适中，使产生的音响一致，才能正确判断叩诊音的变化。叩击力量的轻重，应根据不同的检查部位、病变组织的性质、范围大小、位置深浅等具体情况而定
	直接叩诊法	适用于胸部或腹部面积较广泛的病变，如胸膜粘连或增厚、气胸、大量胸腔积液或腹水等

续 表

常见叩诊音	清音	是一种频率为100~128Hz，振动持续时间较长的音响，为不甚一致的非乐性叩诊音。清音是正常肺部的叩诊音，提示肺组织的弹性、含气量和致密度正常
	浊音	是一种音调较高、音响较弱、振动持续时间较短的非乐性叩诊音。在叩击被少量含气组织覆盖的实质脏器时产生，如叩击被肺的边缘所覆盖的心脏或肝脏部分，或病理状态下肺组织含气量减少（如肺炎）所表现的叩诊音
	鼓音	是一种和谐的乐音，如同击鼓声。与清音相比音响更强，振动持续时间也较长，在叩击含有大量气体的空腔器官时出现。正常见于左下胸的胃泡区及腹部；病理情况下，见于肺空洞、气胸或气腹等
	过清音	属于鼓音范畴的一种变音，介于鼓音与清音之间，音调较清音低，音响较清音强。过清音的出现提示肺组织含气量增多、弹性减弱，临床常见于肺气肿
	实音（重浊音或绝对浊音）	实音是音调较浊音更高、音响更弱、振动时间更短的非乐音。生理情况下，见于叩击不含气的实质脏器，如心脏、肝脏；病理状态下，见于大量胸腔积液或肺实变等

4. 嗅诊　见表11-3-4。

表11-3-4　嗅诊

痰液	血腥味，见于大咯血的患者；痰液恶臭，提示支气管扩张症或肺脓肿
脓液	恶臭味应考虑气性坏疽的可能
呕吐物	粪臭味见于肠梗阻，酒味见于饮酒和醉酒等，浓烈的酸味见于幽门梗阻或狭窄等
呼气味	浓烈的酒味见于酒后或醉酒，刺激性蒜味见于有机磷农药中毒，烂苹果味见于糖尿病酮症酸中毒，氨味见于尿毒症，腥臭味见于肝性脑病

必考热点

1. 深部滑行触诊主要适用于腹腔深部包块和胃肠病变的检查。
2. 常见叩诊音有清音、浊音、鼓音、过清音、实音。
3. 病理情况下，鼓音见于肺空洞、气胸或气腹等。
4. 呕吐物粪臭味见于肠梗阻，浓烈的酸味见于幽门梗阻或狭窄等。
5. 呼气味有刺激性蒜味见于有机磷农药中毒，烂苹果味见于糖尿病酮症酸中毒，氨味见于尿毒症，腥臭味见于肝性脑病。

第二节　全身状态检查及临床意义

考点：体温、脉搏及血压测量

1. 体温测量　见表11-3-5。

表11-3-5　体温测量

口腔温度	正常值为36.3~37.2℃。对婴幼儿及意识障碍者则不宜使用
肛门温度	正常值为36.5~37.7℃。适用于小儿及神志不清的患者
腋下温度	正常值为36~37℃。腋测法较安全、方便，不易发生交叉感染

2. 脉搏检查　见表11-3-6。

表 11-3-6　脉搏检查方法、正常值及临床意义

检查方法	通常是以 3 个手指（示指、中指、环指）的指端来触诊桡动脉的搏动。如桡动脉不能触及，也可触摸肱动脉、颞动脉和颈动脉等
正常值	正常成人，在安静状态下脉率为 60~100 次/分。儿童较快，婴幼儿可达 130 次/分
临床意义	临床上除注意脉率增快或减慢之外，还应注意脉率与心率是否一致。心房颤动时，脉率少于同时计数的心率，这种现象称为脉搏短绌

3. 血压测量　见表 11-3-7。

表 11-3-7　血压测量方法及临床意义

直接测量法	仅适用于危重和大手术的患者	
间接测量法	即现广泛应用的袖带加压法。此法常用的血压计有汞柱式、弹簧式和电子血压计，以汞柱式为最常用。临床上通常采用间接方法在上臂肱动脉部位测取血压值	
血压变异的临床意义	高血压	绝大多数见于高血压病（亦称原发性高血压）；继发性高血压少见（约<5%），见于肾脏疾病、肾上腺皮质或髓质肿瘤、肢端肥大症、甲状腺功能亢进症、妊娠期高血压疾病等所致的血压增高
	低血压	是指血压低于 90/60mmHg。常见于休克、急性心肌梗死、心力衰竭、心脏压塞、肾上腺皮质功能减退等或极度衰竭的患者
	脉压增大和减小	脉压>40mmHg 称为脉压增大，见于主动脉瓣关闭不全、动脉导管未闭、动静脉瘘、高热、甲状腺功能亢进症、严重贫血、动脉硬化等
		脉压<30mmHg 称为脉压减小，见于主动脉瓣狭窄、心力衰竭、休克、心包积液、缩窄性心包炎等

必考热点

1. 口腔温度的正常值为 36.3~37.2℃。
2. 脉搏的检查方法通常是以 3 个手指（示指、中指、环指）的指端来触诊桡动脉的搏动。
3. 间接测量法测量血压常用的血压计有汞柱式、弹簧式和电子血压计，以汞柱式为最常用。
4. 临床上通常采用间接方法在上臂肱动脉部位测取血压值。

考点：发育与体型及营养状态检查

1. 发育与体型　见表 11-3-8。

表 11-3-8　发育与体型

发育	发育的正常与否，通常以年龄与体格成长状态（身高、体重）、智力和性征（第一、第二性征）之间的关系来判断。发育正常时，年龄与体格、智力和性征的成长状态是相应的	
体型	体型是身体各部发育的外观表现，包括骨骼、肌肉的成长与脂肪分布的状态等	
	瘦长型（无力型）	体高肌瘦，颈细长，肩窄下垂，胸廓扁平，腹上角小于 90°
	矮胖型（超力型）	体格粗壮，颈粗短，肩宽平，胸围大，腹上角常大于 90°
	匀称型（正力型）	身体的各部分结构匀称适中，一般正常人多为此型

临床上病态发育与内分泌的关系尤为密切。如在发育成熟前，腺垂体功能亢进时，体格异常高大，称为巨人症；反之，腺垂体功能减退时，体格异常矮小，称腺垂体性侏儒症。

2. 营养状态检查　见表 11-3-9。

表 11-3-9 营养状态检查

判定方法	营养状态的好坏，可根据皮肤、毛发、皮下脂肪、肌肉的发育情况来综合判断，临床上常用良好、中等、不良三个等级来概括	
	良好	黏膜红润，皮肤光泽，弹性良好，皮下脂肪丰满而有弹性，肌肉结实，指甲、毛发润泽，肋间隙及锁骨上窝深浅适中，肩胛部和腹部肌肉丰满，精神饱满
	不良	黏膜干燥，皮肤弹性减低，皮下脂肪菲薄，肌肉松弛无力，指甲粗糙无光泽，毛发稀疏，肋间隙、锁骨上窝凹陷，肩胛部和髂骨突出，精神萎靡
	中等	介于良好与不良之间
常见的营养异常状态	营养不良	体重减轻到低于标准体重的90%时称为消瘦。主要见于长期的慢性感染（如结核病、血吸虫病等）、恶性肿瘤（如食管癌、胃癌等）、某些内分泌疾病（如糖尿病、腺垂体功能减退症等）以及神经性厌食
	肥胖	超过标准体重20%以上者为肥胖。主要由于摄食过多所致。此外，内分泌、家族遗传、生活方式与运动、精神因素等皆有影响。肥胖一般分为单纯性肥胖（全身脂肪分布均匀，一般无异常表现，常有一定的遗传倾向）和继发性肥胖（多由内分泌疾病引起，如肾上腺皮质功能亢进症）两类

必考热点

1. 发育的正常与否，通常以年龄与体格成长状态（身高、体重）、智力和性征（第一、第二性征）之间的关系来判断。
2. 体型是身体各部发育的外观表现，包括骨骼、肌肉的成长与脂肪分布的状态等。
3. 营养状态的好坏，可根据皮肤、毛发、皮下脂肪、肌肉的发育情况来综合判断。

考点：面容与表情

面容与表情见表 11-3-10。

表 11-3-10 面容与表情

急性（热）病容	面色潮红，兴奋不安，口唇干燥，呼吸急促，表情痛苦，有时鼻翼扇动，口唇疱疹。常见于急性感染性疾病，如肺炎链球菌肺炎、流行性脑脊髓膜炎、急性化脓性阑尾炎等
慢性病容	面容憔悴，面色晦暗或苍白无华，双目无神，表情淡漠等。多见于恶性肿瘤、肝硬化、严重肺结核等慢性消耗性疾病
肝病面容	面颊瘦削，面色灰褐，额部、鼻背、双颊有褐色色素沉着，见于慢性肝炎、肝硬化等
肾病面容	面色苍白，眼睑、颜面水肿。见于慢性肾小球肾炎、慢性肾盂肾炎、慢性肾衰竭
甲状腺功能亢进面容	眼裂增大，眼球突出，目光闪烁，呈惊恐貌，兴奋不安，烦躁易怒，见于甲状腺功能亢进症
黏液性水肿面容	面色苍白，睑厚面宽，颜面水肿，目光呆滞，反应迟钝，眉毛、头发稀疏。见于甲状腺功能减退症
二尖瓣面容	面色晦暗，双颊紫红，口唇轻度发绀。见于风湿性心脏病、二尖瓣狭窄
伤寒面容	表情淡漠，反应迟钝，呈无欲状态。见于伤寒、脑脊髓膜炎、脑炎等
苦笑面容	牙关紧闭，面肌痉挛，呈苦笑状。见于破伤风
满月面容	面圆如满月，皮肤发红，常伴痤疮和小须。见于库欣综合征及长期应用肾上腺皮质激素的患者
肢端肥大症面容	头颅增大，脸面变长，下颌增大并向前突出，眉弓及两颧隆起，唇舌肥厚，耳鼻增大。见于肢端肥大症
面具面容	面部呆板、无表情，似面具样，见于帕金森病等
贫血面容	面色苍白，口唇色淡，表情疲惫。见于各种原因所致的贫血

必考热点

1. 慢性病容多见于急性肿瘤、肝硬化、严重肺结核等慢性消耗性疾病。

2. 肝病面容可见面颊瘦削，面色灰褐，额部、鼻背、双颊有褐色色素沉着，见于慢性肝炎、肝硬化等。

3. 患者，女，50岁。面色苍白，睑厚面宽，颜面水肿，目光呆滞，反应迟钝，眉毛、头发稀疏，舌色淡、胖大。该患者为黏液性水肿面容。

考点：体位及步态

体位及步态见表11-3-11。

表11-3-11　体位及步态

体位检查	自动体位	身体活动自如，不受限制，见于正常人、轻病或疾病早期
	被动体位	患者不能随意调整或变换体位，需别人帮助才能改变体位。见于极度衰弱或意识丧失的患者
	强迫体位	强迫仰卧位见于急性腹膜炎等
		强迫俯卧位常见于脊柱疾病
		强迫侧卧位见于一侧胸膜炎及大量胸腔积液
		强迫坐位见于心、肺功能不全者
		强迫蹲位见于发绀型先天性心脏病
		辗转体位见于胆绞痛、肾绞痛、肠绞痛等
		角弓反张位见于破伤风、小儿脑膜炎等
步态检查	痉挛性偏瘫步态	瘫痪侧上肢呈内收、旋前，指、肘、腕关节屈曲，无正常摆动；下肢伸直并外旋，举步时将患侧骨盆抬高以提起瘫痪侧下肢，然后以髋关节为中心，脚尖拖地，向外划半个圆圈并跨前一步，故又称划圈样步态
		多见于急性脑血管疾病的后遗症
	醉酒步态	行走时重心不稳，左右摇晃，状如醉汉
		见于小脑病变、酒精中毒等
	慌张步态	步行时头及躯干前倾，步距较小，起步动作慢，但行走后越走越快，有难以止步之势
		见于帕金森病，又称震颤麻痹
	蹒跚步态（鸭步）	走路时身体左右摇摆似鸭行
		见于佝偻病、大骨节病、进行性肌营养不良、先天性双髋关节脱位等
	共济失调步态	起步时一脚高抬，骤然垂落，且双目向下注视，两脚间距很宽，以防身体倾斜，闭目时不能保持平衡
		见于小脑或脊髓后索病变，如脊髓痨
	剪刀步态	双下肢肌张力过高，行走时两腿交叉呈剪刀状
		见于脑瘫或截瘫患者
	间歇性跛行	行走时，因下肢突发疼痛而停止前行，休息后继续前行
		见于闭塞性动脉硬化、高血压动脉硬化等
	跨阈步态	患足下垂，行走时先将膝关节、髋关节屈曲，使患肢抬很高才能起步，如跨越门槛之势
		见于腓总神经麻痹出现的足下垂患者

必考热点

1. 体位检查有自动体位、被动体位、强迫体位。
2. 急性腹膜炎患者采取强迫仰卧位。
3. 发绀型先天性心脏病患者采取强迫蹲位。
4. 痉挛性偏瘫步态多见于急性脑血管疾病的后遗症。

第三节　皮肤检查及临床意义

考点：弹性、颜色、湿度检查

弹性、颜色、湿度检查见表11-3-12。

表11-3-12　弹性、颜色、湿度检查

皮肤弹性		检查时，常取手背或上臂内侧部位，用拇指和示指将皮肤捏起，正常人于松手后皮肤皱褶迅速平复。发热时血液循环加速，周围血管充盈，皮肤弹性可增加
皮肤颜色	发红	皮肤发红是由毛细血管扩张充血、血流加速及增多所致。生理情况下见于饮酒、日晒、运动、情绪激动等；病理情况下见于发热性疾病、阿托品和一氧化碳中毒等。一氧化碳中毒患者的皮肤、黏膜呈樱桃红色。皮肤持久性发红可见于库欣（Cushing）综合征及真性红细胞增多症
	苍白	皮肤黏膜苍白可由贫血、末梢毛细血管痉挛或充盈不足引起，常见于贫血、寒冷、惊恐、休克、虚脱以及主动脉瓣关闭不全等；只有肢端苍白者，可能与肢体血管痉挛或阻塞有关，如雷诺病、血栓闭塞性脉管炎
	黄染	皮肤黏膜呈不正常的黄色，称为黄染。主要见于因胆红素浓度增高引起的黄疸。黄疸早期或轻微时见于巩膜及软腭黏膜，较明显时才见于皮肤。黄疸见于肝细胞损害、胆道阻塞或溶血性疾病。过多食用胡萝卜、南瓜、橘子等，使胡萝卜素在血中的含量增加，可使皮肤黄染，但发黄的部位多在手掌、足底皮肤，一般不发生于巩膜和口腔黏膜。长期服用带有黄颜色的药物，如米帕林、呋喃类等可使皮肤发黄，严重者可表现巩膜黄染，但这种巩膜黄染以角膜缘周围最明显，离角膜缘越远，黄染越浅，这是与黄疸鉴别的重要特征
	发绀	皮肤黏膜呈青紫色，主要因单位容积血液中脱氧血红蛋白增多（>50g/L）所致。发绀的常见部位为舌、唇、耳郭、面颊和指端
	色素沉着	由于表皮基底层的黑色素增多，以致部分或全身皮肤色泽加深，称为色素沉着。全身性色素沉着多见于慢性肾上腺皮质功能减退症，肝硬化、肝癌晚期等也可引起不同程度的皮肤色素沉着
	色素脱失	指皮肤色素局限性或全身性减少或缺失。当缺乏酪氨酸酶导致酪氨酸不能转化为多巴而形成黑色素时，即可发生色素脱失，见于白癜风、黏膜白斑、白化病等
湿度与出汗	出汗增多	见于风湿热、结核病、甲状腺功能亢进症、佝偻病、布鲁菌病等；盗汗（夜间睡后出汗）见于肺结核活动期
	出汗	冷汗（手脚皮肤发凉、大汗淋漓）见于休克与虚脱；无汗见于维生素A缺乏症、黏液性水肿、硬皮病和脱水等

必考热点

1. 一氧化碳中毒患者的皮肤、黏膜呈樱桃红色。
2. 皮肤持久性发红可见于库欣（Cushing）综合征及真性红细胞增多症。
3. 长期服用带有黄颜色的药物可使皮肤发黄，严重者可表现巩膜黄染，这种巩膜黄染以角膜缘周围最明显，离角膜缘越远，黄染越浅，这是与黄疸鉴别的重要特征。
4. 皮肤黏膜呈青紫色，主要因单位容积血液中脱氧血红蛋白增多（>50g/L）所致。

考点：皮疹、皮下出血、蜘蛛痣、皮下结节检查

1. 常见的皮疹　见表 11-3-13。

表 11-3-13　常见的皮疹

斑疹	局部皮肤发红，一般不高出皮肤。见于麻疹初起、斑疹伤寒、丹毒、风湿性多形性红斑等
玫瑰疹	一种鲜红色的圆形斑疹，直径 2~3mm，由病灶周围的血管扩张所形成，压之褪色，松开时又复现，多出现于胸腹部。对伤寒或副伤寒具有诊断意义
丘疹	直径小于 1cm，除局部颜色改变外还隆起皮面，为局限、充实的浅表损害，见于药物疹、麻疹、猩红热及湿疹等
斑丘疹	在丘疹周围合并皮肤发红的底盘，称为斑丘疹。见于风疹、猩红热、湿疹及药物疹等
荨麻疹	又称风团块，是由于皮肤、黏膜的小血管反应性扩张及渗透性增加而产生的一种局限性暂时性水肿。主要表现为边缘清楚的红色或苍白色的瘙痒性皮肤损害，出现快，消退快，消退后不留痕迹。见于各种异性蛋白性食物或药物过敏

2. 皮下出血　见表 11-3-14。

表 11-3-14　皮下出血

瘀点	皮肤或黏膜下出血，出血面的直径小于 2mm
紫癜	皮下出血直径在 3~5mm
瘀斑	皮下出血直径>5mm
血肿	片状出血并伴有皮肤显著隆起

3. 蜘蛛痣　是皮肤小动脉末端分支扩张所形成的血管痣。出现部位多在上腔静脉分布区，如面、颈、手背、上臂、前胸和肩部等处。检查时除观察其形态外，可用铅笔尖或火柴杆等压迫蜘蛛痣的中心，如周围辐射状的小血管随之消退，解除压迫后又复出现，则证明为蜘蛛痣。蜘蛛痣的发生与雌激素增多有关，常见于慢性肝炎、肝硬化，是肝脏对体内雌激素的灭活能力减弱所致。

4. 皮下结节　皮下结节为直径 2~3mm 的圆形或椭圆形小结，无压痛，推之活动，多出现在关节附近或长骨隆起部位及肌腱上。常见的有风湿结节、结缔组织疾病、囊虫病等。

必考热点

1. 玫瑰疹对伤寒或副伤寒具有诊断意义。
2. 荨麻疹见于各种异性蛋白性食物或药物过敏。
3. 蜘蛛痣的发生与雌激素增多有关，是肝脏对体内雌激素的灭活能力减弱所致。

考点：水肿和毛发检查

水肿和毛发检查见表 11-3-15。

表 11-3-15　水肿和毛发检查

水肿	手指按压后凹陷不能很快恢复者，称为凹陷性水肿
	黏液性水肿及象皮肿（丝虫病所致）指压后无组织凹陷，称非凹陷性水肿
	全身性水肿常见于肾炎、肾病综合征、心力衰竭（尤其是右心衰竭）、失代偿期肝硬化和营养不良等
	局限性水肿可见于局部炎症、外伤、过敏、血栓形成所致的毛细血管通透性增加，静脉或淋巴回流受阻

续 表

毛发	病理性毛发稀少常见的原因有：①头部皮肤疾病：如脂溢性皮炎。②神经营养障碍：如斑秃。③某些发热性疾病后：如伤寒可致弥漫性脱发。④某些内分泌疾病：如甲状腺功能减退症、腺垂体功能减退等。⑤理化因素性脱发：如过量的放射线影响，某些抗癌药物（如环磷酰胺等）的使用
	某些疾病也可使毛发增多，如库欣综合征或长期使用肾上腺皮质激素者，女性患者除一般体毛增多外，还可呈男性体毛分布，如生长胡须。

必考热点

1. 全身性水肿常见于肾炎、肾病综合征、心力衰竭（尤其是右心衰竭）、失代偿期肝硬化和营养不良等。

2. 局限性水肿可见于局部炎症、外伤、过敏、血栓形成所致的毛细血管通透性增加，静脉或淋巴回流受阻。

第四节 淋巴结检查

考点：浅表淋巴结分布和检查方法

浅表淋巴结分布和检查方法见表 11-3-16。

表 11-3-16 浅表淋巴结分布和检查方法

分布	浅表淋巴结分布在耳前、耳后、乳突区、枕骨下区、颌下、颏下、颈后三角、颈前三角、锁骨上窝、腋窝、滑车上、腹股沟和腘窝等部位，检查浅表淋巴结时，应按以上顺序进行
检查方法	检查某部淋巴结时，应使该部皮肤和肌肉松弛，以利于触摸。如发现有肿大的浅表淋巴结，应记录其位置、数目、大小、质地、移动度，表面是否光滑，有无粘连，局部皮肤有无红肿、压痛和波动，是否有瘢痕、溃疡和瘘管等，同时应注意寻找引起淋巴结肿大的病灶

必考热点

检查某部淋巴结时，应使该部皮肤和肌肉松弛，以利于触摸。

考点：局部和全身浅表淋巴结肿大的临床意义

局部和全身浅表淋巴结肿大的临床意义见表 11-3-17。

表 11-3-17 局部和全身浅表淋巴结肿大的临床意义

局部淋巴结肿大	非特异性淋巴结炎	颌下淋巴结肿大常由口腔内炎症所致；颈部淋巴结肿大常由化脓性扁桃体炎、牙龈炎等急慢性炎症所致；上肢、胸壁及乳腺的炎症常引起腋窝淋巴结肿大；下肢、会阴及臀部的炎症常引起腹股沟淋巴结肿大
	淋巴结结核肿大	组织发生干酪性坏死，则可触到波动感；晚期破溃后形成瘘管，愈合后可形成瘢痕
	转移性淋巴结肿大	左锁骨上窝淋巴结肿大，多为腹腔脏器癌肿（胃癌、肝癌、结肠癌等）转移；右锁骨上窝淋巴结肿大，多为胸腔脏器癌肿（肺癌等）转移。鼻咽癌易转移到颈部淋巴结；乳腺癌最早经胸大肌外侧缘淋巴管侵入同侧腋下淋巴结
全身淋巴结肿大	常见于传染性单核细胞增多症、淋巴细胞性白血病、淋巴瘤和系统性红斑狼疮	

必考热点

1. 上肢、胸壁及乳腺的炎症常引起腋窝淋巴结肿大；下肢、会阴及臀部的炎症常引起腹股沟淋巴结肿大。

2. 左锁骨上窝淋巴结肿大，多为腹腔脏器癌肿转移；右锁骨上窝淋巴结肿大，多为胸腔脏器癌肿转移。

第五节 头部检查

考点：头颅形状、大小检查

头颅形状、大小检查见表 11-3-18。

表 11-3-18 头颅形状、大小检查

小颅	婴幼儿前囟过早闭合可引起小头畸形，同时伴有智力发育障碍（痴呆症）
方颅	前额左右突出，头顶平坦呈方颅畸形。见于小儿佝偻病、先天性梅毒
巨颅	额、头顶、颞和枕部膨大呈圆形，颜面部相对很小，头皮静脉明显怒张。由于颅内高压，压迫眼球，形成双目下视、巩膜外露的特殊面容，称为落日现象，见于脑积水

必考热点

1. 婴幼儿前囟过早闭合可引起小头畸形，同时伴有智力发育障碍（痴呆症）。
2. 方颅见于小儿佝偻病、先天性梅毒。

考点：眼部检查

眼部检查见表 11-3-19。

表 11-3-19 眼部检查

眼睑	上睑下垂	双上眼睑下垂见于重症肌无力、先天性上眼睑下垂；单侧上眼睑下垂常见于各种疾病引起的动眼神经麻痹，如脑炎、脑脓肿、蛛网膜下腔出血、白喉、外伤等
	眼睑水肿	多见于肾炎、慢性肝病、贫血、营养不良、血管神经性水肿等
	双侧眼睑闭合不全	常见于甲状腺功能亢进症
	单侧眼睑闭合不全	常见于面神经麻痹
结膜	结膜发红、水肿、血管充盈	见于结膜炎、角膜炎、沙眼早期
	结膜苍白	见于贫血
	结膜发黄	见于黄疸
	睑结膜有滤泡或乳头	见于沙眼
	结膜有散在出血点	见于亚急性感染性心内膜炎
	结膜下片状出血	见于外伤及出血性疾病，亦可见于高血压、动脉硬化
	球结膜透明而隆起	为球结膜下水肿，见于脑水肿或输液过多
巩膜	患者出现黄疸时，巩膜黄染均匀，血液中其他黄色色素增多时（如胡萝卜素与米帕林等），一般黄染只出现于角膜周围	

续 表

角膜	凯-弗环（角膜色素环）	是指角膜边缘出现黄色或棕褐色环，环外缘清晰，内缘模糊，是铜代谢障碍的体征，见于肝豆状核变性（Wilson 病）。
瞳孔	瞳孔缩小（<2mm）	常见于有机磷农药中毒、毒蕈中毒，以及吗啡、氯丙嗪、毛果芸香碱等药物影响
	瞳孔扩大（>5mm）	见于外伤、青光眼绝对期、视神经萎缩、完全失明、濒死状态和阿托品、可卡因等药物影响
	双侧瞳孔大小不等	常见于脑外伤、脑肿瘤、脑疝及中枢神经梅毒等颅内病变
	对光反射迟钝或消失	见于昏迷患者
	调节和聚合（辐辏）反射消失	见于动眼神经受损害
眼球	双侧眼球突出	见于甲状腺功能亢进症
	单侧眼球突出	多见于局部炎症或眶内占位性病变，偶见于颅内病变
	双侧眼球凹陷	见于重度脱水，老年人由于眶内脂肪萎缩而有双侧眼球后退
	单侧眼球凹陷	见于 Horner 综合征和眶尖骨折
	眼球震颤	运动方向以水平方向多见，垂直和旋转方向很少见。自发的眼球震颤见于耳源性眩晕及小脑疾病等

必考热点

1. 双侧眼睑闭合不全常见于甲状腺功能亢进症；单侧眼睑闭合不全常见于面神经麻痹。

2. 病理情况下，瞳孔缩小（<2mm）常见于有机磷农药中毒、毒蕈中毒，以及吗啡、氯丙嗪、毛果芸香碱等药物影响；瞳孔扩大（>5mm）见于外伤、青光眼绝对期、视神经萎缩、完全失明、濒死状态和阿托品、可卡因等药物影响。

3. 眼球震颤的运动方向以水平方向多见，垂直和旋转方向很少见。

考点：耳部和鼻部检查

耳部和鼻部检查见表 11-3-20。

表 11-3-20　耳部和鼻部检查

耳部检查	外耳	耳郭	耳郭上有触痛的小结，为尿酸盐沉积形成的痛风结节
			耳郭红肿并有局部发热、疼痛，为局部感染；牵拉和触诊耳郭引起疼痛，提示炎症
		外耳道	有黄色液体流出伴痒痛者为外耳道炎
			外耳道有局限性红肿，触痛明显，牵拉耳郭或压迫耳屏时疼痛加剧，见于外耳道疖肿
			外耳道有脓性分泌物、耳痛及全身症状，见于中耳炎
			外耳道有血液或脑脊液流出，多为颅底骨折
	鼓膜	检查时先向后上牵拉耳郭，再插入耳镜进行观察	
	乳突	化脓性中耳炎引流不畅时可蔓延到乳突而成乳突炎，表现为耳郭后皮肤红肿，乳突压痛，有时可见瘘管或瘢痕，严重时可导致耳源性脑脓肿或脑膜炎	
鼻部检查	鼻的外形	鼻梁部皮肤出现红色斑块，病损处高出皮面且向两侧面颊扩展为蝶形红斑，见于红斑狼疮	
		鼻尖及鼻翼皮肤发红，并有毛细血管扩张、组织肥厚，见于酒糟鼻	
		鼻梁塌陷而致鼻外形似马鞍状，称为鞍鼻，见于鼻骨骨折、鼻骨发育不全和先天性梅毒	
		鼻腔完全阻塞，鼻梁宽平如蛙状，为蛙状鼻，见于肥大鼻息肉患者	
	鼻翼扇动	常见于肺炎链球菌肺炎、支气管哮喘、心源性哮喘等	

续　表

鼻部检查	鼻中隔、鼻腔检查	正常情况下，多数人鼻中隔稍偏离中线。如果鼻中隔明显偏离中线，并产生呼吸障碍，称为鼻中隔偏曲。鼻中隔穿孔见于外伤、鼻腔慢性炎症等。急性鼻炎时，鼻腔黏膜因充血而肿胀，伴有鼻塞、流鼻涕等症状；慢性鼻炎时鼻黏膜可因黏膜组织肥厚而肿胀；慢性萎缩性鼻炎时，黏膜组织萎缩，鼻甲缩小，鼻腔宽大，分泌物减少，伴有嗅觉减退或丧失；鼻腔或鼻窦化脓性炎症时，鼻腔分泌物增多，颜色发黄或发绿
	鼻窦	额窦、筛窦、上颌窦和蝶窦，统称为鼻窦。鼻窦区压痛多为鼻窦炎

必考热点

1. 鼓膜检查时先向后上牵拉耳郭，再插入耳镜进行观察。
2. 鼻梁部皮肤出现红色斑块，病损处高出皮面且向两侧面颊扩展为蝶形红斑，见于红斑狼疮。
3. 鼻窦包括额窦、筛窦、上颌窦、蝶窦。

考点：口腔、腮腺检查

口腔、腮腺检查见表 11-3-21。

表 11-3-21　口腔、腮腺检查

口唇	口唇苍白见于贫血、主动脉瓣关闭不全或虚脱
	唇色深红见于急性发热性疾病
	口唇单纯疱疹常伴发于肺炎链球菌肺炎、感冒、流行性脑脊髓膜炎、疟疾等
	口唇干燥并有皲裂，见于重度脱水患者
	口角糜烂见于核黄素缺乏
	口唇发绀见于法洛四联症、呼吸衰竭、心力衰竭、休克及暴露在寒冷环境等
口腔黏膜	在相当于第二磨牙处的颊黏膜出现直径约 1mm 的灰白色小点，外有红色晕圈，为麻疹黏膜斑，是麻疹的早期（发疹前 24~48 小时）特征
牙齿及牙龈	牙龈水肿及流脓，见于慢性牙周炎。牙龈萎缩，见于牙周病
	牙龈出血可见于牙石、牙周炎、血液系统疾病及坏血病等
舌	草莓舌：见于猩红热或长期发热的患者
	牛肉舌：见于糙皮病（烟酸缺乏）
	镜面舌：见于恶性贫血（内因子缺乏）、缺铁性贫血或慢性萎缩性胃炎
	运动异常：舌体不自主偏斜见于舌下神经麻痹；舌体震颤见于甲状腺功能亢进症
	其他：舌色淡红见于营养不良或贫血；舌色深红见于急性感染性疾病；舌色紫红见于心、肺功能不全
咽部及扁桃体	咽部充血红肿，多见于急性咽炎；咽部充血，表面粗糙，并有淋巴滤泡呈簇状增生，见于慢性咽炎
	扁桃体红肿增大，可伴有黄白色分泌物或苔片状易剥离假膜，是扁桃体炎
	扁桃体充血红肿，并有不易剥离的假膜（强行剥离时出血），见于白喉
腮腺	一侧或双侧腮腺肿大，触诊边缘不清，有轻压痛，腮腺导管口红肿，见于流行性腮腺炎

必考热点

1. 口唇单纯疱疹常伴发于肺炎链球菌肺炎、感冒、流行性脑脊髓膜炎、疟疾等。
2. 草莓舌见于猩红热或长期发热的患者。

3. 腮腺位于耳屏、下颌角与颧弓所构成的三角区内。
4. 烟酸缺乏可形成牛肉舌。

第六节 颈部检查

考点：颈部血管、甲状腺及气管检查

颈部血管、甲状腺及气管检查见表 11-3-22。

表 11-3-22 颈部血管、甲状腺及气管检查

颈部血管检查	颈静脉	立位与坐位时颈静脉明显充盈、怒张，或卧位时颈静脉充盈过度，超过正常水平称为颈静脉怒张，提示颈静脉压增高，见于右心衰竭、缩窄性心包炎、心包积液及上腔静脉梗阻等。颈静脉搏动见于三尖瓣关闭不全
	颈动脉	安静状态下出现明显的颈动脉搏动，提示心排血量增加或脉压增大，常见于甲状腺功能亢进症、高血压、主动脉瓣关闭不全或严重贫血等
甲状腺检查	检查方法	甲状腺检查方法：视诊注意观察甲状腺有无肿大，是否对称。检查时可让患者头后仰、双手放于枕后再观察，并嘱其做吞咽动作，可将甲状腺与颈前其他包块相鉴别。除视诊外，还应进行触诊检查以明确甲状腺的大小、轮廓和性质。注意甲状腺的肿大程度、硬度，是否对称、光滑，有无结节、压痛及震颤，有无粘连及血管杂音
	甲状腺肿大的临床意义	甲状腺肿大分为三度：不能看出肿大但能触及者为Ⅰ度；能看见肿大又能触及，但在胸锁乳突肌以内者为Ⅱ度；肿大超过胸锁乳突肌者为Ⅲ度
		生理性甲状腺肿大见于女性青春期、妊娠期或哺乳期
		病理性甲状腺轻度肿大见于单纯性甲状腺肿、甲状腺功能亢进症、甲状腺炎及甲状腺肿瘤
气管检查	大量胸腔积液、气胸或纵隔肿瘤及单侧甲状腺肿大，可将气管推向健侧；肺不张、肺硬化、胸膜粘连等，可将气管拉向患侧	

必考热点

1. 颈静脉怒张见于右心衰竭、缩窄性心包炎、心包积液及上腔静脉梗阻等。
2. 生理性甲状腺肿大见于女性青春期、妊娠或哺乳期。

第七节 胸壁及胸廓检查

考点：胸部体表标志及分区

胸部体表标志及分区见表 11-3-23。

表 11-3-23 胸部体表标志及分区

骨骼标志	胸骨角	两侧胸骨角分别与左、右第 2 肋软骨相连接，通常以此作为标记来计数前胸壁上的肋骨和肋间隙
	第 7 颈椎棘突	为背部颈、胸交界部的骨性标志，其下即为第 1 胸椎棘突
	肩胛下角	被检查者取直立位，两手自然下垂时，肩胛下角平第 7 肋骨或第 7 肋间隙，或相当于第 8 胸椎水平

续　表

胸部体表标志线	前正中线、锁骨中线（左、右）、腋前线（左、右）、腋后线（左、右）、腋中线（左、右）、肩胛线（左、右）、后正中线
胸部分区	腋窝（左、右）、胸骨上窝、锁骨上窝（左、右）、锁骨下窝（左、右）、肩胛上区（左、右）、肩胛区（左、右）、肩胛间区（左、右）、肩胛下区（左、右）

必考热点

1. 两侧胸骨角分别与左、右第2肋软骨相连接，通常以此作为标记来计数前胸壁上的肋骨和肋间隙。
2. 第7颈椎棘突为背部颈、胸交界部的骨性标志。

考点：常见异常胸廓

常见的异常胸廓见表11-3-24。

表11-3-24　常见的异常胸廓

桶状胸	表现为胸廓前后径增大，以至与横径几乎相等，胸廓呈圆桶形。可见肋间隙增宽，锁骨上、下窝展平或突出，颈短肩高，腹上角增大呈钝角，胸椎后凸
	常见于慢性阻塞性肺气肿及支气管哮喘发作时，亦可见于一部分老年人
扁平胸	表现为胸廓扁平，前后径常不到横径的一半。颈部细长，锁骨突出，锁骨上、下窝凹陷，腹上角呈锐角
	见于瘦长体型者，也可见于慢性消耗性疾病，如肺结核等
鸡胸（佝偻病胸）	外观胸骨特别是胸骨下部显著前凸，两侧肋骨凹陷，胸廓前后径增大而横径缩小，胸廓上下径较短，形似鸡胸。有时肋骨与肋软骨交接处增厚隆起呈圆珠状，在胸骨两侧排列成串珠状，称为佝偻病串珠。前胸下部膈肌附着处，因肋骨质软，长期受膈肌牵拉可向内凹陷，而下部肋缘则外翻，形成一水平状深沟，称肋膈沟
	此为佝偻病所致的胸部病变，多见于儿童
漏斗胸	胸骨下端剑突处内陷，有时连同依附的肋软骨一起内陷而形似漏斗，称为漏斗胸
	见于佝偻病、胸骨下部长期受压者，也有原因不明者
胸廓一侧或局限性变形	胸廓一侧膨隆多见于大量胸腔积液、气胸等
	一侧平坦或下陷见于肺不张、肺纤维化、广泛性胸膜增厚和粘连等
	胸廓局限性隆起见于心脏明显增大、大量心包积液、肋骨骨折等
脊柱畸形引起的胸廓改变	常见于脊柱结核、强直性脊柱炎、胸椎疾病等

必考热点

1. 桶状胸常见于慢性阻塞性肺气肿及支气管哮喘发作时，亦可见于一部分老年人。
2. 肺结核患者可见扁平胸。
3. 鸡胸为佝偻病所致的胸部病变，多见于儿童。

考点：胸壁静脉、胸壁及胸骨及乳房检查

胸壁静脉、胸壁及胸骨及乳房检查见表11-3-25。

表 11-3-25 胸壁静脉、胸壁及胸骨及乳房检查

<table>
<tr><td>胸壁静脉检查</td><td colspan="2">上腔静脉或下腔静脉回流受阻建立侧支循环时，胸壁静脉可充盈或曲张。上腔静脉受阻时，胸壁静脉的血流方向自上向下；下腔静脉受阻时，胸壁静脉的血流方向自下向上</td></tr>
<tr><td>胸壁及胸骨检查</td><td colspan="2">胸壁炎症、肿瘤浸润、肋软骨炎、肋间神经痛、带状疱疹、肋骨骨折等，可有局部压痛。骨髓异常增生时，常有胸骨压痛或叩击痛，见于白血病患者</td></tr>
<tr><td rowspan="6">乳房检查</td><td>视诊</td><td>乳房外表发红、肿胀并伴疼痛、发热者，见于急性乳腺炎</td></tr>
<tr><td rowspan="5">触诊</td><td>乳房皮肤表皮水肿隆起，毛囊及毛囊孔明显下陷，皮肤呈“橘皮样”，多见于乳腺癌</td></tr>
<tr><td>近期发生的乳头内陷或位置偏移，可能为癌变</td></tr>
<tr><td>乳头有血性分泌物见于乳管内乳头状瘤、乳癌</td></tr>
<tr><td>急性乳腺炎时乳房红、肿、热、痛，常局限于一侧乳房的某一象限</td></tr>
<tr><td>乳房肿块见于乳癌、乳房纤维腺瘤等</td></tr>
</table>

必考热点

1. 骨髓异常增生时，常有胸骨压痛或叩击痛，见于白血病患者。
2. 乳房皮肤表皮水肿隆起，毛囊及毛囊孔明显下陷，皮肤呈“橘皮样”，多见于乳腺癌。

第八节 肺和胸膜检查

考点：肺和胸膜视诊

肺和胸膜视诊见表 11-3-26。

表 11-3-26 肺和胸膜视诊

<table>
<tr><td rowspan="2">呼吸类型</td><td>胸式呼吸</td><td>是指以胸廓运动为主的呼吸。成年女性以胸式呼吸为主。患肺炎、重症肺结核、胸膜炎、肋骨骨折、肋间肌麻痹等胸部疾病时，胸式呼吸变为腹式呼吸</td></tr>
<tr><td>腹式呼吸</td><td>是指以腹部运动为主的呼吸。儿童及成年男性以腹式呼吸为主。腹膜炎、腹水、巨大卵巢囊肿、肝脾极度大、胃肠胀气等腹部疾病及妊娠晚期，腹式呼吸变为胸式呼吸</td></tr>
<tr><td rowspan="3">呼吸频率、深度及节律</td><td>呼吸频率</td><td>呼吸过速，见于剧烈体力活动、发热、贫血、甲状腺功能亢进症、心力衰竭等；呼吸频率过缓，见于深睡、颅内高压、吗啡及巴比妥中毒等</td></tr>
<tr><td>呼吸深度</td><td>呼吸幅度加深见于严重代谢性酸中毒。库斯莫尔呼吸（酸中毒大呼吸）见于尿毒症、糖尿病酮症酸中毒等；呼吸浅快可见于肺气肿、胸膜炎、胸腔积液、气胸、呼吸肌麻痹、大量腹水、肥胖、鼓肠等</td></tr>
<tr><td>呼吸节律</td><td>潮式呼吸见于脑炎、脑膜炎、颅内压增高、脑干损伤等；间停呼吸常为临终前的危急征象</td></tr>
<tr><td rowspan="4">呼吸运动</td><td rowspan="2">呼吸运动减弱或消失</td><td>一侧或局部：见于大叶性肺炎、中等量以上胸腔积液或气胸、胸膜增厚或粘连、一侧肺不张等</td></tr>
<tr><td>双侧：见于慢性阻塞性肺气肿、两侧肺纤维化、双侧大量胸腔积液、呼吸肌麻痹等</td></tr>
<tr><td rowspan="2">呼吸运动增强</td><td>局部或一侧：见于健侧的代偿</td></tr>
<tr><td>双侧：见于酸中毒大呼吸、剧烈运动</td></tr>
</table>

必考热点

1. 一般说来，成年女性以胸式呼吸为主，儿童及成年男性以腹式呼吸为主。

2. 常见的呼吸节律异常有潮式呼吸、间停呼吸。
3. 呼吸浅快可见于肺气肿、胸膜炎、胸腔积液、气胸、呼吸肌麻痹、大量腹水、肥胖、鼓肠等。

考点：肺和胸膜触诊

肺和胸膜触诊见表 11-3-27。

表 11-3-27　肺和胸膜触诊

胸廓扩张度	即呼吸时胸廓的活动度，于胸廓下部进行触诊检查较易获得。正常情况下，胸廓两侧呼吸动度对称、一致	
	若一侧胸廓扩张受限，见于大量胸腔积液、气胸、胸膜增厚和肺不张等	
语音震颤（触觉语颤）	语颤增强	肺实变：见于肺炎链球菌肺炎、肺结核、肺脓肿及肺癌等
	语颤减弱或消失	压迫性肺不张：见于胸腔积液上方受压而萎瘪的肺组织及受肿瘤压迫的肺组织
		较浅而大的肺空洞：见于肺结核、肺脓肿、肺肿瘤所致的空洞
		肺泡内含气量增多：如肺气肿及支气管哮喘发作时
		支气管阻塞：如阻塞性肺不张、气管内分泌物增多
		胸壁距肺组织距离加大：如胸腔积液、气胸、胸膜高度增厚及粘连、胸壁水肿或高度肥厚、胸壁皮下气肿
		体质衰弱：因发音较弱而语颤减弱。大量胸腔积液、严重气胸时，语颤可消失
胸膜摩擦感	胸膜炎早期可出现胸膜摩擦感，以腋中线第 5~7 肋间隙最易感觉到	

必考热点

胸膜炎早期可出现胸膜摩擦感，以腋中线第 5~7 肋间隙最易感觉到。

考点：肺部叩诊

肺部叩诊见表 11-3-28。

表 11-3-28　肺部叩诊

正常肺部叩诊音	呈清音	
肺部定界叩诊	肺上界	即肺尖的上界，其内侧为颈肌，外侧为肩胛带。自斜方肌前缘中部叩诊为清音，逐渐叩向外侧，变为浊音时为肺上界外侧终点；然后再由中部向内侧叩，由清音变为浊音时为肺上界内侧终点。此清音带的宽度即为肺尖的宽度，正常为 4~6cm，右侧较左侧稍窄。肺上界变窄见于肺尖有结核、肿瘤、纤维化、萎缩或胸膜增厚等；肺上界增宽见于气胸、肺大疱、肺气肿等，叩诊可呈鼓音或过清音
	肺下界	平静呼吸时，右肺下界在右侧锁骨中线、腋中线、肩胛线，分别为第 6、8、10 肋间水平。病理情况下，肺下界下移见于肺气肿、腹腔内脏下垂；肺下界上移见于肺不张、肺萎缩、胸腔积液、气胸，以及腹压增高所致的膈肌上抬（如腹水、鼓肠、肝脾大、腹腔肿瘤、膈肌麻痹）
	肺下界移动度	正常人的两侧肺下界移动度为 6~8cm。若肺组织弹性减退、胸膜粘连或膈肌移动受限，则肺下界移动度减小，见于阻塞性肺气肿、胸腔积液、肺不张、胸膜粘连、肺炎及各种原因所致的腹压增高

续 表

胸部病理性叩诊音	浊音或实音	①肺组织含气量减少或消失：如肺炎、肺结核、肺梗死、肺不张、肺水肿、肺硬化等。②肺内不含气的病变：如肺肿瘤、肺包囊虫病、未穿破的肺脓肿等。③胸膜腔病变：如胸腔积液、胸膜增厚粘连等。④胸壁疾病：如胸壁水肿、肿瘤等
	鼓音	产生原因是肺部有大的含气腔，见于气胸及直径大于3cm的浅表肺大疱、肺空洞，如空洞性肺结核、液化破溃了的肺脓肿或肺肿瘤
	过清音	为介于鼓音和清音之间的音响，见于肺内含气量增加且肺泡弹性减退者，如肺气肿、支气管哮喘发作时

必考热点

1. 正常肺部叩诊呈清音。
2. 平静呼吸时，右肺下界在右侧锁骨中线、腋中线、肩胛线，分别为第6、8、10肋间水平。
3. 病理情况下，肺下界下移见于肺气肿、腹腔内脏下垂；肺下界上移见于肺不张、肺萎缩、胸腔积液、气胸，以及腹压增高所致的膈肌上抬。
4. 肺气肿、支气管哮喘发作时的叩诊音为过清音。

考点：呼吸音、啰音和胸膜摩擦音听诊

1. 呼吸音听诊　见表11-3-29。

表11-3-29　呼吸音听诊

正常呼吸音	支气管呼吸音	正常人在喉部、胸骨上窝、背部第6颈椎至第2胸椎附近均可听到
	肺泡呼吸音	为气体进出肺泡产生的声音，正常人除了可听到支气管呼吸音及支气管肺泡呼吸音的部位外，其余肺部任何区域都可听到
	支气管肺泡呼吸音	正常人在胸骨角附近，肩胛间区的第3、4胸椎水平及右肺尖可以听到
病理性呼吸音	病理性肺泡呼吸音	肺泡呼吸音减弱或消失：见于呼吸运动障碍、呼吸道阻塞、肺顺应性降低、胸腔内肿物、胸膜疾病
	病理性支气管呼吸音	肺泡呼吸音增强：运动、发热、甲状腺功能亢进症及肺脏或胸腔病变
	病理性支气管肺泡呼吸音	主要见于肺组织实变、肺内大空洞、压迫性肺不张
		常见于肺实变区域较小且与正常肺组织掺杂存在，或肺实变部位较深并被正常肺组织所遮盖

2. 啰音听诊　见表11-3-30。

表11-3-30　啰音听诊

干啰音	听诊特点	吸气和呼气都可听到，但常在呼气时更加清楚
	临床意义	性质多变且部位变换不定，如咳嗽后可以增多、减少、消失或出现，多为黏稠分泌物移动所致
		音调较高，每个音响持续时间较长
		几种不同性质的干啰音可同时存在
		发生于主支气管以上的干啰音，有时不用听诊器都可听到，称喘鸣，可分为鼾音、哨笛音等
		两肺都出现干啰音，见于急慢性支气管炎、支气管哮喘、支气管肺炎、心源性哮喘等。局限性干啰音是由局部支气管狭窄所致，常见于支气管局部结核、肿瘤、异物或黏稠分泌物附着。局部而持久的干啰音见于肺癌早期或支气管内膜结核

续　表

湿啰音（水泡音）	听诊特点	吸气和呼气都可听到，吸气终末时多而清楚。常有多个水泡音成串或断续发生
	临床意义	部位较恒定，性质不易改变
		大、中、小水泡音可同时存在
		咳嗽后湿啰音可减少、增多或消失
		湿啰音两肺散在性分布，常见于支气管炎、支气管肺炎、血行播散型肺结核、肺水肿；两肺底分布，多见于肺淤血、肺水肿早期及支气管肺炎；一侧或局限性分布，常见于肺炎、肺结核、支气管扩张症、肺脓肿、肺癌及肺出血等

3. 胸膜摩擦音听诊　见表 11-3-31。

表 11-3-31　胸膜摩擦音听诊

听诊特点	在吸气和呼气时皆可听到，一般以吸气末或呼气开始时较为明显。屏住呼吸时胸膜摩擦音消失，可借此与心包摩擦音区别。深呼吸或在听诊器体件上加压时胸膜摩擦音常更清楚。胸膜摩擦音可发生于胸膜的任何部位，但最常见于脏层胸膜与壁层胸膜发生位置改变最大的部位——胸廓下侧沿腋中线处
临床意义	①胸膜炎症：如结核性胸膜炎、化脓性胸膜炎以及其他原因引起的胸膜炎症。②原发性或继发性胸膜肿瘤。③肺部病变累及胸膜：如肺炎、肺梗死等。④胸膜高度干燥：如严重脱水等。⑤其他：如尿毒症等

必考热点

1. 正常人在胸骨角附近，肩胛间区的第 3、4 胸椎水平及右肺尖可以听到支气管肺泡呼吸音。
2. 干啰音在吸气和呼气都可听到，但常在呼气时更加清楚；湿啰音在吸气和呼气都可听到，以吸气终末时多而清楚。
3. 胸膜摩擦音在吸气和呼气时皆可听到，一般以吸气末或呼气开始时较为明显。
4. 胸膜摩擦音与心包摩擦音的区别为屏住呼吸时胸膜摩擦音消失。
5. 胸膜摩擦音最常见于脏层胸膜与壁层胸膜发生位置改变最大的部位，即胸廓下侧沿腋中线处。

考点：呼吸系统常见疾病的体征

呼吸系统常见疾病的体征见表 11-3-32。

表 11-3-32　呼吸系统常见疾病的体征

肺实变	望诊	两侧胸廓对称，患侧呼吸动度可局限性减弱或消失
	触诊	气管居中，患侧语音震颤增强
	叩诊	患侧呈实音
	听诊	患侧肺泡呼吸音消失，可听到病理性支气管呼吸音，支气管语音增强
肺气肿	望诊	胸廓呈桶状，两侧呼吸动度减弱
	触诊	气管居中，语音震颤减弱
	叩诊	两肺过清音，严重者心界叩不出；肺下界下降，肺下界移动度降低
	听诊	两肺肺泡呼吸音减弱，呼气延长，听觉语音减弱，心音较遥远

续 表

胸腔积液	望诊	患侧胸廓饱满，呼吸动度减弱或消失
	触诊	气管移向对侧，患侧语音震颤减弱或消失
	叩诊	患侧叩诊浊音或实音
	听诊	患侧呼吸音减弱或消失，液面上方可听到病理性支气管呼吸音
阻塞性肺不张	望诊	患侧胸廓下陷，肋间隙变窄，呼吸动度减弱或消失
	触诊	气管移向患侧，语音震颤减弱或消失
	叩诊	患侧呈浊音或实音
	听诊	呼吸音消失，听觉语音减弱或消失
气胸	望诊	患侧胸廓饱满，肋间隙增宽，呼吸动度减弱或消失
	触诊	气管移向对侧，患侧语音震颤减弱或消失
	叩诊	患侧呈鼓音。左侧气胸时，心界叩不出；右侧气胸时，肝浊音界下移
	听诊	患侧呼吸音减弱或消失

必考热点

1. 肺气肿望诊可见胸廓呈桶状，两侧呼吸动度减弱。
2. 阻塞性肺不张听诊可见呼吸音消失，听觉语音减弱或消失。
3. 气胸叩诊时，患侧呈鼓音。

第九节 心脏、血管检查

考点：心脏视诊、触诊及叩诊

心脏视诊、触诊及叩诊见表 11-3-33。

表 11-3-33 心脏视诊、触诊及叩诊

视诊	心前区隆起	①某些先天性心脏病，如法洛四联症、肺动脉瓣狭窄等。②儿童时期患慢性风湿性心脏病伴右心室增大者
	心尖搏动	甲状腺功能亢进症、重症贫血、发热等疾病时心尖搏动增强；心包积液、左侧气胸或胸腔积液、肺气肿等，心尖搏动减弱或消失；负性心尖搏动见于粘连性心包炎，也可见于显著右心室肥大时
触诊	心尖搏动异常	左心室肥大时，心尖搏动呈抬举性
	心脏震颤（猫喘）	是器质性心血管疾病的体征。震颤出现的时期、部位和临床意义见表 11-3-34
	心包摩擦感	是干性心包炎的体征，见于结核性、化脓性心包炎，也可见于风湿热、急性心肌梗死、尿毒症、系统性红斑狼疮等引起的心包炎。通常在胸骨左缘第 4 肋间最易触及，心脏收缩期和舒张期均可触及，以收缩期明显。坐位稍前倾或深呼气末更易触及
叩诊	叩诊方法	采用间接叩诊法，沿肋间隙从外向内、自下而上叩诊，板指与肋间隙平行并紧贴胸壁
	心脏浊音界改变的临床意义	心脏与血管本身病变如下。①左心室增大：心脏浊音界向左下扩大，使心脏外形呈靴形，见于主动脉瓣关闭不全、高血压性心脏病。②右心室增大：显著增大时，心界向左、右两侧扩大，以向左增大较为显著。常见于二尖瓣狭窄、肺心病。③左心房增大或合并肺动脉段扩大：心腰部饱满或膨出，心脏浊音区呈梨形，见于二尖瓣狭窄。④左、右心室增大：心界向两侧扩大，称为普大型心脏，见于扩张型心肌病等。⑤心包积液：坐位时心脏浊音界呈烧瓶形，卧位时心底部浊音界增宽
		心外因素：大量胸腔积液、积气时，心浊音界向健侧移位；胸膜增厚粘连、肺不张则使心界移向患侧；肺气肿时心浊音界变小

表 11-3-34　心脏常见震颤的临床意义

时期	部位	临床意义
收缩期	胸骨右缘第 2 肋间	主动脉瓣狭窄
	胸骨左缘第 2 肋间	肺动脉瓣狭窄
	胸骨左缘第 3、4 肋间	室间隔缺损
舒张期	心尖部	二尖瓣狭窄
连续性	胸骨左缘第 2 肋间及其附近	动脉导管未闭

必考热点

1. 法洛四联症、肺动脉瓣狭窄患者可见到心前区隆起。
2. 心脏震颤是器质性心血管疾病的体征，心包摩擦感是干性心包炎的体征。
3. 心包摩擦感通常在胸骨左缘第 4 肋间最易触及，心脏收缩期和舒张期均可触及。

考点：心脏瓣膜听诊区

心脏瓣膜听诊区见表 11-3-35。

表 11-3-35　心脏瓣膜听诊区

二尖瓣区	位于心尖搏动最强处，又称心尖区	
主动脉瓣区	主动脉瓣区	位于胸骨右缘第 2 肋间，主动脉瓣狭窄时的收缩期杂音在此区最响
	主动脉瓣第二听诊区	位于胸骨左缘第 3、4 肋间，主动脉瓣关闭不全时的舒张期杂音在此区最响
肺动脉瓣区	位于胸骨左缘第 2 肋间	
三尖瓣区	位于胸骨下端左缘，即胸骨左缘第 4、5 肋间处	

必考热点

1. 二尖瓣区位于心尖搏动最强处，又称心尖区。
2. 主动脉瓣狭窄时的收缩期杂音在主动脉瓣区最响。
3. 主动脉瓣关闭不全时的舒张期杂音在主动脉瓣第二听诊区最响。

考点：心率、心律、心音及心包摩擦音听诊

心率、心律、心音及心包摩擦音听诊见表 11-3-36。

表 11-3-36　心率、心律、心音及心包摩擦音听诊

心率听诊	正常成人心率为 60~100 次/分，超过 100 次/分为心动过速；低于 60 次/分为心动过缓
心律听诊	正常人的心律基本规则：呼吸性窦性心律不齐常见于健康青少年及儿童，表现为吸气时心率增快，呼气时心率减慢，屏住呼吸时节律变规整；期前收缩见于情绪激动、酗酒、饮浓茶以及各种心脏病、心脏手术、心导管检查、低血钾等；心房颤动（房颤）多见于二尖瓣狭窄、冠心病、甲状腺功能亢进症（甲亢），具有心律绝对不规则、S_1 强弱不等、脉搏短绌的听诊特点

续 表

心音听诊	正常心音		有第一心音（S_1）、第二心音（S_2）、第三心音（S_3）及第四心音（S_4）4个。S_1主要因二尖瓣、三尖瓣关闭振动而产生，标志心室收缩的开始；S_2主要因主动脉瓣、肺动脉瓣关闭振动而产生，标志心脏舒张期的开始
	心音改变及其临床意义		两个心音同时增强见于胸壁较薄、情绪激动、甲亢、发热、贫血等
			两个心音同时减弱见于肥胖、胸壁水肿、左侧胸腔积液、肺气肿、心包积液、缩窄性心包炎、甲状腺功能减退症、心肌炎、心肌病、心肌梗死、心功能不全等
			S_1增强见于发热、甲亢、二尖瓣狭窄等；S_1减弱见于心肌炎、心肌病、心肌梗死、二尖瓣关闭不全等。S_1强弱不等见于期前收缩、心房颤动、Ⅱ度房室传导阻滞、高度房室传导阻滞
			A_2增强见于高血压病、主动脉粥样硬化等；A_2减弱见于低血压、主动脉瓣狭窄和关闭不全
			P_2增强见于肺动脉高压、二尖瓣狭窄、左心功能不全、室间隔缺损、动脉导管未闭、肺心病；P_2减弱见于肺动脉瓣狭窄或关闭不全
			心音性质改变：钟摆律或胎心律见于大面积急性心肌梗死、重症心肌炎等
		心音分裂	S_1分裂：当左、右心室收缩明显不同步时，可出现S_1分裂，在二、三尖瓣听诊区都可听到，但以胸骨左下缘较清楚，多见于二尖瓣狭窄等，偶见于儿童及青少年
			S_2分裂：临床上较常见，由主、肺动脉瓣关闭明显不同步所致，在肺动脉瓣区听诊较明显。可见于青少年，尤以深吸气更明显
	喀喇音		收缩早期喀喇音（收缩早期喷射音）在心底部听诊最清楚。收缩中、晚期喀喇音在心尖部及其稍内侧最清楚，多见于二尖瓣脱垂
	奔马律		舒张早期奔马律是病理性第三心音，提示心脏有严重的器质性病变，见于各种原因的心力衰竭、急性心肌梗死、重症心肌炎等
	开瓣音		见于二尖瓣狭窄而瓣膜弹性尚好时，是二尖瓣分离术适应证的重要参考条件
心包摩擦音听诊			在胸骨左缘第3、4肋间隙较易听到，患者坐位稍前倾，深呼气后屏住呼吸时易于听到，见于急性心包炎

必考热点

1. 心房颤动（房颤）具有心律绝对不规则、S_1强弱不等、脉搏短绌的听诊特点。
2. 胸壁较薄、情绪激动、甲亢、发热、贫血等患者可听到两个心音同时增强。
3. 舒张早期奔马律是病理性第三心音，提示心脏有严重的器质性病变。
4. 心包摩擦音在胸骨左缘第3、4肋间隙较易听到。

考点：各瓣膜区常见杂音听诊

各瓣膜区常见杂音听诊见表11-3-37。

表11-3-37 各瓣膜区常见杂音听诊

二尖瓣区收缩期杂音	见于二尖瓣关闭不全、二尖瓣脱垂、冠心病乳头肌功能不全等，杂音为吹风样，较粗糙、响亮，多在3/6级以上，可占全收缩期
二尖瓣区舒张期杂音	二尖瓣狭窄时，心尖部可闻及舒张中晚期隆隆样杂音，呈递增型，音调较低而局限，左侧卧位呼气末时较清楚，常伴有S_1亢进、二尖瓣开放拍击音及舒张期震颤，P_2亢进及分裂
主动脉瓣区收缩期杂音	见于各种病因的主动脉瓣狭窄，杂音为喷射性，响亮而粗糙，呈递增-递减型，沿大血管向颈部传导，常伴有收缩期震颤及A_2减弱

续　表

主动脉瓣区舒张期杂音	在主动脉瓣第二听诊区深呼气末最易听到，为叹气样，递减型，可传至胸骨下端左侧或心尖部，常伴有 A_2 减弱及周围血管征，见于先天性或风湿性主动脉瓣关闭不全、梅毒性升主动脉炎等
肺动脉瓣区收缩期杂音	多见于先天性肺动脉瓣狭窄，杂音粗糙，呈喷射性，强度在 3/6 级以上，常伴收缩期震颤及 P_2 减弱
肺动脉瓣区舒张期杂音	器质性极少，多由相对性肺动脉瓣关闭不全所引起，常见于二尖瓣狭窄、肺心病等，伴明显肺动脉高压，杂音为叹气样，柔和，递减型，卧位吸气末增强，常伴 P_2 亢进，称为格雷厄姆·斯蒂尔杂音（Graham-Steell 杂音）
三尖瓣区收缩期杂音	器质性者极少见。多为右心室扩大导致的相对性三尖瓣关闭不全，见于二尖瓣狭窄、肺心病等，杂音柔和，在 3/6 级以下
其他部位的收缩期杂音	胸骨左缘第 3、4 肋间响亮而粗糙的收缩期杂音，该杂音或伴收缩期震颤，不向左腋下传导，见于室间隔缺损或肥厚型梗阻性心肌病
连续性杂音	这是一种连续、粗糙、类似机器转动的声音，在胸骨左缘第 2 肋间隙及其附近听到，见于动脉导管未闭

必考热点

1. 二尖瓣区收缩期杂音见于二尖瓣关闭不全、二尖瓣脱垂、冠心病乳头肌功能不全等。
2. 二尖瓣狭窄时，心尖部可闻及舒张中晚期隆隆样杂音，呈递增型，音调较低而局限。
3. 主动脉瓣区收缩期杂音为喷射性，响亮而粗糙，呈递增-递减型。

考点：血管检查及周围血管征

血管检查及周围血管征见表 11-3-38。

表 11-3-38　血管检查及周围血管征

毛细血管搏动征	是指用手指轻压患者指甲床末端，或以干净玻片轻压患者口唇黏膜，如见到红白交替的、与患者心搏一致的节律性微血管搏动现象
水冲脉	脉搏骤起骤降，急促而有力。检查者用手紧握患者手腕掌面，将患者的前臂高举过头，则水冲脉更易触知
交替脉	为一种节律正常而强弱交替的脉搏，为左室衰竭的重要体征，见于高血压心脏病、急性心肌梗死或主动脉瓣关闭不全等
重搏脉	见于伤寒、败血症、低血容量休克等
奇脉	指吸气时脉搏明显减弱或消失的现象，又称为吸停脉。常见于心包积液和缩窄性心包炎时，是心脏压塞的重要体征之一
无脉	即脉搏消失，见于严重休克及多发性大动脉炎
枪击音与杜氏双重杂音	将听诊器体件放在肱动脉等外周较大动脉的表面，可听到与心跳一致的“嗒——嗒——”音，称为枪击音。如再稍加压力，则可听到收缩期与舒张期双重杂音，即杜氏双重杂音
其他血管杂音	在甲亢患者肿大的甲状腺上可听到血管杂音，常为连续性，收缩期较强
	主动脉瘤时，在相应部位可听到收缩期杂音
	动静脉瘘时，在病变部位可听到连续性杂音
	肾动脉狭窄时，可在腰背部及腹部听到收缩期杂音

必考热点

1. 检查者用手紧握患者手腕掌面，将患者的前臂高举过头，则水冲脉更易触知。
2. 交替脉为左室衰竭的重要体征。

第十节 腹部检查

考点：腹部视诊

腹部视诊见表 11-3-39。

表 11-3-39 腹部视诊

腹部外形	全腹膨隆	见于各种原因的肠梗阻或肠麻痹、气腹、腹腔巨大肿块（如巨大卵巢囊肿等）以及肝硬化门静脉高压症、右心衰竭、缩窄性心包炎、肾病综合征、结核性腹膜炎、腹膜转移癌等引起的腹水
	局部膨隆	常见于腹部炎性包块、胃肠胀气、脏器肿大、腹内肿瘤、腹壁肿瘤和疝等
	全腹凹陷	见于严重脱水、明显消瘦及恶病质等，严重者呈舟状腹
呼吸运动		腹式呼吸减弱见于各种原因的急腹症、大量腹水、腹腔巨大肿瘤等；腹式呼吸消失见于急性弥漫性腹膜炎等
腹壁静脉		门静脉高压时，腹壁曲张的静脉以脐为中心向周围伸展，肚脐以上腹壁静脉血流方向从下向上，肚脐以下腹壁静脉血流方向自上向下
		上腔静脉梗阻时，胸腹壁静脉血流方向自上向下，流入下腔静脉
		下腔静脉梗阻时，腹壁浅静脉血流方向向上，进入上腔静脉
胃肠型和蠕动波		幽门梗阻时，可见到胃蠕动波自左肋缘下向右缓慢推进（正蠕动波），有时可见到逆蠕动波及胃型；脐部出现肠蠕动波见于小肠梗阻。严重梗阻时，脐部可见横行排列呈多层梯形的肠型和较大肠蠕动波；结肠梗阻时，宽大的肠型多出现于腹壁周边，同时盲肠多胀大呈球形

必考热点

1. 全腹凹陷见于严重脱水、明显消瘦及恶病质等，严重者呈舟状腹。
2. 腹式呼吸减弱见于各种原因的急腹症、大量腹水、腹腔巨大肿瘤等；腹式呼吸消失见于急性弥漫性腹膜炎等。
3. 脐部出现肠蠕动波见于小肠梗阻。

考点：腹部触诊

腹部触诊见表 11-3-40。

表 11-3-40 腹部触诊

腹壁紧张度增加（腹肌紧张）	弥漫性腹肌紧张多见于胃肠道穿孔或实质脏器破裂所致的急性弥漫性腹膜炎，此时腹壁常强直，硬如木板，故称为板状腹
	局限性腹肌紧张多系局限性腹膜炎所致，如右下腹腹壁紧张多见于急性阑尾炎，右上腹腹壁紧张多见于急性胆囊炎；腹膜慢性炎症时，触诊如揉面团一样，称为揉面感，常见于结核性腹膜炎、癌性腹膜炎
腹壁紧张度减低或消失	全腹紧张度减低见于慢性消耗性疾病或刚放出大量腹水者，也可见于身体瘦弱的老年人和经产妇；全腹紧张度消失见于脊髓损伤所致的腹肌瘫痪和重症肌无力等
压痛	广泛性压痛见于弥漫性腹膜炎
	局限性压痛见于局限性腹膜炎或局部脏器的病变
反跳痛	腹肌紧张伴压痛、反跳痛称为腹膜刺激征，是急性腹膜炎的可靠体征。表示炎症已波及腹膜壁层

续　表

液波震颤	检查时患者仰卧，医师用手掌面贴于患者一侧腹壁，另一手四指并拢屈曲，用指端迅速叩击对侧腹壁，如腹腔内有大量游离液体（3000~4000ml 以上），则贴于腹壁的手掌可感到液波的冲击，称为液波震颤或波动感。为防止腹壁本身的震动传至对侧，可让另一人将手掌尺侧缘轻压于患者脐部腹中线上，即可阻止腹壁震动的传导

必考热点

1. 明确而固定的压痛点是诊断某些疾病的重要依据。
2. 腹肌紧张伴压痛、反跳痛是急性腹膜炎的可靠体征。

考点：腹内脏器触诊

腹内脏器触诊见表 11-3-41。

表 11-3-41　腹内脏器触诊

肝脏触诊	检查方法	采用单手或双手触诊法，分别在右侧锁骨中线延长线和前正中线上触诊肝脏右叶和左叶。检查时患者取仰卧位，双腿稍屈曲，使腹壁松弛，医师位于患者右侧
	正常肝脏	正常成人的肝脏一般触不到，但腹壁松弛的瘦者于深吸气时可触及肝下缘，多在肋弓下 1cm 以内，剑突下如能触及肝左叶，多在 3cm 以内。2 岁以下小儿的肝脏相对较大，易触及。正常肝脏质地柔软，边缘较薄，表面光滑，无压痛和叩击痛
	注意事项	触及肝脏时，应详细描述其大小、质地、表面光滑度及边缘情况、有无压痛及搏动等
	肝脏大小变化的临床意义	弥漫性肝大见于肝炎、脂肪肝、肝淤血、早期肝硬化、白血病、血吸虫病等；局限性肝大见于肝脓肿、肝囊肿（包括肝包虫病）、肝肿瘤等；肝脏缩小见于急性和亚急性重型肝炎、晚期肝硬化
	肝脏质地分级	分为质软、质韧（中等硬度）和质硬三级。正常肝脏质地柔软，如触口唇；急性肝炎及脂肪肝时质地稍韧；慢性肝炎质韧，如触鼻尖；肝硬化质硬，肝癌质地最硬，如触前额；肝脓肿或囊肿有积液时呈囊性感
	肝脏常见疾病的临床表现	急性肝炎时肝轻度大，质稍韧，表面光滑，边缘钝，有压痛
		慢性肝炎时肝大较明显，质韧或稍硬，压痛较轻
		肝硬化早期肝常增大，晚期则缩小变硬，表面呈结节状，边缘较薄，无压痛
		肝癌时肝脏进行性增大，质坚硬如石，表面呈大小不等的结节状或巨块状，高低不平，边缘不整，压痛明显
		脂肪肝所致的肝大，质软或稍韧，表面光滑，无压痛
		肝淤血时肝脏明显增大，质韧，表面光滑，边缘圆钝，有压痛，右心衰竭引起的肝淤血增大时，压迫右上腹肝区，可使颈静脉怒张更明显，称为肝-颈静脉回流征阳性，还可见于心包积液、缩窄性心包炎
胆囊触诊	墨菲征的检查方法	医师将左手掌平放在被检者的右肋，拇指放在胆囊点，用中等压力按压腹壁，然后嘱被检者缓慢深呼吸，如果深吸气时被检者因疼痛而突然屏气，则称墨菲征（Murphy sign）阳性，见于急性胆囊炎
	临床意义	正常胆囊不能触到。急性胆囊炎时胆囊增大，呈囊性感，压痛明显，常有墨菲征阳性；胰头癌压迫胆总管导致胆囊显著增大时无压痛，但有逐渐加深的黄疸，称库瓦西耶征（Courvoisier sign）阳性；胆囊增大，有实性感者，见于胆囊结石或胆囊癌

续 表

脾脏触诊	检查方法	仰卧位或右侧卧位，右下肢伸直，左下肢屈髋、屈膝进行检查
	注意事项	正常脾脏不能触及。内脏下垂、左侧大量胸腔积液或积气时，脾向下移而可触及。除此之外能触及脾脏，则提示脾大。触及脾脏后应注意其大小、质地、表面形态、有无压痛及摩擦感等
	脾大的分度方法	深吸气时脾脏在肋下不超过2cm者为轻度大；超过2cm但在脐水平线以上，为中度大；超过脐水平线或前正中线为高度大，又称巨脾。中度以上脾大时其右缘常可触及脾切迹，这一特征可与左肋下其他肿块相鉴别
	脾大的测量方法	用三线记录法（单位：厘米），甲乙线测量左锁骨中线与左肋缘交点（甲点）至脾下缘（乙点）之间的距离；甲丙线是测量甲点至脾脏最远端（丙点）之间的距离；丁戊线是测量脾右缘丁点与前正中线之间的距离；如脾脏高度增大，向右越过前正中线，则测量脾右缘至前正中线的最大距离，以“+”表示；未超过前正中线，则测量脾右缘与前正中线的最短距离，以“-”表示
	脾大的临床意义	轻度脾大见于慢性肝炎、血行播散型肺结核、伤寒、感染性心内膜炎、败血症和急性疟疾等，一般质地较柔软。中度脾大见于肝硬化、慢性溶血性黄疸、慢性淋巴细胞性白血病、系统性红斑狼疮、疟疾后遗症及淋巴瘤等，一般质地较硬。高度脾大，表面光滑者见于慢性粒细胞性白血病、慢性疟疾和骨髓纤维化症等。表面不平而有结节者见于淋巴瘤和恶性组织细胞病等。脾脓肿、脾梗死和脾周围炎时，可触到摩擦感且压痛明显
肾脏触诊	触诊方法	常用双手触诊法。患者可取仰卧位或立位。医师位于患者右侧，将左手掌放在患者右后腰部向上托（触诊左肾时，左手绕过患者前方托住左后腰部），右手掌平放于被检侧季肋部，以微弯的手指指端放在肋弓下方，随患者呼气，右手逐渐深压向后腹壁，与在后腰部向上托起的左手试图接近，双手夹触肾。如未触及肾脏，应让患者深吸气，此时随吸气下移的肾脏可能滑入双手之间而被触知。如能触及肾脏大部分，将其在两手间夹住时，患者常有类似恶心或酸痛的不适感。有时只能触及光滑、圆钝的肾下极，它常从触诊的手中滑出
	注意事项	触及肾脏时应注意其大小、形状、质地、表面状态、敏感性和移动度等。正常肾脏表面光滑而圆钝，质地结实而富有弹性，有浮沉感。但正常人肾脏一般不能触及，身材瘦长者有时可触及右肾下极。肾脏代偿性增大、肾下垂及游走肾常被触及
	临床意义	肾脏肿大见于肾盂积水或积脓、肾肿瘤及多囊肾等。肾盂积水或积脓时，其质地柔软，富有弹性，有波动感；肾肿瘤则质地坚硬，表面凹凸不平；多囊肾时，肾脏不规则增大，有囊性感 炎性疾病时，可在一些部位出现压痛点：①季肋点：在第10肋骨前端。②上输尿管点：在脐水平线上，腹直肌外缘。③中输尿管点：在两侧髂前上棘水平，腹直肌外缘，相当于输尿管第二狭窄处（入骨盆腔处）。④肋脊点：在背部脊柱与第12肋所成的夹角顶点，又称肋脊角。⑤肋腰点：又称肋腰角，在第12肋与腰肌外缘的夹角顶点

必考热点

1. 肝硬化早期肝常大，晚期则缩小变硬，表面呈结节状，边缘较薄，无压痛。
2. 高度脾大，表面光滑者见于慢性粒细胞性白血病、慢性疟疾和骨髓纤维化症等。
3. 肾脏触诊常用双手触诊法。
4. 炎性疾病时，可在季肋点出现压痛点。季肋点在第10肋骨前端。

考点：腹部叩诊

腹部叩诊见表11-3-42。

表 11-3-42　腹部叩诊

肝浊音界向上移位	见于右肺不张、气腹及鼓肠等
肝浊音界向下移位	见于肺气肿、右侧张力性气胸等
肝浊音界扩大	见于肝炎、肝脓肿、肝淤血、肝癌和多囊肝等
肝浊音界缩小	见于急性重型肝炎、晚期肝硬化和胃肠胀气等
肝浊音界消失，代之以鼓音	是急性胃肠穿孔的重要征象，亦可见于人工气腹。肝炎、肝脓肿时可出现肝区叩击痛
脾浊音区缩小或消失	见于左侧气胸、胃扩张及鼓肠等
脾浊音区扩大	见于脾大
移动性浊音	见于肝硬化门静脉高压症、右心衰竭、肾病综合征、严重营养不良以及渗出性腹膜炎（如结核性或自发性）等引起的腹水

必考热点

1. 除肝脏、脾脏所在部位外，正常腹部叩诊音主要为鼓音。
2. 肝浊音界向上移位见于右肺不张、气腹及鼓肠等；肝浊音界向下移位见于肺气肿、右侧张力性气胸等。
3. 急性胃肠穿孔的重要征象是肝浊音界消失，代之以鼓音。

考点：腹部听诊

腹部听诊见表 11-3-43。

表 11-3-43　腹部听诊

肠鸣音（肠蠕动音）	正常肠鸣音每分钟 4~5 次，在脐部或右下腹部听得最清楚。当肠鸣音超过每分钟 10 次称为肠鸣音频繁，见于服泻药后、急性肠炎或胃肠道大出血等
	肠鸣音次数多，且呈响亮、高亢的金属音，称肠鸣音亢进，见于机械性肠梗阻
	肠鸣音明显少于正常，或 3~5 分钟以上才听到一次，称肠鸣音减弱或稀少，见于老年性便秘、电解质紊乱（低血钾）及胃肠动力低下等
	持续听诊 3~5 分钟未闻及肠鸣音，称肠鸣音消失或静腹，见于急性腹膜炎或各种原因所致的麻痹性肠梗阻
上腹部振水音	若空腹或餐后 6 小时以上仍有此音，则提示胃内有液体潴留，见于胃扩张、幽门梗阻及胃液分泌过多等
血管杂音	上腹部的两侧出现收缩期血管杂音常提示肾动脉狭窄
	左叶肝癌压迫肝动脉或腹主动脉时，可在包块部位闻及吹风样血管杂音
	中腹部收缩期血管杂音提示腹主动脉瘤或腹主动脉狭窄
	肝硬化门静脉高压侧支循环形成时，在脐周可闻及连续性的嗡鸣音

必考热点

1. 正常肠鸣音在脐部或右下腹部听得最清楚。
2. 上腹部的两侧出现收缩期血管杂音常提示肾动脉狭窄。

第十一节　肛门、直肠检查及临床意义

考点：肛门、直肠视诊与指诊

肛门、直肠视诊与指诊见表11-3-44。

表11-3-44　肛门、直肠视诊与指诊

视诊	根据病情需要采取肘膝位、仰卧位、截石位、左侧卧位或蹲位等体位，观察患者肛门及周围情况。正常肛门周围皮肤色较黑，可见皮肤皱褶自肛门向外周放射。视诊肛门时注意观察肛门有无闭锁或狭窄、有无伤口及感染、有无肛瘘及肛裂、有无直肠脱垂、有无痔疮，并注意区分是外痔（肛门齿状线以下的紫红色包块，表面为皮肤）、内痔（肛门齿状线以上的紫红色包块，表面为黏膜），还是混合痔
指诊	指诊有剧烈触痛见于肛裂与感染；触痛并有波动感见于肛门、直肠周围脓肿
	触及柔软光滑而有弹性的包块见于直肠息肉
	触及质地坚硬、表面凹凸不平的包块应考虑直肠癌

必考热点

1. 视诊根据病情需要采取肘膝位、仰卧位、截石位、左侧卧位或蹲位等体位，观察患者肛门及周围情况。
2. 肛门、直肠指诊对肛门直肠疾病的诊断有重要价值。

第十二节　脊柱与四肢检查及临床意义

考点：脊柱检查

脊柱检查见表11-3-45。

表11-3-45　脊柱检查

脊柱弯曲度	脊柱后凸多发生于胸段，见于佝偻病、脊柱结核、强直性脊柱炎、脊柱退行性变等
	脊柱前凸多发生于腰段，见于大量腹水、腹腔巨大肿瘤、髋关节结核及髋关节后脱位等
	脊柱侧弯：姿势性侧弯多见于儿童发育期坐立位姿势不良、椎间盘突出症、脊髓灰质炎等；器质性侧弯时，改变体位不能使侧弯得到纠正，见于佝偻病、脊椎损伤、胸膜肥厚等
脊柱活动度	脊柱活动受限常见于软组织损伤、骨质增生、骨质破坏、脊椎骨折或脱位、腰椎间盘突出
脊柱压痛与叩击痛	若某一部位有压痛与叩击痛，提示该处有病变，如脊椎结核、脊椎骨折、脊椎肿瘤、椎间盘突出等

必考热点

1. 脊柱后凸多发生于胸段，见于佝偻病、脊柱结核、强直性脊柱炎、脊柱退行性变等。
2. 脊柱前凸多发生于腰段，见于大量腹水、腹腔巨大肿瘤、髋关节结核及髋关节后脱位等。

考点：四肢、关节检查

四肢、关节检查见表11-3-46。

表 11-3-46　四肢、关节检查

匙状甲（反甲）	常见于缺铁性贫血，偶见于风湿热
杵状指（趾）	常见于支气管扩张、支气管肺癌、慢性肺脓肿、脓胸以及发绀型先天性心脏病、亚急性感染性心内膜炎等
指关节变形	以类风湿关节炎引起的梭形关节最常见
"O"形腿、"X"形腿	常见于佝偻病及大骨节病
膝关节变形	常见于风湿性关节炎活动期、结核性关节炎
足内翻、足外翻	先天畸形、脊髓灰质炎后遗症等
肢端肥大	腺垂体功能亢进、生长激素分泌过多引起的肢端肥大症
下肢静脉曲张	常见于从事站立性工作者或栓塞性静脉炎患者
关节活动障碍	见于相应部位骨折、脱位、炎症、肿瘤、退行性病变及肌腱、软组织损伤等

必考热点

1. 匙状甲（反甲）常见于缺铁性贫血，偶见于风湿热。
2. 指关节变形以类风湿关节炎引起的梭形关节最常见。

第十三节　神经系统检查及临床意义

考点：脑神经检查

脑神经检查见表 11-3-47。

表 11-3-47　脑神经检查

视神经	视神经检查包括视力、视野和眼底检查
	视野反映黄斑中央凹以外的视网膜及视觉通路的功能，视觉通路的任何部位受到损害，都可引起视野缺损
	眼底检查需要用检眼镜，观察视盘、视网膜、视网膜血管、黄斑有无异常。视盘水肿常见于颅内肿瘤、视神经受压迫等，如颅内出血、脑膜炎、脑炎等引起的颅内压增高。视网膜出血常见于高血压、出血性疾病等。视网膜有渗出物可见于高血压、慢性肾小球肾炎、妊娠期高血压疾病等。原发性视神经萎缩见于球后视神经炎或肿瘤
动眼神经	位于中脑，支配上直肌、下直肌、内直肌、下斜肌、上睑提肌、瞳孔括约肌和睫状肌
	动眼神经麻痹可表现为上睑下垂；眼球转向外下方，有外斜视和复视；眼球不能向上、向下、向内转动；瞳孔扩大；对光反射、调节反射、集合反射消失。常见于颅底肿瘤、结核性脑膜炎、脑出血合并脑疝等
三叉神经	位于脑桥，主要支配面部感觉和咀嚼运动
	三叉神经刺激性病变时，可出现三叉神经痛，常表现为突然发作的一侧面部剧痛，可在眶上孔、上颌孔和颏孔三处有压痛点，且按压时可诱发疼痛
面神经	面神经主要支配面部表情肌和分管舌前 2/3 味觉。面神经核位于脑桥，分上、下两部分：上部受双侧大脑皮质运动区支配，下部仅受对侧大脑皮质运动区支配

必考热点

1. 视神经检查包括视力、视野、眼底检查。
2. 视野反映黄斑中央凹以外的视网膜及视觉通路的功能。
3. 原发性视神经萎缩见于球后视神经炎或肿瘤。

4. 动眼神经麻痹常见于颅底肿瘤、结核性脑膜炎、脑出血合并脑疝等。

考点：感觉功能检查、感觉障碍及其常见类型

1. 感觉功能检查　见表 11-3-48。

表 11-3-48　感觉功能检查

浅感觉	包括痛觉、触觉、温度觉
深感觉	包括运动觉、位置觉、振动觉
复合感觉（皮质感觉）	包括定位觉、两点辨别觉、立体觉和图形觉

2. 感觉障碍　形式有疼痛、感觉减退、感觉异常、感觉过敏、感觉过度和感觉分离。
3. 感觉障碍的类型　见表 11-3-49。

表 11-3-49　感觉障碍的类型

末梢型	表现为肢体远端对称性完全性感觉缺失，呈手套状、袜套状分布，也可有感觉异常、感觉过度和疼痛等	多见于多发性神经炎
神经根型	感觉障碍范围与某种神经根的节段分布一致，呈节段型或带状，在躯干呈横轴走向，在四肢呈纵轴走向	见于椎间盘突出症、颈椎病和神经根炎等
脊髓型	脊髓横贯型：病变平面以上完全正常，病变平面以下各种感觉均缺失，并伴有截瘫或四肢瘫，排尿排便障碍	多见于急性脊髓炎、脊髓外伤等
	脊髓半横贯型：特点为病变同侧损伤平面以下深感觉丧失及痉挛性瘫痪，对侧痛、温觉丧失	见于脊髓外肿瘤和脊髓外伤等
内囊型	表现为病灶对侧半身感觉障碍、偏瘫、同向偏盲，常称为三偏征	常见于脑血管疾病
脑干型	表现为同侧面部感觉缺失和对侧躯干及肢体感觉缺失	见于炎症、肿瘤和血管病变
皮质型	特点为上肢或下肢感觉障碍，并有复合感觉障碍	见于大脑皮质感觉区损害

必考热点

1. 末梢型感觉障碍表现为肢体远端对称性完全性感觉缺失，呈手套状、袜套状分布，也可有感觉异常、感觉过度和疼痛等。
2. 末梢型感觉障碍多见于多发性神经炎。
3. 内囊型感觉障碍表现为病灶对侧半身感觉障碍、偏瘫、同向偏盲，常见于脑血管疾病。

考点：运动功能检查

运动功能检查见表 11-3-50。

表 11-3-50　运动功能检查

随意运动	随意运动	分为 6 级。0 级为全瘫，1~4 级为不完全瘫痪（轻瘫），5 级为正常肌力
	瘫痪的表现形式	①单瘫多见于脊髓灰质炎。②偏瘫多见于颅内病变或脑卒中。③交叉性偏瘫为一侧偏瘫及对侧脑神经损害。④截瘫见于脊髓外伤、炎症等

续　表

被动运动	张力过低或缺失	见于周围神经、脊髓灰质前角及小脑病变
	折刀样张力过高	见于锥体束损害
	铅管样肌张力过高	见于锥体外系损害，如帕金森病
不自主运动	震颤	静止性震颤见于帕金森病；动作性震颤见于小脑病变；扑翼样震颤主要见于肝性脑病
	舞蹈症	多见于儿童脑风湿病变
	手足搐搦	见于低钙血症和碱中毒
共济运动	检查方法	指鼻试验、对指试验、轮替动作、跟-膝-胫试验等
	临床意义	正常人动作协调、稳准，如动作笨拙和不协调时称为共济失调。按病损部位分为小脑性、感觉性及前庭性共济失调

必考热点

1. 折刀样张力过高见于锥体束损害，铅管样肌张力过高见于锥体外系损害。
2. 静止性震颤见于帕金森病；动作性震颤见于小脑病变；扑翼样震颤主要见于肝性脑病。

考点：神经反射检查

神经反射检查见表 11-3-51。

表 11-3-51　神经反射检查

浅反射	角膜反射	直接角膜反射存在，间接角膜反射消失，为受刺激对侧的面神经瘫痪；直接角膜反射消失，间接角膜反射存在，为受刺激侧的面神经瘫痪；直接、间接角膜反射均消失为受刺激侧三叉神经病变；深昏迷患者角膜反射也消失
	腹壁反射	上部腹壁反射消失说明病变在胸髓 7~8 节；中部腹壁反射消失说明病变在胸髓 9~10 节；下部腹壁反射消失说明病变在胸髓 11~12 节；一侧腹壁反射消失，多见于同侧锥体束病损；上、中、下腹壁反射均消失见于昏迷或急腹症患者；肥胖、老年人、经产妇也可见腹壁反射消失
	提睾反射	一侧反射减弱或消失见于锥体束损害，或腹股沟疝、阴囊水肿、睾丸炎等；双侧反射消失见于腰髓 1~2 节病损
深反射	检查内容	肱二头肌反射、肱三头肌反射、桡骨骨膜反射、膝反射、踝反射、阵挛（髌阵挛、踝阵挛）
	临床意义	深反射减弱或消失多为器质性病变，是相应脊髓节段或所属的脊神经的病变，常见于末梢神经炎、神经根炎、脊髓灰质炎、脑或脊髓休克状态等
		深反射亢进见于锥体束的病变，如急性脑血管病、急性脊髓炎休克期过后等
病理反射	检查内容	巴宾斯基（Babinski）征、奥本海姆（Oppenheim）征、戈登（Gordon）征、查多克（Chaddock）征、霍夫曼（Hoffmann）征
	临床意义	锥体束病变时，失去对脑干和脊髓的抑制功能而出现的低级反射现象称为病理反射。一岁半以内的婴幼儿由于锥体束尚未发育完善，可以出现上述反射现象。成人出现则为病理反射
脑膜刺激征	检查内容	颈强直、凯尔尼格（Kernig）征、布鲁津斯基（Brudzinski）征
	临床意义	脑膜刺激征阳性见于各种脑膜炎、蛛网膜下腔出血等。颈强直也可见于颈椎病、颈部肌肉病变。凯尔尼格征也可见于坐骨神经痛、腰骶神经根炎等
拉塞格征	为坐骨神经根受刺激的表现，又称坐骨神经受刺激征	
	阳性见于腰椎间盘突出症、坐骨神经痛、腰骶神经根炎等	

必考热点

1. 上部腹壁反射消失说明病变在胸髓7~8节；中部腹壁反射消失说明病变在胸髓9~10节；下部腹壁反射消失说明病变在胸髓11~12节。
2. 脑膜刺激征阳性见各种脑膜炎、蛛网膜下腔出血等。
3. 直接角膜反射存在，间接角膜反射消失，为受刺激对侧的面神经瘫痪。
4. 直接、间接角膜反射均消失为受刺激侧三叉神经病变。

第四单元 实验室诊断

第一节 血液的一般检查及临床意义

考点：血液的一般检查及临床意义

血液的一般检查及临床意义见表11-4-1。

表11-4-1 血液的一般检查及临床意义

检查项目	正常值		临床意义	
	男性	女性	数值增加	数值减少
血红蛋白（g/L）	130~175	115~150	血液浓缩、缺氧、真性红细胞增多症	造血原料不足、造血功能障碍、红细胞破坏或丢失过多
红细胞（$\times10^{12}$/L）	4.3~5.8	3.8~5.1		
白细胞（中性粒细胞）	(3.5~9.5)$\times10^9$/L		急性感染、内出血、中毒性痢疾	病毒感染、药物、理化因素
白细胞（嗜酸粒细胞）			变态反应、寄生虫、血液病	伤寒、副伤寒
白细胞（淋巴细胞）			病毒或杆菌感染、血液病	放射线、应用皮质激素
血小板	(125~350)$\times10^9$/L		真性红细胞增多症、出血性血小板增多症、白血病	生成障碍、破坏亢进
网织红细胞	(24~84)$\times10^9$/L		反应骨髓造血功能	
红细胞沉降率（mm/h）	0~15	0~20	炎症、组织损伤、恶性肿瘤、高球蛋白血症、贫血	—
C反应蛋白（CRP）	血清	<10mg/L	各种急性化脓性炎症、菌血症、组织坏死、恶性肿瘤早期	—

必考热点

1. 血红蛋白（Hb）的参考值：男性130~175g/L；女性115~150g/L。
2. 红细胞（RBC）的参考值：男性（4.3~5.8）$\times10^{12}$/L；女性（3.8~5.1）$\times10^{12}$/L。
3. 叶酸及/或维生素B_{12}缺乏所致的巨幼细胞贫血是由于红细胞生成减少引起的。

第二节 血栓与止血检查

考点：血栓与止血检查

1. 出血时间测定 见表11-4-2。

表 11-4-2　出血时间测定的参考值与临床意义

参考值	6.9±2.1 分钟（测定器法），超过 9 分钟为异常
临床意义	出血时间（BT）延长见于：①血小板显著减少：如原发性或继发性血小板减少性紫癜。②血小板功能异常：如血小板无力症、巨大血小板综合征。③毛细血管壁异常：如遗传性出血性毛细血管扩张症、维生素 C 缺乏症。④某些凝血因子严重缺乏：如血管性血友病、DIC

2. 血小板聚集试验　见表 11-4-3。

表 11-4-3　血小板聚集试验的参考值与临床意义

参考值	采用血小板聚集仪比浊法进行血小板聚集试验（PAgT），因加入的血小板致聚剂不同，参考值不同	
临床意义	PAgT 增高	反映血小板聚集功能增强，见于血栓前状态和血栓性疾病，如心肌梗死、心绞痛、糖尿病、脑血管疾病、高脂血症、抗原-抗体复合物反应、人工心脏和瓣膜移植术等
	PAgT 减低	反映血小板聚集功能减低，见于血小板无力症、尿毒症、肝硬化、骨髓增生性疾病、原发性血小板减少性紫癜、急性白血病等

3. 凝血因子检测　见表 11-4-4。

表 11-4-4　凝血因子检测的参考值与临床意义

活化部分凝血活酶原时间（APTT）测定	参考值	32~43 秒（手工法），较正常对照延长 10 秒以上为异常
	临床意义	APTT 延长：血浆Ⅷ、Ⅸ、Ⅺ因子缺乏、凝血酶原严重减少、纤维蛋白原严重减少、纤溶亢进
		APTT 缩短：见于血栓性疾病和血栓前状态，但灵敏度、特异度差
血浆凝血酶原时间（PT）测定	参考值	11~13 秒。应有正常对照，超过正常对照 3 秒以上为异常
	临床意义	PT 延长：先天性凝血因子异常、后天性凝血因子异常
		PT 缩短：主要见于血液高凝状态，如 DIC 早期、脑血栓形成、心肌梗死、深静脉血栓形成、多发性骨髓瘤等
血浆纤维蛋白原（Fg）测定	参考值	2~4g/L（凝血酶比浊法）
	临床意义	增高：见于糖尿病、急性心肌梗死、急性肾小球肾炎、多发性骨髓瘤、休克、大手术后、急性感染、妊娠期高血压疾病、恶性肿瘤及血栓前状态等
		减低：见于 DIC、原发性纤溶症、重症肝炎和肝硬化等

4. 纤溶活性检测　见表 11-4-5。

表 11-4-5　纤溶活性检测的参考值与临床意义

血浆 D-二聚体测定	参考值	0~0.256mg/L
	临床意义	继发性纤溶症：阳性或增高，见于 DIC，恶性肿瘤，各种栓塞，心、肝、肾疾病等
		原发性纤溶症：为阴性或不升高
血浆鱼精蛋白副凝固试验（3P 试验）	参考值	阴性
	临床意义	阳性：见于 DIC 的早、中期。但在恶性肿瘤、上消化道出血、外科大手术后、败血症、肾小球疾病、人工流产、分娩等也可出现假阳性
		阴性：见于正常人、晚期 DIC 和原发性纤溶症

5. 口服抗凝药治疗监测　见表 11-4-6。

表 11-4-6　口服抗凝药治疗监测的参考值与临床意义

参考值	1.0±0.2
临床意义	WHO推荐应用国际标准化比值（INR）作为首选口服抗凝剂的监测试验，建议INR维持在2.0~2.5为宜，一般不超过3，小于1.5提示抗凝无效

必考热点

1. APTT是监测肝素治疗的首选指标。
2. 血浆凝血酶原时间（PT）的参考值为11~13秒。应有正常对照，超过正常对照3秒以上为异常。
3. 世界卫生组织（WHO）推荐应用国际标准化比值（INR）作为首选口服抗凝剂的监测试验。

第三节　骨髓检查

考点：骨髓细胞学检查的临床意义及骨髓增生程度分级

骨髓细胞学检查的临床意义见表11-4-7。

表 11-4-7　骨髓细胞学检查的临床意义

骨髓细胞学检查的临床意义	确定诊断造血系统疾病	对各型白血病、恶性组织细胞病、多发性骨髓瘤、巨幼细胞贫血、再生障碍性贫血、典型的缺铁性贫血等，具有确定诊断的作用
	辅助诊断造血系统疾病	对增生性贫血（如溶血性贫血）、血小板减少性紫癜、骨髓增生异常综合征、骨髓增殖性疾病（如真性红细胞增多症、原发性血小板增多症等）、脾功能亢进、粒细胞减少症和粒细胞缺乏症等有辅助诊断价值
	诊断其他非造血系统疾病	查找感染性疾病的相应病原体，如疟疾、感染性心内膜炎、黑热病、伤寒等；某些骨髓转移癌（瘤）；某些代谢疾病等
	鉴别诊断	凡临床上遇到原因不明的发热，恶病质，肝脾大、淋巴结肿大，骨痛或关节痛等，外周血细胞数量或质量异常原因不明时，均可做骨髓细胞学检查

骨髓内有核细胞的多少反映骨髓的增生情况，一般以成熟红细胞和有核细胞的比例判断骨髓增生的程度。骨髓增生程度的分级见表11-4-8

表 11-4-8　骨髓增生程度的分级

增生程度	成熟红细胞：有核细胞	有核细胞（%）	常见原因
极度活跃	1∶1	>50	各种白血病
明显活跃	10∶1	10~50	白血病、增生性贫血、骨髓增殖性疾病
活跃	20∶1	1~10	正常骨髓、某些贫血
减低	50∶1	0.5~1	非重型再障、粒细胞减少或缺乏症
极度减低	200∶1	<0.5	重型再障

必考热点

骨髓内有核细胞的多少反映骨髓的增生情况，一般以成熟红细胞和有核细胞的比例判断骨髓增生的程度。

第四节　肝脏病实验室检查

考点：肝脏病实验室检查

1. 蛋白质代谢检查　见表 11-4-8。

表 11-4-8　肝脏病的蛋白质代谢检查

血清蛋白	参考值	血清总蛋白（STP）60~80g/L；白蛋白（A）40~55g/L；球蛋白（G）20~30g/L；A/G（1.5~2.5）:1
	临床意义	STP<60g/L 或 A<25g/L，称为低蛋白血症
		STP>80g/L 或 G>35g/L，称为高蛋白血症或高球蛋白血症
血清蛋白电泳	参考值	醋酸纤维素膜法：白蛋白 0.62~0.71；α_1球蛋白 0.03~0.04；α_2球蛋白 0.06~0.10；β 球蛋白 0.07~0.11；γ 球蛋白 0.09~0.18

2. 胆红素代谢检查　见表 11-4-9。

表 11-4-9　肝脏病的胆红素代谢检查

血清总胆红素、结合胆红素、非结合胆红素测定	血清总胆红素（STB）3.4~17.1μmol/L；结合胆红素（CB）0~6.8μmol/L；非结合胆红素（UCB）1.7~10.2μmol/L
	判断有无黄疸；反映黄疸程度；鉴别黄疸类型
尿胆红素定性试验	正常定性为阴性
	尿胆红素定性试验阳性提示血液中 CB 增高。肝细胞性黄疸为阳性；阻塞性黄疸为强阳性；溶血性黄疸为阴性
尿胆原检查	阴性或弱阳性反应（阳性稀释度在 1∶20 以下）。定量：0.84~4.20μmol/(L·24h)
	尿胆原增高：①溶血性黄疸时明显增高。②肝细胞黄疸时可增高。③其他：如发热、心力衰竭、肠梗阻、顽固性便秘等尿胆原也可增高
	尿胆原减低：阻塞性黄疸时尿胆原减低和缺如。②新生儿及长期应用广谱抗生素者，由于肠道菌群受抑制，使肠道尿胆原生成减少

3. 血清酶及同工酶检查　见表 11-4-10。

表 11-4-10　肝脏病的血清酶及同工酶检查

血清氨基转移酶测定	连续监测法（37℃）：谷丙转氨酶（GPT）5~40U/L，谷草转氨酶（GOT）8~40U/L。GPT/GOT≤1
	肝脏疾病：急性病毒性肝炎、慢性病毒性肝炎、肝硬化以及肝内、外胆汁淤积，其他肝病，如脂肪肝、肝癌等
	急性心肌梗死发病后 6~8 小时 GOT 增高，18~24 小时达高峰，4~5 天恢复正常，若再次增高提示梗死范围扩大或有新的梗死发生
	GOT 同工酶变化：①肝细胞轻度损害。②肝细胞严重损害。③其他肝病
碱性磷酸酶及其同工酶测定	磷酸对硝基苯酚连续监测法（30℃）：成人 40~150U/L，儿童<500U/L
	胆道阻塞：各种肝内、外胆道阻塞性疾病，如胰头癌、胆道结石、原发性胆汁性肝硬化、肝内胆汁淤积等
	肝脏疾病：急性肝炎时 ALP2 明显增高，ALP1 轻度增高，且 ALP1<ALP2；肝硬化患者 80%以上 ALP5 明显增高，可达总 ALP 的 40%以上
	黄疸的鉴别诊断：①阻塞性黄疸，ALP 明显增高。②肝细胞性，黄疸 ALP 轻度增高。③肝内局限性胆道阻塞，如原发性肝癌、转移性肝癌、肝脓肿等，ALP 明显增高，血清胆红素大多正常
	骨骼疾病如纤维性骨炎、骨肉瘤、佝偻病、骨软化症、骨转移癌及骨折愈合期等

续 表

γ-谷氨酰转移酶（γ-GT）	硝基苯酚连续监测法（37℃）：男性 11~50U/L，女性 7~32U/L
	胆道阻塞性疾病见于原发性胆汁性肝硬化、硬化性胆管炎等
	肝脏疾病：①肝癌。②急性病毒性肝炎。③慢性肝炎、肝硬化。④急性和慢性酒精性肝炎、药物性肝炎
	其他疾病脂肪肝、胰腺炎、胰腺肿瘤、前列腺肿瘤等，γ-GT 可轻度增高
乳酸脱氢酶（LDH）及其同工酶测定	LDH 总活性：连续检测法为 104~245U/L，速率法（30C）为 95~200U/L。LDH 同工酶：正常人 $LDH_2>LDH_1>LDH_3>LDH_4>LDH_5$
	急性心肌梗死发病后 8~18 小时开始增高，24~72 小时达高峰，6~10 天恢复正常。病程中 LDH 持续增高或再次增高，提示梗死面积扩大或再次出现梗死。急性心肌梗死早期 LDH，和 LDH_2 均增高，LDH_1 增高更明显，$LDH_1/LDH_2>1$
	肝胆疾病急性和慢性活动性肝炎、肝癌（尤其是转移性肝癌），LDH 明显增高。肝细胞损伤时 LDH_5 增高明显，LDH_5 是诊断肝细胞坏死的敏感指标，肝细胞坏死时 $LDH_5>LDH_4$。阻塞性黄疸 $LDH_4>LDH_5$
	其他疾病：①恶性肿瘤，LDH 增高程度与肿瘤增长速度有一定的关系，如恶性肿瘤转移至肝脏，常伴有 LDH_4 及 LDH_5 增高。②恶性贫血，LDH 极度增高，LDH_1 增高明显，且 $LDH_1>LDH_2$

4. 甲、乙、丙型病毒性肝炎标志物检查　见表 11-4-11。

表 11-4-11　肝脏病的甲、乙、丙型病毒性肝炎标志物检查

甲型肝炎病毒标志物检测	甲型肝炎病毒抗原检测：ELISA 法、RIA 法和 PCR 法：HAVAg、HAV-RNA 阴性
	甲型肝炎病毒抗体检测：ELISA 法：抗-HAV IgM、抗-HAV IgA、抗-HAV IgG 均阴性
	HAVAg 阳性证实 HAV 在体内的存在，出现于感染后 10~20 天的粪便中，见于甲型肝炎
	HAV-RNA 阳性对甲型肝炎的诊断具有特异性，对早期诊断的意义更大。
	抗-HAV IgM 阳性说明机体正在感染 HAV，感染 1 周后产生，是早期诊断甲肝的特异性指标
	抗-HAV IgA 阳性：抗-HAV IgA 为局部抗体，是机体感染 HAV 后由肠道黏膜细胞所分泌，出现在甲肝早期、急性期患者的粪便中
	抗-HAV IgG 阳性：抗-HAV IgG 较抗-HAV IgM 产生晚，是保护性抗体，一般在感染 HAV 3 周后出现在血清中，且持久存在，是获得免疫力的标志，提示既往感染，可作为流行病学调查的指标
乙型肝炎病毒标志物检测	ELISA 法、RIA 法：健康人检测结果均为阴性
	HBsAg 阳性是 HBV 现症感染的标志，见于乙型肝炎患者、HBV 携带者和与乙肝病毒感染相关的肝硬化、肝癌患者
	抗-HBs 阳性感染后 3~6 个月出现，是一种保护性抗体，见于注射过乙型肝炎疫苗、曾经感染过 HBV 和乙肝恢复期
	HBeAg 阳性是病毒复制的标志，传染性强。急性乙肝病毒感染者，如果 HBeAg 持续阳性，则有转为慢性感染的趋势
	抗-HBe 阳性表示乙肝病毒复制减少，传染性降低，但并非保护性抗体
	HBcAg 阳性提示患者血清中有 HBV 存在，表示病毒复制活跃，传染性强。HBcAg 主要存在于受感染的肝细胞核内，HBcAg 外面被 HBsAg 包裹，故一般情况下血清中测不到游离的 HBcAg
	抗-HBc 阳性是反映肝细胞受到 HBV 感染的可靠指标
丙型肝炎病毒标志物检测	ELISA 法、RIA 法：抗-HCV IgM、抗-HCV IgG 均为阴性。斑点杂交试验及 RT-PCR 法：HCV-RNA 为阴性
	HCV-RNA 阳性：见于 HCV 感染，提示 HCV 复制活跃，传染性强。HCV-RNA 阴性而抗 HCV-IgG 阳性，提示既往有 HCV 感染
	抗-HCV 阳性：抗-HCV 是非保护性抗体，阳性是诊断 HCV 感染的重要依据。①抗-HCV IgM 阳性，感染后 4 周后即可呈阳性，持续 4~48 周，是诊断丙型肝炎的早期指标之一，是病毒复制指标；若 6 个月内未转阴则提示转为慢性丙型肝炎。②抗-HCV IgG 阳性，抗-HCV IgG 出现晚于抗-HCVIgM，阳性表明已有 HCV 感染，输血后 80%~90%的肝炎患者出现阳性

必考热点

1. 蛋白质代谢检查的参考值：血清总蛋白（STP）为 60～80g/L；白蛋白（A）为 40～55g/L；球蛋白（G）为 20～30g/L；A/G 为（1.5～2.5）：1。

2. 血清总胆红素（STB）>17.1μmol/L 可诊断为黄疸。

第五节　肾功能检查

考点：肾小球功能检测

1. 内生肌酐清除率（Ccr）测定　见表 11-4-12。

表 11-4-12　肾小球内生肌酐清除率（Ccr）的参考值与临床意义

参考值	成人（体表面积以 $1.73m^2$ 计算）80～120ml/min
临床意义	判断肾小球损害的敏感指标：当肾小球滤过率（GFR）降低至正常值 50%时，Ccr 测定值可低至 50ml/min，但血肌酐、血尿素氮测定仍可在正常范围内，故 Ccr 能较早地反映 GFR
	评估肾功能损害的程度根据：Ccr 一般可将肾功能分为 4 期：①肾衰竭代偿期：Ccr 51～80ml/min。②肾衰竭失代偿期：Ccr 50～20ml/min。③肾衰竭期（尿毒症早期）：Ccr 19～10ml/min。④肾衰竭终末期（尿毒症晚期）：Ccr<10ml/min
	指导临床用药：Ccr 30～40ml/min 应限制蛋白质的摄入；Ccr<30ml/min，用噻嗪类利尿药无效，改用袢利尿药；Ccr≤10ml/min，袢利尿药无效，应做透析治疗。亦用于指导由肾代谢或经肾排出药物的合理使用

2. 血肌酐（Scr）测定　见表 11-4-13。

表 11-4-13　肾小球血肌酐（Scr）的参考值与临床意义

参考值	全血 Scr：88～177μmol/L。血清或血浆 Scr：男性 53～106μmol/L，女性 44～97μmol/L
临床意义	评估肾功能损害的程度：Scr 增高的程度与慢性肾衰竭呈正相关。①肾衰竭代偿期：Scr<178μmol/L。②肾衰竭失代偿期：Scr 178～445μmol/L。③肾衰竭期：Scr>445μmol/L
	鉴别肾前性和肾实质性少尿：①肾前性少尿：Scr 增高一般≤200μmol/L。②肾实质性少尿：Scr 增高常>200μmol/L

3. 血清尿素氮（BUN）测定　见表 11-4-14。

表 11-4-14　肾小球血清尿素氮（BUN）的参考值与临床意义

参考值	成人 3.2～7.1mmol/L
临床意义（BUN 增高见于以下几种情况）	肾前性因素：①肾血流量减少，见于心功能不全、水肿、脱水、休克等。②蛋白质分解增加，见于急性传染病、上消化道出血、大面积烧伤、大手术后、甲状腺功能亢进症等
	肾脏因素：见于严重肾脏疾病引起的慢性肾衰竭，如慢性肾小球肾炎、慢性肾盂肾炎、肾结核、肾肿瘤、肾动脉硬化症等的晚期。BUN 增高的程度与尿毒症病情的严重性成正比，故 BUN 测定对尿毒症的诊断及预后估计有重要意义
	肾后性因素：见于尿路结石、前列腺增生、泌尿系统肿瘤等引起的尿路梗阻
	BUN/Scr 的意义：同时测定 Scr 和 BUN 的临床意义更大，正常时 BUN/Scr（单位均应为 mg/dl）为 20∶1。①肾前性少尿，BUN 上升较快，但 Scr 不相应上升，故 BUN/Scr 常>10∶1。②器质性肾衰竭，因 BUN 与 Scr 同时增高，故 BUN/Scr≤10∶1

4. 血 β_2-微球蛋白（β_2-MG）测定　见表 11-4-15。

表 11-4-15 肾小球血 β_2-微球蛋白（β_2-MG）的参考值与临床意义

参考值	正常人血中 β_2-MG 为 1~2mg/L
临床意义	血 β_2-MG 测定是反映肾小球滤过功能减低的敏感指标。在评估肾小球滤过功能上，血 β_2-MG 增高比 Scr 更灵敏，在 Ccr<80ml/min 时即可出现，而此时 Scr 浓度多无改变。若同时出现血和尿 β_2-MG 增高，但血 β_2-MG<5mg/L，则说明肾小球和肾小管功能可能均受损
	任何使 β_2-MG 合成增多的疾病也可导致 β_2-MG 增高，如恶性肿瘤、IgG 肾病及各种炎症性疾病
	近端肾小管功能受损时，对 β_2-MG 重吸收减少，尿液中 β_2-MG 排出量增加

5. 肾小球滤过率（GFR）测定　见表 11-4-16。

表 11-4-16 肾小球滤过率（GFR）的参考值与临床意义

参考值	男性 125±15ml/min；女性：约低 10%
临床意义	GFR 减低：见于各种原发性、继发性肾脏疾病。GFR 是反映肾功能最灵敏、最准确的指标
	GFR 增高：常见于肢端肥大症、巨人症、糖尿病肾病早期等

必考热点

1. 内生肌酐清除率（Ccr）是测定肾小球滤过功能最常用的方法，也是反映肾小球滤过功能的主要指标。
2. 血清尿素氮（BUN）测定对尿毒症的诊断及预后估计有重要意义。
3. 血 β_2-微球蛋白（血 β_2-MG）测定是反映肾小球滤过功能减低的敏感指标。

考点：肾小管功能检测

1. 尿 β_2-微球蛋白（β_2-MG）测定　见表 11-4-17。

表 11-4-17 肾小管尿 β_2-微球蛋白（β_2-MG）的参考值与临床意义

参考值	正常成人尿 β_2-MG<0.3mg/L
临床意义	尿 β_2-MG 增高：见于肾小管-间质性疾病、药物或毒物所致的早期肾小管损伤、肾移植后急性排斥反应早期
	应同时检测血和尿 β_2-MG：只有血 β_2-MG<5mg/L 时，尿 β_2-MG 增高才反映肾小管损伤

2. 昼夜尿比重试验（莫氏试验）　可了解肾脏的稀释-浓缩功能，是反映远端肾小管和集合管功能状态的敏感试验（表 11-4-18）。

表 11-4-18 肾小管昼夜尿比重试验（莫氏试验）的参考值与临床意义

参考值	成人尿量 1000~2000ml/24h；昼尿量/夜尿量比值为（3~4）：1；夜尿量<750ml；至少 1 次尿比重>1.018；昼尿中最高与最低尿比重差值>0.009
临床意义	莫氏试验用于诊断各种疾病对远端肾小管稀释-浓缩功能的影响
	尿少、比重高：①肾前性少尿，见于各种原因引起的肾血容量不足。②肾性少尿，见于急性肾小球肾炎及其他影响 GFR 的情况
	夜尿多、比重低：提示肾小管功能受损，见于慢性肾小球肾炎、间质性肾炎、高血压肾病等。由于慢性肾脏病变致肾小管稀释—浓缩功能受损，患者夜尿量增多，尿最高比重<1.018，尿最高与最低比重差<0.009

续　表

临床意义	尿比重低而固定：尿比重固定在1.010~1.012，称为等渗尿，见于肾脏病变晚期，提示肾小管重吸收功能很差，稀释—浓缩功能丧失
	尿量明显增多（>4L/24h）而尿比重均<1.006，为尿崩症的典型表现

3. 血尿酸（UA）测定　见表11-4-19。

表11-4-19　肾小管血尿酸（UA）的参考值与临床意义

参考值	男性150~416μmol/L，女性89~357μmol/L
临床意义	血UA增高：①肾小球滤过功能损伤，见于急性或慢性肾小球肾炎、肾结核等。在反映早期肾小球滤过功能损伤方面，血UA比Scr和BUN敏感。②痛风，血UA明显增高是诊断痛风的主要依据，主要是由于嘌呤代谢紊乱而使体内UA生成异常增多所致。③恶性肿瘤、糖尿病、长期禁食等血UA也可增高
	血UA减低：①各种原因所致的肾小管重吸收UA功能损害。②肝功能严重损害所致的UA生成减少

必考热点

1. 莫氏试验可了解肾脏的稀释-浓缩功能，是反映远端肾小管和集合管功能状态的敏感试验。
2. 只有血 β_2-MG<5mg/L时，尿 β_2-MG增高才反映肾小管损伤。
3. 血尿酸（UA）明显增高是诊断痛风的主要依据。

第六节　常用生化检查

考点：糖代谢检查

1. 空腹血糖（FPG）测定　见表11-4-20。

表11-4-20　空腹血糖（FBG）的参考值与临床意义

参考值	葡萄糖氧化酶法：3.9~6.1mmol/L
临床意义	FPG>7.0mmol/L称为高糖血症；FPG>9.0mmol/L时尿糖阳性；FPG<3.9mmol/L时为血糖减低；FPG<2.8mmol/L称为低糖血症
	FPG增高：生理性增高见于餐后1~2小时、高糖饮食、剧烈运动、情绪激动等。病理性增高见于：①各型糖尿病。②内分泌疾病，如甲状腺功能亢进症、肢端肥大症、巨人症、嗜铬细胞瘤、肾上腺皮质功能亢进症、胰高血糖素瘤等。③应激性因素，如颅脑外伤、急性脑血管病、中枢神经系统感染、心肌梗死、大面积烧伤等。④肝脏和胰腺疾病，如严重肝损害、坏死性胰腺炎、胰腺癌等。⑤其他，如呕吐、脱水、缺氧、麻醉等
	FPG减低：生理性减低见于饥饿、长时间剧烈运动等。病理性减低见于：①胰岛素分泌过多：如胰岛B细胞增生或肿瘤、胰岛素用量过大、口服降糖药等。②对抗胰岛素的激素缺乏：如生长激素、肾上腺皮质激素、甲状腺激素缺乏等。③肝糖原储存缺乏：如重型肝炎、肝硬化、肝癌等严重肝病。④急性酒精中毒。⑤消耗性疾病：如严重营养不良、恶病质等

2. 葡萄糖耐量试验（GTT）　GTT是检测葡萄糖代谢功能的试验，主要用于诊断症状不明显或血糖增高不明显的可疑糖尿病。现多采用WHO推荐的75g葡萄糖标准口服葡萄糖耐量试验（OGTT）。葡萄糖耐量试验（GTT）的适应证、参考值与临床意义见表11-4-21。

表 11-4-21　葡萄糖耐量试验（GTT）的适应证、参考值与临床意义

适应证	无糖尿病症状，随机血糖或 FBG 异常
	无糖尿病症状，但有糖尿病家族史
	有糖尿病症状，但 FBG 未达到诊断标准
	有一过性或持续性糖尿者
	分娩巨大胎儿的妇女
	原因不明的肾脏疾病或视网膜病变
参考值	空腹血糖 FPG 3.90~6.11mmol/L
	服糖后半小时至 1 小时血糖达高峰，一般在 7.8~9.0mmol/L，峰值<11.1mmol/L
	服糖后 2 小时血糖（2hBG）<7.8mmol/L
	服糖后 3 小时血糖恢复至空腹水平
	每次尿糖均为阴性
临床意义	诊断糖尿病：FPG≥7.0mmol/L；OGTT 2hPG≥11.1mmol/L，随机血糖≥11.1mmol/L
	判断糖耐量异常：FPG<7.0mmol/L，2hBG 7.8~11.1mmol/L，且血糖到达高峰时间延长至 1 小时后，血糖恢复正常时间延长至 2~3 小时后，同时伴尿糖阳性者为糖耐量异常，其中 1/3 最终转为糖尿病。糖耐量异常常见于 2 型糖尿病、肢端肥大症、甲状腺功能亢进症等
	确定空腹血糖受损（IFG）：FPG 6.1~6.9mmol/L，2hPG<7.8mmol/L

3. 血清糖化血红蛋白（GHb）检测　见表 11-4-22。

表 11-4-22　血清糖化血红蛋白（GHb）的参考值与临床意义

参考值	HbA1 5%~8%，HbA1c 4%~6%
临床意义	评价糖尿病的控制程度：GHb 增高提示近 2~3 个月糖尿病控制不良，故 GHb 水平可作为糖尿病长期控制程度的监控指标
	鉴别诊断：糖尿病性高血糖 GHb 增高，应激性高血糖 GHb 则正常

必考热点

1. GTT 是检测葡萄糖代谢功能的试验，主要用于诊断症状不明显或血糖增高不明显的可疑糖尿病。现多采用 WHO 推荐的75g 葡萄糖标准口服葡萄糖耐量试验（OGTT）。

2. 血清糖化血红蛋白（GHb）水平可作为糖尿病长期控制程度的监控指标。

考点：血脂测定

1. 血清总胆固醇（TC）测定　见表 11-4-23。

表 11-4-23　血清总胆固醇（TC）的参考值与临床意义

参考值	合适水平：<5.18mmol/L；边缘水平：5.18~6.19mmol/L；增高：≥6.22mmol/L
临床意义	TC 增高：①TC 增高是动脉粥样硬化的危险因素之一，常见于动脉粥样硬化所致的心、脑血管疾病。②各种高脂蛋白血症、甲状腺功能减退症、糖尿病、肾病综合征、阻塞性黄疸、类脂性肾病等。③长期高脂饮食、精神紧张、吸烟、饮酒等
	TC 减低：①严重肝脏疾病，如急性重型肝炎、肝硬化等。②甲状腺功能亢进症。③严重贫血、营养不良和恶性肿瘤等

2. 血清甘油三酯（TG）测定　见表 11-4-24。

表 11-4-24　血清甘油三酯（TG）的参考值与临床意义

参考值	合适范围 < 1.70mmol/L（150mg/dl）。边缘升高：1.70 ~ 2.25mmol/L（150 ~ 199mg/dl）。升高：≥ 2.26mmol/L（200mg/dl）	
临床意义	TG 增高：①TG 增高是动脉粥样硬化的危险因素之一，常见于动脉粥样硬化症、冠心病。②原发性高脂血症、肥胖症、糖尿病、肾病综合征、甲状腺功能减退症、痛风、阻塞性黄疸和高脂饮食等	
	TG 减低见于甲状腺功能亢进症、肾上腺皮质功能减退症、严重肝脏疾病等	

3. 血清脂蛋白测定　见表 11-4-25。

表 11-4-25　血清脂蛋白的参考值与临床意义

高密度脂蛋白（HDL）测定	临床上通过检测高密度脂蛋白—胆固醇（HDL-C）的含量来反映 HDL 水平
	参考值：合适范围：≥ 1.04mmol/L（40mg/dl）。升高：≥ 1.55mmol/L（60mg/dl）。降低：< 1.04mmol/L（40mg/dl）
	临床意义：①HDL-C 增高，HDL-C 水平增高有利于外周组织清除胆固醇，防止动脉粥样硬化的发生。HDL-C 与 TG 呈负相关，也与冠心病发病呈负相关，故 HDL-C 水平高的个体患冠心病的危险性小。②HDL-C 减低，常见于动脉粥样硬化症、心脑血管疾病、糖尿病、肾病综合征等
低密度脂蛋白（LDL）测定	临床上通过检测低密度脂蛋白胆固醇（LDL-C）的含量来反映 LDL 水平
	参考值：合适范围：<3.37mmol/L（130mg/dl）；边缘升高：3.37~4.12mmol/L（130~159mg/dl）；升高：≥ 4.14mmol/L（160mg/dl）
	临床意义：①LDL-C 增高，判断发生冠心病的危险性，LDL-C 是动脉粥样硬化的危险因素之一，LDL-C 水平增高与冠心病发病呈正相关；还可见于肥胖症、肾病综合征、甲状腺功能减退症、阻塞性黄疸等。②LDL-C 减低，见于无 β-脂蛋白血症、甲状腺功能亢进症、肝硬化和低脂饮食等

必考热点

1. 血清总胆固醇（TC）增高常见于动脉粥样硬化所致的心、脑血管疾病。
2. 临床上通过检测高密度脂蛋白—胆固醇（HDL-C）的含量来反映高密度脂蛋白（HDL）水平。
3. 低密度脂蛋白胆固醇（LDL-C）水平增高与冠心病发病呈正相关。

考点：电解质检查

1. 血清钾测定　血清钾的参考值与临床意义见表 11-4-26。

表 11-4-26　血清钾的参考值与临床意义

参考值	3.5~5.3mmol/L
临床意义	增高：血钾>5.3mmol/L 称为高钾血症。高钾血症见于：①排出减少，如急性或慢性肾衰竭少尿期、肾上腺皮质功能减退症。②摄入过多，如高钾饮食、静脉输注大量钾盐、输入大量库存血液。③细胞内钾外移增多，如严重溶血、大面积烧伤、挤压综合征、组织缺氧和代谢性酸中毒等
	减低：血钾<3.5mmol/L 称为低钾血症。低钾血症见于：①摄入不足，如长期低钾饮食、禁食。②丢失过多，如频繁呕吐、腹泻、胃肠引流等；肾上腺皮质功能亢进症、醛固酮增多症、肾衰竭多尿期等；长期应用排钾利尿药。③分布异常。细胞外液稀释，如心功能不全、肾性水肿等；细胞外钾内移，如大量应用胰岛素、碱中毒等

2. 血清钠测定　见表 11-4-27。

表 11-4-27　血清钠的参考值与临床意义

参考值	137～147mmol/L
临床意义	增高：血钠>147mmol/L 称为高钠血症。高钠血症见于：①摄入过多，如输注大量高渗盐水。②水分丢失过多，如大量出汗、长期腹泻、呕吐。③尿排出减少，见于肾上腺皮质功能亢进症、醛固酮增多症患者，以及脑外伤、急性脑血管病等引起抗利尿激素分泌过多，排尿排钠减少
	减低：血钠<137mmol/L 称为低钠血症。低钠血症见于：①胃肠道失钠，如幽门梗阻、严重呕吐、腹泻、胃肠引流。②尿钠排出增多，如慢性肾衰竭多尿期、大量应用利尿药，以及尿崩症、肾上腺皮质功能减退症等。③皮肤失钠，如大量出汗、大面积烧伤。④消耗性低钠，如肺结核、肿瘤等慢性消耗性疾病等

3. 血清氯测定　见表 11-4-28。

表 11-4-28　血清氯的参考值与临床意义

参考值	95～108mmol/L
临床意义	增高：血氯>108mmol/L 称为高氯血症。高氯血症见于：①排出减少，如急性或慢性肾衰竭少尿期、尿路梗阻。②血液浓缩，如反复腹泻、大量出汗。③吸收增加，如肾上腺皮质功能亢进症。④摄入过多，如过量输入生理盐水
	减低：血氯<96mmol/L 称为低氯血症。低氯血症见于：①丢失过多，如严重呕吐、腹泻、胃肠引流。②排出过多，如肾上腺皮质功能减退症、慢性肾衰竭、糖尿病、应用利尿药。③呼吸性酸中毒等

4. 血清钙测定　见表 11-4-29。

表 11-4-29　血清钙的参考值与临床意义

参考值	血清总钙：2. 2～2. 7mmol/L；离子钙：1. 10～1. 34mmol/L
临床意义	增高：血钙>2. 7mmol/L 称为高钙血症。高钙血症见于：①溶骨作用增强，如甲状旁腺功能亢进症、多发性骨髓瘤等。②吸收增加，如大量应用维生素 D。③摄入过多，如静脉输入钙过多
	减低：血钙<2. 2mmol/L 称为低钙血症。低钙血症见于：①成骨作用增强，如甲状旁腺功能减退症、恶性肿瘤骨转移等。②摄入不足，如长期低钙饮食。③吸收减少，如维生素 D 缺乏症、手足搐搦症、骨质软化症、佝偻病等。④肾脏疾病，如急性或慢性肾衰竭、肾病综合征等。⑤急性坏死性胰腺炎。⑥代谢性碱中毒等

5. 血清磷测定　见表 11-4-30。

表 11-4-30　血清磷的参考值与临床意义

参考值	0. 97～1. 61mmol/L
临床意义	增高见于：①磷排出减少，如肾衰竭、甲状旁腺功能减退症时肾脏排磷减少。②吸收增加，如维生素 D 中毒时，小肠磷吸收增加，肾小管对磷的重吸收增加。③磷从细胞内释出，如酸中毒、急性重型肝炎或白血病、淋巴瘤等化疗后。④多发性骨髓瘤及骨折愈合期等血磷升高
	减低见于：①摄入不足，如慢性酒精中毒、长期腹泻、长期静脉营养而未补磷等。②吸收减少和排出增加，如维生素 D 缺乏，肠道吸收磷减少而肾脏排磷增加；甲状旁腺功能亢进症时，磷从肾脏排出增多。③磷丢失过多，如血液透析、肾小管性酸中毒及应用噻嗪类利尿药等

必考热点

1. 大量应用维生素 D 可引起高钙血症。
2. 幽门梗阻、严重呕吐、腹泻、胃肠引流可引起低钠血症。

考点：血清铁及其代谢物测定

血清铁及其代谢物的参考值与临床意义见表 11-4-31。

表 11-4-31　血清铁及其代谢物的参考值与临床意义

血清铁测定	参考值	男性 10.6~36.7μmol/L，女性 7.8~32.2μmol/L，儿童 9~32.2μmol/L
	临床意义	增高：①铁利用障碍，如再生障碍性贫血、铁粒幼细胞性贫血、铅中毒等。②铁释放增多，如溶血性贫血、急性肝炎、慢性活动性肝炎等。③铁蛋白增多，如反复输血、白血病、含铁血黄素沉着症。④摄入过多，如铁剂治疗过量
		减低：①铁缺乏，如缺铁性贫血。②慢性失血，如月经过多、消化性溃疡、慢性炎症、恶性肿瘤。③需铁增加，如生长发育期的婴幼儿、青少年，生育期、妊娠期及哺乳期的妇女等，机体需铁量增多而摄入不足
血清转铁蛋白饱和度（Tfs）测定	参考值	33%~55%
	临床意义	增高：①铁利用障碍，如再生障碍性贫血、铁粒幼细胞性贫血。②血色病，Tfs>70%为诊断血色病的可靠指标
		减低：①缺铁或缺铁性贫血，Tfs<15%并结合病史即可诊断缺铁或缺铁性贫血，其准确性仅次于铁蛋白，但较血清铁和 TIBC 灵敏。②慢性感染性贫血
血清铁蛋白（SF）测定	参考值	男性 15~200μg/L，女性 12~150μg/L
	临床意义	增高：①体内贮存铁释放增加，如急性肝细胞损害、坏死性肝炎等。②铁蛋白合成增加，如炎症、肿瘤、甲状腺功能亢进症。③贫血，如溶血性贫血、再生障碍性贫血、恶性贫血。④铁的吸收率增加，如血色沉着症、含铁血黄素沉着症、反复输血或肌肉注射铁剂引起急性中毒症等
		减低：①体内贮存铁减少，如缺铁性贫血、大量失血、长期腹泻、营养不良。②铁蛋白合成减少，如维生素 C 缺乏等

必考热点

1. 血清铁增高可见于铁利用障碍，如再生障碍性贫血、铁粒幼细胞性贫血、铅中毒等。
2. 血清转铁蛋白饱和度（Tfs）>70%为诊断血色病的可靠指标。

第七节　酶学检查

考点：血、尿淀粉酶测定

血、尿淀粉酶的参考值与临床意义见表 11-4-32。

表 11-4-32　血、尿淀粉酶的参考值与临床意义

参考值	碘-淀粉比色法：血清 800~1800U/L，尿液 1000~12000U/L

续 表

临床意义	急性胰腺炎：发病后2~3小时血清AMS开始增高，12~24小时达高峰，2~5天后恢复正常。如达3500U/L应怀疑此病，超过5000U/L即有诊断价值。尿AMS于发病后12~24小时开始增高，尿中AMS活性可高于血清中的1倍以上，多数患者3~10天后恢复到正常
	其他胰腺疾病：如慢性胰腺炎急性发作、胰腺囊肿、胰腺癌早期、胰腺外伤等
	非胰腺疾病：急性胆囊炎、流行性腮腺炎、胃肠穿孔、胆管梗阻等

必考热点

血清AMS达到3500U/L应怀疑急性胰腺炎，超过5000U/L即有诊断价值。

考点：心肌损伤常用酶检测

1. 血清肌酸激酶（CK）测定　CK主要存在于骨骼肌、心肌，其次存在于脑、平滑肌等细胞的胞质和线粒体中。正常人血清中CK含量甚微，当上述组织受损时血液中的CK含量可明显增高。血清肌酸激酶（CK）的参考值与临床意义见表11-4-33。

表11-4-33　血清肌酸激酶（CK）的参考值与临床意义

参考值酶偶联法（37℃）	男性：38~174U/L，女性：26~140U/L
CK活性增高的临床意义	急性心肌梗死（AMI）：CK在发病后4~10小时开始增高，12~36小时达高峰，3~4天后恢复正常，是急性心肌梗死（AMI）早期诊断的敏感指标之一。在AMI病程中，如CK再次升高，提示心肌再次梗死
	心肌炎和肌肉疾病：病毒性心肌炎时CK明显增高。各种肌肉疾病，如进行性肌营养不良、多发性肌炎、骨骼肌损伤、重症肌无力时CK明显增高

2. 血清肌酸激酶同工酶测定　CK有3种同工酶，其中CK-MB主要存在于心肌，CK-MM主要存在于骨骼肌和心肌，CK-BB主要存在于脑、前列腺、肺、肠组织中。正常人血清中以CK-MM为主，CK-MB少量，CK-BB极少。CK-MB对AMI的诊断具有重要意义。血清肌酸激酶同工酶的参考值与临床意义见表11-4-34。

表11-4-34　血清肌酸激酶同工酶的参考值与临床意义

参考值	CK-MM：94%~96%。CK-MB：<5%。CK-BB极少
CK-MB增高的临床意义	AMI：CK-MB对AMI早期诊断的灵敏度明显高于CK，且具有高度的特异性，阳性检出率达100%。CK-MB一般在AMI发病后3~8小时增高，9~30小时达高峰，2~3天恢复正常，因此对诊断发病较长时间的AMI有困难
	其他心肌损伤：如心肌炎、心脏手术、心包炎、慢性心房颤动等CK-MB也可增高

3. 乳酸脱氢酶（LDH）及其同工酶　见肝脏病实验室检查部分。

必考热点

1. 血清肌酸激酶（CK）在发病后4~10小时开始增高，12~36小时达高峰，3~4天后恢复正常，是血清肌酸激酶（AMI）早期诊断的敏感指标之一。

2. 血清肌酸激酶（CK）有3种同工酶，其中CK-MB主要存在于心肌，CK-MM主要存在于骨骼肌和心肌，CK-BB主要存在于脑、前列腺、肺、肠组织中。

3. 正常人血清中以CK-MM为主。

考点：心肌蛋白检测

1. 心肌肌钙蛋白 T（cTnT）测定 见表 11-4-35。

表 11-4-35 心肌肌钙蛋白 T（cTnT）的参考值与临床意义

参考值	0.02~0.13μg/L；0.2μg/L 为诊断临界值；>0.5μg/L 可诊断 AMI
临床意义	诊断 AMI：cTnT 是诊断 AMI 的确定性标志物。AMI 发病后 3~6 小时开始增高，10~24 小时达高峰，10~15 天恢复正常。对诊断 AMI 的特异性优于 CK-MB 和 LDH；对亚急性及非 Q 波性心肌梗死或 CK-MB 无法诊断的心肌梗死患者更有诊断价值
	判断微小心肌损伤：用于判断不稳定型心绞痛是否发生了微小心肌损伤，这种心肌损伤只有检测 cTnT 才能确诊
	其他：对判断 AMI 后溶栓治疗是否出现再灌注，以及预测血液透析患者心血管事件的发生都有重要价值

2. 心肌肌钙蛋白 I（cTnI）测定 见表 11-4-36。

表 11-4-36 心肌肌钙蛋白 I（cTnI）的参考值与临床意义

参考值	<0.2μg/L；1.5μg/L 为诊断临界值
临床意义	诊断 AMI
	用于判断是否有微小心肌损伤，如不稳定型心绞痛、急性心肌炎

必考热点

1. 心肌肌钙蛋白 T（cTnT）是诊断急性心肌梗死（AMI）的确定性标志物。

2. 用于判断不稳定型心绞痛是否发生了微小心肌损伤，这种心肌损伤只有检测心肌肌钙蛋白 T（cTnT）才能确诊。

考点：脑钠肽测定

脑钠肽（BNP）主要由心肌细胞分泌的利尿钠肽家族的成员，又称 B 型利钠肽，具有排钠、排尿，舒张血管作用。心功能障碍能够极大地激活利钠肽系统，心室负荷增加导致 BNP 释放，形成 BNP 前体（pro-BNP），再裂解为无活性的、半衰期为 60~120 分钟的氨基末端 BNP 前体（NT-pro-BNP）和有活性的、半衰期仅为 20 分钟的 BNP 释放入血。BNP 的释放与心力衰竭程度密切相关。脑钠肽（BNP）的参考值与临床意义见表 11-4-37。

表 11-4-37 脑钠肽（BNP）的参考值与临床意义

参考值	BNP 1.5~9.0pmol/L，判断值>22pmol/L（100ng/L）；NT-pro-BNP<125pg/ml
临床意义	心力衰竭的诊断、监测和预后评估：BNP 升高对心力衰竭具有极高的诊断价值。临床上，NT-pro-BNP>2000pg/ml，可以确定心力衰竭。治疗有效时，BNP 水平可明显下降。若 BNP 水平持续升高或不降，提示心力衰竭未得到纠正或进一步加重
	鉴别呼吸困难：通过测定 BNP 水平可以准确筛选出非心力衰竭患者（如肺源性）引起的呼吸困难，BNP 在心源性呼吸困难升高，肺源性呼吸困难不升高
	指导心力衰竭的治疗：BNP 对心室容量敏感，半衰期短，可以用于指导利尿剂及血管扩张药的临床应用；还可以用于心脏手术患者的术前、术后心功能的评价，帮助临床选择最佳手术时机

必考热点

1. 脑钠肽具有排钠、排尿、舒张血管作用。
2. 脑钠肽（BNP）升高对心力衰竭具有极高的诊断价值。

第八节　免疫学检查

考点：血清免疫球蛋白及补体测定

1. 血清免疫球蛋白测定　免疫球蛋白（Ig）是一组具有抗体活性的蛋白质，有抗病毒、抗菌、溶菌、抗毒素、抗寄生虫感染以及其他免疫作用。血清中的 Ig 分为五类：IgG、IgA、IgM、IgD 和 IgE。血清免疫球蛋白的参考值与临床意义见表 11-4-38。

表 11-4-38　血清免疫球蛋白的参考值与临床意义

参考值	成人血清 IgG 7.0～16.0g/L；IgA 0.7～5.0g/L；IgM 0.4～2.8g/L；IgD 0.6～2mg/L；IgE 0.1～0.9mg/L
临床意义	单克隆增高：表现为 5 种 Ig 中仅有某一种增高。见于以下几种情况。①原发性巨球蛋白血症：IgM 单独明显增高。②多发性骨髓瘤：可分别见到 IgG、IgA、IgD、IgE 增高，并以此分型。③各种过敏性疾病：如支气管哮喘、变应性鼻炎、寄生虫感染时 IgE 增高
	多克隆增高：表现为 IgG、IgA、IgM 均增高。见于各种慢性炎症、慢性肝病、肝癌、淋巴瘤及系统性红斑狼疮、类风湿关节炎等自身免疫性疾病
	Ig 减低：见于各类先天性和获得性体液免疫缺陷、联合免疫缺陷以及长期使用免疫抑制剂的患者，血清中 5 种 Ig 均有降低

2. 血清补体测定　见表 11-4-39。

表 11-4-39　血清补体的参考值与临床意义

总补体溶血活性（CH_{50}）测定	参考值：试管法 50～100kU/L
	临床意义：①增高，见于各种急性炎症、组织损伤和某些恶性肿瘤。②减低，见于各种免疫复合物性疾病，如肾小球肾炎；自身免疫性疾病，如系统性红斑狼疮、类风湿关节炎、强直性脊柱炎以及同种异体移植排斥反应、血清病等；补体大量丢失，如外伤、手术、大失血；补体合成不足，如慢性肝炎、肝硬化等
补体 C_3 测定	参考值：单向免疫扩散法 0.85～1.7g/L
	临床意义：①增高，见于急性炎症、传染病早期、某些恶性肿瘤及排斥反应等。②减低，见于大部分急性肾小球肾炎、狼疮肾炎、系统性红斑狼疮、类风湿关节炎等

必考热点

1. 血清中的免疫球蛋白（Ig）分为五类，分别为 IgG、IgA、IgM、IgD 和 IgE。
2. 原发性巨球蛋白血症可见 IgM 单独明显增高。
3. 各种过敏性疾病如支气管哮喘、变应性鼻炎、寄生虫感染时可见 IgE 增高。

考点：感染免疫检测

1. 抗链球菌溶血素“O”（ASO）测定　见表 11-4-40。

表 11-4-40　抗链球菌溶血素“O”（ASO）的参考值与临床意义

参考值	乳胶凝集法（LAT）：<500U
ASO 增高的临床意义	活动性风湿热、风湿性关节炎、链球菌感染后急性肾小球肾炎、急性上呼吸道感染、皮肤或软组织感染等
	曾有溶血性链球菌感染：在感染溶血性链球菌 1 周后 ASO 开始升高，4~6 周达高峰，可持续数月甚至数年。所以，ASO 升高不一定是近期感染链球菌的证据。若动态升高，且 C 反应蛋白升高、红细胞沉降率增快，有利于风湿热的诊断

2. 肥达反应　是检测血清中有无伤寒、副伤寒沙门菌抗体的一种凝集试验。肥达反应的参考值与临床意义见表 11-4-41。

表 11-4-41　肥达反应的参考值与临床意义

参考值	直接凝集法：伤寒“O”<1∶80，“H”<1∶160；副伤寒甲、乙、丙均<1∶80
临床意义	血清抗体效价“O”>1∶80、“H”>1∶160，考虑伤寒；血清抗体效价“O”>1∶80，副伤寒甲>1∶80，考虑诊断副伤寒甲；血清抗体效价“O”>1∶80，副伤寒乙>1∶80，考虑诊断副伤寒乙；血清抗体效价“O”>1∶80，副伤寒丙>1∶80，考虑诊断副伤寒丙
	“O”不高、“H”增高：可能曾接种过伤寒疫苗或既往感染过
	“O”增高、“H”不高：可能为感染早期或其他沙门菌感染

必考热点

1. 若抗链球菌溶血素“O”（ASO）动态升高，且C反应蛋白阳性、红细胞沉降率增快，有利于风湿热的诊断。

2. 肥达反应试验中，若“O”不高、“H”增高表示：可能曾接种过伤寒疫苗或既往感染过。

考点：肿瘤标志物检测

1. 血清甲胎蛋白（AFP）测定　见表 11-4-42。

表 11-4-42　血清甲胎蛋白（AFP）的参考值与临床意义

参考值	放射免疫法（RIA）、化学发光免疫测定（CLIA）、酶联免疫吸附试验（ELISA）：血清<25μg/L
临床意义	原发性肝癌：AFP 是目前诊断原发性肝细胞癌最特异的标志物，血清中 AFP>300μg/L 可作为诊断阈值
	病毒性肝炎、肝硬化：AFP 可有不同程度的增高，但常<300μg/L
	生殖腺胚胎肿瘤、胎儿神经管畸形：AFP 可增高

2. 癌胚抗原（CEA）测定　见表 11-4-43。

表 11-4-43　癌胚抗原（CEA）的参考值与临床意义

参考值	RIA、CLIA、ELISA：血清<5μg/L
临床意义	用于消化器官癌症的诊断：CEA 增高见于结肠癌、胃癌、胰腺癌等，但无特异性
	鉴别原发性和转移性肝癌：原发性肝癌 CEA 增高者不超过 9%，而转移性肝癌 CEA 阳性率高达 90%，且绝对值明显增高
	其他：肺癌、乳腺癌、膀胱癌、尿道癌、前列腺癌等 CEA 也可增高

3. 血清癌抗原125（CA125）测定　见表11-4-44。

表11-4-44　血清癌抗原125（CA125）的参考值与临床意义

参考值	RIA、ELISA：男性及50岁以上女性<2.5万U/L；20~40岁女性<4.0万U/L
临床意义	卵巢癌：其对卵巢癌诊断有较大的临床价值，卵巢癌患者血清CA125明显增高。手术和化疗有效者，CA125水平很快下降；若有复发时，CA125增高先于临床症状出现之前，故CA125是观察疗效、判断有无复发的良好指标
	其他癌症：如宫颈癌、乳腺癌、胰腺癌、肝癌、胃癌、结肠癌，肺癌等，也有一定的阳性率

4. 血清前列腺特异抗原（PSA）测定　见表11-4-45。

表11-4-45　血清前列腺特异抗原（PSA）的参考值与临床意义

参考值	RIA、CLIA：血清<4.0μg/L
临床意义	前列腺癌：前列腺癌患者血清PSA明显增高，是前列腺癌诊断最有价值的肿瘤标志物。PSA测定也是监测前列腺癌病情变化和疗效的重要指标
	其他恶性肿瘤：如肾癌、膀胱癌、肾上腺癌、乳腺癌等，PSA也可有不同程度的阳性率

5. 糖链抗原19-9（CA19-9）测定　见表11-4-46。

表11-4-46　糖链抗原19-9（CA19-9）的参考值与临床意义

参考值	RIA、CLIA、ELISA：血清<3.7万U/L
临床意义	胰腺癌、胆囊癌、胆管癌等血清CA19-9水平明显增高，尤其是诊断胰腺癌的敏感性和特异性较高，是重要的辅助诊断指标
	胃癌、结肠癌、肝癌等也有一定的阳性率

必考热点

1. 血清甲胎蛋白（AFP）是目前诊断原发性肝细胞癌最特异的标志物
2. 血清甲胎蛋白（AFP）大于300μg/L可作为诊断阈值。
3. 前列腺癌患者血清前列腺特异抗原（PSA）明显增高，是前列腺癌诊断最有价值的肿瘤标志物。

考点：自身抗体检查

1. 类风湿因子（RF）测定　见表11-4-47。

表11-4-47　类风湿因子（RF）的参考值与临床意义

参考值	乳胶凝集法：阴性，血清稀释度<1∶10
临床意义	类风湿关节炎：未经治疗的类风湿关节炎患者，RF阳性率80%，且滴度>1∶160。临床上动态观察滴定度变化，可作为病变活动及药物治疗后疗效的评价
	其他自身免疫性疾病：如多发性肌炎、硬皮病、干燥综合征、系统性红斑狼疮等，RF也可呈阳性
	某些感染性疾病：如传染性单核细胞增多症、结核病、感染性心内膜炎等，RF也可呈阳性

2. 抗核抗体（ANA）测定　见表11-4-48。

表 11-4-48　抗核抗体（ANA）的参考值与临床意义

参考值	免疫荧光测定（IFA）：阴性；血清滴度<1：40
临床意义	ANA 阳性：①多见于未经治疗的系统性红斑狼疮（SLE），阳性率可达 95%以上，但特异性较差。②药物性狼疮、混合性结缔组织病、原发性胆汁性肝硬化、全身性硬皮病、多发性肌炎等患者的阳性率也较高。③其他自身免疫性疾病，如类风湿关节炎、桥本甲状腺炎等也可呈阳性
	荧光类型：根据细胞核染色后的荧光类型，ANA 可分为均质型、边缘型、颗粒型、核仁型 4 种

3. 抗 Sm 抗体、抗 SSA 抗体测定　抗可提取性核抗原多肽（ENA）抗体是针对细胞核中可提取性核抗原的自身抗体，包括抗核糖核蛋白抗体、抗酸性核蛋白（Sm）抗体、抗 SSA 抗体等。对这些自身抗体的检测，可用于自身免疫性疾病的诊断和鉴别诊断（表 11-4-49）。

表 11-4-49　抗 Sm 抗体、抗 SSA 抗体的参考值与临床意义

参考值	免疫印迹试验（IBT）：阴性
临床意义	抗 Sm 抗体阳性：抗 Sm 抗体为 SLE 所特有，疾病特异性达 99%，但敏感性低
	抗 SSA 抗体阳性：干燥综合征中阳性率最高，敏感性达 96%；在亚急性皮肤性狼疮、新生儿狼疮等疾病中也有很高的阳性率；还可见于类风湿关节炎、SLE 等

4. 抗双链 DNA（dsDNA）抗体测定　抗 dsDNA 抗体的靶抗原是细胞核中 DNA 的双股螺旋结构。测定抗 dsDNA 抗体对 SLE 的诊断有重要意义（表 11-4-50）。

表 11-4-50　抗双链 DNA（dsDNA）抗体的参考值与临床意义

参考值	间接免疫荧光法：阴性
临床意义	抗 dsDNA 抗体阳性见于活动期 SLE，阳性率达 70%~90%，特异性达 95%。类风湿关节炎、慢性肝炎、干燥综合征等也可呈阳性

必考热点

1. 根据细胞核染色后的荧光类型，抗核抗体（ANA）可分为均质型、边缘型、颗粒型、核仁型 4 种。
2. 测定抗 dsDNA 抗体对 SLE 的诊断有重要意义。

第九节　尿液检查

考点：一般性状检查

尿液的一般性状检查见表 11-4-51。

表 11-4-51　尿液的一般性状检查

尿量	正常成人尿量为 1000~2000ml/24h	
	多尿	尿量>2500ml/24h。病理性多尿见于糖尿病、尿崩症、有浓缩功能障碍的肾脏疾病（如慢性肾小球肾炎、慢性肾盂肾炎等）及精神性多尿等
	少尿或无尿	尿量<400ml/24h 或<17ml/h 为少尿；尿量<100ml/24h 为无尿。见于以下几种情况。①肾前性少尿：休克、脱水、心功能不全等所致的肾血流量减少。②肾性少尿：急性肾小球肾炎、慢性肾小球肾炎急性发作、急性肾衰竭少尿期、慢性肾衰竭终末期等。③肾后性少尿：尿道结石、狭窄、肿瘤等引起的尿道梗阻

续 表

颜色	正常新鲜的尿液清澈透明，呈黄色或淡黄色	
	血尿	每升尿液中含血量>1ml，即可出现淡红色，称为肉眼血尿。血尿见于泌尿系统炎症、结石、肿瘤、结核等；也可见于血液系统疾病，如血小板减少性紫癜、血友病等
	血红蛋白尿	呈浓茶色或酱油色，镜检无红细胞，但隐血试验为阳性。见于蚕豆病、阵发性睡眠性血红蛋白尿、恶性疟疾和血型不合的输血反应等
	胆红素尿	见于肝细胞性黄疸和阻塞性黄疸
	乳糜尿	见于丝虫病
	脓尿和菌尿	见于泌尿系统感染，如肾盂肾炎、膀胱炎等
气味	正常尿液的气味来自尿中挥发酸的酸性物质，久置后可出现氨味。排出的新鲜尿液即有氨味，提示慢性膀胱炎及尿潴留。糖尿病酮症酸中毒时尿呈烂苹果味。有机磷中毒时尿带蒜臭味	
比重	正常人在普通膳食的情况下，尿比重为1.015~1.025	
	增高：见于急性肾小球肾炎、糖尿病、肾病综合征及肾前性少尿等	
	减低：见于慢性肾小球肾炎、慢性肾衰竭、尿崩症等	

必考热点

1. 蚕豆病、阵发性睡眠性血红蛋白尿、恶性疟疾和血型不合的输血反应等可见血红蛋白尿。
2. 血小板减少性紫癜、血友病可见血尿。
3. 糖尿病酮症酸中毒时尿呈烂苹果味。有机磷中毒时尿带蒜臭味。

考点：化学检查

尿液的化学检查见表11-4-52。

表11-4-52 尿液的化学检查

尿蛋白	健康成人经尿排出的蛋白质总量为0~80mg/24h。尿蛋白定性试验阳性或定量试验>150mg/24h称为蛋白尿（PRO）	
	生理性蛋白尿	见于剧烈运动、寒冷、精神紧张等，为暂时性，尿中蛋白含量少
	病理性蛋白尿	①肾小球性蛋白尿：见于肾小球肾炎、肾病综合征等。②肾小管性蛋白尿：见于肾盂肾炎、间质性肾炎等。③混合性蛋白尿：见于肾小球肾炎或肾盂肾炎后期、糖尿病、系统性红斑狼疮等。④溢出性蛋白尿：见于多发性骨髓瘤、巨球蛋白血症、严重骨骼肌创伤、急性血管内溶血等。⑤组织性蛋白尿：肾组织破坏或肾小管分泌蛋白增多所致的蛋白尿，多为低分子量蛋白尿。肾脏炎症、中毒时排出量增多
尿糖	正常人尿内可有微量葡萄糖，定性试验为阴性；定量为0.56~5.00mmol/24h尿。当血糖增高超过肾糖阈值8.89mmol/L（160mg/dl）或血糖正常而肾糖阈值降低时，则定性检测尿糖呈阳性，称为糖尿	
	暂时性糖尿	见于强烈精神刺激、全身麻醉、颅脑外伤、急性脑血管病等，可出现暂时性高血糖和糖尿（应激性糖尿）
	血糖增高性糖尿	糖尿病最常见；还可见于其他使血糖增高的内分泌疾病，如甲状腺功能亢进症、库欣综合征、嗜铬细胞瘤等
	血糖正常性糖尿	又称肾性糖尿，见于慢性肾小球肾炎、肾病综合征、间质性肾炎、家族性糖尿等
尿酮体	正常人定性检查尿酮体为阴性。尿酮体阳性见于糖尿病酮症酸中毒、妊娠剧吐、重症不能进食等脂肪分解增强的疾病	

必考热点

1. 当人体内血糖增高超过肾糖阈值 8.89mmol/L（160mg/dl）或血糖正常而肾糖阈值降低时，则定性检测尿糖呈阳性，称为糖尿。

2. 血糖增高性糖尿在糖尿病中最常见。

3. 尿酮体阳性见于糖尿病酮症酸中毒、妊娠剧吐、重症不能进食等脂肪分解增强的疾病。

考点：显微镜检查

1. 细胞　尿液细胞的参考值与临床意义见表 11-4-53。

表 11-4-53　尿液细胞的参考值与临床意义

红细胞	参考值：玻片法 0~3 个/HP（高倍视野），定量检查 0~5/μl。
	临床意义：尿沉渣镜检红细胞>3 个/HP，称镜下血尿。见于急性肾小球肾炎、急进性肾小球肾炎、慢性肾小球肾炎、急性膀胱炎、肾结核、肾盂肾炎、肾结石、泌尿系统肿瘤等
白细胞和脓细胞	参考值：玻片法 0~5 个/HP，定量检查 0~10 个/μl
	临床意义：尿沉渣镜检白细胞或脓细胞>5 个/HP，称镜下脓尿。多为泌尿系统感染，见于肾盂肾炎、膀胱炎、尿道炎及肾结核等
上皮细胞	扁平上皮细胞：成年女性尿中多见，临床意义不大。尿中大量出现或片状脱落且伴有白细胞、脓细胞，见于尿道炎
	大圆上皮细胞：偶见于正常人尿内，大量出现见于膀胱炎
	尾形上皮细胞：见于肾盂肾炎、输尿管炎
	小圆上皮细胞（肾小管上皮细胞）：提示肾小管病变，常见于急性肾小球肾炎，成堆出现表示有肾小管坏死，也可见于肾移植术后急性排斥反应

2. 管型　尿液管型的显微镜检查见表 11-4-54。

表 11-4-54　尿液管型的显微镜检查

透明管型	偶见于健康人；少量出现见于剧烈运动、高热等；明显增多提示肾实质病变，如肾病综合征、慢性肾小球肾炎等
细胞管型	红细胞管型：见于急性肾小球肾炎、慢性肾小球肾炎急性发作、狼疮肾炎、肾移植术后急性排斥反应等
	白细胞管型：提示肾实质感染性疾病，见于肾盂肾炎、间质性肾炎
	肾小管上皮细胞管型：提示肾小管病变，见于急性肾小管坏死、慢性肾小球肾炎晚期、肾病综合征等
颗粒管型	粗颗粒管型：见于慢性肾小球肾炎、肾盂肾炎、药物毒性所致的肾小管损害
	细颗粒管型：见于慢性肾小球肾炎、急性肾小球肾炎后期
蜡样管型	提示肾小管病变严重，预后不良。见于慢性肾小球肾炎晚期、慢性肾衰竭、肾淀粉样变性
脂肪管型	见于肾病综合征、慢性肾小球肾炎急性发作、中毒性肾病
肾衰竭管型	常出现于慢性肾衰竭少尿期，提示预后不良；急性肾衰竭多尿早期也可出现

必考热点

1. 尿沉渣镜检红细胞>3 个/HP，称镜下血尿。

2. 大圆上皮细胞偶见于正常人尿内，大量出现见于膀胱炎。

3. 红细胞管型见于急性肾小球肾炎、慢性肾小球肾炎急性发作、狼疮肾炎、肾移植术后急性排斥反应等。

考点：尿沉渣计数

尿沉渣计数，指1小时尿细胞计数。尿沉渣计数的参考值与临床意义见表11-4-55。

表11-4-55 尿沉渣计数的参考值与临床意义

参考值红细胞	男性<3万/小时，女性<4万/小时。白细胞：男性<7万/小时，女性<14万/小时
临床意义	白细胞数增多见于泌尿系统感染，如肾盂肾炎及急性膀胱炎；红细胞数增多见于急、慢性肾小球肾炎

必考热点

白细胞数增多见于肾盂肾炎及急性膀胱炎；红细胞数增多见于急、慢性肾小球肾炎。

第十节 粪便检查

考点：一般性状检查

粪便的一般性状检查见表11-4-56。

表11-4-56 粪便的一般性状检查

量	正常成人每日排便1次，为100~300g
颜色及性状	正常成人的粪便为黄褐色圆柱状软便，婴儿粪便呈金黄色
	水样或粥样稀便见于各种感染性或非感染性腹泻，如急性胃肠炎、甲状腺功能亢进症等
	米泔样便见于霍乱
	黏液脓样或脓血便见于痢疾、溃疡性结肠炎、直肠癌等。阿米巴痢疾时，以血为主，呈暗红色果酱样；细菌性痢疾则以黏液脓样或脓血便为主
	胨状便见于肠易激综合征、慢性菌痢
	鲜血便多见于肠道下段出血，如痔疮、肛裂、直肠癌等
	柏油样便见于各种原因引起的上消化道出血
	灰白色便见于阻塞性黄疸
	细条状便多见于直肠癌
	绿色粪便提示消化不良
	羊粪样便多见于老年人及经产妇排便无力者
气味	恶臭味见于慢性肠炎、胰腺疾病、结肠或直肠癌溃烂
	腥臭味见于阿米巴痢疾
	酸臭味见于脂肪和碳水化合物消化或吸收不良

必考热点

1. 急性胃肠炎、甲状腺功能亢进症患者的粪便为水样或粥样。
2. 胨状便见于肠易激综合征、慢性菌痢。
3. 脂肪和碳水化合物消化或吸收不良患者的粪便为酸臭味。

考点：显微镜检查及化学检查

1. 显微镜检查　见表 11-4-57。

表 11-4-57　粪便的显微镜检查

细胞	红细胞	见于下消化道出血、痢疾、溃疡性结肠炎、结肠或直肠癌、痔疮、直肠息肉等
	白细胞	正常粪便中不见或偶见，大量出现见于细菌性痢疾、溃疡性结肠炎
	巨噬细胞	见于细菌性痢疾、溃疡性结肠炎
寄生虫	肠道有寄生虫时可在粪便中找到相应的病原体，如虫体或虫卵、原虫滋养体及其包囊	

2. 化学检查　见表 11-4-58。

表 11-4-58　粪便的化学检查

隐血试验	正常为阴性。阳性见于消化性溃疡活动期、胃癌、钩虫病、消化道炎症、出血性疾病等。消化道癌症呈持续阳性，消化性溃疡呈间断阳性	
胆色素检查	粪胆红素检查	正常粪便中无胆红素。乳幼儿或成人于应用大量抗生素后，胆红素定性试验阳性
	粪胆原及粪胆素检查	正常粪便中可有粪胆原及粪胆素。阻塞性黄疸时含量明显减少或缺如，粪便呈淡黄色或灰白色；溶血性黄疸时含量增多，粪色加深

必考热点

白细胞正常粪便中不见或偶见，大量出现见于细菌性痢疾、溃疡性结肠炎。

第十一节　痰液检查

考点：一般性状检查

痰液的一般性状检查见表 11-4-59。

表 11-4-59　痰液的一般性状检查

痰量	正常人无痰或仅有少量无色黏液样痰。痰量增多见于肺脓肿、慢性支气管炎、支气管扩张症、肺结核等	
颜色	黄色痰	见于呼吸道化脓性感染
	黄绿色痰	见于铜绿假单胞菌感染、干酪性肺炎
	红色痰	见于肺癌、肺结核、支气管扩张症
	粉红色泡沫样痰	见于急性肺水肿
	铁锈色痰	见于肺炎链球菌肺炎
	咖啡色痰	见于阿米巴肺脓肿
性状	黏液性痰	见于支气管炎、肺炎早期及支气管哮喘等
	浆液性痰	见于肺水肿、肺淤血
	脓性痰	见于支气管扩张症、肺脓肿
	血性痰	见于肺结核、支气管扩张症、肺癌等

续 表

气味	血腥味	血性痰带有血腥气味，见于肺结核、肺癌等
	恶臭味	见于晚期肺癌、支气管扩张症、肺脓肿等

必考热点

1. 痰量增多见于肺脓肿、慢性支气管炎、支气管扩张症、肺结核等。
2. 粉红色泡沫样痰见于急性肺水肿。
3. 血性痰带有血腥气味，见于肺结核、肺癌等；带有恶臭味见于晚期肺癌、支气管扩张症、肺脓肿等。

考点：显微镜检查和病原体检查

痰液的显微镜检查和病原体检查见表 11-4-60。

表 11-4-60　痰液的显微镜检查和病原体检查

显微镜检查	直接涂片检查	白细胞	中性粒细胞（或脓细胞）增多，见于呼吸系统化脓性感染；嗜酸性粒细胞增多，见于支气管哮喘、过敏性支气管炎、肺吸虫病等；淋巴细胞增多，见于肺结核
	染色涂片检查	红细胞	呼吸道疾病及出血性疾病，痰中可见大量红细胞
		上皮细胞	鳞状上皮细胞增多，见于急性喉炎和咽炎；柱状上皮细胞增多，见于支气管炎、支气管哮喘等
		主要用于检查癌细胞和细菌	
病原体检查	疑为呼吸道感染性疾病时，可分别做细菌、真菌、支原体等培养		

必考热点

1. 呼吸道疾病及出血性疾病，痰中可见大量红细胞。
2. 鳞状上皮细胞增多，见于急性喉炎和咽炎；柱状上皮细胞增多，见于支气管炎、支气管哮喘等。

第十二节　浆膜腔穿刺液检查

考点：浆膜腔积液分类及形成原因

浆膜腔包括胸腔、腹腔和心包腔。根据浆膜腔积液的形成原因及性质不同，可分为漏出液和渗出液。浆膜腔积液分类及形成原因见表 11-4-61。

表 11-4-61　浆膜腔积液分类及形成原因

漏出液	漏出液为非炎症性积液。形成的原因如下。①血浆胶体渗透压降低：如肝硬化、肾病综合征、重度营养不良等。②毛细血管内压力增高：如慢性心功能不全、静脉栓塞等。③淋巴管阻塞：常见于肿瘤压迫或丝虫病引起的淋巴回流受阻
渗出液	渗出液为炎性积液。形成的主要原因如下。①感染性：如胸膜炎、腹膜炎、心包炎等。②化学因素：如血液、胆汁、胃液、胰液等化学性刺激。③恶性肿瘤。④风湿性疾病及外伤等

必考热点

1. 淋巴管阻塞是形成漏出液的原因之一，常见于肿瘤压迫或丝虫病引起的淋巴回流受阻。
2. 渗出液为炎性积液。

考点：渗出液与漏出液的鉴别要点

渗出液与漏出液的鉴别要点见表 11-4-62。

表 11-4-62　渗出液与漏出液的鉴别要点

	漏出液	渗出液
原因	非炎症所致	炎症、肿瘤、物理或化学性刺激
外观	淡黄，浆液性	不定，可为黄色、脓性、血性、乳糜性等
透明度	透明或微混	多混浊
比重	<1.015	>1.018
凝固	不自凝	能自凝
黏蛋白定性（Rivalta 试验）	阴性	阳性
蛋白质定量	<25g/L	>30g/L
葡萄糖定量	与血糖相近	常低于血糖水平
细胞计数	常<100×10^6/L	常>500×10^6/L
细胞分类	以淋巴细胞为主	根据不同的病因，分别以中性粒细胞或淋巴细胞为主，恶性肿瘤患者可找到癌细胞
细菌学检查	阴性	可找到病原菌
乳酸脱氢酶	<200U/L	>200U/L

必考热点

1. 漏出液以淋巴细胞为主；渗出液根据不同的病因，分别以中性粒细胞或淋巴细胞为主。
2. 漏出液不自凝，渗出液能自凝。

第十三节　脑脊液检查

考点：脑脊液检查的适应证、禁忌证

脑脊液检查的适应证、禁忌证见表 11-4-63。

表 11-4-63　脑脊液检查的适应证、禁忌证

适应证	有脑膜刺激症状需明确诊断者
	疑有颅内出血
	疑有中枢神经系统恶性肿瘤
	有剧烈头痛、昏迷、抽搐及瘫痪等表现而原因未明者
	中枢神经系统手术前的常规检查

续 表

禁忌证	颅内压明显增高或伴显著视盘水肿者
	有脑疝先兆者
	处于休克、衰竭或濒危状态者
	局部皮肤有炎症者
	颅后窝有占位性病变者

必考热点

有脑膜刺激症状需明确诊断者可行脑脊液检查。

考点：常见中枢神经系统疾病的脑脊液特点

常见中枢神经系统疾病的脑脊液特点见表11-4-64。

表11-4-64 常见中枢神经系统疾病的脑脊液特点

	压力（mmH_2O）	外观	细胞数（$\times10^6$/L）及分类	蛋白质定性	蛋白质定量（g/L）	葡萄糖（mmol/L）	氯化物（mmol/L）	细菌
正常	侧卧位80~180	无色透明	0~8，多为淋巴细胞	(-)	0.15~0.45	2.5~4.5	120~130	无
化脓性脑膜炎	↑↑↑	混浊脓性，可有脓块	显著增加，以中性粒细胞为主	+++以上	↑↑↑	↓↓↓	↓	有致病菌
结核性脑膜炎	↑↑	微浊，毛玻璃样，静置后有薄膜形成	增加，以淋巴细胞为主	++	↑↑	↓↓	↓↓↓	抗酸染色可找到结核分枝杆菌
病毒性脑膜炎	↑	清晰或微浊	增加，以淋巴细胞为主	+	↑	正常	正常	无
蛛网膜下腔出血	↑	血性为主	增加，以红细胞为主	+~++	↑	正常	正常	无
脑脓肿（未破裂）	↑↑	无色或黄色微浊	稍增加，以淋巴细胞为主	+	↑	正常	正常	有或无
脑肿瘤	↑↑	黄色或无色	正常或稍增加，以淋巴细胞为主	±~+	↑	正常	正常	无

必考热点

1. 化脓性脑膜炎的脑脊液混浊脓性，可有脓块。
2. 结核性脑膜炎的脑脊液微浊，呈毛玻璃样，静置后有薄膜形成。
3. 病毒性脑膜炎的脑脊液细胞数增加，以淋巴细胞为主。

第五单元　心电图诊断

第一节　心电图基本知识

考点：常用心电图导联

常用心电图导联见表 11-5-1。

表 11-5-1　常用心电图导联

肢体导联	标准肢体导联	Ⅰ导联	正极接左上肢，负极接右上肢
		Ⅱ导联	正极接左下肢，负极接右上肢
		Ⅲ导联	正极接左下肢，负极接左上肢
	加压肢体导联	加压右上肢导联（aVR）	探查电极置于右上肢并与心电图机正极相连，左上、下肢连接构成无关电极并与心电图机负极相连
		加压左上肢导联（aVL）	探查电极置于左上肢并与心电图机正极相连，右上肢与左下肢连接构成无关电极并与心电图机负极相连
		加压左下肢导联（aVF）	探查电极置于左下肢并与心电图机正极相连，左、右上肢连接构成无关电极并与心电图机负极相连
胸导联	胸导联属单极导联，包括 V_1~V_6导联。将负极与中心电端连接，正极与放置在胸壁一定位置的探查电极相连		
	探查电极分别位于：V_1：胸骨右缘第 4 肋间；V_2：胸骨左缘第 4 肋间；V_3：V_2与 V_4两点连线的中点；V_4：左锁骨中线与第 5 肋间相交处；V_5：左腋前线 V_4水平处；V_6：左腋中线 V_4水平处		
	临床上为诊断后壁心肌梗死，需加做 V_7~V_9导联；诊断右心病变，需加做 V_3R~V_6R 导联		

必考热点

1. 标准肢体导联有Ⅰ、Ⅱ、Ⅲ 3 个导联。

2. 加压单极肢体导联有加压单极右上肢导联（aVR）、加压单极左上肢导联（aVL）、加压单极左下肢导联（aVF）。

考点：心电图各波段的意义

心电图各波段的意义见表 11-5-2。

表 11-5-2　心电图各波段的意义

P 波	为心房除极波，反映左、右心房除极过程中的电位和时间变化
PR 段	是电激动过程在房室交界区以及希氏束、室内传导系统所产生的微弱电位变化，一般呈零电位，显示为等电位线（基线）
PR 间期	自 P 波的起点至 QRS 波群的起点，反映激动从窦房结发出后经心房、房室交界、房室束、束支及浦肯野纤维网传到心室肌所需要的时间
QRS 波群	为左、右心室除极的波，反映左、右心室除极过程中的电位和时间变化
ST 段	从 QRS 波群终点至 T 波起点的一段平线，反映心室早期缓慢复极的电位和时间变化

续 表

T波	为心室复极波，反映心室晚期快速复极的电位和时间变化
QT间期	从QRS波群的起点至T波终点，代表左、右心室除极与复极全过程的时间
U波	为T波后的一个小波，产生机制未明

必考热点

1. 心电图P波为心房除极波，反映左、右心房除极过程中的电位和时间变化。

2. 心电图PR段是电激动过程在房室交界区以及希氏束、室内传导系统所产生的微弱电位变化，一般呈零电位，显示为等电位线（基线）。

3. 心电图ST段是从QRS波群终点至T波起点的一段平线，反映心室早期缓慢复极的电位和时间变化。

第二节 心电图测量，正常心电图及临床意义

考点：心率计算及各波段测量

1. 心率计算　心率（次/分钟）= 60/RR（或PP）间期的秒数（s）。心律不齐者，取5~10个RR或PP间距的平均值，然后算出心率。

2. 心电图各波段测量　见表11-5-3。

表11-5-3　心电图各波段测量

测量时间	一般规定，测量各波时距应自波形起点的内缘起测至波形终点的内缘	
测量振幅（电压）	测量正向波形的高度，以基线上缘至波形顶点之间的垂直距离为准；测量负向波形的深度，以基线的下缘至波形底端的垂直距离为准	
测量室壁激动时间（VAT）	从QRS波群起点量到R波顶点与等电位线的垂直线之间的距离。有切迹或R′波，则以R′波顶点为准。一般只测 V_1 和 V_5	
测量间期	PR间期：应选择有明显P波和Q波的导联（一般多选Ⅱ导联），自P波的起点量至QRS波群起点	
	QT间期：选择T波比较清晰的导联，测量QRS波起点到T波终点的间距	
ST段移位的测量	ST段是否移位，一般应与TP段相比较；如因心动过速等原因而TP不明显时，可与PR段相比较；亦可以前后两个QRS波群起点的连线作为基线与之比较。斜行向上的ST段，以J点作为判断ST段移位的依据；斜行向下的ST段，以J点后0.06~0.08秒处作为判断ST段移位的依据。①ST段抬高：从等电位线上缘垂直量到ST上缘。②ST段下移：从等电位线下缘垂直量到ST段下缘	

必考热点

1. 心率（次/分钟）= 60/RR（或PP）间期的秒数（s）。

2. 心律不齐者，取5~10个RR或PP间距的平均值，然后算出心率。

3. 测量各波时距应自波形起点的内缘测至波形终点的内缘。

考点：心电轴测定

平均QRS心电轴（简称心电轴）是心脏激动过程中全部瞬间综合向量形成的总向量。心电轴的测量方法有目测法、振幅法、查表法3种（表11-5-4）。

表 11-5-4 心电轴的测量方法及临床意义

测量方法	目测法：是根据Ⅰ、Ⅲ导联 QRS 波群的主波方向进行判断。如果Ⅰ、Ⅲ导联 QRS 波群的主波方向均向上，则电轴不偏；若Ⅰ导联 QRS 波群的主波方向向上，而Ⅲ导联 QRS 波群的主波方向向下，则心电轴左偏；若Ⅰ导联 QRS 波群的主波方向向下，而Ⅲ导联 QRS 波群的主波方向向上，则为心电轴右偏；如果Ⅰ、Ⅲ导联 QRS 波群的主波方向均向下，则为心电轴极度右偏
	振幅法：是通过测算Ⅰ、Ⅲ导联 QRS 波群振幅的代数和而获得的
	查表法：是根据计算出来的Ⅰ、Ⅲ导联 QRS 振幅的代数和直接查表而获得的
临床意义	正常心电轴一般在0°～+90°。心电轴在+30°～+90°，表示电轴不偏。0°～+30°为电轴轻度左偏，0°～30°为中度左偏，-30°～90°为电轴显著左偏，+90°～+120°为电轴轻度或中度右偏，+120°～+180°为电轴显著右偏，-90°～180°为不确定性电轴。心电轴轻度、中度左偏或右偏不一定是病态。心电轴轻度左偏，可见于妊娠、肥胖、大量腹水、横位心脏等；左前分支阻滞、左心室肥大等，可使心电轴显著左偏。心电轴轻度右偏，可见于婴幼儿、垂位心脏等；左后分支阻滞、右心室肥大、广泛心肌梗死等，可使心电轴显著右偏

必考热点

1. 平均心电轴是心脏激动过程中全部瞬间综合向量形成的总向量，测量方法有目测法、振幅法、查表法3种。

2. 振幅法是通过测算Ⅰ、Ⅲ导联 QRS 波群振幅的代数和而获得的。

考点：心电图各波段正常范围及其变化的临床意义

心电图各波段正常范围及其变化的临床意义见表 11-5-5。

表 11-5-5 心电图各波段正常范围及其变化的临床意义

P 波	正常 P 波在多数导联呈钝圆形，有时可有切迹，但切迹双峰之间的距离<0.04 秒。正常 P 波在 aVR 导联倒置，Ⅰ、Ⅱ、aVF、V_3～V_6 导联直立，其余导联（Ⅲ、aVL、V_1、V_2）可直立、低平、双向或倒置。正常 P 波的时间≤0.11 秒；电压在肢导联<0.25mV，胸导联<0.2mV
	P 波在 aVR 导联直立，Ⅱ、Ⅲ、aVF 导联倒置时，称为逆行型 P′波，表示激动自房室交界区逆行向心房传导。P 波时间>0.11 秒，有切迹，且切迹双峰间的距离≥0.04 秒，提示左心房异常；P 波电压在肢导联≥0.25mV、胸导联≥0.2mV，常表示右心房异常；低平无病理意义
PR 间期	成年人心率在正常范围时，PR 间期为 0.12～0.20 秒。PR 间期受年龄和心率的影响，年龄小或心率快时 PR 间期较短，反之较长
	PR 间期固定且超过 0.20 秒，见于一度房室传导阻滞。PR 间期<0.12 秒，而 P 波形态、方向正常，见于预激综合征；PR 间期<0.12 秒，同时伴有逆行型 P′波，见于房室交界区心律
QRS 波群	时间：正常成人 QRS 波群时间为 0.06～0.10 秒，V_1 导联 VAT<0.03 秒，V_5 导联 VAT<0.05 秒。QRS 波群时间或 VAT 延长，见于心室肥大、心室内传导阻及预激综合征
	形态与电压：正常人 V_1、V_2 导联为 rS 型，R/S<1、R_{V1}<1.0mV，如超过此值提示右心室肥大。V_3、V_4 导联为过渡区图形，呈 RS 型，R/S 比值接近于 1。V_5、V_6 导联呈 qR、qRS、Rs 型，R/S>1、R_{V5}<2.5mV，如超过这些值提示左心室肥大。正常人的胸导联，自 V_1 至 V_5，R 波逐渐增高至最大，S 波逐渐变小甚至消失。如果 6 个肢体导联中，每个 QRS 波群中向上及向下波电压的绝对值之和都小于 0.5mV 或/和每个胸导联 QRS 波群中向上及向下波电压的绝对值之和都小于 1.0mV 称为低电压，多见于肺气肿、心包积液、全身水肿等
	Q 波：正常人除 aVR 导联可呈 QS 或 QR 型外，其他导联 Q 波的振幅不得超过同导联 R 波的 1/4，时间<0.04 秒。正常情况下，V_1、V_2 导联不应有 Q 波，但可呈 QS 型，V_3 导联极少有 Q 波。超过正常范围的 Q 波称为异常 Q 波，常见于心肌梗死

续 表

J 点	QRS 波群的终末与 ST 段起始的交接点称为 J 点。J 点大多在等电位线上，通常随着 ST 段的偏移而发生移位
ST 段	正常情况下，ST 段表现为一等电位线。在任何导联，ST 段下移不应超过 0.05mV；ST 段抬高在 V_2、V_3 导联男性不超过 0.2mV，女性不超过 0.15mV，其他导联均不应超过 0.1mV
	ST 段水平型及下垂型压低见于心肌缺血；ST 段压低也见于低血钾、洋地黄作用、心室肥厚及室内传导阻滞等。相邻 ST 段上抬超过正常范围且弓背向上，见于急性心肌梗死、变异型心绞痛、室壁膨胀瘤；弓背向下的抬高见于急性心包炎
T 波	正常 T 波是一个不对称的宽大而光滑的波，前支较长，后支较短；T 波的方向与 QRS 波群主波方向一致；在 R 波为主的导联中，T 波电压不应低于同导联 R 波的 1/10
	在 QRS 波群主波向上的导联中，T 波低平、双向或倒置见于心肌缺血、心肌损害、低血钾、低血钙、洋地黄效应、心室肥厚及心室内传导阻滞等。T 波高耸见于急性心肌梗死早期和高血钾
QT 间期	QT 间期的正常范围为 0.32~0.44 秒。通常情况下，心率越快，QT 间期越短，反之越长。QT 间期延长见于心肌损害、心肌缺血、心室肥大、心室内传导阻滞、心肌炎、心肌病、低血钙、低血钾、QT 间期延长综合征以及药物（如奎尼丁、胺碘酮）作用等；QT 间期缩短见于高血钙、高血钾、洋地黄效应
U 波	在胸导联上（尤其 V_2~V_3），U 波较清楚，方向与 T 波方向一致。U 波增高常见于低血钾

必考热点

1. 正常 P 波在 aVR 导联倒置，Ⅰ、Ⅱ、aVF、V_3~V_6 导联直立，其余导联（Ⅲ、aVL、V_1、V_2）可直立、低平、双向或倒置。

2. QRS 波群时间或室壁激动时间（VAT）延长见于心室肥大、心室内传导阻及预激综合征。

第三节　常见异常心电图及临床意义

考点：心房、心室肥大

心房、心室肥大的心电图表现见表 11-5-6。

表 11-5-6　心房、心室肥大的心电图表现

心房肥大的心电图表现	左心房肥大：心电图表现为 P 波增宽（>0.11 秒），常呈双峰型，双峰间期≥0.04 秒，以Ⅰ、Ⅱ、aVL 导联上最为显著。多见于二尖瓣狭窄，故称“二尖瓣型 P 波”
	右心房肥大：心电图表现为 P 波尖而高耸，其幅度>0.25mV，以Ⅱ、Ⅲ、aVF 导联表现最为突出，常见于慢性肺源性心脏病，故称“肺型 P 波”，也可见于某些先天性心脏病
心室肥大的心电图表现	左心室肥大的心电图表现如下。①QRS 波群电压增高：R_{V5} 或 R_{V6}>2.5mV，R_{V5} 或 R_{V6}+S_{V1}>4.0mV（男）或>3.5mV（女）。肢体导联：$R_Ⅰ$>1.5mV，R_{aVL}>1.2mV，R_{aVF}>2.0mV，$R_Ⅰ$+$S_Ⅲ$>2.5mV；Cornell 标准：R_{aVL}+S_{V3}>2.8mV（男）或>2.0mV（女）。②心电轴轻、中度左偏。③QRS 波群时间延长到 0.10~0.11 秒，V_5 或 V_6 导联 R 峰时间>0.05S。④ST-T 改变，以 R 波为主的导联中，ST 段下移≥0.05mV，T 波低平、双向或倒置。左室肥大常见于高血压心脏病、二尖瓣关闭不全、主动脉瓣病变、心肌病等
	上述左心室肥大的指标中，以 QRS 波群高电压最为重要，是诊断左室肥大的主要依据。若仅有 QRS 波群电压增高表现而无其他阳性指标者，称为左室高电压，可见于左心室肥大或经常进行体力锻炼者；而仅有 V_5 导联或以 R 波为主的导联 ST 段下移>0.05mV，T 波低平、双向或倒置者，为左心室劳损；同时有 QRS 波群电压增高及 ST-T 改变者，称为左室肥大伴劳损
	右心室肥大的心电图表现如下。①QRS 波群形态改变，V_1 R/S>1，V_5 R/S<1，V_1 或 V_3R 的 QRS 波群呈 RS、rSR′、R 或 qR 型。②心电轴右偏≥90°，重症可>+110°。③R_{V1}+S_{V5}>1.05mV（重症 1.2mV），aVR 导联的 R/Q 或 R/S>1，RaVR>0.5mV。④V_1 或 V_3R 等右胸导联 ST-T 下移>0.05mV，T 波低平、双向或倒置。⑤V_1 导联 R 峰时间>0.03 秒。右心室肥大常见于慢性肺源性心脏病，风心病二尖瓣狭窄、先天性心脏病等

必考热点

1. 左心房肥大的心电图表现为 P 波增宽（>0.11 秒），常呈双峰型，双峰间期≥0.04s，以在 V_1 导联上最为显著。
2. 右心房肥大的心电图表现为 P 波尖而高耸，其幅度>0.25mV，以Ⅱ、Ⅲ、aVF 导联表现最为突出。
3. 左心室肥大的指标中，以 QRS 波群高电压最为重要，是诊断左室肥大的主要依据。

考点：心肌梗死及心肌缺血

1. 心肌梗死　见表 11-5-7。

表 11-5-7　心肌梗死的基本图形、图形演变及分期以及定位诊断

基本图形	缺血型 T 波改变：缺血发生于心内膜面，T 波高而直立；若发生于心外膜面，出现对称性 T 波倒置
	损伤型 ST 段改变：面向损伤心肌的导联出现 ST 段明显抬高，可形成单相曲线
	坏死型 Q 波出现：面向坏死区的导联出现异常 Q 波（宽度≥0.04 秒，深度≥1/4R）或者呈 QS 波
ST 段抬高型心肌梗死的图形演变及分期	进展期：心肌梗死数分钟后出现 T 波高耸，ST 段斜行上移或弓背向上抬高，时间在 6 小时以内
	急性期：心肌梗死后数小时或数日，可持续 6 小时至 7 天。ST 段逐渐升高呈弓背型，并可与 T 波融合成单向曲线，此时可出现异常 Q 波，继而 ST 段逐渐下降至等电位线，直立的 T 波开始倒置，并逐渐加深。此期坏死型 Q 波、损伤型 ST 段抬高及缺血性 T 波倒置可同时并存
	愈合期：心肌梗死后 7~28 天，抬高的 ST 段基本恢复至基线，坏死型 Q 波持续存在，缺血型 T 波由倒置较深逐渐变浅，直到恢复正常或趋于恒定不变的 T 波位置
	陈旧期：急性心肌梗死后 29 天及以后。ST 段和 T 波不再变化，常遗留下坏死的 Q 波，常持续存在终生，亦可能逐渐缩小
心肌梗死的定位诊断	根据坏死图形（异常 Q 波或 QS 波）出现于哪些导联而作出定位诊断
非 ST 段抬高型心肌梗死	常见于急性心内膜下心肌梗死、小灶性心肌梗死等。心电图常表现为只有 ST 段压低和/或 T 波倒置或无 ST-T 异常

2. 心肌缺血　见表 11-5-8。

表 11-5-8　心肌缺血的心电图表现

稳定型心绞痛	面对缺血区的导联上出现 ST 段水平型或下垂型下移≥0.1mV，T 波低平、双向或倒置，时间一般小于 15 分钟
变异型心绞痛	常于休息或安静时发病，心电图可见 ST 段抬高，常伴有 T 波高耸，对应导联 ST 段下移
慢性冠状动脉供血不足	在 R 波占优势的导联上，ST 段呈水平型或下垂型压低，≥0.05mV；T 波低平、双向或倒置

必考热点

1. 在急性期坏死型 Q 波、损伤型 ST 段抬高及缺血性 T 波倒置可同时并存。
2. 慢性冠状动脉供血不足在 R 波占优势的导联上，ST 段呈水平型或下垂型压低，≥0.05mV。

考点：心律失常的心电图表现

心律失常的心电图表现见表11-5-9。

表11-5-9　心律失常的心电图表现

<table>
<tr><td rowspan="4">房性期前收缩</td><td colspan="2">提早出现的房性P′，形态与窦性P波不同</td></tr>
<tr><td colspan="2">P′R间期≥0.12秒</td></tr>
<tr><td colspan="2">房性P′波后有正常形态的QRS波群</td></tr>
<tr><td colspan="2">代偿间歇不完全</td></tr>
<tr><td rowspan="4">室性期前收缩</td><td colspan="2">提早出现宽大畸形的QRS波群，其前无相关的P波或P′波</td></tr>
<tr><td colspan="2">QRS波群时限常≥0.12秒</td></tr>
<tr><td colspan="2">T波方向与QRS主波方向相反</td></tr>
<tr><td colspan="2">有完全性代偿间歇</td></tr>
<tr><td rowspan="3">阵发性室上性心动过速</td><td colspan="2">相当于一系列连续很快的房性或交界性期前收缩，QRS波频率为150~250次/分，节律规则</td></tr>
<tr><td colspan="2">QRS波群形态基本正常，时间≤0.10秒</td></tr>
<tr><td colspan="2">ST-T无变化，或呈继发性ST段下移和T波倒置</td></tr>
<tr><td rowspan="3">心房颤动</td><td colspan="2">P波消失，代以大小不等、间距不均、形状各异的心房颤动波（f波），频率为350~600次/分，以V_1导联最为明显</td></tr>
<tr><td colspan="2">RR间距绝对不匀齐，即心室律绝对不规则</td></tr>
<tr><td colspan="2">QRS波群形态通常正常，当心室率过快时，发生室内差异性传导，QRS波群增宽畸形</td></tr>
<tr><td rowspan="3">交界性期前收缩</td><td colspan="2">提前出现的QRS波群，形态基本正常</td></tr>
<tr><td colspan="2">出现逆行P′波，可在QRS波群之前（P′R<0.12秒），或QRS波群之后（RP′<0.20秒），或与QRS波群相重叠</td></tr>
<tr><td colspan="2">常有完全性代偿间歇</td></tr>
<tr><td rowspan="11">房室传导阻滞</td><td rowspan="2">一度房室传导阻滞</td><td>窦性P波规律出现，其后均有QRS波群</td></tr>
<tr><td>PR间期延长≥0.21秒（老年人>0.22秒）</td></tr>
<tr><td rowspan="3">二度Ⅰ型房室传导阻滞</td><td>窦性P波规律出现</td></tr>
<tr><td>PR间期进行性延长，直至出现一次QRS波群脱落（P波后无QRS波群），其后PR间期又趋缩短，之后又逐渐延长，直至QRS波群再次脱落，周而复始</td></tr>
<tr><td>QRS波群脱落所致的最长RR间期，短于任何两个最短的RR间期之和。QRS波群时间、形态大多正常</td></tr>
<tr><td rowspan="3">二度Ⅱ型房室传导阻滞</td><td>窦性P波规律出现，PR间期恒定（正常或延长）</td></tr>
<tr><td>部分P波后无QRS波群（发生心室漏搏）</td></tr>
<tr><td>房室传导比例一般为3：2、4：3等</td></tr>
<tr><td rowspan="3">三度房室传导阻滞（完全性房室传导阻滞）</td><td>P波和QRS波群无固定关系，PP与RR间距各有其固定的规律性</td></tr>
<tr><td>心房率>心室率</td></tr>
<tr><td>QRS波群形态正常或宽大畸形</td></tr>
<tr><td rowspan="4">预激综合征</td><td colspan="2">RP间期<0.12秒，P波一般为窦性</td></tr>
<tr><td colspan="2">QRS波群增宽，QRS波群时间≥0.12秒</td></tr>
<tr><td colspan="2">QRS波群起始部粗钝，形成预激波（Delta波），此为心室预激在心电图上的主要表现</td></tr>
<tr><td colspan="2">可有继发性ST-T改变</td></tr>
</table>

必考热点

1. 室性期前收缩的心电图表现为 T 波方向与 QRS 主波方向相反。

2. 心房颤动的心电图表现为 P 波消失，代以大小不等、间距不均、形状各异的 f 波，频率为 350～600 次/分，以 V_1 导联最为明显。

考点：血钾异常的心电图表现

血钾异常的心电图表现见表 11-5-10。

表 11-5-10 血钾异常的心电图表现

高钾血症	早期出现 QT 时间缩短，T 波高尖，双支对称，基底部变窄，即“帐篷状”T 波
	随着高钾血症的加重，可出现 QRS 波增宽，幅度下降，P 波形态逐渐消失，可出现“窦室传导”
	ST 段下降≥0.05mV
	严重高血钾时，可出现房室传导阻滞、室内传导阻滞、窦性停搏、室速、室扑、室颤及心搏骤停等
低钾血症	ST 段压低，T 波低平或倒置
	U 波增高，以 V2、V3 导联上最明显，可>0.1mV。U 波振幅可与 T 波等高，呈驼峰状，或 U>T，或 T、U 波融合
	T 波与 U 波融合时，QU 间期明显延长
	严重低血钾时，可出现各种心律失常，如房室传导阻滞，频发、多源室性期前收缩甚至室速和尖端扭转性室速等

必考热点

1. 高钾血症的心电图早期出现 QT 时间缩短，T 波高尖，双支对称，基底部变窄，即“帐篷状”T 波。
2. 低钾血症的心电图表现为 ST 段压低，T 波低平或倒置。

考点：心电图的临床应用价值

心电图的临床应用价值见表 11-5-11。

表 11-5-11 心电图的临床应用价值

分析与鉴别各种心律失常	心电图是诊断心律失常最简单、最经济的方法，不但可确诊体格检查中所发现者，且可确诊体格检查无法发现者
确诊心肌梗死及急性冠状动脉供血不足	心电图可确定心肌梗死的有无、病变部位、范围、演变及分期；确定心肌缺血的有无、部位及持续时间
其他	协助诊断慢性冠状动脉供血不足、心肌炎及心肌病
	判定有无心房、心室肥大，从而协助某些心脏病的诊断，如风湿性、肺源性、高血压性及先天性心脏病等
	协助诊断心包疾病，包括急性及慢性心包炎
	观察某些药物对心肌的影响，包括治疗心血管病的药物（如强心苷、抗心律失常药物）及对心肌有损害的药物
	对某些电解质紊乱（如血钾、血钙的过高或过低）不仅有助于诊断，还对治疗有重要参考价值
	心电图监护已广泛应用于心脏外科手术、心导管检查、人工心脏起搏、电击复律、心脏复苏及其他危重病症的抢救，以便及时发现心律和心率的变化、心肌供血情况，从而作出相应的处理

必考热点

心电图是诊断心律失常最简单、最经济的方法。

第六单元 影像诊断

第一节 超声诊断

考点：二尖瓣狭窄、主动脉瓣病变声像图及心功能评估

二尖瓣狭窄、主动脉瓣病变声像图及心功能评估见表11-6-1。

表11-6-1 二尖瓣狭窄、主动脉瓣病变声像图及心功能评估

二尖瓣狭窄	二维超声心动图表现	①二尖瓣增厚，回声增强，以瓣尖为主，有时可见赘生物形成的强光团。②二尖瓣活动僵硬，运动幅度减小。③二尖瓣口面积缩小（正常二尖瓣口面积约4cm^2，轻度狭窄时，瓣口面积1.5~2.0cm^2；中度狭窄时，瓣口面积1.0~1.5cm^2；重度狭窄时，瓣口面积<1.0cm^2）。④腱索增粗缩短，乳头肌肥大。⑤左心房明显增大，肺动脉高压时则右心室增大，肺动脉增宽
	M型超声心动图表现	①二尖瓣曲线增粗，回声增强。②二尖瓣前叶曲线双峰消失，呈城墙样改变，EF斜率减低。③二尖瓣前、后叶呈同向运动，后叶曲线套入前叶。④左心房增大
	多普勒超声心动图表现	①彩色多普勒血流量显像：二尖瓣口见五彩镶嵌的湍流信号。②频谱多普勒：二尖瓣频谱呈单峰宽带充填形，峰值血流速度大于1.5m/s，可达6~8m/s
主动脉瓣关闭不全	二维超声心动图表现	在左室长轴及主动脉根部短轴切面上，可见主动脉瓣反射增强、舒张期主动脉瓣闭合不良、左室容量负荷过重的表现
	M型超声心动图表现	①心底部探查，主动脉根部前后径增宽，运动幅度增大，舒张期闭合线呈双线，距离>2mm。若闭合线出现扑动现象，是血液反流的有力证据。②左室探查，可见左室容量负荷过重的改变，表现为左心室内径扩大，流出道增宽，室间隔和左室后壁呈反向运动
	多普勒超声心动图表现	舒张期可见五彩反流束自主动脉瓣口流向左室流出道

必考热点

1. 二尖瓣狭窄的二维超声心动图表现：二尖瓣增厚，回声增强，以瓣尖为主，有时可见赘生物形成的强光团。

2. 二尖瓣狭窄的M型超声心动图表现中，二尖瓣前叶曲线双峰消失，呈“城墙样”改变，EF斜率减低。

考点：胆囊结石、泌尿系统结石的异常声像图

胆囊结石、泌尿系统结石的异常声像图见表11-6-2。

表 11-6-2 胆囊结石、泌尿系统结石的异常声像图

胆囊结石	①胆囊内见一个或数个强光团、光斑，其后方伴声影或彗星尾。②强光团或光斑可随体位改变而依重力方向移动。但当结石嵌顿在胆囊颈部，或结石炎性粘连在胆囊壁中（壁间结石）时，看不到光团或光斑随体位改变。不典型者如充填型胆结石，胆囊内充满大小不等的结石，声像图上看不见胆囊回声，胆囊区见一条强回声弧形光带，后方伴直线形宽大声影
泌尿系统结石	泌尿系统结石超声可见结石部位有强回声光团或光斑，后伴声影或彗星尾征。输尿管结石多位于输尿管狭窄处；膀胱结石可随体位依重力方向移动。膀胱结石的检出率最高，肾结石次之，输尿管结石因腹腔内肠管胀气干扰而显示较差。肾结石、输尿管结石时，可伴有肾盂积水

必考热点

泌尿系统结石超声可见结石部位有强回声光团或光斑，后伴声影或彗星尾征。

考点：脂肪肝、肝硬化的异常声像图

脂肪肝、肝硬化的异常声像图见表 11-6-3。

表 11-6-3 脂肪肝、肝硬化的异常声像图

脂肪肝	弥漫性脂肪肝	整个肝均匀性增大，表面圆钝，边缘角增大；肝内回声增多增强，前半细而密，呈一片云雾状改变。彩色多普勒超声显示肝内血流的灵敏度降低，尤其对于较深部位的血管，血流信号较正常减少
	局限性脂肪肝	通常累及部分肝叶或肝段，超声表现为脂肪浸润区部位的高回声区与正常肝组织的相对低回声区，两者分界较清，呈花斑状或不规则的片状。彩色多普勒超声可显示不均匀回声区内无明显彩色血流，或正常肝内血管穿人其中
肝硬化	①肝体积缩小，逐步向右上移行。②肝包膜回声增强，呈锯齿样改变；肝内光点增粗增强，分布紊乱。③脾大。④胆囊壁增厚毛糙，有腹水时可呈双边。⑤可见腹水的无回声暗区。⑥门静脉内径增宽>1.3cm，门静脉血流信号减弱，血流速度常在 15cm/s 以下；可见脐静脉重新开放。⑦癌变时在肝硬化基础上出现肝癌声像图特征，以弥漫型为多见	

第二节 放射诊断

考点：X 线的特性及成像原理

X 线的特性及成像原理见表 11-6-4。

表 11-6-4 X 线的特性及成像原理

X 线的特性	穿透性	X 线的波长很短，具有很强的穿透力，能穿透一般可见光不能穿透的各种不同密度的物质。X 线的穿透力与 X 线管电压密切相关，电压越高，所产生的 X 线波长越短，穿透力就越强；反之，电压越低，所产生的 X 线波长越长，其穿透力就越弱。另外，X 线的穿透力还与被照物体的密度和厚度相关。密度高、厚度大的物体吸收的 X 线多，通过的 X 线少。X 线穿透性是 X 线成像的基础
	荧光效应	荧光效应是进行透视检查的基础
	感光效应	感光效应是 X 线摄影的基础
	电离效应	X 线通过任何物质都可产生电离效应。X 线进入人体，可产生电离作用，使人体产生生物学方面的改变，即生物效应。它是放射防护学和放射治疗学的基础

续 表

X线的成像原理	组织结构和器官密度、厚度的差别是产生影像对比的基础，是X线成像的基本条件。人体组织结构和器官形态不同，厚度也不一样，厚的部分吸收X线多，透过的X线少，薄的部分则相反，于是在X线片和荧光屏上显示出黑白对比和明暗差别的影像

必考热点

1. X线穿透性是X线成像的基础。
2. 荧光效应是进行透视检查的基础。
3. 感光效应是X线摄影的基础。
4. 电离效应是放射防护学和放射治疗学的基础。
5. 组织结构和器官密度、厚度的差别是产生影像对比的基础，是X线成像的基本条件。

考点：X线检查方法

X线检查方法见表11-6-5。

表11-6-5 X线检查方法

普通检查	透视：这是常用的检查方法，除可观察内脏的解剖形态和病理改变外，还可观察人体器官的动态，如膈肌的呼吸运动、心脏大血管的搏动、胃肠道的蠕动和排空功能等。透视的缺点是不能显示细微病变，不能留下永久记录，不便于复查对比
	X线摄影（又称平片）：这是目前最常用的X线检查方法。优点是影像清晰，对比度及清晰度均较好，可使密度与厚度较大或密度差异较小部位的病变显影，并可留作客观记录，便于复查对比。其缺点是不能观察人体器官的动态功能改变
特殊检查	软X线摄影：用钼做靶面的X线管所产生的X线波长较长，穿透力较弱，称之为软X线。主要用以检查软组织（如乳腺）
	其他特殊检查：如放大摄影、荧光摄影等
造影检查	指将密度高于或低于受检器官的物质引入需要检查的体内器官，使之产生对比，以显示受检器官的形态与功能的办法。引入的物质称为对比剂或造影剂，常用的造影剂：①高密度造影剂，常用的为钡剂和碘剂。钡剂主要用于食管和胃肠造影。碘剂分离子型和非离子型，非离子型造影剂药性稳定，毒性低，适用于血管造影、CT增强；离子型如泛影葡胺，用于肾盂及尿路造影。②低密度造影剂，如空气、二氧化碳、氧等，常用于关节囊、腹腔造影等

必考热点

1. X线检查方法中，X线摄影是目前最常用的X线检查方法。
2. X线检查方法中，软X线摄影主要用以乳腺等软组织的检查。
3. 用于造影检查的高密度造影剂常用的为钡剂和碘剂。

考点：CT、磁共振成像（MRI）的临床应用

CT、磁共振成像（MRI）的临床应用见表11-6-6。

表 11-6-6　CT、磁共振成像（MRI）的临床应用

CT	随着 CT 成像技术的不断改进，其影像学效果越来越好，许多过去靠普通 X 线检查难以发现的疾病，目前通过 CT 检查多可以明确诊断，尤其是癌症及微小病变的早期发现和诊断，因此，在临床被广泛运用。CT 对头颅病变、脊椎与脊髓、纵隔、肺脏、肝、胆、胰、肾与肾上腺及盆部器官的疾病诊断都有良好的运用价值。双源 CT 下的冠脉造影，可以帮助判断冠状动脉有无狭窄及狭窄程度，指导临床治疗；CT 对中枢神经系统疾病的诊断价值更高，对颅内肿瘤、脓肿与肉芽肿、寄生虫病、外伤性血肿与脑损伤、脑梗死与脑出血、椎管内肿瘤等疾病诊断效果很好，结果可靠；对脊椎病变及椎间盘脱出也有良好的诊断价值；对眶内占位病变、鼻窦早期癌、中耳小的胆脂瘤、听骨破坏与脱位、内耳骨迷路的轻微破坏以及早期鼻咽癌的发现都有帮助；对肺癌、纵隔肿瘤以及腹部及盆部器官肿瘤的早期发现也有重要意义
MRI	与 CT 相比，MRI 检查具有无 X 线辐射、无痛苦、无骨性伪影的特点，非常适用于多次随访检查。MRI 高度的软组织分辨能力，不用对比剂就能清楚显示心脏、血管、体内腔道、肌肉、韧带以及脏器之间的关系等，是颅脑、体内脏器、脊髓、骨与关节软骨、肌肉、滑膜、韧带等部位病变的首选检查方法，临床适应证广泛
	但 MRI 对钙化与颅骨病变的诊断能力较差；难以发现新鲜出血，不能显示外伤性蛛网膜下腔出血；MRI 检查时间长，容易产生运动伪影；体内有金属植入物或金属异物者（如安装有心脏起搏器的患者），以及身体带有监护仪的患者不能做 MRI 检查

必考热点

1. CT 对中枢神经系统疾病的诊断价值更高，对颅内肿瘤、脓肿与肉芽肿、寄生虫病、外伤性血肿与脑损伤、脑梗死与脑出血、椎管内肿瘤等疾病诊断效果很好，结果可靠。

2. 与 CT 相比，MRI 检查具有无 X 线辐射、无痛苦、无骨性伪影的特点，非常适用于多次随访检查。

考点：呼吸系统常见病的影像学表现

呼吸系统常见病的影像学表现见表 11-6-7。

表 11-6-7　呼吸系统常见病的影像学表现

慢性支气管炎	早期 X 线检查可无异常发现。典型慢支表现为两肺纹理增多、增粗、紊乱，肺纹理伸展至肺野外带见表 11-6-7。
支气管扩张症	确诊主要靠胸部 CT 检查，尤其是高分辨力 CT（HRCT）。柱状扩张时可见“轨道征”或“戒指征”；囊状扩张时可见葡萄串样改变；扩张的支气管腔内充满黏液栓时，可见“指状征”
大叶性肺炎	充血期 X 线检查无明显变化，或仅可见肺纹理增粗；实变期肺野出现均匀性密度增高的片状阴影，病变范围呈肺段性或大叶性分布，在大片密实阴影中常可见到透亮的含气支气管影，即支气管充气征。消散期 X 线可见实变区密度逐渐减退，表现为散在性的斑片状影，大小不等，继而可见到增粗的肺纹理，最后可完全恢复正常
	CT 在充血期即可见病变区磨玻璃样阴影，边缘模糊。实变期可见呈肺段性或大叶性分布的密实阴影，支气管充气征较 X 线检查更为清楚
支气管肺炎（小叶性肺炎）	常见于两中下肺野的中、内带，X 线表现为沿肺纹理分布的、散在密度不均的小斑片状阴影，边界模糊
	CT 见两中下肺支气管血管束增粗，有大小不等的结节状及片状阴影，边缘模糊
间质性肺炎	病变常同时累及两肺，以中、下肺最为显著。X 线表现为两肺门及两中下肺纹理增粗、模糊，可呈网状，并伴有小点状影，肺门影轻度增大，轮廓模糊，密度增高
	病变早朝 HRCT 可见两侧支气管血管束增粗、不规则，伴有磨玻璃样阴影。较重者可有小叶性实变导致的小斑片影，肺门、纵隔淋巴结可增大
肺脓肿	急性肺脓肿 X 线可见肺内大片致密影，边缘模糊，密度较均匀，可侵及一个肺段或一叶的大部。在致密的实变区中可见含有液面的空洞，内壁不规整。慢性肺脓肿可见空洞壁变薄，周围有较多紊乱的纤维条索状阴影。多房性空洞则显示为多个大小不等的透亮区
	CT 较平片能更早、更清楚地显示肺脓肿，因此，有利于早期诊断和指导治疗

续 表

肺结核	原发型肺结核表现：①原发复合征，是由肺内原发灶、淋巴管炎及淋巴结炎三者组成的哑铃状双极现象。②胸内淋巴结结核，表现为肺门和/或纵隔淋巴结肿大而突向肺野
	血行播散型肺结核：①急性血行播散型肺结核，X线片可见两肺大小、密度、分布都均匀一致的粟粒状阴影，正常肺纹理显示不清。②亚急性与慢性血行播散型肺结核，X线片可见以两上、中肺野为主的大小不一、密度不同、分布不均的多种性质（渗出、增生、钙化、纤维化、空洞等）病灶
	继发型肺结核：包括浸润性肺结核（成人最常见）、慢性纤维空洞性肺结核。病变多在肺尖和锁骨下区开始，X线可见渗出、增生、播散、纤维和空洞等多种性质的病灶同时存在。慢性纤维空洞性肺结核X线主要表现为两肺上部多发厚壁的慢性纤维病变及空洞，周围有广泛的纤维索条影及散在的新老病灶，常伴有明显的胸膜肥厚，病变的肺因纤维化而萎缩，出现肺不张征象，上叶萎缩使肺门影向上移位，下肺野血管纹理牵引向上及下肺叶的代偿性肺气肿，使膈肌下降、平坦，肺纹理被拉长呈垂柳状
	结核性胸膜炎：多见于儿童与青少年，可单独存在，或与肺结核同时出现。少量积液时X线片可见患侧肋膈角变钝，大量积液时X线片可见患侧均匀的密度增高阴影，阴影上方呈外高内低状，积液随体位变化而改变。后期可引起胸膜肥厚、粘连、钙化
	肺结核的CT表现与X线检查相似，但可更早、更细微地显示病变情况，发现平片难以发现的病变，有助于鉴别诊断
原发性支气管肺癌（肺癌）	中心型：早期局限于黏膜内时X线检查无异常发现，引起管腔狭窄时可出现阻塞性肺气肿、阻塞性肺炎、阻塞性肺不张三种肺癌的间接征象；肿瘤同时向腔外生长或/和伴肺门淋巴结转移时形成肺门肿块影，肺门肿块影是肺癌的直接征象。发生于右上叶的肺癌，肺门肿块及右肺上叶不张连在一起可形成横行“S”状下缘。有时肺癌发展迅速，中心可坏死形成内壁不规则的偏心性空洞。CT可见支气管壁不规则增厚，管腔狭窄；分叶状或不规则的肺门肿块，可同时伴有阻塞性肺炎、肺不张；肺门、纵隔淋巴结肿大等。MRI更有利于明确肿瘤与支气管、纵隔血管的关系，以及肺门、纵隔淋巴结有无转移等。
	周围型：X线片可见密度增高、轮廓模糊的结节状或球形病灶，逐渐发展可形成分叶状肿块；发生于肺尖的癌称为肺沟癌。HRCT有利于显示结节或肿块的形态、边缘、周围状况以及内部结构等，可见分叶征、毛刺征、胸膜凹陷征、空泡征或支气管充气征（直径小于3cm以下的癌，肿块内见到的小圆形或管状低密度影），同时发现肺门或纵隔淋巴结肿大更有助于肺癌的诊断。增强CT能更早发现肺门、纵隔淋巴结转移
	细支气管肺泡癌（弥漫型肺癌）：表现为两肺广泛的细小结节，边界不清，分布不对称，进一步发展可融合成大片肿块，形成癌性实变。CT可见两肺不规则分布的1cm以下结节，边缘模糊，常伴有肺门、纵隔淋巴结转移；融合后的大片实变影中靠近肺门处可见支气管充气征，实变区密度较低呈毛玻璃样，其中可见到高密度的隐约血管影是其重要特征
转移性肿瘤	X线片可见在两肺中、下肺野外带，密度均匀、大小不一、轮廓清楚的棉絮样低密度影。血供丰富的肿瘤发生粟粒状转移时，可见两中、下肺野轮廓光滑、密度均匀的粟粒影。淋巴转移至肺的肿瘤，则主要表现为肺门和/或纵隔淋巴结肿大
	CT发现肺部转移较平片敏感；HRCT对淋巴转移的诊断具有优势，可见肺门及纵隔淋巴结肿大、支气管血管束增粗、小叶间隔增厚以及沿两者分布的细小结节影
胸膜病变	胸腔积液：①游离性胸腔积液，当积液达250ml左右时，站立位X线检查可见外侧肋膈角变钝；中等量积液时，患侧胸中、下部呈均匀性致密影，其上缘形成自外上斜向内下的凹面弧形，同侧膈和心缘下部被积液遮蔽；大量积液时，除肺尖外，患侧全胸呈均匀的致密增高阴影，与纵隔连成一片，患侧肋间隙增宽，膈肌下降，气管纵隔移向健侧。②包裹性胸腔积液，X线表现为圆形或半圆形密度均匀影，边缘清晰。包裹性积液局限在叶间裂时称为叶间积液
	气胸及液气胸：气胸时X线显示胸腔顶部和外侧高度透亮，其中无肺纹理，透亮带内侧可见被压缩的肺边缘。液气胸时，立位检查可见上方为透亮的气体影，下方为密度增高的液体影，且随体位改变而流动
	胸膜肥厚、粘连、钙化：胸膜轻度增厚时，X线表现为肋膈角变钝或消失，沿胸壁可见密度增高或条状阴影，可见膈上幕状粘连，膈运动受限。广泛胸膜增厚则呈大片不均匀性密度增高影，患侧肋间隙变窄或胸廓塌陷，纵隔向患侧移位，膈肌升高，活动减弱，严重时可见胸部脊柱向健侧凸起。胸膜钙化的X线表现为斑块状、条状或片状高密度钙化影，切线位观察时，可见其包在肺的外围

必考热点

1. 支气管扩张症柱状扩张时可见“轨道征”或“戒指征”；囊状扩张时可见葡萄串样改变。
2. 肺结核原发复合征表现为肺内原发灶、淋巴管炎及淋巴结炎三者组成的哑铃状双极现象。
3. 继发型肺结核包括浸润性肺结核和慢性纤维空洞性肺结核。其中，浸润性肺结核以成人最常见。

考点：循环系统常见病的影像学表现

循环系统常见病的影像学表现见表 11-6-8。

表 11-6-8 循环系统常见病的影像学表现

风湿性心脏病	单纯二尖瓣狭窄：X 线表现为左心房及右心室增大，左心耳部凸出，肺动脉段突出，主动脉结及左心室变小，心脏外形呈鸭梨状
	主动脉瓣关闭不全：左心室明显增大，升主动脉、主动脉弓普遍扩张，心脏呈靴形
	二尖瓣关闭不全：典型患者的 X 线表现是左心房和左心室明显增大
	主动脉瓣狭窄：X 线检查可见左心室增大，或伴左心房增大，升主动脉中段局限性扩张，主动脉瓣区可见钙化
高血压性心脏病	X 线表现为左心室扩大，主动脉增宽、延长、迂曲，心脏呈靴形
慢性肺源性心脏病	X 线表现为右下肺动脉增宽≥15mm，右心室增大等
心包积液	心包积液 300ml 以下者，X 线检查难以发现。中等量积液时，后前位可见心脏形态呈烧瓶形，上腔静脉增宽，心缘搏动减弱或消失等

必考热点

1. 单纯二尖瓣狭窄 X 线表现为左心房及右心室增大，左心耳部凸出，肺动脉段突出，主动脉结及左心室变小，心脏外形呈鸭梨状。
2. 主动脉瓣关闭不全 X 线表现为左心室明显增大，升主动脉、主动脉弓普遍扩张，心脏呈靴形。
3. 心包积液 300m 以下者，X 线检查难以发现。中等量积液时，后前位可见心脏形态呈烧瓶形，上腔静脉增宽，心缘搏动减弱或消失等。

考点：消化系统疾病影像学检查及常见疾病的影像学表现

1. 消化系统疾病影像学检查方法　见表 11-6-9。

表 11-6-9 消化系统疾病的影像学检查方法

普通 X 线检查	包括透视和腹部平片，常用于急腹症的诊断
造影	食管吞钡，观察食管黏膜、轮廓、蠕动和食道扩张度及通畅性
	上消化道钡餐（气钡双重造影）检查，包括食管、胃、十二指肠和上段空肠
	小肠系钡剂造影
	结肠钡剂灌肠造影等

续　表

肝、胆、胰的影像检查方法	肝脏	①CT平扫。②CT增强扫描：增加正常肝组织与病灶之间的密度差，显示平扫不能发现的或可疑的病灶，帮助鉴别病灶的性质。③MRI检查
	胆道系统	①X线平片检查可观察有无不透X线的结石、胆囊壁钙化或异常的气体影。②造影检查，如口服胆囊造影、静脉胆道造影以及内镜逆行性胆胰管造影（ERCP）。③CT检查。④MRI检查
	胰腺检查	①X线平片可了解胰腺有无钙化、结石。ERCP对诊断慢性胰腺炎、胰头癌和壶腹癌有一定的帮助。②CT检查可显示胰腺的大小、形态、密度和结构，区分病变属囊性或实性，是胰腺疾病最重要的影像学检查方法。③MRI检查

2. 消化系统常见病的影像学表现　见表11-6-10。

表11-6-10　消化系统常见病的影像学表现

食管静脉曲张	X线钡剂造影：可见食管中、下段的黏膜皱襞明显增宽、迂曲，呈蚯蚓状或串珠状充盈缺损，管壁边缘呈锯齿状
食管癌	X线钡剂造影：①黏膜皱襞改变，由于肿瘤破坏黏膜层，使正常皱襞消失、中断、破坏，形成表面杂乱的不规则影像。②管腔狭窄。③腔内充盈缺损。④不规则的龛影，早期较浅小，较大者表现为长径与食管长轴一致的长形龛影。⑤受累食管呈局限性僵硬
消化性溃疡	胃溃疡：上消化道钡剂造影检查的直接征象是龛影，多见于胃小弯；龛影口周围有一圈黏膜水肿造成的透明带，这种黏膜水肿带是良性溃疡的特征性表现。胃溃疡引起的功能性改变包括：①痉挛性改变。②分泌增加。③胃蠕动增强或减弱
	十二指肠溃疡：绝大部分发生在球部，溃疡易造成球部变形；球部龛影或球部变形是十二指肠溃疡的直接征象。间接征象有：①激惹征。②幽门痉挛，开放延迟。③胃分泌增多和胃张力及蠕动方面的改变。④球部固定压痛
胃癌	上消化道钡剂造影检查可见：①胃内形态不规则的充盈缺损，多见于蕈伞型癌。②胃腔狭窄，胃壁僵硬，多见于浸润型癌。③形状不规则、位于胃轮廓之内的龛影，多见于溃疡型癌。④黏膜皱襞破坏、消失或中断。⑤肿瘤区蠕动消失。CT或MRI检查可直接观察肿瘤侵犯胃壁、周围浸润及远处转移情况，其影像表现直接反映了胃癌的大体形态，但检查时需用清水或对比剂将胃充分扩张
胃肠道穿孔	最多见于胃或十二指肠穿孔，立位X线透视或腹部平片可见：两侧膈下有弧形或半月形透亮气体影。若并发急性腹膜炎则可见肠管充气积液膨胀，肠壁间隔增宽，在腹平片上可见腹部肌肉与脂肪层分界不清
肠梗阻	典型X线表现为：梗阻上段肠管扩张，积气、积液，立位或侧位水平位摄片可见肠管扩张，呈阶梯状气液平，梗阻以下的肠管闭合，无气体或仅有少量气体。CT（尤其是螺旋CT）适用于一些危重患者、不能配合检查者以及肥胖者，有助于发现腹腔包裹性或游离性气体、液体及肠坏死，帮助判断梗阻部位及病因
溃疡性结肠炎	肠气钡双重对比造影检查可见：病变肠管结肠袋变浅、消失，黏膜皱襞多紊乱，粗细不一，其中可见溃疡龛影。晚期病例X线表现为肠管从下向上呈连续性的向心性狭窄，边缘僵直，同时肠管明显缩短，肠腔舒张或收缩受限，形如硬管状
结肠癌	结肠气钡双重对比造影可见：①肠腔内肿块，形态不规则，黏膜皱襞消失。病变处肠壁僵硬，结肠袋消失。②较大的龛影，形状不规则，边缘不整齐，周围有不同程度的充盈缺损和狭窄，肠壁僵硬，结肠袋消失。③肠管狭窄，肠壁僵硬

必考热点

1. 普通X线检查包括透视和腹部平片，常用于急腹症的诊断。
2. 胃溃疡上消化道钡剂造影检查的直接征象是龛影，多见于胃小弯。
3. 胃溃疡引起的功能性改变包括痉挛性改变、分泌增加、胃蠕动增强或减弱。

考点：泌尿系统常见病的影像学表现

泌尿系统常见病的影像学表现见表11-6-11。

表 11-6-11　泌尿系统常见病的影像学表现

泌尿系统结石	肾结石	发生于单侧或双侧，可单个或多个，主要位于肾盂或肾盏内。阳性结石 X 线平片可见圆形、卵圆形或桑椹状致密影，密度高而均匀或浓淡不等，或呈分层状。阴性结石平片不能显影，造影可见肾盂内圆形或卵圆形密度减低影或充盈缺损，还可引起肾盂、肾盏积水扩张等。阳性结石需与腹腔内淋巴结钙化、肠内粪石、胆囊或胰腺结石鉴别，肾结石时腹部侧位片上结石与脊柱影重叠。CT 检查表现基本同平片
	输尿管结石	阳性结石平片或 CT 可见输尿管走行区域内米粒大小的高密度影，CT 可见结石上方输尿管、肾盂积水扩张；静脉肾盂造影可见造影剂中止在结石处，其上方尿路扩张
	膀胱结石	多为阳性，X 线平片可见耻骨联合上方圆形或卵圆形致密影，边缘光滑或毛糙，密度均匀或不均匀，可呈层状，大小不一。结石可随体位而改变位置，但总是在膀胱最低处。阴性结石排泄性尿路造影可见充盈缺损影。CT 可见膀胱内致密影。MRI 检查呈非常低的信号
肾癌	较大肾癌 X 线平片可见肾轮廓局限性外突；尿路造影可见肾盏伸长、狭窄、受压变形，或肾盏封闭、扩张。CT 可见肾实质内肿块，密度不定，可略高于周围肾实质，也可低于或接近于周围肾实质，肿块较大时可突向肾外，少数肿块内可有钙化影；增强扫描早期肿块有明显、不均一的强化，之后表现为相对低密度	

考点：骨与关节常见病的影像学表现

骨与关节常见病的影像学表现见表 11-6-12。

表 11-6-12　骨与关节常见病的影像学表现

长骨骨折	骨折 X 线检查是诊断骨折最常用、最基本的方法，可见骨皮质连续性中断、骨小梁断裂和歪曲，有边缘光滑锐利的线状透亮阴影，即骨折线
椎间盘突出	椎间盘突出青壮年多发，下段腰椎最容易发生
	X 线平片：①椎间隙变窄或前窄后宽。②椎体后缘唇样肥大增生、骨桥形成或游离骨块。③脊柱生理曲度变直或侧弯
	CT 检查：根据椎间盘变形的程度，分为椎间盘变性、椎间盘膨出、椎间盘突出 3 种，以椎间盘突出最为严重，其 CT 直接征象是：椎间盘后缘变形，有局限性突出，其内可有钙化。间接征象：①硬膜外脂肪层受压、变形甚至消失，两侧硬膜外间隙不对称。②硬膜囊受压变形和移位。③一侧神经根梢受压
	MRI 检查：能很好地显示各部位椎间盘突出的图像，是诊断椎间盘突出的最好方法
颈椎病	颈椎病 X 线表现为颈椎生理曲度变直或向后反向成角，椎体前缘唇样骨质增生或后缘骨质增生、后翘，相对关节面致密，椎间隙变窄，椎间孔变小，钩突关节增生、肥大、变尖，前、后纵韧带及项韧带钙化。CT、MRI 对颈椎病的诊断优于普通 X 线平片，尤其对平片不能确诊的颈椎病，MRI 诊断更具有优势
脊柱骨折	X 线片可见骨折椎体压缩呈楔形，前缘骨皮质嵌压。椎体前上方可见分离的骨碎片，上、下椎间隙保持正常。严重时并发脊椎后突成角、侧移，甚至发生椎体错位，压迫脊髓而引起截瘫；常并发棘突间韧带撕裂，使棘突间隙增宽，或并发棘突撕脱骨折，也可发生横突骨折
	CT 对脊椎骨折的定位、骨折类型、骨折片移位程度以及椎管有无变形、狭窄等的诊断优于普通平片
	MRI 对脊椎骨折及有无椎间盘突出、韧带撕裂等有较高的诊断价值
急性化脓性骨髓炎	X 线表现：①发病后 2 周内，可见肌间隙模糊或消失，皮下组织与肌间分界模糊等。②发病 2 周后可见骨改变，开始在干骺端骨松质中出现骨质疏松，进一步出现骨质破坏，破坏区边缘模糊；骨质破坏逐渐向骨干延伸，小的破坏区可融合形成大的破坏区，骨皮质也受到破坏，皮质周围出现骨膜增生，表现为一层密度不高的新生骨，新生骨广泛时可形成包壳；骨皮质供血障碍时可发生骨质坏死，出现沿骨长轴形成的长条形死骨，有时可引起病理性骨折
	CT 表现：能较清楚地显示软组织感染、骨膜下脓肿以及骨破坏和死骨，尤其有助于发现平片不能显示的小的破坏区和死骨
	MRI 检查：对显示骨髓腔内改变和软组织感染优于平片和 CT

续 表

慢性化脓性骨髓炎		X线表现：X线片可见明显的修复，即在骨破坏周围有骨质增生硬化现象；骨膜的新生骨增厚，并同骨皮质融合，呈分层状，外缘呈花边状；骨干增粗，轮廓不整，骨密度增高，甚至骨髓腔发生闭塞；可见骨质破坏和死骨
		CT表现：与X线表现相似，并容易发现X线片不能显示的死骨
骨关节结核	长骨结核	X线检查早期可见骨质疏松；在骨松质中可见局限性类圆形、边缘较清楚的骨质破坏区，邻近无明显骨质增生现象；骨质破坏区有时可见碎屑状死骨，密度不高，边缘模糊，称之为“泥沙”状死骨；骨膜反应轻微；病变发展易破坏骺而侵入关节，形成关节结核，但很少向骨干发展
		CT检查可显示低密度的骨质破坏区，内部可见高密度的小斑片状死骨影，病变周围软组织发生结核性脓肿，密度低于肌肉
	关节结核	X线表现：骨型关节结核较为明显，即在原有病变征象的基础上，又有关节周围软组织肿胀、关节间隙不对称性狭窄或关节骨质破坏等；滑膜型结核以髋关节和膝关节较为常见，早期X线表现为关节囊和关节软组织肿胀，密度增高，关节间隙正常或增宽，周围骨骼骨质疏松；病变进展侵入关节软骨及软骨下骨质时，X线片可见关节面及邻近骨质模糊及有虫蚀样不规则破坏，这种破坏多在关节边缘，而且上下两端相对应存在；晚期发生关节间隙变窄甚至消失，关节强直
		CT检查：可见肿胀的关节囊、关节周围软组织和关节囊内积液，骨关节面毛糙，可见虫蚀样骨质缺损；关节周围冷脓肿密度较低，注射对比剂后可见边缘强化
		MRI检查：滑膜型结核早期可见关节周围软组织肿胀，肌间隙模糊。依据病变组织密度不同而显示不同的信号
	脊椎结核	X线表现：病变椎体骨松质破坏，发生塌陷变形或呈楔形变，椎间隙变窄或消失，严重时椎体互相嵌入融合而难以分辨；病变椎体旁因大量坏死物质流入而形成冷脓肿，表现为病变椎体旁软组织梭形肿胀，边缘清楚；病变部位脊柱后突畸形
		CT对显示椎体及其附件的骨质破坏、死骨、冷脓肿均优于平片
		MRI对病变部位、大小、形态和椎管内病变的显示优于平片和CT
骨肿瘤	骨巨细胞瘤（破骨细胞瘤）	X线平片：在长骨干骺端可见到偏侧性的膨胀性骨质破坏透亮区，边界清楚。多数病例破坏区内可见数量不等的骨嵴，将破坏区分隔成大小不一的小房征，称为分房型；少数破坏区无骨嵴，称为溶骨型。当肿瘤边缘出现筛孔状或虫蚀状骨破坏，骨嵴残缺紊乱，环绕骨干出现软组织肿块影时，提示恶性骨巨细胞瘤
		CT平扫可见骨端的囊性膨胀性骨破坏区，骨壳基本完整，骨破坏与正常骨小梁的交界处多没有骨增生硬化带。骨破坏区内为软组织密度影，无钙化和骨化影。增强扫描肿瘤组织有较明显的强化，而坏死囊变区无强化
	骨肉瘤	X线主要表现为骨髓腔内不规则的骨破坏和骨增生，骨皮质破坏，不同形式的骨膜增生和骨膜新生骨的再破坏，可见软组织肿块以及其中的云絮状、斑块状肿瘤骨形成等，肿瘤骨存在是诊断骨肉瘤的重要依据。根据X线表现的不同，骨肉瘤分为溶骨型、成骨型和混合型三种类型，混合型最为多见
		CT表现为松质骨的斑片状缺损，骨皮质内表面的侵蚀或全层的虫蚀状、斑片状破坏或大片缺损。骨质增生表现为松质骨内不规则斑片状高密度影和骨皮质增厚。软组织肿块围绕病变骨骼生长或偏于一侧，边缘模糊，与周围正常组织界限不清，其内常见大小不等的坏死囊变区
		MRI能清楚地显示骨肿瘤与周围正常组织的关系，以及肿瘤在髓腔内的情况等；但对细小、淡薄的骨化或钙化的显示不如CT
	转移性骨肿瘤	根据X线表现的不同将其分为溶骨型、成骨型和混合型三种，以溶骨型最为多见
		CT显示骨转移瘤不仅比普通平片敏感，而且还能清楚显示骨外局部软组织肿块的范围、大小、与相邻脏器的关系等
		MRI对骨髓中的肿瘤组织及其周围水肿非常敏感，比CT能更早地发现骨转移瘤，从而为临床诊断、治疗等提供更早而可靠的依据

续　表

类风湿关节炎	X线表现为：早期手、足小关节多发对称性梭形软组织肿胀，关节间隙可因积液而增宽，出现软骨破坏后关节间隙变窄；发生在关节边缘的关节面骨质侵蚀（边缘性侵蚀）是类风湿关节炎的重要早期征象；进一步发展可见骨性关节面模糊、中断，常有软骨下囊性病灶，呈多发、边缘不清楚的小透亮区（血管翳侵入所致）；骨质疏松早期发生在受累关节周围，以后可累及全身骨骼；晚期可见四肢肌肉萎缩，关节半脱位或脱位，指间、掌指间关节半脱位明显，常造成手指向尺侧偏斜、畸形	
退行性骨关节病	四肢关节（髋与膝关节）退行性骨关节病	X线表现：由于关节软骨破坏，而使关节间隙变窄，关节面变平，边缘锐利或有骨赘突出。软骨下骨质致密，关节面下方骨内出现圆形或不规整形透明区。晚期还可见关节半脱位和关节内游离骨体，但多不造成关节强直
	脊椎关节病（脊椎小关节和椎间盘退行性变）	X线表现：脊椎小关节改变包括上下关节突变尖、关节面骨质硬化和关节间隙变窄。椎间盘退行性变表现为椎体边缘出现骨赘，相对之骨赘可连成骨桥；椎间隙前方可见小骨片，但不与椎体相连，为纤维环及邻近软组织骨化后形成；髓核退行性变则出现椎间隙变窄，椎体上下骨缘硬化

必考热点

1. 椎间盘突出在青壮年多发，下段腰椎最容易发生。
2. 根据椎间盘变形的程度，分为椎间盘变性、椎间盘膨出、椎间盘突出 3 种，以椎间盘突出最为严重。
3. MRI 检查能很好地显示各部位椎间盘突出的图像，是诊断椎间盘突出的最好方法。
4. 肿瘤骨存在是诊断骨肉瘤的重要依据。
5. 根据 X 线表现的不同，骨肉瘤分为溶骨型、成骨型和混合型三种类型，混合型最为多见。
6. 根据 X 线表现的不同，转移性骨肿瘤分为溶骨型、成骨型和混合型三种，以溶骨型最为多见。
7. 发生在关节边缘的关节面骨质侵蚀（边缘性侵蚀）是类风湿关节炎的重要早期征象。

考点：脑血管病的影像学表现

脑血管病的影像学表现见表 11-6-13。

表 11-6-13　脑血管病的影像学表现

脑出血	高血压性脑出血是最常见的病因，出血部位多为基底节、丘脑、脑桥和小脑。根据血肿演变分为急性期、吸收期和囊变期。CT、MRI 可以确诊
	CT 表现：①急性期血肿呈圆形、椭圆形或不规则形均匀密度增高影，边界清楚；周围有环形密度减低影（水肿带）；局部脑室受压移位；血液进入脑室或蛛网膜下隙时，可见脑室或蛛网膜下腔内有积血影。②吸收期（发病后 3~7 天）可见血肿缩小、密度降低，小的血肿可以完全吸收，血肿周围变模糊，水肿带增宽。③发病 2 个月后进入囊变期，较大的血肿吸收后常留下大小不等的囊腔，同时伴有不同程度的脑萎缩
蛛网膜下腔出血	CT 表现为脑沟、脑池、脑裂内密度增高影，脑沟、脑裂、脑池增大，少数严重病例周围脑组织受压移位。出血一般 7 天左右吸收，此时 CT 检查无异常发现，但 MRI 仍可见高信号出血灶痕迹
脑梗死	常见的原因有脑血栓形成、脑栓塞、低血压和凝血状态等。病理上分为缺血性脑梗死、出血性脑梗死、腔隙性脑梗死
	CT 表现：①缺血性脑梗死，发病 12~24 小时之内，CT 无异常所见；少数病例在血管闭塞 6 小时即可显示大范围低密度区，其部位、范围与闭塞血管供血区一致，皮质与髓质同时受累，多呈三角形或扇形，边界不清，密度不均，在等密度区内散在较高密度的斑点影代表梗死区内脑质的相对无损害区；2~3 周后，病变处密度越来越低，最后变为等密度而不可见；1~2 个月后可见边界清楚的低密度囊腔。②出血性脑梗死，在密度减低的脑梗死灶内，见到不规则斑点状或片状高密度出血灶影；由于占位，脑室轻度受压，中线轻度移位；2~3 周后，病变处密度逐渐变低。③腔隙性脑梗死，发病 12~24 小时之内，CT 无异常所见；典型者可见小片状密度减低影，边缘模糊；无占位效应
	MRI 检查：MRI 对脑梗死灶发现早、敏感性高，发病后 1 小时即可见局部脑回肿胀，脑沟变浅

必考热点

1. 高血压性脑出血是脑出血最常见的病因，出血部位多为基底节、丘脑、脑桥和小脑。
2. 高血压性脑出血根据血肿演变分为急性期、吸收期和囊变期。
3. 脑梗死常见的原因有脑血栓形成、脑栓塞、低血压和凝血状态等。

考点：脑肿瘤和颅脑损伤的影像学表现

脑肿瘤和颅脑损伤的影像学表现见表 11-6-14。

表 11-6-14　脑肿瘤和颅脑损伤的影像学表现

脑肿瘤	影像检查的目的在于确定肿瘤的有无，并对其作出定位、定量乃至定性诊断。颅骨平片的诊断价值有限，CT、MRI 是主要的诊断手段	
颅脑外伤	脑挫裂伤	CT 可见低密度脑水肿区内散在斑点状高密度出血灶，伴有占位效应。有的表现为广泛性脑水肿或脑内血肿
	颅内出血	包括硬膜外、硬膜下、脑内、脑室和蛛网膜下腔出血等。CT 可见相应部位的高密度影

第三节　放射性核素诊断

考点：体外竞争放射分析

体外竞争放射分析见表 11-6-15。

表 11-6-15　体外竞争放射分析

甲状腺激素测定	原理	主要是测定血液中有活性的甲状腺素（T_4）和三碘甲状腺原氨酸（T_3）。正常情况下血液循环中的 T_4 绝大部分与蛋白相结合，只有 0.04%呈游离状态，称为游离 T_4（FT_4），血液中总的 T_4 含量称为总 T_4（TT_4）。血液中的 T_4 均由甲状腺分泌而来，其浓度比 T_3 大 60~80 倍，但生物活性较 T_3 低。血液中的 T_3 只有 20%是甲状腺分泌的，其余 80%由 T_4 转化而来。与 T_4 一样，血液循环中绝大部分的 T_3 与蛋白结合，只有 0.3%~0.5%呈游离状态，称为游离 T_3（FT_3）。血液中总的 T_3 含量称为总 T_3（TT_3）。只有游离的甲状腺激素才能在靶细胞中发挥生物效应。因此，测定 FT_3、FT_4 能更准确地反映甲状腺的功能
	临床意义	TT_3、TT_4 联合测定对甲状腺功能的判定有重要意义。FT_3、FT_4 对诊断甲亢或甲减更加准确和敏感，其诊断价值依次是 $FT_3>FT_4>TT_3>TT_4$
血清促甲状腺激素（TSH）测定	原理	TSH 是垂体前叶腺细胞分泌的一种糖蛋白激素。它一方面受下丘脑分泌的促甲状腺激素释放激素（TRH）的促进性影响，另一方面又受到 T_3、T_4 反馈性的抑制性影响，二者互相拮抗，它们组成下丘脑—腺垂体—甲状腺轴。正常情况下，下丘脑分泌的 TRH 量，决定腺垂体甲状腺轴反馈调节的水平。TRH 分泌多，则血中 T_3、T_4 水平的调定点高；当血中 T_3、T_4 超过此调定水平时，则反馈性抑制腺垂体分泌 TSH，并降低腺垂体对 TRH 的敏感性，从而使血中 T_3、T_4 水平保持相对恒定。TSH 分泌有昼夜节律性，清晨 2~4 时最高，以后渐降，至下午 6~8 时最低
	临床意义	TSH 增高见于甲状腺功能减退症；TSH 降低主要见于甲状腺功能亢进症

续　表

C 肽测定	原理	胰岛 B 细胞分泌胰岛素的同时，还分泌等分子的 C 肽。也就是说，分泌几个胰岛素分子，就同时分泌几个 C 肽分子。因此，测定血清 C 肽可以帮助了解胰岛细胞的功能，间接反映血清胰岛素的浓度。C 肽不受肝脏酶灭活，主要通过肾脏排泄
	临床意义	①帮助糖尿病分型，了解糖尿病患者胰岛 B 细胞的功能。②鉴别糖尿病患者发生低血糖的原因：是胰岛素使用过量，还是进食不足。③了解移植后胰岛 B 细胞的分泌功能。④了解肝、肾功能：肝炎或肝硬化时，肝脏对胰岛素摄取减少，血中胰岛素水平有升高趋势，而 C 肽受其影响小，血中 C 肽与胰岛素比值降低；发生肾病时，C 肽降解减慢，血中 C 肽水平升高，C 肽与胰岛素比值明显高于正常。⑤胰岛素瘤的诊断及手术的效果评定：若术后血中 C 肽水平仍很高，说明胰岛素组织有残留。若在随访中，C 肽水平不断上升，提示肿瘤复发或转移的可能性大
胰岛素测定	原理	血清胰岛素是由胰岛 B 细胞分泌的一种可以降低血糖的激素，其生理功能就是与生长激素、胰高血糖素一起调控血糖的浓度。因此，测定血清胰岛素有助于了解血糖升高与降低的原因，帮助糖尿病的诊断与鉴别诊断等
	临床意义	①血清胰岛素水平降低：见于 1 型糖尿病患者，空腹胰岛素水平低于参考值，口服葡萄糖后无高峰出现。②血清胰岛素水平正常或稍高：见于 2 型糖尿病患者，口服葡萄糖后高峰延迟至 2~3 小时出现

必考热点

1. 甲状腺激素测定主要是测定血液中有活性的甲状腺素（T_4）和三碘甲状腺原氨酸（T_3）。
2. TT_3、TT_4 联合测定对甲状腺功能的判定有重要意义。

第七单元　病历与诊断方法

考点：病历书写的格式与内容

病历书写的格式与内容见表 11-7-1。

表 11-7-1　病历书写的格式与内容

门诊病历	门诊病历首页要逐项填写，要注明科别，如有错误或遗漏应予更正及补充
	每次诊疗均写明年、月、日。必要时注明时刻
	初诊病历的书写要注意以下事项：病史内容连贯书写，不必冠以“主诉”等字。病历重点为主诉、现病史，而对既往史、家族史等仅扼要记录与此次发病有关的内容；系统体格检查（一般状况、心、肺、肝、脾、四肢、神经反射等），逐项简要记载，对患者的阳性体征及有关的阴性体征，应重点记载。对专科情况，应详细记载；辅助检查应根据病情而选择进行；结合病史、体检、辅助检查，提出初步诊断；处理包括所有药品（品名、剂量、用法及所给总量），特殊治疗，生活注意点，休息方式及期限，预约诊疗日期及随访要求等
	复诊病历重点记录上次就诊后病情变化、药物疗效与反应及送检结果。复查上次曾发现的阳性体征及有无新的变化。诊断无改变者不再填写。最后为复诊后的处理
	每次记录医师均需签署全名

续 表

住院病历	主要内容包括以下几个方面：一般情况，如姓名、性别、年龄、婚姻、民族、职业、住址（工作单位）、出生地黄、入院日期、记录日期、病史陈述者、可靠程度。病史，包括主诉、现病史、既往史、个人史、婚姻史、月经生育史、家族史。体格检查。实验室及其他检查。摘要。初步诊断。记录者签名。
	入院记录的内容同住院病历，但应简明、重点突出
	病程记录
	会诊记录
	转科记录
	出院记录
	死亡记录

必考热点

初诊病历的书写中，要注意：一般状况、心、肺、肝、脾、四肢、神经反射等系统体格检查，应逐项简要记载，对患者的阳性体征及有关的阴性体征，应重点记载。对专科情况，应详细记载。

考点：确立诊断的步骤及原则

建立正确的诊断，一般要经过“调查研究、搜集资料”“综合分析、初步诊断”和“反复实践、验证诊断”3个步骤。

1. 调查研究，搜集临床资料。正确诊断来源于周密的调查研究。包括询问病史、体格检查、实验室及其他检查等，了解和搜集资料，并做到真实、全面、系统。

2. 分析整理，得出初步诊断。在分析、判断和推理过程中必须注意：现象与本质、局部与整体、共性与个性、动态的观点等思维方法。

3. 反复实践、验证诊断。

必考热点

建立正确的诊断，一般要经过“调查研究、搜集资料”，“综合分析、初步诊断”和“反复实践、验证诊断”3个步骤。

考点：诊断内容及书写

病历的诊断内容及书写见表11-7-2。

表11-7-2 病历的诊断内容及书写

诊断内容	包括病因诊断、病理形态诊断和病理生理诊断。如同时患多种疾病，则应分清主次，顺序排列，主要疾病排在前面，次要疾病则根据其重要性依次后排。在发病机制上与主要疾病有密切关系的疾病称为并发症，列于主要疾病之后。与主要疾病无关而同时存在的疾病称为伴发病，应依序后排。一般本科疾病在前，他科疾病在后
病历书写的基本要求	病历编写必须态度认真，实事求是地反映病情和诊治经过
	病历编写应内容确切，系统完整，条理清楚，重点突出，层次分明，词句精练，标点正确，字迹清楚，不得随意涂改和剪贴

续　表

病历书写的基本要求	各项、各次记录要注明记录日期，危、急、重患者的病历还应注明记录时间。记录结束时须签全名并易辨认。凡修改和补充之处，应用红色墨水书写并签全名
	病历摘要必须简练，有概括性与系统性，能确切反映病情的特点，无重要遗漏或差错，可作为初步诊断的依据

必考热点

病历记录结束时须签全名并易辨认。凡修改和补充之处，应用红色墨水书写并签全名。

第十二部分

内科学

（师承或确有专长人员不测试）

第一单元　呼吸系统疾病

第一节　慢性阻塞性肺疾病

考点：慢性阻塞性肺疾病（COPD）

慢性阻塞性肺疾病（COPD）的病因、临床表现、诊断、病情评估及治疗见表 12-1-1。

表 12-1-1　慢性阻塞性肺疾病（COPD）的病因、临床表现、诊断、病情评估及治疗

概述	慢性阻塞性肺疾病（COPD）是一种以持续存在的气流受限为特征的肺部疾病，气流受限不完全可逆，呈进行性发展，主要累及肺部，也可引起肺外各器官的损害		
病因	COPD 是多种环境因素与机体自身因素长期互相作用的结果。吸烟为最主要的病因，其次还有职业粉尘和化学物质、环境污染、感染等因素，蛋白酶-抗蛋白酶失衡、氧化应激、自主神经功能失调、营养不良、气温变化等也均与 COPD 的发病有关		
临床表现	症状	起病隐匿，病程较长，呈渐进性加重的病程特征。表现为慢性咳嗽、咳痰、气短及呼吸困难、喘息和胸闷，晚期可出现食欲缺乏、体重下降等慢性病的全身表现等	
	体征	早期可无异常，随疾病进展出现桶状胸，呼吸变浅，频率增快，双肺语颤减弱，叩诊呈过清音，心浊音界缩小，肺下界和肝浊音界下降，呼吸音减弱，呼气延长，部分患者可闻及湿啰音和/或散在的干啰音	
并发症	慢性呼吸衰竭、自发性气胸、慢性肺心病		
检查	肺功能检查、胸部 X 线检查、动脉血气分析		
诊断	不完全可逆的气流受限是 COPD 诊断的必备条件，吸入支气管扩张药后第 1 秒用力呼气容积（FEV_1）占用力肺活量（FVC）的比值 $FEV_1/FVC<70\%$，即可诊断		
病情评估	稳定期病情严重程度评估	肺功能评估、症状评估、急性加重风险评估	
		然后综合患者的肺功能分级评估、症状评估结果及急性加重风险评估，将患者分为四组：A 组：低风险、症状少；B 组：低风险、症状多；C 组：高风险、症状少；D 组：高风险、症状多	
	疾病分期评估	急性加重期	指在疾病过程中，短期内咳嗽、咳痰、气短和/或喘息加重，痰量增多，呈脓性或黏液脓性，可伴发热等症状
		稳定期	指患者咳嗽、咳痰、气短等症状稳定或症状较轻

续　表

治疗	稳定期治疗	健康教育与管理	戒烟是 COPD 的病因治疗措施，应积极劝导患者戒烟，注意防护污染环境及职业环境污染等，病情变化时应及时就诊
		应用支气管扩张剂	β_2肾上腺素受体激动药、抗胆碱药、茶碱类药
		应用糖皮质激素	长期规律的吸入糖皮质激素适用于 $FEV_1<50\%$ 预计值且有临床症状，以及反复加重的 COPD 患者
		应用祛痰药	应用盐酸氨溴索、N-乙酰半胱氨酸或稀化黏素等，主要用于痰液黏稠不易咳出的患者，尤其是老年
		长期家庭氧疗（LTOT）	有下列病情改变的患者有条件应进行 LTOT：①$PaO_2 \leqslant 55mmHg$ 或 $SaO_2 \leqslant 88\%$，有或没有高碳酸血症。②PaO_2 55～60mmHg，或 $SaO_2<89\%$，并有肺动脉高压、心力衰竭或红细胞增多症（血细胞比容>0.55）。一般经鼻导管吸入给氧，氧流量 1.0～2.0L/min，吸氧持续时间>15h/d
		康复治疗	进行个体化呼吸生理治疗、呼吸肌锻炼，加强营养支持，进行必要的心理疏导治疗等，可以改善生活质量，稳定病情
	急性加重期治疗	控制感染、扩张支气管、控制性氧疗、应用糖皮质激素及其他治疗，如应用盐酸氨溴索等祛痰，维持水、电解质、酸碱平衡，病情需要时考虑机械通气	

必考热点

1. 吸烟是慢性阻塞性肺疾病的最主要病因。
2. 气短及呼吸困难为 COPD 的典型症状。
3. 支气管扩张药是 COPD 稳定期最主要的治疗药物。
4. 根据 FEV_1/FVC、$FEV_1\%$预计值和症状可对 COPD 患者气流受限严重程度做出分级诊断。
5. 长期规律的吸入糖皮质激素适用于 $FEV_1<50\%$预计值且有临床症状，以及反复加重的 COPD 患者。

第二节　慢性肺源性心脏病

考点：慢性肺源性心脏病

慢性肺源性心脏病的病因、发病机制、临床表现、诊断与鉴别诊断以及治疗见表 12-1-2。

表 12-1-2　慢性肺源性心脏病的病因、发病机制、临床表现、诊断与鉴别诊断以及治疗

病因	慢性支气管、肺疾病（最常见），严重的胸廓畸形，肺血管疾病，神经肌肉疾病、睡眠呼吸暂停综合征	
发病机制	①肺动脉高压形成：长期缺氧与高碳酸血症是主要机制。②心脏病变：右心功能改变	
临床表现	肺、心功能代偿期	包括缓解期，原发疾病表现 COPD 病史最常见；肺动脉高压和右心室肥大体征；其他肺气肿显著的患者可出现颈静脉充盈、肝下缘肋下可触及
	肺、心功能失代偿期	包括急性加重期，多由急性呼吸道感染所诱发。①呼吸衰竭。低氧血症：呼吸困难加重；二氧化碳潴留：头痛多汗，夜间失眠，日间嗜睡。②心力衰竭。症状表现为气促明显，心悸，食欲缺乏，腹胀，恶心。体征表现为肝大且有压痛，肝颈静脉反流征阳性，下肢水肿

续 表

并发症	①肺性脑病。②酸碱平衡失调及电解质紊乱：最常见并发症，以呼吸性酸中毒常见，合并感染时并发代谢性酸中毒，大量应用利尿药可并发代谢性碱中毒。③心律失常：以房性快速性心律失常多见。④休克。⑤消化道出血：上消化道出血多见	
检查	①胸部X线检查：肺动脉高压征和右心室肥大。②心电图：右心室肥大。③超声心动图。④动脉血气分析：低氧血症，高碳酸血症。⑤血液一般检查：红细胞、血红蛋白升高。⑥血液生化	
诊断	在慢性肺、胸疾病的基础上，一旦发现有肺动脉高压、右心室肥大的体征或右心功能不全的征象，同时排除其他引起右心病变的心脏病，即可诊断本病	
鉴别诊断	冠心病、原发性心肌病、慢性心脏瓣膜病、发绀型先天性心脏病	
治疗	急性加重期治疗	①控制感染。②改善呼吸功能，纠正呼吸衰竭。③控制心力衰竭：利尿药、强心药、血管扩张药。④控制心律失常。⑤抗凝治疗。⑥并发症的处理。⑦应用糖皮质激素
	缓解期治疗	呼吸锻炼、增强机体免疫力和家庭长期氧疗

必考热点

1. 慢性肺源性心脏病的并发症中，心律失常以房性快速性心律失常多见。
2. 在慢性肺、胸疾病的基础上，一旦发现有肺动脉高压、右心室肥大的体征或右心功能不全的征象，同时排除其他引起右心病变的心脏病，即可诊断为慢性肺源性心脏病。
3. 慢性肺心病患者控制心力衰竭可使用血管扩张药，常用硝酸酯类药物。

第三节　支气管哮喘

考点：支气管哮喘

支气管哮喘的病因、发病机制、临床表现、诊断标准及治疗见表12-1-3。

表12-1-3　支气管哮喘的病因、发病机制、临床表现、诊断标准及治疗

病因	病因包括遗传因素与环境因素两个方面，遗传因素是患病的基本条件，在环境因素激发下，发展为临床哮喘。遗传因素导致患者具有过敏体质及气道高反应性；环境因素为激发因素，根据来源分为吸入性激发因素、食入性激发因素及药物以及其他因素	
发病机制	变态反应学说	主要为Ⅰ型（速发型）变态反应
	气道炎症学说	是支气管哮喘最重要的发病机制，是导致气道高反应性及气道重构、阻塞的病理基础
	神经-受体失衡学说	肾上腺素能神经兴奋性降低，胆碱能神经兴奋性增加
	其他机制	如呼吸道病毒感染、服用某些解热镇痛药和应用含碘造影剂、运动过程中的过度换气、胃-食管反流、心理因素以及遗传因素等
临床表现	症状	典型表现主要表现为发作性带有哮鸣音的呼气性呼吸困难，其发作常与吸入外源性变应原有关，大多呈季节性，春秋易发且日轻夜重。特殊表现为咳嗽变异性哮喘、运动性哮喘、药物诱发性哮喘
	体征	发作时胸部呈过度充气状态，两肺可闻及弥漫性哮鸣音，以呼气相为主，严重者呈强迫端坐位，可出现发绀、心率增快、奇脉、胸腹反常运动等
并发症	发作期并发症：自发性气胸、纵隔气肿、肺不张、急性呼吸衰竭	
	晚期并发症：慢性肺心病、支气管扩张症、间质性肺炎	
检查	血液检查、痰液检查、肺功能、免疫学和过敏原检测、胸部X线检查、动脉血气分析	

续　表

诊断标准	反复发作的喘息、气急、胸闷或咳嗽，多与接触变应原、冷空气、物理、化学性刺激、病毒性上呼吸道感染、运动等有关	
	发作时在双肺可闻及散在或弥漫性、以呼气相为主的哮鸣音，呼气相延长	
	上述症状可经治疗缓解或自行缓解	
	除外其他疾病所引起的喘息、气急、胸闷和咳嗽	
	临床表现不典型者（如无明显喘息或体征）应有下列3项中至少1项阳性：①支气管激发试验阳性。②支气管舒张试验阳性。③昼夜最高呼气流量（PEF）变异率≥20%	
治疗	普通治疗	①脱离变应原环境。②药物治疗：β_2受体激动药、茶碱（黄嘌呤）类药物茶碱缓释或控释片、抗胆碱药、糖皮质激素、白三烯调节剂等
	危重哮喘的处理	氧疗与辅助通气；解痉平喘；纠正水、电解质及酸碱失衡；控制感染；应用糖皮质激素
预防	加强体育锻炼，增强体质。注射哮喘菌苗和脱敏疗法。可使用吸入性糖皮质激素等药物以减少复发	

必考热点

1. 支气管哮喘临床以反复发作的喘息、呼气性呼吸困难、胸闷或咳嗽为特征，常在夜间和/或清晨发作。
2. 引起支气管哮喘的环境因素中，吸入性变应原为常见激发因素。
3. β_2受体激动药是缓解哮喘症状的首选药物。

第四节　肺　　炎

考点：肺炎链球菌肺炎

肺炎链球菌肺炎的病因、发病机制、临床表现、诊断与鉴别诊断以及治疗见表12-1-4。

表12-1-4　肺炎链球菌肺炎的病因、发病机制、临床表现、诊断与鉴别诊断以及治疗

病因	肺炎链球菌为革兰阳性球菌，根据其抗原性不同，可分为90个血清型。成人致病菌多属1~9及12型，其中以第3型毒力最强	
发病机制	①呼吸道防御机制及黏膜受损。②全身免疫功能低下	
临床表现	症状	寒战、高热；咳嗽、咳痰；胸痛；呼吸困难；少数患者有恶心、呕吐、腹胀或腹泻等胃肠道症状
	体征	急性热病容，呼吸浅速，面颊绯红，皮肤灼热，部分患者有鼻翼扇动、口唇单纯疱疹等。典型患者有肺实变体征：患侧呼吸运动减弱、触觉语颤增强、叩诊呈浊音或实音、听诊呼吸音减低或消失，并可出现支气管呼吸音。消散期可闻及湿啰音。重症患者有肠胀气，上腹部压痛，多与炎症累及膈、胸膜有关。少数重症患者可出现休克，多见于老年患者
并发症	严重败血症或毒血症患者可并发感染性休克，多见于老年人。其他并发症有胸膜炎、脓胸、心肌炎、脑膜炎、关节炎等	
检查	①血液一般检查：白细胞计数增多。②病原学检查：痰涂片见革兰染色阳性，带荚膜的球菌。③胸部X线检查：见密度增高的片状阴影	
诊断	根据典型症状和体征，结合胸部X线检查，可作出初步诊断。对于临床表现不典型者，需认真加以鉴别并进行病原学检查。确诊有赖于病原菌检查	
鉴别诊断	主要应与其他病原体引起的肺炎进行鉴别，另外应与急性结核性肺炎、肺癌、急性肺脓肿进行鉴别	

续 表

治疗	一般治疗	卧床休息，多饮水，给予易消化食物
	对症治疗	高热者采用物理降温
	抗菌药物治疗	首选青霉素 G
	感染性休克的处理	取平卧位，吸氧，监测生命体征等；补充血容量；纠正水、电解质和酸碱平衡紊乱；应用糖皮质激素；应用血管活性药物；控制感染；防治心肾功能不全及其他并发症

必考热点

1. 肺炎链球菌的成人致病菌多属 1~9 及 12 型，其中以第 3 型毒力最强。
2. 肺炎链球菌肺炎治疗首选青霉素 G，用药途径及剂量视病情轻重及有无并发症而定。
3. 痰直接涂片发现典型的革兰染色阳性、带荚膜的球菌，即可初步作出肺炎链球菌肺炎的病原学诊断。

考点：肺炎支原体肺炎

肺炎支原体肺炎的病因和发病机制、临床表现、诊断与鉴别诊断以及治疗见表 12-1-5。

表 12-1-5　肺炎支原体肺炎的病因和发病机制、临床表现、诊断与鉴别诊断以及治疗

病因和发病机制	肺炎支原体肺炎是由肺炎支原体引起的呼吸道和肺部的急性炎症性疾病，主要通过呼吸道传播。肺炎支原体的致病性可能与患者对病原体或其代谢产物的过敏反应有关	
临床表现	潜伏期 2~3 周，通常起病较缓慢。症状主要有乏力、咽痛、头痛、咳嗽、发热、食欲缺乏、腹泻、肌痛、耳痛等。干咳为此病最突出的症状，咳嗽多为阵发性剧咳，咳少量黏液痰。发热可持续 1~3 周，体温恢复正常后可仍有咳嗽，咳嗽一般持续 6 周左右。偶伴有胸骨后疼痛。肺外表现更为常见，如皮炎（斑丘疹和多形红斑）等	
	体检可见咽部充血，儿童偶可并发鼓膜炎或中耳炎，伴颈部淋巴结肿大。胸部体检与肺部病变程度常不相称，可无明显体征	
检查	X 线胸部	显示肺部多种形态的浸润影，呈节段性分布，以肺下野为多见，可从肺门附近向外伸展
	血液一般检查	白细胞计数正常或略增多，以中性粒细胞为主
	血清学检查	起病 2 周后，约 2/3 的患者冷凝集试验阳性，滴度大于 1∶32，如果滴度逐步升高，更具诊断价值。约半数患者链球菌 MG 凝集试验阳性。血清支原体 IgM 抗体的测定可进一步确诊
	病原体检查	直接检测呼吸道标本中肺炎支原体抗体，可用于早期快速诊断
诊断	需综合临床症状、X 线表现及血清学检查结果作出诊断。培养分离出肺炎支原体虽对诊断有决定性意义，但需要时间长，技术要求高。血清学检查有一定参考价值，尤其血清抗体有 4 倍增高者	
鉴别诊断	本病应与病毒性肺炎、军团菌肺炎等鉴别，鉴别诊断主要依赖于病原学检查	
病情评估	本病具有自限性，多数患者可自愈，一般预后良好，严重感染导致重症肺炎者少见，临床症状严重者可根据我国 CAP 患者是否住院治疗的判断标准进行病情评估，决定治疗策略	
治疗	大环内酯类抗菌药为首选，常用红霉素、罗红霉素和阿奇霉素等。其他如氟喹诺酮类（左氧氟沙星、加替沙星和莫西沙星等）及四环素类也用于肺炎支原体肺炎的治疗。疗程一般 2~3 周。对剧烈呛咳者，应适当给予镇咳药	

必考热点

1. 干咳为肺炎支原体肺炎最突出的症状。
2. 肺炎支原体肺炎的胸部 X 线显示肺部多种形态的浸润影，呈节段性分布，以肺下野为多见，可从肺门附近向外伸展。
3. 肺炎支原体肺炎的治疗药物以大环内酯类抗菌药物为首选。

第五节　原发性支气管肺癌

考点：原发性支气管肺癌

原发性支气管肺癌的病因、病理与分类、临床表现、诊断与鉴别诊断以及治疗见表 12-1-6。

表 12-1-6　原发性支气管肺癌的病因、病理与分类、临床表现、诊断与鉴别诊断以及治疗

病因	吸烟（为最重要原因）、空气污染、职业致癌因子及其他，如某些癌基因的活化及抗癌基因的丢失、电离辐射、病毒感染、β 胡萝卜素和维生素 A 缺乏、机体免疫功能低下、内分泌失调以及家族遗传等	
病理与分类	按解剖学分类	①中央型肺癌：生长在段支气管以上位于肺门附近者，约占肺癌的 3/4，以鳞状上皮细胞癌和小细胞肺癌较常见。②周围型肺癌：生长在段支气管及其分支以下者，约占肺癌的 1/4，以腺癌较为常见
	按组织病理学分类	①非小细胞肺癌（NSCLC）：包括鳞状上皮细胞癌（简称鳞癌）、腺癌、大细胞癌和其他肺癌（腺鳞癌、类癌、肉瘤样癌等）。②小细胞肺癌（SCLC）：在原发性肺癌中恶性程度最高，较早发生淋巴及血行转移
临床表现	原发肿瘤引起的表现	①咳嗽为常见的早期症状，多呈刺激性干咳或伴少量黏液痰。②继发感染时，则咳脓性痰。③全身症状有体重下降、发热等
	肺外胸内扩散引起的表现	肿瘤侵犯胸膜或纵隔，可产生不规则钝痛；侵入胸壁、肋骨或压迫肋间神经时可致剧烈胸痛，呼吸、咳嗽时加重
		肿瘤压迫大气道，出现吸气性呼吸困难
		肿瘤侵及食管可表现咽下困难，也可引起支气管-食管瘘
		癌肿压迫或转移性淋巴结压迫喉返神经（左侧多见），则出现声音嘶哑
		肿瘤侵犯纵隔，压迫阻滞上腔静脉回流，导致上腔静脉压迫综合征，出现头、颈、前胸部及上肢水肿淤血等
		肺上沟瘤（Pancoast 瘤）易压迫颈部交感神经引起 Homer 综合征，出现同侧上睑下垂、眼球内陷、瞳孔缩小、额部少汗等
	肿瘤远处转移引起的表现	如肺癌转移至脑、肝、骨、肾上腺、皮肤等可出现相应的表现。锁骨上淋巴结是肺癌常见的转移部位
	肺外表现	包括内分泌、神经肌肉、结缔组织、血液系统和血管的异常改变，又称副癌综合征
检查	胸部 X 线、痰脱落细胞、纤维支气管镜、肿瘤标志物、淋巴结活检、肺针吸活检、胸膜活检、纵隔镜活检、开胸活检等均可采用	
诊断	对 40 岁以上长期大量或过度吸烟者，有下列情况者应进行排查肺癌的检查：①刺激性咳嗽持续 2~3 周，治疗无效。②原有慢性呼吸道疾病，咳嗽性质改变者。③持续痰中带血而无其他原因可解释者。④反复发作的同一部位的肺炎，特别是段性肺炎。⑤原因不明的肺脓肿，无中毒症状，无大量脓痰，抗感染治疗效果不显著者。⑥原因不明的四肢关节疼痛及杵状指（趾）。⑦X 线显示的局限性肺气肿或段、叶性肺不张、孤立性圆形病灶和单侧性肺门阴影增大者。⑧原有肺结核病灶已稳定，而形态或性质发生改变者。⑨无中毒症状的胸腔积液，尤其呈血性、进行性增加者	
鉴别诊断	与肺结核、肺炎、肺脓肿、结核性胸膜炎进行鉴别诊断	
病情评估	TNM 分期	临床分期依据第八版肺癌 TNM 分期系统，根据原发肿瘤（T）、区域淋巴结（N）、远处淋巴结（M）综合判断
	临床分期	根据 TNM 分期判断临床分期，分为隐性癌、0 期、ⅠA1 期、ⅠA2 期、ⅠA3 期、ⅠB 期、ⅡA 期、ⅡB 期、ⅢA 期、ⅢB 期、ⅢC 期、ⅣA 期、ⅣB 期
治疗	小细胞肺癌发现时多已转移，难以通过外科手术根治，主要依赖化疗或放、化疗综合治疗。非小细胞肺癌可为局限性，外科手术或放疗效果好，但对化疗的反应较小细胞肺癌差	

必考热点

1. 引起原发性支气管肺癌的室外大环境污染原因中，主要致癌物质为苯并芘等。
2. 锁骨上淋巴结是肺癌常见的转移部位。
3. 手术治疗为非小细胞肺癌的主要治疗方法，鳞癌比腺癌和大细胞癌术后效果好。
4. 中央型肺癌以鳞状上皮细胞癌和小细胞肺癌较常见。
5. 周围型肺癌以腺癌较为常见。
6. 小细胞肺癌（SCLC）在原发性肺癌中恶性程度最高，较早发生淋巴及血行转移。

第六节　慢性呼吸衰竭

考点：呼吸衰竭的诊断及分类

慢性呼吸衰竭是各种原因引起的肺通气和/或换气功能严重障碍，以致在静息状态下亦不能维持足够的气体交换，导致机体缺氧伴或不伴二氧化碳潴留，从而引起一系列生理功能和代谢紊乱的临床综合征。呼吸衰竭的诊断有赖于动脉血气分析，表现为在海平面正常大气压、静息状态、自主呼吸空气的条件下，动脉血氧分压（PaO_2）低于60mmHg伴或不伴二氧化碳分压（$PaCO_2$）超过50mmHg，排除心内解剖分流和原发心排血量降低等因素。

呼吸衰竭按血气分析分为以下两类（表12-1-7）。

表12-1-7　呼吸衰竭按血气分析的分类

Ⅰ型	缺氧而无二氧化碳潴留，即PaO_2低于60mmHg，$PaCO_2$正常或降低，主要发生机制为换气功能障碍（通气/血流比例失调、弥散功能损害和肺动-静脉样分流），见于严重肺部感染性疾病、急性肺栓塞等
Ⅱ型	缺氧伴二氧化碳潴留，即PaO_2低于60mmHg，$PaCO_2$超过50mmHg，主要发生机制为肺泡通气不足，见于慢性阻塞性肺疾病等

考点：慢性呼吸衰竭的病因、发病机制、病理生理、临床表现、检查、诊断、鉴别诊断、病情评估及治疗措施

慢性呼吸衰竭的病因、发病机制、病理生理、临床表现、检查、诊断、鉴别诊断、病情评估及治疗措施见表12-1-8。

表12-1-8　慢性呼吸衰竭的病因、发病机制、病理生理、临床表现、检查、诊断、鉴别诊断、病情评估及治疗措施

病因	支气管-肺疾病（为主要病因）、胸廓和神经肌肉病变
发病机制	肺通气不足、通气/血流比例失调、肺动-静脉样分流、弥散障碍、机体耗氧量增加
病理生理	主要为低氧血症与高碳酸血症对机体的影响
临床表现	原发病表现
	缺氧表现：①呼吸困难是最早出现的症状。②发绀是缺氧严重的表现。③神经精神症状常见注意力不集中，智力及定向力障碍，缺氧加重时可出现烦躁、恍惚，甚至昏迷。④循环系统表现为早期血压升高、心动过速，严重者出现心动过缓、心律失常甚至血压下降。⑤消化道表现有上消化道出血、黄疸等。⑥泌尿系统表现为出现蛋白尿、氮质血症等
	二氧化碳潴留表现：①早期出现睡眠习惯改变，昼睡夜醒，严重时出现抽搐、昏迷等二氧化碳麻痹的表现。②早期血压升高，呼吸、心率增快，严重者血压下降甚至发生休克

续 表

检查	动脉血气分析、X 线检查
诊断要点	有慢性支气管-肺疾病如慢性阻塞性肺疾病、重症肺结核、肺间质纤维化等导致呼吸功能障碍的原发疾病史
	有缺氧和二氧化碳潴留的临床表现，如呼吸困难、发绀、神经精神症状等
	动脉血气分析 PaO_2 低于 60mmHg，或伴有 $PaCO_2$ 超过 50mmHg，即可确立诊断
鉴别诊断	应注意与急性呼吸衰竭进行鉴别
病情评估	明确呼吸衰竭的病变部位、明确呼吸衰竭类型、判断严重程度及预后
治疗原则	积极处理原发病，去除诱因；保持呼吸道通畅，纠正缺氧、二氧化碳潴留和代谢紊乱；维持心、脑、肾等重要脏器功能，防治并发症
治疗措施	保持气道通畅、氧疗、增加通气量、纠正酸碱失衡和电解质紊乱、防治感染、治疗并发症

必考热点

1. 呼吸困难是慢性呼吸衰竭缺氧表现最早出现的症状。
2. 增加通气量是解除二氧化碳潴留的主要治疗措施。
3. 典型的动脉血气改变是 PaO_2 低于 60mmHg，伴或不伴 $PaCO_2$ 超过 50mmHg，以伴有 $PaCO_2$ 超过 50mmHg 的Ⅱ型呼衰为常见。
4. Ⅱ型呼吸衰竭应采取控制性氧疗，氧疗原则为低浓度持续给氧，吸入氧浓度低于 35%。

第二单元 循环系统疾病

第一节 急性心力衰竭

考点：心力衰竭的分类

心力衰竭的分类见表 12-2-1。

表 12-2-1 心力衰竭的分类

按照病理改变以及发生功能障碍的部位	左心衰竭	指左心室代偿功能不全而发生的心力衰竭，临床上较为常见，以肺循环淤血为特征
	右心衰竭	指右心室收缩功能障碍发生的心力衰竭，主要见于肺源性心脏病及某些先天性心脏病，以体循环淤血为主要表现
	全心衰竭	左心衰竭后肺动脉压力增高，使右心负荷加重，病理改变进一步加重，右心衰竭也继之出现，即为全心衰竭。心肌炎、心肌病患者左、右心同时受损，左、右心衰竭可同时出现
按照心力衰竭的病因及发病缓急	急性心衰	急性而严重的心肌损害或心脏负荷突然加重，使心功能正常或处于代偿期的心脏在短时间内发生衰竭，或使慢性心力衰竭急剧恶化。临床上以急性左心衰竭常见，表现为急性肺水肿或心源性休克
	慢性心衰	多见于器质性心脏病患者，为绝大多数器质性心脏病的最终结局，病情进展缓慢，一般有代偿性心脏扩大或肥厚及其他代偿机制参与，病程中常因某些诱因出现急性加重

续 表

按照发生病理改变的心脏功能	收缩性心衰	心脏收缩射血为其主要生理功能，收缩功能障碍时心排血量下降并有后向性淤血的表现，即为收缩性心力衰竭，也是临床上常见的心力衰竭
	舒张性心衰	心脏正常的舒张功能是为了保证收缩期的有效泵血，当心脏收缩功能不全时，常同时存在舒张功能障碍。单纯的舒张性心力衰竭可见于高血压病、冠心病的某一病理阶段。严重的舒张期心力衰竭见于原发性限制型心肌病、原发性肥厚型心肌病等

必考热点

1. 左心衰竭以肺循环淤血为特征；右心衰竭以体循环淤血为主要表现。
2. 急性心力衰竭临床上以急性左心衰竭常见，表现为急性肺水肿或心源性休克。

考点：急性心力衰竭

急性心力衰竭（AHF）的病因、发病机制、临床表现、诊断与鉴别诊断、病情评估以及治疗见表12-2-2。

表12-2-2　急性心力衰竭（AHF）的病因、发病机制、临床表现、诊断与鉴别诊断、病情评估以及治疗

病因	急性心肌缺血事件	与冠心病有关的急性广泛前壁心肌梗死、乳头肌梗死断裂、室间隔破裂穿孔等，均可导致急性心力衰竭
	感染性心内膜炎	可导致瓣膜急性穿孔、腱索断裂，通过瓣膜性急性反流诱发急性心力衰竭
	其他	高血压心脏病血压急剧升高，原有心脏病的基础上发生快速性心律失常或严重缓慢性心律失常，输液过多过快等，均可通过急性心脏负荷加重导致急性心力衰竭
发病机制	主要病理生理基础为心脏收缩功能突然发生严重障碍，或左室瓣膜急性反流，心排血量急剧减少，左室舒张末压迅速升高，导致肺静脉回流障碍	
临床表现	突发严重呼吸困难，呼吸频率常达每分钟30~40次	
	强迫坐位，面色灰白，发绀，大汗，烦躁不安	
	频繁咳嗽，咳粉红色泡沫状痰	
	听诊两肺满布湿啰音和哮鸣音	
	危重患者可因脑缺氧而致神志模糊甚至昏迷	
诊断	根据病史、典型症状与体征，一般不难做出诊断	
鉴别诊断	主要应与支气管哮喘急性发作相鉴别；肺水肿并存的心源性休克应与其他原因所致的休克鉴别	
病情评估	急性心力衰竭的临床严重程度常用Killip分级。①Ⅰ级：无AHF。②Ⅱ级：有AHF，肺部中下肺野可闻及湿啰音，有舒张期奔马律，胸部X线片见肺淤血征象。③Ⅲ级：严重AHF，严重肺水肿，双肺满布湿啰音。④Ⅳ级：心源性休克	

续　表

治疗	一般治疗	患者取坐位，双腿下垂，以减少静脉回流。立即高流量鼻导管给氧，病情严重者采用面罩呼吸机持续加压给氧，使肺泡内压增加，加强肺泡气体交换．对抗组织液向肺泡内渗透
	有效镇静	吗啡 3~5mg 静脉注射镇静，减少躁动增加的额外心脏负担，同时扩张外周小血管，减轻心脏负荷。必要时每间隔 15 分钟重复 1 次，共 2~3 次。老年患者应密切注意对呼吸中枢的影响
	应用血管扩张药减轻心脏负荷	硝酸甘油扩张小静脉，减少回心血量；硝普钠同时扩张动、静脉血管；重组人脑钠肽具有扩管、利尿、抑制肾素-血管紧张素-醛固酮系统（RAAS）和交感活性的作用
	应用正性肌力药增强心肌收缩力	多巴酚丁胺可增加心排血量；洋地黄类药（毛花苷 C）静脉给药，最适合用于有心房颤动伴有快速心室率并已知有心室扩大伴左心室收缩功能不全者
	机械辅助治疗	主动脉内球囊反搏（IABP）或临时心肺辅助系统，用于极危重患者
	原发病治疗	急性症状缓解后，应着手对诱因及基本病因进行治疗

必考热点

1. 感染性心内膜炎可导致瓣膜急性穿孔、腱索断裂，通过瓣膜性急性反流诱发急性心力衰竭。
2. 急性心力衰竭的临床严重程度常用 Killip 分级。
3. 急性心力衰竭患者应取坐位，双腿下垂，以减少静脉回流。
4. 急性心力衰竭起病急，为临床急危重症，以急性肺水肿表现为主。
5. 急性心力衰竭频繁咳嗽，咳粉红色泡沫状痰。

第二节　慢性心力衰竭

考点：慢性心力衰竭的病因、病理、临床表现、检查、诊断与鉴别诊断

慢性心力衰竭的病因、病理、临床表现、检查、诊断与鉴别诊断见表 12-2-3。

表 12-2-3　慢性心力衰竭的病因、病理、临床表现、检查、诊断与鉴别诊断

病因	基本病因	原发性心肌损害	缺血性心肌损害，心肌炎和心肌病以及心肌代谢障碍性疾病，如糖尿病心肌病、甲状腺功能亢进或减低的心肌病及心肌淀粉样变性等
		心脏负荷过重	压力负荷过重、容量负荷过重
	诱因	感染为最主要、最常见的诱因，尤其是肺部感染。其他还有心律失常、血容量增加、过度体力活动或情绪激动、治疗不当以及原有心脏病变加重或并发其他疾病	
病理生理	心脏代偿机制	Frank-Starling 机制（为心脏的主要代偿机制）、心肌肥厚、神经-体液的代偿机制	
	体液因子的改变	心钠肽（ANP）和脑钠肽（BNP）	心力衰竭时，心室壁张力增加，心室肌内分泌 ANP、BNP 增加，血浆中 ANP 及 BNP 水平升高，其增高的程度与心衰的严重程度呈正相关，因此，血浆 ANP 及 BNP 水平可作为评定心力衰竭的进程和判断预后的指标
		精氨酸加压素（AVP）	AVP 的释放受心房牵张受体的调控，心力衰竭时心房牵张受体的敏感性下降，使 AVP 的释放不能受到相应的抑制，血浆 AVP 水平升高
		内皮素（ET）	心力衰竭时，受血管活性物质如去甲肾上腺素、血管紧张素、血栓素等的影响，血浆内皮素水平升高，且直接与肺动脉压力特别是肺血管阻力升高相关
	心肌损害和心室重塑	原发性心肌损害和心脏负荷过重使心脏功能受损，导致上述的心室扩大或心室肥厚等各种代偿性变化。在心腔扩大、心室肥厚的过程中，心肌细胞、胞外基质、胶原纤维网等均有相应变化，表现为心室重塑过程，是心力衰竭发生发展的基本机制	

续 表

临床表现	左心衰竭	症状	肺淤血的表现：①劳力性呼吸困难。②夜间阵发性呼吸困难。③端坐呼吸。④急性肺水肿（心源性哮喘）：是呼吸困难最严重的状态
			心排血量不足的表现：①体能下降、乏力、疲倦。②记忆力减退、焦虑、失眠等。③尿量减少
		体征	肺部体征：肺部湿啰音从局限于肺底发展到全肺
			心脏体征：肺动脉瓣区第二心音亢进、心尖区可闻及舒张期奔马律和/或收缩期杂音，可触及交替脉等
	右心衰竭	症状	以胃肠道及肝脏淤血症状为主，表现为食欲缺乏、腹胀、上腹隐痛等，伴有夜尿增多、轻度气喘等
		体征	颈静脉征、肝大、水肿、心脏体征、发绀
	全心衰竭	左、右心力衰竭均存在，有肺淤血、心排血量降低和体循环淤血的相关症状和体征	
检查	常规实验室检查	包括血液一般检查、尿常规、血液生化等	
	血浆脑钠肽（BNP）检测	BNP<100pg/ml，不支持心力衰竭的诊断，BNP>400pg/ml，支持心力衰竭的诊断	
	胸部X线	是确诊左心衰竭肺水肿的主要依据，主要改变：①心影增大。②肺纹理增粗：早期主要表现为肺门血管影增强。急性肺泡性肺水肿时肺门呈蝴蝶状，肺野可见大片融合的阴影	
	超声心动图	是诊断心力衰竭最有价值的方法，确切提供各心腔大小变化、心瓣膜结构及功能情况，估计心脏功能。①收缩功能：左心室射血分数（LVEF）≤40%为收缩性心力衰竭的诊断标准。②舒张功能：舒张功能不全时，E/A比值降低	
	其他	放射性核素检查、有创性血流动力学检查	
诊断	心力衰竭的诊断，首先应明确其器质性心脏病，结合症状、体征、实验室及其他检查可做出诊断。左心衰竭因肺淤血引起不同程度的呼吸困难，右心衰竭因体循环淤血引起的颈静脉怒张、肝大、水肿等，是诊断心力衰竭的重要依据		
鉴别诊断	慢性呼吸衰竭应与心源性哮喘、支气管哮喘、心包积液、缩窄性心包炎进行鉴别诊断		
	心源性哮喘多见于老年人，发病时肺部有干、湿啰音，甚至咳粉红色泡沫痰		
	支气管哮喘多见于青少年，有过敏史，发作时双肺可闻及典型哮鸣音，咳出白色黏痰后呼吸困难常可缓解		
	心包积液、缩窄性心包炎皆由于腔静脉回流受阻引起颈静脉怒张、肝大、下肢水肿等表现		

必考热点

1. 慢性心力衰竭右心衰竭以体循环淤血的表现为主，临床体征显著但症状不具特异性。

2. 超声心动图是诊断心力衰竭最有价值的方法，确切提供各心腔大小变化、心瓣膜结构及功能情况，估计心脏功能。

考点：慢性心力衰竭的病情评估

慢性心力衰竭的病情评估见表12-2-4。

表 12-2-4　慢性心力衰竭的病情评估

NYHA 心功能分级	Ⅰ级	患者有心脏病但活动不受限制，平时一般活动不引起疲乏、心悸、呼吸困难或心绞痛。为心功能代偿期
	Ⅱ级	心脏病患者的体力活动受到轻度限制，休息时无自觉症状，但平时一般活动下可出现疲乏、心悸、呼吸困难或心绞痛发作等
	Ⅲ级	心脏病患者的体力活动明显受限，小于平时一般活动即可引起上述症状
	Ⅳ级	心脏病患者不能从事任何体力活动，休息状态下即有心力衰竭的症状，体力活动后显著加重
临床分期	A 期	前心衰阶段：存在心力衰竭的高危因素，尚无心脏结构或功能异常，也无心力衰竭的症状与体征，包括高血压、冠心病、2 型糖尿病、代谢综合征等疾病及使用心肌毒性药物史、酗酒史、风湿热病史、心肌病家族史等可发展为心脏病的高危因素
	B 期	前临床心衰阶段：无心力衰竭的症状与体征，已有器质性心脏病变，如左室肥厚、LVEF 降低、无症状的心脏瓣膜病、陈旧性心肌梗死等
	C 期	临床心衰阶段：有器质性心脏病，既往或目前有心力衰竭症状
	D 期	难治性终末期心衰阶段：经严格优化的内科治疗，仍然有心力衰竭的症状与体征，需要特殊干预治疗的难治性心力衰竭

必考热点

1. NYHA 心功能分级中，Ⅰ级为心功能代偿期。
2. NYHA 心功能分期中，C 期为临床心衰阶段。

考点：慢性心力衰竭的治疗

慢性心力衰竭的治疗见表 12-2-5。

表 12-2-5　慢性心力衰竭的治疗

治疗目的	防止和延缓心力衰竭的发生；缓解临床心力衰竭患者的症状，提高运动耐量，改善生活质量；阻止或延缓心肌损害进一步加重；降低死亡率
分期治疗原则（按心力衰竭分期治疗）	A 期：积极治疗高血压、糖尿病、血脂异常等高危因素
	B 期：除 A 期中的措施外，有适应证的患者使用血管紧张素转换酶抑制药（ACEI），或 β 受体阻断药
	C 期及 D 期：按 NYHA 分级进行相应治疗
分级治疗原则（按心功能 NYHA 分级选择药物治疗）	Ⅰ级：控制危险因素，ACEI
	Ⅱ级：ACEI，利尿药，β 受体阻断药，用或不用地高辛
	Ⅲ级：ACEI，利尿药，β 受体阻断药，地高辛
	Ⅳ级：ACEI，利尿药，地高辛，醛固酮受体拮抗药；病情稳定后，谨慎应用 β 受体阻断药

续 表

治疗措施	病因治疗	治疗原发病，如冠心病、心肌炎、心肌病等；消除诱因，以及时有效控制肺部感染为主
	一般治疗	休息，监测体重，控制钠盐摄入
	药物治疗	利尿剂（如噻嗪类利尿药、袢利尿药、保钾利尿药）、RAAS 抑制药（如血管紧张素转换酶抑制药、血管紧张素受体阻断药、醛固酮受体拮抗药）、β 受体阻断药、正性肌力药（洋地黄类药、肾上腺素能受体兴奋药、磷酸二酯酶抑制药）、血管扩张药
	舒张性心力衰竭的治疗	应用利尿药、β 受体阻断药、钙通道阻滞药、ACEI 等药物进行治疗
		维持窦性心律
		对肺淤血症状较明显者，可适量应用静脉扩张药或利尿药
		在无收缩功能障碍的情况下，禁用正性肌力药物
	难治性心力衰竭的治疗	积极治疗原发病
		调整心力衰竭用药，联合应用强效利尿药、血管扩张药及正性肌力药等
		对高度顽固性水肿也可使用血液滤过或超滤
		扩张型心肌病伴有 QRS 波增宽超过 0.12 秒的心力衰竭患者，可实施心脏再同步化治疗
		对不可逆的心力衰竭患者可考虑心脏移植

必考热点

1. 治疗慢性心力衰竭的常用利尿药有噻嗪类利尿药、袢利尿药、保钾利尿药。
2. 慢性心力衰竭的分级治疗原则是指按心功能 NYHA 分级选择药物治疗。
3. 对肺淤血症状较明显的慢性心力衰竭患者，可适量应用静脉扩张药或利尿药。

第三节 心律失常

考点：心律失常的分类和发生机制

由于心脏冲动的起搏异常或冲动传导异常，导致心脏的频率、节律异常，统称为心律失常。心律失常可以是生理性的，也可以是病理性的，常为器质性心脏病和很多病理状态的临床表现与并发症，也是器质性心脏病常见的死亡原因。心律失常的分类和发生机制见表 12-2-6。

表 12-2-6　心律失常的分类和发生机制

分类	按照发生机制分类	冲动起搏异常	包括窦性心动过速、期前收缩、异位心动过速、扑动与颤动等
		冲动传导异常	包括窦房、房室、束支传导阻滞等
	按照心率快慢分类	快速性心律失常	窦性心动过速
			期前收缩（房性、房室交界性、室性）
			非阵发性心动过速（室上性、室性），阵发性心动过速（室上性、室性）
			并行心律性心动过速（窦性、房性、房室交界性、室性）
			扑动（心房、心室）与颤动（心房、心室）
			预激综合征
		缓慢性心律失常	窦性缓慢性心律失常
			逸搏与逸搏心律
			传导缓慢性心律失常（窦房传导阻滞、房内阻滞、房室阻滞、室内阻滞）
		快速性伴缓慢性心律失常	如慢快综合征、快慢综合征等
	按照心律失常对预后的影响分类	分为良性、潜在恶性、恶性心律失常	
发生机制	冲动形成异常、冲动传导异常（折返是快速性心律失常最常见的发生机制）		

必考热点

1. 心律失常按照发生机制分类可分为冲动起搏异常、冲动传导异常。
2. 心律失常按照心率快慢分类可分为快速性心律失常、缓慢性心律失常和快速性伴缓慢性心律失常。

考点：常用的抗心律失常药物

常用的抗心律失常药物见表 12-2-7。

表 12-2-7　常用的抗心律失常药物

分类			作用	常用药
抗心律失常药	Ⅰ类	Ⅰa 类	减慢动作电位 0 相上升速度（V_{max}），延长动作电位时程	奎尼丁、普鲁卡因胺、丙吡胺
		Ⅰb 类	不减慢 V_{max}，缩短动作电位时程	美西律、苯妥英钠、利多卡因
		Ⅰc 类	减慢 V_{max}，减慢传导与轻微延长动作电位时程	氟卡尼、恩卡尼、普罗帕酮、莫雷西嗪
	Ⅱ类		阻断 β 肾上腺素能受体	美托洛尔、阿替洛尔、比索洛尔
	Ⅲ类		阻断钾通道与延长复极	胺碘酮和索他洛尔
	Ⅳ类		阻断慢钙通道	维拉帕米、地尔硫䓬

必考热点

1. 抗心律失常Ⅰc 类药的作用是减慢 V_{max}，减慢传导与轻微延长动作电位时程。

2. 抗心律失常Ⅲ类药的作用是阻断钾通道与延长复极。
3. 抗心律失常Ⅳ类药的常用药有维拉帕米、地尔硫䓬。

第四节 快速性心律失常

考点：期前收缩

期前收缩的病因、临床表现、心电图诊断及治疗见表12-2-8。

表12-2-8 期前收缩的病因、临床表现、心电图诊断及治疗

病因	生理因素、器质性心脏病、药物过量或中毒、电解质紊乱及缺血缺氧、酸中毒、麻醉、手术等	
临床表现	症状	轻者可无症状或仅有心悸、心跳暂停感，重者有头晕甚至晕厥，可诱发或加重心绞痛、低血压及心力衰竭
	体征	听诊时，期前收缩的第一心音增强，第二心音减弱或消失，之后有较长的停歇。桡动脉搏动减弱或消失
心电图诊断	房性期前收缩	①提前出现的P′波与窦性P波形态各异；PR间期≥0.12秒。②提前出现的QRS波群形态通常正常。③代偿间歇常不完全
	房室交界性期前收缩	①提前出现的室上性QRS波群，其前面无相关的P波。②若有逆行P波，可在QRS波群之前、之中或之后。③QRS波群形态多正常。④代偿间歇多完全
	室性期前收缩	①提前出现的QRS波群前无相关P波。②提前出现的QRS波群宽大畸形，时限>0.12秒，T波方向与QRS波群主波方向相反。③代偿间歇完全
治疗	无器质性心脏病的期前收缩	无症状者无须药物治疗；症状明显者可给予镇静药和β受体阻断药等
	频发、症状明显或伴有器质性心脏病的期前收缩	积极治疗病因，去除诱因，对症治疗
		应用抗心律失常药物：①房性和房室交界性期前收缩可选用Ⅰa类、Ⅰc类、Ⅱ类和Ⅳ类抗心律失常药。②室性期前收缩多选用Ⅰ类和Ⅲ类药。③洋地黄中毒所致的室性期前收缩，应立即停用洋地黄，给予苯妥英钠或氯化钾等治疗
		心动过缓时出现的室性期前收缩，宜给予阿托品、山莨菪碱等
预防	积极治疗原发病，纠正缺氧、代谢性酸中毒、电解质紊乱、发热等病理状态，器质性心脏病尤其是急性心肌梗死、急性心肌炎等患者，需要时可预防性用药	

必考热点

1. 室性期前收缩心电图诊断可见：①提前出现的QRS波群前无相关P波。②提前出现的QRS波群宽大畸形，时限>0.12秒，T波方向与QRS波群主波方向相反。③代偿间歇完全。
2. 房性和房室交界性期前收缩可选用Ⅰa类、Ⅰc类、Ⅱ类和Ⅳ类抗心律失常药。
3. 洋地黄中毒所致的室性期前收缩，应立即停用洋地黄，给予苯妥英钠或氯化钾等治疗。

考点：阵发性心动过速

阵发性心动过速的病因、临床表现、心电图诊断及治疗见表12-2-9。

表 12-2-9 阵发性心动过速的病因、临床表现、心电图诊断及治疗

<table>
<tr><td>病因</td><td colspan="3">房性心动过速（包括自律性、折返性、紊乱性）、房室结折返性心动过速、室性心动过速</td></tr>
<tr><td rowspan="4">临床表现</td><td colspan="2">自律性房性心动过速</td><td>①常见胸闷、心悸、气促等症状，多不严重。洋地黄中毒者可致心力衰竭加重、低血压或休克等。②体检房室传导比例固定时，心律规则；传导比例变动时，心律不恒定，第一心音强度变化</td></tr>
<tr><td colspan="2">房室结折返性心动过速</td><td>①发作呈突发突止，持续时间长短不一，多由一个室上性期前收缩诱发。②可有心悸、焦虑、紧张、乏力、眩晕、晕厥、心绞痛发作，甚至出现心力衰竭与休克。③体检心尖部第一心音强度恒定，心律绝对规则</td></tr>
<tr><td colspan="2" rowspan="2">室性心动过速</td><td>症状：①非持续性室速（发作时间<30 秒，能自行终止者）通常无症状。②持续性室速（发作时间>30 秒，需药物或电复律方可终止者）常有突发心悸、胸闷、气促，重者出现低血压、晕厥、心绞痛发作等。严重者易引起休克、阿-斯综合征、急性心力衰竭甚至猝死</td></tr>
<tr><td>体征：①听诊心律轻度不规则，可有第一、第二心音分裂，收缩压可随心搏变化。②如发生完全性房室分离，第一心音强弱不等，颈静脉间歇出现巨大 α 波。③若心室搏动逆传或持续夺获心房，则颈静脉 α 波规律而巨大。④脉率短绌，交替脉，血压下降或测不出</td></tr>
<tr><td rowspan="5">心电图诊断</td><td rowspan="3">房性心动过速</td><td>自律性房性心动过速</td><td>①心房率多<200 次/分。②P 波形态与窦性者不同，在Ⅱ、Ⅲ、aVF 导联通常直立。③常合并二度Ⅰ型或Ⅱ型房室传导阻滞，P 波之间的等电线仍存在。④发作开始时心率逐渐加速；QRS 形态、时限多与窦性相同</td></tr>
<tr><td>折返性房性心动过速</td><td>①心房率多在 150~200 次/分，较为规则。②P 波形态与窦性不同。③PR 间期常延长，发生房室传导阻滞时不能终止发作。④心电生理检查可确诊</td></tr>
<tr><td>紊乱性房性心动过速</td><td>通常有 3 种或 3 种以上形态各异的 P 波，PR 间期各不相同，心房率在 100~130 次/分。部分 P 波因过早发生而不能下传，此时心室率不规则，常进一步发展为房颤</td></tr>
<tr><td colspan="2">房室结折返性心动过速</td><td>①心率多在 150~250 次/分，节律绝对规则。②逆行 P 波可埋藏于 QRS 波群内或位于其终末部分，不能辨认，P 波与 QRS 波群关系恒定。③QRS 波群正常，伴室内差异性传导或束支传导阻滞时，QRS 波群增宽畸形。④可有继发性 ST-T 改变。⑤发作突然，常由一个房性期前收缩触发，下传的 PR 间期显著延长，随之引起心动过速</td></tr>
<tr><td colspan="2">室性心动过速</td><td>①出现 3 个或 3 个以上连续室性期前收缩。②心室率在 100~250 次/分，节律略不规则。③QRS 波群宽大畸形，时限>0. 12 秒，ST-T 波方向与 QRS 波群主波方向相反。④P、QRS 间无固定关系，形成房室分离。⑤可出现心室夺获与室性融合波，为室性心动过速的特征性表现</td></tr>
<tr><td rowspan="5">治疗</td><td rowspan="3">房性心动过速</td><td>自律性房性心动过速</td><td>①洋地黄中毒引起者，立即停用洋地黄并补钾。②非洋地黄中毒引起者，可口服或静脉注射洋地黄、钙拮抗药、β 受体阻断药以减慢心室率</td></tr>
<tr><td>折返性房性心动过速</td><td>参照自律性房性心动过速的治疗</td></tr>
<tr><td>紊乱性房性心动过速</td><td>①原发病的治疗十分重要。肺部疾病患者应予氧疗、控制感染，停用氨茶碱、去甲肾上腺素、异丙肾上腺素、麻黄碱等药物。②可予维拉帕米、胺碘酮等。③补充钾盐与镁盐可抑制心动过速发作</td></tr>
<tr><td rowspan="2">房室结折返性心动过速</td><td>急性发作期</td><td>①首选机械刺激迷走神经（压迫眼球、按压颈动脉、刺激会厌引起恶心等）。②腺苷与钙拮抗药：腺苷快速静脉注射，无效可改用维拉帕米或地尔硫䓬静脉注射。③洋地黄：常用毛花苷 C 静脉注射。④Ⅰa、Ⅰc 与Ⅲ类抗心律失常药：可选用普罗帕酮、索他洛尔、胺碘酮等。⑤其他：无冠心病、高血压病而血压偏低患者，可通过升高血压反射性兴奋迷走神经终止发作。⑥直流电复律：如出现严重心绞痛、低血压、心力衰竭时，应立刻行同步直流电复律。⑦经静脉心房或心室起搏或经食管心房起搏。⑧射频消融术：用于反复发作或药物难以奏效的患者</td></tr>
<tr><td>预防复发</td><td>选用洋地黄、长效钙拮抗药、长效 β 受体阻断药，可单独或联合应用。其他还有胺碘酮、普罗帕酮等</td></tr>
</table>

续 表

治疗	室性心动过速	终止发作	①药物治疗：无显著血流动力学障碍，宜选用胺碘酮、利多卡因、β受体阻断药治疗。②同步直流电复律：用于伴有血流动力学异常的室速。③超速起搏：复发性室速患者，如病情稳定，可试行超速起搏终止心动过速
		预防复发	①去除病因及诱因。②应用抗心律失常药物，常用胺碘酮等。③安置心脏起搏器、植入式心脏自动复律除颤器或行射频消融术等；埋藏式自动复律除颤器（ICD）是有效的治疗手段。④冠状动脉旁路移植手术：可用于某些冠心病合并室速的患者

必考热点

1. 房性心动过速简称房速，可分为自律性、折返性、紊乱性3种。

2. 房室结折返性心动过速急性发作期时，使用腺苷快速静脉注射，无效可改用维拉帕米或地尔硫䓬静脉注射。

考点：心房颤动

心房颤动（房颤）的病因、临床表现、心电图诊断及治疗见表12-2-10。

表12-2-10 心房颤动（房颤）的病因、临床表现、心电图诊断及治疗

病因	阵发性房颤、持续性房颤、孤立性房颤
临床表现	通常有心悸、头晕、胸闷等。房颤时，心排血量减少≥25%，当心室率≥150次/分时，可发生心绞痛与充血性心力衰竭。心脏听诊第一心音强度不等，心律绝对不规则，可发生脉搏短绌，颈静脉搏动α波消失
心电图诊断	①P波消失，代之以大小不等、形状不同、节律完全不规则的房颤波（f波），频率为350~600次/分。②心室率绝对不规则。③QRS波群形态正常，伴室内差异性传导时则增宽变形
治疗	急性房颤症状显著者：①控制心室率，心室率过快或伴有心功能不全者，可静脉注射毛花苷C将心室率控制在100次/分以下，随后给予地高辛口服维持。②药物或电复律，药物治疗未能恢复窦性心律，伴急性心力衰竭或血压明显下降者，宜紧急施行电复律。③房颤转复后，药物维持窦性心律
	慢性房颤：①阵发性房颤常能自行终止，发作频繁或伴随症状明显者，可口服胺碘酮或普罗帕酮，以减少发作的次数与持续时间。②持续性房颤应给予复律：选用药物复律或电复律，常用复律药物有胺碘酮、普罗帕酮等。复律前应用抗凝药物预防血栓栓塞，复律后给予抗心律失常药物，预防复律后房颤复发。③经复律无效者，以控制心室率为主，首选药物为地高辛，也可应用β受体阻断药
	预防栓塞：既往有栓塞史，或有严重心脏瓣膜病、高血压、糖尿病的患者，以及老年人、左心房扩大、冠心病等高危患者，应长期采用抗凝治疗，口服华法林或肠溶阿司匹林
	其他：病窦综合征合并房颤者不宜复律，若心率过慢，可考虑安装起搏器。发作频繁甚至持久发作，药物治疗无效，心室率很快的患者，可考虑施行射频消融术。其他治疗方法有外科手术、植入式心房除颤器等

必考热点

1. 阵发性房颤常能自行终止，发作频繁或伴随症状明显者，可口服胺碘酮或普罗帕酮，以减少发作的次数与持续时间。

2. 持续性房颤经复律无效者，以控制心室率为主，首选药物为地高辛，也可应用β受体阻断药。

第五节 缓慢性心律失常

考点：房室传导阻滞

房室传导阻滞的临床表现、心电图诊断及治疗见表 12-2-11。

表 12-2-11 房室传导阻滞的临床表现、心电图诊断及治疗

临床表现	一度房室传导阻滞	通常无症状。听诊第一心音减弱
	二度房室传导阻滞	常有心悸与心搏脱漏感。二度Ⅱ型患者常有头晕、乏力、心悸等。听诊二度Ⅰ型房室传导阻滞的第一心音强度逐渐减弱并有心搏脱漏；二度Ⅱ型房室传导阻滞第一心音强度恒定，有间歇性心搏脱漏
	三度房室传导阻滞	常有疲倦、乏力、眩晕、晕厥等，可反复诱发心绞痛、心力衰竭等，严重时可发生阿-斯综合征。听诊第一心音强度不等，第二心音可呈正常或反常分裂；间或听到心房音或响亮的第一心音
心电图诊断	一度房室传导阻滞	PR 间期延长>0.2 秒，每个 P 波后均有 QRS 波。一般 PR 间期超过按年龄和心率矫正的 PR 间期上限为延长；或前后两次测定结果比较，心率相同时的 PR 间期延长≥0.04 秒
	二度Ⅰ型房室传导阻滞（文氏阻滞或莫氏Ⅰ型）	①PR 间期进行性延长，直至一个 P 波后脱漏 QRS 波。②相邻 RR 间期进行性缩短，直至 P 波不能下传心室，发生心室脱漏。③包含 P 波在内的 RR 间期小于正常窦性 PP 间期的两倍。常见的房室传导比例为 3∶2、4∶3 或 5∶4
	二度Ⅱ型房室传导阻滞（莫氏Ⅱ型）	PR 间期恒定不变，可正常或延长，部分 P 波后无 QRS 波群。如每隔 1 个、2 个或 3 个 P 波后有一次 QRS 波群脱漏，分别称为 2∶1、3∶2、4∶3 房室传导阻滞。如每 3 个及以上 P 波下传 1 个 QRS 波群，称为高度房室传导阻滞
	三度房室传导阻滞	①PP 与 RR 间隔各有其固定的规律，呈完全性房室分离。②心房率>心室率。③心室起搏点在房室束分支以上，心室率 40～60 次/分，QRS 波群正常；心室起搏点在房室束分支以下，心室率常<40 次/分，QRS 波群增宽
治疗	一度与二度Ⅰ型房室传导阻滞心室率不太慢者，无须特殊治疗，禁用进一步减慢房室传导的药物如 β 受体阻断药、非二氢吡啶类钙拮抗药等	
	二度Ⅱ型与三度房室传导阻滞心室率过慢，出现血流动力学障碍者，应予药物治疗，如阿托品、丙肾上腺素、糖皮质激素等	

必考热点

1. 二度房室传导阻滞常有心悸与心搏脱漏感。
2. 一度房室传导阻滞的 PR 间期延长>0.2 秒，每个 P 波后均有 QRS 波。

第六节 心搏骤停与心肺复苏

考点：心搏骤停与心肺复苏

心搏骤停与心肺复苏的病因、危险因素、临床表现、病情评估及心肺复苏见表 12-2-12。

表 12-2-12 心搏骤停与心肺复苏的病因、危险因素、临床表现、病情评估及心肺复苏

病因	以冠心病最常见，其他有心肌病、急性心肌炎、严重主动脉瓣膜病变、二尖瓣脱垂、窦房结病变、预激综合征、先天性和获得性 QT 间期延长综合征等

续 表

危险因素	既往有原发性心室颤动或心室扑动史、无脉性持续性室速史、频发性与复杂性室性快速心律失常史患者，左室射血分数低于30%或有明显心力衰竭患者，有QT间期延长伴晕厥史患者，心肌梗死后室性早搏等，均是心源性猝死的危险因素	
临床表现	前驱期	在心电监护下，如发现频发、多源、成对出现的室早或室早R on T，短阵室速，心室率低于50次/分，QT间期显著延长等，均是心搏骤停的先兆表现，但心搏骤停也可无前驱期表现
	终末事件期	是指心血管状态出现急剧病理变化到心搏骤停发生前的一段时间，长短不一，一般不超过1小时。典型表现：突发持续而严重的胸痛，伴有显著呼吸困难，心悸或眩晕等
	心搏骤停	依次出现心音消失、大动脉搏动消失、血压测不出，突然出现意识丧失（心搏骤停后10秒内）或伴短暂抽搐（心搏骤停后15秒）；断续出现叹息样的无效呼吸，随后呼吸停止（心搏骤停20~30秒内），皮肤发绀。心搏骤停30秒后出现昏迷；心搏骤停后30~60秒出现瞳孔散大、固定
	生物学死亡期	即细胞学死亡期，机体全身组织细胞发生不可逆转的死亡，代谢停止，出现细胞死亡相应的临床表现，如躯体冰冷、僵硬，出现皮下瘀斑等
病情评估	主要依据	突然意识丧失
		心音或大动脉（颈动脉、股动脉）搏动消失
		心电图呈现心室颤动、室性自主心律（即心肌电-机械分离）或心室停搏（心电完全消失而呈一条直线或偶有P波）
	次要依据	双侧瞳孔散大、固定、对光反射消失
		自主呼吸完全消失，或先呈叹息或点头状呼吸，随后自主呼吸消失
		口唇、甲床等末梢部位出现发绀
心肺复苏	初级心肺复苏	传统的初级心肺复苏包括畅通气道（airway）、人工呼吸（breathing）和人工胸外按压（circulation），简称为ABC，以达到快速建立有效人工循环，给患者基础生命支持（BLS）的目的。近来强调BLS应按照CAB顺序进行，增加复苏场地安全评估、电话呼救、启动急救医疗服务系统、心肺复苏和早期自动体外电除颤。心肺复苏操作指南中强调，基础生命支持最重要
	高级心肺复苏	是指进一步生命支持（ALS）或成人高级生命支持，即在BLS的基础上进行复律、建立人工气道、药物治疗和复苏后治疗等
	心脏搏动恢复后处理	复苏后的治疗目的是完全恢复局部器官和组织的灌注，特别是大脑的灌注，将患者送入监护病房，及时进行脑复苏，积极治疗原发病，避免心搏骤停的再度发生以及引起严重并发症和后遗症

必考热点

1. 导致心搏骤停的机制以快速性室性心律失常（室颤和室速）最常见，其次为严重的缓慢性心律失常或心室停顿。

2. 在猝死前数小时或数分钟内常有心电活动的改变，其中以心率加快及室性异位搏动增加最为常见。

3. 经心室颤动途径猝死的患者，常先有室性心动过速。

4. 心脏复苏成功后死亡的最常见的原因是中枢神经系统的损伤，其他常见原因有继发感染、低心排血量及心律失常复发等。

5. 心肺复苏操作指南中强调，基础生命支持最重要。

第七节　原发性高血压

考点：原发性高血压的病因、发病机制、临床表现、检查、诊断与鉴别诊断以及病毒评估

原发性高血压的病因、发病机制、临床表现、检查、诊断与鉴别诊断以及病毒评估见表 12-2-13。

表 12-2-13　原发性高血压的病因、发病机制、临床表现、检查、诊断与鉴别诊断以及病毒评估

病因		高钠、低钾膳食；超重和肥胖；饮酒；精神紧张和其他，如缺乏体力活动、服用某些药物如口服避孕药、非甾体抗炎药、含有麻黄碱或甘草等的药物，睡眠呼吸暂停低通气综合征等
发病机制		交感神经系统活性亢进、肾性水钠潴留、肾素-血管紧张素-醛固酮系统（RAAS）激活、细胞膜离子转运异常、胰岛素抵抗、血管内皮细胞功能受损
临床表现	一般症状	多数患者血压升高的早期无明显症状，或仅有一些非特异性症状如头晕、头痛、颈项板紧、疲劳、心悸等，多数症状可自行缓解
	受累器官症状	脑：脑出血和脑梗死是高血压最主要的并发症
		心脏：可出现心功能不全表现，并发冠心病可出现心绞痛、心肌梗死表现
		肾脏：早期可出现多尿、夜尿增多；继而出现肾功能不全，尿量减少，最终导致肾衰竭
		眼：眼底血管受累出现视力进行性减退
	体征	体征较少，重点检查项目有周围血管搏动、血管杂音、心脏杂音等。心音异常及心脏杂音包括主动脉瓣区第二心音亢进、收缩期杂音或收缩早期喀喇音
并发症		靶器官损害并发症：高血压心脏病；脑血管并发症；肾脏受累出现蛋白尿，晚期并发慢性肾衰竭；血管并发视网膜动脉硬化和主动脉夹层
		高血压急症，包括高血压脑病、高血压危象、急性心力衰竭、急性冠状动脉综合征、主动脉夹层、子痫等
		高血压亚急症
检查		尿液检查，肾功能检测，血脂测定，血糖、葡萄糖耐量试验及血浆胰岛素测定，眼底检查，胸部 X 线检查，心电图检查，超声心动图检查，动态血压监测及颈动脉多普勒检查
诊断		在未使用降压药物的情况下，非同日 3 次测量血压，收缩压≥140mmHg 和/或舒张压≥90mmHg，即可诊断为高血压。收缩压≥140mmHg 和舒张压<90mmHg 为单纯性收缩期高血压。患者既往有高血压史，目前正在使用降压药物，血压虽然低于 140/90mmHg，也应诊断为高血压。排除继发性高血压，可诊断为原发性高血压
鉴别诊断		主要与肾实质性疾病、肾血压性疾病、嗜铬细胞瘤、原发性醛固酮增多症进行鉴别诊断
特殊类型高血压		包括老年高血压、儿童青少年高血压、难治性高血压
病情评估		危险分层：目前将高血压病的心血管危险性分为低危、中危、高危和很高危四类

必考热点

1. 脑出血和脑梗死是高血压最主要的并发症。
2. 原发性高血压常出现血管杂音的部位是颈部、背部两侧肋脊角、腹部脐两侧。
3. 原发性高血压的体征表现有周围血管搏动、血管杂音、心脏杂音等。
4. 原发性高血压患者眼底血管受累出现视力进行性减退。

考点：原发性高血压的治疗

原发性高血压的治疗见表 12-2-14。

表 12-2-14　原发性高血压的治疗

治疗策略	高危和很高危患者	一旦确诊，应立即开始生活方式干预和药物治疗
	中危患者	在生活方式干预的同时，继续监测血压和其他危险因素 1 个月，多次测量血压或进行动态血压监测，若收缩压<140mmHg 及舒张压<90mmHg，继续监测；收缩压≥140mmHg 或舒张压≥90mmHg，开始药物治疗
	低危患者	在生活方式干预的同时，继续监测血压和其他危险因素 3 个月，多次测量血压或进行动态血压监测，若收缩压<140mmHg 及舒张压<90mmHg，继续监测；收缩压≥140mmHg 或舒张压≥90mmHg，开始药物治疗
降压目标	一般患者，应将血压降至 140/90mmHg 以下；65 岁及以上的老年人收缩压应控制在 150mmHg 以下，如能耐受还可进一步降低；伴有慢性肾脏疾病、糖尿病，或病情稳定的冠心病、脑血管病的高血压患者，治疗应个体化，一般可以将血压降至 130/80mmHg 以下	
非药物治疗	适用于所有高血压患者，包括减少钠盐摄入、增加钾盐摄入，控制体重，戒烟限酒，合理有氧运动，减轻精神压力，保持心理平衡等	
药物治疗	降压药治疗原则	小剂量：小剂量开始，根据需要，逐步增加剂量
		尽量应用长效制剂：使用每日 1 次给药而有持续 24 小时降压作用的长效药物，以有效控制夜间血压与晨峰血压
		联合用药：增加降压效果又不增加不良反应
		个体化：根据患者具体情况、耐受性及个人意愿或长期承受能力，选择适合患者的降压药物
	常用降压药物分类	利尿药、β 受体阻断药、钙通道阻滞药（CCB）、血管紧张素转换酶抑制药（ACEI）、血管紧张素Ⅱ受体阻断药（ARB）、α_1受体阻断药
	降压治疗方案	无并发症患者可以单独或者联合使用噻嗪类利尿药、β 受体阻断药、CCB、ACEI 和 ARB，治疗应从小剂量开始，逐步递增剂量
		2 级高血压（>160/100mmHg）在治疗开始时就应采用两种降压药物联合治疗。合理的降压药联合治疗方案：利尿药与 ACEI 或 ARB；二氢吡啶类钙拮抗药与 β 受体阻断药；钙拮抗药与 ACEI 或 ARB 等
		三种降压药合理的联合治疗方案，除有禁忌证外必须包含利尿剂
干预相关危险因素	降压治疗的同时应积极控制心血管相关危险因素，包括调脂、控制血糖、抗血小板、降低同型半胱氨酸等	
高血压急症的治疗	血压控制策略	控制性降压，初始阶段（数分钟至 1 小时内），平均动脉压降低不超过治疗前的 25%或保持血压在（160~170）/（100~110）mmHg 水平；随后的 2~6 小时内，将血压降至安全水平即 160/100mmHg 以内；24~48 小时逐步降至正常
	降压药物选择	静脉使用短效降压药物。常用硝普钠加入 5%葡萄糖注射液中静脉滴注，作为高血压急症的首选药物；或硝酸甘油加入 5%葡萄糖注射液中静脉滴注
高血压亚急症的治疗	选用不同降压机制的药物联合使用，24~48 小时将血压缓慢降至 160/100mmHg 以下。用药后观察 5~6 小时，血压达标后调整口服药物后续治疗，并建议患者按医嘱服药和测量血压	

必考热点

1. 原发性高血压的降压目标：65 岁及以上的老年人收缩压应控制在150mmHg 以下，如能耐受还可进一步降低。

2. 无并发症的原发性高血压患者可以单独或者联合使用噻嗪类利尿药、β 受体阻断药、CCB、ACEI 和 ARB，治疗应从小剂量开始，逐步递增剂量。

3. 原发性高血压常用硝普钠加入 5%葡萄糖注射液中静脉滴注，作为高血压急症的首选药物。

第八节 冠状动脉性心脏病

考点：冠状动脉性心脏病的临床分型

冠状动脉粥样硬化性心脏病是指冠状动脉粥样硬化病变使管腔狭窄或阻塞，导致相应心肌缺血缺氧甚至坏死的一类心脏病，与冠状动脉痉挛导致的心肌缺血缺氧，统称冠状动脉性心脏病（CHD），简称冠心病，又称缺血性心脏病。

1. 1979 年世界卫生组织将其分为 5 型：包括隐匿性冠心病、心绞痛、心肌梗死、缺血性心肌病型冠心病、心源性猝死。

2. 近年来趋于将本病分为急性冠脉综合征和慢性冠脉病两大类。急性冠脉综合征包括不稳定型心绞痛、非 ST 段抬高性心肌梗死、ST 段抬高性心肌梗死及冠心病猝死；慢性冠脉病包括稳定型心绞痛、冠脉正常的心绞痛（如 X 综合征）、无症状性心肌缺血和缺血性心力衰竭（缺血性心肌病）。

必考热点

1979 年世界卫生组织将冠状动脉性心脏病分为 5 型，包括隐匿性冠心病、心绞痛、心肌梗死、缺血性心肌病型冠心病、心源性猝死。

第九节 心 绞 痛

考点：心绞痛

心绞痛的发病机制、临床表现、检查、诊断与鉴别诊断、病情评估以及治疗见表 12-2-15。

表 12-2-15 心绞痛的发病机制、临床表现、检查、诊断与鉴别诊断、病情评估以及治疗

发病机制	心肌缺血的机制	冠状动脉粥样硬化病变导致冠脉管腔狭窄，供血量减少并相对固定，在此基础上，当心脏负荷突然增加，需血量增多，超过了冠状动脉供血的代偿能力；或冠脉痉挛、心排血量急骤减少，冠脉供血量显著下降，或上述因素同时存在，引起心肌急剧、暂时缺血缺氧而发生心绞痛
	疼痛的机制	心肌缺血，无氧代谢增加，缺血局部心肌酸性代谢产物等增多，刺激交感神经末梢，从而产生疼痛
临床表现	典型心绞痛发作	诱因：体力劳动、情绪激动、饱食、寒冷、心动过速等可诱发，胸痛发生于诱因出现的当时
		部位：在胸骨体上段或中段之后，可放射至肩、左臂内侧甚至达环指和小指，边界模糊，范围约一个手掌大小
		性质：常为压迫感、紧缩感、压榨感，多伴有濒死感
		持续时间：一般短暂，3~5 分钟，很少超过 15 分钟
		缓解方式：去除诱因和/或舌下含服硝酸甘油可迅速缓解
	不典型心绞痛	不典型心绞痛是指典型心绞痛的 5 个特点中某些表现不典型，一般出现胸痛部位、疼痛性质不典型。疼痛感可出现在下颌至上腹部的任何部位，或没有痛感仅有显著的胸闷感
	体征	发作时常有心率增快、血压升高、皮肤湿冷、出汗等。有时可出现第四心音或第三心音奔马律；暂时性心尖部收缩期杂音，第二心音分裂及交替脉
检查	心电图；常规检测血脂、血糖；放射性核素检查；冠状动脉造影；心脏 CTA；二维超声心动图、血管内超声显像 IVUS、光学相干断层显像 OCT	
诊断	根据典型心绞痛的发作特点和体征，含用硝酸甘油后可短时间内缓解，结合年龄和存在冠心病危险因素，除外其他原因所致的心绞痛，一般即可确立诊断。必要时行选择性冠状动脉造影明确诊断	

续 表

鉴别诊断	与急性心肌梗死、心脏神经症、肋间神经痛和肋软骨炎、其他疾病引起的心绞痛进行鉴别	
病情评估	心绞痛严重度的分级：根据加拿大心血管病学会（CCS）分级分为4级：①Ⅰ级：一般体力活动（如步行和登楼）不受限，仅在强、快或持续用力时发生心绞痛。②Ⅱ级：一般体力活动轻度受限。快步、饭后、寒冷或刮风中、精神应激或醒后数小时内发作心绞痛。一般情况下平地步行200m以上或登楼一层以上受限。③Ⅲ级：一般体力活动明显受限，一般情况下平地步行200m，或登楼一层引起心绞痛。④Ⅳ级：轻微活动或休息时即可发生心绞痛	
治疗	治疗原则：改善冠状动脉的血供和降低心肌的耗氧，同时治疗动脉粥样硬化	
	发作时治疗：休息发作时立刻休息。药物治疗较重的发作，可使用作用较快的硝酸酯制剂	
	缓解期的治疗：宜尽量避免各种已知的足以诱发心绞痛发作的因素。避免饱食，戒烟限酒。调整日常生活与工作量；减轻精神负担；一般不需卧床休息，保持适当的体力活动，以不致发生疼痛症状为度	

必考热点

1. 典型心绞痛的胸痛发生于诱因出现的当时。
2. 典型心绞痛常为压迫感、紧缩感、压榨感，多伴有濒死感。
3. 根据典型心绞痛的发作特点和体征，含用硝酸甘油后可短时间内缓解，结合年龄和存在冠心病危险因素，除外其他原因所致的心绞痛，一般即可确立诊断。

第十节　急性心肌梗死

考点：心肌梗死

心肌梗死的发病机制、临床表现、检查、诊断、鉴别诊断及治疗见表12-2-16。

表12-2-16　心肌梗死的发病机制、临床表现、检查、诊断、鉴别诊断及治疗

发病机制	由于冠状动脉粥样硬化，管腔内血栓形成、粥样斑块破溃、粥样斑块内或其下发生出血、血管持久痉挛，致使冠状动脉血供中断且冠脉系统不能代偿，相应区域心肌严重而持久的缺血，即可发生心肌梗死（MI）。重体力活动、情绪过分激动、血压急剧升高等致心肌氧耗急剧增加，冠脉不能代偿，以及休克、脱水、出血、外科手术或严重心律失常等导致心排血量骤减，冠脉供血急剧减少，从而发生心肌缺血性坏死	
临床表现	先兆表现	50%以上患者在发病前有先兆症状，其中最常见的是原有的稳定型心绞痛变为不稳定型，或突然出现心绞痛发作等
	症状	①疼痛：为最早出现和最突出的症状，休息和含服硝酸甘油多不能缓解。②心律失常：以室性心律失常最多。③低血压和休克。④心力衰竭：主要是急性左心衰竭。为梗死后心脏舒缩功能显著减弱及室壁运动不协调所致。⑤胃肠道症状：疼痛剧烈时，常有恶心呕吐、上腹胀痛和肠胀气。部分患者出现呃逆
	体征	①心脏体征：心脏浊音界可轻至中度增大；心率增快或减慢；心尖区第一心音减弱；可出现舒张期奔马律；二尖瓣乳头肌功能失调或断裂，出现心尖区粗糙的收缩期杂音或伴有收缩中晚期喀喇音。部分患者发病后2~3天出现心包摩擦音。②血压：早期可增高，随后均降低。③其他：发生心律失常、休克或心力衰竭时，出现相关体征
检查	心电图	特征性改变：①ST段抬高反映心肌损伤。②病理性Q波，反映心肌坏死。③T波倒置，反映心肌缺血
		动态性改变：①起病数小时内，无异常或出现异常高大两肢不对称的T波。②数小时后，ST段明显抬高，弓背向上与直立的T波连接，形成单相曲线。数小时至2天内出现病理性Q波，同时R波减低。③ST段抬高持续数天至2周，逐渐回到基线水平，T波则变为平坦或倒置。④数周至数月后，T波呈V形倒置，两肢对称，波谷尖锐，是为慢性期改变
		定位和定范围：ST抬高性心肌梗死的定位和定范围，可根据出现特征性改变的导联判断
	其他	超声心动图、放射性核素检查、实验室检查

续　表

诊断	根据有冠心病危险因素的相关病史、典型的临床表现、典型的心电图改变以及血清肌钙蛋白和心肌酶的改变，一般可确立诊断	
鉴别诊断	与心绞痛、急性心包炎、急性肺动脉栓塞、急腹症、主动脉夹层进行鉴别	
治疗	监护和一般治疗	①休息：急性期卧床休息。②监测：在冠心病监护室进行心电图、血压和呼吸的监测，除颤仪应随时处于备用状态。③护理：第1周完全卧床休息，加强护理，进食不宜过饱，食物以易消化的流质或半流质为主，含较少脂肪而少产气者为佳。④建立静脉通道：保持给药途径畅通
	解除疼痛	①哌替啶50~100mg肌注或吗啡5~10mg皮下注射。②硝酸甘油0.5mg或硝酸异山梨酯5~10mg舌下含服或静脉滴注
	再灌注治疗	起病3~6小时，最迟在12小时内，使闭塞的冠状动脉再通。方法有介入治疗（PCI）、溶栓疗法、紧急主动脉-冠状动脉旁路移植术
	消除心律失常	①心室颤动或持续多形性室性心动过速：尽快采用电复律。②室性期前收缩或室性心动过速：立即用利多卡因50~100mg静脉注射；室性心律失常反复可用胺碘酮治疗。③窦性心动过缓：可用阿托品0.5~1mg肌注或静脉注射。④房室传导阻滞：发展到第二度或第三度，伴有血流动力学障碍者宜用人工心脏起搏器做临时的经静脉心内膜右心室临时起搏治疗。⑤室上性快速性心律失常药物治疗不能控制时，可考虑用同步直流电复律
	控制休克	①补充血容量。②应用升压药。③应用血管扩张药。④其他对症治疗：使用糖皮质激素
	治疗心力衰竭	梗死发生后24小时内宜尽量避免使用洋地黄制剂。右心室梗死的患者应慎用利尿药
	恢复期处理	如病情稳定，体力增进。经2~4个月的休息后，酌情恢复部分或轻工作，以后部分患者可恢复全天工作，但应避免过重体力劳动或精神过度紧张
	并发症的处理	并发栓塞时，用抗凝疗法。心室壁瘤如影响心功能或引起严重心律扮演，宜手术切除或同时做主动脉-冠状动脉旁路移植手术。心脏破裂和乳头肌功能严重失调都可考虑手术治疗，但手术死亡率高
	非ST段抬高性心肌梗死的处理	无ST段抬高的心肌梗死患者住院期病死率较低，但再梗死率、心绞痛再发生率和远期病死率则较高，此类患者不宜溶栓治疗。其中低危险组以阿司匹林和低分子量肝素治疗为主，中危险组和高危险组则以介入治疗为首选

必考热点

1. 心肌梗死表现为心律失常，以室性心律失常最多。

2. 50%以上心肌梗死患者在发病前有先兆症状，其中最常见的是原有的稳定型心绞痛变为不稳定型，或突然出现心绞痛发作等。

3. 心肌梗死的心电图特征性改变：①ST段抬高反映心肌损伤。②病理性Q波反映心肌坏死。③T波倒置，反映心肌缺血。

第十一节　心脏瓣膜病

考点：二尖瓣狭窄

二尖瓣狭窄的病因、临床表现、诊断、鉴别诊断、并发症及治疗见表12-2-17。

表12-2-17　二尖瓣狭窄的病因、临床表现、诊断、鉴别诊断、并发症及治疗

病因	风湿热为主要病因；退行性病变：老年人瓣膜退行性钙化导致瓣膜钙化等；其他，如结缔组织病、感染性心内膜炎、创伤、先天性畸形

续 表

临床表现	症状	左心房代偿期可无症状，失代偿期及右心室受累时可出现相关临床表现。呼吸困难为最常见的早期症状；咯血是二尖瓣狭窄患者常见的表现；咳嗽咳痰较常见；声音嘶哑、吞咽困难为左心房肥大的压迫症状，较少见
	体征	①视诊：多数患者有二尖瓣面容；儿童期起病者可见心前区隆起；明显右室肥厚者心尖搏动弥散、左移。②触诊：心尖部可触及舒张期震颤。③叩诊：心浊音界向左扩大，心腰消失而呈梨形心。④听诊：心尖区局限性舒张中晚期隆隆样杂音。⑤其他：肝大、下肢水肿，重者可出现腹水
诊断	心尖区隆隆样舒张中晚期杂音，并有左心房肥大的证据，即可诊断为二尖瓣狭窄；若有风湿热病史，则支持风心病二尖瓣狭窄的诊断。超声心动图检查有助于确诊二尖瓣狭窄及判断狭窄程度	
鉴别诊断	应与相对性二尖瓣狭窄、严重主动脉瓣关闭不全、左房黏液瘤进行鉴别诊断	
并发症	心房颤动、急性肺水肿、血栓栓塞、右心衰竭、感染性心内膜炎、肺部感染	
治疗	一般治疗	①有风湿活动者应给予抗风湿治疗，预防风湿热复发，常用苄星青霉素。②预防感染性心内膜炎。③无症状者避免剧烈体力活动，定期（6~12个月）复查。④呼吸困难者应减少体力活动，限制钠盐摄入，应用利尿药，避免和控制诱发急性肺水肿的因素
	并发症的处理	①大量咯血：应取坐位，应用镇静药，降低肺静脉压。②急性肺水肿：处理原则与急性左心衰竭所致的肺水肿相似。③心房颤动：控制心室率，预防血栓栓塞。④预防栓塞：伴有心房颤动者应长期抗凝治疗。⑤右心衰竭：限制钠盐摄入，应用利尿药等
	经皮球囊二尖瓣成形术	为治疗单纯二尖瓣狭窄的首选方法。中度风湿性二尖瓣狭窄未合并关闭不全，无血栓形成，无风湿活动者，均应考虑
	外科手术	如二尖瓣分离术、瓣膜置换术

必考热点

1. 二尖瓣狭窄的最常见病因为风湿热。
2. 二尖瓣狭窄患者早期出现劳力性呼吸困难，加重可出现夜间阵发性呼吸困难及端坐呼吸。
3. 心尖区隆隆样舒张中晚期杂音，并有左心房肥大的证据，即可诊断为二尖瓣狭窄。

考点：二尖瓣关闭不全

二尖瓣关闭不全的病因、临床表现、诊断及治疗见表12-2-18。

表12-2-18 二尖瓣关闭不全的病因、临床表现、诊断及治疗

病因	常见病因包括风湿热、结缔组织病及感染性心内膜炎导致的瓣叶病变、瓣环扩大、腱索病变、乳头肌断裂等	
临床表现	症状	可无明显症状，严重关闭不全心排血量显著减少时，最早出现的突出症状是乏力，可伴有心悸，晚期发生肺淤血时出现呼吸困难
	体征	①视诊：心尖搏动增强呈高动力型，向左下移位。②触诊：可触及抬举样心尖搏动。③叩诊：心界向左下扩大。④听诊：心尖区可闻及响亮、粗糙、音调较高的3/6级或以上的全收缩期吹风样杂音
诊断	根据心尖区典型的杂音伴左房、左心室增大，可诊断为二尖瓣关闭不全，确诊有赖于超声心动图或彩色多普勒检查	
治疗	内科治疗	无症状、心功能正常的患者无须特殊治疗，定期随访；有症状的患者以对症治疗为主，并积极治疗各种并发症
	外科治疗	瓣膜修补术、人工瓣膜置换术

必考热点

1. 二尖瓣严重关闭不全心排血量显著减少时，最早出现的突出症状是乏力，可伴有心悸。
2. 二尖瓣关闭不全视诊可见心尖搏动增强呈高动力型，向左下移位。

第三单元　消化系统疾病

第一节　慢性胃炎

考点：慢性胃炎

慢性胃炎的病因、病理、临床表现、诊断与鉴别诊断以及治疗见表 12-3-1。

表 12-3-1　慢性胃炎的病因、病理、临床表现、诊断与鉴别诊断以及治疗

病因	主要与幽门螺杆菌感染、自身免疫、理化因素、十二指肠液反流等因素有关	
病理	病理变化主要发生于黏膜层，从浅表逐渐向深部扩展至腺区，随病程发展表现为黏膜炎症、萎缩、上皮化生等基本病理过程	
临床表现	症状	上腹痛、饱胀不适，以进餐后明显，可伴嗳气、反酸、恶心等，少数患者伴有上消化道出血。慢性胃体炎可有食欲缺乏、体重减轻及贫血表现。发生恶性贫血的患者，可有舌炎、四肢感觉异常等表现
	体征	除上腹部可有轻压痛外，一般无明显阳性体征
检查	包括血清学检查、Hp 检测、胃镜检查、血维生素 B_{12} 水平测定。胃镜检查是诊断慢性胃炎最可靠的方法，镜下黏膜活检有助于病变的病理分型和鉴别诊断。慢性胃炎的常见胃镜表现：①非萎缩性胃炎：黏膜红斑，粗糙不平，出血点/斑。②萎缩性胃炎：黏膜苍白或灰白色，呈颗粒状，黏膜血管显露，皱襞细小	
诊断	慢性胃炎无特异性临床表现，确诊依赖于胃镜和黏膜活检，Hp 检测及血清学检查有助于病因学分析及诊断	
鉴别诊断	与消化性溃疡、胃癌、功能性胃肠病、慢性胆囊炎等鉴别，胃镜和胆囊 B 超等辅助检查有助于鉴别	
治疗	一般措施	尽量避免进食刺激胃黏膜的食物，多食水果、蔬菜，饮食规律，保持心情舒畅，戒烟
	抗菌治疗	Hp 检测阳性者，尤其是活动性者，应给予根除 Hp 治疗，质子泵抑制剂或胶体铋剂为主，配合两种或三种抗菌药物如阿莫西林、替硝唑、克拉霉素等，1~2 周为一个疗程
	保护胃黏膜	氢氧化铝凝胶、复方氢氧化铝片、硫糖铝等保护胃黏膜不受非甾体抗炎药和胆汁的侵害；A 型胃炎不宜应用抗酸药
	对症处理	腹胀、恶心呕吐、腹痛明显者，可应用胃肠动力药如多潘立酮或西沙必利；伴发恶性贫血者应予维生素 B_{12} 治疗；补充多种维生素及微量元素，对逆转黏膜肠化生及不典型增生有一定效果；出现重度不典型增生时宜手术治疗

必考热点

1. 幽门螺杆菌（Hp）感染是慢性胃炎最主要的病因。
2. 胃镜检查是诊断慢性胃炎最可靠的方法。
3. 慢性胃炎 Hp 检测阳性者，尤其是活动性者，应给予根除 Hp 治疗，以质子泵抑制剂或胶体铋剂为主。

第二节 消化性溃疡

考点：消化性溃疡

消化性溃疡的病因、病理、临床表现、诊断与鉴别诊断、病情评估以及治疗见表12-3-2。

表12-3-2 消化性溃疡的病因、病理、临床表现、诊断与鉴别诊断、病情评估以及治疗

病因	消化性溃疡的发生是由于对胃、十二指肠黏膜有损害作用的侵袭因素与黏膜自身防御、修复因素之间失去平衡的结果。胃溃疡（GU）的发生主要是由于防御、修复因素的减弱，而十二指肠溃疡（DU）的发生主要是侵袭因素的增强。消化性溃疡的病因有胃酸及胃蛋白酶分泌增多、幽门螺杆菌（Hp）感染、药物因素、神经精神因素和其他因素。幽门螺杆菌（Hp）感染是引起消化性溃疡的主要病因	
临床表现	症状	上腹部疼痛：是本病的主要症状。疼痛呈慢性过程，反复周期性发作，尤以DU明显。疼痛位于上腹部。疼痛发作期与缓解期交替，一般秋冬和冬春换季时易发病。腹痛呈节律性并与进食相关。DU饥饿时疼痛，多在餐后2~4小时出现，进食后缓解，部分患者可有午夜痛；GU疼痛常在餐后1小时内发生，至下次餐前自行消失
		其他症状：常伴有反酸、嗳气、恶心等消化道症状。少数患者可有失眠、多汗等全身症状
	体征	溃疡活动期上腹部可有局限性压痛，并发幽门梗阻、急性穿孔，上消化道出血时，出现相应体征
	特殊类型的溃疡	无症状型溃疡、复合性溃疡、幽门管溃疡、球后溃疡、难治性溃疡、巨大溃疡、老年人消化性溃疡
并发症	①出血：是最常见的病因，出血50~100ml出现黑便，超过1000ml发生循环障碍。②穿孔：可引起三种后果，游离穿孔、穿透性溃疡、瘘管。③幽门梗阻：疼痛餐后加重，伴恶心呕吐，可致失水和低钾低氯性碱中毒。④癌变：GU的癌变率在1%以下，罕见十二指肠球部溃疡有癌变者	
检查	胃镜检查和黏膜活检（诊断消化性溃疡最有价值的检查方法）、X线钡剂检查、Hp检测、大便隐血试验	
诊断	根据患者有慢性、周期性、节律性上腹部疼痛的典型病史，即可作出初步诊断，但确诊依靠胃镜或X线钡餐检查	
鉴别诊断	应与胃癌、胃泌素瘤、慢性胃炎、消化性消化不良、十二指肠炎、胆囊炎、胆石症等进行鉴别。尤其中老年患者，应注意排除胃癌	
病情评估	消化性溃疡病程漫长，呈反复急性加重的特点，病情严重程度与溃疡的发生部位、溃疡类型有关，也与患者年龄有一定关系。老年人消化性溃疡、巨大溃疡、无症状性溃疡常易出现急性并发症，尤其是上消化道出血，严重时可危及生命，是常见的死亡原因	
	消化性溃疡合并急性胃肠穿孔时，可导致急性弥漫性腹膜炎，病情危重，多需紧急手术救治	
治疗	一般治疗：生活规律，劳逸结合；合理饮食，少饮浓茶、咖啡，少食酸辣刺激性食物；戒烟酒；调节情绪，避免过度紧张；慎用NSAIDs、肾上腺皮质激素等药物	
	药物治疗：DU的治疗重点在于根除Hp与抑制胃酸分泌，GU的治疗侧重于保护胃黏膜	
	治疗并发症：并发急性上消化道出血、急性穿孔、幽门梗阻时，应及时明确诊断，并行积极治疗，无效者应考虑手术治疗。疑诊发生癌变者，应尽快明确诊断，实施治疗	
	外科治疗：适用于：①大量或反复出血，内科治疗无效者。②急性穿孔。③瘢痕性幽门梗阻。④GU癌变或癌变不能除外者。⑤内科治疗无效和顽固性溃疡	
	维持治疗：GU经治疗溃疡愈合者，可停用药物治疗；有反复急性加重的患者，需要时可长期口服适量药物维持治疗	
	治疗策略：对内镜或X线检查明确诊断的DU或GU，首先明确有无Hp感染。Hp阳性者首先给予根除Hp治疗，必要时在根除Hp治疗结束后再给予2~4周（DU）或4~6周（GU）的抗胃酸治疗。Hp阴性者常规服用抗胃酸分泌药4~6周（DU）或8周（GU）	

必考热点

1. 消化性溃疡的典型表现为慢性、周期性、节律性的上腹部疼痛，体征多不典型。
2. 幽门螺杆菌（Hp）感染是引起消化性溃疡的主要病因。
3. 胃镜检查和黏膜活检是诊断消化性溃疡最有价值的检查方法。
4. 十二指肠溃疡（DU）的治疗重点在于根除 Hp 与抑制胃酸分泌，胃溃疡（GU）的治疗侧重于保护胃黏膜。

第三节　胃　　癌

考点：胃癌

胃癌的病因、病理、临床表现、诊断与鉴别诊断、病情评估以及治疗见表 12-3-3。

表 12-3-3　胃癌的病因、病理、临床表现、诊断与鉴别诊断、病情评估以及治疗

病因	幽门螺杆菌（Hp）感染、饮食因素、环境因素、遗传因素、癌前变化
病理	胃癌可发生于胃的任何部位，但最常见于胃窦，其他依次为贲门、胃体
	根据病变形态可分为：①早期胃癌：病变局限于黏膜及黏膜下层，可分为隆起性（息肉型）、平坦性（胃炎型）和凹陷性（溃疡型），无论有无淋巴结转移。②进展期胃癌：癌性病变侵及肌层及全层，常伴有转移，可分为隆起型、局限溃疡型、浸润溃疡型、弥漫浸润型。其中以局限溃疡型和浸润溃疡型多见
	WHO 组织学分类：WHO 根据胃癌的组织学分为腺癌、鳞腺癌、髓样癌、印戒细胞癌、鳞状细胞癌及未分化癌
	根据癌细胞分化程度分类：分为高分化癌、中分化癌及低分化癌
	胃癌的转移途径：①直接蔓延。②淋巴转移。③血行播放：晚期患者多见，最常转移到肝脏，其次是肺、腹膜、肾上腺，也可转移到肾、脑、骨等。④种植转移：癌细胞种植于肠壁和盆腔
临床表现	最常见症状是上腹疼痛；食欲缺乏可为首发症状，晚期可厌肉食及腥味食物；恶心呕吐、呕血、黑便；全身症状可出现低热、疲乏、体重减轻、贫血等
	早期可无任何体征，中晚期可出现阳性体征。腹部肿块是胃癌的主要体征
检查	①血液检查：呈低色素性贫血，红细胞沉降率增快，血清癌胚抗原（CEA）阳性。②大便隐血试验：常持续阳性，可作为胃癌筛选的首选方法。③胃镜检查：是诊断早期胃癌最重要的手段，可直接进行观察及取活组织进行细胞学检查。④X 线钡剂检查：采用气钡双重对比法。X 线征象有充盈缺损，癌性龛影，皮革胃及胃潴留等表现。但对早期胃癌诊断率低，胃底癌易漏诊。⑤超声内镜检查：可显示胃壁各层与周围 5cm 范围内的声学结构，能清晰观察肿瘤的浸润范围与深度，了解有无周围转移
诊断	胃癌诊断主要依赖于胃镜及活组织检查。为提高早期诊断率，凡年龄在 40 岁以上，出现不明原因的上腹不适、食欲缺乏、体重明显减轻者，尤其是原有上腹痛而近期疼痛性质及节律发生改变者，或经积极治疗而病情继续发展者，宜及早进行排查
鉴别诊断	应与胃溃疡、胃原发淋巴瘤、胃平滑肌肉瘤、慢性萎缩性胃炎及胃邻近恶性肿瘤如原发性肝癌、胰腺癌、食管癌等进行鉴别。X 线、内镜、B 超等检查可助鉴别
病情评估	胃癌根据癌肿大小及浸润胃壁的深度分为早期胃癌与进展期胃癌，早期胃癌如能尽早发现而确诊，进行有效治疗则预后良好
	根据癌细胞分化程度可分为高分化癌、中度分化癌和低分化癌三大类，分化程度越低恶性程度越高
	根据胃癌腺体的形成及黏液分泌能力，分为管状腺癌、黏液腺癌、髓样癌和弥散型癌，一般管状腺癌分化良好，髓样癌分化较差，弥散型癌分化极差
	根据胃癌的生长方式分为膨胀型和浸润型，膨胀型癌细胞间有黏附分子，以团块形生长，预后较好；浸润型癌细胞以分散方式向纵深扩散，预后较差，相当于上述的弥散型胃癌

续 表

治疗	早期选择手术治疗，中晚期采用综合疗法，并针对肿瘤的不同情况拟订不同的治疗方案。手术治疗是目前唯一有可能根治胃癌的手段

必考热点

1. 胃癌可发生于胃的任何部位，但最常见于胃窦，其他依次为贲门、胃体。
2. 胃癌在血液检查中呈低色素性贫血，红细胞沉降率增快，血清癌胚抗原（CEA）阳性。
3. 大便隐血试验可作为胃癌筛选的首选方法。
4. 胃镜检查是诊断早期胃癌最重要的手段，可直接进行观察及取活组织进行细胞学检查。

第四节 溃疡性结肠炎

考点：溃疡性结肠炎

溃疡性结肠炎的病因、发病机制、病理、临床表现、诊断与鉴别诊断、病情评估以及治疗见表 12-3-4。

表 12-3-4 溃疡性结肠炎的病因、发病机制、病理、临床表现、诊断与鉴别诊断、病情评估以及治疗

病因	①免疫因素：肠道黏膜的免疫反应的激活是导致本病肠道炎症发生、发展和转归的直接原因。②遗传因素。③感染因素。④精神神经因素。其中肠道黏膜免疫反应的激活是导致本病肠道炎症发生、发展和转归的直接原因	
发病机制	遗传易感者通过环境因素使肠黏膜损伤，致敏肠道淋巴组织，导致免疫调节和反馈失常，形成自身免疫反应而出现慢性、持续的炎症反应	
病理	病理改变以溃疡糜烂为主，具有弥散性、浅表性、连续性的特点	
临床表现	消化系统表现	①腹泻：为最主要的症状，黏液血便是本病活动期的重要表现。②腹痛：有疼痛→便意→排便→缓解的规律。③体征：若有腹肌紧张、反跳痛、肠鸣音减弱，应警惕结肠扩张、肠穿孔等并发症
	全身症状	急性期可有发热，重症常出现高热，病情持续活动可出现衰弱、消瘦、贫血、低蛋白血症、电解质紊乱等表现。尤易发生低血钾
	肠外表现	如关节炎、结节性红斑、虹膜炎、强直性脊柱炎、坏疽性脓皮病、口腔复发性溃疡、慢性肝炎等
检查	血液检查	①血红蛋白降低，为小细胞低色素性贫血；急性期中性粒细胞增多；红细胞沉降率增快。②严重者血清清蛋白降低；C 反应蛋白增高，IgG 稍高。③严重者出现电解质紊乱，尤以低血钾最明显
	粪便检查	常有黏液脓血便，镜检见红细胞、白细胞和巨噬细胞。粪便培养致病菌阴性
	结肠镜检查	是诊断与鉴别诊断的最重要手段。内镜下特征：急性期肠黏膜充血水肿，分泌亢进，可有针尖大小的红色斑点和黄白色点状物，肠腔痉挛，皱襞减少。慢性期黏膜粗糙不平，呈细颗粒状，血管模糊，质脆易出血，有假息肉形成。活组织检查显示特异性炎性病变和纤维瘢痕，同时可见糜烂、隐窝脓肿、腺体排列异常及上皮变化等。
	X 线检查	X 线气钡双重对比造影，有利于观察黏膜形态
诊断依据	主要诊断依据：①慢性或反复发作性腹泻、脓血黏液便、腹痛，伴不同程度全身症状。②多次粪检无病原体发现。③内镜检查及 X 线钡剂灌肠显示结肠炎病变等。完整的诊断应包括临床类型、严重程度、病变范围及病情分期	
鉴别诊断	应与急性自限性结肠炎、克罗恩病、大肠癌、肠易激综合征、慢性阿米巴痢疾等鉴别，内镜及活组织检查有助于鉴别诊断	

续　表

病情评估	临床分型	分为初发型、慢性复发型、慢性持续型、急性暴发型。各型可相互转化
	临床分期	分为活动期、缓解期
	临床严重程度分级	分为轻度、中度和重度
	严重并发症评估	中毒性巨结肠：多发生在暴发型或重症溃疡性结肠炎患者，结肠病变广泛而严重，累及肌层与肠肌神经丛，肠壁张力减退，结肠蠕动消失，肠内容物与气体大量积聚，引起急性结肠扩张，一般以横结肠为最严重。常因低钾、钡剂灌肠、使用抗胆碱药或阿片类制剂而诱发。临床表现为病情急剧恶化，毒血症明显，有脱水与电解质平衡紊乱，出现鼓肠、腹部压痛，肠鸣音消失。血常规检查白细胞计数显著升高，X线腹部平片可见结肠扩大，结肠袋形消失。预后差，易引起急性肠穿孔
		直肠结肠癌变：多见于广泛性结肠炎、幼年起病而病程漫长者。经肠镜检查及组织学检查可诊断
	病情评估	轻度及长期缓解者预后较好。急性暴发型、有并发症及年龄超过60岁患者预后不良，慢性持续活动或反复发作频繁，预后较差。病程漫长者癌变的危险性增加，应行监测性结肠镜检查
治疗原则	控制急性发作，缓解病情，减少复发，防止并发症	
治疗措施	一般治疗	强调休息、饮食及营养
	药物治疗	①氨基水杨酸制剂：常用柳氮磺吡啶（SASP），适用于轻、中型患者及重型经糖皮质激素治疗病情缓解者，病情缓解后改为维持量维持治疗，服用SASP的同时应补充叶酸。②糖皮质激素：适用于重型或暴发型及柳氮磺吡啶治疗无效的轻型、中型患者，常用泼尼松口服。③免疫抑制剂：上述两类药物治疗无效者可试用环孢素
	手术治疗	①紧急手术指征：并发大量或反复严重出血、肠穿孔、重型患者合并中毒性巨结肠经积极内科治疗无效，伴有严重毒血症状者。②择期手术指征：并发癌变以及长期内科治疗无效者

必考热点

1. 肠道黏膜的免疫反应的激活是导致溃疡性结肠炎肠道炎症发生、发展和转归的直接原因。
2. 溃疡性结肠炎病理改变以溃疡糜烂为主，具有弥散性、浅表性、连续性的特点。
3. 结肠镜检查是诊断和鉴别诊断溃疡性结肠炎的最重要手段。
4. 治疗溃疡性结肠炎常使用的氨基水杨酸制剂为柳氮磺吡啶（SASP）。

第五节　肝　硬　化

考点：肝硬化

肝硬化的病因、临床表现、诊断与鉴别诊断、病情评估以及治疗见表12-3-5。

表12-3-5　肝硬化的病因、临床表现、诊断与鉴别诊断、病情评估以及治疗

病因	在我国由病毒性肝炎所致的肝硬化最常见，国外则以酒精中毒多见	
临床表现	代偿期症状轻微，表现为乏力、食欲缺乏、腹部不适、恶心、上腹部隐痛、轻微腹泻等，症状多呈间歇性。查体示肝脏轻度增大，质地偏硬，无或轻度压痛，轻度或中度脾大。肝功能检查多数正常或轻度异常	
	失代偿期	肝功能减退的临床表现如下。①全身症状：常见消瘦、食欲缺乏、乏力、精神萎靡、夜盲、水肿、舌炎、不规则低热等。②消化道症状：常见上腹饱胀不适、恶心呕吐、易腹泻。③出血倾向和贫血：皮肤黏膜出血、贫血等，与凝血因子合成减少、脾功能亢进、营养不良等因素有关。④内分泌失调：表现为男性睾丸萎缩、性欲减退、毛发脱落、乳房发育，女性月经失调、闭经、不孕等，出现肝掌、蜘蛛痣。糖尿病激素分泌减少，可见皮肤色素沉着，面部黝黑。醛固酮、抗利尿激素增多，导致钠、水潴留，引起腹水
		门静脉高压症的表现如下。①脾大：多为轻、中度大。上消化道大出血时，脾可短暂缩小。②侧支循环建立和开放：食管-胃部静脉曲张；腹壁和脐周静脉曲张；痔静脉曲张及腹膜后组织间隙静脉曲张。其中食管-胃部静脉曲张，常因食物的摩擦、反流到食管的胃液侵蚀、门静脉压力显著增高，引起破裂大出血
		腹水：是肝硬化失代偿期最突出的体征之一

续 表

并发症	①急性上消化道出血：多为食管-胃底静脉曲张破裂所致，是最常见的并发症和主要死因。②肝性脑病：为晚期肝硬化最严重的并发症，也是最常见死亡原因之一，主要表现为神经和精神方面的异常。③原发性肝癌。④感染：易并发各种感染如支气管炎、胆道感染、自发性腹膜炎、结核性腹膜炎等。⑤肝肾综合征：发生在严重肝病基础上的肾衰竭，但肾脏本身并无器质性损害。⑥肝肺综合征：是指发生在严重肝病基础上的低氧血症。⑦其他：如门静脉高压性胃病、电解质和酸碱平衡紊乱、门静脉血栓形成等	
检查	肝功能检查、免疫学检查、腹水检查、X 线检查、超声检查、内镜检查、肝穿刺活检（是确诊代偿期肝硬化的唯一方法。若见有假小叶形成，可确诊）	
诊断	早期肝硬化的诊断较为困难，对于病毒性肝炎、长期饮酒等患者，严密随访观察，必要时做肝活检以早期诊断。肝硬化肝功能失代偿期，有肝功能损害和门静脉高压的临床表现，结合实验室和其他检查可以确诊	
鉴别诊断	肝大的鉴别：与原发性肝癌、脂肪肝或血吸虫病等鉴别	
	脾大的鉴别：与慢性髓细胞性白血病、特发性门静脉高压症或疟疾等鉴别	
	腹水的鉴别：与充血性心力衰竭、结核性腹膜炎、慢性肾小球肾炎或腹膜肿瘤等鉴别	
病情评估	首先应对确诊患者依据临床表现、实验室及其他检查结果进行分期评估，确定病情属于肝功能代偿期还是肝功能失代偿期。对于失代偿期患者，应进行常见并发症的评估，确定是否存在并发症及其严重程度，尤其是肝性脑病	
治疗措施	病因治疗	针对引起肝硬化的病因进行相应的治疗，减少肝细胞的进一步损伤坏死，阻止病理改变的进展，包括抗病毒治疗、免疫治疗等
	一般治疗	休息：肝功能代偿期患者可参加一般轻工作，注意劳逸结合；肝功能失代偿期或有并发症者，需卧床休息
		饮食：宜进食高热量、高蛋白、足量维生素、低脂肪及易消化的食物
	药物治疗	保护肝细胞治疗：用于转氨酶及胆红素升高的肝硬化患者
		抗肝纤维化药物：目前尚无特效药物，可应用丹参、黄芪、虫草菌丝等
		抗病毒治疗：病毒性肝炎者应根据情况进行抗病毒治疗，抑制病毒复制、改善肝功能，延缓进展。常用拉米夫定、干扰素等
	腹水的治疗	限制水、钠的摄入；应用利尿药；提高血浆胶体渗透压；放腹水疗法；其他疗法如自身腹水浓缩回输术、外科治疗
	并发症治疗	治疗上消化道出血、预防再次出血、肝性脑病
	其他对症治疗	纠正水、电解质和酸碱平衡失调，抗感染，防治脑水肿，保持呼吸道通畅等
	肝移植	对于各种不可逆的终末期肝病，肝移植是一种公认有效的治疗方法

必考热点

1. 引起肝硬化的原因在我国由病毒性肝炎所致的肝硬化最常见，国外则以酒精中毒多见。
2. 急性上消化道出血是肝硬化最常见的并发症，也是主要死因。
3. 肝性脑病是晚期肝硬化最严重的并发症。
4. 肝穿刺活检中，若见有假小叶形成，可确诊为肝硬化。

第六节 原发性肝癌

考点：原发性肝癌

原发性肝癌的病因、病理、临床表现、诊断与鉴别诊断、病情评估以及治疗见表 12-3-6。

表 12-3-6　原发性肝癌的病因、病理、临床表现、诊断与鉴别诊断、病情评估以及治疗

病因	病毒性肝炎、黄曲霉毒素污染、肝硬化、家族史及遗传因素、其他致癌物质或被疑为致癌的因素	
病理	分型	按大体形态分类：①块状型：最多见。②结节型。③弥漫型。④小癌型
		按组织学分类：①肝细胞型：占肝癌的 90%（大多伴肝硬化）。②胆管细胞型。③混合型
	转移途径	①血行转移：分肝内转移和肝外转移，肝内血行转移发生最早、最常见。②淋巴转移：转移至肝门淋巴结最多，也可转移到主动脉旁、脾、胰及锁骨上淋巴结。③种植转移：较少见，如果种植在腹膜，可形成血性腹水
临床表现	早期	本病起病隐匿，早期缺乏典型症状，当出现明显的临床症状时，病情大多已进入中、晚期。常见临床表现是在肝硬化的基础上出现肝区疼痛等症状，或以转移病灶症状为首发表现
	中晚期	①肝区疼痛：最常见，呈持续性胀痛或隐痛。②消化系统症状：食欲缺乏最常见。晚期可出现恶心、呕吐或腹泻。③转移灶症状：症状因肝癌的转移部位不同而异。④全身症状：进行性消瘦、乏力、发热较多见。⑤伴癌综合征：主要表现为自发性低血糖症、红细胞增多症、高钙血症、高脂血症、类癌综合征等
		①肝大：绝大多数患者有肝大。进行性肝大是特征性体征之一，肝质地坚硬，边缘不规则，表面呈结节状，部分伴有明显压痛。②黄疸：多数患者晚期出现黄疸，由肝细胞损害、癌块压迫或侵犯胆总管所致。③脾大：多见于合并肝硬化与门静脉高压的患者。④腹水征：原有腹水者可表现为腹水迅速增加且具有难治性，腹水一般为漏出液
检查	甲胎蛋白（AFP）	是当前诊断肝细胞癌最特异的标志物。AFP 检查诊断肝细胞癌的标准：①AFP 大于 500μg/L 持续 4 周。②AFP 由低浓度逐渐升高不降。③AFP>200μg/L 持续 8 周
	异常凝血酶原（DCP）	对原发性肝癌有较高的特异性
	超声检查	肝脏 B 超检查能确定肝脏占位性病变的病灶性质、病变部位、播散及转移情况
	CT、MRI	对肝癌定位和定性诊断均有很重要的价值
	肝动脉造影	是目前诊断小肝癌的最佳方法
	肝组织活检或细胞学检查	在超声和 CT 引导下用细针穿刺行组织学或细胞学检查，是目前获得 2cm 直径以下小肝癌确诊的有效方法
原发性肝癌的临床诊断及对普查发现的亚临床肝癌的诊断标准	非侵入性诊断标准	影像学标准：两种影像学检查均显示有直径超过 2cm 的肝癌特征性占位性病变
		影像学结合 AFP 标准：一种影像学检查显示有直径超过 2cm 的肝癌特征性占位性病变，同时伴有 AFP≥400μg/L（排除妊娠、生殖系胚胎源性肿瘤、活动性肝炎及转移性肝癌）
	组织学诊断标准	肝组织学检查证实原发性肝癌。对影像学尚不能确定诊断的直径在 2cm 或以下的肝内结节，应通过肝穿刺活检以证实存在原发性肝癌的组织学特征
鉴别诊断	应与继发性肝癌、肝脓肿、肝硬化、肝脏邻近脏器的肿瘤、肝非癌性占位性病变进行鉴别	
病情评估	预后较好	确诊的原发性肝癌具备下述状态时，一般预后较好：①瘤体直径小于 5cm，能早期手术治疗。②癌肿包膜完整，尚无癌栓形成。③机体免疫状态良好
	预后不良	出现下列情况时，则预后不良：①合并肝硬化或有肝外转移者。②发生肝癌破裂、消化道出血者。③血 GPT 显著升高者
治疗	早期患者首选根治性肝切除术，中晚期患者可实施肝动脉栓塞化疗或局部消融治疗	
	手术切除	早期肝癌尽量手术切除，肝切除术是治疗肝癌最有效的方法
	综合治疗	不能切除者应采取综合治疗措施，包括分子靶向治疗、放射治疗、介入性治疗、局部消融治疗、生物治疗、全身化疗

必考热点

1. 肝癌患者应根据疾病分期确定治疗方案，早期患者首选根治性肝切除术，中晚期患者可实施肝动脉栓塞化疗或局部消融治疗。
2. 肝动脉造影是目前诊断小肝癌的最佳方法。
3. 甲胎蛋白（AFP）是当前诊断肝细胞癌最特异的标志物。
4. 在超声和CT引导下用细针穿刺行组织学或细胞学检查是目前获得2cm直径以下小肝癌确诊的有效方法。

第七节　急性胰腺炎

考点：急性胰腺炎

急性胰腺炎的病因、发病机制、临床表现、诊断与鉴别诊断、病情评估以及治疗见表12-3-7。

表12-3-7　急性胰腺炎的病因、发病机制、临床表现、诊断与鉴别诊断、病情评估以及治疗

病因	胆石症与胆道疾病（是急性胰腺炎的主要病因）；大量饮酒和暴食；胰管梗阻；代谢障碍；高钙血症、药物（如噻嗪类利尿药、硫唑嘌呤、糖皮质激素、磺胺类等）、病毒感染、手术或外伤、自身免疫性血管炎等因素均可能引起胰腺炎	
发病机制	各种病因单独或同时作用于胰腺，引起胰腺分泌增加，胰液排泄障碍，胰管内压力升高，溶酶体酶在腺泡细胞内提前激活酶原，大量活化的胰酶消化自身胰腺组织。胰腺血液循环障碍，导致胰腺出血坏死	
临床表现	症状：①腹痛，为本病主要和首发症状。初起疼痛位于中上腹或左上腹部，可迅速扩散至全腹。腹痛轻重不一，持续性疼痛伴阵发性加剧，可向腰背部呈束带状放射。②恶心、呕吐。③发热。④休克。⑤其他：可伴有肺不张、胸腔积液，部分患者血糖升高。SAP多出现低钙血症	
	体征：①轻症急性胰腺炎，体征常与主诉腹痛的程度不相符，腹部体征可以不明显，无腹肌紧张和反跳痛，肠鸣音减弱。②重症急性胰腺炎，上腹压痛明显，伴腹肌紧张及反跳痛。伴麻痹性肠梗阻者有明显腹胀，肠鸣音减弱或消失。可出现胸腔积液、腹水征，出现Cullen征或Grey-Turner征，并发胰腺及周围脓肿或假性囊肿时，上腹部可触及有明显压痛的肿块；如压迫胆总管可出现黄疸	
并发症	局部并发症：胰腺脓肿、胰腺假性囊肿	
	全身并发症：SAP及CAP常并发不同程度的多器官功能衰竭：①急性呼吸衰竭。②急性肾衰竭。③心力衰竭与心律失常。④消化道出血。⑤胰性脑病。⑥脓毒症。⑦高血糖。⑧慢性胰腺炎等	
检查	标志物检测，如淀粉酶测定、血清脂肪酶测定；血液一般检查；血生化检查：反映急性胰腺炎的病理改变，主要有暂时性血糖升高，血胆红素升高，暂时性血钙降低，血清GOT、LDH升高，血甘油三酯升高，C反应蛋白升高；腹部X线平片；腹部B超；腹部CT	
诊断要点	AP作为急腹症之一，应在患者就诊后48小时内明确诊断。确诊AP应具备下列3条中的任意2条：①急性、持续性中上腹痛。②血淀粉酶或脂肪酶超过正常值上限3倍。③急性胰腺炎的典型影像学改变	
鉴别诊断	需要与消化性溃疡急性穿孔、胆囊炎和胆石症、急性肠梗阻、急性心肌梗死等多种消化系统疾病及糖尿病酮症酸中毒等进行鉴别	
病情评估	分级诊断	轻症急性胰腺炎（MAP）的诊断依据：有剧烈而持续的上腹部疼痛，伴有恶心、呕吐，轻度发热，上腹部压痛，但无腹肌紧张，同时有血清淀粉酶和/或尿淀粉酶显著升高，排除其他急腹症者，即可以诊断
		重症急性胰腺炎（SAP）的诊断依据：患者除具备轻症急性胰腺炎的诊断标准外，还具有局部并发症（胰腺坏死、假性囊肿、脓肿）和/或器官衰竭
		出现以下表现时应当按重症胰腺炎处置。①症状：烦躁不安、四肢厥冷、皮肤呈斑点状等休克症状。②体征：腹肌强直，有腹膜刺激征、Grey-Turner征或Cullen征。③实验室检查：血钙显著下降低于2mmol/L，血糖超过11.2mmol/L（无糖尿病史），血、尿淀粉酶突然下降。④腹腔诊断性穿刺有高淀粉酶活性的腹水
	分期诊断	MAP一般病程较短，经治疗很快能够好转。MSAP及SAP病程较长，一般分为急性期（患者的死亡高峰期）、进展期、感染期（患者的第二个死亡高峰期）

续 表

治疗	①监护与一般治疗：加强监护，及时了解病情进展。维持水电解质平衡，加强营养支持治疗。②减少胰液分泌，抑制胰酶活性：包括禁食、抑制胃酸分泌、应用生长抑素、抑制胰酶活性。③防治感染。④营养支持。⑤急诊内镜治疗。⑥外科治疗。⑦中医中药治疗
预防	积极治疗胆系疾病，尤其是有症状的胆系疾病患者，应注意随访B超检查结果，必要时进行排石、消炎利胆治疗；避免过度饮酒甚至禁酒；高甘油三酯血症患者应积极进行降脂保肝治疗

必考热点

1. 急性胰腺炎临床以急性上腹痛伴恶心、呕吐、发热及血淀粉酶、脂肪酶升高为特点。
2. 腹痛为急性胰腺炎的主要和首发症状。
3. 急性胰腺炎根据胰腺坏死、胰腺感染及脏器衰竭情况，分为轻症急性胰腺炎（MAP）、中度重症急性胰腺炎（MSAP）、重症急性胰腺炎（SAP）和危重急性胰腺炎（CAP）。
4. MSAP及SAP病程较长，一般分为急性期、进展期、感染期。
5. 急性胰腺炎治疗的关键是明确并去除病因，控制炎症。

第四单元 泌尿系统疾病

第一节 慢性肾小球肾炎

考点：慢性肾小球肾炎

慢性肾小球肾炎的病因、临床表现、诊断与鉴别诊断以及治疗见表12-4-1。

表12-4-1 慢性肾小球肾炎的病因、临床表现、诊断与鉴别诊断以及治疗

病因	绝大多数病因尚不明确，部分与溶血性链球菌、乙型肝炎病毒等感染有关。仅有少数慢性肾小球肾炎是由急性肾小球肾炎发展所致
临床表现	慢性肾小球肾炎可发生于任何年龄，但以中青年为主。临床表现呈多样性，早期患者可有乏力、疲倦、腰部疼痛、食欲缺乏等，以血尿、蛋白尿、高血压和水肿为基本临床表现，有急性发作的倾向
	血尿：多为镜下血尿
	蛋白尿：尿蛋白多在1~3g/d
	水肿：以眼睑及脚踝部晨起水肿为特点，严重时可呈现全身性水肿
	高血压：可为首发表现，严重时出现高血压脑病及高血压心脏病
	其他：疾病加重可出现：①贫血，多为正细胞正色素性贫血。②眼底出血、渗出、视盘水肿。③肾功能受损等
检查	尿液检查、肾功能、肾穿刺活检、肾脏超声
诊断	凡存在临床表现如血尿、蛋白尿、水肿和高血压者均应疑诊慢性肾小球肾炎。但确诊前需排除继发性肾小球疾病如系统性红斑狼疮、糖尿病、高血压肾病等。诊断困难时，应做肾穿刺行病理学检查
鉴别诊断	与继发性肾小球肾病（首先需与狼疮肾炎鉴别）、高血压肾损害、慢性肾盂肾炎进行鉴别
治疗	①饮食治疗：优质低蛋白饮食。②控制高血压，减少蛋白尿。③抗血小板解聚集。④糖皮质激素和细胞毒性药物。⑤避免加重肾脏损害的因素

必考热点

1. 慢性肾小球肾炎以血尿、蛋白尿、高血压和水肿为基本临床表现，有急性发作的倾向。
2. 慢性肾小球肾炎多为镜下血尿，尿畸形红细胞>80%，尿红细胞 MCV<75fl。可见颗粒管型。
3. 慢性肾小球肾炎以眼睑及脚踝部晨起水肿为特点，严重时可呈现全身性水肿。

第二节 尿路感染

考点：尿路感染

尿路感染的病因、临床表现、诊断与鉴别诊断、病情评估以及治疗见表 12-4-2。

表 12-4-2 尿路感染的病因、临床表现、诊断与鉴别诊断、病情评估以及治疗

病因		最常见致病菌为革兰阴性杆菌，其中大肠埃希菌感染占全部尿路感染的 80%～90%，其次为变形杆菌、克雷伯菌。5%～10%的尿路感染由革兰阳性细菌引起，主要是粪链球菌和凝固酶阴性的葡萄球菌
发病机制		感染途径：上行感染（最主要的感染途径）、血行感染、直接感染、淋巴道感染
		易感因素：尿路梗阻、膀胱输尿管反流、机体免疫力低下、妊娠、医源性因素
临床表现	膀胱炎	常见于年轻女性，主要表现为膀胱刺激征，即尿频、尿急、尿痛，尿液常混浊，并有异味，约 30%患者出现血尿。一般无明显的全身感染症状，少数患者可有腰痛、低热等。血白细胞计数多不增多
	急性肾盂肾炎	常发生于育龄妇女，临床表现：①泌尿系统症状：膀胱刺激征、腰痛和/或下腹部痛、肋脊角及输尿管点压痛、肾区压痛和叩击痛；腰痛程度不一，多为钝痛、酸痛。②全身感染症状：寒战、发热、头痛、恶心呕吐、食欲缺乏等，体温多在 38～39℃，常伴有血白细胞计数增多和红细胞沉降率增快
	慢性肾盂肾炎	全身及泌尿系统局部表现均可不典型，并数以上患者可有急性肾盂肾炎病史，后出现程度不同的低热，间歇性尿频、排尿不适，腰部酸痛等，晚期肾小管功能受损表现为夜尿增多、低比重尿等。病情持续可发展为慢性肾衰竭。急性发作时症状类似急性肾盂肾炎
	无症状细菌尿	是指患者有真性细菌尿，而无尿路感染的症状，可由症状性尿路感染演变而来或无急性尿路感染病史。致病菌多为大肠埃希菌，患者可长期无症状，尿常规检查可无明显异常，但尿培养有真性菌尿，也可在病程中出现急性尿路感染症状
检查		①血液一般检查。②尿液检查：尿沉渣镜检白细胞>5 个/HP，诊断意义较大。③尿细菌学检查：细菌定量培养菌落计数≥10^5/ml，可确诊；如菌落计数为 10^4～10^5/ml，结果可疑；如<10^4/ml，多为污染。④亚硝酸还原试验。⑤影像学检查
诊断	确立诊断	典型的尿路感染应有尿路刺激征、感染的全身症状及输尿管压痛、肾区叩击痛等体征，结合尿液改变和尿液细菌学检查，即可确诊。无论有无典型临床表现，凡有真性细菌尿者，均可诊断为尿路感染。无症状性细菌尿的诊断主要依靠尿细菌学检查，先后两次细菌培养均为同一菌种的真性菌尿者，即可诊断
	区分上下尿路感染	尿路感染的诊断成立后，应判定是上尿路感染还是下尿路感染。上尿路感染的判断依据：有全身（发热、寒战甚至毒血症状）、局部（明显腰痛、输尿管点和/或肋脊点压痛、肾区叩击痛）症状和体征，伴有以下表现即可诊断：①膀胱冲洗后尿培养阳性。②尿沉渣镜检见白细胞管型，除外间质性肾炎、狼疮肾炎等。③尿 N-乙酰-β-D-氨基葡萄糖苷酶（NAG）、$β_2$-MG 升高。④尿渗透压降低
	慢性肾盂肾炎	慢性肾盂肾炎的诊断除有反复发作尿路感染病史外，尚需结合影像学及肾脏功能检查。诊断要点：①反复发作的尿路感染病史。②影像学显示肾外形凹凸不平，且双肾大小不等，或静脉肾盂造影见肾盂肾盏变形、缩窄。③合并持续性肾小管功能损害
鉴别诊断		与全身性感染疾病、肾结核、尿道综合征、慢性肾小球肾炎进行鉴别诊断

续　表

病情评估	确诊尿路感染后，应进一步明确定位诊断。根据感染发生部位将尿路感染分为上尿路感染和下尿路感染，上尿路感染指肾盂肾炎，下尿路感染主要指膀胱炎	
	对于有尿路感染病史的患者，应明确是急性尿路感染还是慢性尿路感染急性发作。肾盂肾炎、膀胱炎有急性和慢性之分。急性尿路感染一般预后良好，经规范治疗可以治愈；慢性尿路感染尤其是慢性肾盂肾炎，反复急性发作可导致肾脏结构发生异常，继而影响肾小管功能，最终可进展为慢性肾衰竭	
	根据患者有无尿路功能或结构的异常，分为复杂性、非复杂性尿路感染。复杂性尿路感染是指伴有尿路引流不畅、结石、畸形、膀胱输尿管反流等结构或功能的异常，或在慢性肾实质性疾病基础上发生的尿路感染；不伴有上述情况者称为非复杂性尿路感染。复杂性尿路感染如易患因素不去除，是导致尿路感染慢性化的重要原因，影响患者预后	
治疗	治疗原则	积极彻底进行抗菌治疗，消除诱发因素，防止复发
	治疗措施	一般治疗：发热或症状明显时应卧床休息。宜多饮水以增加尿量，促进细菌和炎症分泌物的排泄。给予足够热量及维生素等
		抗菌治疗：包括治疗急性膀胱炎、急性肾盂肾炎、慢性肾盂肾炎。抗菌治疗的用药原则：①选用致病菌敏感的抗菌药物。一般首选对革兰阴性杆菌敏感的抗菌药物，治疗 3 天症状无改善，应按药敏结果调整用药。②选用在尿和肾内的浓度高的抗菌药物。③选用肾毒性小、副作用少的抗菌药物。④单一药物治疗失败、严重感染、混合感染、耐药菌株出现时应联合用药。⑤根据感染轻重选择给药途径（口服、静脉注射等）。⑥对不同类型的尿路感染给予不同治疗时间
	再发性尿路感染的治疗	重新感染：治疗方法与首次发作相同。对半年内发生 2 次以上者，可用长程小剂量抑菌治疗，即每晚临睡前排尿后服用小剂量抗菌药物 1 次，如氧氟沙星
		复发：复发的复杂性肾盂肾炎，在去除诱发因素（如结石、梗阻、尿路异常等）的基础上，严格按照药敏试验结果选择杀菌性抗菌药物治疗，疗程不少于 6 周
	疗效评定	治愈：症状消失，尿菌阴性，疗程结束后于第 2、6 周复查尿菌仍阴性
		治疗失败：治疗后尿菌仍阳性，或治疗后尿菌阴性，但第 2 周或第 6 周复查尿菌转为阳性，且为同一种菌株

必考热点

1. 尿路感染最常见致病菌为革兰阴性杆菌，主要为大肠埃希菌。
2. 尿常规检查出现白细胞管型多提示为肾盂肾炎。
3. 膀胱炎常见于年轻女性，主要表现为膀胱刺激征，即尿频、尿急、尿痛。

第三节　慢性肾脏病（慢性肾衰竭）

考点：慢性肾衰竭

慢性肾衰竭的病因、发病机制、临床表现、诊断、病情评估以及治疗见表 12-4-3。

表 12-4-3　慢性肾衰竭的病因、发病机制、临床表现、诊断、病情评估以及治疗

病因	①慢性肾衰竭的原发病：各种原发性和继发性肾脏疾病进行性恶化，最后都可导致肾衰竭。②慢性肾衰竭病程渐进性发展的危险因素。③慢性肾衰竭病情急性恶化的危险因素	
发病机制	肾功能进行性恶化的机制	肾小球高滤过、肾小管高代谢、肾小球基底膜通透性改变、血压升高、脂质代谢紊乱、细胞因子和生长因子的作用等
	尿毒症症状的发病机制	①尿毒症毒素。②矫枉失衡学说。③营养与代谢失调。④内分泌异常等

续 表

临床表现	水、电解质及酸碱平衡紊乱	代谢性酸中毒，水钠代谢紊乱，钾代谢紊乱，钙、磷代谢紊乱，镁代谢紊乱
	各系统表现	①心血管系统：为最常见死亡原因。②消化系统：食欲缺乏、恶心、呕吐常为首发症状。③神经系统。④血液系统。⑤呼吸系统
检查	血液检查、尿液检查、肾功能检查、X线、B超、CT等检查	
诊断	原有慢性肾脏病史，出现食欲缺乏、恶心呕吐、腹泻、头痛、意识障碍时，肾功能检查有不同程度的减退，应考虑本病。对因乏力、食欲缺乏、恶心、贫血、高血压等就诊者，均应排除本病	
病情评估	由于GFR较CCr或血清肌酐（Scr）更能反映肾功能的变化，故现按GFR进行临床分期，慢性肾衰竭是慢性肾脏病的中后期，包括4~5期	
治疗	治疗原则	早、中期患者的主要治疗措施包括病因及诱因的治疗、营养治疗、并发症治疗、胃肠道透析等；终末期患者除上述治疗外，以透析和肾移植为主要有效治疗方法
	延缓病情进展	基本原则是积极治疗原发病、消除导致病情恶化的危险因子和保护残存肾功能。包括积极控制高血压、严格控制血糖、控制蛋白尿、营养疗法、应用ACEI和ARB，以及减轻肾小管高代谢（碱性药、大黄制剂、冬虫夏草制剂等）、纠正高脂血症、减少尿毒症毒素蓄积（如吸附疗法、肠道透析等）、活血化瘀药、抗氧化剂等
	非透析治疗	①纠正水、电解质失衡和酸中毒：纠正代谢性酸中毒，防治水、钠紊乱，防治高钾血症。②控制高血压。③纠正贫血。④低血钙、高血磷与肾性骨病的治疗。⑤防治感染。⑥高脂血症的治疗。⑦吸附剂治疗。⑧其他对症治疗
	肾脏替代疗法	主要包括维持性血液透析、腹膜透析及肾移植
	肾移植	成功的肾移植可恢复正常的肾功能（包括内分泌和代谢功能），可使患者几乎完全康复

必考热点

1. 慢性肾衰竭（CRF）是指慢性肾脏病（CKD）引起的肾小球滤过率下降及与此相关的代谢紊乱和临床症状组成的综合征。

2. 慢性肾衰竭的临床表现中，食欲缺乏、恶心、呕吐常为消化系统的首发症状。

3. 按肾小球滤过率（GFR）对慢性肾脏病进行临床分期，慢性肾衰竭是慢性肾脏病的中后期。

4. 慢性肾衰竭早、中期患者的主要治疗措施包括病因及诱因的治疗、营养治疗、并发症治疗、胃肠道透析等；终末期患者除上述治疗外，以透析和肾移植为主要有效治疗方法。

第五单元　血液系统疾病

第一节　缺铁性贫血

考点：缺铁性贫血

缺铁性贫血的病因、临床表现、诊断、病情评估以及治疗见表12-5-1。

表12-5-1　缺铁性贫血的病因、临床表现、诊断、病情评估以及治疗

病因	铁的丢失过多，铁需求增加而摄入量不足，铁吸收不良

续　表

临床表现	缺铁原发病的表现	缺铁原发病是缺铁性贫血发生的前提，常见缺铁原发病包括消化性溃疡、消化系统恶性肿瘤或痔疮导致的消化道出血症状，肠道寄生虫感染导致的腹痛或大便性状改变，妇女月经量过多，恶性肿瘤的营养不良，血管内溶血的酱油色尿等
	组织缺铁的表现	组织缺铁的表现是机体缺铁后最早出现的临床表现，常见精神行为异常，如烦躁、易怒、注意力不集中、异食癖，体力、耐力下降，易患各种感染，儿童生长发育迟缓、智力低下，反复发生口腔炎、舌炎、口角炎、缺铁性吞咽困难，毛发干枯、易脱落，皮肤干燥，指（趾）甲缺乏光泽、脆薄易裂，重者指（趾）甲变平，呈匙状甲
	贫血的表现	常见乏力、易倦、头晕、头痛、耳鸣、心悸、气促、食欲缺乏等，伴面色苍白、心率增快、心尖区收缩期杂音等
实验室检查	血液检查典型表现为小细胞低色素性贫血；其他检查还有骨髓检查、铁代谢检查、缺粒性红细胞生成检查	
诊断依据	有明确的缺铁病因和临床表现；小细胞低色素性贫血；血清铁低于 8.9μmol/L，总铁结合力高于 64.4μmol/L，转铁蛋白饱和度低于 15%；血清铁蛋白低于 12μg/L，FEP/Hb 高于 4.5μg/gHb；骨髓铁染色显示骨髓小粒可染铁消失。上述实验室指标中以骨髓可染铁及血清铁蛋白测定最有诊断意义	
鉴别诊断	主要与低色素性贫血进行鉴别，此外还应与珠蛋白生成障碍性贫血、慢性病性贫血、铁粒幼细胞性贫血进行鉴别	
病情评估	判断组织缺铁	符合以下条件判断为组织缺铁：①血清铁蛋白低于 12μg/L。②骨髓铁染色显示骨髓小粒可染铁消失，铁粒幼红细胞少于 15%
	判断缺铁性贫血	符合以下条件诊断为缺铁性贫血：①符合组织缺铁的诊断标准。②血清铁低于 8.95μmol/L，总铁结合力升高超过 64.44μmol/L，转铁蛋白饱和度低于 15%。③FEP/Hb 高于 4.5μg/gHb
判断贫血的程度	轻度贫血	男性血红蛋白 90~120g/L，女性血红蛋白 90~110g/L
	中度贫血	血红蛋白 60~90g/L
	重度贫血	血红蛋白 30~60g/L
	极重度贫血	血色素低于 30g/L
治疗	病因治疗	尽可能明确病因，针对病因治疗
	铁剂治疗	口服铁剂是治疗缺铁性贫血的首选方法。最常用硫酸亚铁片；肌内注射铁剂应严格掌握适应证

必考热点

1. 缺铁性贫血是贫血中最常见的类型，可发生于任何年龄，以育龄妇女及婴幼儿多见。
2. 口服铁剂是治疗缺铁性贫血的首选方法，最常用硫酸亚铁片。
3. 常用注射铁剂有右旋糖酐铁和山梨醇枸橼酸铁，各含铁 50mg/ml，给药途径是臀部深位肌注。

第二节　再生障碍性贫血

考点：再生障碍性贫血

再生障碍性贫血的病因、发病机制、临床表现、诊断、病情评估以及治疗见表 12-5-2。

表 12-5-2　再生障碍性贫血的病因、发病机制、临床表现、诊断、病情评估以及治疗

病因	药物及化学物质是继发性再生障碍性贫血的首位病因；电离辐射，感染再生障碍性贫血可以发生于病毒性肝炎之后，且病情较重
发病机制	主要发病机制是免疫异常。T 细胞功能异常亢进，细胞毒性 T 细胞直接杀伤和淋巴因子介导的造血干细胞过度凋亡引起的骨髓衰竭，是再生障碍性贫血的主要发病机制。造血微环境与造血干祖细胞量的改变是异常免疫损伤的结果

续 表

<table>
<tr><td>临床表现</td><td colspan="2">主要表现为进行性贫血、出血及感染。重型再生障碍性贫血（SAA）起病急，进展快，病情重。少数可由非重型进展而来。非重型再生障碍性贫血（NSAA）起病和进展较缓慢，贫血、感染和出血的程度较SAA轻，也较易控制</td></tr>
<tr><td>实验室检查</td><td colspan="2">血液检查、骨髓检查及其他检查</td></tr>
<tr><td rowspan="3">诊断</td><td>典型再障的诊断标准</td><td>①全血细胞减少，网织红细胞百分数低于0.01，淋巴细胞比例增高。②一般无肝、脾大。③骨髓多部位增生减低，造血细胞减少，非造血细胞比例增高，骨髓小粒空虚。有条件者做骨髓活检，可见造血组织均匀减少。④除外引起全血细胞减少的其他疾病，如阵发性睡眠性血红蛋白尿、骨髓增生异常综合征、急性白血病等。⑤一般抗贫血治疗无效</td></tr>
<tr><td>不典型再障的诊断依据</td><td>需要进行动态观察慎重诊断，多次和多处骨髓穿刺，结合骨髓活检及核素扫描等综合诊断</td></tr>
<tr><td>重型再障的血象检查诊断标准</td><td>①网织红细胞低于0.01，绝对值低于$15×10^9$/L。②中性粒细胞绝对值低于$0.5×10^9$/L。③血小板低于$20×10^9$/L</td></tr>
<tr><td>鉴别诊断</td><td colspan="2">再生障碍性贫血须与阵发性睡眠性血红蛋白尿、骨髓增生异常综合征、低增生性急性白血病及其他原因引起的血小板减少或粒细胞减少如血小板减少性紫癜、粒细胞缺乏症、脾功能亢进、恶性组织细胞病等相鉴别</td></tr>
<tr><td rowspan="2">病情评估</td><td colspan="2">查明病因，判断病因学类型：遗传性再生障碍性贫血和获得性再生障碍性贫血</td></tr>
<tr><td colspan="2">重型再生障碍性贫血的分型与预后：重型再生障碍性贫血根据发病缓急及病情轻重，分为急性型与慢性型</td></tr>
<tr><td rowspan="3">治疗</td><td colspan="2">一般治疗：防止患者与任何对骨髓造血有毒性作用的物质接触。禁用对骨髓有抑制作用的药物</td></tr>
<tr><td colspan="2">支持疗法：积极防治感染。出血者可适当应用糖皮质激素，严重出血尤其内脏出血，可输入浓集血小板。严重贫血患者可输入浓集红细胞，尽量少用全血，避免滥用或多次输血</td></tr>
<tr><td colspan="2">刺激骨髓造血、应用免疫抑制剂、异基因骨髓移植</td></tr>
</table>

必考热点

1. 再生障碍性贫血是由多种病因引起的骨髓造血功能衰竭，临床呈全血细胞减少的一组综合征。
2. 重型再生障碍性贫血起病急，进展迅速，常以出血、感染和发热为主要首发表现。
3. 雄激素为治疗非重型再生障碍性贫血的首选药物。

第三节 白 血 病

考点：白血病

白血病的分类、病因与发生机制以及白血病发病过程见表12-5-3。

表12-5-3 白血病的分类、病因与发生机制以及白血病发病过程

<table>
<tr><td rowspan="2">根据白血病细胞的成熟程度和自然病程分类</td><td>急性白血病（AL）</td><td>细胞分化停滞在较早阶段，多为原始细胞及早期幼稚细胞，病情发展迅速，自然病程仅几个月</td></tr>
<tr><td>慢性白血病（CL）</td><td>细胞分化停滞在较晚的阶段，多为较成熟幼稚细胞和成熟细胞，病情发展缓慢，自然病程为数年</td></tr>
<tr><td rowspan="2">根据主要受累的细胞系列分类</td><td>急性白血病分型</td><td>①急性淋巴细胞白血病（简称急淋白血病或急淋，ALL）。②急性髓细胞白血病（简称急粒白血病或急粒，AML）</td></tr>
<tr><td>慢性白血病分型</td><td>①慢性髓细胞白血病（简称慢粒白血病或慢粒，CML）。②慢性淋巴细胞白血病（简称慢淋白血病或慢淋，CLL）。③少见类型的白血病如毛细胞白血病（HCL）、幼淋巴细胞白血病（PLL）等</td></tr>
</table>

续　表

病因与发生机制	①生物因素：主要是病毒和免疫功能异常。②物理因素：包括 X 射线、γ 射线等电离辐射。③化学因素：长期接触苯以及含有苯的有机溶剂；有些药物可损伤造血细胞引起白血病。④遗传因素：家族性白血病约占白血病的 0.7%。⑤其他血液病：某些血液病最终可能发展为白血病，如骨髓增生异常综合征、淋巴瘤、多发性骨髓瘤、阵发性睡眠性血红蛋白尿症等
白血病发病过程	各种原因所致的单个细胞原癌基因决定性的突变，导致克隆性的异常造血细胞生成
	进一步的遗传学改变导致一个或多个癌基因激活和抑癌基因失活，从而导致白血病

必考热点

1. 根据白血病细胞的成熟程度和自然病程，将白血病分为急性和慢性两大类。
2. 根据主要受累的细胞系列，急性白血病分为急性淋巴细胞白血病、急性髓细胞白血病。
3. 引起白血病的生物因素主要是病毒和免疫功能异常。

第四节　急性白血病

考点：急性白血病

急性白血病的分型、临床表现、诊断与鉴别诊断、病情评估以及治疗见表 12-5-4。

表 12-5-4　急性白血病的分型、临床表现、诊断与鉴别诊断、病情评估以及治疗

急性粒细胞白血病分型	共分 8 型：M0（急性髓细胞白血病微分化型，AML）、M1（急性粒细胞白血病未分化型）、M2（急性粒细胞白血病部分分化型）、M3（急性早幼粒细胞白血病，APL）、M4（急性粒-单核细胞白血病）、M5（急性单核细胞白血病，AMoL）、M6（红白血病，EL）、M7（急性巨核细胞白血病，AMeL）	
急性淋巴细胞白血病分型	①L1：原始和幼淋巴细胞以小细胞（直径≤12μm）为主。②L2：原始和幼淋巴细胞以大细胞（直径超过 12μm）为主。③L3（Burkitt 型）：原始和幼淋巴细胞以大细胞为主，大小较一致，细胞内有明显空泡，胞质嗜碱性，染色深	
临床表现	起病特点	可急骤或较缓慢。急骤者常有高热、贫血、出血倾向等
	正常血细胞减少的表现	发热和感染、出血、贫血
	白血病细胞增多的表现	①淋巴结和肝脾大。②骨骼及关节：胸骨中下段压痛有助于诊断与鉴别诊断。四肢关节痛或骨痛在儿童很多见。③神经系统：中枢神经系统白血病（CNL）以脑膜浸润最多见。症状多出现于缓解期，也发生于活动期。④其他：牙龈肿胀多见于急性单核细胞白血病；皮肤浸润表现为皮疹或皮下结节；睾丸浸润多见于急性淋巴细胞白血病；心、肺、消化道等处也可有相应浸润症状
实验室检查	①血液检查：贫血及血小板减少极常见。②骨髓检查：是确诊白血病的依据。③细胞化学染色：有助于急性白血病的分类鉴别。④免疫学检查：细胞遗传学检查有助于白血病的诊断分型及治疗监测。⑤染色体和基因改变。⑥血液生化改变	
诊断	临床有发热、感染、出血、贫血等症状，体检有淋巴结肿大、肝脾大及胸骨压痛，外周血片有原始细胞，骨髓细胞形态学及细胞化学染色显示其某一系列原始细胞≥30%即可诊断。诊断成立后应进一步分型诊断	
鉴别诊断	与骨髓增生异常综合征、传染性单核细胞增多症、巨幼细胞贫血、急性粒细胞缺乏症恢复期进行鉴别	

续 表

病情评估	与预后有关的因素	年龄、性别、染色体检查、诊断时白细胞水平、合并症及其他
	MICM 分型	WHO 髓系和淋巴肿瘤分类法将患者临床特点与形态学（morphology）、细胞化学、免疫学（immunology）、细胞遗传学（cytogenetics）和分子生物学（molecularbiology）结合起来，形成 MICM 分型系统，可协助确定治疗方案、判断预后。初诊患者应尽力获得全面 MICM 资料，以便评价预后，指导治疗
	危机状态评估	急性白血病患者病程中病情变化，会发生一些危机状态，常见白细胞淤滞、严重感染、严重缺氧、颅内出血
治疗措施	①化学治疗：是当前主要的治疗措施，可使白血病缓解，延长患者生存时间。②支持治疗：以保证化疗顺利进行，防止并发症。③骨髓移植：是当前将白血病完全治愈最有希望的措施	

必考热点

1. 成人患者中急粒白血病最多见，在儿童患者中急淋白血病多见。
2. 急性白血病患者感染以咽峡炎、口腔炎最多见，肺部感染、肛周炎及皮肤感染也较常见。
3. 急性白血病贫血呈正细胞正色素性贫血。

第五节 慢性髓细胞白血病

考点：慢性髓细胞白血病

慢性髓细胞白血病的临床表现、诊断与鉴别诊断、病情评估以及治疗见表 12-5-5。

表 12-5-5 性髓细胞白血病的临床表现、诊断与鉴别诊断、病情评估以及治疗

概述	慢性髓细胞白血病（CML）是慢性白血病最多见的临床类型，是一种发生在造血干细胞的恶性骨髓增殖性血液系统疾病
临床表现	CML 起病缓慢，早期多无明显症状，临床可有低热、出汗及消瘦等代谢亢进表现，患者常伴有左上腹坠痛或食后饱胀感，发热、贫血及出血均不多见
	脾大是本病的主要体征。在 CML 早期多数可触及脾脏，晚期几乎都有脾大，甚至有巨脾，脾栓塞、脾出血及脾周围炎等并发症较其他类型白血病多见。约半数患者有肝大。部分患者有胸骨中下段压痛
实验室检查	①血液一般检查：白细胞计数明显增多为 CML 特征。②骨髓检查：骨髓中有核细胞显著增多。③中性粒细胞碱性磷酸酶（NAP）测定：该检查指标有助于区别类白血病反应及其他骨髓增生性疾病。④细胞遗传学检查：95%以上患者的受累细胞中有 Ph 染色体
诊断	对于不明原因持续性外周血白细胞明显升高者，均应进行肝脾检查及骨髓检查。一般根据典型血象及骨髓象改变、脾大等不难做出诊断。对早期诊断困难或不典型的患者，应进行 Ph 染色体、*BCR-ABL* 融合基因检测
鉴别诊断	与类白血病反应、其他骨髓增生性疾病、骨髓纤维化进行鉴别
病情评估	CML 根据其病程及临床表现分为慢性期、加速期、急变期。慢性期对化疗敏感者病情可稳定数年甚至 10 年以上，一旦进行急变期，死亡风险显著增加
治疗	分子靶向治疗、化学治疗、干扰素、造血干细胞移植
预防	针对与白血病发病相关的致病因素进行预防，包括避免 HTLV-1 病毒感染，避免自然界及医学相关的电离辐射，接触含苯化学物质时加强防护措施等。

必考热点

1. 脾大是慢性髓细胞白血病的主要体征。
2. 血液一般检查中，白细胞计数明显增多为 CML 特征。
3. CML 的治疗重点应放在慢性期的早期，有效阻止疾病的转期，力争在细胞遗传学及分子生物学水平得到缓解。
4. 干扰素用于不适合酪氨酸激酶抑制剂和造血干细胞移植的患者。

第六节　白细胞减少症

考点：白细胞减少症

白细胞减少症的病因、临床表现、诊断与鉴别诊断、病情评估以及治疗见表 12-5-6。

表 12-5-6　白细胞减少症的病因、临床表现、诊断与鉴别诊断、病情评估以及治疗

病因	①粒细胞生成减少、成熟障碍。②粒细胞破坏过多。③粒细胞分布紊乱	
临床表现	症状	多为慢性过程，少数患者可无症状而在检查血象时被发现；多数患者有头晕、乏力、食欲缺乏、低热、失眠、多梦、腰痛等非特异性表现。患者可有支气管炎、肺炎、肾盂肾炎等继发感染。对感染的易感性差异很大。如伴有单核细胞增多者，可无明显感染
	血象	白细胞数一般为（2~4）$\times10^9$/L，中性粒细胞百分比正常或轻度降低，淋巴细胞相对增多；粒细胞可有核左移或右移，胞质有毒性颗粒、空泡等变性。红细胞及血小板大致正常
	骨髓象	可呈代偿性增生，或增生低下，或粒细胞成熟障碍等
诊断	白细胞数的生理变异较大，必须反复定期检查，以确定是否白细胞持续低于 4×10^9/L。确定后应寻找原因，需详询病史、全面体格检查和实验室检查，必要时动态观察。骨髓检查可观察粒细胞增生程度，也可除外其他血液病	
鉴别诊断	需与白细胞不增多性白血病、急性再生障碍性贫血等鉴别	
病情评估	综合评估	白细胞减少症根据病因可分为先天性与获得性，其中以获得性多见。白细胞在外周血中的数量动态变化明显，经反复检测并结合病史及临床表现确定诊断。确诊后应及早对病因及发生的可能机制进行分析判断。一般而言，由生成减少途径导致的白细胞减少症，常有较严重的原发病因如电离辐射、化学毒物中毒、细胞毒性药物作用、骨髓增生异常综合征等，因原发病因不易控制或去除，当患者合并感染时，病情较重而复杂，抗菌药物治疗效果不佳，预后不良
	程度判断	白细胞减少往往伴有中性粒细胞减少或缺乏，根据外周血中性粒细胞计数，分为轻度、中度、重度
治疗	去除病因	理化因素引起者须立即停止接触；由感染引起者，须积极控制感染；继发其他疾病者，须积极治疗原发病等
	一般治疗	劳逸结合，适当锻炼身体，增强体质。有反复感染史者须做好预防措施
	控制感染	如有感染，应尽早使用抗菌药物，并争取在用药前留取感染灶分泌物、痰、血、大小便进行培养和药敏试验，以指导治疗
	药物治疗	糖皮质激素、促进粒细胞生成药物、重组人粒细胞集落刺激因子和重组人粒细胞-巨噬细胞集落刺激因子

必考热点

1. 多数白细胞减少症患者具有的非特异性表现有头晕、乏力、食欲缺乏、低热、失眠、多梦、腰痛等。
2. 白细胞减少症的粒细胞可有核左移或右移，胞质有毒性颗粒、空泡等变性。
3. 白细胞减少症白细胞数的生理变异较大，必须反复定期检查，以确定是否白细胞持续低于 4×10^9/L。

第七节　原发免疫性血小板减少症

考点：原发免疫性血小板减少症

原发免疫性血小板减少症（ITP）又称特发性血小板减少性紫癜，是一组免疫介导的血小板过度破坏所致的出血性疾病，以广泛皮肤、黏膜及内脏出血，血小板减少，骨髓巨核细胞发育成熟障碍，血小板生存时间缩短及血小板膜糖蛋白特异性自身抗体出现等为特征，是最常见的血小板减少性紫癜。原发免疫性血小板减少症的病因、临床表现、诊断与鉴别诊断、病情评估以及治疗见表12-5-7。

表12-5-7　原发免疫性血小板减少症的病因、临床表现、诊断与鉴别诊断、病情评估以及治疗

病因		免疫因素：自身抗体致敏的血小板被单核-巨噬细胞系统过度吞噬破坏是ITP发病的主要机制
		感染：细菌或病毒感染与ITP发病密切相关
		脾功能的作用：脾是ITP产生PAIg的主要场所，同时使巨噬细胞介导的血小板破坏增多
		其他因素：雌激素可能有抑制血小板生成和/或增强单核-巨噬细胞系统对与抗体结合之血小板吞噬的作用，促进血小板破坏。另外毛细血管通透性增加可能与ITP患者的出血倾向有关
临床表现	急性型	起病方式：多数患者发病前1~2周有上呼吸道等感染史，特别是病毒感染史。起病急骤，部分患者可有畏寒、寒战、发热
		出血：表现为皮肤、黏膜出血；内脏出血；若出血量过大，可出现程度不等的贫血、血压降低甚至失血性休克
	慢性型	起病方式：起病隐匿，多在常规查血时偶然发现
		出血倾向：多数较轻而局限，但易反复发生。表现为皮肤、黏膜出血，如瘀点、紫癜、瘀斑及外伤后出血不止等。鼻出血、牙龈出血亦很常见。严重内脏出血较少见，女性患者多以月经量过多为主要表现
		其他：长期月经量过多可出现失血性贫血。病程半年以上者，部分可出现轻度脾大
实验室检查		血液检查、出凝血检查、骨髓检查、免疫学检测
诊断要点		①广泛出血累及皮肤、黏膜及内脏。②多次检查血小板计数减少。③脾不大或轻度大。④骨髓巨核细胞数增多或正常，有成熟障碍。⑤并具备下列5项中任何1项：泼尼松治疗有效；脾切除术治疗有效；血PAIg阳性；血PAC3阳性；血小板寿命测定缩短。⑥排除继发性血小板减少症
鉴别诊断		确诊时需排除继发性血小板减少症，如再生障碍性贫血、脾功能亢进症、骨髓增生异常综合征、白血病、系统性红斑狼疮、药物性免疫性血小板减少等
病情评估		根据患者年龄、起病缓急及是否有感染前驱病史，确定是急性型还是慢性型；根据血小板计数水平评估出血及预后果
治疗	一般治疗	出血症状严重者，应卧床休息，防止创伤，避免使用可能引起血小板减少的药物
	应用糖皮质激素	为首选的治疗药物，适用于急性型和慢性型发作期
	免疫抑制剂	对糖皮质激素疗效不佳且不愿切脾者或脾切除术后疗效不佳者，可单一应用免疫抑制剂治疗
	脾切除术	是慢性型患者重要的治疗方法，其机制在于减少血小板抗体的产生，消除血小板的破坏场所
	其他治疗	达那唑、输新鲜血液、大剂量球蛋白、血浆置换
	急性情况的处理	输注血小板、静脉注射免疫球蛋白、应用甲泼尼龙、血浆置换

必考热点

1. 原发免疫性血小板减少症是最常见的血小板减少性紫癜。
2. 自身抗体致敏的血小板被单核-巨噬细胞系统过度吞噬破坏是ITP发病的主要机制。

3. 脾是ITP产生PAIg的主要场所，同时使巨噬细胞介导的血小板破坏增多。

4. 糖皮质激素为治疗原发免疫性血小板减少症首选的治疗药物。

5. 脾切除术是慢性型患者重要的治疗方法，其机制在于减少血小板抗体的产生，消除血小板的破坏场所。

第八节　骨髓增生异常综合征

考点：骨髓增生异常综合征

骨髓增生异常综合征的病因、临床表现、诊断与鉴别诊断、病情评估以及治疗见表12-5-8。

表12-5-8　骨髓增生异常综合征的病因、临床表现、诊断与鉴别诊断、病情评估以及治疗

病因	原发性骨髓增生异常综合征（MDS）的病因尚不明确，继发性MDS见于烷化剂、放射线、有机毒物等密切接触者。MDS是起源于造血干细胞的克隆性疾病，异常克隆细胞在骨髓中分化、成熟障碍，出现病态造血，在骨髓原位或释放入血后不久被破坏，导致无效造血。部分MDS患者可发现有原癌基因突变或染色体异常，这些异常也参与MDS的发生和发展	
临床表现	几乎所有的MDS患者有贫血症状，表现为乏力、疲倦以及活动后心悸气短，半数以上的患者有中性粒细胞减少，存在中性粒细胞功能低下，容易发生各种感染。40%～60%的MDS患者有血小板减少，随着疾病进展可出现进行性血小板减少	
实验室检查	血液和骨髓检查、细胞遗传学检查、病理检查、免疫学检查、分子生物学检测	
诊断	目前仍以排除法进行诊断。根据患者血细胞减少和相应的症状，及病态造血、细胞遗传学异常、病理学改变等，诊断不难确立	
鉴别诊断	需要与再生障碍性贫血、阵发性睡眠性血红蛋白尿症、巨幼细胞贫血、慢性髓细胞白血病（CML）进行鉴别诊断	
病情评估	分型	法美英协作组（FAB）根据MDS患者外周血、骨髓中的原始细胞比例、形态学改变及单核细胞数量，将MDS分为5型，即难治性贫血（RA）、环形铁粒幼细胞性难治性贫血（RAS）、难治性贫血伴原始细胞增多（RAEB）、难治性贫血伴原始细胞增多转变型（RAEB－t）及慢性粒-单核细胞白血病（CMML）
		WHO的分型标准认为，骨髓原始细胞达20%即为急性髓细胞白血病，将RAEB-t归为急性髓细胞白血病（AML），并将CMML归为MDS/MPD（骨髓增生异常综合征/骨髓增殖性疾病），保留了FAB的RA、RAS、RAEB；并且将RA或RAS中伴有两系或三系增生异常者单独列为难治性细胞减少伴多系增生异常（RCMD），将仅有5号染色体长臂缺失的RA独立为5q⁻综合征；还新增加了MDS未能分类（u-MDS）
	危险分度	MDS国际预后积分系统（IPSS）依据患者血中性粒细胞绝对值、患者血红蛋白量、患者血小板数量、骨髓原始细胞百分比及细胞遗传学共五项指标进行积分评估，每项分值分别为0、0.5、1、1.5、2、3、4分，情况越差得分越高，将MDS分为极低危、低危、中危、高危、极高危，评价患者预后，指导治疗
		极低危：积分≤1.5分；低危：1.5分<积分≤3分；中危：3分<积分≤4.5分；高危：4.5分<积分≤6分；极高危：积分>6分
治疗	MDS尚无满意的治疗方法，对于低危患者治疗主要是改善造血功能，提高生活质量，采用支持治疗、促进造血、诱导分化和生物反应调节剂等治疗，中高危MDS患者以改善病情提高存活率为主，应用联合化疗方案和造血干细胞移植	

必考热点

1. 骨髓增生异常综合征（MDS）是一组起源于造血干细胞，以病态造血及高风险向急性白血病转化为特征的血液病。

2. 40%～70%的骨髓增生异常综合征患者有克隆性染色体核型异常，多为缺失性改变。

3. MDS国际预后积分系统（IPSS）依据患者血中性粒细胞绝对值、患者血红蛋白量、患者血小板数量、骨髓原始细胞百分比及细胞遗传学共五项指标进行积分评估。

第六单元　内分泌与代谢疾病

第一节　甲状腺功能亢进症

考点：甲状腺功能亢进症

甲状腺功能亢进症（甲亢）的病因、发病机制、临床表现、诊断与鉴别诊断、病情评估以及治疗见表12-6-1。

表12-6-1　甲状腺功能亢进症（甲亢）的病因、发病机制、临床表现、诊断与鉴别诊断、病情评估以及治疗

病因		Graves病（GD）为器官特异性自身免疫病。以遗传易感为背景，在环境因素作用下产生自身免疫反应，出现针对甲状腺细胞TSH受体的特异性自身抗体，不断刺激甲状腺细胞增生和甲状腺激素合成、分泌增加而致Graves病。病因包括遗传因素、自身免疫、环境因素
Graves眼病（GO）的发病机制		GO的病理基础是在眶后组织浸润的淋巴细胞分泌细胞因子（干扰素-γ等）刺激成纤维细胞分泌黏多糖，堆积在眼外肌和眶后组织，导致突眼和眼外肌纤维化
临床表现	甲状腺毒症	表现为高代谢综合征、精神神经系统表现、心血管系统表现、消化系统表现、肌肉骨骼系统表现等
	甲状腺肿大	双侧甲状腺弥漫性、对称性肿大，质地表现不同，多柔软，无压痛，肿大的甲状腺随吞咽而上下移动。甲状腺上下极可触及震颤，闻及血管杂音，为甲状腺功能亢进症的特异性体征
	眼征	按病变程度分为单纯性突眼和浸润性突眼两类
	特殊表现	表现为甲状腺危象、淡漠型甲亢、亚临床甲亢、甲状腺毒症性心脏病、妊娠期甲亢、胫前黏液性水肿
检查		血清甲状腺激素测定、TSH测定、甲状腺自身抗体测定、甲状腺摄^{131}碘率及超声、CT、MRI等检查
诊断	甲亢的诊断	①高代谢症状和体征。②甲状腺肿大。③血清TT_3、FT_3、TT_4、FT_4增高，TSH减低。具备以上三项诊断即可成立
	GD的诊断	①甲亢诊断确立。②甲状腺弥漫性肿大（触诊和B超证实）。③眼球突出和其他浸润性眼征。④胫前黏液性水肿。⑤TRAb、TSAb阳性。⑥TGAb、TPOAb阳性。①②项为诊断必备条件，少数病例可以无甲状腺肿大。③~⑤项虽为诊断的辅助条件，但是GD甲亢诊断的重要依据。⑥项虽非本病的致病性抗体，但提示本病的自身免疫病因
鉴别诊断		与亚急性甲状腺炎、慢性淋巴细胞性甲状腺炎进行鉴别
病情评估	甲状腺肿大的分级	甲状腺肿大分为三度：①Ⅰ度肿大：视诊未见肿大，触诊能触及。②Ⅱ度肿大：视诊、触诊均发现肿大，但外缘在胸锁乳突肌以内。③Ⅲ度肿大：肿大的甲状腺外缘超过胸锁乳突肌外缘
	根据临床表现评估病情	基础代谢率：轻度甲亢一般为15%~30%，中度甲亢30%~60%，重度甲亢超过60%，应结合患者的高代谢综合征表现综合判断
		GO活动度评估：国际GO活动评分方法（CAS）：①自发性球后疼痛。②眼球运动时疼痛。③结膜充血。④结膜水肿。⑤肉阜肿胀。⑥眼睑水肿。⑦眼睑红斑。每项1分，CAS积分达到3分判断为疾病活动，积分越高，活动度越高
		GO的病情分级及活动评分：GO欧洲研究组（EUGOGO）应用突眼度、复视和视神经损伤三个指标评估GO病情的程度：①突眼度19~20mm，复视间歇性发作，视神经诱发电位异常，视力超过9/10。②突眼度21~23mm，复视非持续性存在，视力在8/10~5/10。③突眼度超过23mm，复视持续存在，视力低于5/10

续 表

病情评估	根据临床表现评估病情	各系统严重症状的识别：各系统临床表现中以循环系统及消化系统为主。①合并甲状腺毒症心脏病时，出现心动过速、心律失常、心脏增大和心力衰竭。②病情严重的甲亢患者可出现肝大、肝功能异常、黄疸等严重的消化系统表现
		甲状腺危象的识别：甲状腺危象是甲状腺毒症急性加重的表现，多发生于较重的甲亢且未予治疗或治疗不充分的患者
治疗	一般治疗	适当休息、避免精神紧张及过度劳累。补充足够热量和营养，减少碘摄入量，忌用含碘药物。精神紧张和失眠患者可酌用镇静药
	甲状腺功能亢进的治疗	抗甲状腺药有硫脲类（如丙硫氧嘧啶）和咪唑类（如甲巯咪唑和卡比马唑）两类药物；放射性^{131}I治疗；手术治疗
	Graves 眼病的治疗	轻度 Graves 眼病病程一般呈自限性，治疗以局部治疗和控制甲亢为主。治疗包括如下措施。①畏光：戴有色眼镜。②角膜异物感：人工泪液。③保护角膜：夜间遮盖。④眶周水肿：抬高床头。⑤轻度复视：棱镜矫正。⑥强制性戒烟。⑦有效控制甲亢等
	甲状腺危象的治疗	①消除诱因。②抑制 TH 合成，使用大量抗甲状腺药物，首选丙硫氧嘧啶。③抑制 TH 释放，使用抗甲状腺药物、复方碘溶液和碘化钠。④迅速阻滞儿茶酚胺释放，降低周围组织对甲状腺激素的反应性，如美托洛尔。⑤肾上腺糖皮质激素，常用氢化可的松。⑥对症治疗，如降温、镇静、保护脏器功能、防治感染等。⑦其他，如血液透析、腹膜透析或血浆置换等

必考热点

1. 甲状腺功能亢进症以弥漫性毒性甲状腺肿（Graves 病）为最常见病因。
2. 甲状腺危象表现为血 T_3、T_4 升高，TSH 显著降低，病情轻重与血 TH 水平可不平行。
3. 抗甲状腺药物（ATD）有硫脲类和咪唑类两类药物。

第二节 甲状腺功能减退症

考点：甲状腺功能减退症

甲状腺功能减退症的病因、临床表现、诊断与鉴别诊断、病情评估以及治疗见表 12-6-2。

表 12-6-2 甲状腺功能减退症的病因、临床表现、诊断与鉴别诊断、病情评估以及治疗

概述	甲状腺功能减退症（简称甲减），是由于甲状腺结构和功能异常，导致甲状腺激素分泌及合成减少，或发生甲状腺激素抵抗，引起全身代谢减低的临床综合征。临床以全身低代谢表现，以及血清低 T_4、低 T_3 和高 TSH 表现为主。主要病理改变为黏多糖在组织和皮肤堆积，呈黏液性水肿。甲减根据病变部位分为原发性甲减、中枢性甲减或继发性甲减、甲状腺激素抵抗综合征
病因	自身免疫性损伤（最常见的原因）、甲状腺破坏、摄碘过量、抗甲状腺药物
临床表现	病史特点：有^{131}碘放射治疗史、甲状腺手术史、桥本甲状腺炎及 Graves 病等病史或甲状腺疾病家族史
	症状：起病隐匿，进展缓慢，病程较长，多数患者缺乏特异性临床表现。以代谢率减低和交感神经兴奋性下降为主，早期患者可以没有特异性症状。典型症状有怕冷、少汗、乏力、手足肿胀感、嗜睡、记忆力减退、关节疼痛、体重增加、便秘、女性月经紊乱或月经过多、不孕等
	体征：典型体征有面色苍白、表情呆滞、反应迟钝、声音嘶哑、听力障碍、颜面及眼睑水肿、唇厚、舌大常有齿痕（甲减面容），皮肤干燥、粗糙，皮温低，毛发稀疏干燥，常有水肿，脉率缓慢，跟腱反射时间延长。少数患者出现胫前黏液性水肿。累及心脏可出现心包积液和心力衰竭。病情严重者可以发生黏液性水肿昏迷

续　表

检查	甲状腺功能检查、自身抗体检查、血清总胆固醇、血清心肌酶谱、血清催乳素
诊断	有甲减的症状和体征，血清 TSH 增高，TT_4、FT_4均降低，即可诊断原发性甲减，应进一步明确甲减的原因；血清 TSH 减低或者正常，TT_4、FT_4降低，应考虑为中枢性甲减，需进一步进行下丘脑和垂体的相关检查，明确下丘脑和垂体病变
鉴别诊断	经检查发现蝶鞍增大者，应与垂体瘤鉴别，原发性甲减 TRH 分泌增加可导致高催乳素血症、溢乳及蝶鞍增大，与垂体催乳素瘤相似，经 MRI 检查可鉴别。患者甲状腺肿质地坚硬，需注意排除甲状腺癌，甲状腺癌患者甲状腺多呈结节性，质地坚硬而固定，可伴局部淋巴结肿大，超声及核素检查可见孤立病灶，穿刺细胞学检查有助于确定诊断
病情评估	病因评估：确诊为甲减的患者，首先应进行抗自身抗体检测，必要时结合甲状腺组织细胞学检查，明确甲减的病因诊断，包括桥本甲状腺炎、萎缩性甲状腺炎、甲状腺腺肿等。通过病史采集，重点明确有无甲状腺疾病病史、用药史、甲状腺手术史及^{131}碘放射治疗史，确定是否为原发性甲减
	病情评估：根据患者起病情况、临床表现尤其是低代谢的临床表现，结合实验室检查结果，重点是血清 TSH、TT_4、FT_4水平，综合判断患者病情，指导临床药物治疗
治疗	治疗目标：①临床症状和体征缓解，生活质量改善。②血清 TSH、TT4、FT4 逐渐恢复到正常范围
	药物治疗：主要措施为甲状腺素补充或替代治疗。一般需要终生给予甲状腺素补充或替代治疗，起始剂量和达到完全替代剂量所需时间根据患者的病情轻重、年龄及体重、心脏状态确定，强调个体化。左甲状腺素（$L\text{-}T_4$）是目前最常用的药物，$L\text{-}T_4$可在体内转换为T_3
	亚临床甲减的治疗：应根据患者不同年龄、婚育状况等进行分层治疗
	黏液性水肿昏迷的治疗：主要治疗措施包括去除或治疗诱因、补充甲状腺激素、应用糖皮质激素、对症治疗

必考热点

1. 甲状腺功能减退症临床以全身低代谢表现，以及血清低 T_4、低 T_3、高 TSH 表现为主。
2. 甲状腺功能减退症以代谢率减低和交感神经兴奋性下降为主，早期患者可以没有特异性症状。
3. 甲状腺功能减退症药物治疗的主要措施为甲状腺素补充或替代治疗。

第三节　糖　尿　病

考点：糖尿病

糖尿病的分型、病因、临床表现、诊断与鉴别诊断、病情评估以及治疗见表 12-6-3。

表 12-6-3　糖尿病的分型、病因、临床表现、诊断与鉴别诊断、病情评估以及治疗

病因学分型标准（1999）	1 型糖尿病（T1DM）	胰岛 B 细胞破坏，常导致胰岛素绝对缺乏。包括：①自身免疫性：急性型及缓发型。②特发性：无自身免疫证据
	2 型糖尿病（T2DM）	从以胰岛素抵抗为主伴胰岛素分泌不足到以胰岛素分泌不足为主伴胰岛素抵抗
	其他特殊类型糖尿病	①胰岛 B 细胞功能的基因缺陷。②胰岛素作用的基因缺陷。③胰腺外分泌疾病，如胰腺炎、创伤性胰腺切除术、肿瘤等。④内分泌疾病，如肢端肥大症、库欣综合征、胰高血糖素瘤、嗜铬细胞瘤、甲亢等。⑤药物或化学品所致糖尿病，如烟酸、糖皮质激素、甲状腺激素、β 肾上腺素受体激动药、噻嗪类利尿药、苯妥英钠、α-干扰素等。⑥感染，如巨细胞病毒感染等。⑦不常见的免疫介导糖尿病，如 B 型胰岛素抵抗、胰岛素自身免疫综合征等。⑧其他，如可能与糖尿病相关的遗传性综合征、强直性肌营养不良症、卟啉病等
	妊娠糖尿病（GDM）	指妊娠期间发生的不同程度的糖代谢异常

续　表

病因	1 型糖尿病		绝大多数 T1DM 是自身免疫性疾病，遗传因素和环境因素共同参与发病过程
	2 型糖尿病		遗传因素与环境因素；胰岛素抵抗和 B 细胞功能缺陷；葡萄糖毒性和脂毒性；自然史
临床表现	无症状期		多数 2 型糖尿病患者先有肥胖、高血压、动脉硬化、高脂血症或心血管病，出现症状前数年已存在高胰岛素血症、胰岛素抵抗。糖耐量减低（IGT）和空腹血糖受损（IFG）被认为是糖尿病的前期状态
	典型症状		为“三多一少”，即多尿、多饮、多食和体重减轻
	其他		反应性低血糖可为首发表现；可有皮肤瘙痒，尤其是外阴瘙痒；视物模糊；女性月经失调，男性阳痿等
并发症	急性并发症		常见酮症酸中毒、高渗高血糖综合征、乳酸性酸中毒等
	慢性并发症		大血管病变、微血管病变、神经系统并发症、糖尿病足及视网膜黄斑病、白内障、青光眼、屈光改变、虹膜睫状体病变等眼部并发症
检查	糖代谢相关检查		尿糖注定为诊断的重要线索；血糖测定是诊断的主要依据；口服葡萄糖耐量试验（OGTT）、糖化血红蛋白 A1（GHbA1）测定
	胰岛功能检测		胰岛素释放试验、C 肽释放试验、静脉注射葡萄糖-胰岛素释放试验
	并发症相关检查		根据病情需要选用血脂四项、肝肾功能等；急性严重代谢紊乱时检测血酮体、电解质、酸碱平衡；心、肝、肾、脑、眼科以及神经系统的各项辅助检查如腹部超声、眼底血管荧光造影、肌电图、运动神经传导速度及尿白蛋白排泄率等
诊断	诊断线索		“三多一少”症状。
			以糖尿病的并发症或伴发病首诊的患者；原因不明的酸中毒、失水、昏迷、休克；反复发作的皮肤疖或痈、真菌性阴道炎、结核病等；血脂异常、高血压、冠心病、脑卒中、肾病、视网膜病、周围神经炎、下肢坏疽以及代谢综合征等
			高危人群包括 IGR（IFG 和/或 IGT）、年龄超过 45 岁、肥胖或超重、巨大胎儿史、糖尿病或肥胖家族史
	诊断标准	空腹血糖	3.9~6.0mmol/L 为正常；6.1~6.9mmol/L 为空腹血糖受损；≥7.0mmol/L 应考虑糖尿病
		口服葡萄糖耐量试验	2hPG 低于 7.7mmol/L 为正常糖耐量；7.8~11.0mmol/L 为糖耐量减低；≥11.1mmol/L 应考虑糖尿病
		糖尿病的诊断标准	糖尿病症状加任意时间血浆葡萄糖≥11.1mmol/L 或空腹血糖≥7.0mmol/L，或口服葡萄糖耐量试验 2hPG≥11.1mmol/L。需重复一次确认，诊断才能成立
	并发症和伴发病诊断		对糖尿病的各种并发症以及代谢综合征的其他组分，如经常伴随出现的肥胖、高血压、血脂异常等也须进行相应检查和诊断以便给予治疗
鉴别诊断	与肾性糖尿、继发性糖尿病进行鉴别		
病情评估	识别高危人群；评估与死亡相关的并发症		
治疗	糖尿病强调早期、长期、个体化、积极而理性的治疗。治疗目标是纠正代谢紊乱，使血糖、血脂、血压降至正常或接近正常，消除症状，防止或延缓并发症，提高生活质量，延长寿命。国际糖尿病联盟（IDF）提出糖尿病治疗的要点：医学营养治疗、运动疗法、血糖监测、药物治疗和糖尿病教育。饮食治疗是各型糖尿病的基础治疗。长期坚持体育锻炼，进行口服降糖药物治疗，胰岛素治疗		

必考热点

1. 糖尿病早期无症状，典型症状为多尿、多饮、多食、消瘦等。
2. 血糖是诊断糖尿病的主要依据，也是长期监控病情和判断疗效的主要指标。
3. 磺脲类口服降糖药在餐前半小时服用，主要有格列本脲、格列吡嗪、格列美脲等。

第四节　糖尿病酮症酸中毒

考点：糖尿病酮症酸中毒

糖尿病酮症酸中毒的病因、临床表现、诊断与治疗见表12-6-4。

表12-6-4　糖尿病酮症酸中毒的病因、临床表现、诊断与治疗

概述	糖尿病酮症酸中毒（DKA）是由于糖尿病患者发生胰岛素重度缺乏及升糖激素异常升高，引起糖、脂肪、蛋白质代谢紊乱，出现以高血糖、酮症、代谢性酸中毒和脱水为主要表现的严重急性并发症，为最常见的糖尿病急症
病因	本症多发生在1型糖尿病，1型糖尿病患者有自发倾向，2型糖尿病在一定诱因作用下也可发生。常见诱因有各种感染、胰岛素治疗中断或不适当减量、饮食不当及各种应激如多发性创伤、外科手术、妊娠和分娩等，也可无明显诱因
临床表现	DKA分为三个临床阶段：①早期血酮升高称酮血症，尿酮排出增多称酮尿症，统称为酮症期。②酮体中β-羟丁酸和乙酰乙酸为酸性代谢产物，消耗体内储备碱，机体代偿而初期血pH值正常，称为代偿性酮症酸中毒，晚期血pH值下降，为失代偿性酮症酸中毒，为酮症酸中毒期。③病情进一步发展，出现神志障碍，甚至昏迷，称为糖尿病酮症酸中毒昏迷
	酮症早期表现为“三多一少”症状加重，伴有明显疲倦等症状。酸中毒时则出现食欲缺乏，恶心呕吐，极度口渴，尿量增多，呼吸深快，呼气有烂苹果味。后期尿少，失水，眼眶下陷，皮肤黏膜干燥，血压下降，心率加快，四肢厥冷。晚期常有不同程度意识障碍，反射迟钝、消失，甚至昏迷
实验室检查	尿糖及尿酮呈强阳性。血糖多为16.7～33.3mmol/L，甚至更高。血酮体和血β-羟丁酸升高。二氧化碳结合力降低，失代偿期pH值低于7.35，BE负值增大，阴离子间隙增大。血钠、血氯降低。初期血钾可正常或升高，治疗后钾可迅速下降。白细胞计数增多，常以中性粒细胞比例升高为主
诊断	“三多一少”症状加重，有恶心、食欲缺乏、酸中毒、脱水、休克、昏迷，尤其是呼出气有酮味（烂苹果味）、血压低而尿量多者，不论有无糖尿病病史，均应考虑本症的可能。如血糖升高、尿糖强阳性、尿酮体阳性即可确诊糖尿病酮症；如兼有血pH值、二氧化碳结合力下降及BE负值增大者即可诊断为糖尿病酮症酸中毒。早期诊断是决定治疗成败的关键，对疑诊的患者立即查末梢血糖、血酮、尿糖、尿酮，同时抽血查血糖、血酮、β-羟丁酸、尿素氮、肌酐、电解质、血气分析等以肯定或排除本病
治疗原则	快速静脉补液恢复有效循环血容量，以适当速度降低血糖，纠正电解质及酸碱平衡失调，积极查明和消除诱因，防治并发症，降低病死率
救治措施	静脉补液、应用胰岛素、纠正电解质及酸碱平衡失调、去除诱因及防治并发症

必考热点

1. 糖尿病酮症酸中毒是由于糖尿病患者发生胰岛素重度缺乏及升糖激素异常升高，引起糖、脂肪、蛋白质代谢紊乱，出现以高血糖、酮症、代谢性酸中毒和脱水为主要表现的严重急性并发症。
2. 糖尿病酮症酸中毒白细胞计数增多，常以中性粒细胞比例升高为主。

第五节　血脂异常

考点：血脂异常

血脂异常是指血浆中脂质的量和质发生异常，一般指血浆胆固醇（CH）或/和甘油三酯（TG）升高，或高密度脂蛋白胆固醇（HDL-C）降低，也称为血脂紊乱。血脂异常实际上表现为脂蛋白异常血症。血脂异常的分类、临床表现、诊断、病情评估及治疗见表12-6-5。

表 12-6-5 血脂异常的分类、临床表现、诊断、病情评估及治疗

分类	①高胆固醇血症：仅有总胆固醇增高。②高甘油三酯血症：仅有甘油三酯升高。③混合型高脂血症：总胆固醇、甘油三酯二者都高。④低高密度脂蛋白血症：仅有高密度脂蛋白胆固醇降低	
临床表现	血脂异常主要表现为黄色瘤、早发性角膜环以及脂血症眼底改变，以黄色瘤较为常见。黄色瘤最常见于眼睑周围，是一种局限性皮肤隆起，可为黄色、橘黄色或棕红色，多呈结节、斑块或丘疹状，质地一般柔软。严重的高胆固醇血症有时可出现游走性多关节炎。更多的临床表现是血脂异常导致的各种动脉粥样硬化性心血管疾病（ASCVD）的临床表现，也是患者就诊的主要原因	
实验室检查	血脂异常一般通过常规健康体检，或由于其他疾病就诊进行常规血液生化检查而被发现，然后进一步诊断及分型。测定空腹（禁食 12 小时以上）血浆或血清血脂四项是诊断的主要方法，包括 TC、TG、LDL-C 和 HDL-C。抽血前的最后一餐应忌食高脂食物和禁酒。检测结果可疑时应进行第二次检测	
诊断	诊断方法	家族史及个人生活方式、体检（营养状态、体型、腰臀比等）等可提供诊断线索，实验室检测可明确诊断。为及时发现血脂异常患者，20~40 岁成年人至少每两年检测一次血脂；40 岁以上男性和绝经期后女性应每年检测血脂；ASCVD 患者及其高危人群，每 3~6 个月测定一次血脂。因 ASCVD 原因住院的患者，应在入院 24 小时内检测血脂。首次发现血脂异常时应在 2~4 周内复查血液生化，若仍属异常，则可确立诊断。发现血脂异常，应进行其他代谢指标包括空腹血糖、糖化血红蛋白及血尿酸等指标的检测，排除代谢异常综合征
	诊断标准	血脂异常的诊断标准依据《中国成人血脂异常防治指南（2016 年修订版）》的分层标准。血脂合适水平和异常切点主要适用于 ASCVD 一级预防的目标人群
评估	病因评估	确诊的血脂异常患者应根据患者性别、年龄及伴发病病史、家族史、药物治疗史等，结合血脂异常的具体检测结果，判断是原发性血脂异常还是继发性血脂异常
	病情评估	血脂异常的危害除了与血脂水平有关外，更重要的是取决于患者共存的 ASCVD 危险因素。因此，《中国成人血脂异常防治指南》中将 LDL-C 的控制目标与 ASCVD 的危险分层密切结合在一起，指导临床有效控制血脂异常
治疗	治疗原则	根据患者个体 ASCVD 危险程度，决定是否启动药物治疗
		以生活方式干预为基础，生活方式改善可以同时干预其他 ASCVD 的危险因素
		将控制 LDL-C 水平达标作为防控 ASCVD 危险的首要干预靶点，非 HDL-C 作为次要干预靶点
		明确患者个体干预目标值，并使调脂治疗达到目标值，因各种原因不能达到目标值的患者，LDL-C 应至少降低 50%，LDL-C 基线在目标值以内的极高危患者，LDL-C 仍应降低 30%左右
		调脂药物首选他汀类。开始应用中等强度剂量的他汀，根据调脂疗效和患者耐受情况调整剂量
		单用他汀类药物胆固醇水平不能达标者，可与其他调脂药物如依折麦布或中药制剂联合使用
	治疗性生活方式干预	控制饮食：包括控制饮食总热量、改善饮食结构、改变饮食习惯等
		改善生活方式：通过可行的、个体化的锻炼形式，将体重指数（BMI）控制在 20.0~23.9kg/m^2
	药物治疗	主要降低胆固醇的药物：他汀类、肠道胆固醇吸收抑制剂、胆酸螯合剂、普罗布考
		主要降低甘油三酯的药物：贝特类、烟碱类、高纯度鱼油制剂
		新型调脂药物
	其他治疗	脂蛋白血浆置换、肝移植和其他手术治疗

《中国成人血脂异常防治指南（2016 年修订版）》的分层标准及治疗达标标准见表 12-6-6、表 12-6-7。

表 12-6-6 中国 ASCVD 一级预防人群血脂合适水平和异常分层标准［mmol/L（mg/dl）］

分层	总胆固醇	LDL-C	HDL-C	非 HDL-C	TG
理想水平		<2.6（100）		<3.4（130）	
合适水平	<5.2（200）	<3.4（130）		<4.1（160）	<1.7（150）

续 表

分层	总胆固醇	LDL-C	HDL-C	非 HDL-C	TG
边缘升高	≥5.2（200）且<6.2（240）	≥3.4（130）且<4.1（160）		≥4.1（160）且<4.9（190）	≥1.7（150）且<2.3（200）
升高	≥6.2（240）	≥4.1（160）		≥4.9（190）	≥2.3（200）
降低			<1.0（40）		

表 12-6-7 不同 ASCVD 危险人群 LDL-C/非 HDL-C 治疗达标标准［mmol/L（mg/dl）］

患者危险等级	LDL-C	非 HDL-C
低危	<3.4（130）	<4.1（160）
中危	<3.4（130）	<4.1（160）
高危	<2.6（100）	<3.4（130）
极高危	<1.8（70）	<2.6（100）

必考热点

1. 血脂异常实际上表现为脂蛋白异常血症。
2. 血脂异常主要表现为黄色瘤、早发性角膜环以及脂血症眼底改变，以黄色瘤较为常见。
3. 测定空腹（禁食12小时以上）血浆或血清血脂四项是诊断血脂异常的主要方法，包括 TC、TG、LDL-C 和 HDL-C。
4. TC、LDL-C、TG 和 VLDL-C 增高是 ASCVD 的危险因素，其中以 LDL-C 最为重要。
5. 调脂药物首选他汀类。
6. 贝特类药物用于高甘油三酯血症和以甘油三酯升高为主的混合性高脂血症。

第六节 高尿酸血症与痛风

考点：高尿酸血症与痛风

高尿酸血症与痛风的病因、临床表现、诊断与鉴别诊断、病情评估及治疗见表 12-6-8。

表 12-6-8 高尿酸血症与痛风的病因、临床表现、诊断与鉴别诊断、病情评估及治疗

概述	高尿酸血症（HUA）是由于嘌呤代谢障碍，尿酸生成过多或/和尿酸排泄减少引起血尿酸水平超过420μmol/L 的代谢性疾病。5%~15%高尿酸血症患者发展为痛风。痛风是由于尿酸盐沉积所致的异质性疾病，可并发急性和慢性痛风性关节炎、痛风石、痛风性肾病，严重者出现关节破坏、肾功能损伤，常伴发血脂异常、高血压病、糖尿病及动脉硬化症等	
病因	高尿酸血症	尿酸生成增多、尿酸排泄减少、
	痛风	高尿酸血症、遗传因素以及某些疾病如肾脏疾病、恶性肿瘤化疗、长期应用某些药物等
分类	高尿酸血症	临床上分为原发性和继发性两类
	痛风	根据有无病因及病因特点，分为原发性、继发性与特发性三类

续　表

临床表现	无症状期	仅有一过性或持续性高尿酸血症，从血尿酸升高至出现症状的时间可间隔达数年至数十年，有些患者可终身不出现症状
	急性发作期	常因高蛋白高嘌呤饮食、饮酒、劳累、感染、创伤等诱因诱发，表现为急性关节炎，多是首发症状。起病急骤，多在午夜剧痛而惊醒，呈刀割样。单侧第一跖趾关节疼痛最常见，其余依次为足底、踝、足跟、膝、腕、指和肘关节。受累关节局部红肿、热痛，压痛明显，功能受限。初发时多为单个关节，后累及多关节。发作多于数天或两周内自行缓解。部分患者可有发热、寒战等全身症状，可伴有白细胞、C 反应蛋白升高，红细胞沉降率增加
	痛风石	痛风石是痛风的特征性表现，典型部位在耳郭，也常见于反复发作的关节周围，以及尺骨鹰嘴、滑车和跟腱内。外观为隆起的大小不一的黄白色赘生物，初起质软，表面菲薄，破溃后排出白色粉状或糊状物，并可形成瘘管。可致关节僵硬、活动受限和畸形
	肾脏病变	表现为痛风性肾病及尿酸性肾石病、急性肾衰竭等
	眼部病变	有睑缘炎、眼睑皮下组织痛风石等
实验室检查及其他检查	血尿酸测定、尿尿酸测定、X 线检查、滑囊液或痛风石内容物检查、关节超声、关节 CT 或 MRI 检查	
诊断	高尿酸血症	日常嘌呤饮食状态下，非同日 2 次空腹血尿酸水平超过 420μmol/L，即可诊断
	痛风	在高尿酸血症基础上，出现特征性关节炎表现，尿路结石，或肾绞痛发作，即应考虑痛风，如在滑囊液及痛风石中找到尿酸盐结晶即可确诊
鉴别诊断	与类风湿关节炎、风湿性关节炎、创伤性关节炎及化脓性关节炎进行鉴别	
病情评估	病因评估	根据患者发病年龄、家族史及既往病史，有无导致尿酸代谢异常的原发病，以及长期使用影响尿酸排泄的药物，评估患者致病因素，做出分类诊断
	病变程度评估	进行关节损害评估、肾功能评估
治疗	治疗目标	控制高尿酸血症，预防尿酸盐结晶形成，快速有效控制急性关节炎，保护关节与肾功能
	高尿酸血症的治疗	非药物治疗：进行健康教育，鼓励并督促患者改变生活方式和饮食习惯
		药物治疗：促尿酸排泄药、抑制尿酸生成药物（别嘌醇、非布司他）、碱性药物、新型降尿酸药
		其他治疗：对于继发性高尿酸血症患者，应积极治疗原发病，慎用与高尿酸血症发病有关的药物
	痛风的治疗	非药物治疗：同高尿酸血症的非药物治疗
		药物治疗：①急性发作期的治疗：尽早（24 小时以内）使用非甾体抗炎药、秋水仙碱和糖皮质激素可有效抗炎镇痛。急性发作期不宜进行降尿酸治疗，但已服用降尿酸药物者也不需停用。②发作间歇期和慢性期的治疗：在急性发作缓解 2 周后，从小剂量开始应用降尿酸药，逐渐加量，根据血尿酸的目标水平调整至最小有效剂量并长期甚至终身维持
		伴发疾病的治疗：痛风患者伴有其他临床疾病时应加以良好控制，防治代谢异常互相影响、互相促进，加速脏器损害
		手术治疗：根据个体病情需要，必要时可手术剔除痛风石，矫正残毁关节等

必考热点

1. 高尿酸血症与痛风急性发作期常因高蛋白高嘌呤饮食、饮酒、劳累、感染、创伤等诱因诱发。

2. 高尿酸血症与痛风急性发作期的首发症状为急性关节炎。

3. 高尿酸血症与痛风急性发作期以单侧第一跖趾关节疼痛最常见，其余依次为足底、踝、足跟、膝、腕、指和肘关节。

4. 痛风石是痛风的特征性表现，典型部位在耳郭，也常见于反复发作的关节周围，以及尺骨鹰嘴、滑车和跟腱内。

5. 痛风患者X线检查可见病变周围软组织肿胀，关节软骨及骨皮质破坏，典型者表现为骨质穿凿样或虫蚀样缺损。

第七单元　结缔组织病

第一节　类风湿关节炎

考点：类风湿关节炎

类风湿关节炎的病因、病理、临床表现、诊断与鉴别诊断以及治疗见表12-7-1。

表12-7-1　类风湿关节炎的病因、病理、临床表现、诊断与鉴别诊断以及治疗

病因	类风湿关节炎（RA）是遗传易感因素、环境因素及免疫系统失调等各种因素综合作用的结果，为一种抗原驱动、T淋巴细胞介导及与遗传相关的自身免疫病
病理	基本病理改变是滑膜炎
临床表现	关节表现：晨僵、关节痛与压痛、关节肿胀、关节畸形、特殊关节、关节功能障碍
	关节外表现：①类风湿结节。②类风湿血管炎。③肺脏受累表现：表现为肺间质病变、结节样改变、Caplan综合征和胸膜炎。肺间质病变为最常见的肺部病变。④心脏受累表现：心包炎最常见。⑤神经系统表现：神经受压是RA患者出现神经系统表现的主要原因，最常受压的神经有正中神经、尺神经以及桡神经。⑥血液系统表现。⑦Fely综合征。⑧干燥综合征：口干、眼干是干燥综合征的主要表现
实验室检查	①血液一般检查：有轻度至中度贫血，多呈正红细胞正色素性贫血。②炎性标记物：活动期红细胞沉降率增快，C反应蛋白升高。③自身抗体：包括类风湿因子（RF）、抗核周因子（APF）抗体、抗角蛋白抗体（AKA）、抗聚角蛋白微丝蛋白抗体（AFA）和抗环瓜氨酸肽（CCP）抗体。④X线摄片检查：首选双手指及腕关节摄片检查。⑤CT和MRI检查：CT有助于发现早期骨侵蚀和关节脱位等改变。MRI有助于发现关节内透明软骨、滑膜、肌腱、韧带和脊髓病变。⑥关节滑液检查：滑液增多，微混浊，黏稠度降低，白细胞升高。⑦关节镜及针刺活检
诊断	按美国风湿病学会1987年修订的分类标准，共7项：①晨僵持续至少1小时（≥6周）。②3个或3个以上关节肿（≥6周）。③腕关节或掌指关节或近端指间关节肿（≥6周）。④对称性关节肿（≥6周）。⑤类风湿皮下结节。⑥手和腕关节的X线片有关节端骨质疏松和关节间隙狭窄。⑦类风湿因子阳性（该滴度在正常的阳性率低于5%）。上述7项中，符合4项即可诊断
鉴别诊断	与骨关节炎、痛风性关节炎、强直性脊柱炎、系统性红斑狼疮进行鉴别
关节功能障碍分级	美国风湿病学会将关节功能障碍分为四级：Ⅰ级：能照常进行日常生活和各项工作；Ⅱ级：可进行一般的日常生活和某种职业工作，但参与其他项目活动受限；Ⅲ级：可进行一般的日常生活，但参与某种职业工作或其他项目活动受限；Ⅳ级：日常生活的自理和参与工作的能力均受限
治疗	治疗目的：控制病情，改善关节功能和预后。强调早期治疗、联合用药和个体化原则
	一般治疗：休息、活动期关节制动、缓解期进行适当的关节功能锻炼、物理疗法等。急性期、发热以及内脏受累的患者应卧床休息
	药物治疗：治疗RA的常用药物分为四大类，即非甾体抗炎药（NSAID）、改变病情抗风湿药（DMARD）、糖皮质激素和植物药制剂等
	外科手术治疗：关节置换术适用于晚期有畸形并失去功能的关节；滑膜切除术可以使病情得到一定的缓解，但当滑膜再次增生时病情又趋复发，所以必须同时应用DMARD

必考热点

1. 类风湿关节炎（RA）是以对称性多关节炎为主要临床表现的异质性、系统性、自身免疫性疾病。
2. 类风湿关节炎疼痛最常出现的部位为腕关节、掌指关节、近端指间关节，其次是足趾、膝、踝、肘、肩等关节。
3. 类风湿关节炎最为常见的晚期关节畸形是腕和肘关节强直、掌指关节的半脱位、手指向尺侧偏斜和呈“天鹅颈”样及“纽扣花样”表现。
4. 发现类风湿结节提示RA处于活动期。

第二节 系统性红斑狼疮

考点：系统性红斑狼疮

系统性红斑狼疮（SLE）的病因、病理、临床表现、诊断与鉴别诊断、病情评估以及治疗见表12-7-2。

表12-7-2 系统性红斑狼疮的病因、病理、临床表现、诊断与鉴别诊断、病情评估以及治疗

病因	发病与遗传因素、内分泌因素和环境因素有关
病理	病理改变是炎症反应和血管异常，坏死性血管炎，可发生于任何器官
临床表现	①全身表现：常见症状为发热，以低中度热为常见，可表现为各种热型，其他有乏力、体重下降等。②皮肤与黏膜表现：皮疹最常见，以颊部蝶形红斑最具特征性。③浆膜炎。④肌肉骨骼表现。⑤狼疮肾炎（LN）：是SLE最常见、最严重的临床表现，表现为无症状性蛋白尿和/或血尿、高血压，甚至肾病综合征、急进性肾炎综合征等。⑥心血管损害。⑦肺损害。⑧神经系统损害。⑨消化系统表现。⑩血液系统表现。⑪抗磷脂抗体综合征（APS）。⑫干燥综合征。⑬眼部表现
检查	①一般检查：贫血，红细胞沉降率在活动期常增快。②自身抗体：抗核抗体（ANA）和抗双链DNA（dsDNA）抗体、抗Sm抗体、抗磷脂抗体、抗核糖体P蛋白抗体。③补体：血清补体C3、C4水平低下有助于SLE的诊断。④狼疮带试验。⑤肾活检：对狼疮肾炎的分型诊断、治疗、估计预后均有一定价值。⑥其他检查：X线、CT、超声心动图、心电图检查，眼底检查，肝肾功能、心肌酶谱等检查
诊断	普遍采用美国风湿病学会（ACR）1997年推荐的SLE分类标准。共11项：①颊部红斑。②盘状红斑。③光过敏。④口腔溃疡。⑤关节炎。⑥浆膜炎。⑦肾脏病变。⑧神经病变。⑨血液学疾病。⑩免疫学异常。⑪抗核抗体滴度异常。上述11项中，符合4项或4项以上者，在除外感染、肿瘤和其他结缔组织病后，即可诊断为SLE。其敏感性和特异性分别为95%和85%。上述标准中，免疫学异常和高滴度抗核抗体更具有诊断意义。
鉴别诊断	应与类风湿关节炎、皮炎、癫痫、原发免疫性血小板减少症及原发性肾小球肾炎等鉴别
病情评估	疾病的活动性或急性发作的评估：现用的标准有SLEDAI、SLAM、SIS、BILAG等。较为简明实用的是SLEDAI，根据患者前10天内是否出现上述症状而定分，凡总分≥10分者考虑该疾病活动
	病情的严重性评估：①出现脑受累表明病变严重。②出现肾病变者，其严重性高于仅有发热、皮疹者。③有肾功能不全者较仅有蛋白尿的狼疮肾炎为严重。④狼疮危象是指急性的危及生命的重症SLE，包括急进性狼疮肾炎、严重的中枢神经系统损害、严重的溶血性贫血、血小板减少性紫癜、粒细胞缺乏症、严重心脏损害、严重狼疮性肺炎、严重狼疮性肝炎和严重的血管炎，是病情危重状态
	伴发病评估：有肺部或其他部位感染、高血压、糖尿病等则往往使病情加重
治疗	①一般治疗：应避免过劳、日晒或其他紫外线照射；预防感染。②基本药物治疗：轻型SLE：可使用非甾体抗炎药、抗疟药、小剂量激素如泼尼松。重型SLE：糖皮质激素、环磷酰胺、硫唑嘌呤、环孢素。③免疫球蛋白：静脉注射大剂量免疫球蛋白用于病情严重和/或并发全身严重感染患者，对重症血小板减少性紫癜也有效。每日0.4g/kg，静脉滴注。④对症治疗：a. 轻型以皮损和/或关节痛为主的患者，可选用羟氯喹联合非甾体抗炎药；b. 有发热、皮损、关节痛及浆膜炎并有轻度蛋白尿患者，宜用泼尼松。c. NP-SLE应用甲泼尼龙冲击疗法，同时环磷碳胺冲击治疗，也可选用鞘内注射地塞米松10mg及甲氨蝶呤10mg。d. 有抽搐者给抗癫痫药、降颅压等支持治疗、对症治疗。e. 溶血性贫血和/或血小板减少者应用甲泼尼龙冲击治疗。f. 抗磷脂抗体综合征予抗血小板药及华法林。⑤狼疮危象：大剂量甲泼尼松龙冲击治疗。⑥其他治疗：血浆置换、人造血干细胞移植、生物制剂。⑦缓解期治疗：病情控制后，需接受长期维持治疗，使用不良反应最少的药物和最小有效剂量，以达到抑制疾病复发的目的。常用泼尼松5~10mg，每日晨服。⑧妊娠生育：妊娠期可适当增加激素剂量

必考热点

1. 系统性红斑狼疮的病理改变是炎症反应和血管异常。
2. 肾活检对狼疮肾炎的分型诊断、治疗、估计预后均有一定价值。
3. 系统性红斑狼疮的特征性改变为鼻梁和双颧颊部呈蝶形分布的红斑。
4. 系统性红斑狼疮的诊断标准中，免疫学异常和高滴度抗核抗体更具有诊断意义。

第八单元　神经系统疾病

第一节　癫　　痫

考点：癫痫

癫痫的病因、分类、临床表现、诊断与鉴别诊断、病情评估以及治疗见表12-8-1。

表12-8-1　癫痫的病因、分类、临床表现、诊断与鉴别诊断、病情评估以及治疗

病因	病因分类	症状性癫痫、特发性癫痫、隐源性癫痫
	影响发作的因素	年龄、遗传因素、睡眠、机体内环境变化、患者一般状态
癫痫发作分类	部分性发作（单纯部分性发作、复杂部分性发作、部分性发作继发为全面性发作）、全面性发作、不能分类的癫痫发作	
癫痫综合征分类	与部位有关的癫痫、全面性癫痫和癫痫综合征、未能确定的部分性或全面性癫痫或癫痫综合征、特殊综合征	
常见癫痫发作的临床表现	部分性发作	单纯部分性发作：表现为简单的运动、感觉、自主神经或精神症状，发作时意识始终存在，发作后能复述发作的细节。包括部分运动性发作、体觉性发作或特殊感觉性发作、自主神经性发作、精神性发作
		复杂部分性发作：均有意识障碍，发作时患者对外界刺激无反应，发作后不能或部分不能复述发作的细节。其典型发作特征为发作起始出现错觉、幻觉、似曾相识感、恐惧、胃气上升感、心悸等症状，随后出现意识障碍、自动症和遗忘症
		部分性发作继发为全面性发作：可出现局灶性脑损害的表现
	全面性发作	全面性强直-阵挛发作：即大发作。以意识丧失和全身对称性抽搐为特征。分为强直期、阵挛期和痉挛后期三期
		强直性发作：肌肉强烈收缩，使身体固定于特殊体位，头眼偏斜、躯干呈角弓反张、呼吸暂停、瞳孔散大
		阵挛性发作：婴儿肢体呈节律性反复抽动
		肌阵挛发作：全身或某一肌群短暂闪电样肌肉收缩
		失张力性发作：肌张力突然丧失，表现为头部和肢体下垂，或跌倒
		失神发作：突然发生和突然终止的意识丧失是失神发作的特征。典型失神发作通常称小发作
诊断	①病史：详细而又准确的病史资料是诊断的主要依据。②脑电图：是诊断癫痫最重要的辅助诊断依据。全面性强直-阵挛发作典型的脑电图改变是强直期开始出现逐渐增强的棘波样节律，然后频率降低，波幅增高，阵挛期出现弥漫性慢波，痉挛后期呈现脑电抑制。强直性发作典型的改变是暴发性多棘波。肌阵挛发作呈现多棘-慢波。③影像学及实验室检查：影像学检查有助于明确症状性癫痫的病因	
鉴别诊断	应与晕厥、假性癫痫发作（癔症性发作）、短暂性脑缺血发作、低血糖症等鉴别	

续　表

病情评估	病因评估	根据发病年龄初步判断病因：①0~2 岁患儿常见病因是围生期脑损伤、先天性疾病及先天性代谢障碍。②2~12 岁患儿常见病因是各种严重感染、特发性癫痫、高热惊厥等。③12~18 岁患者多为特发性癫痫、颅脑外伤、脑血管畸形等。④18~35 岁患者多为颅脑外伤、颅内肿瘤、特发性癫痫等。⑤35~65 岁患者多为颅内肿瘤、颅脑外伤、急性脑血管病、代谢异常等。⑥超过 65 岁的患者多为急性脑血管病、颅内肿瘤、阿尔茨海默病等
	癫痫持续状态的识别	癫痫状态可发生于任何类型的癫痫发作，其中以全面性强直-阵挛发作最常见。评估时除依据临床表现外，应明确是否有不恰当停用或减量抗癫痫药物情况，以及是否伴发急性脑血管病、颅脑损伤、颅内感染、急性中毒等疾病，综合判断，快速做出诊断，及时救治
	难治性癫痫的识别	对于此类癫痫应尽早识别，尽早采取更加积极的治疗措施，降低死亡率
治疗	发作时治疗	对全面性强直-阵挛发作患者，慎防跌倒、舌咬伤、骨折、窒息等意外伤害。癫痫持续状态时维护生命体重稳定，支持心肺功能，尽快控制发作，防治脑损伤
	发作间歇期的治疗	治疗原则：早期治疗、选药与用药个体化、观察药物的疗效及不良反应、增减药物及停药
		抗癫痫药物治疗、手术治疗（癫痫病灶切除术）

必考热点

1. 癫痫有多种发作类型，发作的症状均具有短暂性、刻板性、间歇型、反复发作性的特点。
2. 全面性强直-阵挛发作以意识丧失和全身对称性抽搐为特征。
3. 突然发生和突然终止的意识丧失是失神发作的特征。

第二节　短暂性脑缺血发作

考点：短暂性脑缺血发作

短暂性脑缺血发作（TIA）是指局部脑动脉血供不足引起局部脑组织或视网膜缺血，出现短暂的神经功能缺失的一组疾病，临床症状一般持续不超过 1 小时，24 小时内完全恢复，无本次事件的责任病灶的证据。短暂性脑缺血发作的病因、发病机制、临床表现、诊断与鉴别诊断、病情评估以及治疗见表 12-8-2。

表 12-8-2　短暂性脑缺血发作的病因、发病机制、临床表现、诊断与鉴别诊断、病情评估以及治疗

病因	主要为动脉粥样硬化，其他有动脉狭窄、器质性心脏病、血液成分异常等	
发病机制	由多种因素引起发病，包括脑血流动力学改变、微栓塞、脑血管痉挛、颈部动脉或椎动脉受压等	
临床表现	颈内动脉系统 TIA	较少见，但易引起完全性脑卒中。常见症状有一过性单眼失明或视觉障碍，发作性偏身瘫痪或单肢瘫痪，发作性偏身感觉障碍或单肢感觉障碍，发作性偏盲或视野缺损。如为主侧大脑半球受累则可出现一过性失语
	椎-基底动脉系统 TIA	多见，且易反复发作，持续时间较短。常见症状有发作性眩晕，常伴有恶心、呕吐，多数患者出现眼球震颤。可出现单眼或双眼皮质盲或视野缺损，或复视、共济失调、吞咽困难、构音障碍和交叉性瘫痪等。少数患者可有猝倒发作（双下肢突感无力而倒地，但意识清楚，常可立即站立，称为跌倒发作）、短暂性全面遗忘等
实验室检查及其他检查	颅脑 CT 或 MRI 检查、血液生化检测、颈动脉及椎-基底动脉 B 超检查、血液一般检查	

续 表

诊断	诊断主要依据病史，中老年患者突然出现一过性局限性神经功能缺失的症状和体征，持续时间短暂，24小时内症状和体征消失，急诊CT或MRI检查未发现与症状相关的病灶，即可诊断TIA。进一步全面检查，寻找可能的病因、潜在病理状态和卒中的危险因素
鉴别诊断	主要应与癫痫部分性发作、梅尼埃病等相鉴别
病情评估	TIA短期进展为卒中的风险评估目前应用ABCD^{2}风险评分系统。ABCD^{2}风险评分超过3分的患者，或ABCD^{2}风险评分在0~2分但48小时内无条件完成TIA相关检查患者，或ABCD^{2}风险评分在0~2分发现有症状相关的缺血病灶者的患者，均属于高风险患者，应住院治疗
治疗	最重要的治疗目标是避免发生卒中或新的TIA，治疗卒中危险因素。包括一般治疗、抗血小板聚集治疗、抗凝治疗和外科治疗

必考热点

1. 短暂性脑缺血发作（TIA）的病因主要为动脉粥样硬化，其他有动脉狭窄、器质性心脏病、血液成分异常等。

2. 颈内动脉系统TIA如为主侧大脑半球受累则可出现一过性失语。

3. 椎-基底动脉系统TIA的常见症状有发作性眩晕，常伴有恶心、呕吐，多数患者出现眼球震颤。

第三节 脑 梗 死

考点：脑梗死

脑梗死的分型、病因、临床表现、诊断、病情评估以及治疗见表12-8-3。

表12-8-3 脑梗死的分型、病因、临床表现、诊断、病情评估以及治疗

分型	临床分型	目前采用牛津社区卒中研究（OCSP）分型法。包括完全性前循环梗死（TACI）、部分性前循环梗死（PACI）、后循环梗死（POCI）、腔隙性脑梗死（LACI）
	病因学分型	目前采用TOAST分型法。包括大动脉粥样硬化型、心源性脑栓塞型、小动脉闭塞型、其他病因型、不明原因型
	病理生理分型	可分为脑血栓形成、脑栓塞及血流动力学机制导致的脑梗死
病因	脑血栓形成	最常见的病因是脑动脉粥样硬化
	脑栓塞	最常见的病因是心源性脑栓塞，以心脏瓣膜病二尖瓣狭窄伴房颤所形成的附壁血栓脱落及瓣膜病并发感染性心内膜炎的赘生物脱落多见
临床表现	脑血栓形成	一般表现：常在安静或睡眠中发病，起病较缓，症状在数小时或1~2天内进展达高峰。多数患者无头痛、呕吐、昏迷等全脑症状，少数起病即有昏迷、抽搐，类似脑出血，多为脑干梗死
		常见脑动脉闭塞的表现：①颈内动脉闭塞综合征。②大脑中动脉：出现典型的“三偏征”。③大脑前动脉病变。④大脑后动脉：对侧同向偏盲及丘脑综合征。⑤椎-基底动脉：可突发眩晕、呕吐、共济失调。⑥小脑后下动脉或椎动脉：可出现延髓背外侧综合征、中脑腹侧综合征、脑桥腹外侧综合征、闭锁综合征。⑦特殊类型脑梗死：大面积脑梗死、分水岭脑梗死
	脑栓塞	一般表现：可发生于任何年龄，以青壮年多见。多在活动中发病，无明显前驱症状，病情可在数秒钟达高峰，且局灶性神经功能缺失症状与栓塞动脉的供血区的功能对应，具明显的定位症状和体征，呈完全性卒中
		神经功能缺失表现：同脑血栓形成。与脑血栓形成比较，具有复发和出血的倾向
	临床分型	完全性卒中、进展性卒中、可逆性缺血性神经功能缺失

续　表

实验室检查	颅脑 CT、颅脑磁共振（MRI）、脑脊液、经颅多普勒（TCD）检查，以及其他如数字减影血管造影（DSA）、磁共振成像血管造影（MRA）、心电图、超声心动图、胸部 X 线检查	
诊断要点	脑血栓形成	①中年以上，有动脉硬化、高血压、糖尿病等病史，常有短暂性脑缺血发作病史。②静息状态下或睡眠中发病，迅速出现局限性神经功能缺失症状，并持续 24 小时以上。神经系统症状和体征可用某一血管综合征解释。③意识常清楚或轻度障碍，多无脑膜刺激征。④脑部 CT、MRI 检查可显示梗死部位和范围，并可排除脑出血、肿瘤和炎症性疾病
	脑栓塞	①有冠心病心肌梗死、心脏瓣膜病、心房颤动等病史。②体力活动中骤然起病，迅速出现局限性神经功能缺失症状，症状在数秒钟到数分钟达到高峰，并持续 24 小时以上。神经系统症状和体征可用某一血管综合征解释。③意识常清楚或轻度障碍，多无脑膜刺激征。④脑部 CT、MRI 检查可显示梗死部位和范围，并可排除脑出血、肿瘤和炎症性疾病
病情评估	目前最常用的是美国国立卫生院神经功能缺失评分系统（NIHSS）。NIHSS 评分用于评估卒中患者神经功能缺损程度，基线评估可以评估卒中严重程度，治疗后可以定期评估治疗效果。基线评估超过 16 分的患者具有死亡风险，而低于 6 分的患者很有可能恢复良好；每增加 1 分，预后良好的可能性降低 17%。评分范围为 0~42 分，分数越高，神经受损越严重。分级判断：①0~1 分：正常或近乎正常。②1~4 分：轻度卒中或小卒中。③5~15 分：中度卒中。④15~20 分：中、重度卒中。⑤21~42 分：重度卒中	
治疗	治疗原则	尽早治疗、个体化治疗、综合性治疗
	急性期治疗	一般治疗：保持呼吸道通畅；控制血压；控制血糖；控制脑水肿；防治消化道出血；维持水、电解质平衡；预防深静脉血栓形成
		其他治疗：还有溶栓治疗、抗血小板聚集治疗、抗凝治疗、神经保护治疗、降纤治疗、介入治疗
	恢复期治疗	康复治疗、控制卒中危险因素、抗血小板聚集治疗

必考热点

1. 引起动脉血栓性脑梗死最常见的病因是脑动脉粥样硬化。

2. 引起脑栓塞最常见的病因是心源性脑栓塞，以心脏瓣膜病二尖瓣狭窄伴房颤所形成的附壁血栓脱落及瓣膜病并发感染性心内膜炎的赘生物脱落多见。

3. 引起腔隙性梗死最主要的病因是高血压性小动脉硬化。

第四节　脑　出　血

考点：脑出血

脑出血的病因、临床表现、诊断、病情评估以及治疗见表 12-8-4。

表 12-8-4　脑出血的病因、临床表现、诊断、病情评估以及治疗

病因	最主要病因是高血压性动脉硬化，其他有血液病的低凝倾向、动脉瘤、脑血管畸形、脑动脉炎、脑肿瘤、抗凝或溶栓治疗等
发病机制	微动脉夹层动脉瘤的形成；脑组织病理改变；全脑症状的发作机制；罪犯血管
临床表现	脑出血以 50 岁以上的高血压患者多见，通常在情绪激动和过度用力时急性起病。发病时血压明显升高，突然剧烈头痛、头晕、呕吐，意识障碍和神经缺失症状常在数分钟至数小时内达高峰
	壳核出血（内囊外侧型）："三偏"征，即对侧偏瘫、对侧偏身感觉障碍和对侧同向偏盲
	丘脑出血（内囊内侧型）："三偏"征，以感觉障碍明显
	脑桥出血：一侧脑桥少量出血，表现为交叉性瘫痪，两眼向病灶侧凝视麻痹

续 表

临床表现	小脑出血：常有眩晕，频繁呕吐，后枕剧痛，步履不稳，构音障碍，共济失调和眼球震颤而无瘫痪
	脑叶出血：头痛、呕吐、脑膜刺激征及出血脑叶的定位症状
	脑桥出血：大量出血累及双侧被盖部及基底部，患者迅速出现昏迷、针尖样瞳孔、呕吐咖啡渣样胃内容物，随后出现中枢性高热、中枢性呼吸衰竭、四肢瘫痪及去大脑强直发作
检查	头颅 CT、MRI、脑血管造影、脑脊液检查、血液一般检查、凝血功能检查、血液生化检查、心电图等
诊断要点	50 岁以上，有长期高血压病史，尤其有血压控制不良的病史，在活动或情绪激动时突然发病
	突然出现剧烈头痛、呕吐，快速出现意识障碍和偏瘫、失语等局灶性神经缺失症状，病程发展迅速
	颅脑 CT 检查可见脑内高密度区
病情评估	出血部位评估：根据患者神经功能缺失体征特点，结合颅脑影像学检查，判断出血部位
	Glasgow 昏迷量表（GCS）评估意识障碍程度：以睁眼反射、语言反应、运动反应三部分判断得分相加评估病情，分值越高，提示意识状态越好，分数越低，则意识障碍越重。Glasgow 昏迷评分法最高分为 15 分，表示意识清楚；12～14 分为轻度意识障碍；9～11 分为中度意识障碍；8 分以下为昏迷
	根据脑出血评分表评估病情：综合 Glasgow 昏迷量表评分结果、血肿大小、血肿是否破入脑室、患者年龄等综合判断病情，估计死亡风险
治疗	一般治疗：保持安静，避免不必要搬动。确保气道通畅。建立静脉通道，保持营养和水、电解质平衡。减轻脑水肿，降低颅内压。调整血压，亚低温治疗，止血治疗，控制抽搐
	脑出血后出现颅内高压和脑水肿并有明显占位效应者，外科清除血肿、制止出血是降低颅内高压、挽救生命的重要手段。最后康复治疗

必考热点

1. 脑出血是指脑内血管破裂导致的脑实质内的出血，最主要病因是高血压性动脉硬化。
2. 脑出血（内囊内侧型）可表现为“三偏”征，以感觉障碍明显。
3. 壳核出血（内囊外侧型）可出现典型的“三偏”征，即对侧偏瘫、对侧偏身感觉障碍和对侧同向偏盲。

第五节 蛛网膜下腔出血

考点：蛛网膜下腔出血

蛛网膜下腔出血的病因、发病机制、临床表现、诊断与鉴别诊断、病情评估以及治疗见表 12-8-5。

表 12-8-5 蛛网膜下腔出血的病因、发病机制、临床表现、诊断与鉴别诊断、病情评估以及治疗

病因	最常见的病因是脑底囊性动脉瘤破裂，其次为脑动静脉畸形，其他病因有高血压脑动脉硬化、脑动脉炎、结缔组织病、颅内肿瘤、血液病、溶栓或抗凝治疗后等
发病机制	当动脉瘤破裂，血液涌入蛛网膜下隙，压迫脑组织，可迅速出现脑水肿和颅内压增高。血液阻塞脑脊液循环道路可发生梗阻性脑积水，外溢血液中含有多种血管活性物质可刺激血管和脑膜诱发脑血管痉挛，严重者发生脑梗死及继发性脑缺血
临床表现	一般表现：起病前数天或数周有头痛、恶心症状，常在剧烈运动和活动中突然起病，剧烈头痛呈爆裂样发作，可放射至枕后或颈部，并伴喷射性呕吐；少数人有癫痫样发作和精神症状
	定位表现：脑膜刺激征明显。部分患者有局灶性体征，一侧后交通动脉瘤破裂时，可有同侧动眼神经麻痹，短暂或持久的单瘫、偏瘫、失语等。少数大出血的病例，病情凶险，起病后迅速进入深昏迷，出现去脑强直，因呼吸停止而猝死

续　表

严重并发症	再出血、迟发性脑血管痉挛、脑积水
检查	①颅脑 CT：出现脑基底部脑池、脑沟及外侧裂的高密度影。②脑脊液检查：脑脊液在起病 12 小时后呈特征性改变，为均匀血性，压力增高，离心后呈淡黄色。③脑血管造影：可明确动脉瘤、脑血管畸形的部位、大小。④其他：眼底检查可有视盘水肿
诊断依据	①突发剧烈头痛伴脑膜刺激征阳性，眼底检查可见出血，尤其是玻璃体膜下出血。②CT 检查阳性，脑脊液均匀血性。③有条件可选择 DSA、MRA、CTA 等脑动脉造影，有助于明确病因
鉴别诊断	本病应与急性脑膜炎鉴别
病情评估	决定蛛网膜下腔出血手术治疗选择、判断预后的方法目前以 HUNT-HESS 分级为主，HUNT-HESS 分级Ⅲ级及以下的患者，应尽早实施手术治疗或介入治疗，Ⅳ、Ⅴ级患者预后较差
治疗	①一般处理：绝对卧床 4~6 周。避免用力。②降低颅压。③止血药：氨基己酸、氨甲苯酸。④防治脑血管痉挛：尼莫地平。⑤手术治疗

必考热点

1. 原发性蛛网膜下腔出血的最常见病因是脑底囊性动脉瘤破裂。
2. 原发性蛛网膜下腔出血的脑脊液在起病 12 小时后呈特征性改变，为均匀血性，压力增高，离心后呈淡黄色。

第九单元　常见急危重症

第一节　休　　克

考点：休克

休克的病理生理、临床表现、诊断要点、病情评估与治疗见表 12-9-1。

表 12-9-1　休克的病理生理、临床表现、诊断要点、病情评估与治疗

病理生理	有效循环血容量绝对或相对不足，是各类休克的本质。各种病因的休克发作后，机体发生一系列相应的病理生理变化，主要体现在微循环的代偿及失代偿、机体代谢变化、炎症反应及各系统脏器功能障碍甚至衰竭等
临床表现	休克早期（微血管痉挛期）：①面色苍白、四肢冰凉、出冷汗、口唇或四肢末梢轻度发绀。②神志清，伴有轻度兴奋，烦躁不安。③血压大多正常，脉搏细速，脉压可有明显减小，也可骤降（见于大失血）。④呼吸深而快。⑤尿量减少
	休克期（微血管扩张期）：①全身皮肤苍白与青紫交织、发凉，口渴明显。②表情淡漠，反应迟钝。③体温正常或降低。④脉搏细弱，浅静脉萎陷，收缩压进行性下降至 60~80mmHg，心音低钝。⑤可出现呼吸衰竭。⑥出现少尿甚至无尿
	休克晚期（微循环衰竭期）：①全身静脉塌陷，皮肤发绀，四肢厥冷，汗冷黏稠。②意识不清甚至昏迷。③体温不升。④脉搏细弱，血压极低甚至测不到，心音呈单音（胎心律）。⑤呼吸衰竭，严重低氧血症，酸中毒。⑥无尿，出现急性肾衰竭。⑦全身出血倾向：上消化道、尿道、肺、肾上腺等出血。⑧多器官功能衰竭：急性心力衰竭、呼吸衰竭、肾衰竭、肝衰竭、脑功能障碍等

续 表

诊断要点	①有诱发休克的诱因。②意识障碍。③脉搏细速，超过100次/分，或不能触及。④四肢湿冷，胸骨部位皮肤指压征，皮肤呈花斑样，黏膜苍白或发绀，尿量小于30ml/h。⑤收缩压低于80mmHg。⑥脉压低于20mmHg。⑦高血压患者收缩压较基础血压下降30%以上。符合第①条及②、③、④条中的两项，和⑤、⑥、⑦条中的一项，即可诊断
病情评估	临床监测内容：①临床表现：精神状态；肢体温度、色泽；脉搏。②血流动力学改变：血压、中心静脉压、脉动脉楔压。③心电图。④肾功能。⑤呼吸功能。⑥生化指标。⑦微循环灌注
	休克程度分级：轻度休克、中度休克、重度休克、极重度休克
	休克指数的应用：常用来粗略判断休克是否存在以及休克的轻重程度。休克指数 = 脉率（次/分）/收缩压（mmHg）。正常为0.5，≥1.0提示发生休克，1.0~1.5提示为轻度休克，1.5~2.0提示为中度休克，≥2.0提示为重度休克
治疗	病因防治：积极防治引起休克的原发病，去除休克的原始动因如止血、控制感染、镇痛、抗过敏等
	紧急处理：保暖，镇静，少搬动；吸氧；建立静脉通道；重症监护
	抗休克治疗：①除心源性休克外，补充血容量是提高心排血量和改善组织灌流的根本措施。输液强调及时和尽早。②纠正电解质与酸碱平衡失调。③应用血管活性药。④维护脏器功能
	其他治疗措施：使用纳洛酮、环氧化酶抑制剂及其他药物

必考热点

1. 休克指数是临床常用观察休克进程的指标，是脉率与收缩压之比。
2. 休克早期是微血管痉挛期。

第二节 急性上消化道出血

考点：急性上消化道出血

急性上消化道出血的病因、临床表现、诊断、病情评估与治疗见表12-9-2。

表12-9-2 急性上消化道出血的病因、临床表现、诊断、病情评估与治疗

病因	最常见的病因是消化性溃疡，其次是食管-胃底静脉曲张破裂、急性胃黏膜损害及胃癌等
临床表现	呕血和黑便为上消化道大出血的特征性表现。其他还表现为失血性周围循环衰竭、发热、贫血及氮质血症
上消化道出血的诊断	根据呕血、黑便和失血导致的全身表现，呕吐物或大便隐血试验呈强阳性，血红蛋白浓度、红细胞计数减少，血细胞比容下降，可做出上消化道出血的诊断，但应排除来自呼吸道的出血（咯血），来自口、鼻、咽喉部的出血，进食含铁食物引起的黑便等
上消化道大出血的诊断	根据呕血、黑便伴有明确的失血性周围循环衰竭的临床表现，以及快速出现的失血性贫血、肠源性氮质血症等，可做出上消化道大出血的诊断
病因诊断	包括胃镜、选择性腹腔动脉造影、X线钡餐检查。其中胃镜是目前诊断上消化道出血病因的首选检查方法
病情评估	估计出血量：①成人每天消化道出血量达5~10ml，大便隐血试验阳性。②每天出血量>50ml，出现黑便。③胃内积血量达250~300ml，可引起呕血。④一次性出血量>400ml，可引起全身症状如烦躁、心悸、头晕、出汗等。⑤数小时内出血量>1000ml（循环血容量的20%），可出现周围循环衰竭表现。⑥数小时内出血量>1500ml（循环血容量的30%），发生失代偿性休克
	估计失血量：根据收缩压可估计失血量，血压降至90~100mmHg时，失血量约为循环血容量的20%；血压降至60~80mmHg时，失血量约为循环血容量的30%；血压降至40~50mmHg时，失血量>循环血容量的40%

续 表

病情评估	提示严重大出血的征象：收缩压<80mmHg或较基础压降低>25%；心率>120次/分，血红蛋白<70g/L
	判断是否继续出血，临床上出现下列情况应考虑继续出血：①反复呕血，或黑便次数增多，甚至呕血转为鲜红色，黑便转为暗红色，伴肠鸣音亢进。②虽经补液、输血，周围循环衰竭的表现未见明显改善，或暂时好转后又恶化。③血红蛋白浓度、红细胞计数减少，血细胞比容继续下降，网织细胞计数持续增多。④在体液与尿量足够的情况下，血尿素氮持续或再次增高
	预后判断：患者预后不良的主要因素：①高龄（超过60岁）。②有严重伴发病如心、肺、肝、肾等脏器功能不全及脑卒中等。③本次出血量大或短期内反复出血。④特殊病因和部位的出血，如食管-胃底静脉曲张破裂出血。⑤消化性溃疡伴有内镜下活动性出血，或近期出血征象如暴露血管或溃疡面上有血痂
治疗	患者应卧床休息，防止窒息。吸氧，大量出血时应禁食，烦躁不安者可给予适量镇静药。加强护理，严密监测心率、血压、呼吸、尿量及神志变化，观察呕血及黑便情况，定期复查血红蛋白浓度、红细胞计数、血细胞比容与血尿素氮。必要时进行心电监护。
	补充血容量：尽快建立有效的静脉输液通道，立即配血
	止血治疗：药物止血常用垂体后叶素静脉注射；气囊压迫止血压迫胃底食管曲张静脉而止血，止血效果肯定，适用于药物治疗失败或无手术指征者；内镜治疗

必考热点

1. 上消化道出血是指十二指肠悬韧带以上的消化道引起的出血，是消化系统最常见的急危症。
2. 呕血和黑便为上消化道大出血的特征性表现。

第三节 急性中毒

考点：急性中毒的病因、中毒机制、诊断原则及处理原则

急性中毒的病因、中毒机制、诊断原则及处理原则见表12-9-3。

表12-9-3 急性中毒的病因、中毒机制、诊断原则及处理原则

病因	职业性中毒、生活性中毒
中毒机制	局部刺激腐蚀作用、缺氧、抑制体内酶的活性、干扰细胞功能、与受体竞争、麻醉作用
诊断原则	①采集病史：向现场目击者了解起病经过，获取有关中毒的信息。②体格检查：发现特异性中毒体征。③辅助检查：留取可疑毒物及呕吐物、血液、尿液等含毒物，快速送检，获取确切的诊断依据。④诊断性治疗：结合患者对特异性解毒剂试验性治疗的反应，协助诊断
处理原则	一般处理：①边实施救治，边采集病史，留取含毒物或采血送检。②给患者取恰当的体位，保持呼吸道通畅，及时清除口咽、鼻腔内分泌物，给氧。③及时向患者家属交代病情及可能发生的病情变化
	清除未吸收的毒物：①口服中毒：催吐、洗胃、导泻、灌肠。②皮肤、黏膜吸收中毒：立即应用清水或能溶解毒物的溶剂彻底洗涤接触毒物部位。③吸入中毒：立即将患者移离中毒现场，吸氧。④注射中毒：中毒早期应用止血带或布条扎紧注射部位上端，或于注射部位放射状注射0.1%肾上腺素，减缓毒物吸收
	促进吸收的毒物排出：利尿、吸氧、改变尿液酸碱度、血液透析、血浆置换等
	应用特效解毒剂：根据病情选择应用剂量与给药途径
	对症治疗：针对中毒后出现的症状、体征及并发症，给予相应的急救处理

考点：急性一氧化碳中毒

急性一氧化碳中毒的病因、临床表现、诊断及治疗见表12-9-4。

表12-9-4 急性一氧化碳中毒的病因、临床表现、诊断及治疗

病因	任何含碳的物质不完全燃烧，均可产生一氧化碳。生活性中毒寒冷季节于密封的居室中用煤气或煤炉取暖，因通风不良而引发中毒。生产性中毒炼钢、烧窑、煤矿矿井等工作中因产生大量一氧化碳而防护不当时
临床表现	轻度：剧烈头痛、头晕、乏力、恶心、呕吐、视物不清、嗜睡、意识模糊为特点，可诱发心绞痛发作
	中度：神志不清，皮肤、黏膜呈明显樱桃红色，伴多汗、烦躁不安，逐渐出现意识障碍，进入昏迷状态
	重度：进入昏迷状态，伴反复惊厥发作，大小便失禁，血压下降，呼吸不规则，瞳孔扩大，各种反射减弱甚至消失，体温升高，可并发肺水肿、脑水肿及心脏、肾脏损害
	迟发性脑病：急性一氧化碳中毒患者经治疗病情好转，意识恢复后，于发病数天至数十天之后，出现一系列神经系统功能异常表现，称为迟发性脑病，表现为精神、意识障碍；锥体外系功能障碍；锥体系功能障碍；大脑皮层局灶性功能缺失；周围神经炎等
诊断	有导致急性一氧化碳中毒的情况存在，结合临床表现以及血碳氧血红蛋白测定超过10%，可以确定诊断。应注意排除急性脑血管病、其他急性中毒等导致中枢神经功能障碍的疾病
治疗	一般处理：立即将患者搬移至空气新鲜处，松解衣服，平卧位休息，注意保暖，保持呼吸道通畅。发生呼吸、心搏骤停，立即进行心肺复苏术
	纠正吸氧：关键性治疗；防治脑水肿；对症处理：高热者给予物理降温及药物降温；抽搐患者适当应用镇静药，严重发作的患者可考虑应用人工冬眠；纠正水、电解质失衡，防治感染、肺水肿与急性肾衰竭

必考热点

1. 一氧化碳中毒，大脑与心脏最早发生异常。

2. 有导致急性一氧化碳中毒的情况存在，结合临床表现以及血碳氧血红蛋白测定>10%，可以确定诊断。

3. 一氧化碳中毒后，条件允许吸入含5%二氧化碳的氧气，可刺激呼吸中枢，加速一氧化碳解离。

考点：急性有机磷杀虫药中毒

急性有机磷杀虫药中毒的病因、临床表现、诊断要点及治疗见表12-9-5。

表12-9-5 急性有机磷杀虫药中毒的病因、临床表现、诊断要点及治疗

病因	有机磷杀虫药品种繁多，为农业生产过程中最常用的杀虫药。职业性中毒可因有机磷的生产、运输、使用过程中防护不当，发生中毒。生活性中毒多见于有机磷误服、服毒等，也可因用其杀灭蚊虫时使用不当经呼吸道、皮肤中毒
临床表现	毒蕈碱样表现（M样症状）、烟碱样表现（N样症状）、中枢神经系统表现头痛、头晕、步态不稳、共济失调等
诊断要点	病史：有机磷杀虫药接触史，多在接触后半小时至12小时内出现中毒症状，多不超过24小时
	临床特点：呼出气、呕吐物有刺激性蒜臭味，以出现毒蕈碱样症状、烟碱样症状及中枢神经系统症状为临床特点
	辅助检查：测定全血胆碱酯酶活力<70%，为诊断有机磷杀虫药中毒的特异性指标，常作为判断中毒程度、估计预后、评价疗效的重要依据
分级诊断	依据病情及临床特点、全血胆碱酯酶活力测定，将有机磷杀虫药中毒分为轻、中、重3级

续　表

治疗	一般处理：立即使患者脱离中毒现场，脱去被污染的衣物鞋袜及首饰、佩戴物，保持呼吸道通畅
	清除毒物：经皮肤、毛发中毒者，应用肥皂水或清水彻底清洗。经口中毒者，立即刺激咽喉部催吐，并经胃管洗胃
	应用特效解毒药物：抗胆碱药、胆碱酯酶复能剂

必考热点

1. 有机磷杀虫药易挥发且具有一种刺激性蒜味。
2. 有机磷杀虫药进入机体后，迅速分布于全身，其中肝脏含量最高，主要在此处代谢。
3. 测定全血胆碱酯酶活力<70%，为诊断有机磷杀虫药中毒的特异性指标，常作为判断中毒程度、估计预后、评价疗效的重要依据。

考点：急性酒精中毒

急性酒精中毒的病因、中毒机制、临床表现、诊断要点及治疗见表 12-9-6。

表 12-9-6　急性酒精中毒的病因、中毒机制、临床表现、诊断要点及治疗

病因	一次性大量饮用含酒精的酒类饮品是中毒的主要原因
中毒机制	酒精的急性中毒机制：中枢神经系统抑制作用；代谢异常；耐受性、依赖性和戒断综合征
临床表现	兴奋期：中毒早期出现头痛、乏力、欣快、兴奋、言语增多、喜怒无常等，有时粗鲁无礼，易感情用事，面色潮红或苍白，呼出气带酒味
	共济失调期：表现动作不协调，步态不稳，动作笨拙，言语含糊不清，可伴有眼球震颤、复视、躁动、精神错乱等表现。消化系统的临床表现主要为恶心、呕吐、肝区疼痛等
	昏迷期：病情进一步加重，出现恶心、呕吐、倦怠而进入昏迷期，表现为昏睡，面色苍白，皮肤湿冷，口唇发绀，瞳孔散大，体温下降，脉搏细弱，严重者发生呼吸、循环功能衰竭而死亡。患者呼出气及呕吐物有浓烈酒味。酒精因抑制肝脏糖原异生，引起低血糖，可加重昏迷
诊断	有一次性大量饮酒或含酒精饮料史，患者呼出气及呕吐物有浓烈酒味，结合临床表现与血清酒精浓度测定，诊断并不困难。血清中有乙醇且含量明显增加，为诊断的重要依据。动脉血气分析显示代谢性酸中毒，血生化检测出现血糖降低、低血钾、低血镁、低血钙等有助于诊断
治疗	兴奋期及共济失调期：多无须特殊处理，可给予刺激咽喉部催吐，注意保暖，保持呼吸道通畅，避免呕吐物吸入性窒息，加强护理，避免发生意外伤害
	昏迷期：①一般处理：保持呼吸道通畅，及时清除咽喉部分泌物，加强护理，防止发生窒息，鼻导管吸氧。②促进酒精排出体外：催吐、洗胃、腹膜透析或血液透析。③促进酒精氧化。④应用纳洛酮。⑤对症治疗

必考热点

1. 急性酒精中毒的症状主要为神经系统和消化系统症状，以神经系统损害最多见。
2. 根据临床表现急性酒精中毒分为兴奋期、共济失调期和昏迷期。
3. 血清中有乙醇且含量明显增加，为急性酒精中毒诊断的重要依据。

第四节　中　暑

考点：中暑

中暑的病因、临床表现、诊断与鉴别诊断以及治疗见表12-9-7。

表12-9-7　中暑的病因、临床表现、诊断与鉴别诊断以及治疗

病因	环境温度过高、机体产热增加、机体散热减少、汗腺功能障碍及老年体弱、过度疲劳、肥胖、饮酒、饥饿、失水失盐、应用阿托品或其他抗胆碱药而影响汗腺分泌等	
临床表现	热射病	典型临床表现为高热，体温常>41℃，无汗和意识障碍。先有全身软弱、乏力、头晕、头痛、恶心、出汗减少，继而体温迅速上升，出现嗜睡、谵妄甚至昏迷。心电图可出现心律失常和心肌损害表现
	热痉挛	常发生在高温环境中强体力劳动后，患者常先有大量出汗，随后四肢肌肉、腹壁肌肉甚至胃肠道平滑肌发生阵发性痉挛和疼痛。实验室检查多有血钠和血氯降低，尿肌酸增高
	热衰竭	先有头痛、头晕、恶心，继之口渴、胸闷、面色苍白、冷汗淋漓、脉搏细弱或缓慢、血压偏低。可有晕厥、手足抽搐。危重者有周围循环衰竭表现。实验室检查多有低钠和低钾血症
诊断	可根据在高温环境中劳动和生活时出现体温升高、肌肉痉挛和/或晕厥，并排除其他症状相似的疾病后，即可诊断。中暑分为先兆中暑、轻症中暑和重症中暑三种，重症中暑包括热射病、热痉挛和热衰竭3型	
鉴别诊断	热射病应与脑炎、有机磷杀虫药中毒、中毒性肺炎、菌痢、疟疾等疾病鉴别；热衰竭应与消化道出血、异位妊娠、低血糖症等鉴别；热痉挛伴腹痛应与各种急腹症鉴别	
治疗	①紧急处理：迅速将患者转移至阴凉通风处休息或静卧，口服凉盐水、清凉含盐饮料。②补充水、电解质。③降温治疗：物理降温、药物降温（氯丙嗪）。④对症治疗。⑤应用糖皮质激素。⑥加强护理	

必考热点

1. 中暑依据发生机制及临床特点，分为热射病、热痉挛、热衰竭。
2. 热射病典型临床表现为高热。
3. 降温治疗为热射病的关键性治疗措施。

第十三部分

传染病学

第一单元　传染病学总论

第一节　感染与免疫

考点：感染的概念及分类

感染的概念及分类见表 13-1-1。

表 13-1-1　感染的概念及分类

概念	感染是病原体与人体相互作用的过程。有些微生物和寄生虫与人体宿主之间达到了相互适应、互不损害的共生状态。但当某些因素导致机体免疫功能受损或机械损伤使寄生物异位寄生时，则可引起宿主的损伤，称为机会性感染
分类	根据病原体感染的次数、时间先后和种数，感染可分为首发感染、重复感染、混合感染和重叠感染

考点：感染过程的表现、病原体的作用及免疫应答的作用

感染过程的表现、病原体的作用及免疫应答的作用见表 13-1-2。

表 13-1-2　感染过程的表现、病原体的作用及免疫应答的作用

感染过程的表现	病原体经过不同途径进入人体就开始了感染过程。感染是否导致疾病取决于病原体的致病力和人体的抗病能力。在感染过程中出现的各种不同表现称为感染谱，有五种表现形式：①病原体被清除。②隐性感染。③显性感染。④病原携带状态。⑤潜伏性感染
感染过程中病原体的作用	病原体侵入人体后能否引起疾病，取决于病原体的致病作用、宿主的免疫功能和外环境三个因素
	病原体的致病作用包括以下四个方面：①侵袭力。②毒力。③数量。④变异性
感染过程中免疫应答的作用	保护性免疫：①固有免疫即非特异性免疫。②适应性免疫
	变态反应：变态反应有Ⅰ型变态反应（速发型）、Ⅱ型变态反应（细胞溶解型）、Ⅲ型变态反应（免疫复合物型）、Ⅳ型变态反应（迟发型）等四型

必考热点

1. 感染是病原体与人体相互作用的过程。
2. 病原体主要是病原微生物和寄生虫。
3. 病原体侵入人体后能否引起疾病，取决于病原体的致病作用、宿主的免疫功能、外环境三个因素。

考点：感染病的发病机制

感染病的发病机制见表13-1-3。

表13-1-3　感染病的发病机制

感染病的发生与发展	入侵部位：只有入侵部位适合，病原体才能侵入机体引起病变
	机体内定位：不同的病原体在机体内定位不同，各种传染病都有自己的规律性
	排出途径：不同传染病的病原体排出途径不同，如粪便、飞沫、体液等，有的单一，有的多个
组织损伤的发生机制	直接损伤：病原体可借助机械运动及分泌的酶（如阿米巴病）直接破坏组织，或通过细胞病变使细胞溶解（如脊髓灰质炎），还可通过诱发炎症过程引起组织坏死（如鼠疫）
	毒素作用：病原体可释放毒素杀伤细胞，或释放酶降解组织成分，或损伤血管引起缺血坏死
	免疫机制　病原体侵入机体，通过病原体本身或其代谢产物诱发机体免疫反应，引起组织损伤
重要病理生理变化	病原体侵入人体后，在与机体互相斗争过程中，导致多种病理生理变化，常见的主要有发热、代谢、内分泌改变等

必考热点

1. 根据病原体感染的次数、时间先后和种数，感染可分为四种，即原发感染、重复感染、混合感染、重叠感染。
2. 传染病流行过程的基本条件是传染源、传播途径、易感人群。
3. 由母亲传给胎儿或婴儿称母婴传播，母婴传播属于垂直传播。

第二节　传染病的流行过程

考点：流行过程的基本条件

传染病的流行过程就是传染病在人群中发生、发展和转归的过程。流行过程的构成需要有三个基本条件，包括传染源、传播途径和易感人群。同时流行过程又受到社会因素和自然因素的影响。传染病流行过程的基本条件见表13-1-4。

表13-1-4　传染病流行过程的基本条件

传染源	传染源指体内有病原体生长、繁殖并能排出体外的人和动物，包括：①患者。②隐性感染者。③病原携带者。④受感染的动物
传播途径	病原体离开传染源到达另一个易感者所经过的途径称传播途径，包括：①呼吸道传播。②消化道传播。③接触传播。④虫媒传播。⑤血液和体液传播。⑥母婴传播。⑦土壤传播。⑧医源性感染
易感人群	对某一传染病缺乏特异性免疫力的人为易感者。人群易感性指人群对某种传染病病原体的易感程度或免疫水平
	人群易感性增高的因素：①新生儿增加、非流行区人口迁入、免疫人群减少等。②许多传染病（包括隐性感染）流行或人工免疫后经一段时间，其免疫力逐渐降低，其患者又成为易感人群，因此传染病的流行常有周期性。③新的传染病出现或传入
	人群易感性降低的因素：①计划免疫及必要的强化免疫。②传染病流行或隐性感染后

必考热点

1. 病原微生物包括病毒、衣原体、立克次体、支原体、细菌、真菌、螺旋体、朊毒体等。
2. 传染病的基本特征为病原体、传染性、流行病学特征、感染后免疫。
3. 急性传染病的发生、发展和转归具有一定的阶段性，通常分为四个期，即潜伏期、前驱期、症状明显期、恢复期。

考点：影响流行过程的因素

影响流行过程的因素见表 13-1-5。

表 13-1-5　影响流行过程的因素

自然因素	自然环境的各种因素，包括地理、气象、生理环境等，对传染病的发生与发展影响极大
社会因素	社会制度、经济与生活条件、文化水平、人口密度等对传染病的流行过程有决定性影响
个人行为因素	人类自身不文明、不科学的行为和生活习惯，也有可能造成传染病的发生与传播

第三节　传染病的特征

考点：基本特征

传染病的基本特征见表 13-1-6。

表 13-1-6　传染病的基本特征

病原体	每一种传染病都是由特异性病原体所引起的。病原学检查是传染病的确诊依据
传染性	传染性是传染病与非传染性疾病的最主要区别。传染性是指病原体能够通过特定途径感染给他人。传染病患者有传染性的时期称为传染期。每一种传染病都有相对固定的传染期，是确定传染病患者隔离期的主要依据
流行病学特征	主要指传染病的流行性、季节性和地方性，还包括在不同人群（年龄、性别、职业等）中的分布特点
感染后免疫	人体感染病原体后能产生不同程度的特异性免疫。一些病毒性传染病（如麻疹、乙型脑炎等），感染后可获得持久的免疫力；一些细菌性传染病（如戊型肝炎、细菌性痢疾等），感染后保护性免疫仅为数月至数年；也有的感染后不产生保护性免疫或仅产生有限的保护性免疫，容易重复感染，如血吸虫病、蛔虫病等

必考热点

1. 病原体侵入机体并在体内生长、繁殖和扩散的能力称为侵袭力。
2. 人群易感性降低的因素：①计划免疫及必要的强化免疫。②传染病流行或隐性感染后。

考点：临床特征

1. 病程发展的阶段性　见表 13-1-7。

表 13-1-7　传染病病程发展的阶段性

潜伏期	指从病原体侵入机体至开始出现临床症状为止的时期。潜伏期的长短与病原体感染的量成反比
前驱期	是从起病至症状明显的时期。起病急骤者前驱期很短暂或无

续　表

症状明显期	在此期间患者表现出该传染病所特有的症状和体征
恢复期	此期机体免疫力增长到一定程度，体内病理生理过程基本终止，症状及体征基本消失
复发与再燃	有些传染病患者进入恢复期后，已稳定退热一段时间，由于潜伏于组织内的病原体再度繁殖，使发热等初发症状再度出现，称为复发。有些患者在恢复期，体温未稳定下降至正常，又再度升高，此为再燃
后遗症	在恢复期结束后机体功能仍长期不能恢复正常

2. 常见的症状与体征　见表13-1-8。

表13-1-8　传染病常见的症状与体征

发热	常见热型有稽留热、弛张热、间歇热、回归热、波浪热、不规则热等
发疹	皮疹的类型有斑疹、丘疹、斑丘疹、出血疹、疱疹、荨麻疹等
毒血症状	临床常见毒血症、菌（病毒、螺旋体）血症、败血症、脓毒血症等
单核-吞噬细胞系统反应	表现为肝、脾和淋巴结的肿大

3. 临床类型　根据临床过程的长短，可分为急性、亚急性和慢性传染病；根据病情的轻重，可分为轻型、中型、重型及暴发型传染病；根据临床特征，可分为典型和非典型传染病。

必考热点

1. 病原学检查是传染病的确诊依据。
2. 单核-吞噬细胞系统反应在病原体及其代谢产物的作用下，可出现充血、增生等反应，表现为肝脾大和淋巴结肿大。

第四节　传染病的诊断

考点：传染病的诊断

传染病的诊断见表13-1-9。

表13-1-9　传染病的诊断

流行病学资料	包括：①传染病的地区分布。②传染病的时间分布。③传染病的人群分布。此外，了解传染病的接触史、预防接种史，也有助于建立诊断
临床资料	病史及症状；体格检查
实验室检查	①常规检查：包括血、尿、大便常规检查和生化检查。②病原学检查：病原体的直接检出或分离培养；分子生物学检测（分子杂交技术、聚合酶链反应（PCR）。③免疫学检测：特异性抗原检测、特异性抗体检测
其他检查	①内镜检查：纤维胃镜、纤维结肠镜。②影像学检查：包括B型超声检查、计算机断层扫描（CT）、磁共振成像（MRI）、肺CT检查。③活体组织检查

必考热点

1. 病原体的直接检出或分离培养是传染病病原学诊断的“金指标”。
2. 分子生物学检测是传染病病原学诊断发展的方向。

第五节 传染病的治疗

考点：传染病的治疗

传染病的治疗见表 13-1-10。

表 13-1-10 传染病的治疗

治疗原则	综合治疗的原则：即治疗、护理与隔离、消毒并重，一般治疗、对症治疗与特效治疗相结合
	中医中药治疗的原则：积极参与
治疗方法	一般治疗：包括隔离、护理、饮食及心理治疗等。保持足够的热量、足量维生素摄入，维持水、电解质平衡和酸碱平衡，必要时应用各种血液和免疫制品，均可增强患者的体质和免疫功能
	对症治疗：包括降温、镇静、强心、改善微循环、纠正水电解质失衡及电解质紊乱、应用糖皮质激素以及血液透析和血浆置换等
	病原治疗：①抗菌治疗。②抗寄生虫治疗。③抗病毒治疗。④血清免疫制剂治疗
	康复治疗：某些传染病（如脊髓灰质炎、脑炎和脑膜炎）可有肢体瘫痪和语言障碍等后遗症，需进行康复治疗

必考热点

干扰素用于治疗乙型肝炎和丙型肝炎。

第六节 传染病的预防

考点：传染病的预防

传染病的预防见表 13-1-11。

表 13-1-11 传染病的预防

管理传染源	《中华人民共和国传染病防治法》把传染病分为甲类、乙类和丙类，实行分类管理。甲类为强制管理传染病，包括鼠疫和霍乱，乙类为严格管理传染病，丙类属监测管理传染病
切断传播途径	通常是起主导作用的预防措施
保护易感人群	提高非特异性免疫力；提高特异性免疫力

必考热点

1. 传染病的治疗原则是治疗、护理与隔离、消毒并重，一般治疗、对症治疗与特效治疗相结合。
2. 甲类为强制管理传染病，包括鼠疫和霍乱，乙类为严格管理传染病，丙类为监测管理传染病。

第二单元 病毒感染

第一节 病毒性肝炎

考点：病原学

病毒性肝炎的病原学见表 13-2-1。

表 13-2-1 病毒性肝炎的病原学

甲型肝炎病毒	甲型肝炎病毒（HAV）简称甲肝病毒，属微小 RNA 病毒科，人类嗜肝 RNA 病毒属
乙型肝炎病毒	乙型肝炎病毒（HBV）简称乙肝病毒，属嗜肝 DNA 病毒
丙型肝炎病毒	丙型肝炎病毒（HCV）简称丙肝病毒，属 RNA 病毒，黄病毒属
丁型肝炎病毒	丁型肝炎病毒（HDV）简称丁肝病毒，是一种缺陷的负链 RNA 病毒
戊型肝炎病毒	戊型肝炎病毒（HEV）简称戊肝病毒，单股正链 RNA 病毒

考点：流行病学

病毒性肝炎的流行病学见表 13-2-2。

表 13-2-2 病毒性肝炎的流行病学

传染源	甲、戊型肝炎的传染源主要是急性期患者和亚临床感染者。病毒主要通过粪便排出体外，发病前 2 周至发病后 2~3 周内具有传染性，以发病前后各 1 周的传染性最强
	乙、丙、丁型肝炎的传染源是相应的急、慢性患者及病毒携带者。病毒存在于患者的血液及各种体液（阴道分泌物、精液、羊水、唾液、乳汁等）中。急性期患者自发病前 2~3 个月即有传染性，并持续于整个急性期。慢性感染者均具有传染性
传播途径	甲、戊型肝炎主要经粪-口途径传播
	乙、丙、丁型肝炎病毒可通过传染源的各种体液排出体外，通过皮肤或黏膜的破损口（显性或隐性）进人易感者的体内而传播
易感人群	人类对各型肝炎普遍易感，各年龄组均可发病。感染甲肝病毒后机体可产生持久的免疫力
流行特征	甲型肝炎：世界各地均有发生。在高发地区常呈周期性流行。全年均可发病，而以冬春季为发病高峰。在托幼机构、小学及部队中发病率较高，且可发生大的流行。如水源被污染或生吃污染水中养殖的贝壳类等食品，可在人群中引起暴发
	乙型肝炎：①有地区性差异：按流行的严重程度分为低、中、高度三种流行地区。②有性别差异：男性高于女性，男女比例约为 1.4∶1。③无明显季节性。④以散发为主。⑤有家庭聚集现象，此现象与母婴传播及日常生活接触传播有关。⑥婴幼儿感染多见
	丙型肝炎：见于世界各国，主要为散发，多见于成人，尤以输血与使用血制品者、静脉药瘾者、血液透析者、肾移植者、同性恋者等为多见，发病无季节性
	丁型肝炎：在世界各地均有发现，但感染率差异较大。我国属 HDV 低地方性流行区，在 HBsAg 阳性人群中的流行率为 1.2%
	戊型肝炎：存在流行和散发两种形式。流行主要发生于亚洲、非洲和中美洲的一些不发达国家

考点：发病机制与病理

病毒性肝炎的发病机制与病理见表13-2-3。

表13-2-3 病毒性肝炎的发病机制与病理

甲型肝炎	HAV经口进入体内，经消化道进入血流，主要侵犯肝脏
乙型肝炎	HBV感染肝细胞并在其中复制，一般认为并不直接引起肝细胞病变，但HBV基因整合于宿主的肝细胞染色体中，可能产生远期后果。肝细胞损伤主要是通过机体一系列免疫应答导致，其中以细胞免疫为主
丙型肝炎	肝细胞损伤可能是HCV的直接杀伤作用及感染HCV后诱发的机体免疫反应等共同导致的
丁型肝炎	HDV对肝细胞具有直接致病性，同时免疫机制也参与HDV导致的肝损伤
戊型肝炎	HEV经口进入肠道，经门静脉侵入肝脏。其发病机制可能与甲型肝炎类似，肝细胞损伤主要是由细胞免疫介导的

各型病毒性肝炎之间无交叉免疫。HDV与HBV同时感染或重叠感染可加重病情，易发展为重型肝炎。HAV或HBV重叠感染也可使病情加重，甚至可发展为重型肝炎。

必考热点

1. 甲型肝炎病毒（HAV）属微小RNA病毒科，人类嗜肝RNA病毒属。
2. 乙型肝炎病毒的外壳蛋白中，主蛋白即HBsAg是最主要的外壳蛋白。
3. 丁型肝炎病毒（HDV）是一种缺陷的负链RNA病毒。

考点：临床表现

病毒性肝炎的临床表现见表13-2-4。

表13-2-4 病毒性肝炎的临床表现

急性肝炎	急性黄疸型肝炎黄疸前期：多以发热起病，可有恶寒
	急性黄疸型肝炎黄疸期：尿色加深之后，首先出现巩膜黄染，继及皮肤，尚有肝大、触痛及肝区叩击痛，脾可轻度大
	急性黄疸型肝炎恢复期：黄疸消退，症状消失，肝功能正常，增大的肝脏、脾脏逐渐恢复正常
	急性无黄疸型肝炎起病缓慢，临床症状较轻，主要表现为乏力、食欲缺乏、腹胀、肝区疼痛
慢性肝炎	轻度：临床症状、体征轻微或缺如，肝功能指标仅1或2项轻度异常
	中度：症状、体征、实验室检查居于轻度和重度之间
	重度：有明显或持续的肝炎症状，如乏力、食欲缺乏、腹胀、尿黄、便溏等，有肝病面容、肝掌、蜘蛛痣、脾大等体征，且无门静脉高压表现
重型肝炎	急性重型肝炎（急性肝衰竭，ALF）：又称暴发型肝炎，特征是起病急，发病2周内出现以Ⅱ度以上肝性脑病为特征的肝衰竭综合征。发病多有诱因。本型病死率高，病程不超过3周
	亚急性肝衰竭：起病较急，2～26周出现以下表现者：①极度乏力，有明显的消化道症状。②黄疸迅速加深，血清Tbil>10×ULN或每日上升≥17.1μmol/L。③伴或不伴肝性脑病。④有出血表现，PTA≤40%（或INR≥1.5）并排除其他原因者
	慢加急性（亚急性）重型肝炎［慢加急性（亚急性）肝衰竭，ACLF］：是在慢性肝病基础上出现的急性或亚急性肝功能失代偿
	慢性重型肝炎（慢性肝衰竭，CLF）：是在肝硬化基础上，肝功能进行性减退导致的以腹水或门静脉高压、凝血功能障碍和肝性脑病等为主要表现的慢性肝功能失代偿

续 表

淤胆型肝炎	以肝内胆汁淤积为主要表现的一种特殊类型。起病类似急性黄疸型肝炎，但自觉症状常较轻，皮肤瘙痒，大便灰白，常有明显肝大，肝功能检查血清胆红素明显升高等
肝炎肝硬化	凡慢性肝炎患者具有肯定的门静脉高压证据（如腹壁及食管静脉曲张、腹水），影像学检查肝脏缩小、脾大、门静脉增宽，且除外其他引起门静脉高压原因者，均可诊断为肝炎肝硬化。包括肝炎肝纤维化、肝炎肝硬化
隐匿性慢性乙型肝炎	血清 HBsAg 阴性，但血清和/或肝组织中 HBV DNA 阳性，并可有慢性肝炎的临床表现
HBV 携带者	包括慢性 HBV 携带者、非活动性 HBsAg 携带者

必考热点

1. 重型肝炎为病毒性肝炎的主要死因。
2. 淤胆型肝炎以肝内胆汁淤积为主要表现的一种特殊类型。
3. 肝炎肝硬化是慢性肝炎的发展结果，肝组织病理学表现为弥漫性肝纤维化及假小叶形成。

考点：实验室检查与其他检查

病毒性肝炎的实验室检查与其他检查见表 13-2-5。

表 13-2-5 病毒性肝炎的实验室检查与其他检查

血常规	急性肝炎早期血白细胞正常或略多，黄疸期至恢复期白细胞正常或略少。急性重型肝炎白细胞和多个核细胞均可增多。慢性重型肝炎、肝炎肝硬化、脾大及脾功能亢进时可有不同程度的血小板、白细胞及红细胞减少
尿常规	出现黄疸的患者尿胆素及尿胆原常阳性
肝功能	血清转氨酶、血清胆红素、蛋白质、凝血酶原时间（PT）和凝血酶原活动度（PTA）、血胆固醇（Ch）、转肽酶、碱性磷酸酶（ALP/AKP）、甲胎蛋白（AFP）
病原学检查	HAV、HBV、HCV、HDV、HEV
肝穿刺活组织学检查	肝活检对病毒性肝炎的诊断和分型十分重要。应用电镜、免疫电镜、免疫组化、核酸分子杂交等技术，可进一步研究发病机制、确定病因、确定病毒复制状态及指导治疗
影像学检查	超声检查、CT 及 MRI 与超声检查

必考热点

1. 谷丙转氨酶（GPT）为目前诊断肝炎最有价值的酶活力测定。
2. 抗-HD IgM 阳性是 HDV 现症感染的标志。
3. 甲胎蛋白（AFP）明显升高或进行性升高提示有肝细胞癌发生。

考点：治疗及预防

病毒性肝炎的治疗及预防见表 13-2-6。

表 13-2-6 病毒性肝炎的治疗及预防

急性肝炎	住院卧床休息；饮食应进食易消化、富含维生素的清淡饮食。禁止饮酒；黄疸持续不退者可考虑中医中药治疗，或用门冬氨酸钾镁溶液等。急性病毒性肝炎多为自限性，一般无须抗病毒治疗

续 表

慢性病毒性肝炎	主要包括一般及对症治疗、抗病毒、免疫调节、保肝、抗肝纤维化等治疗措施。抗病毒治疗是慢性乙型肝炎和丙型肝炎的关键治疗，只要有适应证，且条件允许，就应进行规范的抗病毒治疗
重型肝炎	以支持和对症疗法为主，同时进行多环节阻断肝细胞坏死、促进肝细胞再生，积极防治各种并发症，必要时可采用人工肝支持系统，争取进行肝移植

必考热点

1. 抗病毒治疗是抗纤维化治疗的基础。
2. 慢性乙型肝炎常用的抗病毒治疗药物有抗 HBV 药物干扰素和核苷类似物。
3. 抗病毒治疗是慢性乙型肝炎和丙型肝炎的关键治疗。

第二节 流行性感冒

考点：流行性感冒

流行性感冒（流感）的病原学、流行病学、发病机制、病理、临床表现、诊断与鉴别诊断以及治疗见表 13-2-7。

表 13-2-7 流行性感冒（流感）的病原学、流行病学、发病机制、病理、临床表现、诊断与鉴别诊断以及治疗

病原学	流感病毒属正黏病毒科，分为甲（A）、乙（B）、丙（C）三型，流感病毒的变异多发生于甲型。
流行病学	传染源：主要为流感患者和隐性感染者。潜伏期即有传染性，发病 3 日内传染性最强
	传播途径：经呼吸道-空气飞沫传播，也可通过直接接触或病毒污染物品间接接触传播
	易感人群：普遍易感，感染后获得对同型病毒免疫力，但维持时间短，各型及亚型之间无交叉免疫
	流行特征：一般多发于冬季，流感在流行病学上最显著的特点为突然暴发，迅速蔓延，波及面广，具有一定的季节性，一般流行 3~4 周后会自然停止
发病机制	流感病毒经呼吸道吸入后，通过血凝素与呼吸道表面纤毛柱状上皮细胞的唾液酸受体结合而进入细胞，在细胞内进行复制，引起上呼吸道症状，并在上皮细胞变性坏死后排出较多量的病毒，随呼吸道分泌物排出引起传播，上皮细胞变性、坏死、溶解或脱落后，产生炎症反应
病理	流感病毒性肺炎的病理特征为肺充血、水肿，支气管黏膜坏死，气道内有血性分泌物，黏膜下层灶性出血，肺泡内含有尖出液，严重时有肺透明膜形成
临床表现	单纯型流感：骤起畏寒、发热，头痛、全身酸痛、咽干、乏力及食欲缺乏等全身症状明显；呼吸道症状较轻
	肺炎型流感：较少见，发病后 24 小时内出现高热、烦躁、呼吸困难、咳血痰和明显发绀，可进行性加重，抗菌治疗无效，可因呼吸循环衰竭在 5~10 日内死亡
	呼吸道并发症：细菌性气管炎、细菌性支气管炎、细菌性肺炎；肺外并发症：雷耶（Reye）综合征、中毒性休克、骨骼肌溶解、心肌炎、心包炎
检查	血液检查、病毒分离、血清学检查、病毒特异抗原及其核酸检查、快速诊断法、胸部影像学检查
诊断	一般冬春季节，在同一地区，短时间之内出现大量流感样病例，应考虑流感。诊断分为疑似病例和确诊病例两类
鉴别诊断	应与普通感冒、严重急性呼吸综合征（SARS）等进行鉴别诊断
治疗	隔离患者；早期治疗应用抗流感病毒药物治疗；加强支持治疗和防治并发症；合理应用对症治疗药物应用解热药、缓解鼻黏膜充血药物、镇咳祛痰药物等对症治疗
	抗流感病毒药物治疗：①离子通道 M2 阻滞剂：金刚烷胺和甲基金刚烷胺。②神经氨酸酶抑制剂：奥司他韦是目前最为理想的抗病毒药物

必考热点

1. 流感病毒的变异，最常发生于甲型。
2. 甲型流感常引起暴发流行，乙型流感呈局部流行或散发，亦可大流行，丙型以散发为主。
3. 流感起病多急骤，主要以全身中毒症状为主。

第三节 人感染高致病性禽流感

考点：人感染高致病性禽流感

人感染高致病性禽流感的病原学、流行病学、发病机制、病理、临床表现、检查及治疗见表 13-2-8。

表 13-2-8 人感染高致病性禽流感的病原学、流行病学、发病机制、病理、临床表现、检查及治疗

<table>
<tr><td>病原学</td><td colspan="2">人感染高致病性禽流感简称人禽流感。禽流感病毒属于正黏病毒科，属甲型流感病毒，包括其全部亚型。根据其致病性，禽流感病毒可分为高致病性、低致病性和非致病性三大类，其中 HS 和 H7 亚型为高致病性，又以 HSNI 致病性最强，患者病情重，死亡率高</td></tr>
<tr><td rowspan="4">流行病学</td><td colspan="2">传染源：主要为病禽，健康带毒的禽，特别是感染 HSNI 亚型病毒的鸡、鸭。其他禽类和野禽也有可能成为传染源</td></tr>
<tr><td colspan="2">传播途径：主要经呼吸道传播，通过密切接触感染的禽类及其分泌物、排泄物，受污染的水及直接接触病毒株被感染。目前尚无人与人之间直接传播的确切证据</td></tr>
<tr><td colspan="2">易感人群：人类对禽流感病毒普遍不易感，偶可感染人。发病与年龄、性别无关，12 岁以下的儿童病情较重</td></tr>
<tr><td colspan="2">发病季节：禽流感一年四季均可发生，但冬、春季节多暴发流行。夏季发病较少，多呈散发，症状也较轻</td></tr>
<tr><td rowspan="3">发病机制</td><td colspan="2">禽流感病毒的致病性：①大多流感暴发与病毒株亚型 H5 和 H7 有关。目前仅发现 H5N1、H9N2 和 H7N7 能直接感染人，H5N1、H7N9 禽流感具有高致病性。②家禽体内一些酶类也可增加流感病毒的毒力</td></tr>
<tr><td colspan="2">致病性的分子生物学基础：①病毒的基因及其产物，如血凝素、神经氨酸酶和多聚酶是决定毒力的关键。②血凝素蛋白重链和轻链连接肽及附近糖基化的位点也影响其毒力</td></tr>
<tr><td colspan="2">禽流感病毒可触发免疫“风暴”：人一旦感染了 H5N1、H7N9 流感病毒，其支气管和肺泡上皮的促炎细胞因子和趋化因子水平明显增高，造成“细胞因子风暴”，可引起反应性噬血细胞综合征，导致各器官严重的病理损伤</td></tr>
<tr><td>病理</td><td colspan="2">病理改变以肺部最明显，可见到肺泡和支气管黏膜损伤严重，肺实质出血和坏死，肺泡内大量淋巴细胞浸润，肺泡内有透明膜形成，有严重的弥漫性损伤，并伴有间隔纤维形成。少数病例发现广泛肝小叶中心坏死、急性肾小管坏死、淋巴细胞功能衰竭</td></tr>
<tr><td>临床表现</td><td colspan="2">急性起病，早期表现类似流感。主要为发热，体温大多持续在 39℃以上，体征可见眼结膜轻度充血，咽部充血，肺部有干啰音等，半数患者有肺部实变体征</td></tr>
<tr><td>检查</td><td colspan="2">血常规检查、骨髓穿刺检查、血生化检查、病原及血清学检查（病毒抗原及基因检测、病毒分离、血清学检查）、重症患者胸部 X 线检查</td></tr>
<tr><td rowspan="5">治疗</td><td colspan="2">一般治疗：对疑似和确诊患者应进行隔离治疗。加强支持治疗，预防并发症。注意休息，多饮水，加强营养，饮食易消化</td></tr>
<tr><td colspan="2">对症治疗：可应用解热药、缓解鼻黏膜充血药、镇咳祛痰药等。儿童忌用阿司匹林制剂，以防发生 Reye 综合征</td></tr>
<tr><td colspan="2">抗流感病毒治疗：神经氨酸酶抑制剂（奥司他韦、扎那米韦）、离子通道 M_2 阻滞药（金刚烷胺和金刚乙胺）</td></tr>
<tr><td colspan="2">重症患者的治疗：出现呼吸障碍者给予吸氧及其他呼吸支持，必要时进行免疫调节治疗，如糖皮质激素、胸腺素、干扰素、丙种球蛋白等</td></tr>
<tr><td>抗生素治疗</td><td>在明确或有充分证据提示继发细菌感染时使用，可选用氟喹诺酮类或大环内酯类抗生素</td></tr>
</table>

必考热点

1. 根据其致病性，禽流感病毒可分为高致病性、低致病性和非致病性三大类，其中H5和H7亚型为高致病性，又以H5N1致病性最强，患者病情重，死亡率高。

2. 禽流感的传染源主要为病禽、健康带毒的禽，特别是感染H5N1亚型病毒的鸡、鸭。

3. 禽流感一年四季均可发生，但冬、春季节多暴发流行。

第四节　艾　滋　病

考点：艾滋病

艾滋病的病原学、流行病学、发病机制、病理、临床表现、诊断与鉴别诊断以及治疗见表13-2-9。

表13-2-9　艾滋病的病原学、流行病学、发病机制、病理、临床表现、诊断与鉴别诊断以及治疗

病原学	艾滋病病毒（HIV）为RNA病毒，可分为HIV-1型和HIV-2型。根据包膜蛋白基因核酸排列的不同，HIV-1分为M、O、N 3个亚型组13个亚型。HIV对热敏感，对甲醛、紫外线和γ射线不敏感
流行病学	传染源：艾滋病患者和无症状HIV感染者是本病的传染源
	传播途径：①性接触传播：是本病主要传播途径。②血源传播：通过输血、器官移植、药瘾者共用针具等方式传播。③母婴传播：感染HIV的孕妇可以通过胎盘、产程中及产后血性分泌物、哺乳等传给婴儿。④其他途径：接受HIV感染者的人工授精，医务人员被HIV污染的针头刺伤或皮肤破损处受污染等
	易感人群：人群普遍易感。静脉吸毒者、性工作者、同性恋、性乱者、血友病患者、多次接受输血或血制品者是感染的高危人群
发病机制	主要是HIV侵犯和破坏$CD4^+T$淋巴细胞，因为此类细胞表面表达HIV的受体CD。分子及辅助受体CCR5与CXCR4趋化因子，其他免疫细胞也不同程度地受损，最终并发各种机会性感染和恶性肿瘤
病理	艾滋病累及全身多系统器官，病理变化复杂。淋巴结可出现反应性病变，如滤泡增生性淋巴结肿。胸腺可有萎缩、退行性或炎性病变。中枢神经系统有神经胶质细胞灶性坏死、血管周围炎及脱髓鞘等
临床表现	急性HIV感染期：以发热最为常见，可伴有头痛、咽痛、恶心、呕吐、腹泻、皮疹、关节痛、淋巴结肿大以及神经系统症状
	无症状感染期：血中可检出病毒及抗体
	艾滋病期：患者$CD4^+T$淋巴细胞计数明显减少，HIV血浆病毒载量明显升高。表现为持续1个月以上的发热、盗汗、腹泻，体重减轻10%以上
	并发症：艾滋病期可并发各系统的各种机会性感染及恶性肿瘤
检查	常规检查、免疫学检查、病原学检测（抗体检测、抗原检测、病毒载量测定、蛋白质芯片）、X线检查
诊断标准	急性期：患者近期内有流行病学史和临床表现，结合实验室HIV抗体由阴性转为阳性即可诊断，或仅实验室检查HIV抗体由阴性转为阳性即可诊断
	无症状期：有流行病学史，HIV抗体阳性即可诊断，或仅实验室检查HIV抗体阳性即可诊断
	艾滋病期：有流行病学史，实验室检查HIV抗体阳性，加下述各项中的任何一项即可诊断：①原因不明的不规则发热，体温高于38℃持续1个月以上。②慢性腹泻（每日>3次）持续1个月以上。③体重在6个月内下降10%以上。④反复发作的口腔念珠菌感染。⑤反复发作的单纯疱疹病毒、带状疱疹病毒感染。⑥卡氏肺孢子菌肺炎。⑦反复发生的细菌性肺炎。⑧活动性结核或非结核分枝杆菌病。⑨深部真菌感染。⑩中枢神经系统占位性病变。⑪中青年人出现痴呆。⑫活动性巨细胞病毒感染。⑬弓形虫病。⑭马尔尼菲青霉菌感染。⑮反复发生的败血症。⑯皮肤黏膜或内脏的卡波西肉瘤、淋巴瘤。另外，$CD_4{}^+T$淋巴细胞计数<200/μl也可帮助诊断
鉴别诊断	艾滋病急性期应与传染性单核细胞增多症相鉴别，淋巴结肿大要注意与血液系统疾病相鉴别，还要注意和原发性$CD_4{}^+T$淋巴细胞减少症、继发性$CD_4{}^+T$淋巴细胞减少相鉴别。除流行病学史外，病原学检查是主要鉴别方法

必考热点

1. HIV对热敏感，对甲醛、紫外线和γ射线不敏感。
2. 艾滋病的主要传播途径是性接触传播。

第五节 肾综合征出血热

考点：肾综合征出血热

肾综合征出血热的病原学、流行病学、发病机制、病理、临床表现、诊断与鉴别诊断以及治疗见表13-2-10。

表13-2-10 肾综合征出血热的病原学、流行病学、发病机制、病理、临床表现、诊断与鉴别诊断以及治疗

病原学	汉坦病毒属于布尼亚病毒科汉坦病毒属（HV）。汉坦病毒目前至少有23个以上血清型，WHO认定的只有Ⅰ~Ⅳ型。Ⅰ型汉坦病毒（HTNV或野鼠型）引起的病情较重；Ⅱ型汉坦病毒（SEOV或家鼠型）病情中等。在我国流行的主要是Ⅰ型、Ⅱ型，近年来发现有Ⅲ型	
流行病学	传染源	汉坦病毒具有多宿主性和动物源性，鼠类为主要传染源，在我国是黑线姬鼠（野鼠型）、褐家鼠（家鼠型）等。虽然患者早期的血、尿中携带病毒，但人不是主要的传染源
	传播途径	①呼吸道传播：含出血热病毒的鼠排泄物污染尘埃后形成的气溶胶颗粒经呼吸道吸入感染。②消化道传播：进食被染毒鼠排泄物污染的食物后感染。③接触传播：被鼠类咬伤或破损伤口接触带病毒的鼠类排泄物或血液而感染。④垂直传播：孕妇患病后可经胎盘感染胎儿。⑤虫媒传播：寄生于鼠类身上的革螨或恙螨可通过叮咬人而传播
	易感人群	人群普遍易感。青壮年发病率高，病后可获持久免疫
	流行特征	①地区性：本病流行广泛，主要分布在欧亚两大洲，我国疫情最重，发病人数占全球的90%。②季节性和周期性：全年均有散发，但有明显的季节高峰。发病率有一定周期性波动，以姬鼠为主要传染源的疫区，一般相隔数年有一次较大流行。③人群分布：各年龄组均可发病，发病的多少与接触传染源的机会多少有关
发病机制	发病机制尚未完全阐明，一般认为病毒感染是发病的始动环节，一方面导致受感染的细胞功能和结构损害，另一方面诱发机体的异常免疫反应，引起组织损伤	
病理	基本病理变化为全身小血管和毛细血管变性、坏死。以肾脏病变最明显，其次是心、肝、脑等脏器	
临床表现	典型患者的临床经过可分为发热期、低血压休克期、少尿期、多尿期及恢复期等五期。非典型和轻型病例可出现越期或不典型表现，而重症患者则可出现发热期、休克期和少尿期之间的重叠	
	发热期：主要表现为感染中毒症状、毛细血管损伤和肾脏损害	
	低血压休克期：主要为低血容量休克的表现	
	少尿期：与低血压休克期常无明显界限，两者经常重叠或接踵而至，也可由发热期直接进入少尿期	
	多尿期：水电解质紊乱达到高峰，常见低钠血症、低钾血症，甚至可再次引发休克	
	恢复期：一般在病程的3~4周开始，随着肾功能的恢复，每日尿量逐渐恢复至2000ml以内。症状逐渐消失，精神及食欲好转	
检查	血常规、尿常规、血液生化检查、凝血功能检查、心电图、眼压和眼底、胸部X线检查、特异性抗体检测、病原学检查（应用RT-PCR检测汉坦病毒RNA）	
诊断	流行病学资料	在流行地区、流行季节，最长潜伏期内有疫区逗留史或直接、间接与鼠类或其粪便有接触史
	临床表现	包括发热、出血、肾损害三大主症，“三红”“三痛”，热退病情反而加重，有临床五期经过等
	实验室检查	外周血白细胞计数增多，早期出现异型淋巴细胞（>7%）与血小板减少；尿蛋白于短期内急剧增加，如见膜状物及包涵体更有助于诊断。血清特异性抗体IgM阳性，血或尿标本病毒抗原或病毒RNA阳性可确定诊断

续　表

鉴别诊断	发热期应与上呼吸道感染、流感、流行性脑脊髓膜炎、钩端螺旋体病、败血症等疾病相鉴别；低血压休克期应与中毒型菌痢、休克型肺炎等相鉴别；少尿期应与急性肾小球肾炎及其他原因引起的急性肾衰竭相鉴别；出血明显者需与消化性溃疡出血、血小板减少性紫癜及其他原因所致 DIC 等鉴别；腹痛为主要表现者应与外科急腹症相鉴别
治疗	早发现，早休息，早治疗和少搬动是关键。治疗以综合疗法为主，早期可应用抗病毒治疗。治疗中要注意防治休克、出血、肾衰竭和继发感染
	发热期：抗病毒、减轻外渗、改善中毒症状、预防 DIC
	低血压休克期：补充血容量、纠正酸中毒、使用血管活性药、应用糖皮质激素、强心
	少尿期：①稳定机体内环境：维持水、电解质、酸碱平衡；减少蛋白分解、控制氮质血症；维持酸碱平衡。②促进利尿。③导泻和放血疗法。④透析疗法
	多尿期：维持水与电解质平衡、防治继发感染
	恢复期：注意补充营养，适当休息，逐步恢复活动量
	积极防治并发症：积极防治腔道大出血、心力衰竭、肺水肿、急性呼吸窘迫综合征及各种继发感染等

必考热点

1. 肾综合征出血热的主要传播途径有呼吸道、消化道、接触传播、垂直传播、虫媒传播。
2. 肾综合征出血热（EHF）是由汉坦病毒引起的一种自然疫源性急性传染病。
3. 肾综合征出血热全年均有散发，但有明显的季节高峰。野鼠型发病以秋冬季为多，家鼠型发病以春夏季为多。

第六节　狂　犬　病

考点：狂犬病

狂犬病的病原学、流行病学、发病机制、病理、临床表现、诊断与鉴别诊断以及治疗见表 13-2-11。

表 13-2-11　狂犬病的病原学、流行病学、发病机制、病理、临床表现、诊断与鉴别诊断以及治疗

病原学	狂犬病毒属弹状病毒科拉沙病毒属。病毒形似子弹，由核衣壳和包膜组成。狂犬病毒易被紫外线、甲醛、70%乙醇、汞和季胺类化合物（如苯扎溴铵）等灭活。不耐热，100℃加热 2 分钟可灭活。在冰冻干燥条件下可保存数年
流行病学	传染源：带狂犬病毒的动物是本病的传染源，我国由病犬传播的狂犬病占 80%～90%，其次为猫、猪、牛、马等家畜和狼
	传播途径：本病主要通过被患病动物咬伤传播。黏膜和发肤也是病毒的重要侵入门户，少数可在宰杀病犬过程中被传染。此外，亦有经呼吸道及角膜移植传播的报道
	易感人群：人群普遍易感
发病机制	狂犬病毒经皮肤或黏膜破损处进入机体后，对神经组织有很强的亲和力，沿末梢神经和神经周围间隙的体液进入与咬伤部位相当的背根节和脊髓段，然后沿脊髓上行至脑，并在脑组织中繁殖。发病机制分为三个阶段：①局部组织内小量繁殖期。②侵入中枢神经期。③从中枢神经向各器官扩散期
病理	病理变化主要为急性弥漫性脑脊髓炎，脑膜多正常，脑实质和脊髓充血、水肿及微小出血灶。病毒从受伤部位传入神经，经背根神经节、脊髓入脑，故咬伤部位相应的背根神经节、脊髓段病变一般比较严重

续 表

临床表现	前驱期：常有发热、头痛、乏力、食欲缺乏、恶心、周身不适等症状。对痛、声、风、光等刺激开始敏感，并有咽喉紧缩感。本期持续2~4日
	兴奋期：患者高度兴奋，表现为极度恐惧、恐水、恐风。患者出现大汗流涎，体温可达40℃以上，心率快，血压升高，瞳孔扩大，但患者神志大多清醒，部分患者可出现精神失常、定向力障碍、幻觉、谵妄等。病程进展很快，多在发作中死于呼吸或循环衰竭。本期持续1~3日
	麻痹期：痉挛减少或停止，患者逐渐安静，出现弛缓性瘫痪，尤以肢体软瘫为多见。呼吸变慢及不整，心搏微弱，神志不清，最终因呼吸麻痹和循环衰竭而死亡。本期持续6~18小时
实验室检查	血、尿常规和脑脊液检查；病原学检查；病毒抗体检测
诊断	根据患者过去被病兽或可疑病兽咬伤、抓伤史及典型的临床症状，如恐水、恐风、咽喉肌痉挛等，即可做出临床诊断。但在疾病早期，儿童及咬伤不明确者易误诊。确诊有赖于病原学检测或尸检发现脑组织内氏小体
鉴别诊断	本病应与病毒性脑炎、破伤风、吉兰-巴雷综合征、脊髓灰质炎等疾病相鉴别，流行病学资料和特殊症状是鉴别要点
治疗	目前无特效治疗方法，强调在咬伤后及时预防性治疗，对发病后患者以对症综合治疗为主。包括：严格隔离患者，防止唾液等污染；病室要避光、安静，没有噪声和流水声；注意营养、水及电解质的平衡；对狂躁者可用镇静药，如苯巴比妥或地西泮；有心动过速、高血压时，可用β受体阻断药；有脑水肿时给予脱水治疗；采取一切措施维护患者心血管系统和呼吸系统功能。呼吸衰竭是死亡的主要原因，必要时采用气管切开、人工呼吸机等措施维持呼吸，纠正呼吸衰竭
预防	控制传染源、伤口的处理、预防接种（疫苗接种、免疫球蛋白注射）

必考热点

1. 内氏小体为病毒集落是狂犬病特异且具有诊断价值的病变。
2. 狂犬病典型病例临床表现可分为三期，分别为前驱期、兴奋期、麻痹期。
3. 狂犬病兴奋期，患者高度兴奋，表现为极度恐惧、恐水、恐风。
4. 狂犬病麻痹期，痉挛减少或停止，患者逐渐安静，出现弛缓性瘫痪，尤以肢体软瘫为多见。

第七节　流行性乙型脑炎

考点：流行性乙型脑炎

流行性乙型脑炎（乙脑）的病原学、流行病学、发病机制、病理、临床表现、诊断与鉴别诊断以及治疗见表13-2-12。

表13-2-12　流行性乙型脑炎的病原学、流行病学、发病机制、病理、临床表现、诊断与鉴别诊断以及治疗

病原学	乙型脑炎病毒属虫媒病毒乙组的黄病毒科，球形，核心为单股正链RNA
流行病学	传染源：乙脑是人畜共患的自然疫源性疾病，人和动物感染乙脑病毒后可发生病毒血症，成为传染源。人不是主要的传染源，猪是本病主要的传染源。蝙蝠可作为本病的长期储存宿主和传染源
	传播途径：乙脑主要通过蚊虫叮咬而传播
	易感人群：人群对乙脑病毒普遍易感
	流行特征：东南亚和西太平洋地区是主要流行区
发病机制	人被带有乙脑病毒的蚊虫叮咬后，乙脑病毒进入体内，经淋巴管或毛细血管侵入单核—吞噬细胞内繁殖，达一定量后进入血流，引起病毒血症。病毒可通过血-脑屏障进入中枢神经系统，引起脑实质病变
病理	主要病理变化包括神经细胞肿胀、变性及坏死，可液化形成镂空筛网状软化灶；脑实质淋巴细胞和大单核细胞浸润，胶质细胞弥漫性增生；脑实质及脑膜血管充血扩张，大量浆液渗出，形成脑水肿

续　表

临床表现	初期：起病急骤，发热，体温在1~3日内达到39~40℃，伴头痛、食欲缺乏、呕吐，多有嗜睡和精神倦怠	
	极期：多为脑实质损害的表现，如高热、意识障碍、惊厥或抽搐、呼吸衰竭、颅内高压及脑膜刺激征等	
	恢复期：患者体温逐渐下降，神经系统症状和体征逐日好转	
	后遗症期：5%~20%重症患者仍有意识障碍、痴呆、失语、肢体瘫痪、扭转痉挛和精神失常等	
并发症	以支气管肺炎最常见，其次为肺不张、败血症、尿路感染、褥疮等。重型患者可因应激性溃疡致上消化道大出血	
临床分型	临床分为轻型、普通型、重型、极重型（暴发型）	
诊断	流行病学资料	严格的季节性（7~9月），10岁以下儿童多见
	临床特征	起病急、高热、头痛、呕吐、意识障碍、抽搐、病理征及脑膜刺激征阳性等
	实验室检查	外周血白细胞计数增多，中性粒细胞比例升高；脑脊液压力高，细胞数轻度增高，蛋白稍高，糖及氯化物正常；血清特异性IgM或脑脊液抗原检测阳性可作出早期诊断
鉴别诊断	与中毒型菌痢、结核性脑膜炎、化脓性脑膜炎及其他病毒性脑炎，如单纯疱疹病毒、腮腺炎病毒、肠道病毒等进行鉴别。确诊有赖于血清学检查或病毒分离	
检查	血液、脑脊液、血清学检查（特异性IgM抗体测定、血凝抑制试验、补体结合试验、中和试验），病原学检查（病毒分离、病毒抗原或核酸检测）	
治疗	目前在病原学治疗方面尚无特效的抗病毒药物，早期可试用利巴韦林、干扰素等。主要是采取积极对症治疗、支持治疗和护理。重点处理好高热、抽搐和呼吸衰竭等危重症候，降低病死率和防止后遗症的发生	

必考热点

1. 乙脑主要通过蚊虫叮咬而传播。
2. 呼吸衰竭是乙脑最主要的死亡原因，多见于深度昏迷的患者。
3. 以防蚊、灭蚊及预防接种为预防乙脑的关键。

第三单元　细菌感染

第一节　流行性脑脊髓膜炎

考点：流行性脑脊髓膜炎

流行性脑脊髓膜炎（流脑）的病原学、流行病学、发病机制、病理、临床表现、诊断与鉴别诊断以及治疗见表13-3-1。

表13-3-1　流行性脑脊髓膜炎的病原学、流行病学、发病机制、病理、临床表现、诊断与鉴别诊断以及治疗

病原学	脑膜炎奈瑟菌属奈瑟菌属，革兰染色阴性链球菌，呈肾形或卵圆形，有荚膜，无芽孢。依据其特异性荚膜多糖抗原的不同，分为13个菌群，其中以A、B、C三群最常见。在我国长期流行的菌群90%以上为A群，B群和C群散发
流行病学	传染源：患者和带菌者是本病的传染源，人是唯一宿主。带菌者不易被发现，是重要的传染源。流行期间以A群为主，B和C群以散发为主
	传播途径：主要通过咳嗽、喷嚏、说话等由飞沫借空气经呼吸道传播
	人群易感性：人群普遍易感，但新生儿有来自母体的特异性抗体，成人则从多次流行过程中隐性感染获得免疫，故发病以15岁以下少年儿童多见，尤以6个月至2岁的婴幼儿高发
	流行特征：本病遍及全世界，我国各地区均有病例发生。全年散发，但以冬春季高发

续 表

发病机制	病原菌自鼻咽部侵入人体。内毒素是重要的致病因素。内毒素刺激内皮细胞、吞噬细胞等释放大量细胞因子，导致血管痉挛、内皮细胞损伤，引起局部出血、坏死、细胞浸润及栓塞，还可致微循环障碍，引起感染性休克		
病理	败血症期，主要病变为血管内皮损害，血管壁炎症、坏死和血栓形成及血管周围出血。皮肤、皮下组织、黏膜和浆膜等可出现局灶性出血，肺、心、胃肠道和肾上腺亦可有广泛出血。脑膜炎期的病变在软脑膜和蛛网膜。暴发型脑膜脑炎型的病变主要在脑实质，脑细胞有明显充血和水肿		
临床表现	普通型	前驱期：多数患者无症状，少数患者有上呼吸道感染症状。此期传染性最强	
		败血症期：此期重要的体征是皮疹，约70%的患者可有皮肤黏膜的瘀点、瘀斑	
		脑膜炎期：此期患者高热及毒血症持，中枢神经系统症状加重，患者头痛欲裂，喷射性呕吐，血压增高，脉搏减慢，烦躁或谵妄，脑膜刺激征阳性，严重者可出现呼吸或循环衰竭	
		恢复期：温渐降至正常，症状好转，瘀斑、瘀点消失，神经系统检查正常，一般1~3周痊愈	
	暴发型	休克型：急骤起病，寒战高热，常于短期（12小时）内出现遍及全身的瘀点、瘀斑，且迅速扩大融合成片，并伴中央坏死。继而出现面色苍灰，唇指发绀，皮肤花斑，肢端厥冷，呼吸急促，尿少，脉搏细速，血压下降等急性循环衰竭的症状，易发生DIC。脑膜刺激征大多缺如，脑脊液大多澄清，细胞数正常或轻度增加，血培养多为阳性	
		脑膜脑炎型：主要以中枢神经系统表现为主。患者除高热、剧烈头痛、喷射样呕吐外，意识障碍加深，且迅速陷入昏迷，频繁惊厥，锥体束征阳性，血压可持续升高，视盘可见水肿，严重者可发生脑疝而致呼吸衰竭	
		混合型：兼有上述两型的临床表现，是本病最严重的一型，病死率最高	
	轻型	多发生于本病流行后期。病变轻微，热势不高，可有轻度头痛、咽痛等，皮肤黏膜可见少数出血点	
	慢性型	极少见，多为成人，以间歇发热、皮疹及关极少见，多为成人，以间歇发热、皮疹及关节疼痛为特征，诊断主要依据发热期反复多次的血培养阳性	
实验室检查	血液检查、脑脊液检查、细菌学检查、血清学检查（特异性抗原检测、特异性抗体检测）、分子生物学检查		
诊断	流行病学资料	冬春季发病，当地有本病发生或流行，或与患者密切接触	
	临床表现	突起高热、头痛、呕吐，皮肤黏膜瘀点、瘀斑，脑膜刺激征	
	实验室检查	白细胞计数增多，中性粒细胞明显升高，脑脊液呈化脓性改变，尤其是细菌培养阳性及流脑特异性血清免疫检测阳性为确诊的主要依据	
鉴别诊断	应与其他化脓性脑膜炎、流行性乙型脑炎、结核性脑膜炎、虚性脑膜炎、中毒型细菌性痢疾进行鉴别诊断		
治疗	普通型流脑	一般治疗：早诊断、早隔离，保证液体量、热量及电解质供应。密切观察病情变化，加强护理，防止褥疮、呼吸道感染及其他并发症	
		病原治疗：青霉素为首选药；头孢菌素类、氯霉素、磺胺类磺胺嘧啶或复方磺胺甲噁唑	
		对症治疗：高热时可用物理及药物降温，惊厥时可用地西泮，颅内高压时应予脱水剂	
	暴发型流脑	休克型	病原治疗：首选第三代头孢菌素或青霉素。还可联合用药
			抗休克治疗：①扩充血容量及纠正酸中毒治疗。②血管活性药物应用：在上述治疗的基础上使用血管活性药物
			DIC的治疗：高度怀疑有DIC者宜尽早应用肝素。高凝状态纠正后，应输入新鲜血液、血浆及应用维生素K，以纠正血容量
			肾上腺皮质激素的使用
			保护重要脏器功能：注意心、肾功能，根据情况对症治疗
		脑膜炎型	病原治疗：同休克型
			脑水肿治疗：用20%甘露醇及时脱水可以减轻脑水肿，重症患者可用高渗葡萄糖与甘露醇交替应用，直至颅内高压症状好转为止。亦可同时应用糖皮质激素
			呼吸衰竭的处理：及时吸氧、吸痰，保持呼吸道通畅。给予呼吸兴奋剂洛贝林、尼可刹米交替静脉注射，并视病情做气管插管，并进行心肺监测
			对症治疗：高热及惊厥者应予物理及药物降温，必要时行亚冬眠疗法
	慢性型	主要以病原治疗为主	
预防	控制传染源；切断传播途径；保护易感人群		

必考热点

1. 流行性脑脊髓膜炎简称流脑，是由脑膜炎奈瑟菌引起的一种急性化脓性脑膜炎。
2. 流脑主要通过咳嗽、喷嚏、说话等由飞沫借空气经呼吸道传播。
3. 流脑在上呼吸道感染期的传染性最强。

第二节　伤　　寒

考点：伤寒

伤寒的病原学、流行病学、发病机制、病理、临床表现、诊断与鉴别诊断以及治疗见表 13-3-2。

表 13-3-2　伤寒的病原学、流行病学、发病机制、病理、临床表现、诊断与鉴别诊断以及治疗

病原学		伤寒杆菌属沙门菌属 D 组，革兰染色阴性，短杆状，有鞭毛，能活动，不产生芽孢和荚膜。含有菌体 O、鞭毛 H、表面 Vi 抗原
流行病学		传染源：患者和带菌者是本病传染源
		传播途径：主要经粪-口途径传播
		易感人群：人群普遍易感，病后可获得持久免疫力
		流行特征：世界各地均有发病，夏秋季节高发
发病机制		伤寒杆菌由口入胃，进入小肠，侵入肠壁集合淋巴结、孤立淋巴滤泡及肠系膜淋巴结中繁殖，再经门静脉或胸导管进入血流，形成初期菌血症。如机体免疫力弱，则细菌扩散至骨髓、肝、脾及淋巴结等组织大量繁殖，至潜伏期末再次大量侵入血流，形成第二次菌血症而致伤寒发病
病理		伤寒的病理改变主要为全身单核-吞噬细胞系统的炎性增生反应。若伤寒细胞聚积成团，则称为“伤寒结节”，是本病的特征性病变
临床表现	典型伤寒	初期（侵袭期）：缓慢起病，发热是最早出现的症状，体温呈弛张热型
		极期：表现为高热、消化系统表现、神经系统表现、循环系统表现、肝脾大、皮疹
		缓解期：体温波动性下降，食欲逐渐好转，腹胀逐渐消失
		恢复期：体温已恢复正常，症状和体征消失，食欲好转，常有饥饿感
	不典型伤寒	轻型：症状较轻，体温多在 38℃左右，病程短，1~2 周即可痊愈。多见于儿童、早期接受抗菌治疗或接种过伤寒菌苗者。目前临床上相对多见，易漏诊或误诊
		暴发型：起病急，进展迅速，病情重。表现为突发超高热或体温不升，中毒症状重，血压下降，常并发中毒性脑病、中毒性心肌炎、中毒性肝炎、休克、DIC、肠麻痹等，皮疹多显著。预后凶险
		迁延型：起病与典型伤寒相同，由于机体免疫功能低下，发热持续时间长，热程可达 5 周以上。常见于合并有慢性血吸虫病或慢性肝炎等患者，热程可达数月之久
		逍遥型：发热及毒血症症状轻微，可照常工作。部分患者因肠出血或肠穿孔就医始被发现
		小儿伤寒：不同的年龄阶段发病特点不同，年龄越小，临床表现越不典型。学龄儿童多为轻型，表现与成人接近。婴幼儿的临床表现不典型，起病急，中毒症状重，发热多呈不规则热型，胃肠道症状明显，肝脾大常见。儿童患者病情较轻，病程短，易并发支气管肺炎
		老年人伤寒：临床表现常不典型。发热不很高，但持续时间长，虚弱明显，常并发支气管肺炎、中毒性心肌炎或心力衰竭、持续性胃肠功能紊乱，病程长，恢复慢，病死率高
	再燃与复发	伤寒缓解期患者，体温开始下降，但未降到正常时，又再度升高，称再燃。患者进入恢复期，体温正常 1~3 周后，发热等临床症状再度出现，称为复发。不论是再燃还是复发，都是病灶内伤寒杆菌未被完全消灭，当机体免疫力不足时再度繁殖所致，此时血培养可阳性。多见于抗菌疗程不足者
	慢性带菌者	常在伤寒患者随访时发现，但也有无伤寒病史者，可能当时症状较轻，未引起注意。成年女性多见，儿童少见。多为胆囊带菌，胆囊造影可发现胆石或胆囊功能障碍，有时可发展为急性胆囊炎。慢性尿道带菌者少见

续 表

并发症	常见的并发症有肠出血、肠穿孔、中毒性肝炎、中毒性心肌炎、肺炎、胆囊炎、骨髓炎、肾盂肾炎等	
实验室检查	常规检查（血液、尿液、粪便）、血清学检查（肥达反应）、病原学检查（血培养、骨髓培养、粪便培养、尿培养）	
诊断	流行病学资料	流行季节、当地有伤寒流行，与伤寒患者有密切接触史等
	临床表现	见持续性发热、特殊中毒面容、相对缓脉、玫瑰疹、肝脾大等典型表现，出现肠出血和肠穿孔等并发症，均高度提示伤寒的可能
	实验室检查	外周血白细胞减少、嗜酸粒细胞减少或消失，肥达反应阳性。确诊有赖于血或骨髓培养检出伤寒杆菌
鉴别诊断	与病毒感染、斑疹伤寒、败血症、急性血行播散型肺结核、钩端螺旋体病、恶性组织细胞增生病进行鉴别	
治疗	一般治疗：隔离与休息，给予消化道隔离，注意皮肤及口腔的护理，饮食给予高热量、高维生素、易消化的无渣饮食	
	对症治疗：高热适当应用物理降温；便秘可用开塞露或用生理盐水低压灌肠；腹泻可用收敛药；腹胀可用松节油腹部热敷及肛管排气；高热患者如无禁忌，可在足量有效抗菌治疗下短期使用糖皮质激素	
	病原治疗：氟喹诺酮类、头孢菌素类、氯霉素、其他抗菌药	
	带菌者的治疗：成人带菌者可用氨苄西林、阿莫西林、氧氟沙星、环丙沙星等治疗，疗程4~6周。伴有胆囊炎或胆石症者，可行胆囊切除术，术前术后均需抗菌治疗	
	并发症的治疗：①肠出血：绝对卧床休息，禁食或进食少量流质食物，密切观察血压、脉搏、神志变化及粪便情况。②肠穿孔：禁食，胃肠减压，静脉补充液体，保证热量供给和水电解质平衡。③中毒性心肌炎：卧床休息，注意输液量和速度，营养心肌治疗	
预防	控制传染源、切断传播途径、保护易感人群	

必考热点

1. 伤寒杆菌可产生内毒素，是伤寒发病的重要因素。
2. 伤寒主要经粪-口途径传播。
3. 典型伤寒极期可持续性高热达39~40℃，多为稽留热型，少数为弛张热或不规则热型。

第三节 细菌性痢疾

考点：细菌性痢疾

细菌性痢疾的病原学、流行病学、发病机制、病理、临床表现、诊断与鉴别诊断以及治疗见表13-3-3。

表13-3-3 细菌性痢疾的病原学、流行病学、发病机制、病理、临床表现、诊断与鉴别诊断以及治疗

病原学	志贺菌属于肠杆菌科，根据生化反应和菌体O抗原不同，可将志贺菌分为A、B、C、D四群，分别相当于痢疾志贺菌、福氏志贺菌、鲍氏志贺菌、宋内志贺菌，共有47个血清型及多个亚型。痢疾志贺菌感染病情较重，福氏志贺菌感染易转为慢性，宋内志贺菌感染病情轻，多不典型
流行病学	传染源：主要是急、慢性菌痢患者和带菌者。非典型患者、慢性患者及带菌者有重要流行病学意义
	传播途径：主要经粪-口途径传播
	人群易感性人群普遍易感。病后可获得一定的免疫力，但持续时间短，且不同菌群及血清型间无交叉免疫，故易反复或重复感染
	流行特征：菌痢全年均可发病，夏秋季高发。主要发生在经济不发达、卫生条件较差的国家或地区，我国菌痢的发病率仍较高。儿童发病高于成人

续　表

发病机制	志贺菌经口进入体内，在结肠黏膜上皮细胞和固有层中繁殖、释放毒素，引起炎症反应和小血管循环障碍，致肠黏膜炎症、坏死及溃疡，出现腹痛、腹泻，黏液脓血便等
病理	急性中毒型菌痢肠道病变轻微，多数仅见充血水肿，个别病例结肠有浅表溃疡，突出的病理改变为大脑及脑干水肿，神经细胞可有变性。部分患者肾上腺充血，皮质萎缩。慢性菌痢肠黏膜水肿和肠壁增厚，肠黏膜溃疡不断形成和修复，可有瘢痕和息肉形成，少数病例甚至发生肠腔狭窄
临床表现	急性菌痢（典型菌痢）起病急，全身中毒症状。腹泻多先为稀水样便
	急性菌痢（轻型菌痢）全身中毒症状轻微，可无发热或有低热。腹泻水样或稀糊便
	急性菌痢（重型菌痢）急起发热，腹泻每天30次以上，为稀水脓血便，偶尔排出片状假膜，甚至大便失禁，腹痛、里急后重明显
	急性菌痢（中毒型菌痢）起病急骤、发展快、病势凶险。突起畏寒、高热，全身中毒症状重，可有烦躁或嗜睡、昏迷及抽搐等
	慢性菌痢（慢性迁延型）急性菌痢病情迁延不愈，反复出现腹痛、腹泻，大便常有黏液及脓血。长期腹泻可致营养不良、贫血等
	慢性菌痢（急性发作型）有慢性菌痢史，出现急性发作，表现类似急性菌痢，但发热等中毒症状较轻
	慢性菌痢（慢性隐匿型）有急性菌痢史，无明显症状，但大便培养可检出志贺菌，结肠镜检可发现黏膜有炎症或溃疡等病变
实验室及其他检查	大便常规、血常规、细菌培养、特异性核酸检测、X线钡灌肠、结肠镜检查
诊断	细菌性痢疾应依据流行病学资料、临床表现及实验室检查等进行综合诊断，确诊需依据病原学检查结果
鉴别诊断	急性菌痢应与急性阿米巴痢疾、其他细菌性肠道感染（大肠埃希菌、空肠弯曲菌、气单胞菌等细菌引起的肠道感染）、细菌性食物中毒、急性肠套叠、急性坏死出血性小肠炎等进行鉴别
	中毒型菌痢应与流行性乙型脑炎（乙脑）进行鉴别
	慢性菌痢应与直结肠癌、慢性血吸虫病及溃疡性结肠炎等疾病进行鉴别
治疗	急性菌痢：①一般治疗及对症治疗：隔离至消化道症状消失，大便培养连续两次阴性。②病因治疗：氟喹诺酮类、三代头孢菌素、小檗碱（黄连素）
	中毒型菌痢：应及时采取以对症治疗为主的综合救治措施；抗菌治疗与急性菌痢基本相同，但宜采用静脉给药，成人可用环丙沙星、左旋氧氟沙星等氟喹诺酮类或三代头孢菌素。儿童首选头孢曲松等三代头孢菌素
	慢性菌痢：病情复杂，应采取以抗菌治疗为主的综合性措施。一般治疗：注意生活规律，进食易消化的食物，积极治疗肠道寄生虫病及其他慢性消化道疾病。病原治疗：根据药敏试验结果选用抗菌药物，常联合或交替使用两种不同类型的抗菌药物；对症治疗：有肠道功能紊乱者可采用镇静或解痉药物。有菌群失调者可予微生态制剂
预防	应采用以切断传播途径为主的综合性预防措施

必考热点

1. 细菌性痢疾简称菌痢，是由志贺菌引起的肠道传染病。
2. 痢疾志贺菌产生外毒素的能力最强。

第四节　霍　　乱

考点：霍乱

霍乱的病原学、流行病学、发病机制、病理、临床表现、诊断与鉴别诊断以及治疗见表13-3-4。

表 13-3-4 霍乱的病原学、流行病学、发病机制、病理、临床表现、诊断与鉴别诊断以及治疗

病原学		根据霍乱弧菌O抗原的特异性和致病性不同，将其分为三群，分别为O_1群霍乱弧菌、不典型O_1群霍乱弧菌、非O_1群霍乱弧菌。霍乱弧菌属弧菌科弧菌属，霍乱弧菌具有耐热的菌体O抗原和不耐热的鞭毛H抗原。霍乱弧菌H抗原相同。O抗原则有群特异性和型特异性两种抗原，是霍乱弧菌分群和分型的基础。霍乱弧菌可产生内毒素和外毒素
流行病学		传染源：患者和带菌者是传染源。典型患者频繁泻吐，是重要传染源。轻型患者及带菌者不易被发现，作为传染源的意义更大
		传播途径：主要经粪-口途径传播
		易感人群：人群普遍易感
		流行季节与地区：在我国霍乱流行季节为夏秋季，以7~10月为多。流行地区主要是沿海一带，如广东、广西、浙江、江苏、上海等省市为多
		O_{139}群霍乱的流行特征：病例无家庭聚焦性，发病以成人为主，男性多于女性，主要经水和食物传播
发病机制		霍乱弧菌经口进入体内，到达肠道后，穿过肠黏膜表面的黏液层，黏附于小肠上段肠黏膜上皮细胞刷状缘大量繁殖，在局部产生大量霍乱肠毒素而导致发病
病理		病理特点主要是严重脱水导致的一系列功能性改变，而组织器官器质性损害轻微
临床表现		泻吐期：多以剧烈腹泻开始，病初大便尚有粪质，迅速成为黄色水样便或米泔水样便，无粪臭，每日可达数十次，甚至失禁
		脱水期：大量水和电解质丧失，患者迅速出现脱水和循环衰竭。表情淡漠，或烦躁不安，甚至昏迷
		恢复期或反应期：多数症状迅速消失
临床分型		根据脱水程度，临床上可分为轻、中、重3型。另外，还有一型暴发型，亦称中毒型或干霍乱，非常罕见。此型起病急骤，进展迅速，不待出现泻吐症状即可因循环衰竭而死亡
并发症		①肾衰竭：是最常见的严重并发症，也是常见的死因。表现为尿量减少和氮质血症，严重者可因尿毒症而死亡。②急性肺水肿：代谢性酸中毒可导致肺循环高压，后者又因补充大量不含碱的盐水而加重。③其他：如低钾综合征、心律失常等
诊断	疑似霍乱诊断标准	具有下列两项之一者诊断为疑似霍乱：①凡有典型临床症状，如剧烈腹泻，水样便（黄水样、清水样、米泔样或血水样），伴有呕吐，迅速出现脱水，循环衰竭及肌肉痉挛（特别是腓肠肌）的首发病例，在病原学检查尚未肯定前应诊断为疑似霍乱。②霍乱流行期间有明确接触史（如同餐、同住或护理者等），并发生泻吐症状，而无其他原因可查者
	临床诊断	霍乱流行期间的疫区内，凡有霍乱典型症状，粪便培养O_1群及O_{139}群霍乱弧菌阴性，但无其他原因可查者
	确定诊断	具有下列三项之一者可诊断为霍乱：①凡有腹泻症状，粪便培养O_1群或O_{139}群霍乱弧菌阳性。②在流行期间的疫区内有腹泻症状，做双份血清抗体效价测定，如血清凝集试验呈4倍以上或杀弧菌抗体呈8倍以上增长者。③在疫源检查中，首次粪便培养检出O_1群或O_{139}群霍乱弧菌，前后各5日内有腹泻症状者
	带菌者	指无腹泻或呕吐等临床症状，但粪便中检出O_1群或/和O_{139}群霍乱弧菌
鉴别诊断		本病应与其他病原体所引起的腹泻相鉴别，如其他弧菌（非O1群及非O139群）感染性腹泻、急性细菌性痢疾、大肠埃希菌性肠炎、空肠弯曲菌肠炎、细菌性食物中毒和病毒性胃肠炎等，确诊有赖于病原学检查结果
实验室检查		血液检查、尿液检查、大便常规、血清学检查、大便涂片染色、悬滴检查、增菌培养、PCR、快速辅助检测
治疗		严格隔离，迅速补充水及电解质，以纠正脱水、电解质平衡紊乱和酸中毒，辅以抗菌治疗及对症治疗。目前常用药物为氟喹诺酮类，如环丙沙星、多西环素等
预防		控制传染源、切断传播途径、保护易感人群

必考热点

1. 霍乱是由霍乱弧菌引起的烈性肠道传染病，为国际检疫传染病。
2. 所有疑为霍乱的患者，除做大便显微镜检外，均应进行增菌培养。
3. 及时足量补液是治疗霍乱的关键。

第五节 结 核 病

考点：结核病

结核病的病原学、流行病学、发病机制、病理、临床表现、诊断与鉴别诊断见表 13-3-5。

表 13-3-5 结核病的病原学、流行病学、发病机制、病理、临床表现、诊断与鉴别诊断

病原学	结核分枝杆菌在分类学上属于放线菌目、分枝杆菌科、分枝杆菌属。结核分枝杆菌分为人结核分枝杆菌、牛结核分枝杆菌、非洲分枝杆菌和田鼠分枝杆菌等类型。其中人结核分枝杆菌为人类结核病的病原体，而免疫接种常用的卡介苗则来源于牛结核分枝杆菌，利用人结核分枝杆菌与牛结核分枝杆菌的抗原交叉免疫原性提供免疫保护	
流行病学	传染源：开放性肺结核患者的排菌是结核传播的主要来源	
	传播途径：呼吸道传播、消化道传播、垂直传播、经皮肤伤口感染和上呼吸道直接接种	
	易感人群：生活贫困、居住拥挤、营养不良等因素是社会经济落后地区人群结核病高发的原因。免疫抑制状态患者尤其好发结核病	
病理	结核病是一种慢性病变，其基本病变包括渗出型病变、增生型病变和干酪样坏死。上述三种基本病理改变可以相互转化、交错存在，很少有单一病变独立存在	
肺结核的临床表现	全身症状：发热为肺结核最常见的全身中毒性症状，多数为长期低热，每于午后或傍晚开始，次晨降至正常，可伴有倦怠、乏力、夜间盗汗，或无明显自觉不适	
	呼吸系统症状：浸润型病灶患者咳嗽轻微，干咳或仅有少量黏液痰。有空洞形成时痰量增加，若伴继发感染，则痰呈脓性。合并支气管结核则咳嗽加剧，可出现刺激性呛咳，伴局限性哮鸣或喘鸣。1/3~1/2 患者在不同病期内有咯血	
检查	细菌学检查（涂片抗酸染色镜检、细菌培养、分子生物学检测）、影像学检查（X 线检查、CT 检查）、免疫学检查［结核菌素试验（TST）、特异性结核抗原］	
诊断	病史和临床表现	凡遇下列情况者应高度警惕结核病的可能性：①反复发作或迁延不愈的咳嗽咳痰，或呼吸道感染经抗炎治疗 3~4 周仍无改善。②痰中带血或咯血。③长期低热或所谓“发热待查”。④体检肩胛间区有湿啰音或局限性哮鸣音。⑤有结核病诱因或好发因素，尤其是糖尿病、免疫功能低下疾病或接受胰岛素和免疫抑制剂治疗者。⑥关节疼痛和皮肤结节性红斑等变态反应性表现。⑦有渗出性胸膜炎、肛瘘、长期淋巴结肿大、既往史以及有家庭开放性肺结核密切接触史者
	潜伏性结核感染的诊断	潜伏性结核感染（LTBI）是宿主感染结核分枝杆菌后尚未发病的一种特殊状态，以皮肤结核菌素试验或 γ 干扰素释放试验阳性而无活动性结核的临床表现和影像学改变为特征
	活动性结核确诊病例的诊断	确诊病例包括干酪样坏死、仅培养阳性肺结核和仅病理学提示为结核病变者三类。其中涂阳肺结核病例需符合下列三项之一：①2 份痰标本直接涂片抗酸杆菌镜检阳性。②1 份痰标本直接涂片抗酸杆菌镜检阳性加肺部影像学检查符合活动性肺结核影像学表现。③1 份痰标本直接涂片抗酸杆菌镜检阳性加 1 份痰标本结核分枝杆菌培养阳性。培养阳性肺结核需同时符合下列两项：①痰涂片阴性。②肺部影像学检查符合活动性肺结核影像学表现加 1 份痰标本结核分枝杆菌培养阳性
	活动性结核临床诊断病例的诊断	临床诊断病例亦称为涂阴肺结核，即三次痰涂片阴性，同时需符合下列条件之一者：①胸部影像学检查显示与活动性肺结核相符的病变且伴有咳嗽、咳痰、咯血等肺结核可疑症状。②肺部影像学检查显示与活动性肺结核相符的病变且结核菌素试验强阳性或 γ-干扰素释放试验阳性。③胸部影像学检查显示与活动性肺结核相符，且肺外病灶的组织病理学检查提示为结核病变者。④三次痰涂片阴性的疑似肺结核病例经诊断性治疗或随访观察可排除其他肺部疾病者

续 表

诊断	活动性结核疑似病例的诊断	以下两种情况属于疑似病例：①5 岁以下儿童，有肺结核可疑症状同时有与涂阳肺结核患者密切接触史。②仅胸部影像学检查显示与活动性肺结核相符的病变
	肺外结核的诊断	为提高早期诊断率，通常需结合病史、临床表现、实验室及其他检查、诊断性抗结核治疗效果综合诊断
鉴别诊断	应与肺癌、肺炎、肺脓肿、支气管扩张、非结核分枝杆菌肺病及伤寒、白血病、纵隔淋巴瘤等疾病进行鉴别	
预防	建立预防系统、早期发现和彻底治疗患者、疫苗	

必考热点

1. 结核病以肺结核最为常见，是最主要的结核病类型。
2. 结核感染的发病机制中，由T细胞介导的细胞免疫（CMI）对结核病发病、演变及转归产生决定性影响。
3. 肺结核的体征取决于病变性质、部位、范围或程度。
4. 痰结核分枝杆菌检查是确诊肺结核最特异性的方法。
5. 原发型肺结核的X线典型表现为肺内原发灶、淋巴管炎和肿大的肺门或纵隔淋巴结组成的哑铃状病灶。

第六节 布鲁菌病

考点：布鲁菌病

布鲁菌病的病原学、流行病学、发病机制、病理、临床表现、诊断与鉴别诊断见表 13-3-6。

表 13-3-6 布鲁菌病的病原学、流行病学、发病机制、病理、临床表现、诊断与鉴别诊断

病原学	布鲁菌属是一组革兰阴性短小杆菌，兼性细胞内寄生，没有鞭毛，不形成芽孢或荚膜。布鲁菌含 20 余种蛋白抗原和脂多糖，其中脂多糖在致病中起重要作用
流行病学	传染源：目前已知有 60 多种家畜、家禽、野生动物是布鲁菌的宿主。与人类有关的传染源主要是羊、牛及猪，其次是犬、鹿、马、骆驼等
	传播途径：经皮肤及黏膜接触传染、经消化道传染、经呼吸道传染，苍蝇携带、蜱虫叮咬也可传播本病
	易感人群：人群普遍易感，病后可获较强免疫力
	流行特征：该病为全球性疾病。每年发病高峰位于春夏之间，与动物产仔季节有关。我国以牛种菌和羊种菌为主要的病原体
发病机制	细菌、毒素以及变态反应均不同程度地参与疾病的发生和发展过程
病理	几乎所有组织器官均可被侵犯，其中以单核-吞噬细胞系统最为常见。在急性期常有弥漫性细胞增生；慢性期则可出现由上皮细胞、巨噬细胞、浆细胞及淋巴细胞组成的肉芽肿。其他如心血管系统、运动系统、生殖系统、神经系统等均常有轻重不等的病变
临床表现	急性感染：多缓慢起病，主要症状为发热、多汗、乏力、肌肉和关节疼痛、睾丸肿痛等。发热多为不规则热，仅有 5%~20% 的患者出现典型波状热。肝脾大、淋巴结肿大常见。其他尚可有头痛、神经痛、皮疹等
	慢性感染：①全身性非特异性症状，类似神经症和慢性疲劳综合征。②器质性损害，其中以骨骼-肌肉系统最为常见，如大关节损害、肌腱挛缩等。神经系统病变也较常见，如周围神经炎、脑膜炎等。泌尿生殖系统病变也可见到，如睾丸炎、附睾炎、卵巢炎等

续 表

检查	外周血象、病原学检查、免疫学检查［平板凝集试验、试管凝集试验（SAT）、初小 体结合试验（CFT）、抗人球蛋白试验、酶联免疫吸附试验（ELISA）］、特殊检查（X 线、CT、MRI、心电图、心肌酶、肝功能检查、淋巴结活检、脑脊液、脑电图）
诊断	急性感染可通过流行病学史、临床表现和实验室检查诊断：①流行病学接触史：有传染源密切接触史或疫区生活接触史。②具有该病临床症状和体征并排除其他疑似疾病。③实验室检查：病原分离、试管凝集试验、ELISA 等检查阳性
	凡具备①、②项和第③项中的任何一项检查阳性即可确诊为布鲁菌病。慢性感染者和局灶性感染者诊断有时相当困难，获得细菌培养结果最为可靠
鉴别诊断	本病急性感染应与长期发热性疾病进行鉴别，特别是同时有多汗、关节疼痛、肝脾大者，如伤寒、结核、类风湿关节炎、淋巴瘤、胶原病等
	慢性感染则需与慢性骨关节病、神经症、慢性疲劳综合征等进行鉴别
治疗	急性感染：①对症和一般治疗：注意休息，在补充营养的基础上，给予对症治疗。②病原治疗：应选择能进入细胞内的抗菌药物，并且治疗原则为早期、联合、规律、适量、全程，必要时延长疗程，防止复发和慢性化，减少并发症的发生
	慢性感染：治疗包括病原治疗、脱敏治疗及对症治疗
预防	对疫区的传染源进行检疫，治疗或捕杀病畜，加强畜产品的消毒和卫生监督，做好高危职业人群的劳动防护和菌苗接种。对流行区家畜普遍进行菌苗接种可防止本病流行。必要时可用药物预防

必考热点

1. 布鲁菌含 20 余种蛋白抗原和脂多糖，其中脂多糖在致病中起重要作用。
2. 布鲁菌病与人类有关的传染源主要是羊、牛及猪，其次是犬、鹿、马、骆驼等。
3. 布鲁菌病的病理变化极为广泛，几乎所有组织器官均可被侵犯，其中以单核-吞噬细胞系统最为常见。
4. 布鲁菌病可以局限在几乎所有的器官，最常局限在骨、关节、中枢神经系统，表现为相应的临床症状和体征。
5. 布鲁菌病的治疗原则为早期、联合、规律、适量、全程，必要时延长疗程，防止复发和慢性化，减少并发症的发生。

第四单元 消毒与隔离

第一节 消 毒

考点：消毒的概念、目的及种类

消毒的概念、目的及种类见表 13-4-1。

表 13-4-1 消毒的概念、目的及种类

概念	消毒是指用物理、化学、生物学的方法清除或杀灭体外环境中的病原微生物，使其达到无害化程度的过程
	传染病消毒是用物理或化学方法消灭停留在不同传播媒介物上的病原体，借以切断传播途径，阻止和控制传染病的发生
	达到灭菌效果的消毒方法是最彻底的消毒法

续 表

目的	为了防止传染病的传播，避免患者被其他病原体感染，防止并发症，发生交叉感染，保护医护等人员免受感染，从而防止传染病的发生和蔓延，必须严格执行消毒制度，杀灭由传染源排到外界环境中的病原体
种类	预防性消毒：指未发现传染源的情况下，对可能受病原体污染的场所、物品和人体进行的消毒措施
	疫源地消毒：指对有传染源存在的地区进行消毒。可分为终末消毒与随时消毒
	终末消毒指传染源离开疫源地（如转送、痊愈出院或死亡后），对其曾经产生的含有病原体的排泄物、分泌物以及排泄物、分泌物所污染的物品及场所进行的最后一次彻底消毒。终末消毒包括患者的终末处理和原居住地或病室单位的终末处理

必考热点

1. 预防性消毒能控制或减少未被发现或未被管理的传染源污染所引起的传染病传播。
2. 终末消毒的目的是完全杀灭和清除患者所播散遗留的病原体。

考点：消毒方法及监测

消毒方法及监测见表 13-4-2。

表 13-4-2　消毒方法及监测

消毒方法的分类	根据消毒杀灭微生物的种类和强弱，将各种物理和化学消毒方法分为灭菌法和高、中、低效消毒法四大类
消毒方法	物理消毒法：物理消毒法是利用物理因素作用于病原微生物，将之清除或杀灭。常用的有热力、光照、微波、辐射、过滤除菌等方法
	化学消毒法：是采用各种化学消毒剂清除或杀灭微生物的方法。化学消毒剂种类繁多，分为灭菌剂和高、中、低效消毒剂
消毒方法的监测	物理测试法：通过仪表来测试消毒时的温度、压力及强度等
	化学指示剂测试法：利用其颜色变化指示灭菌时所达到的温度
	生物指示剂测试法：利用非致病菌芽孢作为指示菌以测定灭菌效果
	自然菌采样测定法：用于表面消毒效果检测
	无菌检查法：检测样品中的需氧菌、厌氧菌和真菌，除阳性对照外，其他均不得有菌生长

必考热点

1. 化学低效消毒剂有氯己定、苯扎溴铵等。
2. 物理消毒法常用的有热力、光照、微波、辐射、过滤除菌。
3. 物理消毒法中，热力消毒使用最广泛。

第二节　隔　　离

考点：隔离

隔离的概念、种类及期限见表 13-4-3。

表 13-4-3　隔离的概念、种类及期限

概念	隔离是将传染期内的传染病患者或病原携带者置于不能传染给他人的条件之下，暂时避免与周围人群接触，防止病原体扩散，便于管理和消毒，同时也使患者得到及时的治疗
种类	严密隔离；呼吸道隔离；肠道隔离；接触隔离；血液-体液隔离；虫媒隔离；保护性隔离
期限	隔离期是根据传染病的最长传染期而确定的，同时应根据临床表现和微生物检验结果来决定是否可以解除隔离。某些传染病患者出院后尚应追踪观察

必考热点

凡传染性强、病死率高的传染病均需采取严密隔离。

第三节　医院感染

考点：医院感染

医院感染的概念、诊断标准及防护原则见表 13-4-4。

表 13-4-4　医院感染的概念、诊断标准及防护原则

概念	广义医院感染是指任何人员在医院活动期间遭受病原体侵袭而引起的感染
	医院感染的对象主要是住院患者和医院工作人员，即狭义的医院感染
诊断标准	依据卫健委医院感染诊断标准（试行），下列情况属于医院感染
	无明确潜伏期的感染，规定入院 48 小时后发生的感染为医院感染；有明确潜伏期的感染，自入院起超过平均潜伏期后发生的感染为医院感染
	本次感染直接与上次住院有关
	在原有感染基础上出现其他部位新的感染（除外脓毒血症迁徙灶），或在原感染已知病原体基础上又分离出新的病原体（排除污染和原来的混合感染）的感染
	新生儿在分娩过程中和产后获得的感染
	由于诊疗措施激活的潜在性感染，如疱疹病毒、结核分枝杆菌等的感染
	医务人员在医院工作期间获得的感染
下列情况不属于医院感染	皮肤黏膜开放性伤口只有细菌定殖而无炎症表现
	由于创伤或非生物性因子刺激而产生的炎症表现
	新生儿经胎盘获得（出生后 48 小时内发病）的感染，如单纯疱疹、弓形虫、水痘等
	患者原有的慢性感染在医院内急性发作
	潜在感染激活（如带状疱疹、梅毒、结核）
临床常常见的医院感染	中心导管相关血流感染（CLABSI）、呼吸机相关肺炎（VAP）、尿管相关尿路感染（CAUTI）、手术部位感染（SSI）
防护原则	要求所有医务人员在工作中必须采取标准预防，即医院所有的患者均被视为具有潜在传染的患者，即认定患者的血液、体液、分泌物（不包括汗液）、排泄物等均具有传染性，须进行隔离，不论是否有明显的血迹污染或是否接触非完整的皮肤与黏膜，接触上述物质者，必须采取防护措施，根据传播途径采取空气、飞沫、接触隔离

必考热点

1. 医院感染是指住院患者在医院内获得的感染，包括在住院期间发生的感染和在医院内获得出院后发生的感染。

2. 接触传播是医院感染主要而常见的传播途径。

第十四部分

医学伦理学

第一单元　医学伦理学与医学目的、医学模式

第一节　医学伦理学

考点：医学伦理学的研究对象、研究内容

医学伦理学的研究对象、研究内容见表 14-1-1。

表 14-1-1　医学伦理学的研究对象、研究内容

研究对象	医学活动中的道德现象和道德关系
	医学道德现象包括医德意识现象、医德规范现象和医德活动现象
	医学活动中的道德关系包括：医务人员与患者（包括患者家属）的关系；医务人员之间的关系；医务人员与社会的关系；医务人员与医学发展的关系
研究内容	医学道德理论：包括医学道德的起源、本质、特点、发生发展规律、社会作用；医学历史中出现的医学道德；医学伦理学的基本理论、医学伦理学的发展趋势
	医学道德规范体系包括：医德的原则、规范和范畴等
	医学道德实践包括：医学道德教育和修养、医德评价的标准和方法、医学临床、卫生保健、医学研究、医学发展中问题的道德研究

必考热点

医学道德现象包括医德意识现象、医德规范现象和医德活动现象。

第二节　医学目的、医学模式

考点：医学目的的内涵

1. 医学目的是为满足社会需求而确定的目标，体现了对医务人员的理想和愿望。

2. 自医学产生之日起，人们就将医学目的确定为“救死扶伤”“克服疾病”“延长生命”“避免死亡”。这一崇高的目标激励着一代代的医学工作者不断努力。现代医学目的是：致力于预防疾病，减少发病率，促进和维护健康；治疗疾病，解除由疾病引起的疼痛和疾苦；照料患者，维护患者尊严，延长寿命，追求安详死亡；提高生命质量，优化生存环境，增进身心健康。

考点：医学模式的类型

医学模式的类型见表 14-1-2。

表 14-1-2　医学模式的类型

神灵主义医学模式	原始的医学模式，医学和巫术往往交织在一起
自然哲学医学模式	以古代朴素的唯物论和辩证法为指导，根据经验，直觉或思辨推理进行医疗活动的医学模式。中国传统医学中的阴阳五行学说和"六淫""七情"病因学说，古希腊医学家希波克拉底的"四体液"学说，都是这一模式的典型代表。人类开始将零散的医学知识综合和条理化
机械论医学模式	忽视了生命的生物复杂性和社会复杂性，具有机械性和片面性的缺点
生物医学模式	以近代实验科学和生物学为基础，认为疾病从发生、发展，到治疗、预后，都是生物学因素起作用的结果。治疗疾病就是消除和调整这些特定的生物或理化因素
生物-心理-社会医学模式	强调生物、心理、社会三因素是相互联系、不可分割的，在考察人类的健康和疾病时，既要考虑生物学因素，又要重视心理、社会因素的影响。是生物医学模式的发展和完善，是未来医学模式的发展方向

必考热点

1. 神灵主义医学模式是一种原始的医学模式。

2. 中国传统医学中的阴阳五行学说和"六淫""七情"病因学说，古希腊医学家希波克拉底的"四体液"学说，都是自然哲学医学模式的典型代表。

3. 机械论医学模式忽视了生命的生物复杂性和社会复杂性，具有机械性和片面性的缺点。

第二单元　中国医学的道德传统

第一节　中国古代医学家的道德境界

中国古代医学家的道德境界见表 14-2-1。

表 14-2-1　中国古代医学家的道德境界

张仲景	汉代著名医学家。以"救人活命"为己任，用高超的医术为百姓解除痛苦。他反对"孜孜汲汲，惟名利是务"的不良风气，强调救治患者不分贵贱贫富，"上以疗君亲之疾，下以救贫贱之厄"
孙思邈	唐代著名医学家，视患者如亲人，无欲无求，普同一等，先发大慈恻隐之心，不管昼夜寒暑，饥渴疲劳，一心救助。在《备急千金要方》中，他设专篇论述医德与医术的关系，对医师在为患者诊治疾病中的道德要求做出了详细说明。如"论大医习业""论大医精诚"提出的医德原则和医德规范是中国传统医德的重要内容，成为后世医家行为的规范，成为激励后世医家践行医德的精神力量

第二节　中国现代医学家的道德境界

中国现代医学家的道德境界见表 14-2-2。

表 14-2-2　中国现代医学家的道德境界

张孝骞	被尊为"医圣""协和泰斗""湘雅轩辕"，对患者极端负责，以诊治疑难病症闻名内科学界。他格外重视搜集、分析临床第一手资料，有用记录本记录疑难病例的习惯，详细记录患疑难疾病患者的姓名、年龄、病案号、病情、各种检查、初步诊断、医学界有关文献和逐步确诊的过程。他将"戒、慎、恐、惧"作为自己的座右铭
林巧稚	著名妇产科专家。她看病的最大特点是：不论患者是高级干部还是贫苦农民，都同样认真，同样负责，一丝不苟

第三节　中国当代医学家的道德境界

中国当代医学家的道德境界见表 14-2-3。

表 14-2-3　中国当代医学家的道德境界

屠呦呦	共和国勋章、诺贝尔生理学或医学奖、联合国教科文组织生命科学研究金奖等许多殊荣获得者，为人类健康事业做出了巨大贡献。她六十多年潜心中医药科技创新，勇于克服困难，在研究发现青蒿素的过程中经历了 190 次失败。在动物实验成功后的关键环节，她和助手在自己身上做试验，成为青蒿素人体试验的首批志愿者。青蒿素应用于临床，挽救了千百万人的生命
钟南山	我国“公共卫生事件应急体系建设的重要推动者”。2003 年初春，亲临一线，直接面对“非典”患者，率先摸索出一套有效防治“非典”的方案。2020 年，在抗击新冠肺炎的战斗中，钟南山院士是国家专家组组长，从疫情发生到我国防控疫情取得重大战略成果，始终奔波在防控疫情前线

第三单元　医学伦理学的理论基础

第一节　生　命　论

考点：生命论

生命论见表 14-3-1。

表 14-3-1　生命论

生命神圣论	指人的生命至高无上，神圣不可侵犯
生命质量论	生命质量的标准：包括主要质量（个体的身体或智力状态）、根本质量（生命的意义和目的，与其他人在社会和道德上的相互作用）和操作质量（如智商，用来测知智力方面的质量）
	生命质量论有利于提高人口素质；有利于控制人口增长；有利于人类自我认识的飞跃。为医务人员对某些不同生命质量的患者，采取相应的治疗原则、方法和手段提供了理论依据，对于合理、公正地分配卫生资源也具有十分重要的意义
生命价值论	是生命神圣与生命质量统一的理论
	判断生命价值高低或大小，主要有两个因素：一是生命的内在价值，即体力和智力，是生命价值判断的前提和基础；二是生命的外在价值，即对他人、社会的贡献，是生命价值的目的和归宿
	生命价值论将生命的内在价值和外在价值统一起来，并以此来评价生命的价值，可以避免就个体生命的某一阶段或某个时期来判断生命的价值

必考热点

1. 医学伦理学的理论基础有生命论、人道论、美德论、功利论、道义论。
2. 生命质量的标准有主要质量、根本质量和操作质量。
3. 生命质量论为医务人员对某些不同生命质量的患者，采取相应的治疗原则、方法和手段提供了理论依据，对于合理、公正地分配卫生资源也具有十分重要的意义。

第二节 人 道 论

考点：人道主义

人道主义的含义及核心内容见表14-3-2。

表14-3-2 人道主义的含义及核心内容

含义	在关于人的价值标准问题上，认为人的生命是宝贵的，人的生命和尊严具有最高的价值，应当受到尊重。在如何行动的问题上，医学人道主义要求医务人员应当同情、关心、尊重和爱护患者，努力为他们免除疾病的痛苦，维护他们的身体健康
核心内容	尊重患者的生命
	尊重患者的人格
	尊重患者的权利

必考热点

医学人道主义的核心内容包括：①尊重患者的生命。②尊重患者的人格。③尊重患者的权利。

第三节 美 德 论

考点：医德品质

医德品质的含义及内容见表14-3-3。

表14-3-3 医德品质的含义及内容

含义	指医务人员在长期的职业行为中形成和表现出来的稳定的医学道德气质、习惯和特征。医德品质是医德认识、医德情感和医德意志的统一
内容	仁爱以人道主义的精神关心爱护患者，尊重患者的各项权利，同情患者的痛苦，全身心地为患者服务
	严谨严肃认真的工作作风，表里如一的做人准则，精勤不倦的科学精神
	诚挚表现在医师应忠诚医学科学，潜心医学事业，对患者要讲诚信，具有宽厚、诚挚的人格品德
	公正对待患者一视同仁，在医疗资源分配等问题上做到公平公正
	奉献有时需要为了患者和社会的利益而牺牲自身的利益

必考热点

医德品质的内容包括仁爱、严谨、诚挚、公正、奉献。

第四节 功 利 论

考点：功利论

功利论的含义及特征见表14-3-4。

表 14-3-4　功利论的含义及特征

含义	以“功利”作为道德标准的学说。认为人的本性就是追求快乐和幸福。由于利益是幸福和快乐的基础，所以追求利益就成了道德的标准
特征	在疾病的预防、诊断、治疗、康复上建功立业；对患者所患疾病做出正确的诊断和有效的治疗，使患者尽早康复
	具有明确的为患者解除病痛的动机，做出正确的诊断，达到显著的治疗康复效果

必考热点

功利论继承发展了历史上幸福论和快乐主义的伦理传统，认为人的本性就是追求快乐和幸福。

第五节　道　义　论

考点：道义论

道义论的含义及医学道义论见表 14-3-5。

表 14-3-5　道义论的含义及医学道义论

道义论的含义	强调人的责任、义务。人与人之间的相互尊重、关心、帮助成为社会道义
医学道义论	强调医务人员的责任和义务。尊重患者，理解患者的疾苦，为患者提供及时有效的诊治是医务人员应承担的社会道义

必考热点

1. 道义论强调人的责任、义务。

2. 医学道义论中，尊重患者，理解患者的疾苦，为患者提供及时有效的诊治是医务人员应承担的社会道义。

第四单元　医学道德的规范体系

第一节　医学道德原则

考点：医学道德原则

医学道德原则见表 14-4-1。

表 14-4-1　医学道德原则

尊重	在医疗活动中，同情、关心、体贴患者，尊重患者的人格，尊重患者的自主决定权，尊重患者的隐私权，尊重患者家属
无伤	从患者的利益出发，为患者提供最佳的诊治、护理，努力避免对患者造成不应有的伤害，不做过度检查，不做过度治疗
公正	在医疗服务中一视同仁，公平对待每一位患者，公正分配医疗卫生资源，公正对待患者，有利于患者心理平衡，有利于医患关系和谐，有利于提高医疗效果，有利于维护社会公正环境

必考热点

1. 医学道德原则有尊重原则、公正原则、无伤原则。
2. 公正原则协调的是医患之间的利益关系。

第二节 医学道德规范

考点：医学道德规范

医学道德规范的含义及内容见表14-4-2。

表14-4-2 医学道德规范的含义及内容

含义	医学道德规范是医务人员在各种医学活动中应遵守的行为准则，是医学道德基本原则的具体体现
内容	救死扶伤，忠于医业；钻研医术，精益求精；一视同仁，平等待患；慎言守密，礼貌待人；廉洁奉公，遵纪守法；互学互尊，团结协作

必考热点

医学道德规范的主要内容可以概括为救死扶伤，忠于医业；钻研医术，精益求精；一视同仁，平等待患；慎言守密，礼貌待人；廉洁奉公，遵纪守法；互学互尊，团结协作。

第三节 医学道德范畴

考点：医学道德范畴

医学道德范畴见表14-4-3。

表14-4-3 医学道德范畴

权利	患者权利是指患者在患病就医期间所拥有的权利和应该享受的利益，也称患者权益
	患者权利包括：平等享有医疗的权利，获得自己所患疾病真实情况、共同参与诊断和医疗方案的制订和实施等知情同意的权利，监督医疗过程的权利，对个人隐私保密的权利，拒绝治疗、拒绝参加临床试验的权利
	医务人员权利是维护、保证患者普遍、平等医疗权利的实现，促进患者的身心健康，是以履行义务为前提的。在有利于患者疾病诊治的前提下，医务人员的权利具有一定的自主性
	自主性包括：有权对患者的疾病做出判断，采取必要的治疗措施；有权根据病情的需要开具诊断证明；有权要求患者或患者家属配合诊治。在特殊情况下，医师享有干涉权。如患者的自主选择意向违背社会利益、他人利益、自身根本利益时，医师可干涉患者的权利，使患者的选择无效
义务	医务人员的义务和责任是一致的，包括：为患者诊治疾病，尽最大的努力为患者服务；为患者解除躯体痛苦和精神上的痛苦；向患者、患者家属说明病情、诊断、治疗和预后；面对疫情和重大自然灾害，进入疫区、灾区抢救伤员，保护群众健康

续　表

情感	医学道德情感是医务人员对患者、对医疗卫生工作的职业态度和内心体验，是建立在对患者的生命和健康高度负责基础上的
	医务人员情感的特点：医学职业的特殊性、理智性、纯洁性
	医务人员情感的内容包括：①同情感：见到患者的遭遇和不幸，在自己的情感上产生怜悯之情，产生愿为其解除病痛的感觉。②责任感。③事业感
良心	医学道德良心是医务人员道德情感的深化，是医务人员在履行义务的过程中形成的道德责任感和自我评价能力
	医德良心的特点：存在于医务人员意识之中的对患者和社会负责的强烈的道德责任，在内心进行自我评价的能力
	医德良心的作用：医疗行为前的选择作用，医疗行为中的监督作用，医疗行为后的评价作用
审慎	审慎即周密谨慎，指医务人员在医疗行为之前的周密思考和医疗过程中的谨慎认真，是医务人员在世代相袭的职业传统中形成的稳定的职业心理和习惯。坚持审慎的医疗作风，才能提高医疗质量，防止医疗差错、误诊和医疗事故
	审慎的道德要求：医务人员在医疗实践的各个环节，自觉地做到认真负责、谨慎小心、一丝不苟；不断提高业务水平，在技术上做到精益求精
保密	保密的道德要求：询问病史、查体从诊断疾病的需要出发，不有意询问患者的隐私，对在诊疗中知晓的患者隐私，为患者保守秘密；对于某些可能给患者带来沉重精神打击的诊断和预后，积极与患者家属、亲友配合，避免泄露患者的危重病情
荣誉	医务人员的荣誉，是履行了对患者、对社会的责任、义务后，得到赞许、表扬、奖励，是个人荣誉与集体荣誉的统一
幸福	医务人员的幸福，是物质生活和精神生活的统一，既包含物质生活的改善和提高，又包含精神生活的充实。医务人员只有精心为患者治疗，使患者恢复健康，才能获得幸福感

必考热点

1. 医学道德范畴的内容有权利与义务、情感与良心、审慎与保密、荣誉与幸福等。
2. 医务人员情感的特点有医学职业的特殊性、理智性、纯洁性。
3. 医务人员情感的内容包括同情感、责任感、事业感。

第五单元　处理与患者关系的道德要求

第一节　医患关系的特点

考点：医患关系的特点

医患关系的特点见表 14-5-1。

表 14-5-1　医患关系的特点

内涵	医患关系是医疗活动中首要的关系，是医学伦理学的核心问题和主要研究对象。狭义的医患关系是指行医者与患者的关系。广义的医患关系是指以医务人员为一方的群体与以患者及其家属等为一方的群体之间的医疗人际关系
内容	医患关系的内容可分为技术方面的关系和非技术方面的关系两部分。医患间技术方面的关系是指医患间因诊疗方案、措施的制定和实施而产生的关系。医患间非技术方面的关系是指医患交往过程中在社会、法律、道德、心理、经济等方面建立起来的人际关系。如医患间的道德关系、经济关系、价值关系、法律关系等
模式	主动-被动型，指导-合作型，共同参与型

续　表

影响医患关系的因素	医师方面，患者方面，管理、社会方面
处理与患者关系的道德原则	以患者利益为本；尊重患者权利；一视同仁

必考热点

1. 医患关系是医疗活动中首要的关系，是医学伦理学的核心问题和主要研究对象。

2. 根据医师和患者的地位、主动性大小，医患关系可划分为主动-被动型、指导-合作型、共同参与型三种模型。

3. 1976年美国学者萨斯和荷伦德在《医学道德问题》上发表的题为《医师-病人关系的基本模型》的文章中提出了医师与患者关系的三种不同的模型。

第二节　与患者沟通的道德要求

考点：与患者沟通的原则、方法

与患者沟通的原则、方法见表14-5-2。

表14-5-2　与患者沟通的原则、方法

与患者沟通的原则	尊重原则：尊重患者是与患者沟通的前提。只有尊重患者，才能得到患者所患疾病的信息，进而对患者的疾病做出正确的诊断、治疗
	自律原则：医务人员严格自律是与患者沟通的基础
	科学原则：与患者沟通的目的是正确诊断、及时治疗，必须严谨、规范、有序
与患者沟通的方法	认真、仔细地倾听；有针对性地说明；在沟通中深入分析、及时判断

必考热点

1. 与患者沟通的原则有尊重原则、自律原则、科学原则。

2. 医务人员严格自律是与患者沟通的基础。

考点：医患冲突的防范

医患冲突的防范见表14-5-3。

表14-5-3　医患冲突的防范

医患冲突的防范	理解患者、患者家属的紧张焦虑心情，避免误解
	发现矛盾，及时沟通化解
	出现纠纷，尽快向上级和有关部门报告，有效处置

第六单元　处理医务人员之间关系的道德要求

第一节　正确处理医务人员之间关系的意义

正确处理医务人员之间关系有利于提高医疗服务水平。

第二节　正确处理医务人员之间关系的道德原则

正确处理医务人员之间关系的道德原则为互相尊重、互相支持，互相监督、互相学习。

第七单元　临床诊疗的道德要求

第一节　临床诊疗的道德原则

考点：临床诊疗的道德原则

临床诊疗的道德原则见表 14-7-1。

表 14-7-1　临床诊疗的道德原则

最优化原则	疗效最佳，安全无害，痛苦最小，耗费最少
知情同意原则	指患者或者家属有权知晓患者的病情，并对医务人员采取的防治措施决定取舍的自主权
保密原则	指医务人员在防病治病中应当保守医疗秘密，不得随意泄露患者的疾病情况等个人隐私，以防对患者造成不必要的伤害
生命价值原则	尊重人的生命并且要尊重生命的价值，关心生命的质量而不仅仅是数量。生命价值原则是医疗行为选择的重要伦理依据

必考热点

1. 临床诊疗的道德原则有最优化原则、知情同意原则、保密原则、生命价值原则。
2. 最优化原则的内容为疗效最佳，安全无害，痛苦最小，耗费最少。
3. 生命价值原则是医疗行为选择的重要伦理依据。

第二节　临床诊断的道德要求

考点：临床诊断的道德要求

临床诊断的道德要求见表 14-7-2。

表 14-7-2　临床诊断的道德要求

中医四诊的道德要求	中医诊断疾病，非常强调安神定志。实事求是要求医师忠实反映症状的客观真实性
体格检查的道德要求	全面系统，认真细致。关心体贴，减少痛苦。尊重患者，心正无私

续 表

辅助检查的道德要求	目的明确，诊治需要。知情同意，尽职尽责。综合分析，切忌片面。密切联系，加强协作

必考热点

中医四诊的道德要求为安神定志、实事求是。

第三节 临床治疗的道德要求

考点：临床治疗的道德要求

临床治疗的道德要求见表14-7-3。

表14-7-3 临床治疗的道德要求

诊断急症患者	①诊断急症患者，随机性强，时间性强，协作性强。②争分夺秒，全力抢救；及时与家属沟通，敢于承担风险；与相关科室医务人员密切配合
中医治疗	①帮助患者建立对中医治疗的认知。治疗前，讲解中医治疗的目的、方法、会出现的感觉，征得患者同意后，方可实施治疗。②中医治疗大多是一位医师为一位患者服务，医师要尊重患者的隐私。③尽量减轻患者痛苦。由于针灸、推拿、刮痧、刺络、拔罐均在非麻醉条件下进行，而患者对中医治疗的认知、对疼痛的耐受存在个体差异，医师在操作中态度要和蔼、手法要精准、动作要轻。④确保安全。对饥饿、疲劳、精神高度紧张的患者，应在其进食、休息、解除紧张心理后再施行针灸、刮痧、刺络、拔罐等治疗。当个别患者出现“晕针”“晕血”反应时，切忌慌乱，应及时采取有效措施，最大限度地解除患者的不良反应
药物治疗	对症下药，剂量安全；合理配伍，细致观察；节约费用，公正分配
手术治疗	①手术前，严格掌握手术指征，征得患者知情同意，认真做好术前准备。②手术中，关心患者，体贴入微；态度严肃，作风严谨；精诚团结，密切协作。③手术后，严密观察，精心护理，减轻患者痛苦，促进患者康复
心理治疗	①掌握和运用心理治疗的知识、技巧，给予患者以心理支持。②以健康、稳定的心理状态去影响和帮助患者。③为患者的隐私保密
康复治疗	①理解患者，热爱康复工作。②躯体康复与心理康复并重。③密切合作
临终关怀	①尊重患者的人格、权利。②照护为主，缓解患者的疼痛。③给患者以心理支持。④给患者家属以安慰

必考热点

1. 药物治疗中的道德要求：①对症下药，剂量安全。②合理配伍，细致观察。③节约费用，公正分配。
2. 康复治疗中的道德要求为理解与同情、关怀与帮助、联合与协作。

第四节 新技术临床应用的道德要求

新技术临床应用的道德要求见表14-7-4。

表14-7-4 新技术临床应用的道德要求

实施人类辅助生殖技术的伦理原则	有利于患者的原则；夫妻双方自愿和知情同意的原则；确保后代健康的原则；维护社会公益的原则；互盲和保密的原则；严防精子、卵子商品化的原则；伦理监督原则
人体器官移植的伦理原则	知情同意原则、尊重原则、效用原则、禁止商业化原则、保密原则、伦理审查原则

续 表

人类胚胎干细胞研究和应用的伦理原则	尊重原则、知情同意原则、安全和有效原则、防止商品化原则
基因诊断和基因治疗的伦理原则	尊重与平等原则、知情同意原则、保护隐私原则、以治疗为目的的原则

必考热点

人类胚胎干细胞研究和应用的伦理原则中规定，珍惜、尊重胚胎，只允许对14天内的人体胚胎开展研究。

第八单元 医学研究的道德要求

第一节 医学科研工作的基本道德要求

考点：医学研究的基本道德要求

1. 道德准则 实事求是，真诚协作。
2. 工作作风 严肃的治学态度，严格的工作作风，严密的科学手段。

必考热点

医学研究的道德准则为实事求是、真诚协作。

第二节 人体试验的道德要求

考点：人体试验的道德要求

人体试验的道德要求见表14-8-1。

表14-8-1 人体试验的道德要求

人体试验的概念	人体试验是以健康人或患者为受试者，用人为的试验手段有控制地对受试者进行观察和研究，以判断相关假说的真理性的过程
人体试验的道德原则	知情同意原则、维护患者利益原则、医学目的原则、伦理审查与科学审查统一原则

必考热点

人体试验的道德原则有知情同意原则、维护患者利益原则、医学目的原则、伦理审查与科学普查统一原则。

第九单元　医学道德的评价与良好医德的养成

第一节　医学道德评价

考点：医学道德评价

医学道德评价的标准、依据和评价方式见表14-9-1。

表14-9-1　医学道德评价的标准、依据和评价方式

标准	疗效标准：是指医疗行为是否有利于患者疾病的缓解、痊愈和保障生命的安全。这是评价和衡量医务人员医疗行为是否符合道德以及道德水平高低的重要标志
	社会标准：是指医疗行为是否有利于人类生存环境的保护和改善
	科学标准：是指医疗行为是否有利于促进医学科学的发展和社会的进步
依据	动机与效果统一；目的和手段统一
评价方式	内心信念、社会舆论、传统习俗

必考热点

1. 医学道德评价的标准有疗效标准、社会标准、科学标准。
2. 医学道德评价的标准中，疗效标准是评价和衡量医务人员医疗行为是否符合道德以及道德水平高低的重要标志。
3. 医学道德评价的依据有动机与效果的辩证统一、目的和手段的辩证统一。
4. 医学道德评价的方式包括内心信念、社会舆论、传统习俗。

第二节　医学道德教育

医学道德教育的意义和方法见表14-9-2。

表14-9-2　医学道德教育的意义和方法

医学道德教育的意义	有助于医务人员形成内在品质，把医学道德原则和规范转化为内心信念
	有助于医务人员对患者的尊重、理解、关爱，形成良好的医德医风
	有助于医疗服务水平的提高，促进卫生健康事业发展
医学道德教育的方法	提高医德认识；培养医德情感；养成医德行为和习惯

第三节　医学道德修养

考点：医学道德修养

医学道德修养的含义和途径见表14-9-3。

表 14-9-3　医学道德修养的含义和途径

含义	医德修养是指医务人员在医德品质、情感、意志、习惯等方面按照一定的医德原则和规范进行自我改造、自我锻炼、自我培养的过程和要达到的医德境界。其中包括在医疗实践中所形成的情操、举止、仪表、品行等
途径	①以历史上的现实医疗活动优秀医师为榜样，确立医德修养。②在医疗活动中不断反思自己的言行，巩固医德修养。③伴随着医学的发展，在提高医疗水平的过程中提高医德修养

必考热点

与医疗实践相结合是医德修养的根本途径。

第十单元　医学伦理学文献

第一节　国外文献

考点：生命伦理学最新重要文献

生命伦理学国外最新重要文献见表 14-10-1。

表 14-10-1　生命伦理学国外最新重要文献

《赫尔辛基宣言》（涉及人类受试者医学研究的伦理准则）（2000 年修订）	①必须保护受试者准则。②必须符合医学目的准则。③必须经受试者知情同意准则。④必须接受伦理审查准则
生命伦理学《吉汉宣言》（2000 年）	主张科技必须考虑公共利益。意识到生物学与医学的巨大进展，保证人权的迫切需要，滥用这个进展可能给人权带来的危险
《国际性研究中的伦理与政策问题：发展中国家的临床试验》（2001 年）	①对临床试验伦理行动的基本要求。②提供已确定的有效治疗作为对照。③公平对待和尊重参加者。④获得试验后利益。⑤在国际性临床试验中确保保护研究参加者
国际人类基因组组织（HUGO）伦理委员会关于人类基因组数据库的声明（2002 年）	建议：①人类基因组数据库是全球的公共财产。②个人、家庭、社群、商业实体、机构和政府应促进这项公共财产。③应该鼓励数据的自由流动以及从使用数据库研究中所获利益的公平和公正的分配。④应尊重个人、家庭与社群的选择和隐私。⑤应保护个人、家庭与社群，防止歧视和侮辱。⑥研究人员、机构与商业实体有权为数据库做出智力和财政贡献而获得公平回报
国际医学科学组织委员会《人体生物医学研究国际道德指南》（2002 年 8 月修订）	本指南由 21 条指导原则组成，旨在规范各国的人体生物医学研究政策，根据各地情况应用伦理标准，以及确立和完善伦理审查机制

必考热点

1.《生命伦理学吉汉宣言》坚决主张科技必须考虑公共利益。

2. 国际医学科学组织委员会《人体生物医学研究国际道德指南》由 21 条指导原则组成，旨在规范各国的人体生物医学研究政策，根据各地情况应用伦理标准，以及确立和完善伦理审查机制。

第二节 国内文献

生命伦理学国内最新重要文献见表14-10-2。

表14-10-2 生命伦理学国内最新重要文献

《突发公共卫生事件应急条例》（2003年5月9日国务院375号令）	包括：①总则。②预防与应急准备。③报告与信息发布。④应急处理。⑤法律责任。⑥附则
中华人民共和国卫生部《人类辅助生殖技术和人类精子库伦理原则》（2003年）	包括：①有利于患者的原则。②知情同意的原则。③保护后代的原则。④社会公益原则。⑤保密原则。⑥严防商业化的原则。⑦伦理监督的原则
中华人民共和国科技部、卫生部《人胚胎干细胞研究伦理指导原则》（2003年）	该文件明确了人胚胎干细胞的来源定义、获得方式、研究行为规范等，并再次申明中国禁止进行生殖性克隆人的任何研究，禁止买卖人类配子、受精卵、胚胎或胎儿组织
中华人民共和国国家中医药管理局《中医药临床研究伦理审查管理规范》（2010）	该文件对开展中医药临床研究的医疗机构、科研院所、高等院校的伦理委员会建设作出了规定，对在中药临床研究中尊重受试者权益、保护受试者安全作出了具体要求
中华人民共和国卫生与计划生育委员会《涉及人的生物医学研究伦理审查办法》（2016）	该文件进一步明确了医疗卫生伦理委员会的职责和任务，补充了伦理审查的原则、规程、标准和跟踪审查的相关内容，进一步阐述了知情同意的基本内容和操作规程

第十五部分
卫生法规

第一单元 卫生法概述

第一节 卫生法的概念和渊源

考点：卫生法的概念和渊源

卫生法的概念和渊源见表 15-1-1。

表 15-1-1 卫生法的概念和渊源

概念	卫生法是由国家制定或认可的，并以国家强制力保证实施的，调整在卫生活动过程中所发生的社会关系的法律规范的总称
渊源	卫生法的渊源是指卫生法的各种具体表现形式：宪法；法律；卫生行政法规；地方性卫生法规；卫生规章；卫生标准；卫生国际条约

必考热点

1. 卫生法是调整在卫生活动过程中所发生的社会关系的法律规范的总称。
2. 卫生法的渊源是指卫生法的各种具体表现形式。

第二节 卫生法的基本原则和作用

考点：卫生法的基本原则

卫生法的基本原则见表 15-1-2。

表 15-1-2 卫生法的基本原则

基本原则	卫生保护原则、预防为主原则、公平原则、保护社会健康原则、患者自主原则
作用	维护社会卫生秩序。保障公共卫生利益。规范卫生行政行为

必考热点

1. 卫生法在制定和实施过程中，都必须时刻将保护公民生命健康权益放在首位。
2. 预防为主是我国卫生工作的基本方针和政策，也是卫生法必须遵循的基本原则。

第二单元 卫生法律责任

第一节 卫生民事责任

考点：卫生民事责任

卫生民事责任的概念、特征、构成及承担方式见表15-2-1。

表15-2-1 卫生民事责任的概念、特征、构成及承担方式

概念	卫生法中的民事责任主要是指医疗机构和卫生工作人员或从事与卫生事业有关的机构违反法律规定侵害公民的健康权利时，应向受害人承担损害赔偿责任
特征	主要是财产责任；是一方当事人对另一方的责任；是补偿当事人的损失；在法律允许的条件下，民事责任可以由当事人协商解决
构成	构成损害赔偿的民事责任，要同时具备下列四个条件：损害的事实存在；行为的违法性；行为人有过错；损害事实与行为人的过错有直接的因果关系
承担方式	《民法典》规定承担民事责任的方式有：停止损害；排除妨碍；消除危险；返还财产；恢复原状；修理、重作、更换；继续履行；赔偿损失；支付违约金；消除影响、恢复名誉；赔礼道歉。卫生法所涉及的民事责任以"赔偿损失"为主要形式

必考热点

1. 卫生法中的法律责任可分为卫生民事责任、卫生行政责任、卫生刑事责任3种。

2. 卫生民事责任的特征包括：①主要是财产责任。②是一方当事人对另一方的责任。③是补偿当事人的损失。④在法律允许的条件下，民事责任可以由当事人协商解决。

3. 卫生法所涉及的民事责任以"赔偿损失"为主要形式。

第二节 卫生行政责任

考点：卫生行政责任

卫生行政责任的概念及种类见表15-2-2。

表15-2-2 卫生行政责任的概念及种类

概念	指卫生行政法律关系主体违反卫生行政法律规范，尚未构成犯罪所应承担的法律后果
种类	行政处罚，主要有警告、罚款、没收非法财物、没收违法所得、责令停产停业、暂扣或吊销有关许可证等
	行政处分，主要有警告、记过、记大过、降级、降职、撤职、开除等形式

必考热点

1. 卫生行政责任主要包括行政处罚、行政处分两种。

2. 行政处罚的种类主要有警告、罚款、没收非法财物、没收违法所得、责令停产停业、暂扣或吊销有关许可证等。

3. 行政处分的种类主要有警告、记过、记大过、降级、降职、撤职、开除等形式。

第三节 卫生刑事责任

考点：卫生刑事责任

卫生刑事责任的概念、实现方式及违反卫生法的刑事责任见表15-2-3。

表15-2-3 卫生刑事责任的概念、实现方式及违反卫生法的刑事责任

概念	卫生刑事责任是指违反卫生法的行为侵害了《刑法》所保护的社会关系，构成犯罪所应承担的法律后果
实现方式	实现刑事责任的方式是刑罚。刑罚包括主刑和附加刑。主刑有管制、拘役、有期徒刑、无期徒刑、死刑。它们只能单独适用。附加刑有罚金、剥夺政治权利、没收财产。附加刑是补充主刑适用的刑罚方法，既可以独立适用，也可以附加适用
违反卫生法的刑事责任	生产、销售假药、劣药罪；生产、销售不符合卫生标准的食品罪；生产、销售不符合保障人体健康标准的医疗器械、医用卫生材料罪；非法行医罪，未取得医师执业资格的人非法行医；妨害传染病防治罪，违反《中华人民共和国传染病防治法》的规定，引起甲类传染病传播或者有传播严重危险；非法采集、供应血液罪或者制作、供应血液制品罪；妨害国境卫生检疫罪，违反国境卫生检疫规定，引起检疫传染病传播或有传播严重危险；传染病菌种、毒种扩散罪；医疗事故罪，医务人员由于严重不负责任，造成就诊人死亡或严重损害就诊人身体健康。另外，法律还规定了玩忽职守的犯罪、危害环境的犯罪等

必考热点

1. 根据我国《刑法》规定，实现刑事责任的方式是刑罚。
2. 刑罚包括主刑和附加刑。

第三单元 《中华人民共和国医师法》

第一节 医师的概念及职责

考点：医师的概念及职责

医师是指依法取得医师资格，经注册在医疗卫生机构中执业的专业医务人员，包括执业医师和执业助理医师。

为了保障医师合法权益，规范医师执业行为，加强医师队伍建设，保护人民健康，推进健康中国建设，2021年8月20日，第十三届全国人民代表大会常务委员会第30次会议通过了《中华人民共和国医师法》（以下简称《医师法》），自2022年3月1日起施行。

《医师法》有总则、考试和注册、执业规则、培训和考核、保障措施、法律责任、附则7章，共67条。

《医师法》规定，医师应当坚持人民至上、生命至上，发扬人道主义精神，弘扬敬佑生命、救死扶伤、甘于奉献、大爱无疆的崇高职业精神，恪守职业道德，遵守执业规范，提高执业水平，履行防病治病、保护人民健康的神圣职责。医师依法执业，受法律保护。医师的人格尊严、人身安全不受侵犯。

《医师法》规定，国务院卫生健康主管部门负责全国的医师管理工作。国务院教育、人力资源社会保障、中医药等有关部门在各自职责范围内负责有关的医师管理工作。县级以上地方人民政府卫生健康主管部门负责本行政区域内的医师管理工作。县级以上地方人民政府教育、人力资源社会保障、中医药等有关部门在各自职责范围内负责有关的医师管理工作。

必考热点

医师是指依法取得医师资格，经注册在医疗卫生机构中执业的专业医务人员，包括执业医师和执业助理医师。

第二节　医师资格考试制度

考点：参加医师资格考试的条件

《医师法》规定，国家实行医师资格考试制度。医师资格考试分为执业医师资格考试和执业助理医师资格考试。医师资格考试由省级以上人民政府卫生健康主管部门组织实施。医师资格考试的类别和具体办法，由国务院卫生健康主管部门制定。参加医师资格考试的条件见表15-3-1。

表15-3-1　参加医师资格考试的条件

执业医师资格考试条件	具有高等学校相关医学专业本科以上学历，在执业医师指导下，在医疗卫生机构中参加医学专业工作实践满一年
	具有高等学校相关医学专业专科学历，取得执业助理医师执业证书后，在医疗卫生机构中执业满二年
加执业助理医师资格考试条件	具有高等学校相关医学专业专科以上学历，在执业医师指导下，在医疗卫生机构中参加医学专业工作实践满一年的，可以参加执业助理医师资格考试
师承和确有专长人员医师资格考试的条件	以师承方式学习中医满三年，或者经多年实践医术确有专长的，经县级以上人民政府卫生健康主管部门委托的中医药专业组织或者医疗卫生机构考核合格并推荐，可以参加中医医师资格考试
	以师承方式学习中医或者经多年实践，医术确有专长的，由至少二名中医医师推荐，经省级人民政府中医药主管部门组织实践技能和效果考核合格后，即可取得中医医师资格及相应的资格证书

必考热点

1. 在医疗卫生机构中参加医学专业工作实践满一年可以参加执业医师资格考试者，应具有的学历是高等学校相关医学专业本科以上学历。

2. 具有高等学校相关医学专业专科学历，取得执业助理医师执业证书后，在医疗卫生机构中执业满二年可以参加执业医师资格考试。

3. 具有高等学校相关医学专业专科以上学历，在执业医师指导下，在医疗卫生机构中参加医学专业工作实践满一年的，可以参加执业助理医师资格考试。

第三节　医师执业注册制度

考点：医师注册的条件及办理

1. 执业注册　《医师法》规定，国家实行医师执业注册制度。取得医师资格的，可以向所在地县级以上地方人民政府卫生健康主管部门申请注册。医疗卫生机构可以为本机构中的申请人集体办理注册手续。除有本法规定不予注册的情形外，卫生健康主管部门应当自受理申请之日起二十个工作日内准予注册，将注册信息录入国家信息平台，并发给医师执业证书。未注册取得医师执业证书，不得从事医师执业活动。医师经注册后，可以在医疗卫生机构中按照注册的执业地点、执业类别、执业范围执业，从事相应的医疗卫生服务。中医、中西医结合医师可以在医疗机构中的中医科、中西医结合科或者其他临床科室按照注册的执业类别、执业范围执业。经考试取得医师资格的中医医师按照国家有关规定，经培训和考核合格，在执业活动中可以采用与其专业相关的西医药技术方法。西医医师按照国家有关规定，经培训和考核合格，在执业活动中可以采用与其专业相关的中医药技术方法。医师在二个以上医疗卫生机构定期执业的，应当以一个医疗卫生机构为主，并按照国家有关规定办理相关手续。国家鼓励医师定期定点到县级以下医疗卫生机构，包括乡镇卫生院、村卫生室、社区卫生服务中心等，提供医疗卫生服务，主执业机构应当支持并提供便利。

卫生健康主管部门、医疗卫生机构应当加强对有关医师的监督管理，规范其执业行为，保证医疗卫生服务质量。

2. 不予注册、注销注册、变更注册、重新注册的情形　不予注册、注销注册、变更注册和重新注册的情形见表 15-3-2。

表 15-3-2　不予注册、注销注册、变更注册和重新注册的情形

不予注册	有下列情形之一的，不予注册：①无民事行为能力或者限制民事行为能力。②受刑事处罚，刑罚执行完毕不满二年或者被依法禁止从事医师职业的期限未满。③被吊销医师执业证书不满二年。④因医师定期考核不合格被注销注册不满一年。⑤法律、行政法规规定不得从事医疗卫生服务的其他情形
	受理申请的卫生健康主管部门对不予注册的，应当自受理申请之日起二十个工作日内书面通知申请人和其所在医疗卫生机构，并说明理由
注销注册	医师注册后有下列情形之一的，注销注册，废止医师执业证书：①死亡。②受刑事处罚。③被吊销医师执业证书。④医师定期考核不合格，暂停执业活动期满，再次考核仍不合格。⑤中止医师执业活动满二年。⑥法律、行政法规规定不得从事医疗卫生服务或者应当办理注销手续的其他情形
	有前款规定情形的，医师所在医疗卫生机构应当在三十日内报告准予注册的卫生健康主管部门；卫生健康主管部门依职权发现医师有前款规定情形的，应当及时通报准予注册的卫生健康主管部门。准予注册的卫生健康主管部门应当及时注销注册，废止医师执业证书
变更注册	医师变更执业地点、执业类别、执业范围等注册事项的，应当依照本法规定到准予注册的卫生健康主管部门办理变更注册手续
重新注册	中止医师执业活动二年以上或者本法规定不予注册的情形消失，申请重新执业的，应当由县级以上人民政府卫生健康主管部门或者其委托的医疗卫生机构、行业组织考核合格，并依照本法规定重新注册

必考热点

1.《医师法》规定，国家实行医师执业注册制度。取得医师资格的，可以向所在地县级以上地方人民政府卫生健康主管部门申请注册。

2. 受理申请的卫生健康主管部门对不予注册的，应当自受理申请之日起二十个工作日内书面通知申请人和其所在医疗卫生机构，并说明理由。

3. 医师变更执业地点、执业类别、执业范围等注册事项的，应当依照本法规定到准予注册的卫生健康主管部门办理变更注册手续。

第四节　医师的权利、义务和执业规则

考点：医师的权利及义务

医师的权利及义务见表 15-3-3。

表 15-3-3 医师的权利及义务

权利	①在注册的执业范围内，按照有关规范进行医学诊查、疾病调查、医学处置、出具相应的医学证明文件，选择合理的医疗、预防、保健方案。②获取劳动报酬，享受国家规定的福利待遇，按照规定参加社会保险并享受相应待遇。③获得符合国家规定标准的执业基本条件和职业防护装备。④从事医学教育、研究、学术交流。⑤参加专业培训，接受继续医学教育。⑥对所在医疗卫生机构和卫生健康主管部门的工作提出意见和建议，依法参与所在机构的民主管理。⑦法律、法规规定的其他权利
义务	①树立敬业精神，恪守职业道德，履行医师职责，尽职尽责救治患者，执行疫情防控等公共卫生措施。②遵循临床诊疗指南，遵守临床技术操作规范和医学伦理规范等。③尊重、关心、爱护患者，依法保护患者隐私和个人信息。④努力钻研业务，更新知识，提高医学专业技术能力和水平，提升医疗卫生服务质量。⑤宣传推广与岗位相适应的健康科普知识，对患者及公众进行健康教育和健康指导。⑥法律、法规规定的其他义务

考点：医师执业规则

1. 医师实施医疗、预防、保健措施，签署有关医学证明文件，必须亲自诊查、调查，并按照规定及时填写病历等医学文书，不得隐匿、伪造、篡改或者擅自销毁病历等医学文书及有关资料。医师不得出具虚假医学证明文件以及与自己执业范围无关或者与执业类别不相符的医学证明文件。

2. 医师在诊疗活动中应当向患者说明病情、医疗措施和其他需要告知的事项。需要实施手术、特殊检查、特殊治疗的，医师应当及时向患者具体说明医疗风险、替代医疗方案等情况，并取得其明确同意；不能或者不宜向患者说明的，应当向患者的近亲属说明，并取得其明确同意。

3. 医师开展药物、医疗器械临床试验和其他医学临床研究应当符合国家有关规定，遵守医学伦理规范，依法通过伦理审查，取得书面知情同意。

4. 对需要紧急救治的患者，医师应当采取紧急措施进行诊治，不得拒绝急救处置。因抢救生命垂危的患者等紧急情况，不能取得患者或者其近亲属意见的，经医疗机构负责人或者授权的负责人批准，可以立即实施相应的医疗措施。国家鼓励医师积极参与公共交通工具等公共场所急救服务；医师因自愿实施急救造成受助人损害的，不承担民事责任。

5. 医师应当使用经依法批准或者备案的药品、消毒药剂、医疗器械，采用合法、合规、科学的诊疗方法。除按照规范用于诊断治疗外，不得使用麻醉药品、医疗用毒性药品、精神药品、放射性药品等。

6. 医师应当坚持安全有效、经济合理的用药原则，遵循药品临床应用指导原则、临床诊疗指南和药品说明书等合理用药。在尚无有效或者更好治疗手段等特殊情况下，医师取得患者明确知情同意后，可以采用药品说明书中未明确但具有循证医学证据的药品用法实施治疗。医疗机构应当建立管理制度，对医师处方、用药医嘱的适宜性进行审核，严格规范医师用药行为。

7. 执业医师按照国家有关规定，经所在医疗卫生机构同意，可以通过互联网等信息技术提供部分常见病、慢性病复诊等适宜的医疗卫生服务。国家支持医疗卫生机构之间利用互联网等信息技术开展远程医疗合作。

8. 医师不得利用职务之便，索要、非法收受财物或者牟取其他不正当利益；不得对患者实施不必要的检查、治疗。

9. 遇有自然灾害、事故灾难、公共卫生事件和社会安全事件等严重威胁人民生命健康的突发事件时，县级以上人民政府卫生健康主管部门根据需要组织医师参与卫生应急处置和医疗救治，医师应当服从调遣。

10. 在执业活动中有下列情形之一的，医师应当按照有关规定及时向所在医疗卫生机构或者有关部门、机构报告：

（1）发现传染病、突发不明原因疾病或者异常健康事件；

（2）发生或者发现医疗事故；

（3）发现可能与药品、医疗器械有关的不良反应或者不良事件；

（4）发现假药或者劣药；

（5）发现患者涉嫌伤害事件或者非正常死亡；

（6）法律、法规规定的其他情形。

11. 执业助理医师应当在执业医师的指导下，在医疗卫生机构中按照注册的执业类别、执业范围执业。在乡、民族乡、镇和村医疗卫生机构以及艰苦边远地区县级医疗卫生机构中执业的执业助理医师，可以根据医疗卫生服务情况和本人实践经验，独立从事一般的执业活动。

12. 参加临床教学实践的医学生和尚未取得医师执业证书、在医疗卫生机构中参加医学专业工作实践的医学毕业生，应当在执业医师监督、指导下参与临床诊疗活动。医疗卫生机构应当为有关医学生、医学毕业生参与临床诊疗活动提供必要的条件。

13. 有关行业组织、医疗卫生机构、医学院校应当加强对医师的医德医风教育。医疗卫生机构应当建立健全医师岗位责任、内部监督、投诉处理等制度，加强对医师的管理。

第五节　《中华人民共和国医师法》规定的法律责任

考点：法律责任

1. 在医师资格考试中有违反考试纪律等行为，情节严重的，一年至三年内禁止参加医师资格考试。

2. 以不正当手段取得医师资格证书或者医师执业证书的，由发给证书的卫生健康主管部门予以撤销，三年内不受理其相应申请。

3. 伪造、变造、买卖、出租、出借医师执业证书的，由县级以上人民政府卫生健康主管部门责令改正，没收违法所得，并处违法所得二倍以上五倍以下的罚款，违法所得不足一万元的，按一万元计算；情节严重的，吊销医师执业证书。

4. 违反本法规定，医师在执业活动中有下列行为之一的，由县级以上人民政府卫生健康主管部门责令改正，给予警告；情节严重的，责令暂停六个月以上一年以下执业活动直至吊销医师执业证书：

（1）在提供医疗卫生服务或者开展医学临床研究中，未按照规定履行告知义务或者取得知情同意；

（2）对需要紧急救治的患者，拒绝急救处置，或者由于不负责任延误诊治；

（3）遇有自然灾害、事故灾难、公共卫生事件和社会安全事件等严重威胁人民生命健康的突发事件时，不服从卫生健康主管部门调遣；

（4）未按照规定报告有关情形；

（5）违反法律、法规、规章或者执业规范，造成医疗事故或者其他严重后果。

5. 违反本法规定，医师在执业活动中有下列行为之一的，由县级以上人民政府卫生健康主管部门责令改正，给予警告，没收违法所得，并处一万元以上三万元以下的罚款；情节严重的，责令暂停六个月以上一年以下执业活动直至吊销医师执业证书：

（1）泄露患者隐私或者个人信息；

（2）出具虚假医学证明文件，或者未经亲自诊查、调查，签署诊断、治疗、流行病学等证明文件或者有关出生、死亡等证明文件；

（3）隐匿、伪造、篡改或者擅自销毁病历等医学文书及有关资料；

（4）未按照规定使用麻醉药品、医疗用毒性药品、精神药品、放射性药品等；

（5）利用职务之便，索要、非法收受财物或者牟取其他不正当利益，或者违反诊疗规范，对患者实施不必要的检查、治疗造成不良后果；

（6）开展禁止类医疗技术临床应用。

6. 违反本法规定，医师未按照注册的执业地点、执业类别、执业范围执业的，由县级以上人民政府卫生健康主管部门或者中医药主管部门责令改正，给予警告，没收违法所得，并处一万元以上三万元以下的罚款；情节严重的，责令暂停六个月以上一年以下执业活动直至吊销医师执业证书。

7. 严重违反医师职业道德、医学伦理规范，造成恶劣社会影响的，由省级以上人民政府卫生健康主管部门吊销医师执业证书或者责令停止非法执业活动，五年直至终身禁止从事医疗卫生服务或者医学临床研究。

8. 违反本法规定，非医师行医的，由县级以上人民政府卫生健康主管部门责令停止非法执业活动，没收违法所得和药品、医疗器械，并处违法所得二倍以上十倍以下的罚款，违法所得不足一万元的，按一万元计算。

9. 违反本法规定，阻碍医师依法执业，干扰医师正常工作、生活，或者通过侮辱、诽谤、威胁、殴打等方式，侵犯医师人格尊严、人身安全，构成违反治安管理行为的，依法给予治安管理处罚。

10. 违反本法规定，医疗卫生机构未履行报告职责，造成严重后果的，由县级以上人民政府卫生健康主管部门给予警告，对直接负责的主管人员和其他直接责任人员依法给予处分。

11. 违反本法规定，卫生健康主管部门和其他有关部门工作人员或者医疗卫生机构工作人员弄虚作假、滥用职权、玩忽职守、徇私舞弊的，依法给予处分。

12. 违反本法规定，构成犯罪的，依法追究刑事责任；造成人身、财产损害的，依法承担民事责任。

第四单元 《中华人民共和国药品管理法》

第一节 概 述

考点：概述

《中华人民共和国药品管理法》概述见表15-4-1。

表15-4-1 《中华人民共和国药品管理法》概述

立法目的	为加强药品监督管理，保证药品质量，保障公众用药安全和合法权益，保护和促进公众健康，特制定本法
药品的法定含义	药品是指用于预防、治疗、诊断人的疾病，有目的地调节人的生理机能并规定有适应证或者功能主治、用法和用量的物质，包括中药、化学药和生物制品等
必须符合的法定要求	必须是《中华人民共和国药品管理法》明确规定的药品含义中所包括的内容
	药品生产、经营的主体具有合法资质。从事药品生产活动，应当经所在地省、自治区、直辖市人民政府药品监督管理部门批准，取得药品生产许可证。无药品生产许可证的，不得生产药品。从事药品批发活动，应当经所在地省、自治区、直辖市人民政府药品监督管理部门批准，取得药品经营许可证。从事药品零售活动，应当经所在地县级以上地方人民政府药品监督管理部门批准，取得药品经营许可证。无药品经营许可证的，不得经营药品
	在中国境内上市的药品，应当经国务院药品监督管理部门批准，取得药品注册证书
	药品必须符合国家药品标准。国务院药品监督管理部门颁布的《中华人民共和国药典》和药品标准为国家药品标准

必考热点

1. 为加强药品监督管理，保证药品质量，保障人体用药安全，维护人民身体健康和用药的合法权益，特制定《中华人民共和国药品管理法》。

2. 生产药品须经国务院药品监督管理部门批准并发给药品批准文号。

3. 国务院药品监督管理部门颁布的《中华人民共和国药典》和药品标准为国家药品标准。

第二节 禁止生产（包括配制）、销售假药与劣药

考点：假药与劣药

假药和劣药的情形见表15-4-2。

表 15-4-2 假药和劣药的情形

有下列情形之一的，为假药	药品所含成分与国家药品标准规定的成分不符的
	以非药品冒充药品或者以他种药品冒充此种药品的
	变质的药品
	药品所标明的适应证或者功能主治超出规定范围
有下列情形之一的，为劣药	药品成分的含量不符合国家药品标准
	被污染的药品
	未标明或者更改有效期的药品
	未注明或者更改产品批号的药品
	超过有效期的药品
	擅自添加防腐剂、辅料的药品
	其他不符合药品标准的药品

必考热点

1. 以非药品冒充药品或者以他种药品冒充此种药品的为假药。
2. 变质的药品为假药。
3. 药品成分含量不符合国家药品标准的是劣药。

第三节 特殊药品的管理

考点：麻醉药品和精神药品管理的相关规定

特殊药品包括麻醉药品、精神药品、医疗用毒性药品、放射性药品，国家对这四类药品实行特殊管理。麻醉药品和精神药品管理的相关规定见表 15-4-3。

表 15-4-3 麻醉药品和精神药品管理的相关规定

《麻醉药品和精神药品管理条例》的相关规定	第四条规定：国家对麻醉药品药用原植物以及麻醉药品和精神药品实行管制
	第三十条规定：麻醉药品和第一类精神药品不得零售。禁止使用现金进行麻醉药品和精神药品交易，但是个人合法购买麻醉药品和精神药品的除外
	第三十二条规定：第二类精神药品零售企业应当凭执业医师出具的处方，按规定剂量销售第二类精神药品，并将处方保存 2 年备查；禁止超剂量或者无处方销售第二类精神药品；不得向未成年人销售第二类精神药品
	第三十九条规定：具有麻醉药品和第一类精神药品处方资格的执业医师，根据临床应用指导原则，对确需使用麻醉药品或者第一类精神药品的患者，应当满足其合理用药需求。在医疗机构就诊的癌症疼痛患者和其他危重患者得不到麻醉药品或者第一类精神药品时，患者或者其亲属可以向执业医师提出申请。具有麻醉药品和第一类精神药品处方资格的执业医师认为要求合理的，应当及时为患者提供所需麻醉药品或者第一类精神药品
	第四十二条规定：医疗机构抢救患者急需麻醉药品和第一类精神药品而本医疗机构无法提供时，可以从其他医疗机构或者定点批发企业紧急借用；抢救工作结束后，应当及时将借用情况报所在地设区的市级药品监督管理部门和卫生主管部门备案
	第四十四条规定：医务人员为了医疗需要携带少量麻醉药品和精神药品出入境的，应当持有省级以上人民政府药品监督管理部门发放的携带麻醉药品和精神药品证明。海关凭携带麻醉药品和精神药品证明放行

续 表

《处方管理办法》的相关规定	第二十三条规定：为门（急）诊患者开具的麻醉药品注射剂，每张处方为一次常用量；控缓释制剂，每张处方不得超过7日常用量；其他剂型，每张处方不得超过3日常用量
	第二十四条规定：为门（急）诊癌症疼痛患者和中、重度慢性疼痛患者开具的麻醉药品、第一类精神药品注射剂，每张处方不得超过3日常用量；控缓释制剂，每张处方不得超过15日常用量；其他剂型，每张处方不得超过7日常用量
	第二十六条规定：对于需要特别加强管制的麻醉药品，盐酸二氢埃托啡处方为一次常用量，仅限于二级以上医院内使用；盐酸哌替啶处方为一次常用量，仅限于医疗机构内使用
	第五十条规定：处方由调剂处方药品的医疗机构妥善保存。普通处方、急诊处方、儿科处方保存期限为1年，医疗用毒性药品、第二类精神药品处方保存期限为2年，麻醉药品和第一类精神药品处方保存期限为3年

必考热点

1. 国家对麻醉药品、精神药品、医疗用毒性药品、放射性药品实行特殊管理。

2.《麻醉药品和精神药品管理条例》第四条规定，国家对麻醉药品药用原植物以及麻醉药品和精神药品实行管制。

3.《麻醉药品和精神药品管理条例》第三十条规定，麻醉药品和第一类精神药品不得零售。

第四节 《中华人民共和国药品管理法》及相关法规、规章对医疗机构及其人员的有关规定

对医疗机构及其人员的有关规定见表15-4-4。

表15-4-4 对医疗机构及其人员的有关规定

医疗机构药品使用的管理规定	医疗机构购进药品，应当建立并执行进货检查验收制度，验明药品合格证明和其他标识；不符合规定要求的，不得购进和使用
	医疗机构应当坚持安全有效、经济合理的用药原则，遵循药品临床应用指导原则、临床诊疗指南和药品说明书等合理用药，对医师处方、用药医嘱的适宜性进行审核
	依法经过资格认定的药师或者其他药学技术人员调配处方，应当进行核对，对处方所列药品不得擅自更改或者代用。对有配伍禁忌或者超剂量的处方，应当拒绝调配；必要时，经处方医师更正或者重新签字，方可调配
	医疗机构配制的制剂，应当是本单位临床需要而市场上没有供应的品种，并应当经所在地省、自治区、直辖市人民政府药品监督管理部门批准；但是，法律对配制中药制剂另有规定的除外。医疗机构配制的制剂应当按照规定进行质量检验；合格的，凭医师处方在本单位使用。经国务院药品监督管理部门或者省、自治区、直辖市人民政府药品监督管理部门批准，医疗机构配制的制剂可以在指定的医疗机构之间调剂使用
	医疗机构配制的制剂不得在市场上销售

续　表

处方的管理规定	《处方管理办法》第二条规定：处方是指由注册的执业医师和执业助理医师（以下简称医师）在诊疗活动中为患者开具的、由取得药学专业技术职务任职资格的药学专业技术人员（以下简称药师）审核、调配、核对，并作为患者用药凭证的医疗文书。处方包括医疗机构病区用药医嘱单
	第四条规定：医师开具处方和药师调剂处方应当遵循安全、有效、经济的原则。处方药应当凭医师处方销售、调剂和使用
	第十七条规定：医师开具处方应当使用经药品监督管理部门批准并公布的药品通用名称、新活性化合物的专利药品名称和复方制剂药品名称。医师开具院内制剂处方时应当使用经省级卫生行政部门审核、药品监督管理部门批准的名称。医师可以使用由卫健委公布的药品习惯名称开具处方
	第十九条规定：处方一般不得超过7日用量；急诊处方一般不得超过3日用量；对于某些慢性病、老年病或特殊情况，处方用量可适当延长，但医师应当注明理由
	第三十七条规定：药师调剂处方时必须做到“四查十对”：查处方，对科别、姓名、年龄；查药品，对药名、剂型、规格、数量；查配伍禁忌，对药品性状、用法用量；查用药合理性，对临床诊断
关于禁止药品购销中账外暗中给予、收受回扣或者其他利益的规	《中华人民共和国药品管理法》第八十八条规定：禁止药品上市许可持有人、药品生产企业、药品经营企业和医疗机构在药品购销中给予、收受回扣或其他不正当利益。禁止药品上市许可持有人、药品生产企业、药品经营企业或者代理人以任何名义给予使用其药品的医疗机构的负责人、药品采购人员、医师、药师等有关人员财物或者其他不正当利益。禁止医疗机构的负责人、药品采购人员、医师、药师等有关人员以任何名义收受药品上市许可持有人、药品生产企业、药品经营企业或者代理人给予的财物或者其他不正当利益

必考热点

1. 医疗机构购进药品，应当建立并执行进货检查验收制度，验明药品合格证明和其他标识；不符合规定要求的，不得购进和使用。

2.《处方管理办法》第四条规定，医师开具处方和药师调剂处方应当遵循安全、有效、经济的原则。

第五节　《中华人民共和国药品管理法》规定的法律责任

《中华人民共和国药品管理法》规定的法律责任见表15-4-5。

表15-4-5　《中华人民共和国药品管理法》规定的法律责任

民事责任	药品上市许可持有人、药品生产企业、药品经营企业或者医疗机构违反本法规定，给用药者造成损害的，依法承担赔偿责任
	因药品质量问题受到损害的，受害人可以向药品上市许可持有人、药品生产企业请求赔偿损失，也可以向药品经营企业、医疗机构请求赔偿损失。接到受害人赔偿请求的，应当实行首负责任制，先行赔付；先行赔付后，可以依法追偿
	生产假药、劣药或者明知是假药、劣药仍然销售、使用的，受害人或者其近亲属除请求赔偿损失外，还可以请求支付价款十倍或者损失三倍的赔偿金；增加赔偿的金额不足一千元的，为一千元

续 表

行政责任	生产、销售假药的，没收违法生产、销售的药品和违法所得，责令停产停业整顿，吊销药品批准证明文件，并处违法生产、销售的药品货值金额十五倍以上三十倍以下的罚款；货值金额不足十万元的，按十万元计算；情节严重的，吊销药品生产许可证、药品经营许可证或者医疗机构制剂许可证，十年内不受理其相应申请；药品上市许可持有人为境外企业的，十年内禁止其药品进口
	生产、销售劣药的，没收违法生产、销售的药品和违法所得，并处违法生产、销售的药品货值金额十倍以上二十倍以下的罚款；违法生产、批发的药品货值金额不足十万元的，按十万元计算，违法零售的药品货值金额不足一万元的，按一万元计算；情节严重的，责令停产停业整顿直至吊销药品批准证明文件、药品生产许可证、药品经营许可证或者医疗机构制剂许可证。生产、销售的中药饮片不符合药品标准，尚不影响安全性、有效性的，责令限期改正，给予警告；可以处十万元以上五十万元以下的罚款
	药品使用单位使用假药、劣药的，按照销售假药、零售劣药的规定处罚；情节严重的，法定代表人、主要负责人、直接负责的主管人员和其他责任人员有医疗卫生人员执业证书的，还应当吊销执业证书
	医疗机构违反本法规定，将其配制的制剂在市场上销售，责令改正，没收违法销售的制剂和违法所得，并处违法销售制剂货值金额二倍以上五倍以下的罚款；情节严重的，并处货值金额五倍以上十五倍以下的罚款；货值金额不足五万元的，按五万元计算
刑事责任	违反本法规定，构成犯罪的，依法追究刑事责任
有关单位或者个人在药品购销中违法给予、收受回扣应承担的法律责任	医疗机构的负责人、药品采购人员、医师、药师等有关人员收受药品上市许可持有人、药品生产企业、药品经营企业或者代理人给予的财物或者其他不正当利益的，由卫生健康主管部门或者本单位给予处分，没收违法所得；情节严重的，还应当吊销其执业证书

必考热点

生产假药、劣药或者明知是假药、劣药仍然销售、使用的，受害人或者其近亲属除请求赔偿损失外，还可以请求支付价款十倍或者损失三倍的赔偿金。

第五单元 《中华人民共和国传染病防治法》

第一节 概　　述

考点：《中华人民共和国传染病防治法》的立法目的

《中华人民共和国传染病防治法》的立法目的见表15-5-1。

表15-5-1 《中华人民共和国传染病防治法》的立法目的

《中华人民共和国传染病防治法》的立法目的	为了预防、控制和消除传染病的发生与流行，保障人体健康和公共卫生，制定本法
我国对传染病防治实行的方针	国家对传染病防治实行预防为主的方针，防治结合、分类管理、依靠科学、依靠群众
法定传染病的分类	《中华人民共和国传染病防治法》根据传染病的传播方式、速度及对人类危害程度的不同，分为甲类、乙类和丙类三类

必考热点

1. 国家对传染病防治实行预防为主的方针。
2. 甲类传染病是指鼠疫、霍乱。

第二节　传染病预防与疫情报告

考点：国家建立传染病预防的相关制度

国家建立传染病预防的相关制度见表 15-5-2。

表 15-5-2　国家建立传染病预防的相关制度

国家实行有计划的预防接种制度	用于预防接种的疫苗必须符合国家质量标准。国家对儿童实行预防接种证制度。国家免疫规划项目的预防接种实行免费
国家建立传染病监测制度	各级疾病预防控制机构对传染病的发生、流行以及影响其发生、流行的因素进行监测
国家建立传染病预警制度	国务院卫生行政部门和省、自治区、直辖市人民政府根据传染病发生、流行趋势的预测，及时发出传染病预警，根据情况予以公布。县级以上地方人民政府应当制定传染病预防控制预案，报上一级人民政府备案
国家建立传染病菌种、毒种库	对可能导致甲类传染病传播的以及国务院卫生行政部门规定的菌种、毒种和传染病检测样本，确需采集、保藏、携带、运输和使用的，须经省级以上人民政府卫生行政部门批准

考点：传染病疫情的通报和公布

传染病疫情的通报和公布见表 15-5-3。

表 15-5-3　传染病疫情的通报和公布

《中华人民共和国传染病防治法》第三十四条规定	县级以上地方人民政府卫生行政部门应当及时向本行政区域内的疾病预防控制机构和医疗机构通报传染病疫情以及监测、预警的相关信息。接到通报的疾病预防控制机构和医疗机构应当及时告知本单位的有关人员。动物防疫机构和疾病预防控制机构，应当及时互相通报动物间和人间发生的人畜共患传染病的疫情以及相关信息
《中华人民共和国传染病防治法》第三十八条规定	国家建立传染病疫情信息公布制度。国务院卫生行政部门定期公布全国传染病疫情信息。省、自治区、直辖市人民政府卫生行政部门定期公布本行政区域的传染病疫情信息

传染病暴发、流行时，国务院卫生行政部门负责向社会公布传染病疫情信息，并可以授权省、自治区、直辖市人民政府卫生行政部门向社会公布本行政区域的传染病疫情信息。

公布传染病疫情信息应当及时、准确。

第三节　传染病疫情控制措施及医疗救治

考点：医疗机构发现传染病时应采取的措施

医疗机构发现传染病时应采取的措施见表 15-5-4。

表 15-5-4　医疗机构发现传染病时应采取的措施

发现甲类传染病	对患者、病原携带者，予以隔离治疗，隔离期限根据医学检查结果确定；对疑似患者，确诊前在指定场所单独隔离治疗；对医疗机构内的患者、病原携带者、疑似患者的密切接触者，在指定场所进行医学观察和采取其他必要的预防措施
	拒绝隔离治疗或者隔离期未满擅自脱离隔离治疗的，可以由公安机关协助医疗机构采取强制隔离治疗措施
发现乙类或者丙类传染病	应当根据病情采取必要的治疗和控制传播措施

医疗机构对本单位内被传染病病原体污染的场所、物品以及医疗废物，必须依照法律、法规的规定实施消毒和无害化处置。

必考热点

1. 拒绝隔离治疗或者隔离期未满擅自脱离隔离治疗的，可以由公安机关协助医疗机构采取强制隔离治疗措施。
2. 医疗机构发现甲类传染病时，对疑似患者，确诊前在指定场所单独隔离治疗。
3. 医疗机构发现乙类或者丙类传染病患者，应当根据病情采取必要的治疗和控制传播措施。

考点：各级政府部门在传染病发生时应采取的紧急措施

各级政府部门在传染病发生时应采取的紧急措施见表 15-5-5。

表 15-5-5　各级政府部门在传染病发生时应采取的紧急措施

传染病暴发、流行时	县级以上地方人民政府应当立即组织力量，按照预防、控制预案进行防治，切断传染病的传播途径，必要时，报经上一级人民政府决定，可以采取下列紧急措施并予以公告
	限制或者停止集市、影剧院演出或者其他人群聚集的活动；停工、停业、停课；封闭或者封存被传染病病原体污染的公共饮用水源、食品以及相关物品；控制或者扑杀染疫野生动物、家畜家禽；封闭可能造成传染病扩散的场所
	上级人民政府接到下级人民政府关于采取前款所列紧急措施的报告时，应当即时作出决定
	紧急措施的解除，由原决定机关决定并宣布
甲类、乙类传染病暴发、流行时	县级以上地方人民政府报经上一级人民政府决定，可以宣布本行政区域部分或者全部为疫区；国务院可以决定并宣布跨省、自治区、直辖市的疫区。省、自治区、直辖市人民政府可以决定对本行政区域内的甲类传染病疫区实施封锁；但是，封锁大、中城市的疫区或者封锁跨省、自治区、直辖市的疫区，以及封锁疫区导致中断干线交通或者封锁国境的，由国务院决定。疫区封锁的解除，由原决定机关决定并宣布

必考热点

1. 医疗机构对本单位内被传染病病原体污染的场所、物品以及医疗废物，必须依照法律、法规的规定实施消毒和无害化处置。
2. 医疗机构应当对传染病患者或者疑似传染病患者提供医疗救护、现场救援和接诊治疗，实行传染病预检、分诊制度。

第四节 相关机构及其人员违反《中华人民共和国传染病防治法》有关规定应承担的法律责任

考点：行政责任

违反《中华人民共和国传染病防治法》应承担的行政责任见表 15-5-6。

表 15-5-6 违反《中华人民共和国传染病防治法》应承担的行政责任

医疗机构违反本法规定的下列情形之一的，由县级以上人民政府卫生行政部门责令改正，通报批评，给予警告；造成传染病传播、流行或者其他严重后果的，对负有责任的主管人员和其他直接责任人员，依法给予降级、撤职、开除的处分，并可以依法吊销有关责任人员的执业证书；构成犯罪的，依法追究刑事责任	未按照规定承担本单位的传染病预防、控制工作、医院感染控制任务和责任区域内的传染病预防工作的
	未按照规定报告传染病疫情，或者隐瞒、谎报、缓报传染病疫情的
	发现传染病疫情时，未按照规定对传染病患者、疑似传染病患者提供医疗救护、现场救援、接诊、转诊的，或者拒绝接受转诊的
	未按照规定对本单位内被传染病病原体污染的场所、物品以及医疗废物实施消毒或者无害化处置的
	未按照规定对医疗器械进行消毒，或者对按照规定一次使用的医疗器具未予销毁，再次使用的
	在医疗救治过程中未按照规定保管医学记录资料的
	故意泄露传染病患者、病原携带者、疑似传染病患者、密切接触者涉及个人隐私的有关信息、资料的
疾病预防控制机构违反本法规定，有下列情形之一的，由县级以上人民政府卫生行政部门责令限期改正，通报批评，给予警告；对负有责任的主管人员和其他直接责任人员，依法给予降级、撤职、开除的处分，并可以依法吊销有关责任人员的执业证书；构成犯罪的，依法追究刑事责任	未依法履行传染病监测职责的
	未依法履行传染病疫情报告、通报职责，或者隐瞒、谎报、缓报传染病疫情的
	未主动收集传染病疫情信息，或者对传染病疫情信息和疫情报告未及时进行分析、调查、核实的
	发现传染病疫情时，未依据职责及时采取本法规定的措施的
	故意泄露传染病患者、病原携带者、疑似传染病患者密切接触者涉及个人隐私的有关信息、资料的

必考热点

《中华人民共和国传染病防治法》规定，单位和个人违反本法，导致传染病传播、流行，给他人人身、财产造成损害的，应依法承担民事责任。

第六单元 《突发公共卫生事件应急条例》

第一节 概 述

考点：突发公共卫生事件的概念及应急工作的方针及原则

突发公共卫生事件的概念及应急工作的方针及原则见表 15-6-1。

表 15-6-1　突发公共卫生事件的概念及应急工作的方针及原则

概念	突发公共卫生事件（以下简称突发事件），是指突然发生，造成或者可能造成社会公众健康严重损害的重大传染病疫情、群体性不明原因疾病、重大食物和职业中毒以及其他严重影响公众健康的事件
方针	突发事件应急工作，应当遵循预防为主、常备不懈的方针，贯彻统一领导、分级负责、反应及时、措施果断、依靠科学、加强合作的原则

必考热点

突发事件应急工作，应当遵循预防为主、常备不懈的方针，贯彻统一领导、分级负责、反应及时、措施果断、依靠科学、加强合作的原则。

第二节　突发公共卫生事件的预防与应急准备

考点：突发公共卫生事件的预防与应急准备

突发公共卫生事件的预防与应急准备见表 15-6-2。

表 15-6-2　突发公共卫生事件的预防与应急准备

突发事件应急预案的制定	国务院卫生行政主管部门按照分类指导、快速反应的要求，制定全国突发事件应急预案，报请国务院批准
	省、自治区、直辖市人民政府根据全国突发事件应急预案，结合本地实际情况，制定本行政区域的突发事件应急预案
全国突发事件应急预案应包括的主要内容	突发事件应急处理指挥部的组成和相关部门的职责；突发事件的监测与预警；突发事件信息的收集、分析、报告、通报制度；突发事件应急处理技术和监测机构及其任务；突发事件的分级和应急处理工作方案；突发事件预防、现场控制，应急设施、设备、救治药品和医疗器械以及其他物资和技术的储备与调度；突发事件应急处理专业队伍的建设和培训
突发公共卫生事件预防控制体系	国家建立统一的突发事件预防控制体系；县级以上人民政府建立和完善突发事件监测与预警系统；县级以上人民政府卫生行政主管部门指定机构负责开展突发事件的日常监测；县级以上地方人民政府卫生行政主管部门，应当定期对医疗卫生机构和人员开展突发事件应急处理相关知识、技能的培训，定期组织医疗卫生机构进行突发事件应急演练，推广最新知识和先进技术

必考热点

国务院卫生行政主管部门按照分类指导、快速反应的要求，制定全国突发事件应急预案，报请国务院批准。

第三节　突发公共卫生事件的报告与信息发布

考点：突发公共卫生事件的报告与信息发布

突发公共卫生事件的报告与信息发布见表 15-6-3。

表 15-6-3　突发公共卫生事件的报告与信息发布

国家建立突发事件应急报告制度	国务院卫生行政主管部门制定突发事件应急报告规范，建立重大、紧急疫情信息报告系统

续　表

突发事件的报告情形和报告时限	要求突发事件监测机构、医疗卫生机构和有关单位发现有下列情形之一的，应当在2小时内向所在地县级人民政府卫生行政主管部门报告；接到报告的卫生行政主管部门应当在2小时内向本级人民政府报告，并同时向上级人民政府卫生行政主管部门和国务院卫生行政主管部门报告；县级人民政府应当在接到报告后2小时内向设区的市级人民政府或者上一级人民政府报告；设区的市级人民政府应当在接到报告后2小时内向省、自治区、直辖市人民政府报告；省、自治区、直辖市人民政府应当在接到报告1小时内，向国务院卫生行政主管部门报告：
	发生或者可能发生传染病暴发、流行的；发生或者发现不明原因的群体性疾病的；发生传染病菌种、毒种丢失的；发生或者可能发生重大食物和职业中毒事件的
	国务院卫生行政主管部门对可能造成重大社会影响的突发事件，应当立即向国务院报告
	任何单位和个人对突发事件不得隐瞒、缓报、谎报或者授意他人隐瞒、缓报、谎报
突发公共卫生事件的信息发布	国家建立突发事件的信息发布制度。国务院卫生行政主管部门负责向社会发布突发事件的信息。必要时，可以授权省、自治区、直辖市人民政府卫生行政主管部门向社会发布本行政区域内突发事件的信息
	信息发布应当及时、准确、全面

必考热点

1. 突发事件监测机构、医疗卫生机构和有关单位发现可能发生传染病暴发、流行的，应当在2小时内向所在地县级人民政府卫生行政主管部门报告。

2. 省、自治区、直辖市启动突发事件应急预案，由省、自治区、直辖市人民政府决定，并向国务院报告。

第四节　突发公共卫生事件的应急处理

考点：突发公共卫生事件的应急处理

1. 医疗卫生机构、监测机构和科学研究机构，应当服从突发事件应急处理指挥部的统一指挥，相互配合、协作，集中力量开展相关的科学研究工作。

2. 根据突发事件应急处理的需要，突发事件应急处理指挥部有权紧急调集人员、储备的物资、交通工具以及相关设施、设备；必要时，对人员进行疏散或者隔离，并可以依法对传染病疫区实行封锁。

3. 参加突发事件应急处理的工作人员，应当按照预案的规定，采取卫生防护措施，并在专业人员的指导下进行工作。

4. 医疗卫生机构应采取的措施　医疗卫生机构应采取的措施见表15-6-4。

表15-6-4　医疗卫生机构应采取的措施

医疗卫生机构应采取的措施	医疗卫生机构应当对因突发事件致病的人员提供医疗救护和现场救援，对就诊患者必须接诊治疗，并书写详细、完整的病历记录；对需要转送的患者，应当按照规定将患者及其病历记录的复印件转送至接诊的或者指定的医疗机构
	医疗卫生机构内应当采取卫生防护措施，防止交叉感染和污染
	医疗卫生机构应当对传染病患者密切接触者采取医学观察措施
	医疗机构收治传染病患者、疑似传染病患者，应当依法报告所在地的疾病预防控制机构

5. 有关部门、医疗卫生机构应当对传染病做到早发现、早报告、早隔离、早治疗，切断传播途径，防止扩散。

6. 在突发事件中需要接受隔离治疗、医学观察措施的患者、疑似患者和传染病患者密切接触者在卫生行政主管部门或者有关机构采取医学措施时应当予以配合；拒绝配合的，由公安机关依法协助强制执行。

必考热点

1. 参加突发事件应急处理的工作人员，应当按照预案的规定，采取卫生防护措施，并在专业人员的指导下进行工作。

2. 医疗机构收治传染病患者、疑似传染病患者，应当依法报告所在地的疾病预防控制机构。

3. 医疗卫生机构应当对传染病做到早发现、早报告、早隔离、早治疗，切断传播途径，防止扩散。

第五节 《突发公共卫生事件应急条例》规定的法律责任

考点：《突发公共卫生事件应急条例》规定的法律责任

《突发公共卫生事件应急条例》规定的法律责任见表15-6-5。

表15-6-5 《突发公共卫生事件应急条例》规定的法律责任

医疗机构违反《突发公共卫生事件应急条例》规定应追究的法律责任	由卫生行政主管部门责令改正、通报批评、给予警告；情节严重的，吊销《医疗机构执业许可证》；对主要负责人、负有责任的主管人员和其他直接责任人员依法给予降级或者撤职的纪律处分；造成传染病传播、流行或者对社会公众健康造成其他严重危害后果，构成犯罪的，依法追究刑事责任
	医疗卫生机构有下列行为之一的：未依照本条例的规定履行报告职责，隐瞒、缓报或者谎报的；未依照本条例的规定及时采取控制措施的；未依照本条例的规定履行突发事件监测职责的；拒绝接诊患者的；拒不服从突发事件应急处理指挥部调度的
在突发事件处理工作中有关单位和个人未履行职责应承担的法律责任	在突发事件应急处理工作中，有关单位和个人未依照本条例的规定履行报告职责，隐瞒、缓报或者谎报，阻碍突发事件应急处理工作人员执行职务，拒绝国务院卫生行政主管部门或者其他有关部门指定的专业技术机构进入突发事件现场，或者不配合调查、采样、技术分析和检验的，对有关责任人员依法给予行政处分或者纪律处分
	触犯《中华人民共和国治安管理处罚条例》，构成违反治安管理行为的，由公安机关依法予以处罚；构成犯罪的，依法追究刑事责任
在突发事件发生期间扰乱公共秩序应追究的法律责任	在突发事件发生期间，散布谣言、哄抬物价、欺骗消费者，扰乱社会秩序、市场秩序的，由公安机关或者工商行政管理部门依法给予行政处罚；构成犯罪的，依法追究刑事责任

必考热点

在突发事件发生期间，散布谣言、哄抬物价、欺骗消费者，扰乱社会秩序、市场秩序的，由公安机关或者工商行政管理部门依法给予行政处罚；构成犯罪的，依法追究刑事责任。

第七单元 《医疗纠纷预防和处理条例》

第一节 概 述

考点：医疗纠纷概念、处理原则及合作共治中的部门责任

医疗纠纷概念、处理原则及合作共治中的部门责任见表15-7-1。

表15-7-1 医疗纠纷概念、处理原则及合作共治中的部门责任

医疗纠纷的概念	本条例所称医疗纠纷，是指医患双方因诊疗活动引发的争议

续 表

医疗纠纷的处理原则	处理医疗纠纷，应当遵循公平、公正、及时的原则，实事求是，依法处理
医疗纠纷的合作共治中的部门责任	县级以上人民政府应当加强对医疗纠纷预防和处理工作的领导、协调，将其纳入社会治安综合治理体系，建立部门分工协作机制，督促部门依法履行职责
	卫生主管部门负责指导、监督医疗机构做好医疗纠纷的预防和处理工作，引导医患双方依法解决医疗纠纷
	司法行政部门负责指导医疗纠纷人民调解工作
	公安机关依法维护医疗机构治安秩序，查处、打击侵害患者和医务人员合法权益以及扰乱医疗秩序等违法犯罪行为
	财政、民政、保险监督管理等部门和机构按照各自职责做好医疗纠纷预防和处理的有关工作

必考热点

处理医疗纠纷，应当遵循公平、公正、及时的原则，实事求是，依法处理。

第二节 医疗纠纷的预防

医疗纠纷的预防见表 15-7-2。

表 15-7-2 医疗纠纷的预防

预防医疗纠纷的原则	国家建立医疗质量安全管理体系，深化医药卫生体制改革，规范诊疗活动，改善医疗服务，提高医疗质量，预防、减少医疗纠纷。在诊疗活动中，医患双方应当互相尊重，维护自身权益，应当遵守有关法律、法规的规定
	医疗机构及其医务人员在诊疗活动中应当以患者为中心，加强人文关怀，严格遵守医疗卫生法律、法规、规章和诊疗相关规范、常规，恪守职业道德
医疗机构的职责	医疗机构应当对其医务人员进行医疗卫生法律、法规、规章和诊疗相关规范、常规的培训，并加强职业道德教育
	医疗机构应当加强医疗风险管理，完善医疗风险的识别、评估和防控措施，定期检查措施落实情况，及时消除隐患
	医疗机构应当制定并实施医疗质量安全管理制度，设置医疗服务质量监控部门或者配备专（兼）职人员，加强对诊断、治疗、护理、药事、检查等工作的规范化管理，优化服务流程，提高服务水平
	医疗机构应当按照国务院卫生主管部门制定的医疗技术临床应用管理规定，开展与其技术能力相适应的医疗技术服务，保障临床应用安全，降低医疗风险；采用医疗新技术的，应当开展技术评估和伦理审查，确保安全有效、符合伦理。开展手术、特殊检查、特殊治疗等具有较高医疗风险的诊疗活动，医疗机构应当提前预备应对方案，主动防范突发风险
	医疗机构应当依照有关法律、法规的规定，严格执行药品、医疗器械、消毒药剂、血液等的进货查验、保管等制度。禁止使用无合格证明文件、过期等不合格的药品、医疗器械、消毒药剂、血液等
	医疗机构应当建立健全医患沟通机制，对患者在诊疗过程中提出的咨询、意见和建议，应当耐心解释、说明，并按照规定进行处理；对患者就诊疗行为提出的疑问，应当及时予以核实、自查，并指定有关人员与患者或者其近亲属沟通，如实说明情况
	医疗机构应当建立健全投诉接待制度，设置统一的投诉管理部门或者配备专（兼）职人员，在医疗机构显著位置公布医疗纠纷解决途径、程序和联系方式等，方便患者投诉或者咨询

续 表

医务人员的责任	医务人员在诊疗活动中应当向患者说明病情和医疗措施。需要实施手术，或者开展临床试验等存在一定危险性、可能产生不良后果的特殊检查、特殊治疗的，医务人员应当及时向患者说明医疗风险、替代医疗方案等情况，并取得其书面同意；在患者处于昏迷等无法自主作出决定的状态或者病情不宜向患者说明等情形下，应当向患者的近亲属说明，并取得其书面同意。紧急情况下不能取得患者或者其近亲属意见的，经医疗机构负责人或者授权的负责人批准，可以立即实施相应的医疗措施
	医疗机构及其医务人员应当按照国务院卫生主管部门的规定，填写并妥善保管病历资料。因紧急抢救未能及时填写病历的，医务人员应当在抢救结束后6小时内据实补记，并加以注明。任何单位和个人不得篡改、伪造、隐匿、毁灭或者抢夺病历资料
患者的权利与义务	患者有权查阅、复制其门诊病历、住院志、体温单、医嘱单、化验单（检验报告）、医学影像检查资料、特殊检查同意书、手术同意书、手术及麻醉记录、病理资料、护理记录、医疗费用以及国务院卫生主管部门规定的其他属于病历的全部资料
	患者要求复制病历资料的，医疗机构应当提供复制服务，并在复制的病历资料上加盖证明印记。复制病历资料时，应当有患者或者其近亲属在场。医疗机构应患者的要求为其复制病历资料，可以收取工本费，收费标准应当公开
	患者死亡的，其近亲属可以依照规定，查阅、复制病历资料
	患者应当遵守医疗秩序和医疗机构有关就诊、治疗、检查的规定，如实提供与病情有关的信息，配合医务人员开展诊疗活动

必考热点

因紧急抢救未能及时填写病历的，医务人员应当在抢救结束后6小时内据实补记，并加以注明。

第三节 医疗纠纷的处理

医疗纠纷的处理见表15-7-3。

表15-7-3 医疗纠纷的处理

医疗纠纷的处理途径	发生医疗纠纷，医患双方可以通过下列途径解决：①双方自愿协商。②申请人民调解。③申请行政调解。④向人民法院提起诉讼。⑤法律、法规规定的其他途径
医疗纠纷中患者的权利	发生医疗纠纷，医疗机构应当告知患者或者其近亲属下列事项：①解决医疗纠纷的合法途径。②有关病历资料、现场实物封存和启封的规定。③有关病历资料查阅、复制的规定
	患者死亡的，还应当告知其近亲属有关尸检的规定
医疗纠纷的人民调解	申请医疗纠纷人民调解的，由医患双方共同向医疗纠纷人民调解委员会提出申请；一方申请调解的，医疗纠纷人民调解委员会在征得另一方同意后进行调解。申请人可以以书面或者口头形式申请调解。书面申请的，申请书应当载明申请人的基本情况、申请调解的争议事项和理由等；口头申请的，医疗纠纷人民调解员应当当场记录申请人的基本情况、申请调解的争议事项和理由等，并经申请人签字确认

续　表

医疗纠纷的人民调解	医疗纠纷人民调解委员会获悉医疗机构内发生重大医疗纠纷，可以主动开展工作，引导医患双方申请调解。医疗纠纷人民调解委员会调解医疗纠纷，不得收取费用
	当事人已经向人民法院提起诉讼并且已被受理，或者已经申请卫生主管部门调解并且已被受理的，医疗纠纷人民调解委员会不予受理；已经受理的，终止调解
	医疗纠纷人民调解委员会应当自受理之日起30个工作日内完成调解。需要鉴定的，鉴定时间不计人调解期限。因特殊情况需要延长调解期限的，医疗纠纷人民调解委员会和医患双方可以约定延长调解期限。超过调解期限未达成调解协议的，视为调解不成
	医患双方经人民调解达成一致的，医疗纠纷人民调解委员会应当制作调解协议书。调解协议书经医患双方签字或者盖章，人民调解员签字并加盖医疗纠纷人民调解委员会印章后生效。达成调解协议的，医疗纠纷人民调解委员会应当告知医患双方可以依法向人民法院申请司法确认
医疗纠纷的行政调解	医患双方申请医疗纠纷行政调解的，应当参照人民调解的规定向医疗纠纷发生地黄县级人民政府卫生主管部门提出申请
	卫生主管部门应当自收到申请之日起5个工作日内作出是否受理的决定。当事人已经向人民法院提起诉讼并且已被受理的，或者已经申请医疗纠纷人民调解委员会调解并且已被受理的，卫生主管部门不予受理；已经受理的，终止调解
	卫生主管部门应当自受理之日起30个工作日内完成调解。需要鉴定的，鉴定时间不计入调解期限。超过调解期限未达成调解协议的，视为调解不成
	医患双方经卫生主管部门调解达成一致的，应当签署调解协议书

必考热点

1. 发生医疗纠纷，医患双方可以通过下列途径解决：①双方自愿协商。②申请人民调解。③申请行政调解。④向人民法院提起诉讼。⑤法律、法规规定的其他途径。
2. 申请医疗纠纷人民调解的，由医患双方共同向医疗纠纷人民调解委员会提出申请。
3. 医疗纠纷人民调解委员会应当自受理之日起30个工作日内完成调解。

第四节　法律责任

法律责任见表15-7-4。

表15-7-4　法律责任

医疗机构的法律责任	医疗机构篡改、伪造、隐匿、毁灭病历资料的，对直接负责的主管人员和其他直接责任人员，由县级以上人民政府卫生主管部门给予或者责令给予降低岗位等级或者撤职的处分，对有关医务人员责令暂停6个月以上1年以下执业活动；造成严重后果的，对直接负责的主管人员和其他直接责任人员给予或者责令给予开除的处分，对有关医务人员由原发证部门吊销执业证书；构成犯罪的，依法追究刑事责任
	医疗机构及其医务人员有下列情形之一的，由县级以上人民政府卫生主管部门责令改正，给予警告，并处1万元以上5万元以下罚款；情节严重的，对直接负责的主管人员和其他直接责任人员给予或者责令给予降低岗位等级或者撤职的处分，对有关医务人员可以责令暂停1个月以上6个月以下执业活动；构成犯罪的，依法追究刑事责任：①未按规定制定和实施医疗质量安全管理制度。②未按规定告知患者病情、医疗措施、医疗风险、替代医疗方案等。③开展具有较高医疗风险的诊疗活动，未提前预备应对方案防范突发风险。④未按规定填写、保管病历资料，或者未按规定补记抢救病历。⑤拒绝为患者提供查阅、复制病历资料服务。⑥未建立投诉接待制度、设置统一投诉管理部门或者配备专（兼）职人员。⑦未按规定封存、保管、启封病历资料和现场实物。⑧未按规定向卫生主管部门报告重大医疗纠纷。⑨其他未履行本条例规定义务的情形

续 表

医务人员的法律责任	参见"医疗机构的法律责任"
鉴定机构、尸检机构的法律责任	医学会、司法鉴定机构出具虚假医疗损害鉴定意见的，由县级以上人民政府卫生、司法行政部门依据职责没收违法所得，并处5万元以上10万元以下罚款，对该医学会、司法鉴定机构和有关鉴定人员责令暂停3个月以上1年以下医疗损害鉴定业务，对直接负责的主管人员和其他直接责任人员给予或者责令给予降低岗位等级或者撤职的处分；情节严重的，该医学会、司法鉴定机构和有关鉴定人员5年内不得从事医疗损害鉴定业务或者撤销登记，对直接负责的主管人员和其他直接责任人员给予或者责令给予开除的处分；构成犯罪的，依法追究刑事责任
	尸检机构出具虚假尸检报告的，由县级以上人民政府卫生、司法行政部门依据职责没收违法所得，并处5万元以上10万元以下罚款，对该尸检机构和有关尸检专业技术人员责令暂停3个月以上1年以下尸检业务，对直接负责的主管人员和其他直接责任人员给予或者责令给予降低岗位等级或者撤职的处分；情节严重的，撤销该尸检机构和有关尸检专业技术人员的尸检资格，对直接负责的主管人员和其他直接责任人员给予或者责令给予开除的处分；构成犯罪的，依法追究刑事责任
医疗纠纷人民调解员的法律责任	医疗纠纷人民调解员有下列行为之一的，由医疗纠纷人民调解委员会给予批评教育、责令改正；情节严重的，依法予以解聘：①偏袒一方当事人。②侮辱当事人。③索取、收受财物或者牟取其他不正当利益。④泄露医患双方个人隐私等事项
卫生行政机关及人员的法律责任	县级以上人民政府卫生主管部门和其他有关部门及其工作人员在医疗纠纷预防和处理工作中，不履行职责或者滥用职权、玩忽职守、徇私舞弊的，由上级人民政府卫生等有关部门或者监察机关责令改正；依法对直接负责的主管人员和其他直接责任人员给予处分；构成犯罪的，依法追究刑事责任

必考热点

1. 医疗纠纷人民调解员有下列行为之一的，由医疗纠纷人民调解委员会给予批评教育、责令改正；情节严重的，依法予以解聘：①偏袒一方当事人。②侮辱当事人。③索取、收受财物或者牟取其他不正当利益。④泄露医患双方个人隐私等事项。

2. 县级以上人民政府卫生主管部门和其他有关部门及其工作人员在医疗纠纷预防和处理工作中，不履行职责或者滥用职权、玩忽职守、徇私舞弊的，由上级人民政府卫生等有关部门或者监察机关责令改正。

第八单元　《中华人民共和国中医药法》

第一节　概　　述

考点：《中华人民共和国中医药法》制定目的、适用范围

《中华人民共和国中医药法》制定目的、适用范围见表15-8-1。

表15-8-1　《中华人民共和国中医药法》制定目的、适用范围

制定目的	继承和弘扬中医药，保障和促进中医药事业发展，保护人民健康
适用范围	适用的对象范围：本法所称中医药，是包括汉族和少数民族医药在内的我国各民族医药的统称，是反映中华民族对生命、健康和疾病的认识，具有悠久历史传统和独特理论及技术方法的医药学体系
	适用的时间范围：自2017年7月1日起施行

考点：发展中医药事业的原则、方针

中医药事业是我国医药卫生事业的重要组成部分。国家大力发展中医药事业，实行中西医并重的方针，建立符合中医药特点的管理制度，充分发挥中医药在我国医药卫生事业中的作用。

特别强调发展中医药事业应当遵循中医药发展规律，坚持继承和创新相结合，保持和发挥中医药特色和优势，运用现代科学技术，促进中医药理论和实践的发展。鼓励中医、西医相互学习，相互补充，协调发展，发挥各自优势，促进中西医结合。

第二节　中医药服务

中医药服务见表 15-8-2。

表 15-8-2　中医药服务

中医药服务体系和能力建设	县级以上人民政府应当将中医医疗机构建设纳入医疗机构设置规划，举办规模适宜的中医医疗机构，扶持有中医药特色和优势的医疗机构发展。合并、撤销政府举办的中医医疗机构或者改变其中医医疗性质，应当征求上一级人民政府中医药主管部门的意见
	政府举办的综合医院、妇幼保健机构和有条件的专科医院、社区卫生服务中心、乡镇卫生院，应当设置中医药科室
	县级以上人民政府应当采取措施，增强社区卫生服务站和村卫生室提供中医药服务的能力
	国家支持社会力量举办中医医疗机构。社会力量举办的中医医疗机构在准入、执业、基本医疗保险、科研教学、医务人员职称评定等方面享有与政府举办的中医医疗机构同等的权利
中医诊所、中医医师的准入管理制度	举办中医医疗机构应当按照国家有关医疗机构管理的规定办理审批手续，并遵守医疗机构管理的有关规定
	举办中医诊所的，将诊所的名称、地址、诊疗范围、人员配备情况等报所在地县级人民政府中医药主管部门备案后即可开展执业活动。中医诊所应当将本诊所的诊疗范围、中医医师的姓名及其执业范围在诊所的明显位置公示，不得超出备案范围开展医疗活动
	从事中医医疗活动的人员应当依照《中华人民共和国医师法》的规定，通过中医医师资格考试取得中医医师资格，并进行执业注册。中医医师资格考试的内容应当体现中医药特点
	以师承方式学习中医或者经多年实践，医术确有专长的人员，由至少两名中医医师推荐，经省、自治区、直辖市人民政府中医药主管部门组织实践技能和效果考核合格后，即可取得中医医师资格；按照考核内容进行执业注册后，即可在注册的执业范围内，以个人开业的方式或者在医疗机构内从事中医医疗活动。国务院中医药主管部门应当根据中医药技术方法的安全风险拟订本款规定人员的分类考核办法，报国务院卫生行政部门审核、发布
保持中医药服务的特色	开展中医药服务，应当以中医药理论为指导，运用中医药技术方法，并符合国务院中医药主管部门制定的中医药服务基本要求
	中医医疗机构配备医务人员应当以中医药专业技术人员为主，主要提供中医药服务；经考试取得医师资格的中医医师按照国家有关规定，经培训、考核合格后，可以在执业活动中采用与其专业相关的现代科学技术方法。在医疗活动中采用现代科学技术方法的，应当有利于保持和发挥中医药特色和优势
	社区卫生服务中心、乡镇卫生院、社区卫生服务站以及有条件的村卫生室应当合理配备中医药专业技术人员，并运用和推广适宜的中医药技术方法
中医药服务的政策支持、保障	县级以上人民政府应当发展中医药预防、保健服务，并按照国家有关规定将其纳入基本公共卫生服务项目统筹实施
	县级以上人民政府应当发挥中医药在突发公共卫生事件应急工作中的作用，加强中医药应急物资、设备、设施、技术与人才资源储备
	医疗卫生机构应当在疾病预防与控制中积极运用中医药理论和技术方法

续 表

中医医疗广告管理	医疗机构发布中医医疗广告，应当经所在地省、自治区、直辖市人民政府中医药主管部门审查批准；未经审查批准，不得发布。发布的中医医疗广告内容应当与经审查批准的内容相符合，并符合《中华人民共和国广告法》的有关规定
中医药服务的监督	县级以上人民政府中医药主管部门应当加强对中医药服务的监督检查，并将下列事项作为监督检查的重点：①中医医疗机构、中医医师是否超出规定的范围开展医疗活动。②开展中医药服务是否符合国务院中医药主管部门制定的中医药服务基本要求。③中医医疗广告发布行为是否符合本法的规定
	中医药主管部门依法开展监督检查，有关单位和个人应当予以配合，不得拒绝或者阻挠

必考热点

1. 中医诊所应当将本诊所的诊疗范围、中医医师的姓名及其执业范围在诊所的明显位置公示，不得超出备案范围开展医疗活动。

2. 中医医疗机构配备医务人员应当以中医药专业技术人员为主，主要提供中医药服务。

第三节 中药保护与发展

中药保护与发展见表15-8-3。

表15-8-3 中药保护与发展

中药材质量管理制度	国家制定中药材种植养殖、采集、贮存和初加工的技术规范、标准，加强对中药材生产流通全过程的质量监督管理，保障中药材质量安全
	国家鼓励发展中药材规范化种植养殖，严格管理农药、肥料等农业投入品的使用，禁止在中药材种植过程中使用剧毒、高毒农药，支持中药材良种繁育，提高中药材质量
	国家建立道地中药材评价体系，支持道地中药材品种选育，扶持道地中药材生产基地建设，加强道地中药材生产基地生态环境保护，鼓励采取地理标志产品保护等措施保护道地中药材
	国务院药品监督管理部门应当组织并加强对中药材质量的监测，定期向社会公布监测结果。国务院有关部门应当协助做好中药材质量监测有关工作
	采集、贮存中药材以及对中药材进行初加工，应当符合国家有关技术规范、标准和管理规定
	国家鼓励发展中药材现代流通体系，提高中药材包装、仓储等技术水平，建立中药材流通追溯体系。药品生产企业购进中药材应当建立进货查验记录制度。中药材经营者应当建立进货查验和购销记录制度，并标明中药材产地
中药饮片管理制度	国家保护中药饮片传统炮制技术和工艺，支持应用传统工艺炮制中药饮片，鼓励运用现代科学技术开展中药饮片炮制技术研究
	对市场上没有供应的中药饮片，医疗机构可以根据本医疗机构医师处方的需要，在本医疗机构内炮制、使用。医疗机构应当遵守中药饮片炮制的有关规定，对其炮制的中药饮片的质量负责，保证药品安全。医疗机构炮制中药饮片，应当向所在地设区的市级人民政府药品监督管理部门备案
	根据临床用药需要，医疗机构可以凭本医疗机构医师的处方对中药饮片进行再加工
促进中药制剂发展管理制度	生产符合国家规定条件的来源于古代经典名方的中药复方制剂，在申请药品批准文号时，可以仅提供非临床安全性研究资料。具体管理办法由国务院药品监督管理部门会同中医药主管部门制定。具体目录由国务院中医药主管部门会同药品监督管理部门制定
	国家鼓励医疗机构根据本医疗机构临床用药需要配制和使用中药制剂，支持应用传统工艺配制中药制剂，支持以中药制剂为基础研制中药新药

续　表

促进中药制剂发展管理制度	医疗机构配制中药制剂，应当依照《中华人民共和国药品管理法》的规定取得医疗机构制剂许可证，或者委托取得药品生产许可证的药品生产企业、取得医疗机构制剂许可证的其他医疗机构配制中药制剂。委托配制中药制剂，应当向委托方所在地省、自治区、直辖市人民政府药品监督管理部门备案。医疗机构对其配制的中药制剂的质量负责；委托配制中药制剂的，委托方和受托方对所配制的中药制剂的质量分别承担相应责任
	医疗机构配制的中药制剂品种，应当依法取得制剂批准文号。但是，仅应用传统工艺配制的中药制剂品种，向医疗机构所在地省、自治区、直辖市人民政府药品监督管理部门备案后即可配制，不需要取得制剂批准文号

必考热点

1. 国家制定中药材种植养殖、采集、贮存和初加工的技术规范、标准，加强对中药材生产流通全过程的质量监督管理，保障中药材质量安全。
2. 药品生产企业购进中药材应当建立进货查验记录制度。
3. 国家鼓励发展中药材现代流通体系，提高中药材包装、仓储等技术水平，建立中药材流通追溯体系。
4. 医疗机构炮制中药饮片，应当向所在地设区的市级人民政府药品监督管理部门备案。
5. 委托配制中药制剂，应当向委托方所在地省、自治区、直辖市人民政府药品监督管理部门备案。

第四节　中医药人才培养与科学研究、中医药传承与文化传播

中医药人才培养与科学研究、中医药传承与文化传播见表 15-8-4。

表 15-8-4　中医药人才培养与科学研究、中医药传承与文化传播

完善学历教育	国家完善中医药学校教育体系，支持专门实施中医药教育的高等学校、中等职业学校和其他教育机构的发展。中医药学校教育的培养目标、修业年限、教学形式、教学内容、教学评价及学术水平评价标准等，应当体现中医药学科特色，符合中医药学科发展规律
增强人才培养的针对性	中医药教育应当遵循中医药人才成长规律，以中医药内容为主，体现中医药文化特色，注重中医药经典理论和中医药临床实践、现代教育方式和传统教育方式相结合
鼓励中医药师承教育	国家发展中医药师承教育，支持有丰富临床经验和技术专长的中医医师、中药专业技术人员在执业、业务活动中带徒授业，传授中医药理论和技术方法，培养中医药专业技术人员
鼓励中医药科学研究	国家鼓励科研机构、高等学校、医疗机构和药品生产企业等，运用现代科学技术和传统中医药研究方法，开展中医药科学研究，加强中西医结合研究，促进中医药理论和技术方法的继承和创新
	国家采取措施支持对中医药古籍文献、著名中医药专家的学术思想和诊疗经验以及民间中医药技术方法的整理、研究和利用。国家鼓励组织和个人捐献有科学研究和临床应用价值的中医药文献、秘方、验方、诊疗方法和技术
	国家采取措施，加强对中医药基础理论和辨证论治方法，常见病、多发病、慢性病和重大疑难疾病、重大传染病的中医药防治，以及其他对中医药理论和实践发展有重大促进作用的项目的科学研究
中医药传承	对具有重要学术价值的中医药理论和技术方法，省级以上人民政府中医药主管部门应当组织遴选本行政区域内的中医药学术传承项目和传承人，并为传承活动提供必要的条件。传承人应当开展传承活动，培养后继人才，收集整理并妥善保存相关的学术资料。属于非物质文化遗产代表性项目的，依照《中华人民共和国非物质文化遗产法》的有关规定开展传承活动
	国家建立中医药传统知识保护数据库、保护名录和保护制度。中医药传统知识持有人对其持有的中医药传统知识享有传承使用的权利，对他人获取、利用其持有的中医药传统知识享有知情同意和利益分享等权利

续 表

中医药文化传播	县级以上人民政府应当加强中医药文化宣传，普及中医药知识，鼓励组织和个人创作中医药文化和科普作品
	开展中医药文化宣传和知识普及活动，应当遵守国家有关规定。任何组织或者个人不得对中医药作虚假、夸大宣传，不得冒用中医药名义牟取不正当利益
	广播、电视、报刊、互联网等媒体开展中医药知识宣传，应当聘请中医药专业技术人员进行

必考热点

1. 中医药教育应当遵循中医药人才成长规律，以中医药内容为主，体现中医药文化特色，注重中医药经典理论和中医药临床实践、现代教育方式和传统教育方式相结合。

2. 对具有重要学术价值的中医药理论和技术方法，省级以上人民政府中医药主管部门应当组织遴选本行政区域内的中医药学术传承项目和传承人，并为传承活动提供必要的条件。

第五节 保障措施与法律责任

保障措施与法律责任见表15-8-5。

表15-8-5 保障措施与法律责任

中医药事业发展的政策支持与条件保障	县级以上人民政府应当为中医药事业发展提供政策支持和条件保障，将中医药事业发展经费纳入本级财政预算
	县级以上人民政府及其有关部门制定基本医疗保险支付政策、药物政策等医药卫生政策，应当有中医药主管部门参加，注重发挥中医药的优势，支持提供和利用中医药服务
	县级以上人民政府及其有关部门应当按照法定价格管理权限，合理确定中医医疗服务的收费项目和标准，体现中医医疗服务成本和专业技术价值
	县级以上地方人民政府有关部门应当按照国家规定，将符合条件的中医医疗机构纳入基本医疗保险定点医疗机构范围，将符合条件的中医诊疗项目、中药饮片、中成药和医疗机构中药制剂纳入基本医疗保险基金支付范围
中医药标准体系	国家加强中医药标准体系建设，根据中医药特点对需要统一的技术要求制定标准并及时修订。中医药国家标准、行业标准由国务院有关部门依据职责制定或者修订，并在其网站上公布，供公众免费查阅
	国家推动建立中医药国际标准体系
中医药行政部门的法律责任	县级以上人民政府中医药主管部门及其他有关部门未履行本法规定的职责的，由本级人民政府或者上级人民政府有关部门责令改正；情节严重的，对直接负责的主管人员和其他直接责任人员，依法给予处分
中医医疗机构的法律责任	违反本法规定，中医诊所超出备案范围开展医疗活动的，由所在地县级人民政府中医药主管部门责令改正，没收违法所得，并处一万元以上三万元以下罚款；情节严重的，责令停止执业活动
	中医诊所被责令停止执业活动的，其直接负责的主管人员自处罚决定作出之日起五年内不得在医疗机构内从事管理工作。医疗机构聘用上述不得从事管理工作的人员从事管理工作的，由原发证部门吊销执业许可证或者由原备案部门责令停止执业活动
中医医师（考核取得）的法律责任	违反本法规定，经考核取得医师资格的中医医师超出注册的执业范围从事医疗活动的，由县级以上人民政府中医药主管部门责令暂停六个月以上一年以下执业活动，并处一万元以上三万元以下罚款；情节严重的，吊销执业证书

必考热点

1. 县级以上人民政府及其有关部门制定基本医疗保险支付政策、药物政策等医药卫生政策，应当有中医药主管部门参加。

2. 县级以上人民政府中医药主管部门及其他有关部门未履行本法规定的职责的，由本级人民政府或者上级人民政府有关部门责令改正；情节严重的，对直接负责的主管人员和其他直接责任人员，依法给予处分。

3. 违反本法规定，中医诊所超出备案范围开展医疗活动的，由所在地县级人民政府中医药主管部门责令改正，没收违法所得，并处一万元以上三万元以下罚款；情节严重的，责令停止执业活动。

4. 中医诊所被责令停止执业活动的，其直接负责的主管人员自处罚决定作出之日起五年内不得在医疗机构内从事管理工作。

第九单元 《医疗机构从业人员行为规范》

《医疗机构从业人员行为规范》是2012年6月26日，由卫生部、国家食品药品监管局、国家中医药管理局联合印发的规范性文件。该《规范》分总则、医疗机构从业人员基本行为规范、管理人员行为规范、医师行为规范、护士行为规范、药学技术人员行为规范、医技人员行为规范、其他人员行为规范、实施与监督、附则10章60条，自公布之日起施行。

考点：医疗机构从业人员基本行为规范

医疗机构从业人员基本行为规范见表15-9-1。

表 15-9-1 医疗机构从业人员基本行为规范

以人为本，践行宗旨	坚持救死扶伤、防病治病的宗旨，发扬大医精诚理念和人道主义精神，以患者为中心，全心全意为人民健康服务
遵纪守法，依法执业	自觉遵守国家法律法规，遵守医疗卫生行业规章和纪律，严格执行所在医疗机构各项制度规定
尊重患者，关爱生命	遵守医学伦理道德，尊重患者的知情同意权和隐私权，为患者保守医疗秘密和健康隐私，维护患者合法权益；尊重患者被救治的权利，不因种族、宗教、地域、贫富、地位、残疾、疾病等歧视患者
优质服务，医患和谐	言语文明，举止端庄，认真践行医疗服务承诺，加强与患者的交流与沟通，积极带头控烟，自觉维护行业形象
廉洁自律，恪守医德	弘扬高尚医德，严格自律，不索取和非法收受患者财物，不利用执业之便谋取不正当利益；不收受医疗器械、药品、试剂等生产、经营企业或人员以各种名义、形式给予的回扣、提成，不参加其安排、组织或支付费用的营业性娱乐活动；不骗取、套取基本医疗保障资金或为他人骗取、套取提供便利；不违规参与医疗广告宣传和药品医疗器械促销，不倒卖号源
严谨求实，精益求精	热爱学习，钻研业务，努力提高专业素养，诚实守信，抵制学术不端行为
爱岗敬业，团结协作	忠诚职业，尽职尽责，正确处理同行同事间关系，互相尊重，互相配合，和谐共事。
乐于奉献，热心公益	积极参加上级安排的指令性医疗任务和社会公益性的扶贫、义诊、助残、支农、援外等活动，主动开展公众健康教育

必考热点

医疗机构从业人员基本行为规范包括：以人为本，践行宗旨；遵纪守法，依法执业；尊重患者，关爱生命；优质服务，医患和谐；廉洁自律，恪守医德；严谨求实，精益求精；爱岗敬业，团结协作；乐于奉献，热心公益。

考点：医师行为规范

1. 遵循医学科学规律，不断更新医学理念和知识，保证医疗技术应用的科学性、合理性。

2. 规范行医，严格遵循临床诊疗和技术规范，使用适宜诊疗技术和药物，因病施治，合理医疗，不隐瞒、误导或夸大病情，不过度医疗。

3. 学习掌握人文医学知识，提高人文素质，对患者实行人文关怀，真诚、耐心与患者沟通。

4. 认真执行医疗文书书写与管理制度，规范书写、妥善保存病历材料，不隐匿、伪造或违规涂改、销毁医学文书及有关资料，不违规签署医学证明文件。

5. 依法履行医疗质量安全事件、传染病疫情、药品不良反应、食源性疾病和涉嫌伤害事件或非正常死亡等法定报告职责。

6. 认真履行医师职责，积极救治，尽职尽责为患者服务，增强责任安全意识，努力防范和控制医疗责任差错事件。

7. 严格遵守医疗技术临床应用管理规范和单位内部规定的医师执业等级权限，不违规临床应用新的医疗技术。

8. 严格遵守药物和医疗技术临床试验有关规定，进行实验性临床医疗，应充分保障患者本人或其家属的知情同意权。

必考热点

1. 医疗机构医师应遵循医学科学规律，不断更新医学理念和知识，保证医疗技术应用的科学性、合理性。

2. 医疗机构医师应规范行医，严格遵循临床诊疗和技术规范，使用适宜诊疗技术和药物，因病施治，合理医疗，不隐瞒、误导或夸大病情，不过度医疗。

考点：实施与监督

1. 医疗机构行政领导班子负责本规范的贯彻实施。主要责任人要以身作则，模范遵守本规范，同时抓好本单位的贯彻实施。

2. 医疗机构相关职能部门协助行政领导班子抓好本规范的落实，纪检监察纠风部门负责对实施情况进行监督检查。

3. 各级卫生行政部门要加强对辖区内各级各类医疗机构及其从业人员贯彻执行本规范的监督检查。

4. 医疗卫生有关行业组织应结合自身职责，配合卫生行政部门做好本规范的贯彻实施，加强行业自律性管理。

5. 医疗机构及其从业人员实施和执行本规范的情况，应列入医疗机构校验管理和医务人员年度考核、医德考评和医师定期考核的重要内容，作为医疗机构等级评审、医务人员职称晋升、评先评优的重要依据。

6. 医疗机构从业人员违反本规范的，由所在单位视情节轻重，给予批评教育、通报批评、取消当年评优评职资格或低聘、缓聘、解职待聘、解聘。其中需要追究党纪、政纪责任的，由有关纪检监察机关按照党纪政纪案件的调查处理程序办理；需要给予行政处罚的，由有关卫生行政部门依法给予相应处罚；涉嫌犯罪的，移送司法机关依法处理。

必考热点

医疗机构从业人员违反《医疗机构从业人员行为规范》的，由所在单位视情节轻重，给予批评教育、通报批评、取消当年评优评职资格或低聘、缓聘、解职待聘、解聘。

第十单元　《中华人民共和国基本医疗卫生与健康促进法》

第一节　概　　述

考点：立法目的、适用范围

立法目的、适用范围

表 15-10-1　立法目的、适用范围

立法目的	为了发展医疗卫生与健康事业，见表 15-10-1。保障公民享有基本医疗卫生服务，提高公民健康水平，推进健康中国建设
适用范围	从事医疗卫生、健康促进及其监督管理活动，适用本法。本法自 2020 年 6 月 1 日起施行

必考热点

为了发展医疗卫生与健康事业，保障公民享有基本医疗卫生服务，提高公民健康水平，推进健康中国建设，制定了《中华人民共和国基本医疗卫生与健康促进法》。

考点：发展医疗卫生与健康事业的原则、方针

医疗卫生与健康事业应当坚持以人民为中心，为人民健康服务。医疗卫生事业应当坚持公益性原则。

国家加强医学基础科学研究，鼓励医学科学技术创新，支持临床医学发展，促进医学科技成果的转化和应用，推进医疗卫生与信息技术融合发展，推广医疗卫生适宜技术，提高医疗卫生服务质量。国家发展医学教育，完善适应医疗卫生事业发展需要的医学教育体系，大力培养医疗卫生人才。

国家大力发展中医药事业，坚持中西医并重、传承与创新相结合，发挥中医药在医疗卫生与健康事业中的独特作用。

国家合理规划和配置医疗卫生资源，以基层为重点，采取多种措施优先支持县级以下医疗卫生机构发展，提高其医疗卫生服务能力。

国家加大对医疗卫生与健康事业的财政投入，通过增加转移支付等方式重点扶持革命老区、民族地区、边疆地区和经济欠发达地区发展医疗卫生与健康事业。

国家鼓励和支持公民、法人和其他组织通过依法举办机构和捐赠、资助等方式，参与医疗卫生与健康事业，满足公民多样化、差异化、个性化健康需求。公民、法人和其他组织捐赠财产用于医疗卫生与健康事业的，依法享受税收优惠。

国家鼓励和支持医疗卫生与健康促进领域的对外交流合作。开展医疗卫生与健康促进对外交流合作活动，应当遵守法律、法规，维护国家主权、安全和社会公共利益。

必考热点

1. 医疗卫生事业应当坚持公益性原则。
2. 开展医疗卫生与健康促进对外交流合作活动，应当遵守法律、法规，维护国家主权、安全和社会公共利益。

第二节　基本医疗卫生服务

考点：基本医疗卫生服务的含义和组成

基本医疗卫生服务的含义和组成见表 15-10-2。

表 15-10-2　基本医疗卫生服务的含义和组成

含义	基本医疗卫生服务，是指维护人体健康所必需、与经济社会发展水平相适应、公民可公平获得的，采用适宜药物、适宜技术、适宜设备提供的疾病预防、诊断、治疗、护理和康复等服务
组成	基本医疗卫生服务包括基本公共卫生服务和基本医疗服务。基本公共卫生服务由国家免费提供

必考热点

基本医疗卫生服务包括基本公共卫生服务和基本医疗服务。

考点：基本公共卫生服务相关管理制度

基本公共卫生服务相关管理制度见表 15-10-3。

表 15-10-3　基本公共卫生服务相关管理制度

基本公共卫生服务相关管理制度	县级以上人民政府通过举办专业公共卫生机构、基层医疗卫生机构和医院，或者从其他医疗卫生机构购买服务的方式提供基本公共卫生服务
	国家建立健全突发事件卫生应急体系，制定和完善应急预案，组织开展突发事件的医疗救治、卫生学调查处置和心理援助等卫生应急工作，有效控制和消除危害
	国家建立传染病防控制度，制定传染病防治规划并组织实施，加强传染病监测预警，坚持预防为主、防治结合，联防联控，群防群控，源头防控，综合治理，阻断传播途径，保护易感人群，降低传染病的危害。任何组织和个人应当接受、配合医疗卫生机构为预防、控制、消除传染病危害依法采取的调查、检验、采集样本、隔离治疗、医学观察等措施
	国家实行预防接种制度，加强免疫规划工作。居民有依法接种免疫规划疫苗的权利和义务。政府向居民免费提供免疫规划疫苗
	国家建立慢性非传染性疾病防控与管理制度，对慢性非传染性疾病及其致病危险因素开展监测、调查和综合防控干预，及时发现高危人群，为患者和高危人群提供诊疗、早期干预、随访管理和健康教育等服务
	国家加强职业健康保护。县级以上人民政府应当制定职业病防治规划，建立健全职业健康工作机制，加强职业健康监督管理，提高职业病综合防治能力和水平。用人单位应当控制职业病危害因素，采取工程技术、个体防护和健康管理等综合治理措施，改善工作环境和劳动条件
	国家发展妇幼保健事业，建立健全妇幼健康服务体系，为妇女、儿童提供保健及常见病防治服务，保障妇女、儿童健康。国家采取措施，为公民提供婚前保健、孕产期保健等服务，促进生殖健康，预防出生缺陷
	国家发展老年人保健事业。国务院和省、自治区、直辖市人民政府应当将老年人健康管理和常见病预防等纳入基本公共卫生服务项目
	国家发展残疾预防和残疾人康复事业，完善残疾预防和残疾人康复及其保障体系，采取措施为残疾人提供基本康复服务。县级以上人民政府应当优先开展残疾儿童康复工作，实行康复与教育相结合

续　表

基本公共卫生服务相关管理制度	国家建立健全院前急救体系，为急危重症患者提供及时、规范、有效的急救服务。卫生健康主管部门、红十字会等有关部门、组织应当积极开展急救培训，普及急救知识，鼓励医疗卫生人员、经过急救培训的人员积极参与公共场所急救服务。公共场所应当按照规定配备必要的急救设备、设施。急救中心（站）不得以未付费为由拒绝或者拖延为急危重症患者提供急救服务
	国家发展精神卫生事业，建设完善精神卫生服务体系，维护和增进公民心理健康，预防、治疗精神障碍。国家采取措施，加强心理健康服务体系和人才队伍建设，促进心理健康教育、心理评估、心理咨询与心理治疗服务的有效衔接，设立为公众提供公益服务的心理援助热线，加强未成年人、残疾人和老年人等重点人群心理健康服务

必考热点

县级以上人民政府应当制定职业病防治规划，建立健全职业健康工作机制，加强职业健康监督管理，提高职业病综合防治能力和水平。

考点：基本医疗服务相关管理制度

基本医疗服务相关管理制度见表 15-10-4。

表 15-10-4　基本医疗服务相关管理制度

基本医疗服务相关管理制度	基本医疗服务主要由政府举办的医疗卫生机构提供。鼓励社会力量举办的医疗卫生机构提供基本医疗服务
	国家推进基本医疗服务实行分级诊疗制度，引导非急诊患者首先到基层医疗卫生机构就诊，实行首诊负责制和转诊审核责任制，逐步建立基层首诊、双向转诊、急慢分治、上下联动的机制，并与基本医疗保险制度相衔接。县级以上地方人民政府根据本行政区域医疗卫生需求，整合区域内政府举办的医疗卫生资源，因地制宜建立医疗联合体等协同联动的医疗服务合作机制。鼓励社会力量举办的医疗卫生机构参与医疗服务合作机制
	国家推进基层医疗卫生机构实行家庭医师签约服务，建立家庭医师服务团队，与居民签订协议，根据居民健康状况和医疗需求提供基本医疗卫生服务

必考热点

国家推进基本医疗服务实行分级诊疗制度，引导非急诊患者首先到基层医疗卫生机构就诊，实行首诊负责制和转诊审核责任制，逐步建立基层首诊、双向转诊、急慢分治、上下联动的机制，并与基本医疗保险制度相衔接。

考点：公民接受医疗卫生服务时的权利与义务

公民接受医疗卫生服务时的权利与义务见表 15-10-5。

表 15-10-5　公民接受医疗卫生服务时的权利与义务

公民接受医疗卫生服务时的权利与义务	公民接受医疗卫生服务，对病情、诊疗方案、医疗风险、医疗费用等事项依法享有知情同意的权利。需要实施手术、特殊检查、特殊治疗的，医疗卫生人员应当及时向患者说明医疗风险、替代医疗方案等情况，并取得其同意；不能或者不宜向患者说明的，应当向患者的近亲属说明，并取得其同意。法律另有规定的，依照其规定。开展药物、医疗器械临床试验和其他医学研究应当遵守医学伦理规范，依法通过伦理审查，取得知情同意
	公民接受医疗卫生服务，应当受到尊重。医疗卫生机构、医疗卫生人员应当关心爱护、平等对待患者，尊重患者人格尊严，保护患者隐私
	公民接受医疗卫生服务，应当遵守诊疗制度和医疗卫生服务秩序，尊重医疗卫生人员

必考热点

公民接受医疗卫生服务，对病情、诊疗方案、医疗风险、医疗费用等事项依法享有知情同意的权利。

第三节 医疗卫生机构

医疗卫生机构见表15-10-6。

表15-10-6 医疗卫生机构

医疗卫生服务体系	国家建立健全由基层医疗卫生机构、医院、专业公共卫生机构等组成的城乡全覆盖、功能互补、连续协同的医疗卫生服务体系
	国家加强县级医院、乡镇卫生院、村卫生室、社区卫生服务中心（站）和专业公共卫生机构等的建设，建立健全农村医疗卫生服务网络和城市社区卫生服务网络
各类医疗机构提供的主要服务	基层医疗卫生机构主要提供预防、保健、健康教育、疾病管理，为居民建立健康档案，常见病、多发病的诊疗以及部分疾病的康复、护理，接收医院转诊患者，向医院转诊超出自身服务能力的患者等基本医疗卫生服务
	医院主要提供疾病诊治，特别是急危重症和疑难病症的诊疗，突发事件医疗处置和救援以及健康教育等医疗卫生服务，并开展医学教育、医疗卫生人员培训、医学科学研究和对基层医疗卫生机构的业务指导等工作
	专业公共卫生机构主要提供传染病、慢性非传染性疾病、职业病、地方病等疾病预防控制和健康教育、妇幼保健、精神卫生、院前急救、采供血、食品安全风险监测评估、出生缺陷防治等公共卫生服务
	各级各类医疗卫生机构应当分工合作，为公民提供预防、保健、治疗、护理、康复、安宁疗护等全方位全周期的医疗卫生服务
	各级人民政府采取措施支持医疗卫生机构与养老机构、儿童福利机构、社区组织建立协作机制，为老年人、孤残儿童提供安全、便捷的医疗和健康服务
举办医疗机构的条件	举办医疗机构，应当具备下列条件，按照国家有关规定办理审批或者备案手续：①有符合规定的名称、组织机构和场所。②有与其开展的业务相适应的经费、设施、设备和医疗卫生人员。③有相应的规章制度。④能够独立承担民事责任。⑤法律、行政法规规定的其他条件
	医疗机构依法取得执业许可证。禁止伪造、变造、买卖、出租、出借医疗机构执业许可证
	各级各类医疗卫生机构的具体条件和配置应当符合国务院卫生健康主管部门制定的医疗卫生机构标准
医疗卫生机构的分类管理	国家对医疗卫生机构实行分类管理
	医疗卫生服务体系坚持以非营利性医疗卫生机构为主体、营利性医疗卫生机构为补充。政府举办非营利性医疗卫生机构，在基本医疗卫生事业中发挥主导作用，保障基本医疗卫生服务公平可及
	以政府资金、捐赠资产举办或者参与举办的医疗卫生机构不得设立为营利性医疗卫生机构
	医疗卫生机构不得对外出租、承包医疗科室。非营利性医疗卫生机构不得向出资人、举办者分配或者变相分配收益
	政府举办的医疗卫生机构应当坚持公益性质，所有收支均纳入预算管理，按照医疗卫生服务体系规划合理设置并控制规模
	国家鼓励政府举办的医疗卫生机构与社会力量合作举办非营利性医疗卫生机构
	政府举办的医疗卫生机构不得与其他组织投资设立非独立法人资格的医疗卫生机构，不得与社会资本合作举办营利性医疗卫生机构
	国家采取多种措施，鼓励和引导社会力量依法举办医疗卫生机构，支持和规范社会力量举办的医疗卫生机构与政府举办的医疗卫生机构开展多种类型的医疗业务、学科建设、人才培养等合作

续　表

医疗卫生机构的分类管理	社会力量举办的医疗卫生机构在基本医疗保险定点、重点专科建设、科研教学、等级评审、特定医疗技术准入、医疗卫生人员职称评定等方面享有与政府举办的医疗卫生机构同等的权利
	社会力量可以选择设立非营利性或者营利性医疗卫生机构。社会力量举办的非营利性医疗卫生机构按照规定享受与政府举办的医疗卫生机构同等的税收、财政补助、用地、用水、用电、用气、用热等政策，并依法接受监督管理
医疗卫生技术临床应用的分类管理	国家对医疗卫生技术的临床应用进行分类管理，对技术难度大、医疗风险高，服务能力、人员专业技术水平要求较高的医疗卫生技术实行严格管理
	医疗卫生机构开展医疗卫生技术临床应用，应当与其功能任务相适应，遵循科学、安全、规范、有效、经济的原则，并符合伦理
发生突发事件时医疗卫生机构和人员管理	发生自然灾害、事故灾难、公共卫生事件和社会安全事件等严重威胁人民群众生命健康的突发事件时，医疗卫生机构、医疗卫生人员应当服从政府部门的调遣，参与卫生应急处置和医疗救治。对致病、致残、死亡的参与人员，按照规定给予工伤或者抚恤、烈士褒扬等相关待遇

必考热点

1. 国家建立健全由基层医疗卫生机构、医院、专业公共卫生机构等组成的城乡全覆盖、功能互补、连续协同的医疗卫生服务体系。
2. 基层医疗卫生机构主要提供预防、保健、健康教育、疾病管理，为居民建立健康档案等。
3. 医疗卫生服务体系坚持以非营利性医疗卫生机构为主体、营利性医疗卫生机构为补充。

第四节　医疗卫生人员

医疗卫生人员见表 15-10-7。

表 15-10-7　医疗卫生人员

医疗卫生人员培养规划	国家制定医疗卫生人员培养规划，建立适应行业特点和社会需求的医疗卫生人员培养机制和供需平衡机制，完善医学院校教育、毕业后教育和继续教育体系，建立健全住院医师、专科医师规范化培训制度，建立规模适宜、结构合理、分布均衡的医疗卫生队伍
	国家加强全科医师的培养和使用。全科医师主要提供常见病、多发病的诊疗和转诊、预防、保健、康复，以及慢性病管理、健康管理等服务
医疗卫生人员的执业活动管理	国家对医师、护士等医疗卫生人员依法实行执业注册制度。医疗卫生人员应当依法取得相应的职业资格
	医疗卫生人员应当弘扬敬佑生命、救死扶伤、甘于奉献、大爱无疆的崇高职业精神，遵守行业规范，恪守医德，努力提高专业水平和服务质量。医疗卫生行业组织、医疗卫生机构、医学院校应当加强对医疗卫生人员的医德医风教育
	医疗卫生人员应当遵循医学科学规律，遵守有关临床诊疗技术规范和各项操作规范以及医学伦理规范，使用适宜技术和药物，合理诊疗，因病施治，不得对患者实施过度医疗
	医疗卫生人员不得利用职务之便索要、非法收受财物或者牟取其他不正当利益
医疗卫生人员的人事、薪酬、奖励制度	国家建立健全符合医疗卫生行业特点的人事、薪酬、奖励制度，体现医疗卫生人员职业特点和技术劳动价值
	对从事传染病防治、放射医学和精神卫生工作以及其他在特殊岗位工作的医疗卫生人员，应当按照国家规定给予适当的津贴。津贴标准应当定期调整
	对在医疗卫生与健康事业中做出突出贡献的组织和个人，按照国家规定给予表彰、奖励

续 表

医疗卫生人员定期到基层和艰苦边远地区从事医疗卫生工作制度	国家建立医疗卫生人员定期到基层和艰苦边远地区从事医疗卫生工作制度
	国家采取定向免费培养、对口支援、退休返聘等措施，加强基层和艰苦边远地区医疗卫生队伍建设
	执业医师晋升为副高级技术职称的，应当有累计一年以上在县级以下或者对口支援的医疗卫生机构提供医疗卫生服务的经历
	对在基层和艰苦边远地区工作的医疗卫生人员，在薪酬津贴、职称评定、职业发展、教育培训和表彰奖励等方面实行优惠待遇
	国家加强乡村医疗卫生队伍建设，建立县乡村上下贯通的职业发展机制，完善对乡村医疗卫生人员的服务收入多渠道补助机制和养老政策
医疗卫生人员执业环境保障	全社会应当关心、尊重医疗卫生人员，维护良好安全的医疗卫生服务秩序，共同构建和谐医患关系
	医疗卫生人员的人身安全、人格尊严不受侵犯，其合法权益受法律保护。禁止任何组织或者个人威胁、危害医疗卫生人员人身安全，侵犯医疗卫生人员人格尊严
	国家采取措施，保障医疗卫生人员执业环境

必考热点

1. 国家对医师、护士等医疗卫生人员依法实行执业注册制度。
2. 执业医师晋升为副高级技术职称的，应当有累计一年以上在县级以下或者对口支援的医疗卫生机构提供医疗卫生服务的经历。

第五节 药品供应保障

药品供应保障见表 15-10-8。

表 15-10-8 药品供应保障

国家基本药物制度	国家实施基本药物制度，遴选适当数量的基本药物品种，满足疾病防治基本用药需求
	国家公布基本药物目录，根据药品临床应用实践、药品标准变化、药品新上市情况等，对基本药物目录进行动态调整
	基本药物按照规定优先纳入基本医疗保险药品目录
	国家提高基本药物的供给能力，强化基本药物质量监管，确保基本药物公平可及、合理使用
药品追溯制度和供求监测体系	国家建立健全药品研制、生产、流通、使用全过程追溯制度，加强药品管理，保证药品质量
	国家建立健全药品供求监测体系，及时收集和汇总分析药品供求信息，定期公布药品生产、流通、使用等情况

必考热点

1. 国家实施基本药物制度，遴选适当数量的基本药物品种，满足疾病防治基本用药需求。
2. 国家建立健全药品研制、生产、流通、使用全过程追溯制度，加强药品管理，保证药品质量。

第六节 健康促进

考点：健康知识的宣传和普及

各级人民政府应当加强健康教育工作及其专业人才培养，建立健康知识和技能核心信息发布制度，普及健康科学知识，向公众提供科学、准确的健康信息。

医疗卫生、教育、体育、宣传等机构、基层群众性自治组织和社会组织应当开展健康知识的宣传和普及。医疗卫生人员在提供医疗卫生服务时，应当对患者开展健康教育。新闻媒体应当开展健康知识的公益宣传。健康知识的宣传应当科学、准确。

第七节　资金保障、监督管理与法律责任

考点：发展医疗卫生与健康事业的资金保障

各级人民政府应当切实履行发展医疗卫生与健康事业的职责，建立与经济社会发展、财政状况和健康指标相适应的医疗卫生与健康事业投入机制，将医疗卫生与健康促进经费纳入本级政府预算，按照规定主要用于保障基本医疗服务、公共卫生服务、基本医疗保障和政府举办的医疗卫生机构建设和运行发展。

县级以上人民政府通过预算、审计、监督执法、社会监督等方式，加强资金的监督管理。

考点：医疗保障体系和医疗卫生综合监督管理体系

医疗保障体系和医疗卫生综合监督管理体系见表 15-10-9。

表 15-10-9　医疗保障体系和医疗卫生综合监督管理体系

医疗保障体系	国家建立以基本医疗保险为主体，商业健康保险、医疗救助、职工互助医疗和医疗慈善服务等为补充的、多层次的医疗保障体系。国家鼓励发展商业健康保险，满足人民群众多样化健康保障需求。国家完善医疗救助制度，保障符合条件的困难群众获得基本医疗服务
	国家建立健全基本医疗保险经办机构与协议定点医疗卫生机构之间的协商谈判机制，科学合理确定基本医疗保险基金支付标准和支付方式，引导医疗卫生机构合理诊疗，促进患者有序流动，提高基本医疗保险基金使用效益
	基本医疗保险基金支付范围由国务院医疗保障主管部门组织制定，并应当听取国务院卫生健康主管部门、中医药主管部门、药品监督管理部门、财政部门等的意见。省、自治区、直辖市人民政府可以按照国家有关规定，补充确定本行政区域基本医疗保险基金支付的具体项目和标准，并报国务院医疗保障主管部门备案。国务院医疗保障主管部门应当对纳入支付范围的基本医疗保险药品目录、诊疗项目、医疗服务设施标准等组织开展循证医学和经济性评价，并应当听取国务院卫生健康主管部门、中医药主管部门、药品监督管理部门、财政部门等有关方面的意见。评价结果应当作为调整基本医疗保险基金支付范围的依据
医疗卫生综合监督管理体系	国家建立健全机构自治、行业自律、政府监管、社会监督相结合的医疗卫生综合监督管理体系
	县级以上人民政府卫生健康主管部门对医疗卫生行业实行属地化、全行业监督管理
	县级以上地方人民政府卫生健康主管部门应当建立医疗卫生机构绩效评估制度，组织对医疗卫生机构的服务质量、医疗技术、药品和医用设备使用等情况进行评估。评估应当吸收行业组织和公众参与。评估结果应当以适当方式向社会公开，作为评价医疗卫生机构和卫生监管的重要依据
	县级以上人民政府卫生健康主管部门、医疗保障主管部门应当建立医疗卫生机构、人员等信用记录制度，纳入全国信用信息共享平台，按照国家规定实施联合惩戒
	县级以上地方人民政府卫生健康主管部门及其委托的卫生健康监督机构，依法开展本行政区域医疗卫生等行政执法工作
	县级以上人民政府卫生健康主管部门应当积极培育医疗卫生行业组织，发挥其在医疗卫生与健康促进工作中的作用，支持其参与行业管理规范、技术标准制定和医疗卫生评价、评估、评审等工作
	国家保护公民个人健康信息，确保公民个人健康信息安全。任何组织或者个人不得非法收集、使用、加工、传输公民个人健康信息，不得非法买卖、提供或者公开公民个人健康信息

必考热点

1. 国家建立健全基本医疗保险经办机构与协议定点医疗卫生机构之间的协商谈判机制，科学合理确定基本医疗保险基金支付标准和支付方式，引导医疗卫生机构合理诊疗，促进患者有序流动，提高基本医疗保险基金使用效益。

2. 基本医疗保险基金支付范围由国务院医疗保障主管部门组织制定，并应当听取国务院卫生健康主管部门、中医药主管部门、药品监督管理部门、财政部门等的意见。

3. 国家建立健全机构自治、行业自律、政府监管、社会监督相结合的医疗卫生综合监督管理体系。

考点：医疗卫生机构和医疗卫生人员的法律责任

医疗卫生机构和医疗卫生人员的法律责任见表15-10-10。

表15-10-10 医疗卫生机构和医疗卫生人员的法律责任

医疗卫生机构的法律责任	违反本法规定，未取得医疗机构执业许可证擅自执业的，由县级以上人民政府卫生健康主管部门责令停止执业活动，没收违法所得和药品、医疗器械，并处违法所得五倍以上二十倍以下的罚款，违法所得不足一万元的，按一万元计算
	违反本法规定，伪造、变造、买卖、出租、出借医疗机构执业许可证的，由县级以上人民政府卫生健康主管部门责令改正，没收违法所得，并处违法所得五倍以上十五倍以下的罚款，违法所得不足一万元的，按一万元计算；情节严重的，吊销医疗机构执业许可证
	违反本法规定，有下列行为之一的，由县级以上人民政府卫生健康主管部门责令改正，没收违法所得，并处违法所得二倍以上十倍以下的罚款，违法所得不足一万元的，按一万元计算；对直接负责的主管人员和其他直接责任人员依法给予处分：①政府举办的医疗卫生机构与其他组织投资设立非独立法人资格的医疗卫生机构。②医疗卫生机构对外出租、承包医疗科室。③非营利性医疗卫生机构向出资人、举办者分配或者变相分配收益
	违反本法规定，医疗卫生机构等的医疗信息安全制度、保障措施不健全，导致医疗信息泄露，或者医疗质量管理和医疗技术管理制度、安全措施不健全的，由县级以上人民政府卫生健康等主管部门责令改正，给予警告，并处一万元以上五万元以下的罚款；情节严重的，可以责令停止相应执业活动，对直接负责的主管人员和其他直接责任人员依法追究法律责任
医疗卫生人员的法律责任	违反本法规定，医疗卫生人员有下列行为之一的，由县级以上人民政府卫生健康主管部门依照有关执业医师、护士管理和医疗纠纷预防处理等法律、行政法规的规定给予行政处罚：①利用职务之便索要、非法收受财物或者牟取其他不正当利益。②泄露公民个人健康信息。③在开展医学研究或提供医疗卫生服务过程中未按照规定履行告知义务或者违反医学伦理规范
	前款规定的人员属于政府举办的医疗卫生机构中的人员的，依法给予处分

必考热点

1. 违反本法规定，未取得医疗机构执业许可证擅自执业的，由县级以上人民政府卫生健康主管部门责令停止执业活动，没收违法所得和药品、医疗器械，并处违法所得五倍以上二十倍以下的罚款，违法所得不足一万元的，按一万元计算。

2. 违反本法规定，伪造、变造、买卖、出租、出借医疗机构执业许可证的，由县级以上人民政府卫生健康主管部门责令改正，没收违法所得，并处违法所得五倍以上十五倍以下的罚款，违法所得不足一万元的，按一万元计算。